Frühes Glas der alten Welt

E. Marianne Stern
Birgit Schlick-Nolte

# Frühes Glas der alten Welt

1600 v. Chr. – 50 n. Chr.

Sammlung Ernesto Wolf

Verlag Gerd Hatje

Photos
Peter Frankenstein und
Hendrik Zwietasch

Gestaltung
Gerhard Brunner

Gesamtherstellung
Dr. Cantz'sche Druckerei
Ostfildern-Ruit bei Stuttgart

Erschienen im
Verlag Gerd Hatje, Stuttgart

ISBN 3-7757-0502-3

Englische Ausgabe
ISBN 3-7757-0503-1

Printed in Germany

# Inhalt

## KATALOG

# Vorwort

Schon in meinem ersten Glaskatalog aus dem Jahr 1987 habe ich über das Sammeln von Glas berichtet, vor allem, wie die Anregung durch meinen Vater bei mir das Interesse an Glas und anderen Kunstwerken wachgerufen hat.

Es ist für mich eine große Befriedigung, daß die Sammlung des europäischen Glases auf Dauer ihren Platz im Württembergischen Landesmuseum in Stuttgart gefunden hat und damit gesichert ist, daß sie nicht nach meinem Tod in alle Winde zerstreut wird. Es wird allgemein bestätigt, daß sie die schönste und bedeutendste auf dem europäischen Kontinent und zusammen mit dem Altbestand und wichtigen Neuerwerbungen des Museums für die Periode von Renaissance und Barock einmalig ist.

In der Mitte der fünfziger Jahre, als kaum mehr die Möglichkeit bestand, weitere Meisterwerke des europäischen Glases zu erwerben, habe ich mich dem Glas der antiken Welt zugewandt, um eine Sammlung aus dem Zeitraum von der Erfindung des Glases in Mesopotamien bis zur Frühzeit des europäischen Glases aufzubauen.

Wenn sich in meine Sammlung auch einige Objekte eingeschlichen haben, die sich später als Fälschungen erwiesen, so habe ich diese, so hoffe ich, zumeist nach einiger Zeit des Zusammenlebens mit ihnen als solche erkannt und aus der Sammlung ausgeschieden. Ich glaube, daß es keinen wirklichen Sammler und auch kein Museum gibt, denen derartige Fehler nicht unterlaufen sind. Das Wichtigste ist, daß man daraus lernt und frühere Irrtümer nicht wiederholt.

Der vorliegende zweite Katalog stellt die Gläser aus der Zeit vom 15. vorchristlichen Jahrhundert bis zum 1. Jahrhundert n. Chr. vor – vom ältesten Glas, das wir heute kennen, bis zu Stücken, die in der frühen römischen Kaiserzeit entstanden sind – und zeigt die frühen Techniken der Glaserzeugung vor der Erfindung des geblasenen Glases.

Diesem Katalog sollen zwei weitere folgen, in denen aus den Beständen meiner Sammlung »Das römische Glas bis zum Anfang des Mittelalters« und »Das Glas der Völker des Islam« vorgestellt werden.

Den beiden kenntnisreichen Autorinnen spreche ich meinen innigen Dank aus. Frau Dr. Marianne Stern, die sechs Jahre lang die große römische Glassammlung des Toledo Museum of Art in Toledo, Ohio, bearbeitete, und die Ägyptologin Frau Dr. Birgit Schlick-Nolte haben nach mehreren Jahren der Vorbereitung die Stücke meiner Sammlung nicht nur hervorragend beschrieben, sondern in diesem Katalog auch den neuesten Stand der Forschungen und Erkenntnisse über Techniken und Herstellungsverfahren des frühen antiken Glases dargelegt.

Ich danke den Photographen Peter Frankenstein und Hendrik Zwietasch vom Württembergischen Landesmuseum für die ausgezeichneten Aufnahmen, die dem Katalog farbigen Glanz verleihen, und ich gedenke des Freundes Prof. Hans Mayr, der die Aufnahmen für den ersten Katalog angefertigt hatte und über den Arbeiten für diesen Band leider verstorben ist.

Dem Württembergischen Landesmuseum Stuttgart danke ich für seine Gastfreundschaft und seinen technischen Beistand bei den Vorarbeiten zur Herstellung des Buches. Hier wird meine Sammlung auch zuerst zu sehen sein, bevor sie an weiteren Orten in Deutschland und in den Vereinigten Staaten gezeigt wird.

Ernesto Wolf

# Einführung

Es ist in Kreisen von Liebhabern und Fachleuten kein Geheimnis, daß Ernesto Wolf eine Anzahl von hervorragenden Gläsern gesammelt hat, die von den begabtesten Künstlern ihrer Zeit geschaffen wurden. Ein Teil seiner Sammlung ist bereits international bekannt geworden durch die Publikation »Veredelte Gläser aus Renaissance und Barock« von Brigitte Klesse und Hans Mayr, die 1987 in englischer und deutscher Sprache erschien. Der vorliegende Band umfaßt frühe antike Gläser von den Anfängen der Glasmacherkunst in Mesopotamien im 15. Jahrhundert v. Chr. bis zur Verbreitung des Glasblasens in der frühen römischen Kaiserzeit. Vor der Entwicklung des Glasblasens erfanden die antiken Glashandwerker verschiedene Techniken zur Glasherstellung, mit denen sie Stücke von höchster Qualität schufen, wie zum Beispiel die zarte, geschliffene achämenidische Schale (Kat.-Nr. 24) oder den hellenistischen Teller mit Bemalung und Goldauflage (Kat.-Nr. 69).

Die Mannigfaltigkeit und die Qualität der hier vorgestellten antiken Gläser sind außergewöhnlich. Es ist eine der umfassendsten Sammlungen, die aus dieser faszinierenden Zeit der Glasgeschichte jemals zusammengetragen wurde mit Beispielen aus fast allen bekannten antiken Glaszentren. Mit seinem ungewöhnlichen Sinn für Ästhetik spürt Ernesto Wolf die Qualität, wo andere beim Angebot von Glasfragmenten vielleicht nur einen unansehnlichen Scherbenhaufen wahrnehmen. Einige der bedeutendsten Stücke der Sammlung sind durch seine Fürsorge zu neuem Leben erweckt worden und haben durch die besondere Restaurierung ihren ursprünglichen Glanz wiedererlangt. Ernesto Wolf hat durch seine verantwortungsbewußte Sammlertätigkeit hohe Maßstäbe gesetzt: anstatt nur einige schöne, intakte Stücke aus einem Fundkomplex auszuwählen und ihn dadurch auseinanderzureißen, war er bestrebt, geschlossene Funde in ihrer Gesamtheit zu erwerben. Ebenfalls ungewöhnlich ist sein Bemühen um die wissenschaftliche Dokumentation der Gläser, die als Einheit zu einem Kulturdenkmal wurden.

Als Ernesto Wolf 1981 beim Glaskongreß in New York und Corning Dias von Stücken seiner Sammlung zeigte, waren alle Teilnehmer tief beeindruckt. Damals äußerte er mir gegenüber zum ersten Mal den Wunsch, seine antiken Gläser wissenschaftlich bearbeiten zu lassen. Mit der Arbeit konnte allerdings erst Jahre später begonnen werden, »denn den antiken Teil«, so Ernesto Wolf, »möchte ich noch ergänzen«. Im Jahre 1991 war es so weit. Ich bin dem Direktor des Toledo Museum of Art zu Dank verpflichtet, daß ich während meiner Museumstätigkeit unbezahlten Urlaub nehmen konnte, um mit der Arbeit am Katalog der Glassammlung Wolf zu beginnen.

Es war ein glückliches Zusammentreffen, daß kurz zuvor das grundlegende Buch von David Grose »Early Ancient Glass in The Toledo Museum of Art« erschienen war. Zum ersten Mal hat der Autor das bis dahin unübersichtliche, riesige Material geordnet und die Entwicklung der antiken Glasverarbeitung in einen historischen Rahmen gesetzt. Abgesehen von geringen Änderungen wird hier Groses Gliederung des Materials übernommen. Dafür gibt es zwei Gründe: erstens umfaßt dieser Band dieselbe Zeitspanne wie der Toledo-Katalog und ist als dessen Pendant und Ergänzung konzipiert, zweitens hat sich Groses Gliederung bewährt und ich bin überzeugt, daß das allgemeine Befolgen einer strukturierten Klassifizierung zukünftigen wissenschaftlichen Arbeiten zugute kommen wird. Die Objekte werden hier vor allem im Rahmen der technologischen Entwicklung der antiken Glasherstellung und Glasverarbeitung besprochen, denn auf diesem Forschungsgebiet sind nach Erscheinen des Toledo-Katalogs große Fortschritte gemacht worden. Zusätzlich finden sich im Katalog kunsthistorische Kommentare zu den einzelnen Objekten. Ein ausführlicher Beitrag ist einem angeblich aus Canosa (Apulien) stammenden Fundkomplex von Luxusglas gewidmet, da er unsere Kenntnis von den künstlerischen und technologischen Entwicklungen in der hellenistischen Zeit (330–30 v. Chr.) wesentlich bereichert.

Nur selten haben Forscher auf einem so speziellen Gebiet, wie es das antike Glas ist, die Gelegenheit, gemeinsam an einem Projekt zu arbeiten. Ich habe das große Glück, daß Ernesto Wolf die Ägyptologin Dr. Birgit Schlick-Nolte bat, den Katalog mit mir zu bearbeiten. Nach jahrelanger isolierter Arbeit an verschiedenen Aufgaben war diese

Zusammenarbeit die Verwirklichung eines langgehegten Wunsches. Es war uns jedesmal eine Freude, neue Entdekkungen auszutauschen und bei gemeinsamen Besuchen in Stuttgart voneinander zu lernen. Gleich bei der ersten Begegnung mit der Sammlung im Württembergischen Landesmuseum wurde uns klar, wie wir die Arbeit gemäß unserer Spezialgebiete teilen wollten. Trotz der trennenden Wasser des Atlantischen Ozeans blieben wir während der ganzen Zeit der Vorbereitung in regem Gedankenaustausch verbunden. Wir wollten unsere individuellen Beiträge nicht im Katalog selbst kennzeichnen, haben aber im Inhaltsverzeichnis unsere Initialen (BSN und EMS) hinzugefügt, um anzugeben, wo jede von uns die Verantwortung für die geäußerten Ansichten übernimmt.

In jüngster Zeit wurden wichtige Erkenntnisse auf dem Gebiet der antiken Glasverarbeitung gewonnen. Die deutsche Glaskünstlerin Rosemarie Lierke, Schwalbach im Taunus, die durch ihre Arbeit »vor der Flamme« bekannt ist, entdeckte bei ihren Nachforschungen über die Vorgeschichte der »Lampenarbeit«, daß antike Glasverarbeiter mehrere Techniken entwickelt haben, das Glas auf der sich langsam drehenden Töpferscheibe heiß zu bearbeiten. Im Glas-Studio des Toledo Museum of Art, wo ich seit 1987 selbst Glas blase und Experimente durchführe, haben wir ihre theoretischen Ergebnisse experimentell nachvollzogen.

Wie sein Vorgänger erscheint auch dieser Band der Sammlung Ernesto Wolf gleichzeitig in englischer und deutscher Sprache. Beide Ausgaben enthalten originale Beiträge: die Texte von Birgit Schlick-Nolte sind ursprünglich auf deutsch, die meinen auf englisch verfaßt. Mir fiel die Aufgabe zu, die Übersetzung in beide Richtungen vorzunehmen. An erster Stelle möchte ich Ernesto Wolf dafür danken, daß er mir ermöglicht hat, die Übertragung ins Deutsche in Deutschland durchzuführen. Hier haben vier Kolleginnen meine Texte mit in die Form geschmolzen: Rosemarie Lierke hat die Wörter auf die Feuerschaufel gelegt, Andrea Büsing-Kolbe hat die technischen Betrachtungen spiralig aneinandergeschmolzen, Erika Simon hat dem canosinischen Rohling auf der Töpferscheibe Gestalt gegeben, und Elke Böhr hat die Katalog-Einträge poliert und mit Schliffrillen versehen. Ihnen allen danke ich von Herzen.

Toledo, November 1993 — E. Marianne Stern

Die Glassammlung Ernesto Wolf war der Wissenschaft schon 1963 ein Begriff, als mein Doktorvater Hans Wolfgang Müller und meine Mentorin Thea Elisabeth Haevernick mir für meine erste Arbeit über antikes Glas drei Namen auf den Weg gaben: Kisa, Cooney und Wolf. Anton Kisas Werk, Das Glas im Altertume, führte mich in die Materie ein. John D. Cooney vertiefte mein Wissen über altägyptisches Glas. In Ernesto Wolf lernte ich den großen Glassammler kennen. Er hütete unter seinen Kleinodien in São Paulo ein ägyptisches Glas, das ich in meine Dissertation einschließen durfte, nicht ahnend, daß ich es einmal in Händen halten würde (Kat.-Nr. 7). Seither erweiterte er seine Sammlung mit feinem Sinn für das Erlesene und rundete sie mit Spitzenstücken ab, zu denen der formvollendete ägyptische Krateriskos zählt (Kat.-Nr. 5). Für ihn und seine Frau Liuba, die als Bildhauerin seine Liebe zu den klaren Formen alten Glases teilt, waren die Gläser Teil ihres Lebens. Die Sammlung stets im Blick, wußte Ernesto Wolf um die Gläser, die ihm noch fehlten, und führte sie seiner Sammlung zu, um ein ausgewogenes Bild von der Entwicklung der Glaskunst zu präsentieren.

Nach drei Jahrzehnten der Forschung auf den Gebieten des antiken Glases und der Ägyptologie schloß sich der Kreis für mich. Mit großer Freude habe ich mit der Archäologin E. Marianne Stern die Bearbeitung des frühen Glases übernommen. Die Arbeit zu zweit beflügelt. Vier Augen sehen mehr als zwei, wenn es darum geht, alten Glaskünstlern auf die Spur zu kommen. Diesen Spuren folgt auch Rosemarie Lierke. Ihr Wissen und die von ihr wiederentdeckten Technologien haben die Arbeit bereichert, sowie ich manche Beobachtungen Margret Honroth verdanke, die das Glas im Württembergischen Landesmuseum drei Jahre studieren konnte, bevor es Ernesto Wolf nun zum ersten Mal der Weltöffentlichkeit vorstellt.

Bad Homburg, November 1993 — Birgit Schlick-Nolte

# Dank

Die Autorinnen sind sehr dankbar für die Gelegenheit, diese außergewöhnliche Sammlung antiken Glases bearbeiten zu dürfen. Wir möchten unseren wärmsten und aufrichtigen Dank Ernesto und Liuba Wolf aussprechen, uns für diese faszinierende Arbeit zusammengebracht zu haben. Ihre herzliche Gastfreundschaft während unserer Besuche in Stuttgart und ihre Begeisterung und verständnisvolle Unterstützung haben uns zu immer neuen Gedanken angeregt und die Zusammenarbeit zu einer großen Freude werden lassen. Die feinfühlige und zugleich entschlußkräftige Art, mit der Ernesto Wolf dem plötzlichen Tod des Dritten in unserem Bunde begegnete, ist bezeichnend für den Einsatz, mit dem er das Projekt von Anfang an vorangetrieben hat. Hans Mayr hat nicht nur in der ersten Zeit das Glas photographiert (Kat.-Nr. 8, 29, 41, 42, 78, 80, 81, 85, 90–92, 119, 138, 139, 149–151, 154, 155), sondern auch in großen Zügen Layout und Charakter des Buches bestimmt.

Auf halbem Wege übernahmen die Photographen des Württembergischen Landesmuseums, Peter Frankenstein und Hendrik Zwietasch, mit bewundernswertem Einfühlungsvermögen die Aufgabe, alle weiteren Farbaufnahmen sowie die Schwarzweißabbildungen herzustellen. Die endgültige Gestaltung ist Gerhard Brunner in enger Zusammenarbeit mit Ernesto Wolf zu verdanken. Für photographische Aufnahmen im Glasstudio des Toledo Museum of Art danken wir Lois Dorfman und Timothy A. Motz. Sylvia Fünfschilling, Basel, stellte mit der ihr eigenen eleganten und feinen Linienführung die Zeichnungen des Kataloges her.

Von Anfang an hat uns das Württembergische Landesmuseum großzügig die Pforten geöffnet, wenn wir uns aus allen Himmelsrichtungen angereist in Stuttgart trafen, um die Gläser, die das Museum als Gäste im Magazin beherbergte, zu bearbeiten. Unser herzlicher Dank gilt Margret Honroth, Oberkonservatorin der Antikensammlung, die uns das Glas zugänglich gemacht und ihren Arbeitstisch überlassen hat. Die von ihr vorbereiteten Karteikarten vertraute sie uns an und gab uns wichtige Hinweise. Auch hat sie uns die Bearbeitung mit der Beschaffung von Literatur aus Stuttgarter Bibliotheken erleichtert. Nicht zuletzt möchten wir Volker Himmelein, Direktor des Württembergischen Landesmuseums, für sein stetes Interesse und die vielseitige Förderung dieses Vorhabens danken.

Ein besonderer Tag war der Besuch der Glaskünstlerin Rosemarie Lierke in Stuttgart, als sie mit uns zusammen die Gläser studierte und ihre Beobachtungen zur Herstellungstechnik mitteilte. Die Früchte dieses über die Jahre weitergeführten Meinungsaustausches haben den Katalog sehr bereichert. Das Toledo Museum of Art ermöglichte die Durchführung mehrerer Experimente im museumseigenen Glasstudio. Dafür sei Claire Schaefer, zeitweilige Leiterin der pädagogischen Abteilung, gedankt sowie den Glaskünstlern Kathleen McCarthy und Leonard Marty, die die Experimente mit Marianne Stern gestalteten und ausführten.

Zur Vorbereitung des Kataloges mußten Publikationen aus vielen Bibliotheken herangezogen werden. Wir möchten den Bibliothekaren und Mitarbeitern der folgenden Institute und Universitäten für die Bereitstellung der nötigen Literatur danken sowie ganz besonders für ihre Nachsicht, wenn wir uns mit den Büchern ausbreiteten:

Ann Arbor, University of Michigan, Harlan Hatcher Graduate Library
Frankfurt am Main, Liebieghaus – Museum alter Plastik
Frankfurt am Main, Römisch-Germanische Kommission
Heidelberg, Ägyptologisches Institut der Universität
Leiden, Nederlands Instituut voor het Nabije Oosten
Leiden, Rijksmuseum van Oudheden
London, British Museum, Department of Egyptian Antiquities
London, University College, Department of Egyptology, Petrie Museum
Mainz, Institut für Ägyptologie der Universität
Mainz, Landesmuseum
München, Archäologisches Seminar der Universität
München, Institut für Ägyptologie der Universität
Toledo, The Toledo Museum of Art Reference Library
Würzburg, Archäologisches Seminar der Universität
Würzburg, Institut für Ägyptologie der Universität

Der Katalog einer so umfassenden Sammlung wie der von Ernesto Wolf kann nur mit wohlwollender Hilfe vieler Kollegen entstehen. Für die Erlaubnis, in anderen Sammlungen forschen und photographieren zu dürfen, für mündliche und schriftliche Hinweise, für die Zusendung von Sonderdrucken und Büchern, für technische und organisatorische Hilfe und nicht zuletzt für Informationen zu Stükken in ihrer Obhut und die Zusendung von Photographien danken wir von Herzen:
Barbara G. Adams, Petrie Museum, London; Heidi Amrein, Avenches, Schweiz; Carol A. R. Andrews, British Museum, London; Susan J. Allen, Metropolitan Museum of Art, New York; Dorothea Arnold, Metropolitan Museum of Art, New York; Dan P. Barag, Hebrew University, Jerusalem; Margit Bauer, Museum für Kunsthandwerk, Frankfurt am Main; Fede Berti, Museo Nazionale Archeologico, Ferrara; Robert S. Bianchi, New York; Elke und Hans-Joachim Böhr, Wiesbaden; Maja Bonačič, Arheoloski Muzej, Split; Simonetta Bonomi, Museo Nazionale Archeologico, Adria; Michael Brandt, Münzen- und Medaillenhandlung, Stuttgart; Andrea und Hermann Büsing, Universität Bochum; J. E. Curtis, British Museum, London; Marianne Eaton-Krauss, Universität Münster; K.-V. von Eickstedt, Deutsches Archäologisches Institut, Athen; Bernhard Fleischmann, Deutsche Glastechnische Gesellschaft, Frankfurt am Main; Uta von Freeden, Römisch-Germanische Kommission, Frankfurt am Main; Robert Fuchs, Fachhochschule Köln; Guy Gengler, Musée National d'Histoire et d'Art, Luxemburg; Antoinette M. Gerhartl, Provinciaalmuseum Kam, Nijmegen; Renate Germer, Universität Hamburg; Bernard Goldman, Detroit, Michigan; Sidney M. Goldstein, The Saint Louis Art Museum, St. Louis, Missouri; Ahmed El Goresy, Max-Planck-Institut für Kernphysik, Heidelberg; Irmgard Hein, Universität Wien; Rosalind Janssen, Petrie Museum, London; Jean D. Klein, The University Museum of Archaeology and Anthropology, Philadelphia, Pennsylvania; Barbara Kleinmann, Mannheim; E. Klengel, Staatliche Museen zu Berlin, Vorderasiatisches Museum; Sandra E. Knudsen, The Toledo Museum of Art, Toledo, Ohio; John A. Larson, The Oriental Institute Museum, Chicago, Illinois; Ernst-Günter Lierke, Schwalbach, Taunus; Christine Lilyquist, The Metropolitan Museum of Art, New York; Enzo Lippolis, Museo Nazionale, Tarent; Maurits van Loon, Amsterdam; Robert A. Lunsingh Scheurleer, Allard Pierson Museum, Amsterdam; Michael Maaß, Badisches Landesmuseum, Karlsruhe; H. H. Mathews, British Museum, London; Joan R. Mertens, The Metropolitan Museum of Art, New York; Anne Morris, The Toledo of Art Reference Library, Toledo, Ohio; Yvette Mottier, Musée d'Art et Histoire, Genf; Karen L. Otis, Museum of Fine Arts, Boston, Massachusetts; Gertrud Platz-Horster, Staatliche Museen zu Berlin, Antikensammlung; James Putnam, British Museum, London; J. E. Reade, British Museum, London; James F. Romano, The Brooklyn Museum, Brooklyn, New York; Mohamed Saleh, Ägyptisches Museum, Kairo; Ingeborg Scheibler, Universität München; W. Schiering, Heidelberg; Alexander C. F. Schlick, Bad Homburg; Stacy L. Sherman, Nelson-Atkins Museum of Art, Kansas City, Missouri; Erika Simon, Universität Würzburg; Philip Simpson, University of Edinburgh; Stefan Sonntag, Münzen- und Medaillenhandlung, Stuttgart; Phita M. Stern, Amsterdam; Jill Thomas-Clark, The Corning Museum of Glass, Corning, New York; Klaus Vierneisel, Staatliche Antikensammlungen und Glyptothek, München; Gladys D. Weinberg, Columbia, Missouri; Edith Welker, Verein für das Historische Museum und das Museum für Vor- und Frühgeschichte, Frankfurt am Main; Helen V. Whitehouse, Ashmolean Museum, Oxford; Dyffri Williams, British Museum, London; Erich Winter, Universität Trier.

Schließlich möchten wir der Lektorin vom Verlag Gerd Hatje, Barbara Hartmann, für ihren persönlichen Einsatz, ihre Geduld und die gute Zusammenarbeit herzlich danken.

# TECHNISCHE BETRACHTUNGEN

## ABKÜRZUNGEN

| | |
|---|---|
| Abb. | Abbildung(en) |
| Anm. | Anmerkung |
| ca. | circa, ungefähr |
| et al. | et alii, und andere |
| f(f). | und folgende Seite(n) |
| Hrsg. | Herausgeber |
| ibid. | ibidem, ebenda |
| Kat.-Nr. | Katalog-Nummer (bezieht sich immer auf diesen Band) |
| loc. cit. | locus citatus, der angeführte Ort |
| max. | maximal(e) |
| min. | minimal(e) |
| Nr. | Nummer(n) |
| N. S. | Neue Serie |
| o. J. | ohne Jahresangabe |
| op. cit. | opus citatum, das angeführte Werk |
| publ. | publiziert |
| S. | Seite(n) |
| s. v. | sub voce, unter dem Stichwort |

Für häufig zitierte Museen werden folgende Abkürzungen verwendet:

| | |
|---|---|
| BM | British Museum, London |
| CMA | The Cleveland Museum of Art, Cleveland, Ohio |
| CMG | The Corning Museum of Glass, Corning, New York |
| MFA | Museum of Fine Arts, Boston, Massachusetts |
| MKG | Museum für Kunst und Gewerbe, Hamburg |
| MMA | Metropolitan Museum of Art, New York |
| Nat. Arch. Mus. | Nationales Archäologisches Museum |
| RGM | Römisch-Germanisches Museum, Köln |
| RGZM | Römisch-Germanisches Zentralmuseum, Mainz |
| TMA | The Toledo Museum of Art, Toledo, Ohio |

# Technische Betrachtungen

## DIE HERSTELLUNG VON ROHGLAS

In der Antike waren Rohglasherstellung und Glasverarbeitung getrennte Technologien und Techniken.[1] Ebenso wie Schmiede und andere Metallverarbeiter Barren zur weiteren Verarbeitung importierten, so wurde auch von den Glasverarbeitern Rohglas importiert, um es zu Gegenständen weiterzuverarbeiten. Bevor man im 1. Jahrhundert v. Chr. entdeckte, daß Glas auch geblasen werden kann, wurde Rohglas nur in wenigen hochspezialisierten Zentren hergestellt, von denen aus es in die ganze antike Welt exportiert wurde. Es ist sehr wenig darüber bekannt, wie dieser Handel organisiert war, um einen ständigen Nachschub von Rohmaterial zu garantieren. Der Handel muß eine sehr komplexe Koordination erfordert haben, da es Transportwege zu Land und zu Wasser zu bewältigen galt. Ein spätbronzezeitliches Schiffswrack (um 1300 v. Chr.), das vor der Südküste der Türkei bei Ulu Burun entdeckt wurde, hatte in seiner Ladung sowohl kleine fladenförmige runde Barren aus dunkelblauem, kobalthaltigem Rohglas als auch große, rinderhautförmige Kupferbarren.[2] Eins der frühesten erhaltenen Glasstücke ist ein kleiner Brocken durchscheinenden blauen Rohglases, das in Eridu (Süd-Irak) in einer Schicht des 21. Jahrhunderts v. Chr. entdeckt wurde.[3] Ob dieses Glas in Eridu gemacht wurde oder zur Weiterverarbeitung importiert worden war, ist nicht bekannt.

### Zusammensetzung des Glases

Es gibt unzählige Rezepte für die Rohglasherstellung. Die Grundstoffe für das antike Glas sind Soda, Kalk und Silikate (Siliciumdioxid), also im wesentlichen dieselben, die auch in anderen Bereichen der keramischen Technologie verwendet werden, zum Beispiel bei der Fertigstellung von Fritten, Ägyptisch Blau, Glasuren und Fayence, wobei die Grundstoffe in unterschiedlichen Verhältnissen gemischt und verschiedenen Prozessen unterworfen werden.[4] Geschmolzenes Siliciumdioxid würde das ideale Glas ergeben, braucht aber so hohe Temperaturen zu seinem Schmelzvorgang, daß dieser erst in jüngster Zeit möglich geworden ist. Um die Schmelztemperatur des Siliciumdioxids (Quarz, Quarzsand) zu senken, ist ein Alkali (Flußmittel) wie Soda, Natron oder Pottasche nötig. Das Beimischen eines Alkalis hat aber den Nachteil, daß es das Gemenge wasserlöslich macht. Kalk hebt wiederum die Wasserlöslichkeit auf und macht das Glas dauerhaft.

In der Antike verwendeten die Glasschmelzer nur zwei Zutaten: Silikate und Alkali. Offensichtlich wußten sie nicht, daß auch Kalk nötig war. Das bedeutet, daß sich ein großer Teil der antiken Gläser möglicherweise aufgelöst hat, ohne eine Spur zu hinterlassen. Nur das Glas, das genügend Kalk enthielt, ist erhalten geblieben. Aus antiken Glasrezepten (siehe unten: Glasschmelzen) geht hervor, daß der Kalk entweder mit den Silikaten in die Masse kam, zum Beispiel durch Muschelsplitter, die im verwendeten Meeressand enthalten waren, oder mit dem Alkali, weil manche Pflanzenaschen Kalk enthalten.[5] Aus Erfahrung wußten die Glasschmelzer, welche lokalen Sande und welche Pflanzenaschen sie benutzen sollten, aber sie realisierten nicht, daß es gerade der Kalkgehalt war, der die Zutaten für die Rohglasherstellung geeignet machte. So wird der Ruhm bestimmter Glasmachersande, wie der des Flusses Belus in Süd-Phönizien, in den antiken Literaturquellen darauf beruhen, daß er mit kalkhaltigen Muschelsplittern versetzt war. Die meisten mediterranen und später die römischen Glasschmelzer stellten Rohglas aus kalkhaltigen Sanden her, denen sie ein »reines« Alkali wie Natron vom Wadi Natrun (bei Alexandria in Ägypten) beimischten.[6] Die meisten mesopotamischen Glasschmelzer dagegen verwendeten reine Silikate in der Form von Flußkieseln, denen sie kalkhaltige Pflanzenaschen beimischten.

### Glasschmelzen

Tontäfelchen mit Keilschrifttexten aus Ninive aus der Bibliothek des Königs Assurbanipal (668–627 v. Chr.) überliefern Texte, deren Inhalt bis ins 2. Jahrtausend v. Chr. zurückgehen soll. Es handelt sich um Rezepturen zur Herstellung und Färbung eines glasartigen Materials, das wahrscheinlich echtes Glas war.[7] Die mesopotamischen Handwerker schmolzen ein Rohglas in einem zweistufigen Schmelzprozeß. Dabei entstand zuerst Fritte, aus der sie in der zweiten Stufe Glas schmolzen. Sie bereiteten die Fritte durch Zerstoßen und Zerkleinern der Zutaten (Flußkiesel und Asche der »Naga-Pflanze«) vor und ließen diese bei niedriger Temperatur über lange Zeit sintern. Diese Phase war eine Feststoffreaktion, bei der eine niedrige Temperatur von ca. 850°C nötig war oder »die Farbe reifer (roter) Trauben«, wie es in den Texten heißt. Nach dem Abkühlen wurde die Fritte gemahlen und einem zweiten Brand unterworfen, bei dem die Temperatur höher war, etwa 1000–1100°C oder »Hitze, die goldgelb glüht«. Bei dieser Temperatur schmolz die Fritte und wurde zu einem geläuterten Glas. Der römische Schriftsteller Plinius der Ältere, der bis 79 n.Chr. lebte, beschreibt in seiner Naturalis Historia (36. 193–194) einen »alten« Glasherstellungsprozeß in zwei Stufen, der zu seiner Zeit modernisiert wurde, aber bis in das Mittelalter hinein ein zweistufiger Prozeß mit getrennten Öfen für jede Stufe blieb.[8] Was diese Modernisierung genau bedeutete, ist noch nicht geklärt.

### Schmelzöfen

Es scheint, daß von Anfang an Glas in ofenähnlichen Anlagen gemacht wurde.[9] Die obengenannten mesopotamischen Rezepturen erwähnen drei Typen von ofenähnlichen Anlagen: der »Kuru-Ofen« mit vier Feueröffnungen (zum Sintern), der »Kuru-Ofen« mit einer Kammer (zum Schmelzen) und der »Atunu-Ofen« für langes Brennen unter Einsatz von Formen.[10] Blasebälge zum Erhöhen der Temperatur sollen Teil der Kuru-Ofenanlage gewesen sein.[11] Der Ofen stand auf einem Unterbau, und die Feuerungskammer befand sich im unteren Teil der Anlage. Der Kuru-Ofen mit einer Kammer hatte eine Öffnung oder verschließbare Tür und ein Guckloch. Es sind keine Reste von Glasmacheröfen aus den ersten zwei Jahrtausenden v.Chr. in Mesopotamien oder im Mittleren Osten gefunden worden. Leider gibt es keine genauen Angaben über Reste von Öfen aus dem 4. Jahrhundert v.Chr. in Nimrud, in denen opakes (undurchsichtiges) rotes Glas hergestellt wurde.[12]

Auch in Ägypten sind aus vorrömischer Zeit keine Öfen zur Herstellung von Glas bekannt geworden. Große Glasfunde seit der Zeit des 15. Jahrhunderts v.Chr. lassen vermuten, daß die Ägypter Rohglas zu Anfang in größeren Mengen importierten, und zwar ungefärbtes oder bereits gefärbtes Glas, das sie dann weiter verarbeiteten. Nach Resten von Fritten und Glas aus Malqata und el-Amarna zu urteilen, die zum Teil noch mit Tiegelfragmenten verbunden sind, möchte man den Ägyptern jedoch nicht gänzlich absprechen, Glas in kleinem Umfange seit dem 13. Jahrhundert v.Chr. auch selbst hergestellt zu haben. Die wenigen untersuchten Tiegelreste hielten zwar den erforderlichen Temperaturen nicht stand, doch soll das für eine endgültige Beurteilung nicht ausreichen.[13]

Obwohl nicht bekannt ist, wie und aus welchen Materialien die Glasmacheröfen im 2. und 1. Jahrtausend v.Chr. konstruiert waren, zeigen erhaltene Glasbarren, daß das Rohglas in Tiegeln und Töpfen geschmolzen wurde, und zwar bei jedem Vorgang nur eine geringe Menge. Die unterschiedlichen Formen der Schmelztiegel lassen sich an den Barrenformen[14] erkennen. Es gab runde Töpfe mit geraden Wandungen und einem flachen oder gewölbten Boden und flache rechteckige Tiegel.

### Färben und Entfärben

Die natürliche Farbe von Glas ist meistens ein durchsichtiges, blasses Blaugrün als Folge von Verunreinigungen der Rohstoffe durch Eisen. Eine breite Skala von gelblichen und bläulichen Grüntönen läßt sich ohne Farbzusätze durch Kontrollieren der Sauerstoffzufuhr im Ofen erzielen, weil die Verunreinigungen verschieden reagieren, wenn die Atmosphäre oxidierend ist (mit Sauerstoff) oder reduzierend (ohne Sauerstoff). In Kombination mit Schwefel können Eisenverunreinigungen in einer reduzierenden Atmosphäre gelbe und grünliche Brauntöne (oft bernsteinfarben genannt) ergeben.[15] Seit dem 16. Jahrhundert v.Chr. produzierten Glasmacher eine breite Palette von leuchtenden Farben durch Zugabe von Metalloxiden. Kupfer brachte blaue, grüne und rote Töne hervor, Mangan rosa und violette Rottöne, Kobalt (aus Iran oder Kleinasien, in Ägypten selten benutzt) tiefe Blautöne. Die meisten frühen Gläser sind opak (undurchsichtig) oder schwach durchscheinend, weil die Schmelztemperaturen niedrig waren. Dadurch konnten mikroskopisch kleine Luftblasen während des Abkühlens nicht entweichen. Manchmal wurde Antimon absichtlich zugefügt, um das Glas undurchsichtig zu machen.[16] In Kombination mit Blei ergab Antimon opakes Gelb, in Kombination mit Calcium opakes Weiß.

Schwarzes Glas ist sehr schwer herzustellen. Einige frühe mesopotamische Gläser des 2. Jahrtausends v.Chr. sollen mit reduziertem Eisen schwarz gefärbt worden sein.[17] Glas, das schwarz erscheint, bestand meistens aus durchscheinendem oder durchsichtigem farbigem Glas, weil dieses den Eindruck von schwarz erweckt, wenn von hinten kein Licht auftrifft. In ptolemäischen und romano-ägyptischen Glaseinlagen waren die am häufigsten verwendeten Farben für schwarz durchscheinende und durchsichtige mangangefärbte Rosa- und Violettöne (siehe Kat.-Nr. 128–135, 141, 149, 150–154), aber dunkle Blautöne (siehe Kat.-Nr. 129, 137, 140, 141, 145) und dunkle Grüntöne (siehe Kat.-Nr. 131, 145, 148, 150) kommen auch vor. Einige Werkstätten müssen genau gewußt haben, daß es mehrere Möglichkeiten gab »Schwarz« herzustellen, denn es können bis zu drei verschiedene Farben hierfür in einem Stück auftreten (siehe Kat.-Nr. 129, 131, 145).

Um klares, farbloses Glas zu erhalten, mußten die Eisenverunreinigungen in den Rohmaterialien neutralisiert werden. Die häufigsten Entfärbungsmittel waren Antimon und Mangan in kleinen Zusätzen. Ihre entfärbenden Eigenschaften wurden wahrscheinlich durch ein Versehen und durch unerwartete Resultate bei der Verarbeitung entdeckt. Der Gebrauch von Antimon als Entfärber ist schon im späten 8. Jahrhundert v. Chr. in Vorderasien dokumentiert und dann wieder im 5. und 4. Jahrhundert v. Chr. in Griechenland.[18] In Ägypten wurde es seit dem späten 1. Jahrhundert v. Chr. üblich, Glas mit Mangan zu entfärben, eine Entdeckung, die vielleicht bei dem Versuch gemacht wurde, »schwarzes« Glas herzustellen. Ein solches Versehen liegt vermutlich bei der Glaseinlage mit Lilien und Palmetten vor (Kat.-Nr. 135), bei der einige Mosaikstäbe so wenig Mangan enthielten, daß sie entfärbt wurden, statt eine tiefe violette (schwarze) Farbe zu erhalten (vergleiche auch Kat.-Nr. 131).

Oft waren es dieselben Glasschmelzer, die das Rohglas hergestellt hatten, die es auch mit Farbzusätzen färbten und zwar in einem dritten Hitzeprozeß. Die oben genannten mesopotamischen Rezepturen beschreiben verschiedene Methoden der Färbung, und der Handel mit farbigen Glasbarren bestätigt diese Tradition. Aber die Tatsache, daß in den berühmten Glaswerkstätten von Amarna und auch an anderen pharaonischen Glasverarbeitungswerkstätten in Ägypten kleine Schmelztiegel und Brocken ungefärbten Glases ausgegraben wurden, läßt vermuten, daß ägyptische Handwerker selbst ihr Glas färbten (siehe unten: Ägyptische Glasverarbeitungswerkstätten des 2. und 1. Jahrtausends v. Chr.). Diese Arbeitsverteilung hatte den Vorteil, daß die verschiedenen Glasfarben kompatibel waren und problemlos aneinandergeschmolzen werden konnten. In der römischen Zeit scheinen die Glasverarbeiter ebenfalls oft ihr eigenes Glas gefärbt zu haben (Plinius der Ältere, Naturalis Historia 36.193).

Viele antike Gläser haben ihre ursprüngliche Farbe verloren, weil Feuchtigkeit und Chemikalien im Boden die Oberfläche angegriffen, den Kalk ausgelaugt und die Zusammensetzung des Glases verändert haben. Dieser Prozeß, der Verwitterung genannt wird, kann verschiedene Formen annehmen: von einer dicken, cremeweißen oder stumpfschwarzen Schicht, unter der die ursprüngliche Farbe oft erhalten geblieben ist, bis zu einem irisierenden metallischen Glanz, der auf den meisten antiken Gläsern aus dem Nahen Osten vorkommt (und auf Art Nouveau- und Tiffany-Gläsern absichtlich nachgeahmt wurde). Die irisierende Oberfläche blättert oft in hauchdünnen Schuppen ab, das Licht wird reflektiert und bricht sich, so daß leuchtende Regenbogenfarben entstehen. Unter der irisierenden Schicht ist die Oberfläche oft rauh und häufig voller goldglänzender Korrosionskrater.

## DIE VERARBEITUNGSEIGENSCHAFTEN DES GLASES

Es gibt keinen Hinweis, daß man in der Antike die Verarbeitungseigenschaften von Glas systematisch erforscht hat. Glückliche Werkstattzwischenfälle und unerwartete Resultate, wie die kürzlich in Toledo gemachte Entdeckung, daß Knochenasche als Trennmittel funktioniert (siehe unten: Trennmittel), waren wahrscheinlich ebenso für die meisten antiken Entdeckungen verantwortlich. Die Eigenschaften von Glas wurden nach und nach über eine lange Periode von Versuchen und Irrtümern erkannt. Nachdem das Material Glas im späten 3. Jahrtausend v. Chr. entdeckt worden war, dauerte es ungefähr 500 Jahre, ehe die ersten Glasgefäße gefertigt wurden, und weitere 1500 Jahre, ehe den Handwerkern bewußt wurde, daß Glas durch heiße Luft aufgebläht werden kann – eine revolutionäre Entdeckung, die im frühen 1. Jahrhundert v. Chr. gemacht wurde. Nach der ersten Entdeckung dauerte es meistens einige Zeit, ehe die Handwerker herausfanden, wie sie am besten zu nutzen wäre. Die Entdeckung einer neuen Eigenschaft der Glasmasse konnte auch zur Erfindung eines neuen Werkzeuges führen. So wurde das Glasblasen erst viele Jahre später allgemein üblich, nämlich im letzten Viertel des 1. Jahrhunderts v. Chr, wohl als Folge der Entwicklung der Glasmacherpfeife.

Die wichtigste Eigenschaft des Glases ist die Tatsache, daß der Übergang vom festen zum flüssigen Zustand graduell vor sich geht. Anders als Eis, das bei einer bestimmten Temperatur zu Wasser schmilzt, erweicht Glas sehr langsam. Je heißer das Glas, desto niedriger sein Fließwiderstand und umgekehrt, je kälter das Glas, desto höher sein Fließwiderstand. Der Fließwiderstand, auch Viskosität genannt, hängt von der Temperatur und der Zusammensetzung des Glases ab. So hatte antikes Kalk-Natron-Glas bei ca. 700°C etwa die Konsistenz eines harten Käses, und bei ca. 1050°C wurde es flüssig wie Honig (Abb. 1).[19] Auf dem horizontalen Balken der Graphik stehen die Temperaturen in Celsius, auf dem vertikalen ist die Viskosität angegeben. Die Einheiten, in welchen die Viskosität gemessen wird, heißen auf Englisch »poises«. Die Werte sind so hoch, daß sie hier in Logarithmen angegeben sind, beispielsweise: log 7,6 entspricht $10^{7,6}$ poise (etwa der Härte eines harten Käses).

Die Zeit zwischen dem »softening point« ($10^{7,6}$ poise) und der Entnahmetemperatur (gathering temperature) ist der Verarbeitungsbereich (working range), die Zeit, während der sich das Glas bearbeiten läßt. Der Verarbeitungsbereich verschiedener Glasschmelzen kann stark variieren, weil die Temperaturen, bei der bestimmte Viskositäten erreicht werden, von der Zusammensetzung des Glases abhängen und auch die Aufheizzeiten verschieden sind. So scheint zum Beispiel der Verarbeitungsbereich beim ägyptischen Glas des 2. Jahrtausends v. Chr. etwas kürzer als beim mediterranen Glas des 1. Jahrtausends v. Chr. gewesen zu sein.

Antike Glasverarbeiter schätzten die Temperatur und Viskosität des Glases, mit dem sie arbeiteten, anhand seiner Farbe und Geschmeidigkeit am Werkzeug, das heißt, wie sich die Glasmasse am Werkzeug bewegte. Ebenso machen es die Glasbläser noch heute. Die Farbe der glühenden Glasmasse gibt die Temperatur genau an. Antike Glasschmelzer stellten eine Farbfolge in drei Stufen auf: rot glühend, grüngelb glühend (gemeint ist wohl orangegelb) und goldgelb glühend (die höchste Temperatur, die sie erreichen konnten).[20]

Jeder Glasverarbeitungsvorgang erfordert eine bestimmte Viskosität (Abb. 2). Es folgen einige Angaben zu den Verarbeitungseigenschaften des antiken Kalk-Natron-Glases und den Temperaturen, bei denen sie auftreten (Abb. 3).

### Absinken

Bei einer Temperatur von ca. 625°C oder mehr fängt Glas an, sich zu biegen und unter seinem eigenen Gewicht abzusinken. Je nach Temperatur und Dauer der Erhitzung werden scharfe Ränder weich und rund.

### Aneinanderschmelzen

Glas verbindet sich fest mit einem anderen Stück Glas bei Temperaturen von ca. 735°C und höher.

### Breitlaufen

Dies ist eine extreme Form von Absinken. Von einer gewissen Größe an, etwa der einer Aprikose, beginnt ein Brocken bei einer Temperatur von ca. 830° bis 875°C zu schmelzen und breitzulaufen. Er verliert seine Form und flacht ab zu einer Scheibe von ca. 0,7 cm. Die Kanten des Glases ziehen sich zusammen zu einem kreisförmigen Rohling.[21]

### Erweichen

Ab ca. 930°C wird Glas weich und plastisch genug, um es auf der Märbelplatte zu wälzen oder mit in der Hand gehaltenen Werkzeugen zu kneifen, zu biegen, zu ziehen, einzustechen oder anders zu verformen. Bei dieser Tempe-

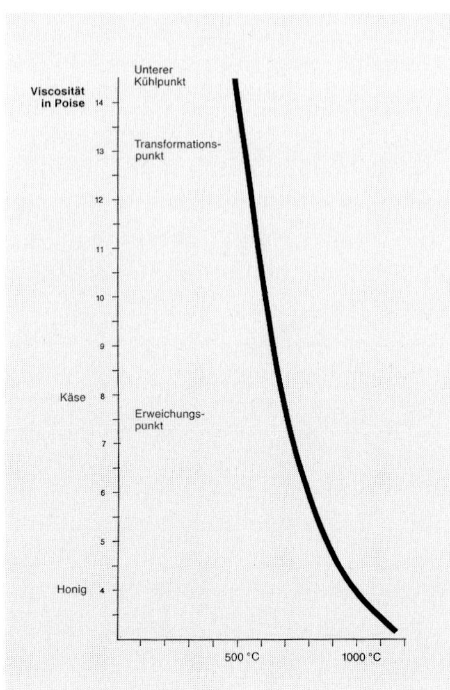


1
Viskosität und Temperatur von antikem Kalk-Natron-Glas

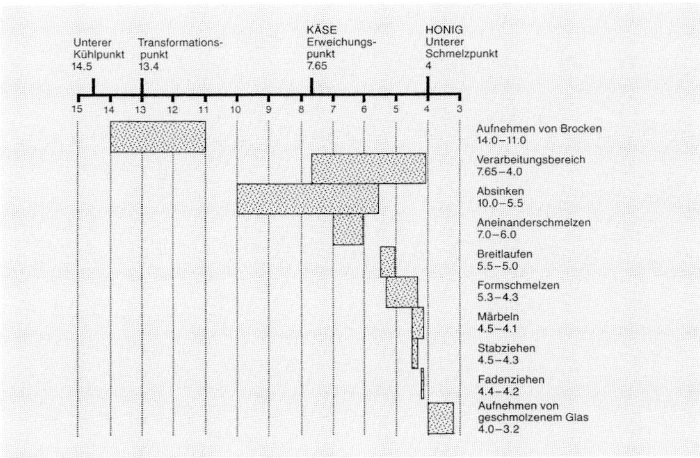


2 · Viskosität bei der Verarbeitung

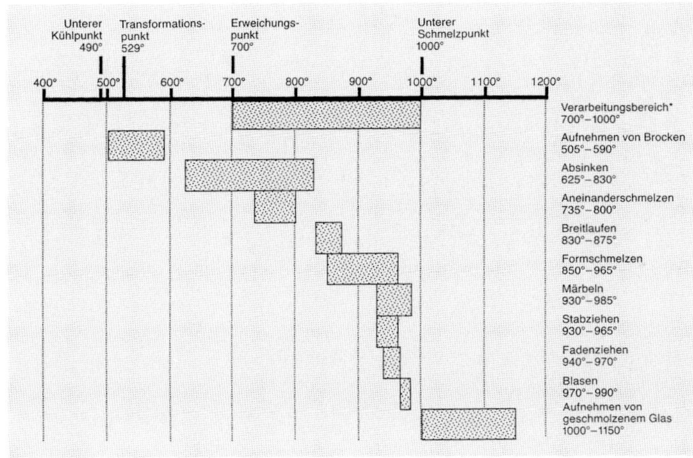


3 · Temperatur bei der Verarbeitung von antikem Kalk-Natron-Glas

ratur wird es auch möglich, Stäbe aus einem heißen Glasposten zu ziehen. Lange dünne Stäbe brauchen etwas höhere Temperaturen, etwa 950°C. Auch kann man dann einen Glasfaden von einem Werkzeug zum andern ziehen oder um etwas herumwickeln.

## Blasen

Glas wird gewöhnlich zwischen ca. 970° und 1020°C geblasen. Wenn das Glas kühler ist, erfordert das Blasen mehr Kraft. Wenn das Glas zu heiß ist, wird es schwierig, die Glasblase (den Külbel) unter Kontrolle zu halten.

## Schmelzen

Glas schmilzt, je nach seiner Zusammensetzung, zwischen ca. 1050° und 1150°C. Es wird fast flüssig und läßt sich schwer behandeln. Gleichzeitig ist das der Temperaturbereich, um geschmolzene Masse aus dem Tiegel oder dem Tank-Ofen (bei dem der ganze Ofen wie ein Schmelztiegel funktioniert) zur Verarbeitung zu entnehmen. Ehe man das Glas formen kann, muß die äußere Haut abkühlen. Aber um Glas aus einem Tiegel zu gießen, muß es so flüssig und heiß wie möglich sein (bei ca. 1150°C oder höher), um zu verhindern, daß es abkühlt, ehe es alle Ecken der Form ausfüllt.

## Abkühlen

Glas schrumpft während des Abkühlens. Um Spannungen zwischen der Oberfläche, die zuerst abkühlt, und dem Inneren des Glases, wo die Hitze eingeschlossen ist, zu verhindern, werden fertige Gegenstände langsam abgekühlt. Auf diese Weise kann das Glas überall gleichmäßig schrumpfen. Je dicker das Glas, desto länger die Kühlzeit. (Das Abkühlen geschieht heute in einem Kühlofen, auch Lehr genannt.)

## Haftung an anderen Materialien

Glas haftet an anderen Materialien wie Keramik oder Metall, wenn sowohl das Glas als auch das andere Material heiß sind. Es muß aber ein Temperaturunterschied zwischen beiden bestehen, damit die Oberfläche des Glases beim Kontakt schmelzen oder erstarren kann. Wenn man zum Beispiel geschmolzenes Glas mit der Pfeife aus dem Tiegel entnimmt, muß die Spitze der Pfeife rotglühend sein, also weniger heiß als das geschmolzene Glas, damit es beim Kontakt erstarrt. Aber wenn man einen Brocken Glas mit der Pfeife aufnehmen will, muß sie weißglühend sein, also sehr viel heißer als das Glas, damit die Oberfläche des Brockens bei der Berührung mit der Spitze schmilzt.

## Trennmittel

Viele Herstellungstechniken erfordern das Formen von Glas um ein Werkzeug oder in engem Kontakt mit einer Form, aus welcher der fertige Gegenstand abgelöst werden muß. Ein Trennmittel erleichtert die Ablösung. Griechische Tonformen aus dem späten 5. und frühen 4. Jahrhundert v. Chr. haben auf ihrer Oberfläche Spuren von Korundpulver, das als Trennmittel verwendet worden sein soll.[22] Manche Materialien, die heute in Keramikwerkstätten verwendet werden, standen wahrscheinlich auch antiken Glasverarbeitern zur Verfügung.

Vor kurzem zeigte ein Experiment im Toledo Museum of Art Glass Studio, daß Knochenasche als Trennmittel dienen kann.[23] Der Zweck des Toledo-Experiments war, eine geringe Menge opaken Glases herzustellen, ohne das geschmolzene Klarglas im einzigen Ofen (Tank-Ofen) des Studios zu verunreinigen. Es war geplant, Glas mit einem Hefteisen dem Ofen zu entnehmen und Trübungsmittel in den heißen Posten zu mischen. Der Posten wurde auf der Märbelplatte durch die Trübungsmittel gerollt, deren eine Zutat pulverisierte Knochenasche war. Es war schwierig, die Masse damit zu bedecken. Erstaunlicherweise war es nicht möglich, die mit Knochenasche bedeckte Masse zusammenzufalten und mit sich selbst oder mit einem neuen Posten heißen Glases zu verbinden. Die Knochenasche stellte sich als Trennmittel heraus. Später erwies sich diese Erfahrung als nützlich bei Experimenten mit Rippenschalen, die von der Form abgelöst werden mußten.

## GLASVERARBEITUNGS-ANLAGEN

### Offenes Feuer

Im 2. und 1. Jahrtausend v. Chr. war die Feuerung für die meisten glasverarbeitenden Vorgänge wahrscheinlich nicht mehr als ein kleines offenes Feuer, dessen Temperatur mit Blasebälgen nach Bedarf erhöht werden konnte.[24] Das Feuer hätte vielleicht in einer kleinen offenen Herdstelle brennen können, wie es bei der mittelalterlichen Perlenherstellung geschah,[25] aber solche Herdstellen sind aus den ersten zwei Jahrtausenden v. Chr. nicht bekannt. Eine andere Möglichkeit wäre gewesen, das Feuer in einem keramischen Topf zu bewahren, wie es die ägyptischen Schmiede machten (siehe Abb. 153). Die Verwendung eines Feuertopfes hätte den Vorteil gehabt, daß man das Feuer umhertragen konnte, was bei der Herstellung von kerngeformten Gefäßen und Reticella-Gefäßen nützlich gewesen wäre (siehe unten: Glasverarbeitungstechniken). Die Ägypter haben sich bei Öfen immer den ständig wehenden Nordwind zunutze gemacht und die Öffnungen stets nach ihm ausgerichtet, nämlich nach Norden.[26] Sie hätten dies auch mit Feuertöpfen machen können.

Es wird allgemein angenommen, daß das Brennmaterial Holzkohle oder Holz war, die beide eine höhere Temperatur ergeben als Kohle oder Gas. Aber gerade in Ägypten und in großen Teilen des Nahen Ostens war Holz Mangelware, deshalb sollte untersucht werden, ob nicht der noch heute allgemein zur Feuerung mitbenutzte Tierdung auch damals als Brennstoff gedient hat.[27]

Kleine Schmuckstücke und Perlen konnten vielleicht in glühender Asche in der Form geschmolzen werden. Größere formgeschmolzene Gefäße oder Rohlinge für das Absenken hätte man wahrscheinlich in Töpferöfen oder ähnlichen Anlagen »gebrannt«. Auch bei der Heiß-Verarbeitung war ein geschlossener Glasofen nicht nötig, weil man Glasbrocken verwendete (siehe unten: Verarbeitungstechniken; das Aufnehmen von Brocken). Einige frühe Verarbeitungstechniken dürften sogar sehr schwierig gewesen sein mit einem geschlossenem Ofen. Das Formen von Gefäßen um einen Kern und zum Beispiel die Herstellung spiralig aufgebauter Reticella-Schalen erforderte ein kleines offenes Feuer, um das Glas während der Arbeit heiß zu halten.[27a]

Das langsame Abkühlen fertiger Gegenstände wurde vermutlich durch das Bedecken mit Asche erreicht, sei es gleich an der Feuerstelle oder in mit Asche gefüllten Körben, wie es noch bis in die siebziger Jahre in einer Werkstatt in Kairo üblich war.[28]

### Lampenarbeit

Bei der Glasverarbeitung am offenen Feuer waren die Arbeitsbedingungen einigermaßen vergleichbar mit einer Technik, die heute traditionell als Lampenarbeit oder Flammenarbeit bekannt ist. Dabei benutzt man eine konzentrierte heiße Flamme, um langsam eine bestimmte Stelle des Glases, meistens einer vorgefertigten Röhre, zu erhitzen. Viele antike Glasgegenstände haben eine gewisse Ähnlichkeit mit vor der Lampe hergestellten Gläsern, aber ihre Details und gewisse Einzelheiten sind im allgemeinen etwas gröber, weil ein offenes Feuer nicht so gezielt eingesetzt werden kann wie die konzentrierte Flamme einer Lampe.

Echte Lampenarbeit, für welche die Feuerung ursprünglich eine geschlossene Öllampe mit einer Tülle für einen Docht war, scheint in der Antike sehr selten gewesen zu sein.[29] Die meisten phönizischen und punischen stabgeformten Anhänger und Perlen waren keine echte Lampenarbeit. Antike Handwerker verwendeten keine dünnen Glasstäbe für Haare, Bart, Augen usw., wie man es bei der

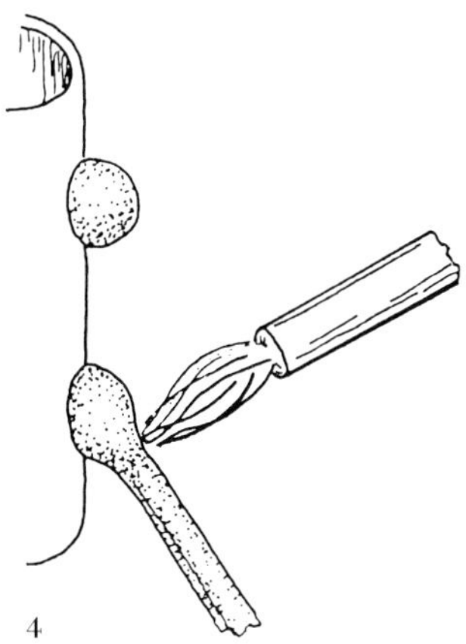

4

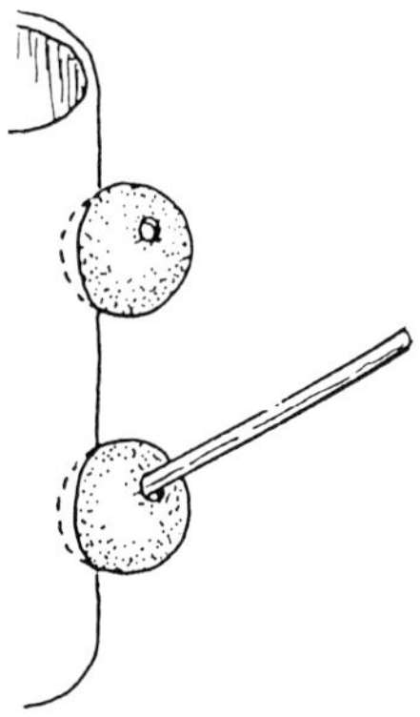

5

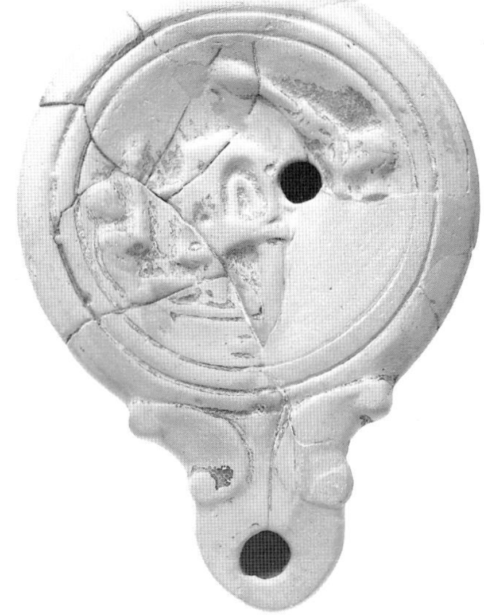

6

Lampenarbeit erwarten würde, sondern sie verschmolzen vorgefertigte Perlen, Ringelchen und Spiralen mit der heißen Glasoberfläche (Kat.-Nr. 30–38).
Bei der Arbeit mit der Lampe ist der Gegenstand, den man dekoriert, meistens weniger heiß und deshalb weniger weich als die Spitze des Glasstabes, die auf die Oberfläche aufgeschmolzen wird. Das Glas der Dekoration bleibt also auf der Oberfläche liegen (Abb. 4).[30] Bei den antiken Anhängern und Perlen, die mit vorgefertigten Elementen dekoriert sind, wurde das Glas der Oberfläche jedoch eingedellt, weil es heißer und weicher war als die aufgeschmolzenen Perlchen, die ihre Form nicht verlieren sollten (Abb. 5)[31]. Viele kopfförmige Anhänger weisen auf der Rückseite eine Fläche auf, die offensichtlich enstand, weil der Glasverarbeiter das weiche Glas bei der Arbeit stützen mußte (Kat.-Nr. 33).

### Öfen

Aus der vorrömischen Zeit gibt es bisher keine Reste von Öfen zur Glasverarbeitung. Geschlossene Glasöfen dürften eine römische Erfindung sein. Anders als ein Töpferofen braucht ein Ofen zur Glasverarbeitung eine Arbeitsöffnung, damit man während der Arbeit das Glas neu erhitzen kann. Zwar sind Reste von Glasverarbeitungsöfen an vielen Orten ausgegraben worden, aber vom Aufbau ist wenig bewahrt geblieben. Wie ein römischer Glasofen aussehen konnte, zeigt die Darstellung auf dem Spiegel zweier aus derselben Form hergestellten römischen Öllampen aus der zweiten Hälfte des 1. Jahrhunderts n. Chr. Die eine stammt aus Ferrara, Italien (Abb. 6)[32] und die andere aus Asseria, Dalmatien (siehe Abb. 154). Der Ofen hat zwei Kammern, eine über der anderen; auf dem Boden liegen Rohglasbrocken fertig zum Gebrauch. Der Meister-Glasbläser sitzt vor dem Ofen und bläst mit einer kurzen konischen Pfeife eine langhalsige Flasche.

### Ägyptische Glaswerkstätten des 2. und 1. Jahrtausends v. Chr.

Wenige Jahrzehnte vor der Mitte des 2. Jahrtausends v. Chr. läßt sich in Ägypten erstmals Glas als selbständiger Werkstoff belegen, wenn auch keine Anzeichen darauf hindeuten, daß die Ägypter in dieser Frühphase Glas selbst geschmolzen haben. Eher darf wohl angenommen werden, daß Rohglas eingeführt wurde. Nach neuesten Studien wird Glas in Ägypten seit 1550 v. Chr. verarbeitet.[33] Offensichtlich unterliegt dieses Handwerk zunächst vorderasiatischen Einflüssen, vermutlich waren vorderasiatische Handwerker beteiligt. Die Einfuhr von Rohglasbrocken, »zahlreiche geschmolzene Steine«, scheint sich zumindest nach dem siebenten Feldzug Thutmosis' III. zur syrischen Küste (nach 1448 v. Chr.) belegen zu lassen.[34] Auch Kobalt- und Bleierz zum Färben von blauem beziehungsweise gelbem Glas oder gelbes Glas selbst wurde importiert. Unter diesen Aspekten ist auch das größte, jemals in Ägypten gefundene Glasgefäß, eine 40 cm hohe, dickwandige Amphora fremdartiger Form in neuem Licht zu sehen. Sicher wissen wir nur, daß sie mit der Königskartusche Amenophis' II. (1428–1397

v. Chr.) auf ihrer Schulter vom Ende des 15. Jahrhunderts v. Chr. stammt.[35] Zur Herstellung dieser und anderer großer Amphoren desselben Fundes waren große Mengen von Glas erforderlich. Die Anzeichen eines gut etablierten Glashandwerks finden sich in Ägypten jedoch erst im 14. Jahrhundert v. Chr. In hochentwickelter Technik erscheint eine Vielfalt von kleinen Gegenständen, insbesondere Glasgefäße. Doch die ägyptischen Handwerker scheinen Glas selbst auch in dieser Zeit nur in kleinen Mengen hergestellt zu haben.

Die frühesten bekannt gewordenen Glaswerkstätten liegen auf der Westseite von Theben im Bereich der Palastanlage Amenophis' III. (1387–1350 v. Chr.), genannt Malqata.[36] Hier fanden sich zwar Glasschlacke, Fragmente von Keramiktiegeln, verschiedenfarbige Fritte, Glasstäbe und Glasabfälle mit Abdrücken von Instrumenten sowie große Abfallhaufen mit Gefäßfragmenten, doch keine Schmelzöfen. Da weder Glasschlacke noch Tiegelfragmente von der Expedition geborgen worden sind, entziehen sie sich einer technischen Untersuchung. Zu den wichtigsten Funden zählen ein Brocken ungefärbten Glases hellgrünlicher Tönung[37] und Frittefarben.

Das Fehlen von Öfen, das Vorhandensein des Rohglasbrockens und der färbenden Elemente könnten daran denken lassen, daß die Glaskünstler von Malqata Rohglas aus anderen Quellen bezogen und es selbst unter Verwendung von Farbzusätzen und vielleicht auch Altglaszugaben nur weiterverarbeiteten. Hierzu waren weniger hohe Hitzegrade erforderlich als zum Glasschmelzen. Die Handwerker arbeiteten vermutlich über einem offenen Feuer mit forcierter Luftzufuhr.[38]

Eine ähnliche Situation ergibt sich für die drei bis vier Glaswerkstätten, die W. M. F. Petrie in el-Amarna (1345 bis 1333 v. Chr.) entdeckt hat,[39] einer Stadt, in der seither weitere Glasfunde gemacht worden sind.[40] Diese Werkstätten wurden, nach den Funden zu urteilen, die in vielen Aspekten den Funden aus Malqata gleichen und nur wenig Weiterentwicklung erkennen lassen, von Glaskünstlern aus Malqata betrieben. Sie waren offensichtlich mit dem Sohne Amenophis' III., Amenophis IV., der seinen Namen in Echnaton änderte (1350–1333 v. Chr.), von Malqata in die neue Residenz Achet-Aton (1345–1333 v. Chr.) gezogen. Die Stadt, die wir heute el-Amarna nennen, ist nach seinem Tode verlassen worden. Gefunden haben sich in den Werkstattquartieren und in der Stadt selbst neben hunderten von Gefäßfragmenten, unzähligen Glasstäben (siehe Farbabb. 172)[41], beidseitig abgebrochenen Glasröhrchen, Glasstreifen in vielen Farbschattierungen (siehe Farbabb. 173)[42] und Glasabfällen mit Eindrücken von Werkzeugen (siehe Farbabb. 174)[43], Glasschlacke, Fritte, Fragmente von großen flachen Frittepfannen und als hitzeresistente Untersetzer der Pfannen verwendete Keramikgefäße von flach zylindrischer Form, aber weder Schmelztiegel noch Öfen. Doch haben Schmelztiegel wenigstens Spuren hinterlassen. Die vorhandenen Brocken der in ihnen erkalteten, teils ungefärbten, teils farbigen Glasmasse haben kleine Partien der Wandungsform bewahrt, und einigen haften noch winzige Splitter der abgeschlagenen Tiegel an. Die Tiegelreste hat W. Turner untersucht.[44] Im Hinblick auf das Fehlen der Öfen und die Mengen gefundenen Glases drängt sich der Gedanke auf, ob nicht auch in Amarna mit Brocken andernorts produzierten, vermutlich importierten Rohglases über einem offenen Feuer gearbeitet wurde.[45] Das erklärt vielleicht die Tatsache, daß in dieser an Glas so reichen Stadt keine großvolumigen Gefäße oder Gegenstände aus Glas entstanden sind sowie das Vorhandensein mehrerer Glaswerkstätten nebeneinander. Doch dürfte der geschilderte Eindruck eines der Ausgräber, es habe den Anschein, daß fast jede Familie in der Stadt mit der Glas- und Fayenceindustrie beschäftigt gewesen sei,[46] zu weit gehen. Das wertvolle Glas stand sicherlich ebenso wie das Wissen um die Verarbeitung nur einem kleinen Kreis von Auserwählten zur Verfügung. Weder Rezepte noch Herstellungstechniken sind in Ägypten jemals schriftlich fixiert worden.

Aus dem weiter nördlich gelegenen Medinet Gurob am Fajjumrand stammen vermutlich aus den Abfallhaufen des königlichen Palastes zahlreiche Fragmente von Glasgefäßen, die in die Zeit von Amenophis III. bis meist Ramses II. (Mitte 14. bis 13. Jahrhundert v. Chr.) datiert werden. In dieser Stadt, die auch sonst ein größeres Glasvorkommen aufweist, wird eine weitere Glaswerkstatt vermutet, zu der sich zuletzt Cooney[47] geäußert hat. Bis heute sind hier jedoch keine Glasschmelzöfen zutage gefördert worden.

Eine Werkstätte vermutlich der Ramessidenzeit (13.–12. Jahrhundert v. Chr.) war zusammen mit einer Fayencewerkstatt im Gebiet von Memphis in einem Hause der Siedlung bei Lischt nahe der Pyramide Amenemhets I. untergebracht.[48] Nach den zahlreich gefundenen Fragmenten und Gefäßkernrelikten wurden hier vorrangig Glasgefäße, aber auch Perlen und Einlagen produziert. Neben Glasschlacke wurden hier vielzählige Tiegelreste mit dünnem Glasfilm auf der Innenwandung, siebzehn farbige Rohglasbrocken, Farbzutaten, Fritte und farbige Glasstäbe

ausgegraben. Wiederum können die Ausgräber nicht von einem Schmelzofen berichten. Die Arbeit über einem kleinen Feuer wäre auch innerhalb einer Siedlung möglich.
Ebenfalls in die Ramessidenzeit werden die Reste einer Werkstatt südlich el-Manscha/Menschija in Oberägypten zwischen Girga und Achmim von P. E. Newberry datiert.[49] Dieser Ort war zunächst nur aufgrund von überwiegend einfarbigen, dickwandigen Glasgefäßen bekannt, die, meist aus Fragmenten zusammengesetzt, in Ägypten auftauchten. Neuerdings ausgesprochene Zweifel an dieser Werkstätte[50] sind unbegründet, denn Newberry machte diesen Ort ausfindig und sammelte Glasschlacke und farbige Glasstäbe auf. Von Schmelzöfen ist wiederum nicht die Rede.
Eine weitere ramessidenzeitliche Werkstatt der Zeit Ramses' III. (12. Jahrhundert v. Chr.) vermutet J. D. Cooney in Tell el-Jahudija. Sie hat offensichtlich aus kleinen dicken Glasbarren Tempeldekorationen angefertigt. Diese befinden sich heute im British Museum.[51]
Nach dem 12. Jahrhundert v. Chr. folgt ein langer Zeitraum ohne Spuren von Glasherstellung oder Glasverarbeitung. Erst wieder aus ptolemäischer Zeit (305–30 v. Chr.) ist eine Art »Atelier« bekannt, das im Bereich des Tempels von Tebtynis am südlichen Fajjumrand Glaseinlagen in großem Umfange verarbeitete und sie durchaus hier auch hergestellt haben kann.[52] Die Einlagen sind klein und entweder einfarbig oder in Mosaikglastechnik gearbeitet.
Ebenfalls in der Ptolemäerzeit scheint in Gumaijima nahe Tanis im ägyptischen Delta zeitweilig eine kleine Glaswerkstatt eingerichtet gewesen zu sein. Sie war wahrscheinlich mit Reparaturarbeiten und Verschönerungen des Tempels befaßt.[53] Neben zahlreichen Glasstäben, Glasbröckchen, Glasabfällen und offenen Formen aus feinem gebranntem Ton kamen ein- und mehrfarbige Glaseinlagen – insbesondere Hieroglyphen und Teile von menschlichen Figuren – sowie Mosaikstäbe und Scheiben von Mosaikstäben zutage.
Relikte von Schmelzgruben und -öfen in größerer Anzahl sind in Ägypten vom 1. Jahrhundert v. Chr. an im Delta meist nahe der salzhaltigen Seen im Wadi Natrun zu finden.[54] Ziegel- und Tiegelfragmente mit Glasresten, Glasschlacke und Tausende von Fragmenten geblasener Gefäße aus durchsichtigem, meist grünstichigem Glas verteilen sich hier über die Hügel. Sie lassen erkennen, daß sich die Glasherstellung in Ägypten nach der Erfindung des Glasblasens zu einem ausgedehnten Gewerbe entwickelt hat. Wissenschaftliche Untersuchungen dieses an Glas so reichen Gebietes stehen noch aus. Nur Reste von Frittetiegeln wurden ausgiebig behandelt.[55] Eine kürzlich in der Oase Charga unweit des römischen Tempels und des Forts von Dusch ausgegrabene, gut erhaltene Glasschmelzanlage mit großen Mengen durchsichtigen, grünstichigen Restglases dürfte die Arbeit ebenfalls in römischer Zeit aufgenommen haben.

## VERARBEITUNGSTECHNIKEN

Vor der Erfindung des Glasblasens verwendeten antike Handwerker die verschiedensten Techniken, um Schmuckteile, Einlagen und Gefäße aus Glas herzustellen. Die hier geäußerten Überlegungen basieren auf der Untersuchung erhaltener Glasobjekte und Gefäße, persönlicher Erfahrung mit Glasverarbeitung und Experimenten zum Reproduzieren antiker Gefäße. Jüngste Versuche[56] brachten etwas Licht in verschiedene Herstellungsmethoden, aber viele Techniken wurden noch nicht analysiert, und zahlreiche Probleme bleiben noch ungelöst. Die Versuche werden hier im Detail beschrieben in der Hoffnung, daß sie anderen zugute kommen, die sich für antikes Glas und für die Geschichte der Pyrotechnologie interessieren. Die Besprechung jeder Technik wird von einer kurzen Geschichte ihrer Entwicklung und Verwendung im 2. und 1. Jahrtausend v. Chr. begleitet.
Es war nicht möglich, die Versuche unter antiken Arbeitsbedingungen in bezug auf Feuerung, Kühlung und Zusammensetzung des Glases zu wiederholen. Antikes Kalk-Natron-Glas dürfte nicht anders reagiert haben als das moderne Kalk-Natron-Glas, das wir verwendeten, aber trotzdem wäre es wünschenswert, diese Experimente mit antiken Glasrezepten zu wiederholen. Genauso wichtig wäre der Versuch, antike Gefäße über einem kleinen offenen Feuer mit antiken Werkzeugen herzustellen. Als Ausgleich für den Gebrauch moderner Werkstatteinrichtungen und moderner Werkzeuge haben wir uns bei jedem unserer Experimente überlegt, welche Werkzeuge und Feuerung in der Antike dafür benutzt worden wären.
Die wesentlichen Techniken und Glasarten, die hier besprochen werden, sind: das Aufnehmen von Brocken; das Formen eines Gefäßes um einen Kern oder Stab; Glas auf kaltem Wege über einem Kern zusammensetzen; Steinbearbeitungstechniken und Schliffrillen; Formschmelzen, das heißt das Schmelzen in offenen und geschlossenen Formen; Stabziehen; die Herstellung von Mosaikstäben;

das Abspalten von Scheiben; die Vorbereitung von Mosaikglas-Einlagen; Mosaikglas-Gefäße; mehrfarbige, scheibenförmige Rohlinge aus Mosaikglas; einfarbige, scheibenförmige Rohlinge aus breitgelaufenen Glasbrocken; Absenken; auf der Töpferscheibe gesponnene Reticella-Gefäße; auf der Töpferscheibe bearbeitete Rippenschalen und kretische Pyxiden. Eine Notiz zur Erfindung der Glasmacherpfeife und das Blasen mit keramischen Pfeifen schließt diesen Abschnitt ab.

### Aufnehmen von Brocken

Wir sind heute gewohnt, geschmolzenes Glas aus dem Schmelztiegel oder dem Tank-Ofen zu entnehmen, so daß wir uns kaum vorstellen können, wie man auf eine andere Weise Glas an einer Glasmacherpfeife, einem Hefteisen oder einem anderen Werkzeug befestigen kann. Jedoch machen literarische und archäologische Zeugnisse deutlich, daß antike Glasverarbeiter bis weit in die römische Zeit kein geschmolzenes Glas bei diesem Vorgang verwendeten.[57] Statt dessen hefteten sie Glasbrocken an die Spitze eines Werkzeuges und erhitzten sie, bis das Glas weich genug für die Verarbeitung war. Diese Arbeitsweise war so weit verbreitet, daß das griechische Wort für Brocken, »bolos«, im ganzen östlichen Mittelmeerraum die spezielle Bedeutung von Rohglas bekam und so auch in die hebräische[58] und chinesische Sprache[59] einging.
In einem fragmentarischen griechischen Gedicht, das auf einem ägyptischen Papyrus des 3. Jahrhunderts n. Chr. überliefert ist,[60] wird der Vorgang genau geschildert:

»Erst erhitzte er (der Glasbläser) die äußerste Spitze der Pfeife, dann schnappte er aus der Nähe einen Brocken (bolos) leuchtenden Glases und steckte ihn geschickt in die Höhlung des Ofens. Als dann das Kristall die Hitze des Feuers schmeckte, wurde es von den Schlägen des Hephaistos erweicht wie... Er blies hinein aus seinem Mund einen schnellen Luftstoß... wie ein Mann die höchst entzückende Kunst des Flötenspiels ausübt. Das Glas empfing die Kraft seines Atems und rundete sich wie eine Kugel davor. Es empfing einen erneuten Angriff des heiligen Atems, denn oft, es schleudernd wie ein Rinderhirte seinen Stab, blies er hinein...« (Ende des Fragments).

Am Anfang des Textes erhitzte der antike Glasverarbeiter die Spitze seiner Glasmacherpfeife und nahm mit ihr schnell einen nahegelegenen Glasbrocken auf. Er mußte die Spitze der Pfeife bis zur Weißglut erhitzen, damit der Brocken daran haften blieb. Dann beschreibt das Gedicht, wie der Glasbläser den Brocken im Ofen weiter erhitzte, bis das Glas weich genug zum Blasen war (siehe Abb. 156–165). Das Aufnehmen von Brocken, wie ich diese Technik genannt habe, wird auch heute in vielen Glasstudios praktiziert, wenn man farbiges Glas verwendet und nur einen oder zwei Tank-Öfen hat. Beim Aufnehmen ist die Temperatur der Brocken ca. 505° bis 590° C.
Eine alternative Methode, Glasbrocken an die Pfeife anzuheften, wäre, mit der einen Hand die Pfeife ins Feuer zu halten und mit der anderen eine Zange, mit der man einen oder mehrere Brocken an die Pfeife anschmilzt, wie es kürzlich mit Erfolg in England probiert wurde.[61] Ein Gedicht, das Mesomedes von Kreta zugeschrieben wird (erste Hälfte des 2. Jahrhunderts n. Chr.), dürfte einen ähnlichen Vorgang beschreiben, bei dem der antike Glasbläser einen heißen Brocken mit der Zange aufhebt, vermutlich um ihn an die Pfeife oder an den Arbeitsstab anzuschmelzen (Anthologia Palatina 16, 323):

»Der Handwerker hackte ein Stück Rohglas ab und brachte es. Dann legte er den Brocken (bolos), hart wie Eisen, in das Feuer. Das Glas fing an wie Wachs zu schmelzen, als es in den allverzehrenden Flammen rot-heiß glühte. Für Sterbliche war es ein Wunder zu sehen, wie das Material aus den Flammen floß und der Handwerker erbebte, daß es ihm im Fall abreiße. Dann legte er auf die Spitzen der Doppelzange den Brocken (bolos).«[62]

Das Aufnehmen von Brocken hat gegenüber der Verwendung von bereits geschmolzenem Glas bestimmte Vorteile. Es geht kein teures Glas verloren, weil nichts im Tiegel zurückbleibt. Die Temperatur des Feuers muß nicht konstant sein, sondern sie kann je nach Arbeitsvorgang variiert werden. Die Höchsttemperatur des Feuers muß nicht mehr als ca. 940° – 970° C betragen (statt ca. 1000° bis 1150° C). So erforderte das Arbeiten mit Brocken weniger Glas, weniger Brennstoff und weniger Arbeitsaufwand als die Arbeit mit bereits geschmolzenem Glas.

### Um einen Kern formen

Das Formen über einem Kern, der entfernt werden kann, scheint die älteste Technik zur Herstellung eines Glasgefäßes zu sein. Ein gutes Beispiel ist eine 20 cm hohe Flasche aus Assur, die in das 15. Jahrhundert v. Chr. datiert wird (Abb. 7).[63] Die ursprüngliche Farbe des Gefäßes ist ungewiß, vielleicht opakes Türkis. Zwei helle umlaufende

Fäden, einer am Halsansatz, der andere um die Körpermitte, gliedern die Flasche in drei horizontale Teile, die jeweils mit zweifarbigen Punkten (oder »Augen«) verziert sind. Jedes Auge hat eine gelbe Mitte umgeben von dunkelblauem(?) Glas.

Die ersten Belege für diese Technik stammen aus Alalakh (in der Ebene von Antiochien, Nord-Syrien) und Nuzi (im nördlichen Zweistromland, östlich von Assur). Es wurde noch nicht geklärt, in welchem dieser beiden Gebiete die Technik entstand. Sowohl diese Regionen als auch Ägypten hatten bedeutende Zentren für kerngeformte Gefäße in der zweiten Hälfte des 2. Jahrtausends v. Chr. Kerngeformte Gefäße wurden in einem weiten geographischen Gebiet hergestellt, von Mesopotamien und Ägypten im Osten bis Italien im Westen, und während einer langen Zeit, von ca. 1500 v. Chr. bis in das 1. Jahrhundert n. Chr. Eine Lücke in der Produktion von kerngeformten Gläsern zwischen dem frühen 10. und dem 8. Jahrhundert v. Chr. fällt zusammen mit einem offensichtlichen Aussetzen der Glasproduktion im ganzen Nahen Osten. Erst im 8. Jahrhundert v. Chr. soll die Technik des Formens um einen Kern in Nord-Syrien wiederentdeckt worden sein.[64] Vom späten 6. Jahrhundert v. Chr. an wurde sie zunehmend in Werkstätten innerhalb der griechischen Welt ausgeübt, und die Formen der Glasgefäße folgen überwiegend griechischen Vorbildern.[65]

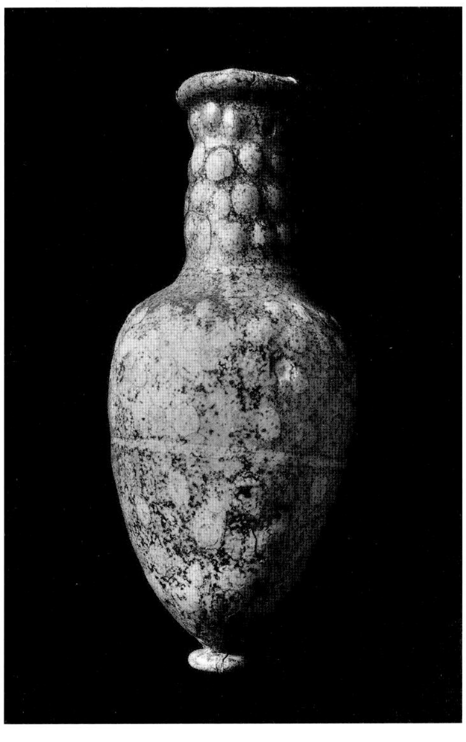

7

Nach dem Mischen der richtigen Zutaten modellierte der Handwerker einen Kern, der die Form des Gefäßinneren hatte, auf dem Ende eines Stabes und ummantelte den Kern mit Glas. Der Arbeitsstab war vielleicht ein kupferhaltiger Metallstab, wie er zur Herstellung von Perlen benutzt wurde (siehe unten Abb. 33),[66] aber ein keramischer oder ein hölzerner Stab, durch Naßhalten vor dem Anbrennen geschützt, wäre auch möglich gewesen. Im 1. Jahrtausend v. Chr. dürften die Stäbe aus Eisen gewesen sein.

Wichtig war, daß der Kern außer Ton und (wenig) Sand ein organisches Material wie Gras, Samen, Blätter oder Tierdung enthielt. Sowohl Ton wie Glas schrumpfen während des Hitzeprozesses beziehungsweise der Abkühlung. Aber weil Glas mehr schrumpft als Ton, mußte der Kern, der in dem Gefäß blieb, bis beide abgekühlt waren, elastisch sein, damit das Gefäß nicht platzte. Der Zusatz eines organischen Materials machte den Kern porös und elastisch und konnte so die Spannungen, die während des Abkühlens zwischen Kern und Glas auftraten, herabsetzen.

Überraschenderweise sind die Gefäße des 2. Jahrtausends v. Chr. im allgemeinen größer, haben eine breitere Formenvielfalt und sind aus einem besseren Glas mit weniger Luftblasen gemacht, als die aus dem 1. Jahrtausend v. Chr. Diese Qualitätsunterschiede werden von Unterschieden in der Zusammensetzung des Kerns[67] und in den Techniken zur Ummantelung des Kerns begleitet.

Ein Kern kann auf unterschiedliche Art und Weise ummantelt werden. Verschiedene Methoden wurden in jüngerer Zeit versucht und auch für die Herstellung antiker Gefäße vorgeschlagen. Nach neueren Erkenntnissen (siehe unten) könnte der Gefäßkörper bei ägyptischen Gefäßen des 2. Jahrtausends v. Chr. durchaus durch die Beschichtung des Kerns mit kaltem, pulverisiertem Glas, das dann durch Erhitzen verschmolzen wurde, entstanden sein, während man die mediterranen kerngeformten Gefäße des 1. Jahrtausends v. Chr. mit heißem Glas herstellte. Dieser Unterschied in der Arbeitsweise ist vermutlich auch der Grund für die unterschiedliche Zusammensetzung des vorgeformten Kerns aus Lehm, Sand und organischem Material. Die Beschichtung mit kaltem Glas erforderte nämlich andere Eigenschaften als bei dem Spulen eines heißen Glasfadens um einen Kern. Diese Technik scheint erst im 1. Jahrtausend v. Chr. entwickelt worden zu sein; sie wurde vielleicht von der Herstellung der stabgeformten Gefäße abgeleitet (siehe unten: Um einen Stab formen). Die Verwendung der neuen Technik für Gefäßkörper und Fadendekor brachte, da sie sehr schnell ging, eine ungeheure Steigerung der

Produktivität mit sich. Dies erklärt vielleicht auch, warum es soviel mehr kerngeformte Gefäße aus dem 1. als aus dem 2. Jahrtausend v. Chr. gibt. Was an Zeit gespart wurde, ging jedoch an Qualität verloren. Die neue Technik war nicht für die mühsame, sorgfältige Feinarbeit geeignet, die man an ägyptischen Gefäßen beobachtet.

## Ägyptische kerngeformte Gefäße des 2. Jahrtausends v. Chr.

Die Herstellungstechnik der kerngeformten, ägyptischen Glasgefäße kann bis heute nicht zufriedenstellend nachvollzogen werden. Lang diskutierte und neue Verfahren werden folgend erläutert. Neue Versuche wären sehr erstrebenswert.

### Gefäßkörper

Das zuerst von Petrie[68] und nach ihm von vielen anderen vorgeschlagene Tauchverfahren klingt zunächst sehr plausibel. Demnach soll ein Kern in Form des Innenraumes des herzustellenden Gefäßes am Ende eines Stabes befestigt und in einen Tiegel mit flüssiger Glasschmelze getaucht worden sein. Für dieses Verfahren spricht die auffallende Ebenmäßigkeit der unverzierten äußeren Wandungspartien aller Gefäße (siehe Kat.-Nr. 5–7) und die größere Wandungsstärke im Bodenbereich fußloser Gefäße (Kat.-Nr. 6, 7), an dem sich überschüssiges Glas anscheinend beim Herausziehen aus der Schmelze gesammelt hat.[69] Soweit die Gefäße Füße besitzen, wurden sie in der Regel nicht angesetzt, sondern nach den Werkzeugspuren aus überschüssigem Glas herausgearbeitet. Die Schlieren in der Gefäßwandung laufen gewöhnlich senkrecht. Das konnte Kühne[70] an Dünnschliffen zeigen, die er von amarnazeitlichen (um 1340 v. Chr.) Gläsern durchgeführt hat. Er möchte sogar gelegentliches Überfangen durch mehrmaliges Tauchen des heißen Kernes nicht ausschließen. Gegen das Tauchverfahren sprechen die Untersuchungen Turners, nach denen sich angeblich nur kleine Tiegel bis zu 8 cm Höhe und Durchmesser rekonstruieren lassen[71] und keine Anzeichen auf die Verwendung großer Tiegel deuten (siehe S. 26). Die Tiegelgröße läßt sich an dem heute im Petrie Museum in London vorhandenen Material der Werkstätten von el-Amarna nicht nachweisen. Augenzeugenberichten zufolge sollen die Bestände vor der Auslagerung im Zweiten Weltkrieg größer gewesen sein. Ein vermutlich wichtiges Tiegelfragment hat sich bei Experimenten Turners aufgelöst.[72] Kleine Tiegel wären zum Tauchen der im Durchschnitt 10–11 cm hohen Glasgefäße ungeeignet. Einige Gläser sind wesentlich größer, und die größte Amphore erreicht 40 cm Höhe. Es wäre für antike Handwerker sehr schwierig gewesen, die hohen Temperaturen zu erreichen, die nötig waren, um das Glas so flüssig werden zu lassen, daß man erfolgreich einen Kern in die Glasschmelze tauchen konnte, um ihn gleichmäßig zu beschichten. Kühne[73] hat anhand seiner Dünnschliffe überzeugend nachgewiesen, daß die Schmelztemperaturen während der Bearbeitungszeit über 650°C lagen. Seine erfolgreichen Tauchversuche mit einem Kern aus Sand und Töpferton in 80:20 Gewichtsteilen hat er allerdings bei wesentlich höheren Temperaturen, nämlich bei 1100°C vorgenommen, so daß Tauchversuche bei niedrigeren Temperaturen noch ausstehen. Schulers[74] Experimenten bezüglich des Tauchverfahrens und anderer Techniken war weniger Erfolg beschieden, da er mit einem ungeeigneten Kern gearbeitet hat.

Nach einer weiteren von Petrie[75] vertretenen Theorie, dem Spulverfahren, können vorfabrizierte Glasstäbe, die sich zu Tausenden gefunden haben, erhitzt am Kern festgeschmolzen und lang ausgezogen zu einem Mantel um den Kern gespult werden.[76] Diese von Labino[77] stark modifiziert experimentell nachvollzogene Methode zeigt sich bis in neueste Zeit immer wieder favorisiert.[78] Er benutzte einen modernen Ofen mit einem kleinen 8,2 cm hohen Schmelztiegel, den eine seitlich und eine von oben eingeführte Flamme versorgt. Mit einem Metallstab wird etwas Glas direkt aus der Schmelze geholt, am unteren Ende des über dem Schmelztiegel rot erhitzten und ständig rotierenden Kernes angesetzt und zu einem Faden ausgezogen dicht an dicht um den Kern gespult. Außerhalb des Ofens dient nun ein Brettchen zum Glätten der Fäden und zum gleichmäßigen Verteilen der Unebenheiten. Der Vorgang muß bei ständigem Wiedererhitzen solange wiederholt werden, bis sich eine genügend dicke Wandung um den Kern gelegt hat. Die Oberfläche der so hergestellten Gefäße wird von Labino als homogen und eben, ohne gelängte Blasen und Risse nach der Kühlung beschrieben. Diesem Verfahren widersprechen jedoch die von Kühne entdeckten senkrecht verlaufenden Schlieren in den Wandungsfragmenten ägyptischer Gefäße. Auch hat sich nicht ein einziges Gefäß oder eines der Tausende bei Ausgrabungen überwiegend aus Abfallhaufen zutage geförderten Fragmente mit nur andeutungsweise erhaltenen Resten der Fadenspulung erhalten,[79] wie sie von den Körpern der mediterranen, kerngeformten Glasgefäße des 1. Jahrtausends v. Chr.

durchaus bekannt sind (siehe unten S. 40 und Kat.-Nr. 43, 51). Wenigstens von unfertigen, während des Arbeitsprozesses aufgegebenen Gefäßen und ihren Fragmenten wäre eine den aufgespulten Fäden entsprechende wellige Oberfläche zu erwarten gewesen. Auch bei den westasiatischen kerngeformten Gefäßen des 2. Jahrtausends v. Chr. scheinen keine Spuren vom Fadenaufspulen festgestellt worden zu sein.

Schuler[80] bevorzugt das für den Metallguß verwendete Wachsausschmelzverfahren. Ein Kern aus Gips und Sand in Form des späteren Innenraumes des Gefäßes erhält einen Wachsüberzug entsprechend der gewünschten Wandungsstärke und einen umschließenden Formmantel. Nach Ausschmelzen des Wachses wird die Form im Ofen bis 700°C erhitzt und unter Steigerung der Temperatur bis 1000°C Glas in den entstandenen Hohlraum gefüllt. Aus dem Ofen genommen, wird der Formmantel zerbrochen und die über dem Kern gegossene und erhärtete Gefäßwandung zur Glättung der Oberfläche in den Ofen gehalten. Schuler ist mit seinem Produkt zufrieden, das nun wiedererhitzt mit Fadenmuster umgeben werden kann. Dieses Verfahren gelangte jedoch erst in der 3. Zwischenzeit, vom Ende des 11. Jahrhunderts v. Chr. an, im Metallguß zur vollen Blüte und Perfektion, also Jahrhunderte, nachdem die ersten Glasgefäße hergestellt wurden.

Im 2. Jahrtausend v. Chr. ummantelte man den Kern höchstwahrscheinlich in einem Glasurverfahren mit kalt aufgebrachtem, pulverisiertem Glas, eine Werkmethode, die in engem Zusammenhang mit der Herstellung von Glasuren und ägyptischer Fayence[81] steht. Die Ägypter beherrschten diese Techniken bereits im 4. Jahrtausend v. Chr. und verfeinerten sie seither.[82] Die ägyptische Fayence, aus den gleichen, doch in anderem Mischungsverhältnis zusammengestellten Ausgangsstoffen wie Glas, besteht aus einem porösen, hoch quarzhaltigen Kern mit Glasur. Die Glasgefäße im Vergleich besitzen zunächst ebenfalls einen Kern, wenn auch aus überwiegend anderem Material, und eine dicke Glashaut. Nur wird der Kern hier entfernt, und die Glashaut bleibt als Wandung des Gefäßes stehen. Ein weiterer Unterschied in der Verarbeitung der Stoffe besteht aber vor allem darin, daß die hergestellten Rohlinge aus ägyptischer Fayence im Ofen gebrannt werden, während Glas wohl über einem offenen Feuer[83] verarbeitet wird.

Verschiedene Glasurverfahren stehen zur Diskussion. Der Applikationstechnik von Fayence am ähnlichsten wäre das wiederholte Tauchen des Kernes in eine Suspension aus pulverisiertem Glas und Wasser. So läßt sich eine gleichmäßige Schicht bis zur gewünschten Stärke aufbauen. Nach dem Trocknen wäre der Überzug zu einer Glashaut zu schmelzen, doch erfordert dies einen Ofen. Von Schuler[83a] mit einem ungeeigneten Kern durchgeführte Experimente gelangen nicht und sollten wiederholt werden.

Ein anderer Vorschlag besagt, den Kern mit einer gleichmäßigen Schicht eines Amalgams aus fein zerstoßenem Glas und organischem Binder zu umgeben und Rand und Fuß gleich mitzuformen. In einer offenen Flamme oder in einem kleinen Ofen würde der Binder verbrennen und das Glas zu einer gleichmäßigen Haut schmelzen.[84]

Hinter dem kleinen, über einem Kern gearbeiteten, gläsernen Modellsarg in London, BM, Nr. 66.654, vermutet R. Lierke[85] eine Technik, bei der Glaspulver in kaltem Zustand in Form gebracht und dann geschmolzen wird. An anderer Stelle wird eine Paste aus Glaspulver und Ton zur Herstellung der Wandung angenommen.[86]

Wahrscheinlich wurde folgendes Glasurverfahren angewandt, obwohl es von Schuler, der damit experimentiert hat, als mißlungen beschrieben wird.[87] Ein geeigneter Kern wird erhitzt, in einer mit Glaspulver gefüllten Schüssel gewälzt, das Pulver über einem Feuer zu einer zusammenhängenden Glasurschicht geschmolzen, der Kern wieder in Glaspulver gehüllt usw., ein Prozeß, der sich Schicht um Schicht bis zur gewünschten Stärke der Wandung wiederholen läßt. Für diesen Prozeß könnten die senkrecht in der Glaswandung verlaufenden »Schlierenbahnen«[88] ein Hinweis sein, die nach einer Schichtbildung aussehen. Insbesondere aber spricht die für ägyptische Gefäße so typische glatte Wandung für dieses Verfahren. Die ständige Wiedererwärmung hauchdünn aufgetragener, zu Glas geschmolzener Glaspulverschichten läßt Unebenheiten vermutlich gar nicht erst aufkommen. Heißes Glas zieht sich durch seine bei diesen Temperaturen erworbene hohe Oberflächenspannung von selbst glatt. Dieses Verfahren sollte mit Kernen, wie sie von Untersuchungen antiker Reste heute bekannt sind, experimentell nachvollzogen werden. Modifizierte Verfahren dieser und ähnlicher Art können nicht ausgeschlossen werden. So wie der Ägypter mit Werkstoffen wie Glas, Fayence, Ägyptisch Blau und vielen Zwischenstufen experimentierte, wird er auch in der Herstellung von kerngeformten Glasgefäßen immer wieder neue Versuche gemacht und neue Erkenntnisse gewonnen haben.

Gefäßdekor

Während die Herstellungsmethode der Gefäßkörper noch nicht gänzlich geklärt ist und Experimente unter altertümlichen Voraussetzungen noch ausstehen, lassen sich einzelne Schritte zur Anbringung der Dekors besser nachvollziehen. Die Vielfalt an Mustern unterschiedlichster Technik und ihre Farbpalette versetzt in Erstaunen. Eine wichtige Voraussetzung war, daß das Wärmeausdehnungsverhalten von Grundglas und Dekorglas aufeinander abgestimmt war. Lag für beide dasselbe Rohglas zugrunde, das nur unterschiedlich eingefärbt wurde, so entstanden keine Spannungen,[89] und ein Zerspringen des Glases oder ein Herausplatzen der Applikationen konnte vermieden werden. Voraussetzung für ein homogenes Aneinanderhaften war auch das Heiß-in-heiß-Arbeiten, was bedeutet, daß Gefäßkörper und Musterapplikationen auf weit über 500°C erhitzt werden mußten (siehe oben S. 22: Verarbeitungseigenschaften des Glases).

*Fadendekor.* Fadenverzierungen sind die typischen Muster ägyptischer Glasgefäße. Sie wurden offensichtlich aus vorfabrizierten, aus einfarbigem Glas gezogenen Stäben (siehe Farbabb. 172)[90], die sich, wie oben beschrieben (siehe S. 26), zu Hunderten in den Werkstätten gefunden haben, unter Einwirkung von Hitze um die Gefäßwandung gewunden. Da sich der jeweils erhitzte Teil dieser dünnen Stäbchen nicht beliebig lang ausziehen läßt, sind sie in der Regel nur ein bis viermal, weniger häufig bis achtmal um Hals oder Körper gewunden (siehe Kat.-Nr. 5). Sehr fein ausgezogene Fäden können in Ausnahmefällen auch eine höhere Anzahl von Umläufen erreichen.[91] Höchst selten ist es gelungen, Fäden von der Höhe des Randes über Hals und Körper zu winden,[92] wie es bei den mediterranen, kerngeformten Gefäßen des 1. Jahrtausends v. Chr. üblich wird (siehe unten S. 42 und Kat.-Nr. 44). Lieber arbeitete man mit kürzeren, einfacher zu manipulierenden Fäden, die häufig einmalig horizontal umlaufend die Muster einfassen. All diese Fäden beginnen, soweit sichtbar und nicht von Henkeln oder anderen Musterfäden verdeckt, in der Stärke des Stäbchens (Abb. 8)[93], manchmal auch noch feiner ausgezogen,[94] und laufen vorzugsweise in annähernd gleicher Stärke fort. Auch diese Gleichmäßigkeit unterscheidet sie von den Fäden der späten kerngeformten Gefäße (siehe S. 42 und Kat.-Nr. 43). Die Fäden winden sich von der Halsöffnung aus gesehen üblicherweise im Uhrzeigersinn, vom Betrachter der Abbildungen aus von rechts nach links um das Gefäß. Einmalig horizontal umlaufend oder in längerer Spirale um das Gefäß gewunden (Kat.-Nr. 5), verschmolzen sie im Verlauf der Arbeit über dem Feuer mit der Gefäßwandung. Sodann wurden sie in Intervallen mit einem spitzen Instrument in senkrecht gezogenen Rillen aufwärts zu Girlanden, abwärts zu Arkaden oder auf und ab zu Zickzack- und Federmustern ausgezogen. In der Hitze des Feuers verschwanden die während des Arbeitsganges entstandenen senkrechten Rillen und Rippen durch die Oberflächenspannung des heißen Glases fast vollständig. Nur in den Bereichen, in die die Hitze weniger gelangte – wie auf die Schulter[95] –, erscheinen die Musterfäden in Relief, die Reste der Rillen in feiner Rippung. Rippen lassen sich auch mit einem Holzbrettchen[96] oder einem Packen feuchter Tücher glätten, eine Märbelplatte scheint weniger geeignet. Auf hell- oder dunkelblauem Grund hebt sich die Fadenzier gewöhnlich in Dunkelblau, Weiß und Gelb, beziehungsweise in Hellblau, Weiß und Gelb ab. Selten sind violettfarbene Gefäße mit weißen, gelben und blaugrünen Fadenverzierungen sowie weiße Gefäße mit dunkelblauem, hellblauem und gelbem Fadendekor. Doch zeigen viele Einzelfunde, daß den Schattierungen der Farben und ihrer Gestaltung zu Mustern vieler Arten bis hin zur Marmorierung anscheinend keine Grenzen gesetzt waren.

Die Ränder von Hälsen und Füßen und das Dekor der Körper werden nicht selten von einfarbigen (Kat.-Nr. 6) oder zweifarbig meist weiß-blau oder weiß-gelb tordierten Fäden eingefaßt. Die zwei- und auch dreifach tordierten Fäden sind in verschiedenen Techniken hergestellt. Sei es, daß ein dicker und ein dünner Glasstab erhitzt und miteinander verzwirnt wurden,[97] sei es, daß zwei bis drei Glasstäbe sukzessiv erhitzt und miteinander verdrillt wurden, sei es, daß zwei oder drei Glasposten aneinandergeschmolzen und gemeinsam über dem Feuer ausgezogen und zu einem tordierten Faden gesponnen wurden,[98] siehe hierzu insbesondere unten: Stabziehen; Tordierte Stäbe. Diese tordierten Dekorfäden sind mit dem Untergrund der Gefäße verschmolzen und ihre Enden über einem Feuer abgeschmolzen. Auch werden fertig tordierte Glasstäbe über einem Feuer erhitzt und als Muster um die Gefäße gelegt. Solche vorfabrizierten Glasstäbe lassen sich am vollendeten Gefäß deutlich an ihrem hohen Relief und der oftmalig vorkommenden Überlappung der abrupt abbrechenden Enden erkennen (Abb. 9)[99]. Tordierte Fäden welcher Art auch immer werden sonst nur noch als begleitendes Dekor von blauweißem Schichtaugenmuster blaugrüner, orangefarbener und weißer Gefäße der Amarnazeit verwendet und sind dort mit dem Untergrund zu einer Ebene verschmolzen.[100]

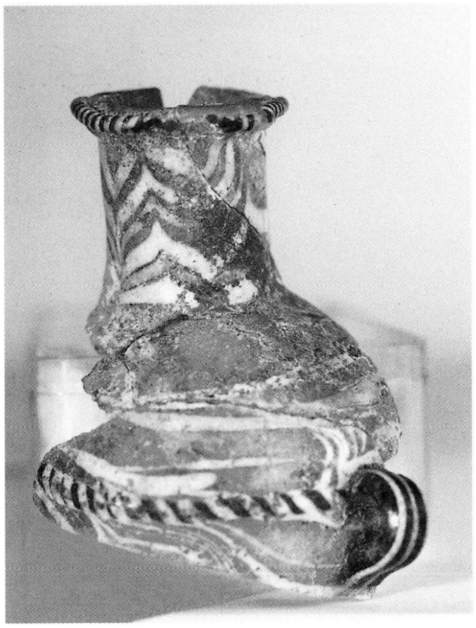
8

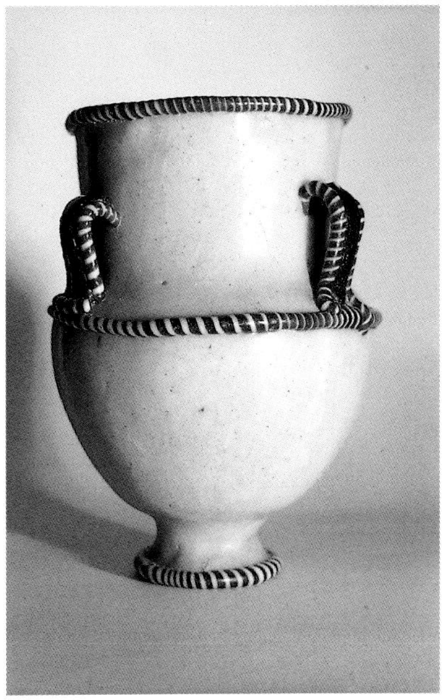
9

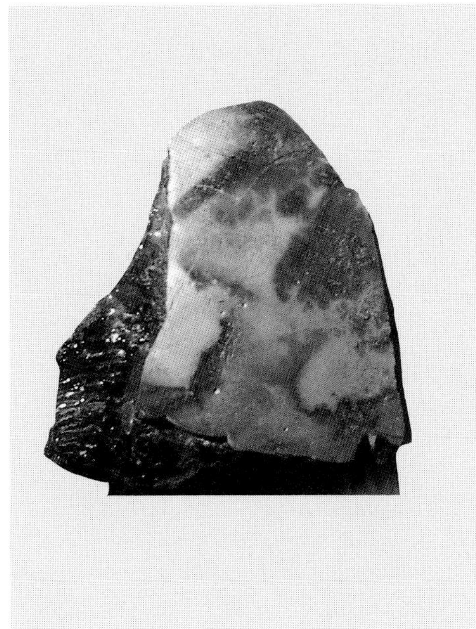
10

Fast ausnahmslos wurden die Fäden in annähernd waagerechter Richtung um den Körper gewunden. Nur in der Frühzeit finden sich auf den Hälsen einiger Gefäße waagerecht ausgezogene Federmuster, denen senkrecht aufgebrachte Fäden zugrunde liegen.[101]
Äußerst sparsam sind einzelne Fäden in vertikaler Richtung angebracht. Zu den wenigen Ausnahmen zählen die beiden großen blauen Amphoren aus dem Grabe Amenophis' II. (1428–1397 v.Chr.) mit ihren in den Furchen der tiefen Rippen liegenden Fäden und den gelben Kreuzen auf den Rippen[102], Linsenflaschen mit Speichendekor[103] und die Blattrippen der Kohelpalmsäulchen[104] (siehe Abb. 34).
Neben der Fadenverzierung sind andere Muster nur spärlich vertreten. Erstaunlicherweise finden sie sich fast alle in der Frühzeit der Glasherstellung in der ersten Hälfte der 18. Dynastie vorgezeichnet.
*Einwalzen von Glasbröckchen.* Unter den Glasfunden im Grabe Amenophis' II. (1428–1397 v.Chr.) im Tal der Könige befanden sich Fragmente von schwach gewölbten Schalen mit einer Wandungsstärke von 0,4 bis 1,2 cm, die durch einen ungewöhnlichen Aufbau auffallen (Abb. 10)[105]. Vermutlich wurden zunächst einfarbige Schalen über einem konvexen Kern geformt, denn ein Fragment einer anderen flachen Schale dieses Grabfundes[106] und Bruchstücke vergleichbarer, in diese Zeit datierbarer Schalen weisen auf der Innenseite Reste von Kernspuren auf (siehe unten: Vorläufer von Mosaikglas). Außen- und Innenflächen dieser dunkelblauen beziehungsweise durchscheinend grünlichblauen Schalen sind mit einem bunten Muster aus miteinander verschmolzenen großen, unregelmäßigen Glasbröckchen in Blau, Hellblau, Weiß, Gelb und Rot bedeckt. Die Bröckchen reichen bis zu 0,4 cm Tiefe in das Grundglas der einfarbigen Schalen hinein, sind also vermutlich zunächst auf der einen, dann auf der anderen Seite im erweichten, einfarbigen Grundglas eingedrückt und über einem Feuer aneinandergeschmolzen. Die Oberflächen einer dritten Schale von durchscheinend gelblichbrauner Farbe sind mit einem verschmolzenen Konglomerat winziger, vielfarbiger Glaskrösel überzogen. Ober- und Unterseite aller Schalen zeichnen sich durch eine wie glattgeschliffene Oberfläche aus. Die Technik bleibt vorerst unklar.
Auch im weiteren Verlauf des Neuen Reiches wird mit Glasbröckchen und -kröseln gearbeitet. Nach einigen Gefäßfragmenten aus der Zeit Amenophis' III., Amenophis' IV./Echnatons (14. Jahrhundert v.Chr.), vom Ende der 18. Dynastie,[107] aus der Ramessidenzeit (13.–11. Jahrhundert v.Chr.)[108] sowie insbesondere nach Bechern aus dem Besitz der Nes-Chons (frühes 10. Jahrhundert v.Chr.)[109] zu urteilen, walzten die ägyptischen Glaskünstler gelegentlich weich erhitzte unifarbene Gefäße auf der Märbelplatte über Glasbröckchen unterschiedlicher Größen und Farben und erhitzen die Wandung über einem Feuer, bis sie sich glatt gezogen hatte. Das Ergebnis ist ein Muster aus unregelmäßigen Sprenkeln und Tupfen.

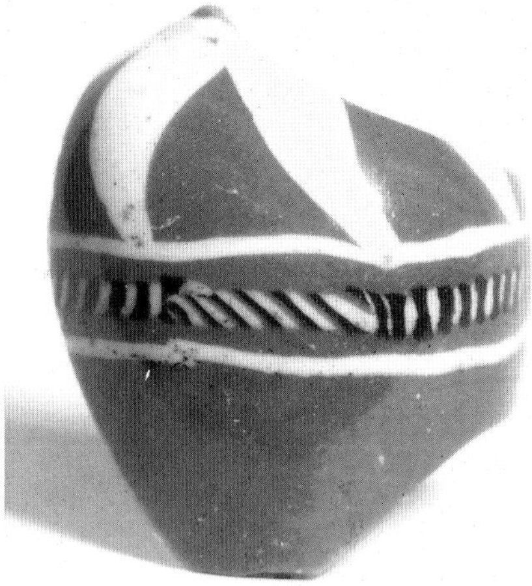
11

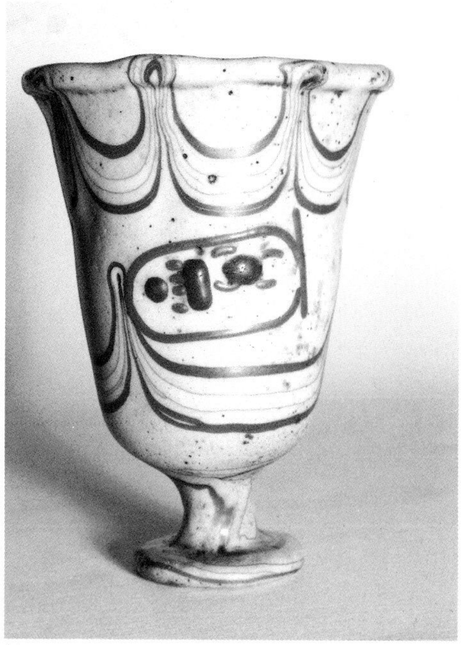
12

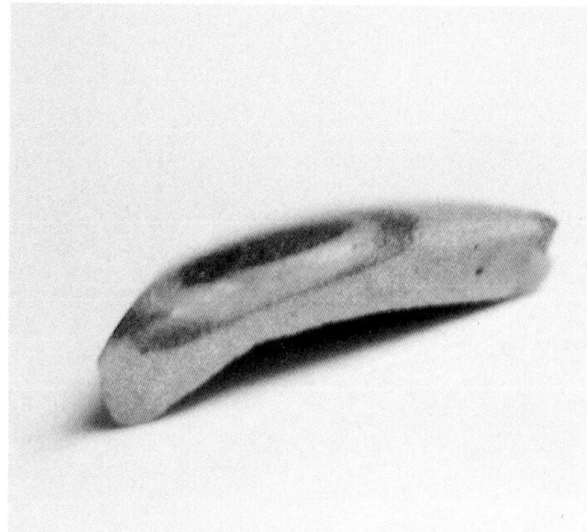
13

*Aufschmelzen von flachen Applikationen.* Vorgefertigte Applikationen können je nach dem Grad der Erhitzung während des Arbeitsprozesses am Feuer[109a] als Relief auf der Gefäßwandung aufliegen oder sind soweit eingeschmolzen, daß sie mit ihr eine Fläche bilden.
Bereits aus der Zeit Thutmosis' III. (1479–1425 v. Chr.) sind spitz zulaufende Blattdekorationen bekannt, die die Schultern von Glasgefäßen schmücken (Abb. 11)[110]. Bis heute technisch nicht gänzlich erklärbar[111] sind die in Relief erhabenen Hieroglyphen und die Umrandung der Kartusche dieses Königs auf dem bekannten Kelchbecher in München (Abb. 12)[112]. Als Untergrund der Namen des Königs Amenophis II. (1428–1397 v. Chr.) dienten aufgeschmolzene, rechteckige Glasstreifen, wie sie in Weiß und Braun erhalten sind.[113] Doch scheinen sie nicht auf den Namen dieses Königs beschränkt zu sein.[114] Andere Applikationen wurden bereits in ovaler Kartuschenform vorgefertigt[115] oder als kreisrunder, weißer Untergrund für Rosettenmuster[116] gestaltet.
Als jüngste und weiterentwickelte Applikationen vergleichbarer Art mögen die seit der 2. Hälfte der 18. Dynastie (Mitte des 14. Jahrhunderts v. Chr.) fabrizierten runden Schichtaugen (Abb. 13)[117] gelten, wie sie in immer kleiner werdenden Schichten von blau-weiß-blauen und anderen, selteneren Farbzusammenstellungen bekannt sind. Sie bilden mit den Wandungen von gewöhnlich orange- und türkisfarbenen Gefäßen eine Ebene. Auch die Augen der Gefäße in Fischform zählen zu diesem Dekor. Es ist bislang nicht geklärt, ob die Schichtaugen aus abgetrennten und übereinandergelegten Scheiben unterschiedlich starker Glasstäbe vorgefertigt oder direkt in den erhitzten Glaskörper eingelassen worden sind.
*Aufschmelzen von plastischen Applikationen.* Mehr noch als die zuvor erwähnten Blattdekors aus der Zeit Thutmosis' III. heben sich neben diesen frühen Vorläufern die seit der Zeit Amenophis' III. (1387–1350 v. Chr.) plastisch vorgefertigten Applikationen vom Grund ab. Sie nehmen im ägyptischen Glashandwerk jedoch nur einen untergeordneten Platz ein. Als auffallendste und bislang älteste bekannte Applikation darf ein um einen Stab gearbeitetes (siehe unten: Um einen Stab formen) Entenpärchen gelten, wie sie als Amulettanhänger bekannt sind.[118] Es schmückt den Deckel eines birnenförmigen Gefäßes aus dem Kosmetikkasten des Grabes von Cha und Merit.[119] Die Applikationen werden auch als Entenköpfe gedeutet, da die beiden gelben Köpfe des Pärchens offensichtlich beim Aufschmelzen in der Hitze zerlaufen sind. Zu den wenigen Gefäßen mit Applikationen zählen einige Glasflaschen mit aufgeschmolzenen kleinen Busen aus aufeinandergeschmolzenen kugeligen Glasperlen (Abb. 14).[120] Sie sind tönernen Flaschen mit aufgesetzten groben Gesichtern, stilisierten Armen und Händen, die zwei Brüste umfassen, nachgebil-

det. Mit Milch gefüllt, dienten sie vermutlich als Weihegeschenke für die Göttin Hathor.[121] Derselben Göttin wurde auch Wein dargebracht, vielleicht in den Glasgefäßen in Weintraubenform, einfachen Flaschen mit unregelmäßig aufgeschmolzenen Applikationen in annähernder Traubenform.[122] Die nahezu zylindrischen »Trauben« sitzen überwiegend senkrecht auf. Es sind wahrscheinlich in die weiche Wandung eingedrückte Stababschnitte, deren Enden über dem Feuer verrundet wurden.[123] Schließlich seien noch Flossen von Fischgefäßen erwähnt, die verschiedentlich aus einzelnen oder übereinandergeschichteten Glasfäden aufgeschmolzen sind.[124]

*Auftragen von Mustern in Glasemail.* Eine der frühesten, schon zu Zeiten Thutmosis' III. und Amenophis' II. (1479–1397 v.Chr.), später nur in Ausnahmefällen angewandte Technik ist das Emaillieren. Vermutlich wurden die mehrfarbigen, zarten Muster mit Stiften aus Glaspulver eingebettet in Wachs aufgetragen und über dem Feuer mit der Wandung verschmolzen.[125] Bekannt sind neben einer so verzierten Kanne mit dem Thronnamen des Königs Thutmosis III.[126] Gefäße aus dem Grabe Amenophis' II. mit farbigen, in Email-Technik auf meist weißen Glasapplikationen aufgetragenen Rosetten und Königsnamen. Doch haben sich aus dieser Zeit auch Fragmente weißer Gefäße mit Lotusblätter-, Pflanzen- und Tierdekor erhalten (Abb. 15)[127]. Später scheint man mit solchen Maltechniken nicht weiter experimentiert zu haben.

*Vorläufer von Hinterglasmalerei oder Überfangtechnik.* Aus dem Grabe Amenophis' II. sind Fragmente von zwei Gefäßen aus ungefärbtem, nahezu durchsichtigem Glas bekannt. Das eine ist auf eine ausgefallene Art verziert (Abb. 16)[128]. Über dem später entfernten Kern wurde in roten bis braunen und blauen Farben zwischen Blütendekor eine Kriegsszene mit galoppierenden Pferden und gefallenen Feinden aufgemalt und mit ungefärbtem Glas überzogen. Das durch den Eisengehalt des verwendeten Sandes und Verunreinigungen leicht gelb- beziehungsweise blaustichige und getrübte Glas erlaubte von außen

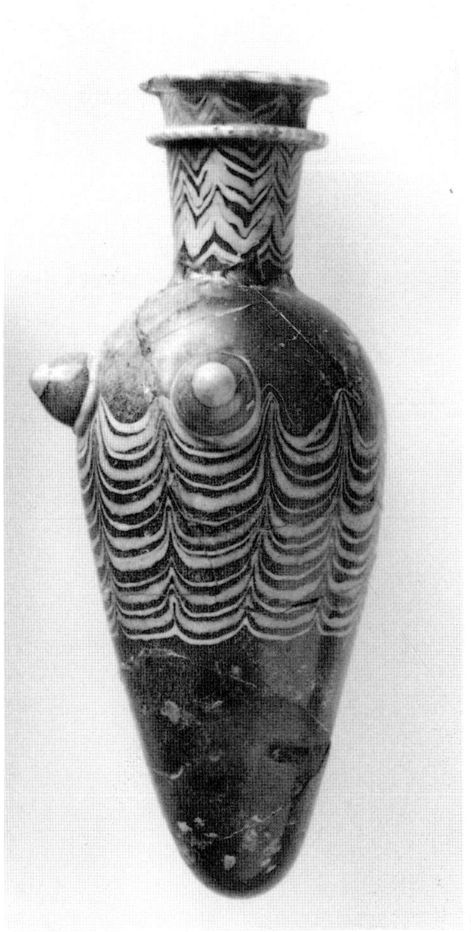

14

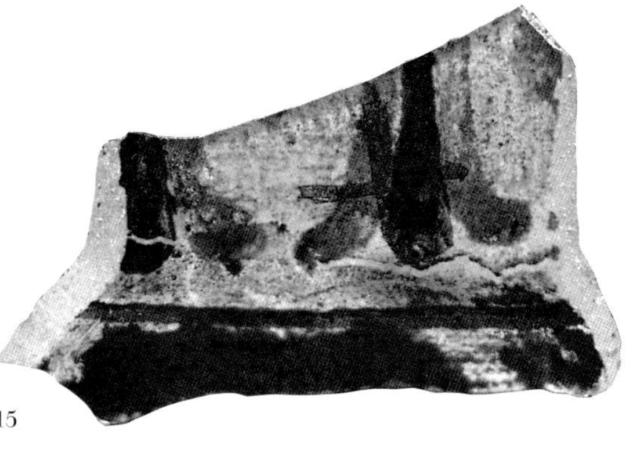

15

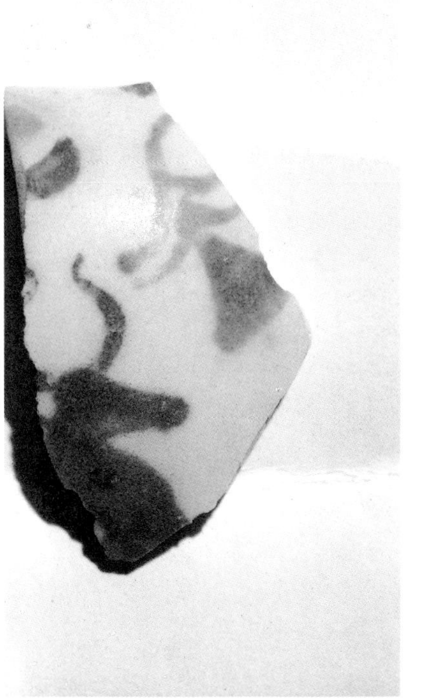

16

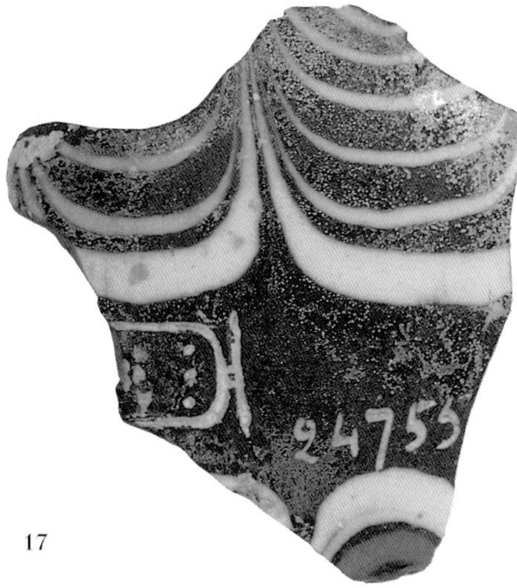


17

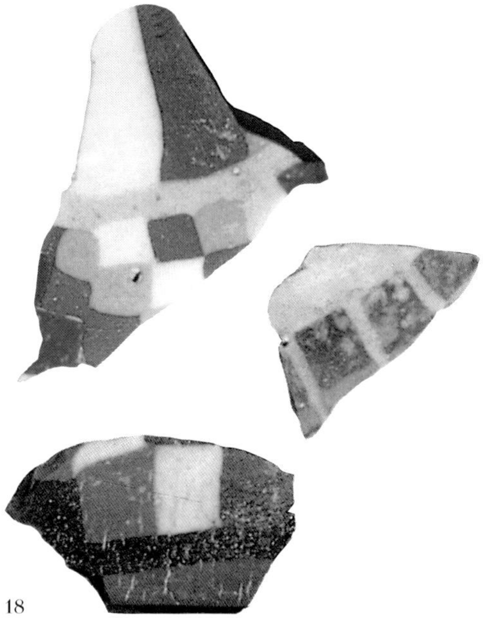

18

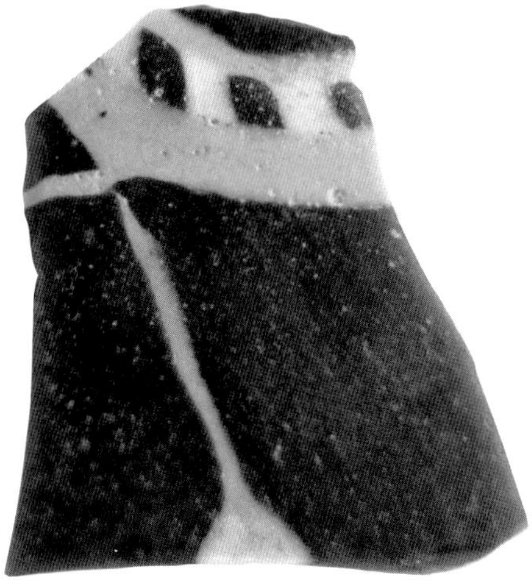

19

nur einen vagen Blick auf die im Inneren zwischen der verbliebenen Kernschicht und der Glaswandung erhaltenen Malerei. Eine Lichtquelle im Gefäß hätte die Szenen jedoch voll zur Geltung gebracht. So liegt die Vermutung nahe, daß sich mit dem Gefäß die früheste erhaltene Glaslampe bewahrt hat.[129] Dieselbe Technik wurde bei der Herstellung eines Gefäßes in Fischform angewandt.[130] Augen, eine Art Schuppenmuster, Seitenflossen und Kopfumriß liegen zwischen verbliebener Kernschicht und gelblich getöntem Glasüberfang.

*Gravur- und Schliffrillentechnik.* Eingravierte oder meist mit einem kleinen Rädchen eingeschliffene Verzierungen waren offensichtlich nur mit Mühe in die Wandungen von Glasgefäßen einzutiefen oder nicht gewünscht.[131] Das einzige erhaltene, in einer solchen Technik verzierte Gefäß ist der Kelchbecher Thutmosis' III. in New York mit den Umrißlinien der Blätter des blauen Lotus.[131a] Sonst wurde diese Technik auf Glasgefäßen mit wenigen Ausnahmen zur Anbringung von Königs- und Königinnennamen sowie Epitheta angewandt. So sind in ungelenker Linienführung die Namen Thutmosis' III., Amenophis' II. (Abb. 17)[132], Amenophis' III. und Tejes, Amenophis' IV.[133] und vermutlich auch der Name Ramses' II.[134] erhalten.

*Vorläufer von Mosaikglas.* Fragmente einer Glasschale aus dem Grabe Amenophis' II. (1428–1397 v.Chr.) (siehe oben S. 33) tragen schachbrettmusterartige Verzierungen (Abb. 18)[135]. Andere in diese Zeit datierte Schalen haben Muster verschiedener geometrischer Formen (Abb. 19)[136]. Die Dekors gehen durch die Wandung hindurch, so daß Muster von Ober- und Unterseite zwar seitenverkehrt, aber mit Ausnahme kaum merklicher, vom Werkprozeß her bedingter Abweichungen, nahezu identisch sind. Hier wurden offensichtlich erstmals Abschnitte von vorgefertigten Glasstreifen unterschiedlicher Farben und Formen über einem leicht konvexen Kern zu einem mosaikähnlichen Muster zusammengefügt und aneinandergeschmolzen. Spuren des Kernes haben sich auf der konkaven Innenseite dieser Fragmente erhalten.[137] Die Muster stellen wie die ebenfalls auf kaltem Wege zusammengesetzten Mosaik-Muster der Glasgefäße von Tell al-Rimah (siehe unten: Auf kaltem Wege über einem Kern zusammensetzen) erste Schritte auf dem noch langen Weg zum eigentlichen Mosaikglas (siehe unten: Stabziehen; Kompositstäbe und heißgeformte Mosaikstäbe) dar. Zu Vorläufern des Mosaikglases wird auch ein marmorierter Krateriskos aus dem Grabschatz dreier ausländischer Nebenfrauen Thutmosis' III. vom Wadi Qurud, Theben-West, Ägypten, gerechnet, auch wenn er nach neuesten Erkenntnissen nicht aus Glas besteht, sondern aus weißen, gelben, roten und türkisblauen Fayencebatzen, die unter Einschluß türkisfarbenen glasartigen Materials zu einem Gefäß aufgebaut und gebrannt wurden.[138]

Fertigstellung

Nach Vollendung der Körpermuster sind die Ränder (siehe Kat.-Nr. 5) und die Füße ägyptischer Gefäße aus dem Grundglas mit Instrumenten, die ihre Eindrücke hinterlassen haben, herausgearbeitet. Das beweisen die durchlaufenden Glasschlieren und die mit in Ränder und Füße hineingezogenen Dekorfäden (siehe Abb. 12).[139] Anschließend wurden häufig noch einfarbige oder zweifarbig tordierte Glasfäden um Rand- und Fußkanten gelegt. Fast nie erscheint ein Rand und höchst selten ein angesetzter Fuß. Henkel wurden zuletzt aus dicken, in der entsprechenden Länge abgebrochenen und über dem Feuer biegbar erhitzten, einfarbigen Glasstäben oder aus verschiedenfarbigen, neben- oder übereinanderliegend zusammengeschmolzenen Glasfäden am Gefäß angeschmolzen. Neben diesen gibt es Bandhenkel aus vorbereiteten, einfarbigen Glasstreifen. Sie können quer mit kurzen, eingeschmolzenen Abschnitten von Glasstäben belegt oder mit langen feinen Fadenauflagen längsgestreift verziert sein. Andere können durchaus als frühe Vorläufer der hellenistisch-römischen gestreiften Mosaikstäbe rechteckigen Querschnitts angesehen werden, die aus mehreren, aufeinandergeschmolzenen Schichten von Glasstreifen bestehen (Abb. 20)[140]. Einige Henkel der frühen 18. Dynastie (15. Jahrhundert v. Chr.) haben Metalleinlagen.[141]

Bei der Arbeit über dem offenen Feuer steht keine Kühlkammer eines Ofens zur Verfügung, doch sorgten ganz offensichtlich der heiße Kern und heiße Asche für eine adäquat langsame Kühlung des Glases.[142] Im letzten Arbeitsgang wurde der Kern aus dem erkalteten Gefäß vorsichtig herausgekratzt, die Innenwandung bei genügend breiten Öffnungen geschliffen wie der Hals des Krateriskos Kat.-Nr. 5 in der Sammlung Wolf. Hiernach konnte die Gefäßform nicht mehr verändert werden. Erneutes Erhitzen und Dehnen der Wandung in andere Form, wie kürzlich angenommen,[143] hätten unweigerlich zu Spannungen im Glas und somit zur Zerstörung des Gefäßes geführt. Fest mit der gläsernen Innenwandung verbacken haben sich geringe, aber flächendeckende Spuren der Außenseite des Kernes von grauweißen über bräunliche bis hin zu schwarzgrauen Farbtönen erhalten (Kat.-Nr. 5). Danach war die Oberflächenstruktur des Kernes fein- bis mittelkörnig. Sie läßt auch in seltenen Fällen Fingerabdrücke des in Form gekneteten Kernes sowie Abdrücke von Stoffen unterschiedlicher Webarten, mit denen ein Kern umhüllt gewesen war, erkennen.[144] Wurde der Kern im Feuer erhärtet, verbrannte der Stoff zu Asche und verminderte als eine Art Trennschicht das Anhaften des Glases am Kern.

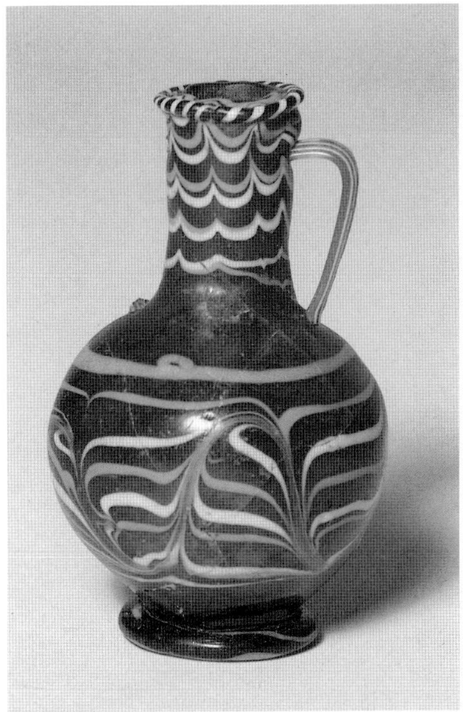

20

**Mediterrane kerngeformte Gefäße des 1. Jahrtausends v. Chr.**

Auch im 1. Jahrtausend v. Chr. wurden Glasgefäße wie ihre frühen Vorgänger aus dem Vorderen Orient und Ägypten um einen Kern geformt. Doch unterscheiden sie sich von jenen nach Art des Glases, des Kernes, der Herstellungsmethode[145] sowie der Formen und Muster.

Unterschiede zwischen kerngeformten Gefäßen des 2. und 1. Jahrtausends v. Chr.

Das ägyptische Glas war »kurzes« Glas[146], Glas mit einem kurzen Intervall vom verarbeitungsfähigen zum nicht mehr verformbaren Zustand. Durch meist niedrigen Alkaligehalt war es erstaunlich korrosionsbeständig. Das mediterrane Glas hingegen gehörte eher zum »langen« Glas[147], das durch einen größeren Gesamtalkalienanteil einen längeren Verarbeitungsbereich hatte und dem Glasverarbeiter die Arbeit vereinfachte. Mehr Alkalien hatten jedoch für das Glas den Nachteil größerer Korrosionsanfälligkeit, wenn hier nicht Calcium und Magnesium ausgleichend wirkten. Das ägyptische Glas war opak bis durchscheinend, das mediterrane überwiegend durchscheinend bis nahezu durchsichtig. Die Durchsichtigkeit läßt sich vermutlich anhand besser durchgeschmolzenen Glases erklären, was

durch die Anwendung höherer Temperaturen erreicht wurde.[148]
Der Kern ägyptischer Gefäße besaß eine andere Zusammensetzung (siehe S. 29) als der Kern mediterraner Gefäße, der einen höheren Sandgehalt aufweist. Die Kernspuren sind mit den Wandungen ägyptischer Gefäße fest verbunden (Kat.-Nr. 5), während sie sich von mediterranen Gefäßen fast ausnahmslos leichter entfernen lassen, nicht selten nur lose aufliegen (siehe Farbabb. 175)[149].
Die Wandungen ägyptischer Gefäße sind nicht wie die Wandungen mediterraner Gefäße aus umlaufenden Fäden um den Kern aufgebaut. Das direkte Umspulen eines Kernes aus Lehm, Sand und organischem Material mit heißem Glas erforderte eine andere Zusammensetzung des Kernes.[150]
Die große Vielfalt ägyptischer Gefäßformen[150a] und Muster hat sich unter den mediterranen Gefäßen ebensowenig fortgesetzt wie die Herstellung von Gefäßen mit breiten Öffnungen, noch sind unter den mediterranen Gefäßen annähernd so große Gefäße erhalten, wie sie aus Ägypten bekannt sind. Mit wenigen Ausnahmen waren die mediterranen Gefäße sehr klein und hatten einen schmalen Hals, der mit einem Stöpsel verschlossen werden konnte. Sie wurden jetzt von den Reichen offensichtlich vorwiegend für parfümierte Öle und Kosmetika benutzt, weniger aber für feste Salben, die die Ägypter, nach den oft weit geöffneten Gefäßen zu urteilen, anscheinend bevorzugten. Auch wurden Ränder und Füße ägyptischer Gefäße gewöhnlich aus dem Grundglas des Körpers herausgearbeitet, die der mediterranen Gefäße jedoch aufgespult oder angesetzt.
Bei der Verzierung ihrer Gefäße zogen die Ägypter den Faden aus einem einzelnen Stab, ein mühsames Unterfangen, das sich nur für sorgfältige Feinarbeit lohnte. Die Handwerker der mediterranen Gefäße zogen von Beginn an längere Fäden mit bis zu zehn Umwindungen um das Gefäß. Die Ägypter wickelten ihre Fäden überwiegend ein- bis viermal, höchst selten mehr als achtmal um den Körper; nach jeder Farbzone setzten sie den Faden ab und verzierten Hals und Körper mit einzelnen Musterzonen. Die Dekorfäden der mediterranen Handwerker wurden mit fortschreitender Zeit immer länger, bis über dreißig Umwindungen. Sie bedeckten in immer engeren Intervallen schließlich das Gefäß vom oberen Rand bis zur Basis. Zur Herstellung unterschiedlicher Farbzonen wurden im Gegensatz zu den frühen Gefäßen ein zweiter Faden einfach über den ersten gespult und seine Windungen in der gewünschten Farbzone besonders eng gesetzt.

Von den phantasievollen Dekors ägyptischer und soweit erhalten auch vorderorientalischer Gefäße erscheint nur das schon im Vorderen Orient und Ägypten überwiegend verwendete Fadendekor bei den mediterranen Gefäßen. Doch bestehen bedeutsame Unterschiede.[151] Anstelle der zumeist in ausgewogenen Intervallen aufgewickelten und akkuraten Girlanden-, Arkaden- und Federmuster des 2. Jahrtausends v. Chr. bevorzugten die Glaskünstler der mediterranen Gefäße enge, kleine, unregelmäßige Muster. Einfarbige Gefäße, wie sie gegen Ende des 2. Jahrtausends v. Chr. in größerer Zahl hergestellt wurden, fehlen im 1. Jahrtausend v. Chr. nahezu gänzlich. Die wenigen bekannten Exemplare sind vermutlich unvollendet.

## Mediterrane kerngeformte Gefäße
## Gruppen I, II und III

Die mediterranen Gefäße lassen sich in drei große chronologisch aufeinanderfolgende Gruppen unterteilen.

### Mediterrane Gruppe I
*Mitte 6. – Ende 5. Jahrhundert v. Chr.*

Gruppe I ist die größte und auch die einheitlichste nach Formen, Farben und Fadenverzierung. Die Fundverteilung reicht vom östlichen Mittelmeergebiet weit nach Westen bis Spanien und im Norden bis zur Nordküste des Schwarzen Meeres. Die Formen sind typisch griechisch. Das legt nahe, daß die meisten, wenn nicht alle Glaswerkstätten dieser Glasgefäße in der griechischen Welt zu suchen sind.[152] Zur mediterranen Gruppe I siehe: Harden 1981, S. 58–99; McClellan 1984, S. 28–76; Grose 1989, S. 110–115.
Die Glaswerkstätten der Gruppe I stellten Gefäße in vier verschiedenen Formen her, die Formen zeitgleicher, in Athen hergestellter Keramik imitieren: das Alabastron (Kat.-Nr. 43, 44, 45), den Amphoriskos (Kat.-Nr. 46), die Oinochoe (Kat.-Nr. 47) und den Aryballos (Kat.-Nr. 48); vergleiche die Formentafeln von D. B. Harden[153] und D. F. Grose.[154] Die meisten Gefäße haben einen dunklen Grund, gewöhnlich dunkelblau, mit aufgelegtem Fadenmuster in Weiß, Gelb und Hellblau; doch gibt es auch viele Beispiele mit opakweißem Grund mit dunkelpurpurfarbenen Fäden (Kat.-Nr. 46). Die Fäden verlaufen gerade oder im Zickzackmuster um den Körper.
Die Glaswerkstätten der Gruppe I sollen ihre Arbeit um 400 v. Chr. eingestellt haben. Der Grund dieses Geschehens ist bislang unbekannt, doch gibt es dafür mehrere Erklärungen.[155] So fehlen aus der ersten Hälfte des 4. Jahrhunderts v. Chr. die Funde.

Mediterrane Gruppe II

*Mitte 4. – 3. Jahrhundert v. Chr.*

Nach den erhaltenen Funden ist die Gruppe II klein, kaum größer als etwa ein Viertel der Gruppe I. Die frühesten Gefäße der Gruppe II stammen aus der Mitte des 4. Jahrhunderts v. Chr. Die Fundplätze konzentrieren sich nun nicht mehr in der östlichen griechischen Welt und auf Rhodos, sondern auf dem griechischen Festland und in Süditalien. Offensichtlich sind die alten Glaszentren nicht wieder belebt worden. Statt dessen gründeten Glashandwerker neue Werkstätten in anderen Gebieten des Mittelmeerraumes, die wahrscheinlich auf dem griechischen und italienischen Festland lagen. Möglicherweise schossen bald kleine Ableger in weiteren Gegenden aus dem Boden. Die Kontinuität von Formen, zumindest in der Frühzeit der Gruppe II, legt nahe, daß die Glashandwerker, die das Wiederaufblühen des Glasgewerbes ermöglichten, noch das Wissen und die Handwerkskunst aus den Werkstätten der Gruppe I mitbrachten. Zur Mediterranen Gruppe II siehe: Harden 1981, S. 100–121; McClellan 1984, S. 77–126; Grose 1989, S. 115–122.

Während das Alabastron die gebräuchlichste Form bleibt (Kat.-Nr. 49–52), läuft die Herstellung des Amphoriskos bald aus, und die Oinochoe wurde größer und verlor an Eleganz (Kat.-Nr. 53). Fünf gänzlich neue Formen tauchen auf: die Hydriske (Kat.-Nr. 54, 55), der zweihenkelige Krug, das dickwandige Unguentarium (Kat.-Nr. 56), das dünnwandige Unguentarium und der linsenförmige Aryballos, der nun den kugelförmigen Aryballos der früheren Zeit ersetzt. Vergleiche die Formentafeln von D. B. Harden[156] und D. F. Grose[157]. Das alte Zickzackmuster findet sich nur noch selten. Statt dessen dominieren Arkaden-, Girlanden- und Federmuster. McClellan macht darauf aufmerksam, daß im Gegensatz zum Fadendekor der Gruppe I, das in der überwiegenden Mehrheit nach rechts um den Körper gespult ist, die Fäden der Gruppe II fast ausschließlich nach links gespult worden sind.[158] Der Grund dieses Richtungswechsels mag in der Einführung einer Vorrichtung liegen, mit der die Fäden auf »mechanischem« Wege[159] aufgespult werden konnten. Mit acht um einen Kern geformten, der zweiten Gruppe zugeordneten Gefäßen ist die Sammlung Wolf hier überraschend stark vertreten.

Mediterrane Gruppe III

*Mitte 2. Jahrhundert v. Chr. – frühes 1. Jahrhundert n. Chr.*

Zwischen der Mitte des 3. und der Mitte des 2. Jahrhunderts v. Chr. scheinen keine neuen Formen eingeführt worden zu sein; die wenigen, in dieser Zeit hergestellten, kerngeformten Gefäße führen die alten Formen fort. Um die Mitte des 2. Jahrhunderts v. Chr. oder kurz danach erleben die kerngeformten Gefäße erneut eine kraftvolle Wiedergeburt. Nach den erhaltenen Gefäßen zu urteilen, war der Ertrag der Werkstätten der Mediterranen Gruppe III wesentlich größer als der der Mediterranen Gruppe II. Dessenungeachtet waren Stil, Formen und Technik verhältnismäßig einheitlich, woraus man schließen kann, daß die Werkstätten in enger Nachbarschaft arbeiteten. Die Fundverteilung weist jedenfalls auf einen Ursprung im östlichen Mittelmeergebiet hin. Die produktivsten von ihnen mögen auf Zypern gelegen haben.[160] Zur Mediterranen Gruppe III siehe: Harden 1981, S. 123–141; McClellan 1983, S. 127–164; Grose 1989, S. 122–125.

Die Glaswerkstätten der Mediterranen Gruppe III stellten hauptsächlich die altbekannten Alabastra und Amphoriskoi her, aber nun in neuer Gestalt (Kat.-Nr. 58–62). Die Alabastra bekommen spindelförmige Körper mit einer deutlich gekielten Ausbuchtung über dem unteren Drittel (Kat.-Nr. 57). Die frühesten Amphoriskoi der Gruppe III (Kat.-Nr. 58–61) waren wie einst ihre Vorgänger in Gruppe I Miniaturausgaben zeitgleicher Vorrats- und Transportgefäße mit ihren nun überwiegend länglichen Körpern und langen Henkeln. Viele Glasamphoriskoi tragen jedoch überladen S-förmig geschwungene Henkel (Kat.-Nr. 62). Vergleiche die Formentafeln von D. B. Harden[161] und F. Grose[162]. Neu ist die Verwendung von durchscheinendem bis durchsichtigem Glas für die Henkel und die nun in Tropfen- und Knopfform angebrachten Füße. Diese Art von Glas war gebräuchlich beim Formschmelzen und Absenken, Techniken, die in dieser Zeit in Glaswerkstätten an der syrisch-palästinischen Küste angewendet wurden (Kat.-Nr. 79–85), aber nicht vorher in den Werkstätten, die Glas um einen Kern formten. Das Fadendekor dieser Gefäße setzte die Tradition der vorangegangenen Mediterranen Gruppe II mit Federmuster, Girlanden- und Arkadenmuster fort. Die Mediterrane Gruppe III ist mit sechs ihr zugewiesenen Gefäßen in der Sammlung Wolf gut vertreten.

Gefäßkörper, Ränder und Füße (Spulverfahren)

Zur Herstellung der mediterranen Glasgefäße wurde heißes Glas dicht an dicht um den Kern gespult, bis sich eine genügend dicke Wandung ergeben hatte. Zum Aufschmelzen konnte man im Prinzip farbige Glasstäbe verwenden, wie sie schon die Ägypter verarbeitet hatten (siehe oben

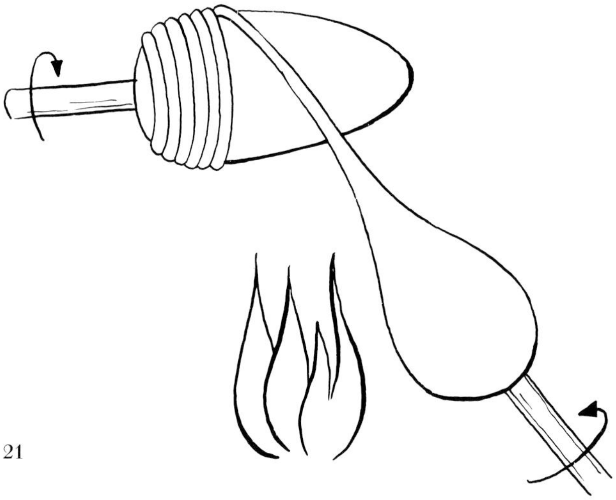

21

S. 32). Aber dieses ist unwahrscheinlich, weil aus der Fadenverzierung der mediterranen Gefäße hervorgeht, daß die Handwerker im 1. Jahrtausend v. Chr. lange Fäden bevorzugten, die zu lang waren, um sie aus einem Glasstab ausziehen zu können. Zur Herstellung des Gefäßkörpers nahm der Handwerker einen Brocken erhitzten Glases mit dem Stab auf, erweichte ihn über einem Feuer und formte ihn zu einem Kegel. Die Spitze des Kegels schmolz er dem am zweiten Arbeitsstab befestigten Kern an und spulte den von der Spitze ausgezogenen heißen Glasfaden um den Kern. Vielleicht saß er auf einem Hocker, den zweiten Arbeitsstab quer über seinen Oberschenkeln, den heißen Kern im sicheren Abstand vom Bein. Während er den Arbeitsstab zu seinen Knien rollte, spulte sich der heiße Faden direkt vom Kegel um den Kern (Abb. 21)[163] (siehe unten: Gefäßdekor). Je heißer das Glas erhitzt ist und je schneller der Kern um die eigene Achse gedreht wird, desto dünner wird der Faden. Für die meisten kerngeformten Gefäßkörper des 1. Jahrtausends v. Chr. darf man die Aufspultechnik annehmen.
Die ständige Wiedererwärmung über dem Feuer glättet die Oberfläche. Die Gefäßböden sind hierbei der Hitze des Feuers weniger ausgesetzt. So lassen sich die spiralig verlaufenden Windungen der Fäden noch gut sichtbar an manchem Boden erkennen. Sie sind im Zentrum des Bodens am deutlichsten zu sehen und verlieren sich nach einigen Windungen in der Wandung des Gefäßes. Besonders deutlich zeichnet sich eine solche Spirale auf dem Boden des Alabastrons Kat.-Nr. 43 ab (Abb. 22, Alabastron Gruppe I mit Spirale nach rechts vom Boden aus gesehen) sowie bei Kat.-Nr. 51 (nach links laufend vom Boden aus gesehen, Alabastron Gruppe II).

Manches Gefäß weist am unteren Ende des Körpers am gerundeten Boden zentral eine zusätzliche, konvexe Ausbuchtung auf (Kat.-Nr. 48). Sie könnte von dem Stab, um den das Gefäß geformt wurde und der hier die Glaswandung ausdehnte, verursacht worden sein. Auch im Inneren von solchen Gefäßen kann der Stab kuhlenförmige Abdrücke hinterlassen, die an Fragmenten gut zu beobachten sind. Diese konkaven, etwa halbkugelförmigen Kuhlen haben manchmal sogar einen Rand, der aus dem Boden in den Innenraum hineinragt. Sie sind immer von Spuren des Kernes bedeckt.[164] Bei anderen kerngeformten Gefäßen fehlen im Zentrum des Bodens die Kernspuren. Hier läßt sich der Grad der Durchsichtigkeit ausgezeichnet beobachten. Die kleinste erkennbare, kernspurfreie Zone mißt etwa 0,2 cm im Durchmesser (Kat.-Nr. 49), die größte beobachtete reicht bis zu einem Drittel des Gefäßes hinauf (Kat.-Nr. 57). Vergleiche Alabastra der Mediterranen Gruppen I-III (Kat.-Nr. 44, 49, 51, 52, 57) und Amphoriskoi mit schmalem, zylindrischem Körper und tropfenförmigem Fuß der Gruppe III (Kat.-Nr. 58, 59, 61). Von diesen haben das spindelförmige Alabastron (Kat.-Nr. 57) und die schmalen Amphoriskoi mit tropfenförmigem Fuß der Gruppe III besonders große kernfreie Zonen. Es ist experimentell noch zu klären, ob sich die Wandung dieses Bereiches während des Arbeitsprozesses vom Kern löste.
Nach den meist klar erkennbaren Glasspiralen wurden Ränder (Kat.-Nr. 46, Abb. 23) und Füße (Kat.-Nr. 47, Abb. 24) der Gefäße nach Vollendung des Körpers aufgespult. Hatten sie den gewünschten Umfang erreicht, halfen Zangen und weitere Werkzeuge, sie in die entsprechenden Formen umzugestalten (Kat.-Nr. 43, Abb. 25).
Besonders klar hebt sich die scharfgratige Mundöffnung des Gefäßes ab, wenn der Rand nicht auf gleicher Höhe mit ihr, sondern leicht nach unten versetzt aufgespult ist (Kat.-Nr. 46, Abb. 26). Ränder können von einer einfachen Randlippe (Kat.-Nr. 59) bis hin zum breiten Tellerrand (Kat.-Nr. 51) oder zum schwungvollen Kleeblattrand (Kat.-Nr. 47) gestaltet werden. Fast immer lassen sich ober- und unterhalb des Randes zugleich die Spuren von Zangen beobachten, die ein im Uhrzeigersinn laufendes spiraliges Muster ergeben (Abb. 26, vergleiche Kat.-Nr. 43, 46, 47, 48, 51), seltener entgegengesetzt (Kat.-Nr. 50, 55). Vergleichbare Abdrücke weisen ebenso die Unterseiten flacher Füße auf (Kat.-Nr. 54, Abb. 27). Je breiter die Füße sind, desto markanter erscheinen die Werkzeugspuren.
Ein gutes Beispiel für die Techniken von Rändern und Füßen ist die Oinochoe der Sammlung Wolf (Kat.-Nr. 47,

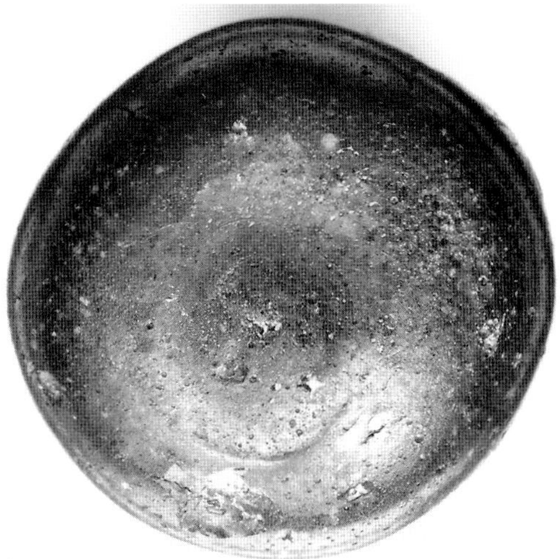

22 · Kat.-Nr. 43

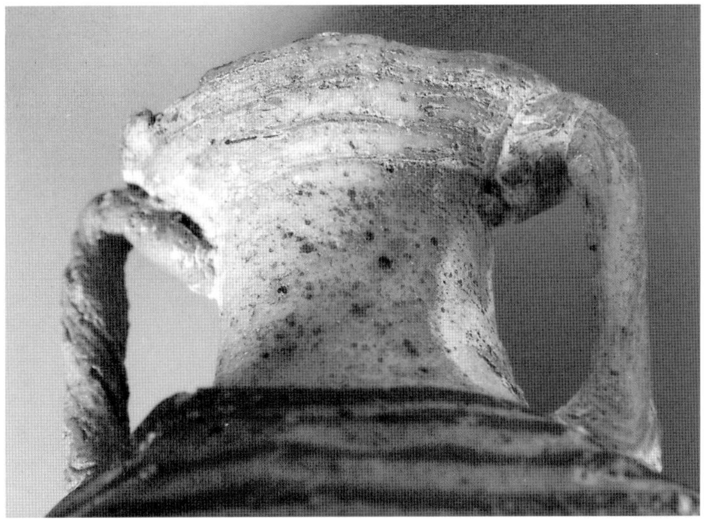

23 · Kat.-Nr. 46

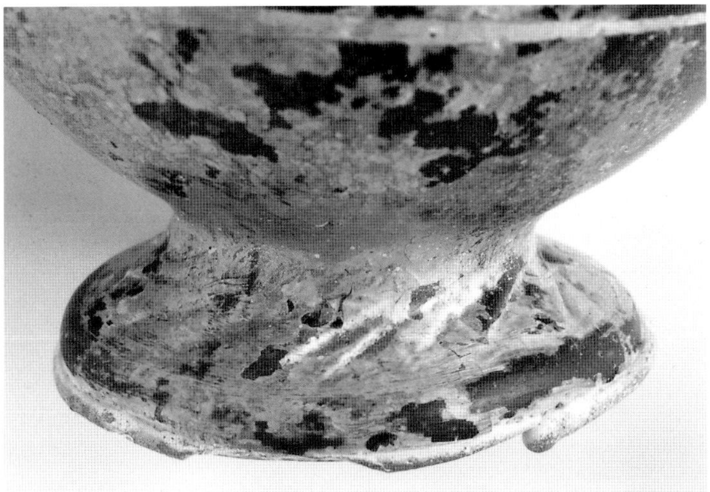

24 · Kat.-Nr. 47

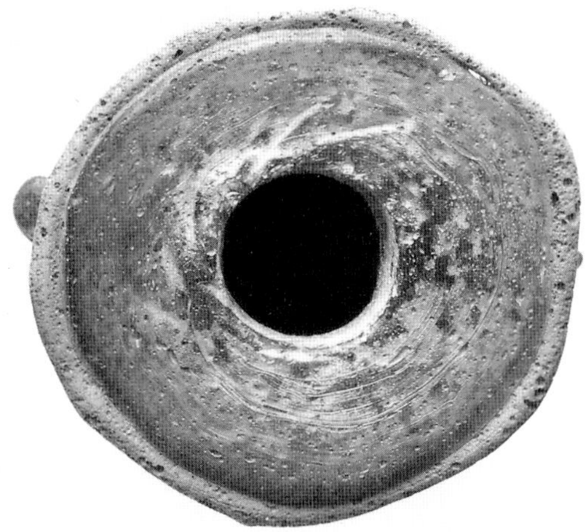

25 · Kat.-Nr. 43

26 · Kat.-Nr. 46

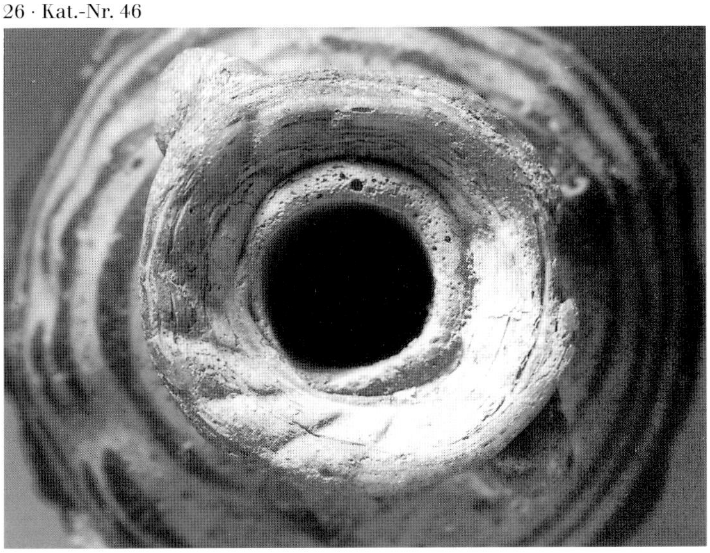

27 · Kat.-Nr. 54

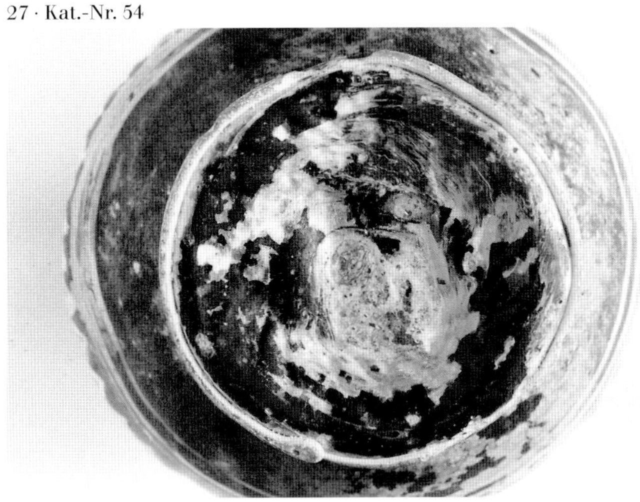

Abb. 27). Unmittelbar unterhalb der scharfen Kante des zunächst ohne Rand gestalteten Halses wurde ein Glasfaden in mehreren Windungen zu einem Tellerrand aufgespult. Dieser Rand ist mit Zangen von drei Seiten so stark zusammengedrückt, daß das Glas auf der Innenseite gefaltet erscheint und der Rand Kleeblattform annahm. Auch der Fuß besteht aus einem spiralig aufgespulten Teller. Er wurde mit Zangen in Form gebracht. Ihre Abdrücke bilden auf seiner Ober- und Unterseite ein spiralig nach außen fliehendes Muster.

Gefäßdekor

Nach Fertigstellung dieser aufgespulten Körper, Ränder und Füße wurden farbige Fäden einzeln oder paarweise nebeneinander in engem Intervall vom Rand, vom Hals oder von der Schulter an um den Körper gespult (Kat.-Nr. 44). Die Glashandwerker der Mediterranen Gruppe I spulten ihre Fäden in der Regel bis zu zehnmal und gewöhnlich in umgekehrter Richtung zu den Fadenspiralen der Wandung um das Gefäß. Dabei spulte sich der eventuell von einem Gehilfen geführte Faden gleichmäßig auf den Gefäßkörper auf. Bei diesem Vorgang war die Anzahl der Windungen eines Dekorfadens vielleicht bestimmt durch die Länge des Oberschenkels des Handwerkers (siehe oben Gefäßkörper). Hatte der Arbeitsstab einen Durchmesser von 1,0 cm, betrug die Abrollung für eine Umwindung etwa 3 cm, genau 3,14 cm, so daß etwa zehn Umdrehungen möglich waren. Da die Fäden der Gefäße in den Mediterranen Gruppen II und III bis zu über dreißigmal das Gefäß umrunden, wie beispielsweise bei dem Alabastron Kat.-Nr. 57, konnte das Aufspulen nicht mehr auf den Knien des Handwerkers geschehen. Vermutlich wurde eine »mechanische« Einrichtung zum Aufspulen der Dekorfäden verwendet.[165]

Die Ansatzpunkte der Fäden sind meist breiter als die dünn ausgezogenen Fäden, wie deutlich sichtbar ist auf der Schulter des Alabastrons (Kat.-Nr. 43, Abb. 28), des Amphoriskos (Kat.-Nr. 46) und des Aryballos (Kat.-Nr. 48, Abb. 29). Die Farbauswahl ist bei blauen und braunen bis rotbraunen Gefäßen auf Gelb-, Weiß- und Türkistöne, bei weißen auf Violett-Töne limitiert. Sollte eine Musterfarbe Hals und unteren Körperbereich schmücken, so wurde die Fadenspirale ohne Rücksicht auf ein schon vorhandenes Spiralmuster im Schulterbereich quer über dieses gespult oder umgekehrt (Kat.-Nr. 49, 50, 56). Offensichtlich kam es dem Glasverarbeiter darauf an, den Faden durchlaufen zu lassen. Beim Abziehen des Fadens vom Kegel kann der Faden einmal dünner, einmal dicker verlaufen, je nachdem ob er über dem Feuer mehr oder weniger erhitzt wurde (Kat.-Nr. 46, 55). War die Hitze zu stark, riß der Faden und setzte nach einem kleinen Zwischenraum zu einem kleinen Batzen kontraktiert wieder an. Verdickte Ansatzpunkte von Dekorfäden zeigen an, daß die Fäden nicht von weich erhitzten Glasstäben, sondern von einem heißen Glaskegel abgespult sind. Dieser wurde am Ansatz mit der Spitze auf die Gefäßwandung gedrückt, bevor das Gefäß rotierte und

28 · Kat.-Nr. 43

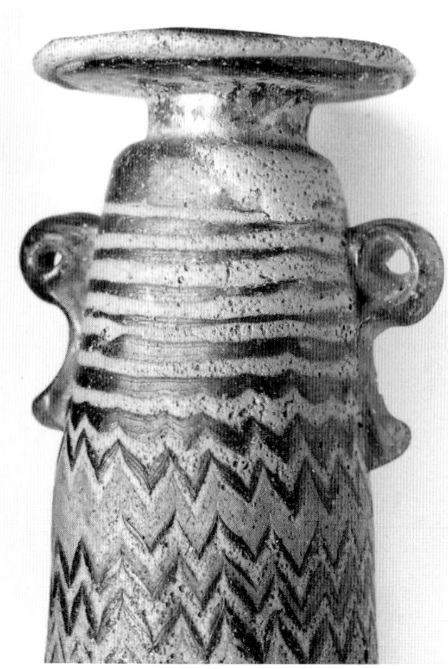

29 · Kat.-Nr. 48

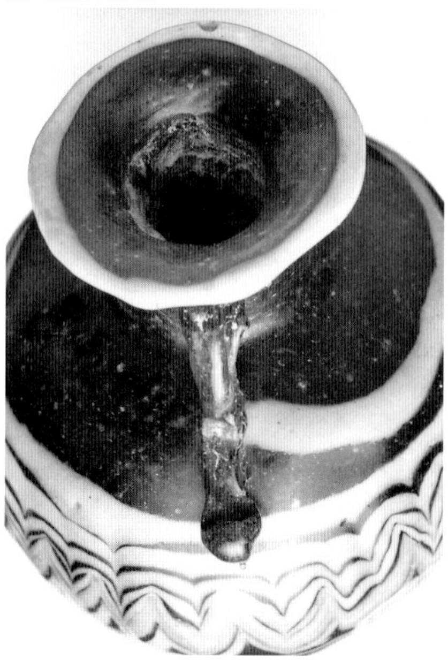

30 · Kat.-Nr. 43

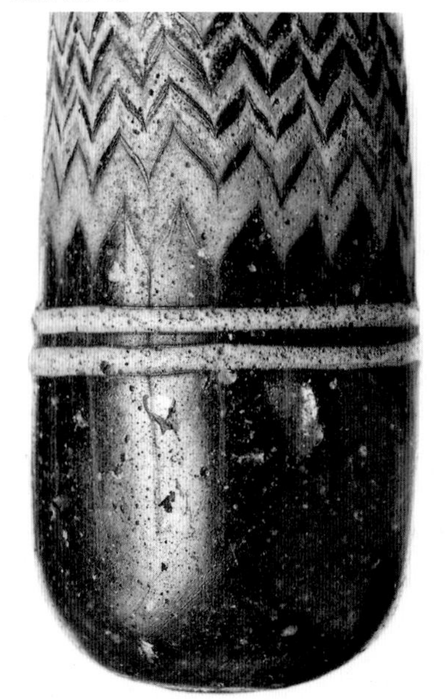

den Faden dünn vom Kegel abspann. Herausgefallene Ansatzpunkte hinterlassen eine Kuhle in der Wandung (Kat.-Nr. 53).

In den gewünschten Bereichen zog der Handwerker bei langsamer Rotation des Gefäßes die Spiralfäden mit einem spitzen Instrument nach oben zu Girlanden (Kat.-Nr. 60, 61), nach unten zu Arkaden (Kat.-Nr. 45), auf und ab zu Zickzackmustern (Kat.-Nr. 43) oder zu Federmustern (Kat.-Nr. 58) aus. In den meisten Fällen scheinen bei auf- und abgezogenen Mustern erst alle Bewegungen in einer Richtung ausgeführt worden zu sein, dann erst in der anderen. Das ergibt sich aus der Tiefe der Furchen, die, soweit nicht geglättet, in einer Richtung gewöhnlich tiefer sind als in der anderen (Kat.-Nr. 50). Eine Ausnahme könnten die gleichmäßig feinen, eng nebeneinanderliegenden, scharfen vertikal verlaufenden Rillen vom Ausziehen des feinen Zickzackmusters auf der Wandung eines Alabastrons der Sammlung Wolf bilden, die vielleicht abwechselnd nach oben und nach unten gezogen wurden (Kat.-Nr. 43, Abb. 30). Sie sind ausgezeichnet erhalten, wie nur selten zu beobachten. Die Rillen reichen nach unten weit über das gewünschte Muster in die unverzierte Zone hinaus. Quer über die Rillen wurden in einem späteren Arbeitsgang noch zwei Relieffäden gelegt. Auf einer Oinochoe (Kat.-Nr. 53) laufen vergleichbare Rillen von einem kleinen Zickzackmuster aus bis in die unverzierte Mittelzone.

In einigen Fällen sind die Musterfäden beim Auf- und Abziehen durchtrennt worden (Kat.-Nr. 57), was vermutlich nicht auf die Verwendung heißeren Glases,[166] sondern auf längeres Wiedererhitzen und das tiefere Hineinpressen des spitzen Instrumentes zurückzuführen ist. Das trifft insbesondere für Dekors der Mediterranen Gruppe III zu (Kat.-Nr. 57, 58, 62). Am oberen und unteren Ende des jeweiligen Musters lassen sich nicht selten kleine Vertiefungen erkennen, die das benutzte Instrument beim Herausziehen hinterlassen hat. Um diese Vertiefungen formen die Musterfäden, die das Instrument beim Ziehen vor sich hergeschoben hat, Schlaufen (Kat.-Nr. 49, 50). Bei der Herstellung von größeren Mustern hinterließ das senkrecht auf- und abgeführte Instrument markante senkrechte Furchen und Rippen, die in bestimmten Fällen, insbesondere bei weißgrundigen Amphoriskoi, absichtlich als Dekorelement stehengelassen wurden und häufig bis zur Schulter hinaufreichen (Kat.-Nr. 46). Bei diesem Beispiel ist der dünne, straff um die Schulter gespulte Dekorfaden über den Furchen unterbrochen. Da er das Glas in der Tiefe der Furchen nicht erreicht hat, ist er gerissen. Seine beiden Enden zogen sich durch die Oberflächenspannung zu verdickten, rundlichen Zonen an den Rändern der Rippen zusammen.[166a] Gewöhnlich wurden Furchen und Rippen jedoch über einem Feuer durch Wiedererwärmung weitgehend bis gänzlich geglättet (Kat.-Nr. 48, 59). Je besser das Feuer die Fäden erreichte, desto glatter die Wandung. Je weiter die Musterfäden vom Feuer entfernt waren, um so höher sind sie in Relief erhalten. Das ist am besten am Schulterbereich zu sehen. Zuletzt wurden einzeln umlaufende Fäden als Musterbegrenzung sowie Rand- und Fußumrundung aufgelegt. Sie blieben meist in Relief stehen, da sie nicht weiter der Wiedererwärmung ausgesetzt waren.

Gewöhnlich sind die mediterranen kerngeformten Gefäße nur mit Fadenmuster verziert. Eine Ausnahme bilden Kannen mit kleeblattförmigem Rand wie eine Kanne in der Sammlung Wolf (Kat.-Nr. 47). Sie können auf dem unteren Henkelansatz eine farbig kontrastreich abgesetzte, runde Einlage tragen. Diese besteht meistens aus einer aufgeschmolzenen, flachgedrückten Kugelperle. Sie imitiert die Befestigungsniete von Metallkannen, die den gläsernen Oinochoi als Vorbild dienten.[167]

### Henkel und angesetzte Füße

Zur Vollendung des Gefäßes wurden im letzten Arbeitsgang die fast ausschließlich einfarbigen Henkel angesetzt. Aus ihrer Form ergibt sich, daß der Handwerker nach Anbringung des ersten Henkels das Gefäß um einhundertachtzig Grad drehte und dann den zweiten ansetzte. Die verlängerten Ösenhenkel machte er aus einem heißen Glasfaden, den er auf die Schulter des Gefäßes auflegte und hier festdrückte (Kat.-Nr. 48, siehe Abb. 28, 29), weiter in kleinem Bogen nach oben zog und dort spiralig zu einer Öse

31 · Kat.-Nr. 55

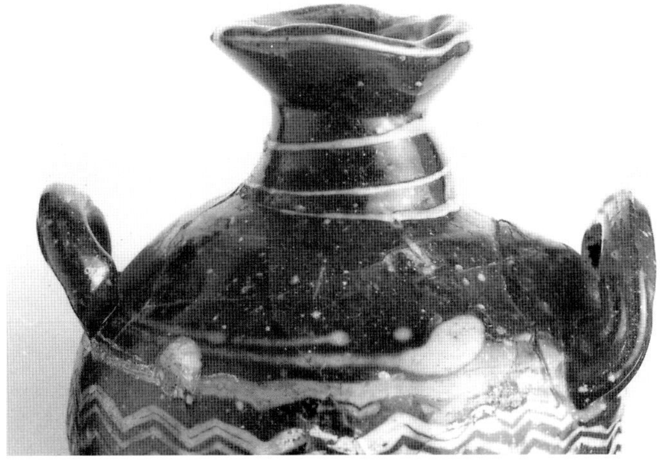

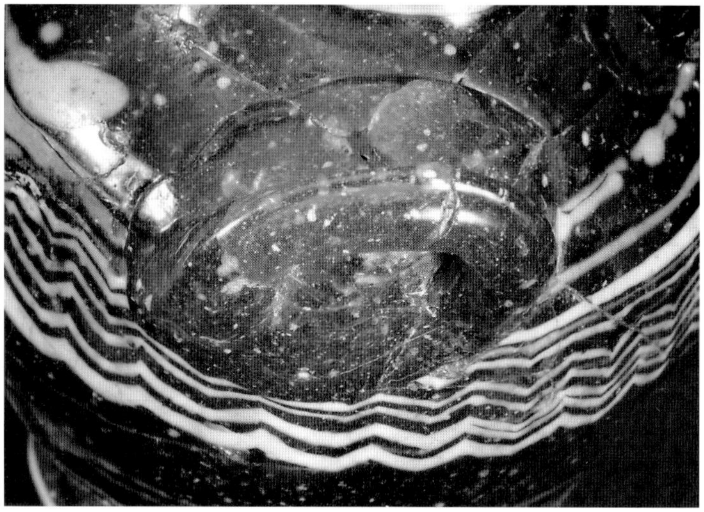

32 · Kat.-Nr. 55

zusammenrollte und an Rand oder Hals andrückte (Kat.-Nr. 43–45, 48). Die kleinen Ösenhenkel der Gruppe II und III sind aufgewickelte und senkrecht angeschmolzene Glasspiralen (Kat.-Nr. 49–51). Diese konnten entweder vorgefertigt oder gleich aus einem heißen Glasfaden geformt sein. Die Ösen wurden längs oder quer an den Seiten aufgesetzt, beide Arten manchmal sogar an demselben Gefäß (Kat.-Nr. 52). Manchmal sind es nur unregelmäßige Glasgebilde, oder sie sind aus flach gedrückten Glasfäden nach oben gefaltet (Kat.-Nr. 56). Querhenkel wurden aus dicken Glasfäden (Glassträngen) hergestellt (Kat.-Nr. 54, 55). Bei Kat.-Nr. 55 ist unter dem rechten Querhenkel eine noch in der Werkstatt vorgenommene Flickung zu sehen (Abb. 31, 32). Die großen Halsschulterhenkel sind entweder einfach (Kat.-Nr. 59–60) oder mehrfach geschwungen (Kat.-Nr. 62). Sie setzen stets mit einem dicken Glasbatzen an der Schulter an und sind dann zum Hals oder Rand hochgezogen.[168]

Die Füße sind meistens aufgespult (siehe oben). Bei einigen Gefäßen der Mediterranen Gruppe III aber wurden sie nachträglich angesetzt und bestehen aus dicken, über dem Feuer verrundeten Glasbatzen (Kat.-Nr. 58).

### Entfernung des Kernes

Nach Kühlung des Gefäßes galt es, den Kern zu entfernen. Er wurde bis auf wenige, heute meist nicht mehr fest haftende Relikte herausgekratzt.

### Klassifizierung

Zur Klassifizierung sind die mediterranen kerngeformten Gefäße in drei große Gruppen eingeteilt. Die chronologische Ordnung dieser Gruppen folgt der Einteilung von D.F. Grose (Grose 1989, S. 109–125).

Die Unterteilung jeder einzelnen der drei Hauptgruppen basiert auf Übereinstimmungen von Form, Stil und Technik. In den letzten Jahren haben D. B. Harden[169], M. C. McClellan[170] und D. F. Grose[171] leicht unterschiedliche Klassifizierungssysteme vorgelegt. Zur Erleichterung der Orientierung erscheint die Klassifizierung aller drei Systeme in einer separaten Rubrik am Ende der Katalogeinträge. Wenn nicht anders vermerkt, richtet sich die Zuschreibung der einzelnen Gefäße nach McClellans Ergebnissen, die neue Einsichten in stilistische Entwicklungen des Glashandwerks bieten und eine nähere Datierung, als sie in den meisten Publikationen zu finden ist, erlauben. Seine Forschungen beruhen auf ausgiebigem Studium der aus datierten Funden stammenden Gefäße und einer sorgfältigen Analyse typologischer Entwicklungen.

## Um einen Stab formen

Stabgeformte Gefäße waren eine Spielart der kerngeformten Gefäße mit dem Unterschied, daß der Stab, auf dem das Gefäß geformt wurde, auch als entfernbarer Kern funktionierte. Die Gefäße sind hoch und schmal; sie waren oft Kohelröhren, das sind Behälter einer aus Bleiglanz (Galena) hergestellten schwarzen Schminke (Kohel), mit der sich Männer und Frauen im ganzen östlichen Mittelmeerraum zu kosmetischen und medizinischen Zwecken die Augen anmalten.[172] Man möchte annehmen, daß der Gedanke, röhrenförmige Gefäße auf einem Stab zu formen, von Perlentechniken inspiriert wurde. Schon im 15. Jahrhundert v.Chr. fabrizierte man in Nuzi (im nördlichen

33

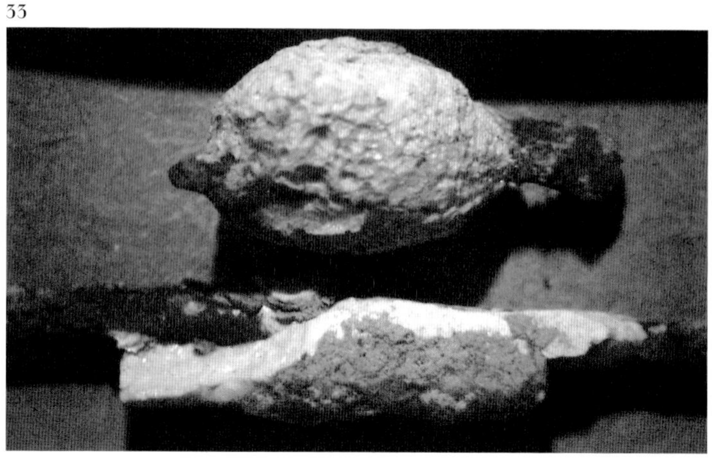

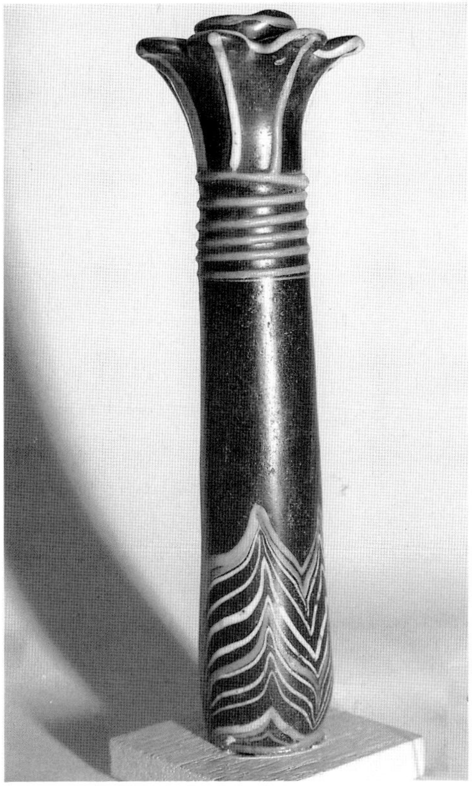

34

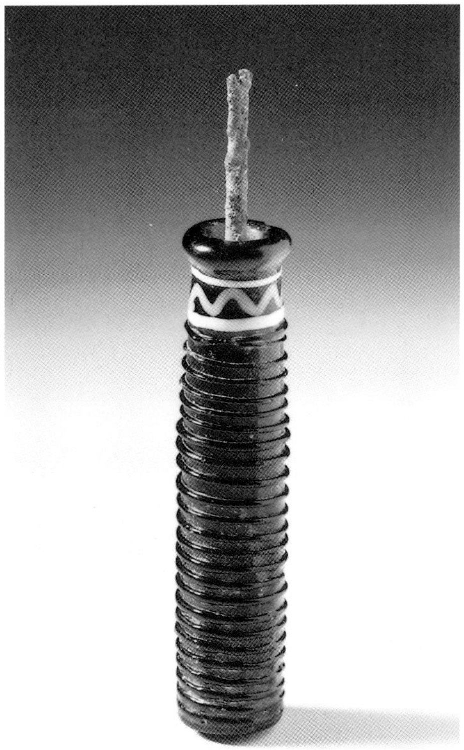

35 · Kat.-Nr. 22

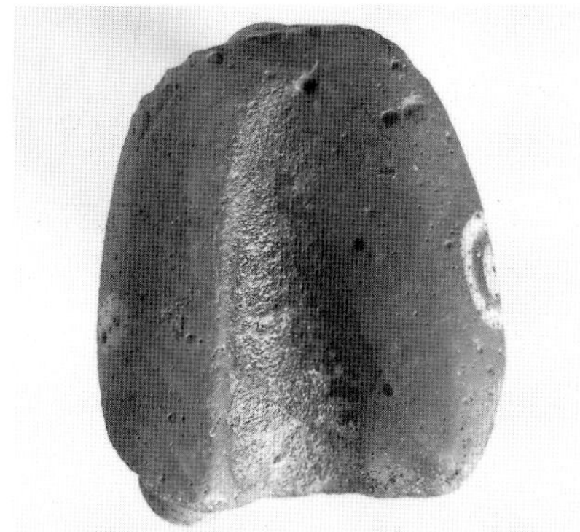

36 · Kat.-Nr. 39

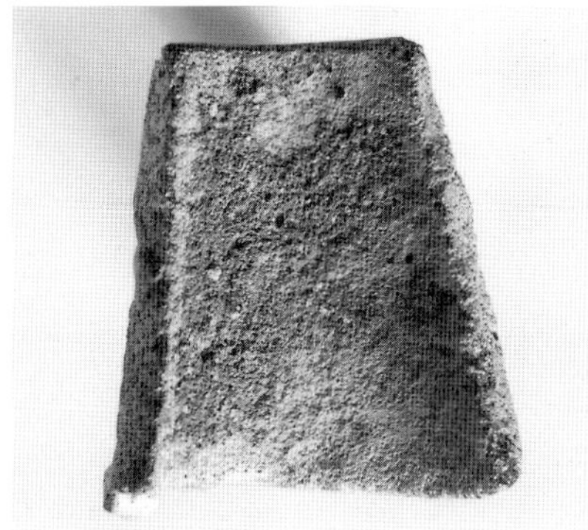

37 · Kat.-Nr. 38

Zweistromland) lange zylindrische Glasperlen, indem man einen Glasstab erhitzte und um einen kupferhaltigen Spieß wickelte (Abb. 33)[173]. In dieser frühen Zeit arbeitete man wahrscheinlich noch nicht mit Glasfäden, die aus einem heißen Glasposten gezogen wurden.

Stabgeformte Gefäße wurden im 14. und 13. Jahrhundert v.Chr. in Ägypten hergestellt (Abb. 34)[174] und dann wieder um 500 v.Chr. im nördlichen Zweistromland und Nordwest-Iran (Kat.-Nr. 22, Abb. 35).[175] Viele phönizische und punische Gesichtsperlen und Anhänger wurden ebenfalls auf der Spitze eines Spießes geformt (Kat.-Nr. 39, Abb. 36, vergleiche auch Kat.-Nr. 33).

Das Innere dieser Gegenstände wurde nicht aus einer plastischen Masse modelliert, sondern der Handwerker wickelte einen lokal erhitzten Glasstab um den Arbeitsstab, oder er umwickelte ihn mit einem heißen Glasfaden. Im Inneren der Gefäße erkennt man die Form des Arbeitsstabes, auf dem sie hergestellt wurden: die Stäbe waren entweder zylindrisch oder leicht konisch. Das Äußere der Gefäße ist zylindrisch oder quadratisch. Letztere mußten auf Arbeitsstäben fertiggestellt werden, die einen gewissen Druck aushielten, weil man das Glas von vier Seiten gegen den Stab drückte, entweder mit einem feuchten Holzbrett oder durch Märbeln. Je heißer das Glas war, desto weniger Druck war notwendig.

Auf der Innenseite von stabgeformten Gefäßen und Schmuckstücken kann man oft eine dunkle Schicht beobachten, die darauf hindeutet, daß der Spieß oder Stab beschichtet wurde (Kat.-Nr. 38, Abb. 37). Ein Metallstab konnte aber auch selbst eine dunkle Schicht hinterlassen.[176] Ein Trennmittel war vielleicht nicht unbedingt notwendig. In der Türkei werden noch heute Perlen auf unbeschichteten Metallspießen hergestellt. Die Spieße sind leicht konisch. Um zu verhindern, daß das Glas am Metallspieß haften bleibt, klopft der Handwerker während der Arbeit die heiße Glasperle in Richtung zur Stabspitze hin (Abb. 38).[177] Wenn die Perle fertig ist, klopft er so stark, daß die Perle vom Spieß in den Kühlraum gleitet. Das Fadenloch der auf diese Weise hergestellten Perlen ist immer leicht konisch, ein Detail, das auch bei den gewundenen Perlen der Sammlung Wolf zu beobachten ist (Kat.-Nr. 149–152).

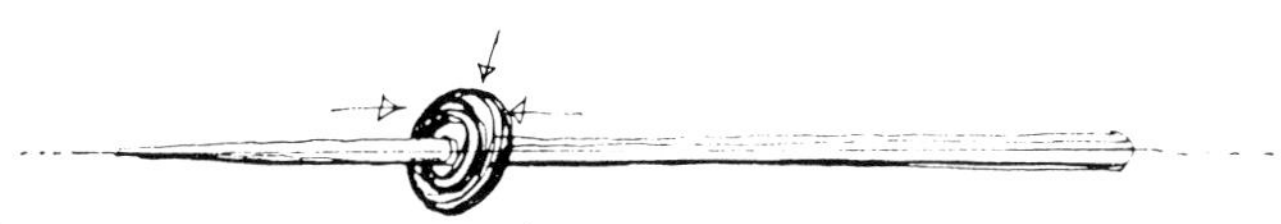

38

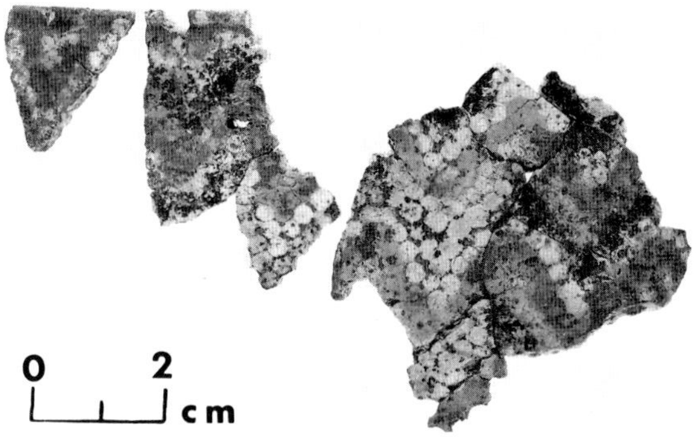


39

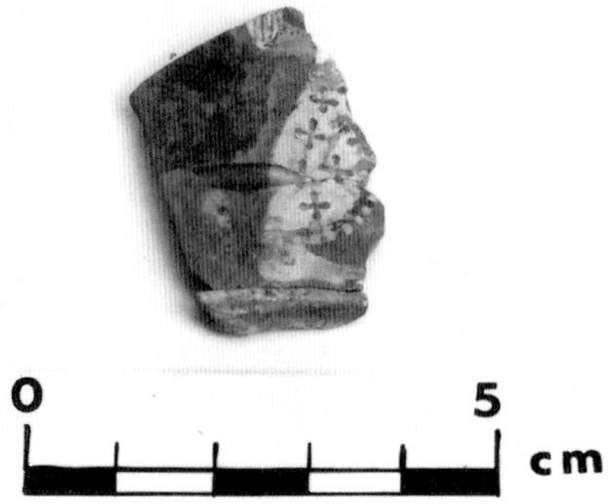


41

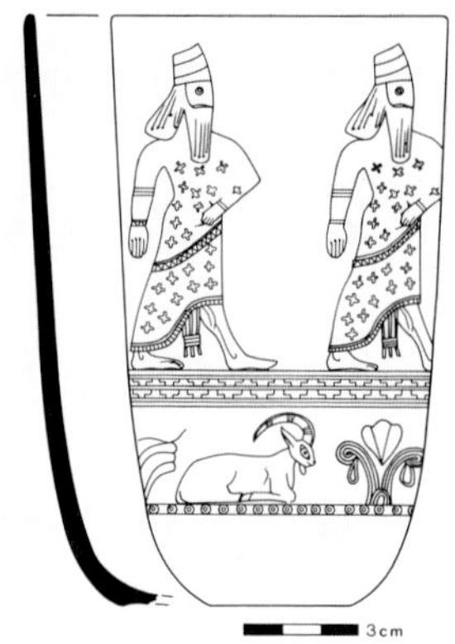


42

**Auf kaltem Wege über einem Kern zusammensetzen**

Diese Technik kann insofern als Vorläufer von Mosaikglas angesehen werden, als die farbigen Muster aus einzelnen Elementen aufgebaut sind. Der Begriff »Mosaiktechnik« bleibt in diesem Katalog jedoch Gegenständen vorbehalten, denen vorgefertigte Mosaikstäbe aus unterschiedlichen Farben zugrunde liegen (siehe unten: Mosaikstäbe). Die Muster der in diesem Abschnitt beschriebenen Gefäße wurden nicht aus vorfabrizierten Mosaikstäben gemacht, sondern aus Abschnitten von einfarbigen Glasstäben, die direkt auf dem Kern zu Mustern angeordnet wurden. Fragmente von Glasgefäßen aus Tell al-Rimah, Irak, illustrieren diese Technik (Abb. 39)[178]. Die Stäbe hatten einen kreisförmigen Querschnitt und waren opakrot, -gelb, -blau und -weiß. Die Fragmente aus Tell al-Rimah werden in das

40

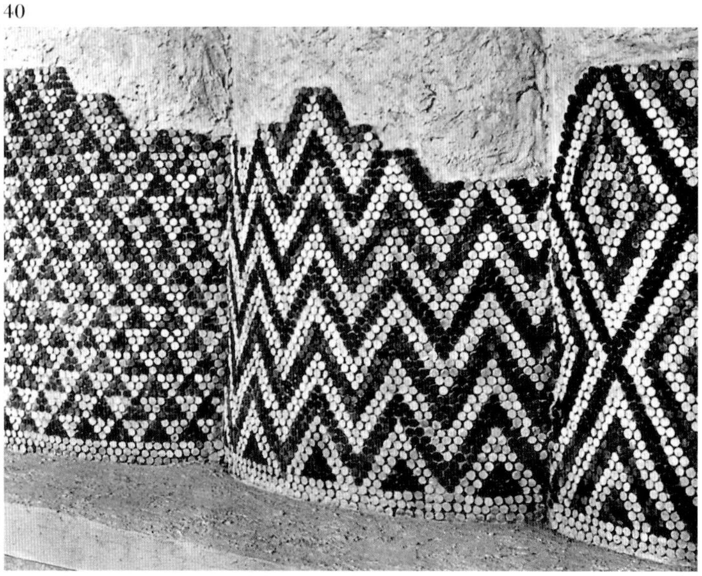

15.–14. Jahrhundert v.Chr. datiert. Die Technik scheint vom 15. bis zum mittleren 13. Jahrhundert v.Chr. in weit auseinander liegenden Teilen des Zweistromlandes angewendet worden zu sein, wo die Glasverarbeiter sie möglicherweise unabhängig voneinander erfunden haben.
Um die Gefäße herzustellen, steckte man vermutlich kurze Abschnitte von dünnen, zylindrischen einfarbigen Glasstäben (Länge ca. 0,3–0,5 cm) in einen weichen Kern. Bei diesem Arbeitsvorgang mußte der Kern kalt sein, weil sich sonst der Handwerker die Finger verbrannt hätte. Vielleicht beschichtete man den Kern mit einem Bindemittel wie Bitumen, eine Substanz, die auf der Innenseite von einigen Fragmenten vorkommen soll. Bitumen ist ein im Nahen Osten in der Natur vorkommendes Pech (Asphalt), das beim Verschmelzen der Glasstückchen weggebrannt wäre. Das Erhitzen geschah vielleicht in einem Töpferofen. Die Außenseite, die dem Feuer am nächsten war, verschmolz besser als der Teil, der im Kern steckte. Das Zusammensetzen auf einem Kern ähnelte in der Technik einem Architekturschmuck auf Tempeln und öffentlichen Gebäuden in Uruk (Süd-Irak), wobei man glasierte Terrakottastifte in die Lehmfassade steckte (Abb. 40)[179]. Es ist aber sehr unwahrscheinlich, daß gerade diese Mauern, die um 3000 v.Chr. gebaut wurden, das Vorbild für die Glasgefäße waren, die erst um 1400 v.Chr. hergestellt wurden. Denn der Abstand von Zeit und Raum zwischen den Gebäuden in Uruk und den Fundorten im mittleren und nördlichen Zweistromland, wo die Fragmente der Glasgefäße zutage kamen, ist zu groß. Einige große Glasbecher aus Hasanlu, Iran, mit ausführlichen figürlichen Darstellungen (Abb. 41, 42)[180] dürften in einer verwandten Technik hergestellt worden sein. Kleinere Oberflächendetails sind zum Teil als Einlagen in Vertiefungen der Wandung eingelegt.

## Steinbearbeitungstechniken

Bohren[181], Schleifen[182] und Polieren[183] sind Steinbearbeitungstechniken, die auch bei der Fertigstellung von Glasgegegenständen verwendet wurden. Perlen und Ösenhenkel konnten durch Bohren perforiert werden, und selbst ganze Gefäßhöhlungen wurden gelegentlich in der Frühzeit gebohrt wie bei der berühmten Sargon-Vase aus dem späten 8. Jahrhundert v. Chr., die im königlichen Palast in Nimrud gefunden wurde (Abb. 43, 44 Außen- und Innenansicht).[184]
Zum Schleifen verwendet man ein Werkzeug und Schleifmittel.[185] Dabei muß entweder das Werkzeug oder das Werkstück bewegt werden. Beim Bohren hält man gewöhnlich das Glas fest und drückt die rotierende Bohrspitze hinein. Antike Handwerker brauchten dazu einen Bogen-Drillbohrer, den sie senkrecht einsetzen konnten. Auf diese Weise stellten sie Bohrlöcher sowie rundliche Aushöhlungen her (Kat.-Nr. 119). Linien können mit einem in der Hand gehaltenen spitzen Werkzeug in einen stationären Gegenstand graviert oder gerissen werden, eine Methode, die in Ägypten im 2. Jahrtausend v. Chr. nachweisbar ist. Es ist aber einfacher, schneller und sicherer, Linien rotierend zu schleifen. Dazu gibt es grundsätzlich zwei verschiedene Methoden. Wenn man das Werkzeug dreht, also ein Schleifrädchen einsetzt, hält man das Glas in der Hand und kann es manipulieren. Schleifrädchen erzeugen typische Rillen und Linien, deren Enden sich verjüngen. Auch Facetten werden und wurden mit Schleifrädchen geschliffen (Kat.-Nr. 103). Dazu montierte man die Schleifrädchen horizontal und trieb sie mit einem Bogen an. Bei der zweiten Schleifmethode wird nicht das Werkzeug, sondern das Werkstück bewegt, zum Beispiel durch Einspannen in eine Drehbank; die Bearbeitung geschieht dann mit einem in der Hand gehaltenen spitzen Werkzeug.[186] Es ist sehr unwahrscheinlich, daß in der Antike Glasgefäße auf einer Drehbank bearbeitet wurden, weil sie dazu horizontal eingespannt werden mußten, wobei die Gefahr sehr groß war, daß das fragile Glas zerspringen würde.

### Schliffrillen

In der Antike wurden Glasgefäße wahrscheinlich auf der Töpferscheibe geschliffen und poliert.[187] So konnte der Handwerker das Gefäß senkrecht einspannen und zentrieren, indem er es in nassem Sand oder Ton einbettete, damit es nicht verrutschte. Während sich die Scheibe drehte, ritzte er unter Zugabe von Schleifmitteln und kaltem Wasser das Gefäß mit einem in der Hand gehaltenen spitzen Werkzeug ein. So entstanden umlaufende Schliffrillen ohne Anfang und Ende. An einigen Gefäßen sind die Schliffrillen alle in der gleichen Richtung aus der Achse des Gefäßes verscho-

45 · Kat.-Nr. 78

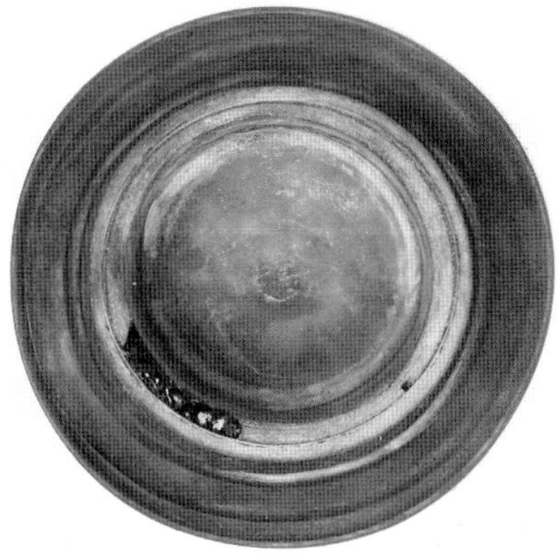

43

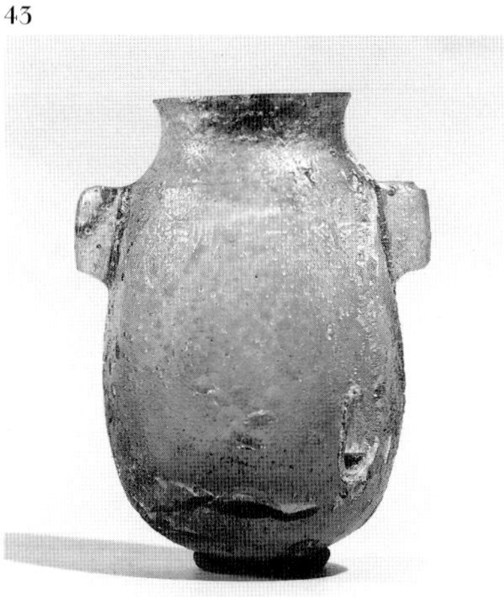

44

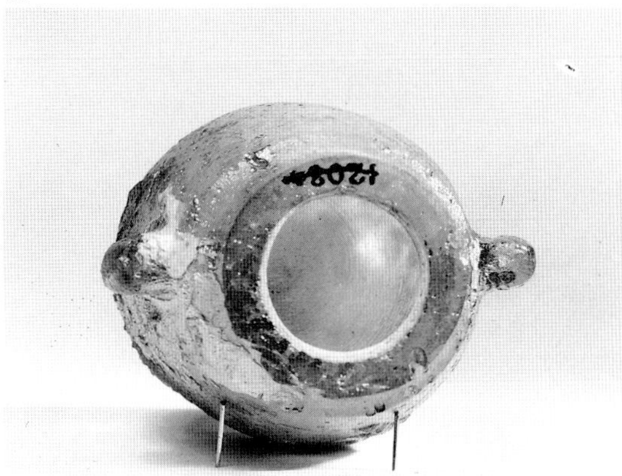


46 · Kat.-Nr. 68

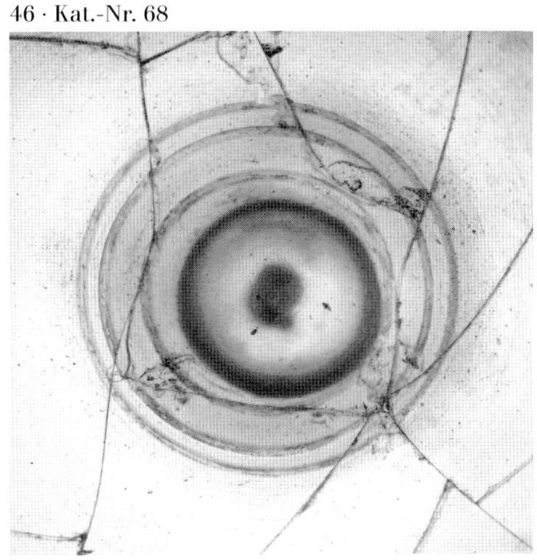

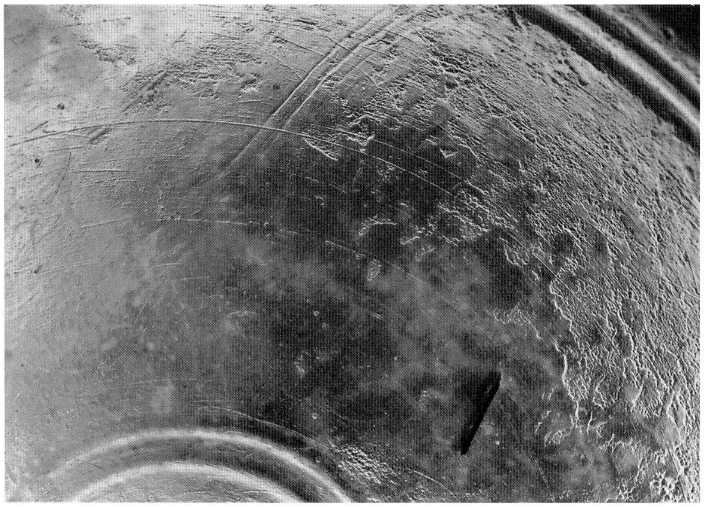

47 · Kat.-Nr. 82

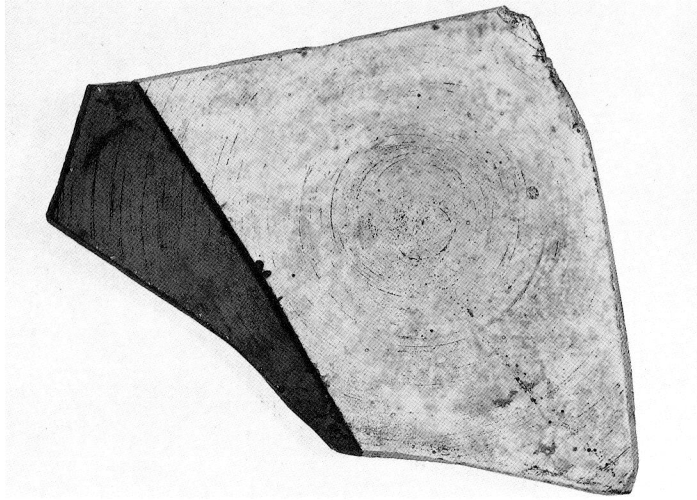

48

ben, das heißt die Zentrierung war nicht gelungen, zum Beispiel bei der Pyxis (Kat.-Nr. 78, Abb. 45) und der canosinischen Fußschale (Kat.-Nr. 68, Abb. 46 Innenseite, von oben).

Umlaufende Kratzer

Die umlaufenden Kratzer, die auf vielen hellenistischen Glasgefäßen vorkommen, sind keine Polierspuren, sondern entstanden vermutlich während der Herstellung und zwar bei zwei verschiedenen Arbeitsvorgängen. Zum ersten beim Abheben von der Halbform (Kernform). Dabei konnten auf der Innenseite des Gefäßes Kratzer entstehen. R. Lierke vermutet, daß die Kratzer der Rippenschalen, die man auf einer sich langsam drehenden Töpferscheibe herstellte, »beim Abnehmen der erstarrten Schale von der sich kontinuierlich weiterdrehenden Kernform erzeugt wurden. Gröbere Partikel im Formmaterial oder im Formtrennmittel könnten sie verursacht haben«.[188] Denkbar ist auch, daß die Kratzer auf der Innenseite von Gefäßen, die man auf einer stationären Halbform absenkte (Kat.-Nr. 82, Abb. 47), auf ähnliche Weise entstanden, weil man die Schale beim Abnehmen etwas drehte. Manchmal versuchte man, tiefe Kratzer durch Polieren zu entfernen,[189] aber oft blieben diese selbst bei eleganten Luxusgefäßen stehen, so zum Beispiel bei einer zweifarbigen konischen Schale in Genf (Abb. 48, siehe auch Abb. 182).[190]

Der zweite Arbeitsvorgang, bei dem die Kratzer entstehen konnten, ist bei der Schale in Genf zu erkennen. Auf ihr sind nämlich tiefe Kratzer sowohl innen wie außen stehengeblieben. Die umlaufenden Kratzer auf der Außenseite können nicht wie oben erklärt werden. Diese Schale ist jedoch auf der Innenseite mit Schliffrillen verziert. Beim Schleifen könnten auf der Außenseite der Schale Kratzer entstanden sein durch gröbere Partikel im Ton oder im nassen Sand, in den man das Gefäß einbettete.

**Formschmelzen**

Mit »Formschmelzen« wird hier der englische Begriff »casting« übersetzt, für den es kein deutsches Äquivalent gibt. Casting ist das Füllen einer Form mit amorphem Glas, sei es heiß oder kalt. Casting mit heißem Glas kann problemlos mit »Gießen« übersetzt werden, aber Casting mit kaltem Glas (das heißt mit Brocken, Bröckchen, Kröseln usw.) kann man im Deutschen nicht »Gießen« nennen. Wenn man kaltes Glas benutzt, werden Form und Glasstücke zusammen erhitzt, bis das Glas verschmilzt (wie beim heutigen Pâte-de-Verre). In diesem Katalog wird daher der Terminus »Formschmelzen« für alle Varianten von Casting mit kaltem Glas eingeführt.

Heute wird das Casting meistens mit heißem, geschmolzenem Glas gemacht, also gegossen, im englischen auch »hot pour« genannt. Das geschmolzene Glas muß so heiß wie möglich sein, ca. 1150°C oder höher. Die relativ niedrigen Temperaturen, die die Handwerker in der Antike erreichen konnten, hätten es nicht möglich gemacht, geschmolzenes Glas zu gießen. Im 2. und 1. Jahrtausend v. Chr. beruhten die meisten Casting-Techniken auf dem Verschmelzen von Brocken und Bröckchen kalten Glases.[191] Je nach der Größe der Glasbrocken, der Temperatur und der Dauer des Erhitzens ergab dieser Prozeß durchsichtiges, durchscheinendes, schwach durchscheinendes und fast opakes Glas.

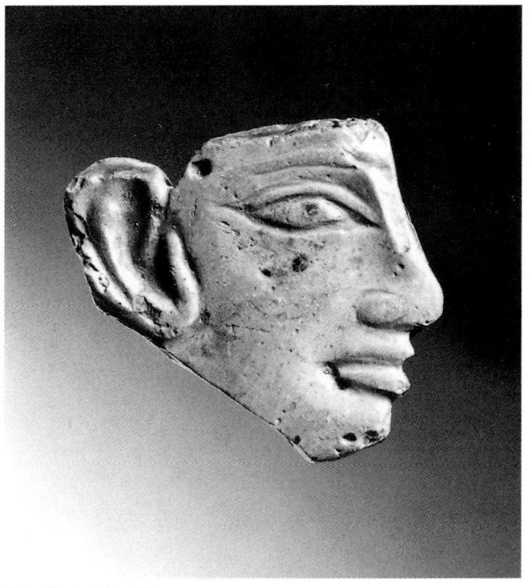

49 · Kat.-Nr. 12

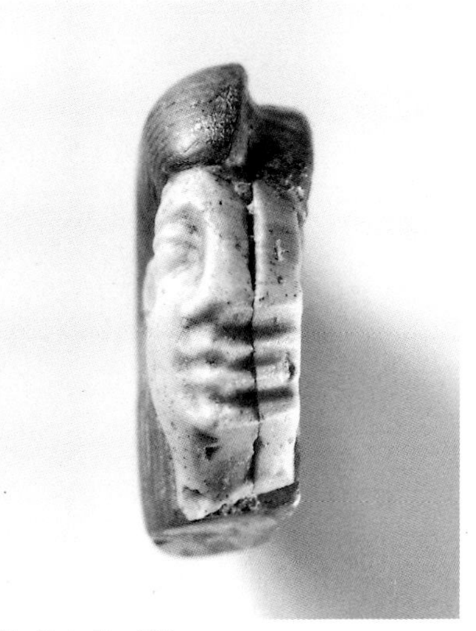

51 · Kat.-Nr. 107

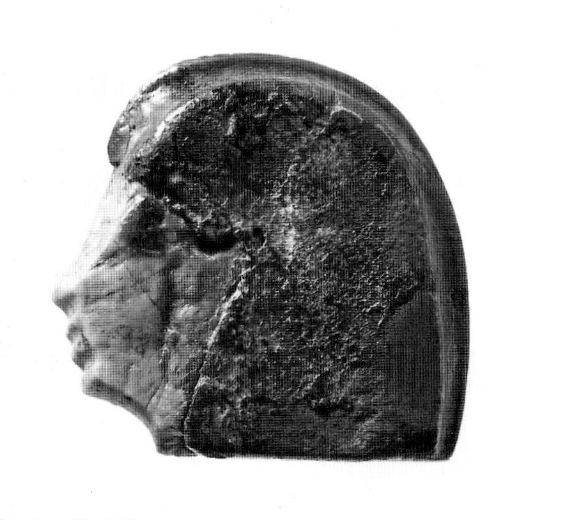

52 · Kat.-Nr. 107

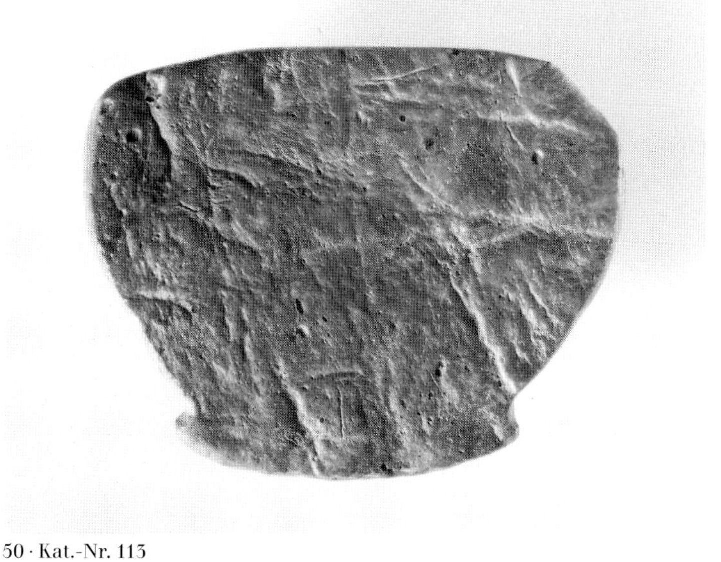

50 · Kat.-Nr. 113

Schmelzen in offenen Formen

Die frühesten Glasobjekte sind kleine Schmuckstücke und Perlen, die in wiederverwendbaren, einteiligen offenen Formen geschmolzen wurden.[192] Ägyptische Glasverarbeiter waren Meister in der Herstellung von formgeschmolzenen Glaseinlagen, zum Beispiel Kat.-Nr. 12 (Abb. 49).[193] Die frühesten erhaltenen ägyptischen Formen stammen aus dem 14. Jahrhundert v. Chr. (18. Dynastie) und sind aus Ton.[194] Es ist aber nicht klar, ob sie nur für Fayence oder auch für Glas verwendet wurden.[195]

Zum Füllen der Formen verwendeten die ägyptischen Handwerker vermutlich nicht nur kalte Bröckchen und Krösel, sondern auch kleine Glasbrocken, die bis zum Erweichen auf einem Spieß im Feuer erhitzt und in die Form gedrückt wurden.[196] War die Form relativ kalt, so blieb das Glas nicht einmal haften, und man konnte die Einlage sofort herausnehmen. Manche ägyptische Einlagen haben auf der Rückseite als Folge der Oberflächenspannung des Glases während des Abkühlens »Elefantenhaut« (Kat.-Nr. 113, Abb. 50), andere sind nahezu glatt, wieder andere leicht konkav (Kat.-Nr. 120). Es kommt vor, daß eine offene Form nicht genügend mit Glas ausgefüllt wurde und der gewünschte Gegenstand nicht vollständig abgeformt ist wie beispielsweise der ptolemäerzeitliche Hathorkopf in der Sammlung Wolf (Kat.-Nr. 113, siehe Abb. 50). In seltenen Fällen ist auf der Rückseite der Einlage ein zusätzliches Glasplättchen angeschmolzen (Kat. Nr. 107, Abb. 51, 52). Viel häufiger stammen aus Ägypten jedoch ptolemäer- und römerzeitliche flache Glaseinlagen, bei denen das Glas über die Ränder der Negativform hinausgeflossen ist und gewöhnlich stehen gelassen wurde.[197]

Werkzeugspuren auf der Rückseite der Einlagen sollten allerdings nicht immer als Beweis für die Verwendung vorgehitzter Glasbrocken gedeutet werden. Man konnte auch während der Feuerung das Glas mit Zangen in die Ecken der Form drücken. Diese Arbeitsweise zeigt eine aus aneinandergeschmolzenen Mosaikglas-Scheiben hergestellte Einlage aus Heis an der Nordküste Somalias.[198] Die Mosaikscheiben dieser Einlage wurden kalt arrangiert, aber auf der Rückseite ist deutlich eine Werkzeugspur erhalten.

Im mykenischen Griechenland verwendeten die Glasverarbeiter wahrscheinlich Formen aus Speckstein (Steatit) wie beispielsweise eine Form aus rotem Speckstein, die in

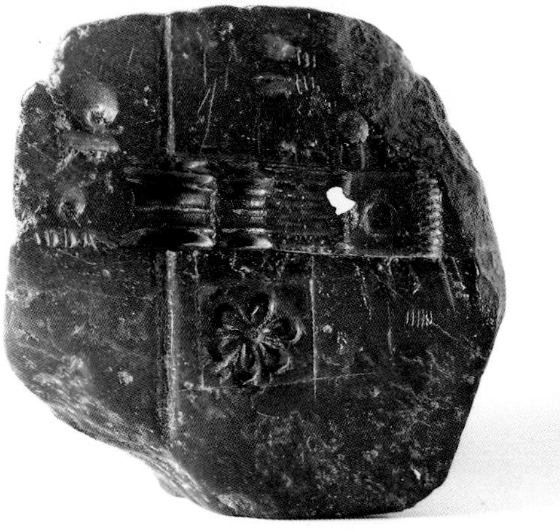

53

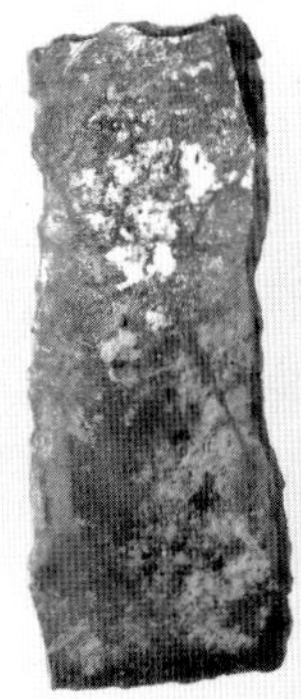

54 · Kat.-Nr. 16

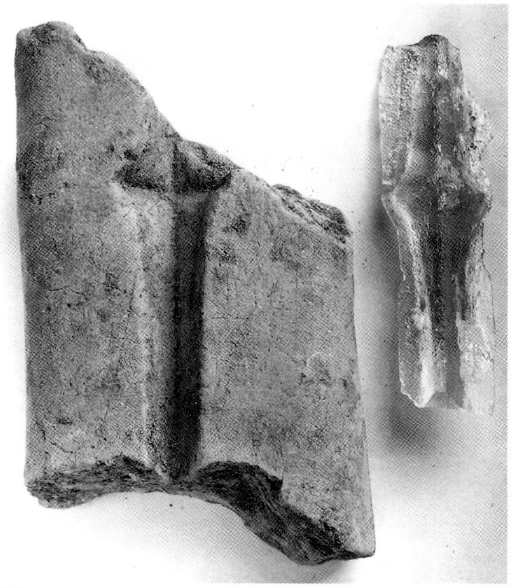

55

Mykene ausgegraben wurde (Abb. 53).[199] Die Form hat flache Negativbilder von Schmuckstücken, die man sowohl aus Glas als auch in Gold kennt. Ein experimenteller Versuch, mykenische Perlen zu reproduzieren,[200] ergab, daß es sehr schwierig war, kleine, flache Vertiefungen gleichmäßig mit heißem Glas zu füllen, und daß es sogar noch schwieriger war, die langen dünnen Fadenlöcher zu bilden, die an beiden Enden von vielen mykenischen Plättchenperlen vorkommen (siehe Kat.-Nr. 16, 17). Das heiße Glas kühlte ab und erstarrte so schnell, daß es mit einem Holzstück in die Form gedrückt werden mußte.

Es ist unwahrscheinlich, daß mykenische Glasverarbeiter jemals geschmolzenes oder auf Stäben erhitztes Glas verwendeten. Die Rückseite der meisten mykenischen Schmuckstücke und Perlen der Sammlung Wolf sind leicht konkav anstatt flach, wie sie gewesen wären, wenn man geschmolzenes Glas mit einem Brettchen in die Form gedrückt hätte, auch haben sie keine Werkzeugspuren an dieser Stelle. Die Plättchenperlen sind außerordentlich dünn, und die Rückseiten sind glänzend und schwach gebogen (Kat.-Nr. 16, Abb. 54). Eine alternative Herstellungsweise wäre, die Form mit einem Trennmittel zu beschichten, einen kleinen Glasbrocken darauf zu legen und die Löcher für den Fadendurchzug mit Kupferdraht (eventuell ebenfalls mit Trennmittel beschichtet) zu bilden, der nachträglich entfernt wird. Während des Erhitzens wird der Glasbrocken schmelzen und die Form ausfüllen, (hoffentlich) nicht mit dem Draht verschmelzen und eine glänzende Oberfläche auf der Rückseite bilden. Mykenische Perlen haben oft abgekröselte (gezielt abgebrochene) Kanten, ein Hinweis, daß das Glas während des Erhitzens über die Ränder der Form floß und nach dem Kühlen entfernt wurde.

Im späten 5. Jahrhundert v. Chr. verwendete der griechische Bildhauer Pheidias ungebrannte Tonformen, um Palmettenblätter und andere Ornamente aus farblosem Glas für den Thron seiner berühmten Zeusstatue in Olympia zu schmelzen (Abb. 55).[201] Ähnliche Palmettenblätter aus Glas kamen in vielen Gräbern des 4. Jahrhunderts v. Chr. in Nordgriechenland zutage.[202]

### Schmelzen in geschlossenen Formen

Hohle Gefäße sowie massive Gegenstände und Rohlinge für Gefäße konnten in geschlossenen Formen geschmolzen werden. Es ist nicht klar, wann die ersten formgeschmolzenen Gefäße hergestellt wurden. Eine leuchtend blaue Glasschale mit achtfach gewellter Wandung aus einem mykenischen Grab des 15.–14. Jahrhunderts v. Chr. in Kakovatos auf der Peloponnes soll formgeschmolzen und geschliffen worden sein.[203] Aber es sind keine anderen formgeschmolzenen Gefäße vor dem 8. Jahrhundert v. Chr. bekannt, als Assyrien ein wichtiges Herstellungsgebiet war.

Luxusgegenstände wie die obengenannte Sargon-Vase (siehe Abb. 43, 44) wurden wahrscheinlich in einteiligen Formen geschmolzen, die zerstört werden mußten, als sie vom Glas entfernt wurden.[204] Erst wurde ein Modell

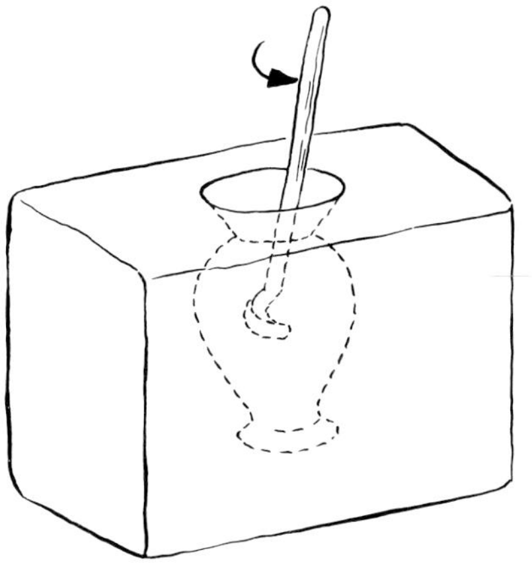
56

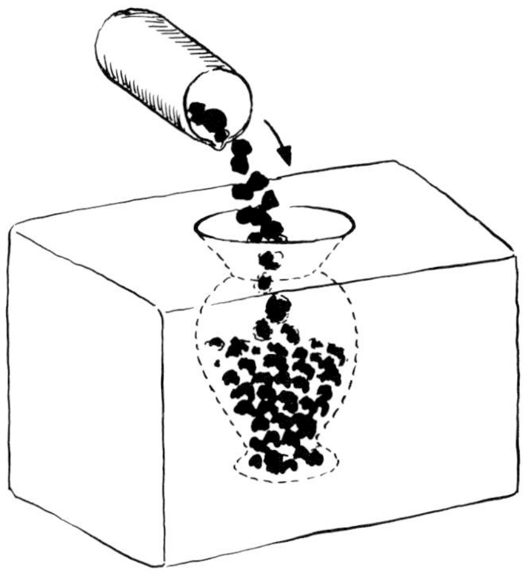
57

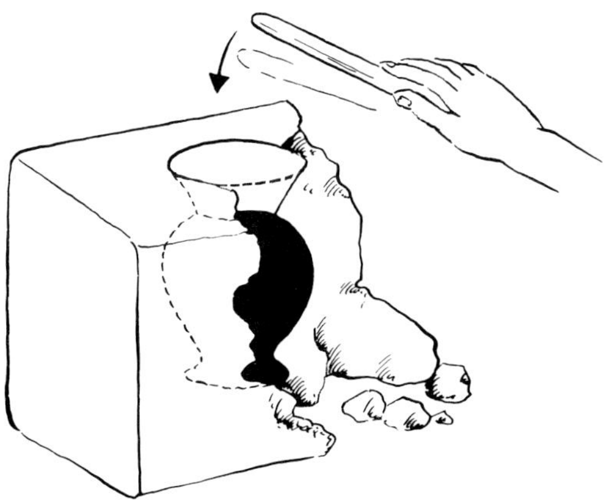
58

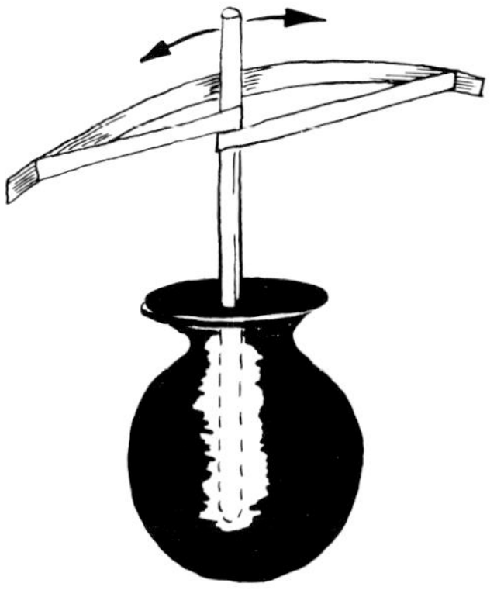
59

gemacht und um dieses die »Guß«-Form mit einem Einfülltrichter gebaut. Das Modell bestand wahrscheinlich aus weichem Ton, der dann aus der Form gekratzt wurde (Abb. 56). Nun füllte man Form und Trichter mit zerkleinerten Glasbrocken, erhitzte sie zusammen und gab – wenn nötig – mehr Glas ein, bis das schmelzende Glas die ganze Form ausfüllte (Abb. 57). Nachdem die Form und das Glas abgekühlt waren, brach man vorsichtig die Form von dem Glas ab (Abb. 58), bohrte in einem nächsten Arbeitsgang die innere Höhlung des Rohlings aus (Abb. 59) und polierte zum Schluß die Außenseite blank.
Die Glasverarbeiter, die massive Rohlinge herstellten, haben wahrscheinlich auch entdeckt, daß es möglich ist, Hohlgefäße zu schmelzen. Das Schmelzen von Hohlgefäßen hätte nicht nur den Herstellungsprozeß beschleunigt, sondern hätte auch die Gefahr vermieden, daß der Rohling während des Ausbohrens brach. Die frühesten Glasgefäße, die hohlgeschmolzen sein könnten, sind Trinkschälchen aus dem Palast von Nimrud, die wie die Sargon-Vase aus dem späten 8. bis frühen 7. Jahrhundert v. Chr. stammen (Abb. 60).[205] Die Nimrud-Schälchen sind alle leicht unterschiedlich, ein Hinweis, daß sie noch in einteiligen Formen geschmolzen wurden, die man beim Wegbrechen zerstören mußte. Es hätte Schwierigkeiten bereitet, Modelle für solche dünnwandigen Schälchen herauszukratzen, wenn die Modelle aus Ton gewesen wären. Deshalb nimmt man an, daß die Modelle aus Wachs waren, das herausgeschmolzen wurde, ehe man die Formen mit kaltem Glas füllte – eine Technik, die vom Bronzegießen übernommen wurde, wo sie als Wachsausschmelzverfahren mit verlorener Form bekannt ist.

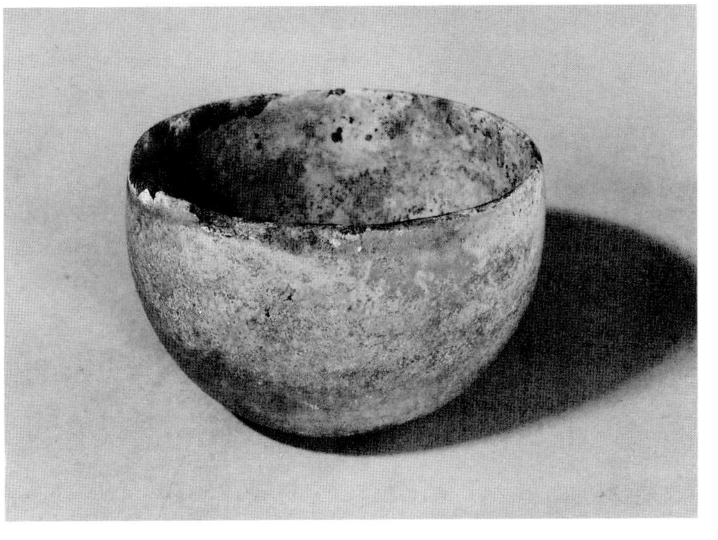
60

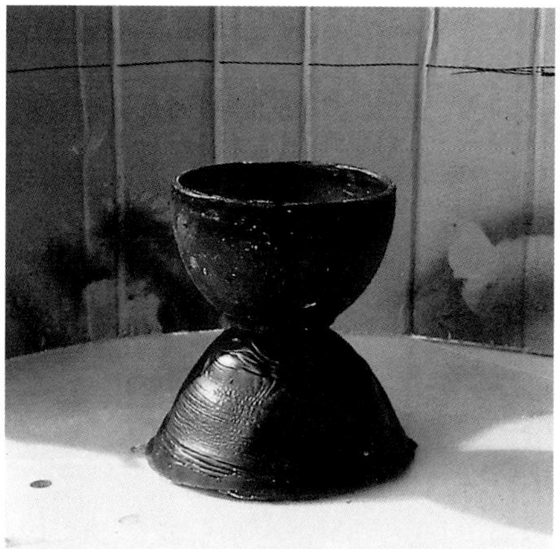
61

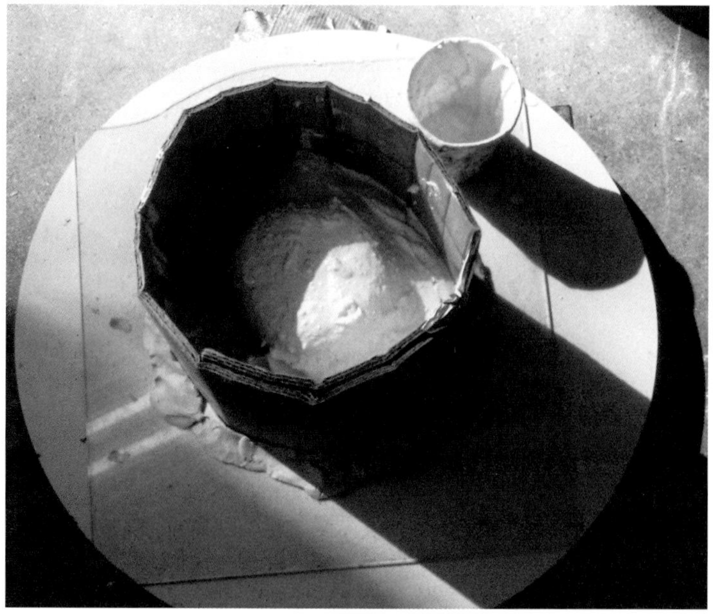
62

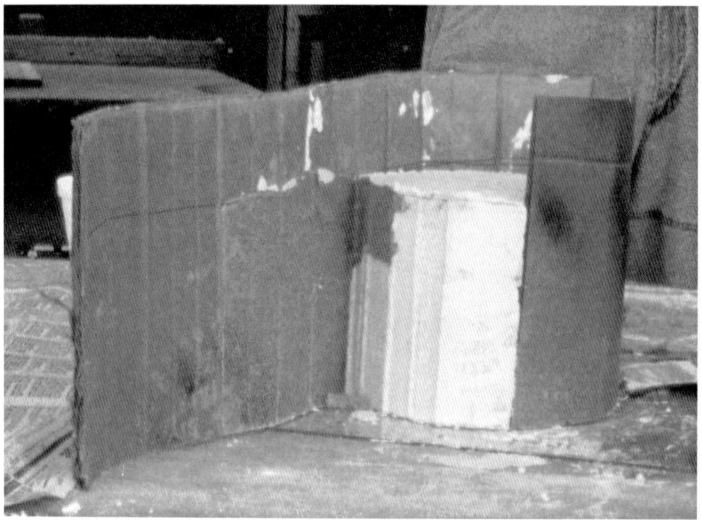
63

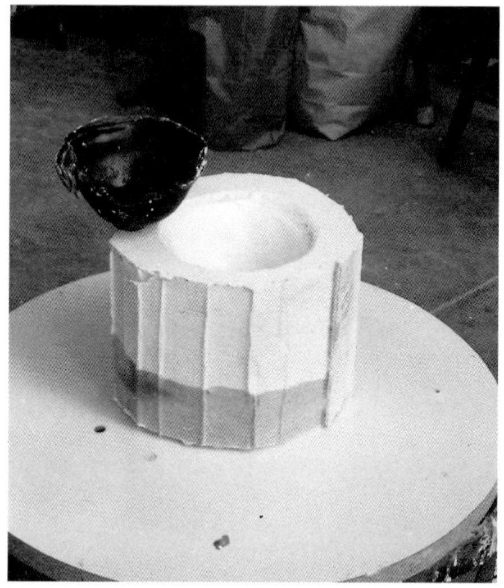
64

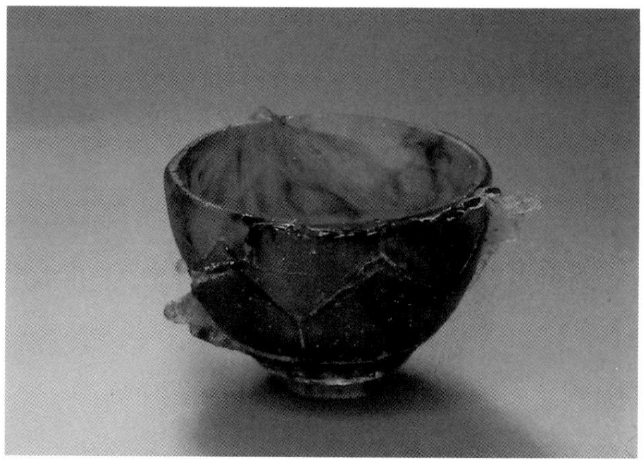
65

Bei einem Rekonstruktionsversuch in Toledo[206] wurde das Wachsmodell eines Schälchens mit einem großen konischen Einfülltrichter (ebenfalls aus Wachs) auf eine Glasplatte mit dem Schälchen nach oben und der Öffnung des Trichters nach unten gestellt (Abb. 61). Es ist nicht bekannt, aus welchem Material die Formen in der Antike waren. Im Experiment bestand die Form aus Gips, der von einer äußeren Hülle aus Pappe zusammengehalten wurde. Zuerst wurde das nach oben offene Wachsschälchen mit Gips gefüllt, dann der Hohlraum zwischen dem Wachsschälchen plus Trichter und der Pappe bis etwa 3 cm über den Rand des Wachsschälchens, das nun vollkommen vom Gips eingehüllt war (Abb. 62). Nach dem Erstarren des Gipses wurde die Pappe entfernt (Abb. 63), das Ganze umgedreht und der Einfülltrichter aus Wachs aus dem Gips herausgehoben, was sehr einfach war, weil die Innenseite des Trichters, der von Anfang an umgekehrt auf der Unterlage gestanden hatte, sich nicht mit Gips angefüllt hatte (Abb. 64). Zum Herausschmelzen des Wachsschälchens wurde die Gipsform wieder umgekehrt, mit dem nun freien Einfülltrichter (aus Gips) nach unten, und das Wachs floß durch das Einfülloch, das zwischen dem Einfülltrichter und dem Wachsschälchen entstanden war, nach unten weg. Das Wachsmodell ging verloren (die »verlorene Form«). Übrig blieb, im Gips verborgen, eine einteilige, nur einmalig verwendbare Hohlform des Schälchens, das durch den Einfülltrichter mit Kröseln gefüllt werden konnte. Das weitere Vorgehen ähnelte dem oben beschriebenen Arbeitsgang beim Schmelzen eines massiven Rohlings mit dem einzigen Unterschied, daß nach dem Wegbrechen der Gipsform vom Glas sowohl die äußere als auch die innere Oberfläche des Schälchens poliert werden mußten, weil sie durch den Kontakt mit der Form stumpf geworden waren (Abb. 65). Das Schälchen wurde im Kühlofen bei ca. 870°C gebrannt. Die »Flügel« an den Seiten entstanden durch Risse in der Gipsform. Unter der stumpfen Oberfläche ist das Glas ganz klar und durchsichtig.
Sehr elegante Trinkschalen aus formgeschmolzenem klarem, farblosem Glas wurden im 5. und 4. Jahrhundert v.Chr. zur Zeit der achämenidischen Dynastie in Persien hergestellt. Sie wurden nachträglich geschnitten und geschliffen. Ein hervorragendes Exemplar in der Sammlung Wolf ist mit einem kunstvoll gestaffelten Blattkelch aus breiten Lotusblättern verziert (Kat.-Nr. 24, Abb. 66), aber die häufigste Verzierung besteht aus schmalen Zungenblättern wie an einer unversehrt erhaltenen Schale in München (Abb. 67).[207] Glasschalen dieser Art wurden vielleicht von unverzierten achämenidischen Bronzeschalen abgeformt wie etwa das getriebene Exemplar der Sammlung Wolf (Abb. 68).[208]

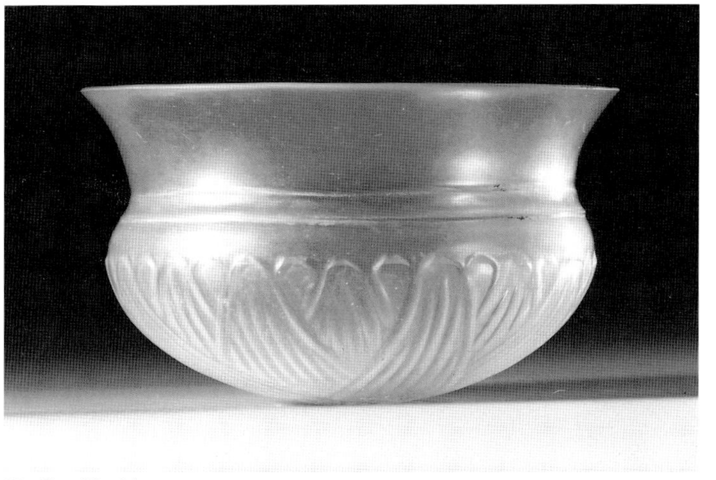

66 · Kat.-Nr. 24

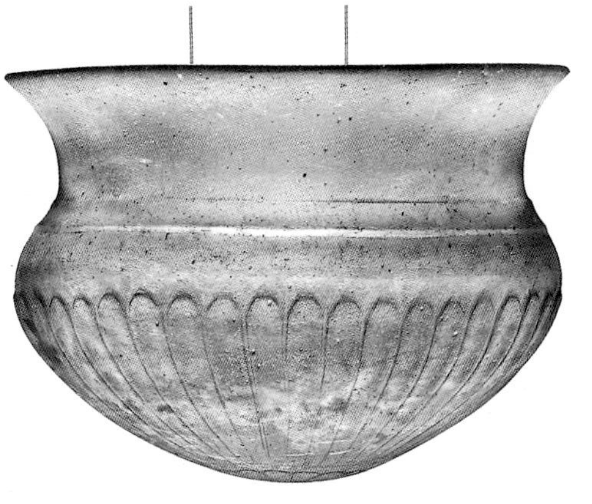

67

68

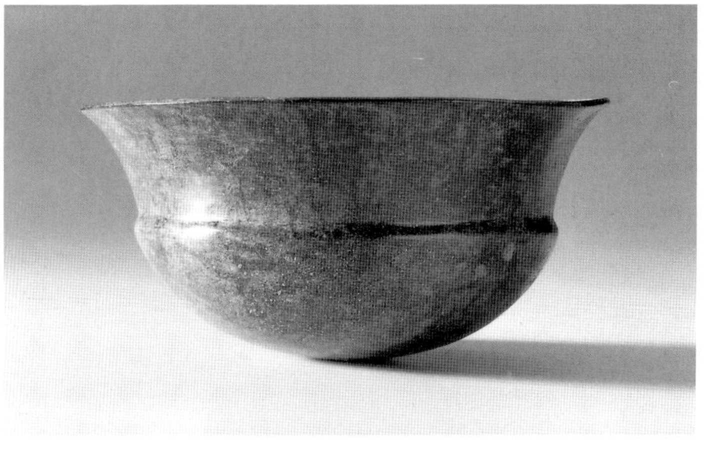

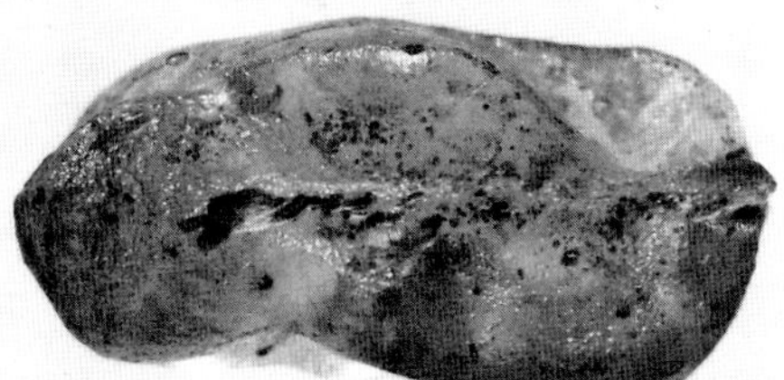

69 · Kat.-Nr. 104

In der hellenistischen Zeit wurden wiederverwendbare zweiteilige Formen zum Schmelzen üblich, wie aus den Formnähten auf einem Spielknöchel (Astragal) der Sammlung Wolf hervorgeht (Kat.-Nr. 104, Abb. 69).

## Stabziehen

Stabziehen und das Ziehen eines heißen Glasfadens sind im wesentlichen die gleichen Arbeitsvorgänge. Ein Stab ist ein gerader Glasfaden, der gekühlt und erstarrt ist. Stabziehen war ein wesentlicher Teil der Glasverarbeitung von Anfang an. Im späten 16. und frühen 15. Jahrhundert v.Chr. war es üblich, Glasstäbe für die farbige Verzierung von kerngeformten Glasgefäßen zu verwenden (siehe oben: Kerngeformte Gefäße des 2. Jahrtausends v.Chr.). Im 15. und 14. Jahrhundert v.Chr. setzte man Glasgefäße aus kurzen Abschnitten von einfarbigen Glasstäben über einem Kern zusammen (siehe oben: Auf kaltem Wege über einem Kern zusammensetzen).

### Einfarbige Stäbe und Fäden

Um einfarbige Stäbe und Fäden zu machen, nahm der Handwerker mit der Spitze eines stabförmigen Werkzeuges einen vorgewärmten Glasbrocken auf, erhitzte ihn weiter im Feuer und formte ihn zu einem Kegel. Während er den Arbeitsstab in der einen Hand hielt, ergriff er mit der anderen die Spitze des Glaskegels (mit einer Zange) und zog ihn zu einem Faden aus (Abb. 70). Zangenspuren sind noch auf Stäben aus dem 14. Jahrhundert v.Chr. zu sehen, die in den berühmten ägyptischen Werkstätten in Amarna ausgegraben wurden (siehe Farbabb. 174). Stäbe von ca. 0,5 cm Durchmesser und weniger brauchten nicht langsam gekühlt zu werden. Dickere Stäbe werden heute meistens in handliche Abschnitte gebrochen und im Kühlofen gekühlt. Einen Stab mit quadratischem Querschnitt macht man aus einem zylindrischen Posten, der an vier Seiten abgeflacht wird, indem man ihn mit einem feuchten Holzbrettchen bearbeitet oder ihn auf eine flache Unterlage (Märbelplatte) drückt. Dann erhitzt man ihn durch und durch und zieht ihn entweder horizontal oder senkrecht nach unten (siehe unten: Überfangstäbe). Einfarbige Stäbe benutzte man bei der Herstellung von mehrfarbigen gedrehten Stäben und als Element zu Kompositstäben (siehe unten).
Gedrehte Glasstäbe können auf verschiedene Weisen hergestellt werden; die Grenzen zwischen diesen Methoden sind fließend.

### Tordierte Stäbe

Tordierte Glasstäbe sind meistens zweifarbig, selten dreifarbig; der Anteil jeder Farbe ist ungefähr gleich groß. Zu ihrer Herstellung konnte der Handwerker zwei oder drei einfarbige Glasstäbe erhitzen und miteinander verdrillen. Eine andere, heute übliche Methode ist, daß man anstatt eines Glasbrockens zwei ungefähr gleich große Brocken von verschiedener Farbe nacheinander mit dem Arbeitsstab (dem Hefteisen) aufnimmt und diese zusammen zu einem konischen Posten formt. Während der Handwerker den heißen Posten zu einem Faden zieht, dreht er den Arbeitsstab, so daß die beiden Farben sich umeinander drehen und der entstehende Faden oder Glasstab tordiert wird (Abb. 71).
Tordierte Stäbe wurden schon im 2. Jahrtausend v.Chr. bei der Verzierung von mesopotamischen und ägyptischen kerngeformten Gefäßen verwendet (siehe oben: Ägyptische kerngeformte Gefäße des 2. Jahrtausends v.Chr., Abb. 8, 9, 11). In der hellenistischen Zeit setzte man tordierte Fäden als oberen Abschluß auf die Ränder von Mosaikglas- und Reticella-Gefäßen (Kat.-Nr. 73).

### Reticella-Stäbe

Reticella-Stäbe (aus dem Italienischen »a reticello«, mit kleinem Netzmuster) werden aus einem kegelförmigen heißen Glasposten gezogen, und zwar in derselben Weise wie einfarbige Stäbe. Ehe der Handwerker das Glas zieht, legt er ein, zwei oder mehrere einfarbige Fädchen oder dünne Stäbe einer kontrastierenden Farbe auf den Kegel (Abb. 72)[209]. Durch das Drehen des Kegels während des Stabziehens umwickeln die auf den Kegel aufgebrach-

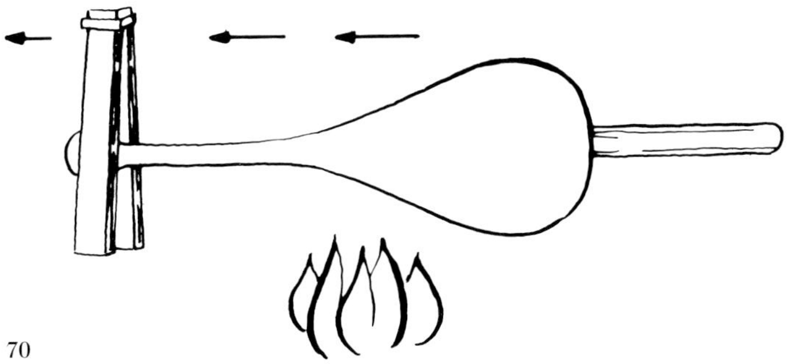

70

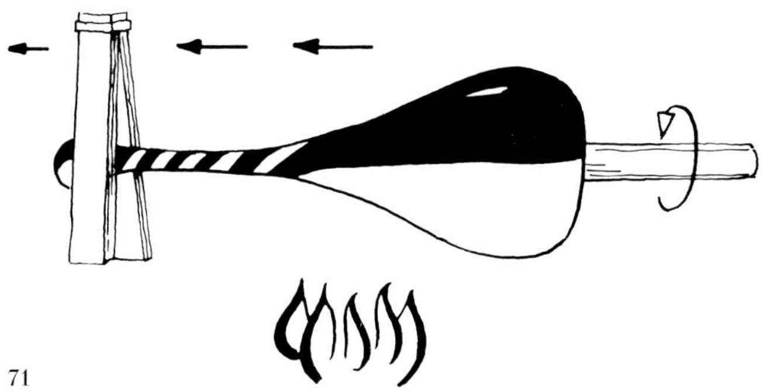

71

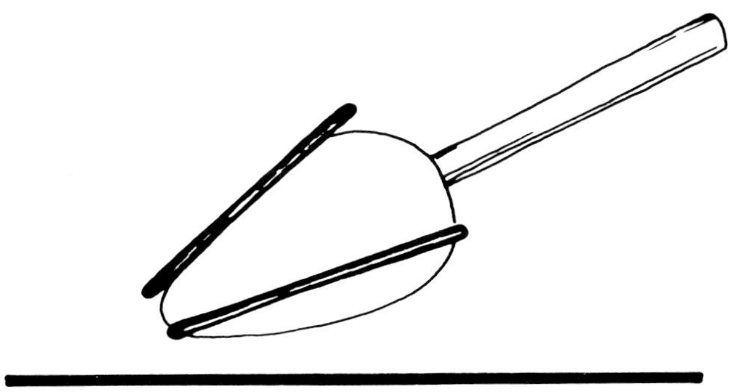

72

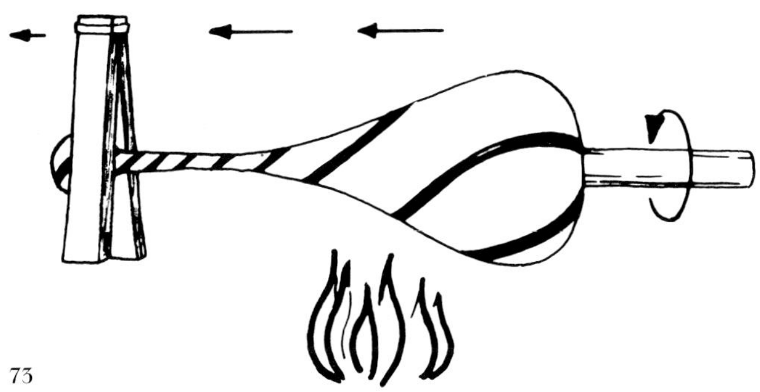

73

ten Stäbe oder Fädchen das Glas und formen Spiralen (Abb. 73)[210]. Zwei dünne Fädchen einander gegenüber auf einem Kegel erwecken den Anschein, als ob sie sich kreuzten, aber in Wirklichkeit sind es zwei Spiralen, die sich nicht kreuzen können. Je nachdem, wo man die Stäbe auf den Kegel legt und abhängig von der Geschwindigkeit, mit der man den Kegel dreht, können verschiedene Muster erzielt werden.[211] In der Antike waren die meisten Reticella-Muster einfache oder doppelte Spiralen und Pseudo-Kreuze.
Reticella-Stäbe wurden wie die tordierten oft für die angesetzten Ränder von Mosaikglas-Gefäßen benutzt sowie als Elemente in Streifen-Reticella- und Streifenmosaikglas-Gefäßen (siehe Abb. 101–103).

### Mosaikstäbe

Es gibt zwei Sorten von mehrfarbigen Stäben: solche, deren wichtigste farbliche Wirkung auf der Außenseite des Stabes zu sehen ist wie bei den oben besprochenen tordierten und Reticella-Stäben, die deshalb in längeren Abschnitten oder als Fäden verwendet werden, und Stäbe, deren wichtigster Farbeffekt im Inneren verborgen ist und erst nach dem Aufbrechen im Querschnitt erscheint. »Mosaikstab« ist ein Sammelnamen für Glasstäbe, deren Farbmuster im Querschnitt sichtbar wird. Mosaikstäbe werden hauptsächlich (aber nicht ausschließlich, siehe unten: Gestreifte Mosaikstäbe) in Scheiben geteilt und als Scheiben verwendet.
Es gibt grundsätzlich zwei Methoden, Mosaikstäbe herzustellen, die jeweils unterschiedliches technisches Können voraussetzen. Bei der ersten Methode werden das Muster und der Mosaikstab mit heißem Glas geformt und in einem Arbeitsgang fertiggestellt. Die in der Antike am häufigsten verwendeten heißgeformten Mosaikstäbe sind die unten besprochenen Überfangstäbe, die gestreiften Stäbe und Stäbe mit Spiralmustern. Die zweite Methode erfordert einen oder mehrere Abkühlprozesse, um das Muster zu gestalten. Das Muster wird nämlich aus vorfabrizierten farbigen Stäben gebildet, die man kalt arrangiert und bündelt. Dann werden die Stäbe erhitzt, zu einem dicken Stab aneinandergeschmolzen und ausgezogen. Für solche in kaltem Zustand zusammengesetzten Stäbe wird hier der Begriff »Kompositstab« eingeführt (siehe unten), um sie von den heißgeformten zu unterscheiden. Die in der Antike am häufigsten vorkommenden Muster der Kompositstäbe sind Rosetten, Schachbrettmotiv und »Serpentin«. Die meisten ptolemäer- und römerzeitlichen Mosaikglas-Einlagen

bestehen aus Kombinationen von heißgeformten Mosaikstäben, Kompositstäben und einfarbigen Stäben, die – nach dem Abkühlen zu einem komplizierten figürlichen oder geometrischen Motiv angeordnet – einen neuen kalt zusammengesetzten Mosaikstab ergeben. Solche Kompositstäbe, deren Elemente selbst schon zum Teil aus Mosaikstäben bestehen und die mehrmaliges Bündeln, Stabziehen und Abkühlen erfordern, werden unten im Abschnitt »Mosaikkompositstäbe« beschrieben.

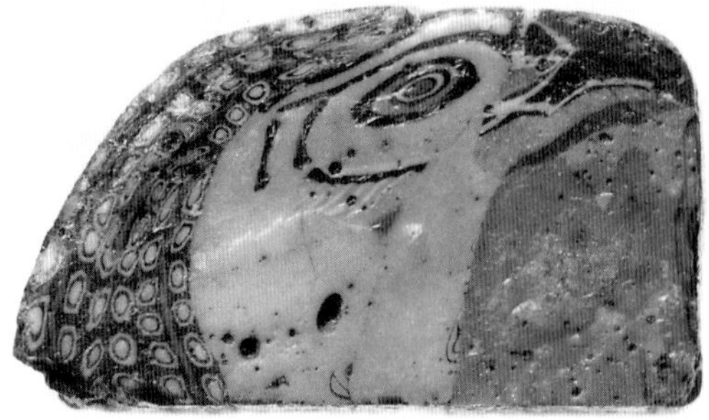

75 · Kat.-Nr. 140

### Heißgeformte Mosaikstäbe

Überfangstäbe
Einfache Mosaikmuster wie konzentrische Kreise, Vierecke, Rauten, Dreiecke, Ovale und Augen werden in einem Arbeitsvorgang aus heißem Glas gebildet. Stäbe mit konzentrischen Mustern im Querschnitt werden nach der Herstellungstechnik Überfangstäbe genannt. Ein gutes Beispiel ist eine römische Mosaikschale der Sammlung Wolf aus Scheiben mit mehrfarbigen Kreisen (Kat.-Nr. 101, Abb. 74). Ein äußerst fein gearbeiteter Mosaikkompositstab in der Sammlung Wolf zeigt einen Vogelkopf mit einem Federschopf, der aus winzigen, dreifach überfangenen Mosaikstäben zusammengesetzt ist (Kat.-Nr. 140, Abb. 75).
Überfangstäbe sind die ältesten Beispiele der Mosaiktechnik. Frühe Beispiele mehrfarbiger Mosaikmuster aus Scheiben von Überfangstäben kommen im Zweistromland vereinzelt schon in Gefäßen des 2. Jahrtausends v. Chr. vor[212] (siehe Abb. 98, Mosaikschale aus Aqar Quf). In der ersten Hälfte des 8. Jahrhunderts v. Chr. verwendeten phönizische Handwerker in Glaseinlagen Scheiben von Überfangstäben[213] und Kompositstäben, die aus Überfangstäben zusammengesetzt waren (siehe unten: Kompositstäbe, Abb. 88). In Ägypten war die Herstellung von Überfangstäben ab dem mittleren 4. Jahrhundert v. Chr. üblich. Gute Beispiele sind die Glaseinlagen im Schrein des Nektanebos II. (360–342 v. Chr.)[214] und in einem hölzernen Sargfragment aus dem späten 4. Jahrhundert v. Chr. in Turin, in den U-förmigen Flügelfedern der Eule (siehe Abb. 90).

74 · Kat.-Nr. 101

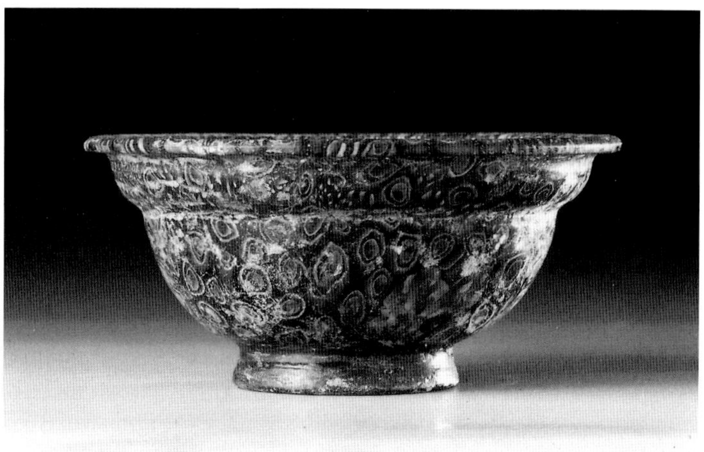

Bei einem Überfangstab fängt man mit der innersten Farbe an und bringt von innen nach außen eine Farbschicht nach der anderen auf. Erst formt man (auf Arbeitsstab A) einen zylinderförmigen Posten als Zentrum des Motivs. Dann erhitzt man einen zweiten Posten einer kontrastierenden Farbe auf einem zweiten Arbeitsstab (B) und bringt ihn auf den zylinderförmigen Posten auf. Heute gibt es verschiedene Arten dies zu tun. Möglicherweise wurden eine oder mehrere dieser Methoden auch in der Antike verwendet. 1. Man wickelt einen heißen Glasfaden spiralig um den zylinderförmigen Posten etwa in der gleichen Weise wie bei der Herstellung von kerngeformten Gefäßen (siehe Abb. 21). 2. Man legt dicke Glasfäden der Länge nach auf den Zylinder (A), bis er ganz bedeckt ist (Abb. 76). 3. Bei der dritten Methode hat der zweite Glasposten (B) eine umgekehrte Kegelform (Abb. 77), damit er über den zylinderförmigen Posten (A) gestülpt werden kann (Abb. 78), um mit ihm zu verschmelzen. Der kegelförmige Posten wird vom Arbeitsstab (B) abgetrennt (Abb. 79) und um den Zylinder (A) gemärbelt (Abb. 80). Diese dritte Methode bietet die beste Kontrolle über die Überfangfarbe, erzeugt die wenigsten Luftblasen an der Grenzschicht zwischen den Farben und ist besonders gut geeignet für die Herstellung von Farbkreisen von gleichmäßiger Breite. Die höchst feinen Umrißlinien vieler ptolemäischer und romano-ägyp-

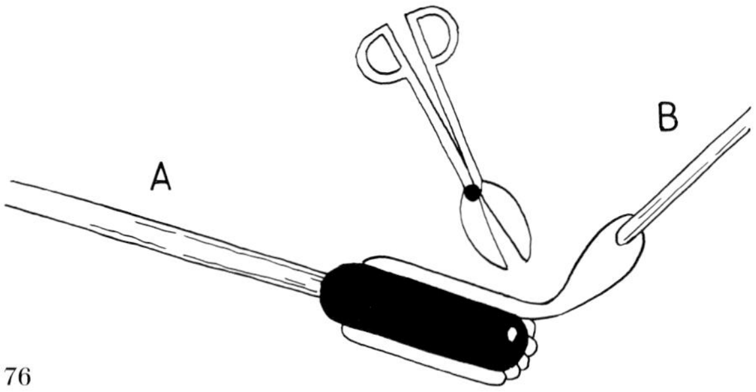

76

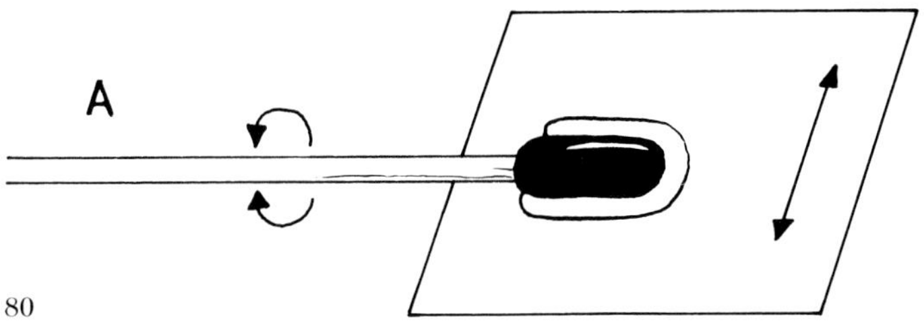

80

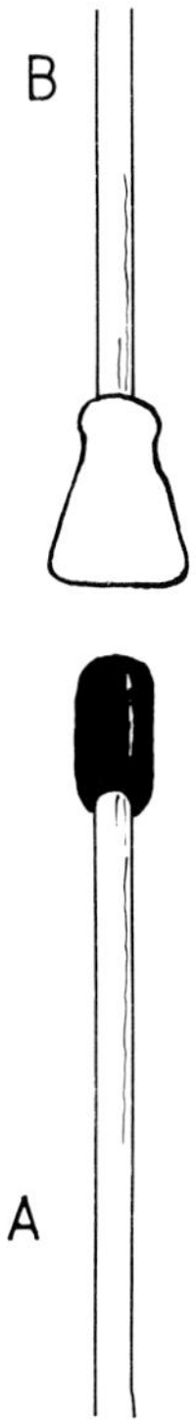

77

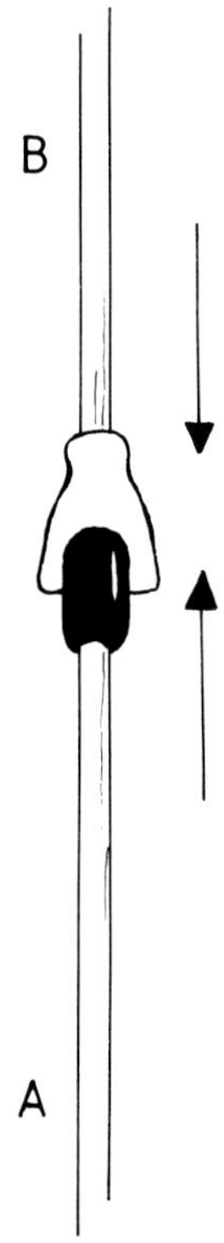

78

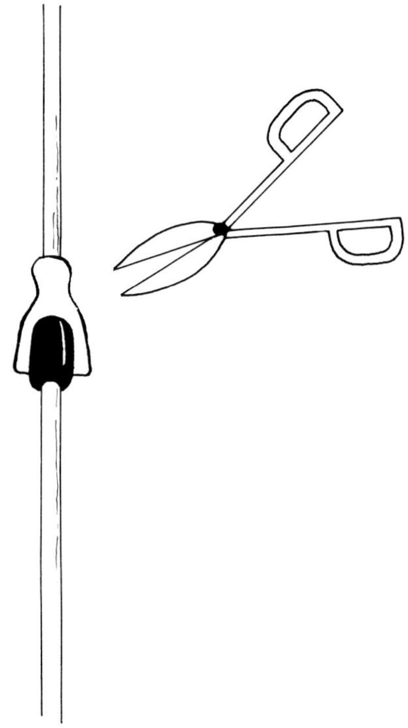
79

tischer Mosaik-Einlagen wurden vielleicht auf diese Weise hergestellt.

Bei allen drei Methoden muß der überfangene Zylinder wiederum erhitzt und geglättet werden, bevor eine neue Farbe aufgebracht wird. Häufig sind vier bis acht Farbringe zu erkennen, zum Beispiel in einer späthellenistischen Streifenmosaikglas-Schale der Sammlung Wolf (Kat.-Nr. 86) mit sechs Überfangkreisen in den Abschnitten des dritten Mosaikstabes und acht Überfangkreisen in denen des fünften Mosaikstabes (beide in dem zweiten Streifen des Designs, dem Kompositstreifen). Zum Schluß entsteht ein dicker Glaszylinder (Abb. 81)[215]. Um die Muster zu verkleinern, muß der Zylinder erhitzt und gedehnt werden. Heute werden Mosaikstäbe meistens senkrecht gedehnt, um zu verhindern, daß sich das Muster verzerrt. Das hat außerdem den Vorteil, daß das Glas durch sein eigenes Gewicht nach unten gezogen wird (Abb. 82). Durch Kühlen des Glases kann man das Glas punktuell schneller erstarren lassen und so das Ausdehnen unter Kontrolle halten. Auf der Abbildung wird hierzu rechts ein Luftschlauch (air hose) eingesetzt, aber man kann auch einfach blasen wie bei einer zu heißen Suppe. Die Präzision vieler antiker Mosaikmuster legt nahe, daß auch in der Antike das Dehnen senkrecht geschah.

Unterschiedliche konzentrische Muster werden erzeugt, indem man einem zylinderförmigen Posten, der ohne weiteres Bearbeiten ein Muster von konzentrischen Kreisen ergäbe, durch Märbeln einen dreieckigen, viereckigen oder ovalen Querschnitt gibt. Rauten und Vierecke mit konkaven Seiten (siehe Abb. 98, 99) entstehen durch das Einkerben der Seiten eines viereckigen Postens der Länge nach. Man kann dies nach dem Auftragen der einzelnen Farbschichten oder auch nach dem letzten Überfang vornehmen.

81

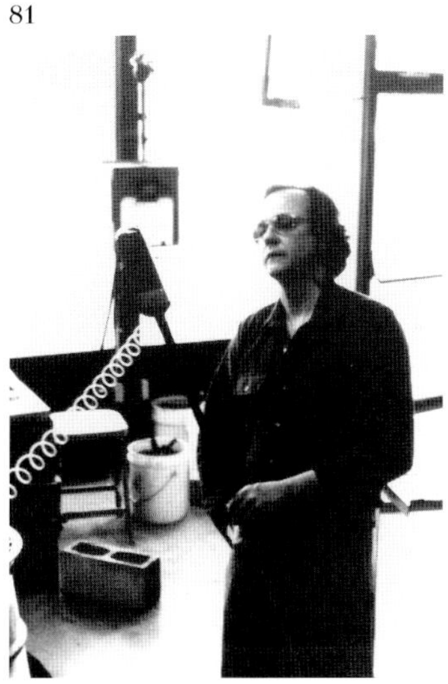

82

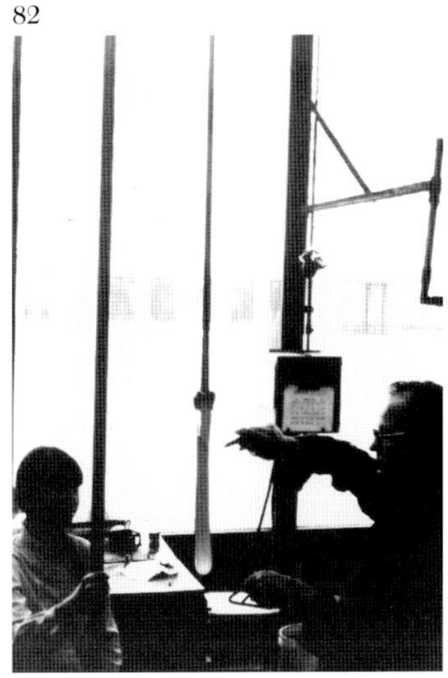

Gestreifte Mosaikstäbe

Bei den gestreiften Mosaikstäben erscheint das Muster sowohl auf zwei gegenüberliegenden Außenseiten als auch im Querschnitt des meist viereckigen oder rechteckigen Stabes. Deshalb wurden gestreifte Mosaikstäbe sowohl als Scheiben verwendet, beispielsweise im Rahmen der Einlage mit Nillandschaft (Kat.-Nr. 125), als auch in längeren Abschnitten, beispielsweise in dem ersten Streifen der hellenistischen Streifenmosaikschale (Kat.-Nr. 86) sowie in der römischen Fisch-Einlage mit aufgeschmolzenen Details (Kat.-Nr. 148).

Auch gestreifte Mosaikstäbe wurden schon im 2. Jahrtausend v. Chr. gelegentlich hergestellt, und zwar von ägyptischen Handwerkern, die sie in längeren Abschnitten als Gefäßhenkel verwendeten (siehe oben: Ägyptische kerngeformte Gefäße des 2. Jahrtausends v. Chr., Abb. 20 mit den Streifen auf der Seite des Henkels).

Zur Herstellung eines gestreiften Mosaikstabes nimmt man nacheinander auf dem Hefteisen zwei oder mehrere farbige Glasposten auf, je nachdem wieviele Streifen gewünscht sind, drückt das Glas flach und formt einen quadratischen oder viereckigen »geschichteten« Posten zum Dehnen. Wenn man zwei gleich große Farbposten nacheinander aufnimmt, kann man sie auch zusammen zu einem zweifarbigen Stab in die Länge ziehen, der im Querschnitt entweder rund, oval oder rechteckig (mit zwei nebeneinander liegenden Vierecken im Querschnitt) ist.

Streifen auf einer Stab-Außenseite können auch unbeabsichtigt entstehen, so zum Beispiel bei der Herstellung von Kompositstäben und Mosaikkompositstäben mit figürlichen Darstellungen. Solche herstellungsbedingten Streifen erscheinen auf einigen Abschnitten von Mosaikstäben der Sammlung Wolf (Kat.-Nr. 138, 139). Das Streifenmuster dieser Stäbe wurde normalerweise nicht verwendet, da es schade um das eigentliche Motiv im Querschnitt war.

Mosaikstäbe mit Spiralmustern

Stäbe mit Spiralen im Querschnitt kommen in vielen hellenistischen Mosaikglas-Schalen vor, zum Beispiel in einer Schale aus Canosa der Sammlung Wolf mit opakgelben Spiralen eingebettet in klarem Glas (Kat.-Nr. 76). Die Spiralen kommen dadurch zustande, daß man zwei Farbschichten übereinander legt und wie eine Cremerolle aufwickelt. In der Antike hatten die einzelnen Werkstätten vermutlich unterschiedliche Methoden für dieses Muster. Im Folgenden wird ein Verfahren beschrieben, wie man ein zweifarbiges Spiralmuster mit einer dritten Farbe als Zentrum herstellen kann, aber es ist nicht sicher, ob es in der Antike auch so gemacht wurde. Der Prozeß ist nämlich komplizierter, als man für ein so weit verbreitetes Muster erwarten würde.

Zwei Hefteisen (massive Metallstäbe) werden vorbereitet: das erste (A) mit einem schmalen zylinderförmigen Glasposten, der das Zentrum der Spirale bilden wird, das zweite (B) mit zwei flachgedrückten Farbschichten übereinander. Der Zylinder auf dem ersten Hefteisen wird im rechten Winkel mit der vorderen Kante des zweifarbigen Postens verschmolzen (Abb. 83). Durch Drehen des Zylinders werden die beiden Farben um diesen herumgewickelt. Dann trennt man das zweite Hefteisen ab (Abb. 84), so daß sich

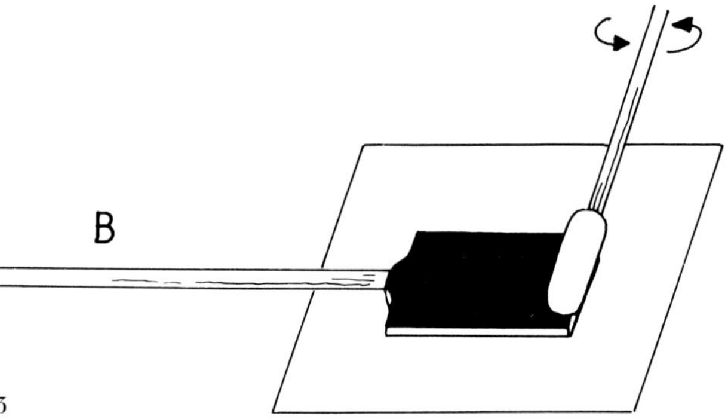


83

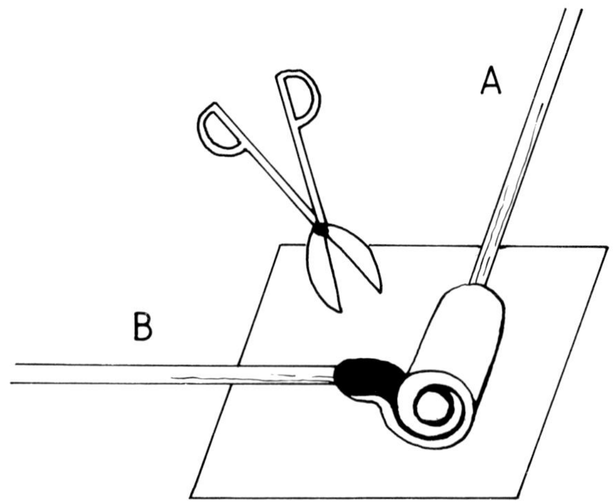


84

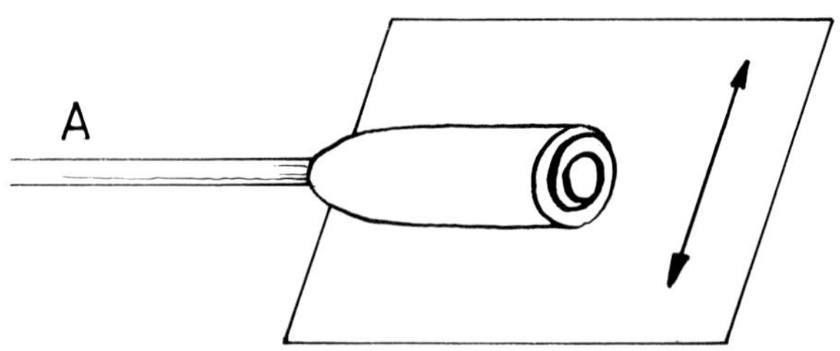


85

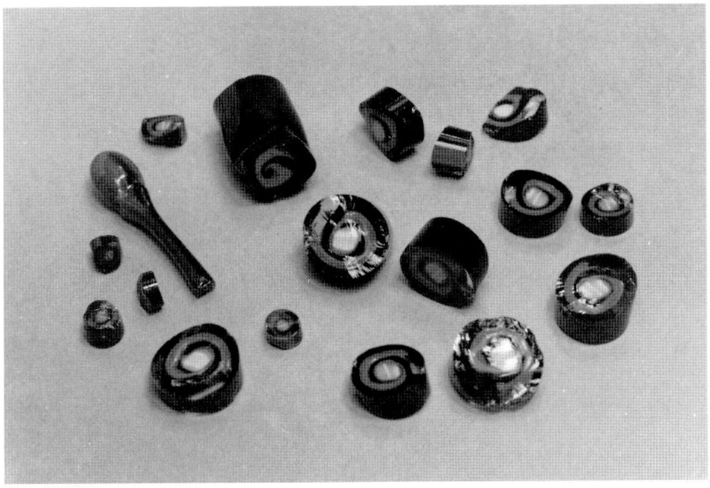

86

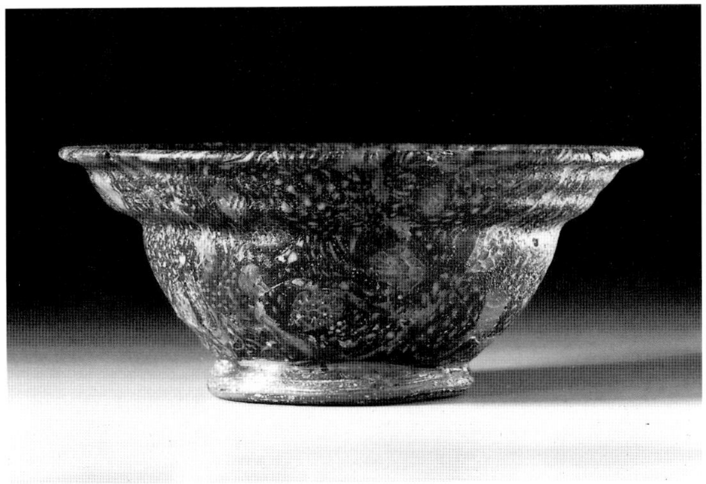

87 · Kat.-Nr. 100

alles Glas auf dem ersten Hefteisen mit dem Zylinder befindet (Abb. 85). Die Masse wird nun gemärbelt und zu einem ebenmäßigen Zylinder gewalzt, wieder erhitzt und gedehnt wie oben beschrieben. Die Scheiben eines auf diese Weise in Toledo hergestellten Mosaikstabes mit einer Spirale sind von unterschiedlicher Größe, die meisten mit einem farbigen Zentrum, aber bei einigen Scheiben fehlt es, weil der Glaszylinder auf dem ersten Hefteisen zu kurz war und nicht bis nach oben reichte, wie man links oben an einem längeren Abschnitt erkennen kann (Abb. 86)[216]. Links sieht man ein langes dünnes Endstück mit Zangeneindrücken, wo der Stab gefaßt und gedehnt wurde.

## Mosaikstäbe aus kalt gebündelten Stäben

### Kompositstäbe

Rosetten, Schachbrettmuster und Serpentin-Nachahmungen wurden aus kalt gebündelten Stäben zusammengesetzt, die hier deshalb Kompositstäbe genannt werden. Es gibt hervorragende Exemplare dieser Technik in der Sammlung Wolf, zum Beispiel eine fragmentarische ägyptische Mosaikglas-Einlage mit Schachbrettmustern (Kat.-Nr. 116) und eine römische Schale aus Scheiben von zwei Kompositstäben, der eine mit Rosetten und der andere mit unregelmäßig gebündelten, zweifarbigen Überfangstäben, die einen fleckigen Naturstein (Serpentin) nachahmen (Kat.-Nr. 100, Abb. 87).

Die Fertigstellung von Kompositstäben war vermutlich eine Erfindung phönizischer Handwerker, die die Scheiben zur Dekoration von Möbel-Einlagen und Glasgefäßen verwendeten. Die frühesten Beispiele stammen aus der ersten Hälfte des 8. Jahrhunderts v. Chr. und wurden in Arslan Tash in Nord-Syrien ausgegraben (Abb. 88).[217] Die kleinen, viereckigen Einlagen (in gesondert gearbeiteten Glasrahmen) zeigen eine opakweiße, sechsblättrige Rosette, eingebettet in blauem Glas. Der Kompositstab wurde aus sieben kalt gebündelten Überfangstäben (jeder mit einem weißen Mittelpunkt und blauem Überfang) gebildet. Eine zeitgleiche, formgeschmolzene Glasschale aus Nimrud im Britischen Museum[218] zeigt ähnliche Mosaikglas-Einlagen.

88

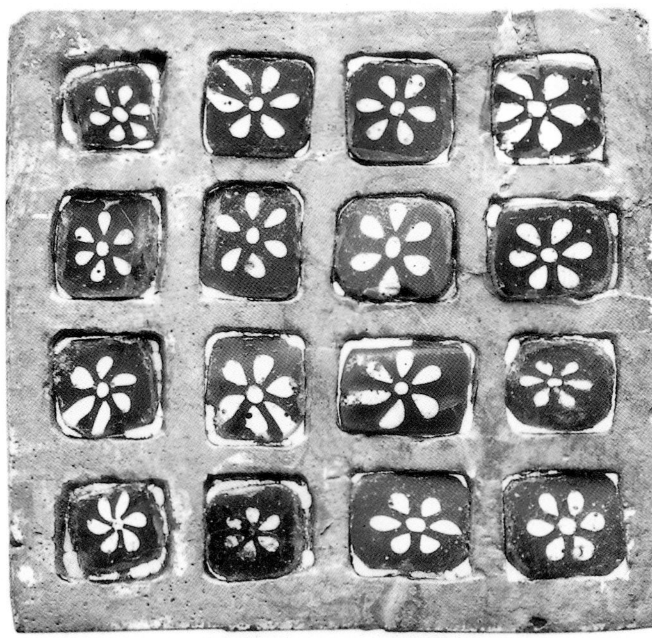

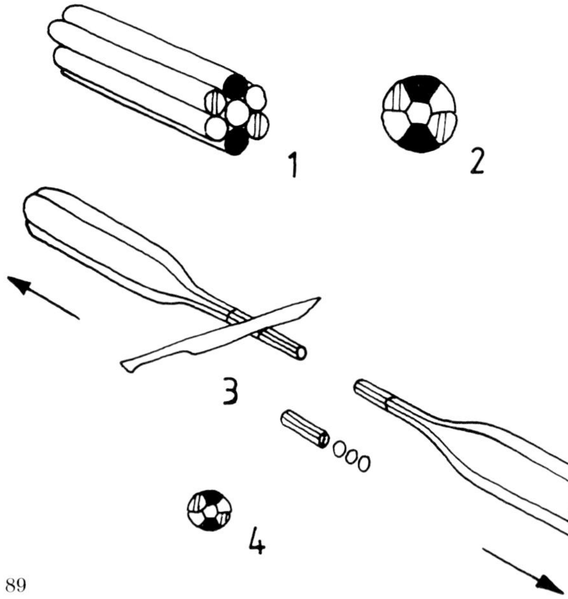


89

90

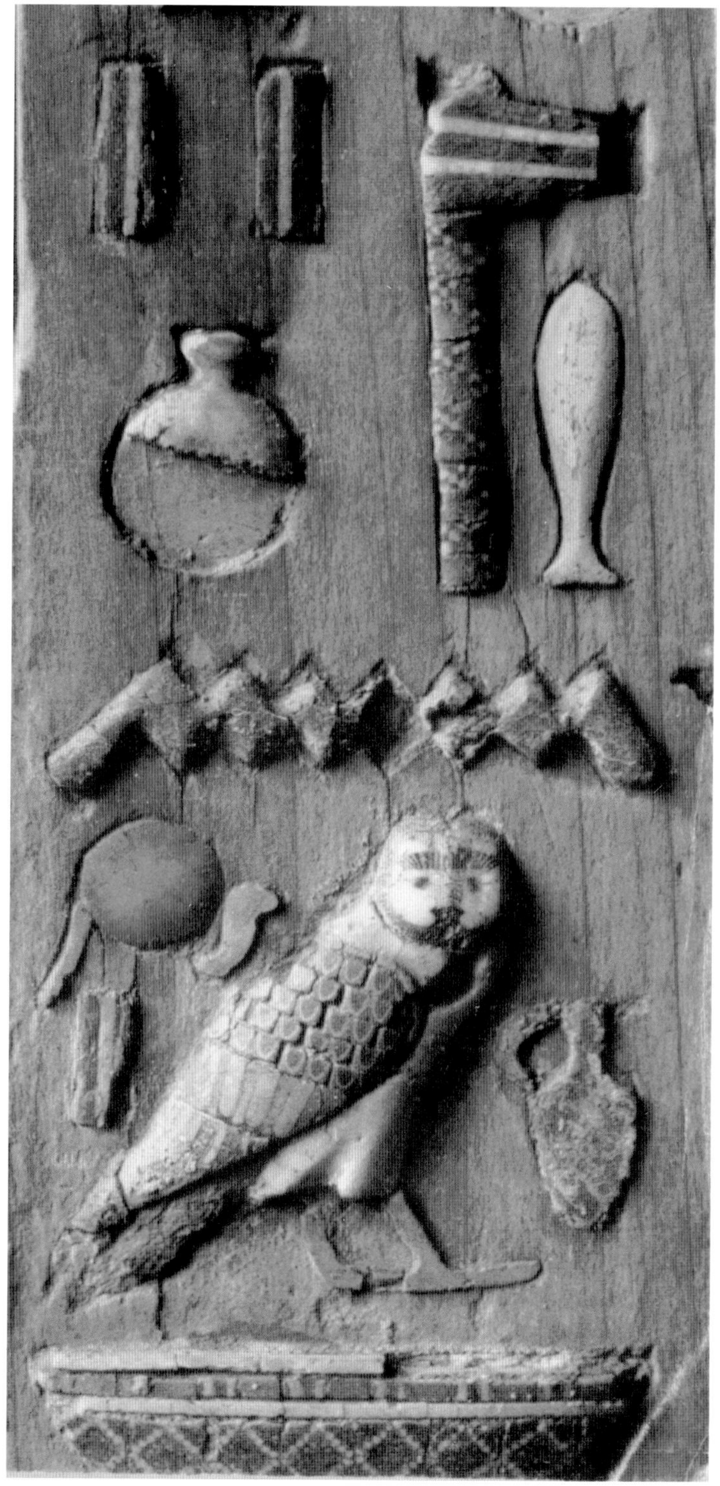

Die einzelnen Stäbe werden kalt gebündelt, um das gewünschte Muster im Querschnitt zu bilden, erhitzt, aneinander geschmolzen und zu einem dicken zylinderförmigen (oder quadratischen) Posten gemärbelt. Dann wird der Posten durch und durch im Feuer erhitzt und, wie oben beschrieben, gedehnt. Die einzelnen Stufen dieser Herstellungstechnik sind gut bekannt und wurden schon oft abgebildet (Abb. 89)[219].

Mosaikkompositstäbe

Mosaikkompositstäbe (oft mit winzigen Mustern) werden hergestellt, indem man vorfabrizierte Kompositstäbe mit vorgefertigten, heißgeformten Mosaikstäben und einfarbigen Glasstäben bündelt, erhitzt und dehnt. Dieser Prozeß läßt sich mehrmals wiederholen. Bei jedem Dehnvorgang wird das Muster im Querschnitt kleiner.

Ägyptische Glasverarbeiter scheinen die ersten gewesen zu sein, die Mosaikkompositstäbe herstellten. Die frühesten Beispiele erscheinen im späten 4. Jahrhundert v. Chr. auf dem Holzsarg in Turin, dessen Einlagen sowohl aus Überfangstäben als auch aus Kompositstäben und Mosaikkompositstäben bestehen (Abb. 90).[220] Die Einlagen mit Schachbrettmustern zeigen verschiedene Phasen in der Herstellung von zwei eng verwandten Mustern: das eine klein (von einem Kompositstab) und das andere winzig (von einem Mosaikkompositstab). Das kleine Muster erscheint im Schachbrettmotiv der Hieroglyphe oberhalb der Eule.

Dieses besteht aus den Scheiben von zwei Stäben (einem Kompositstab und einem einfarbigen Stab), die so angeordnet sind, daß ein Schachbrettmuster aus roten und weißen Quadraten mit einem größeren grünen Quadrat alterniert. Das kleine Schachbrett wurde in einem zweistufigen Prozeß hergestellt, bei dem kalte einfarbige (rote und weiße) Stäbe mit quadratischem Querschnitt gebündelt und zu einem Kompositstab verschmolzen wurden. Das zweite, winzige Muster erscheint im horizontalen Streifen unter der Eule. Um den Mosaikkompositstab für diese Einlage zu machen, teilte man einen dem eben beschriebenen »kleinen Schachbrettmuster« sehr ähnlichen Kompositstab in längere Abschnitte. Diese Abschnitte bündelte man kalt zu einem Muster mit weißen Rauten auf einem Schachbretthintergrund, schmolz sie aneinander und dehnte sie wiederum; alles in allem ein dreistufiger Prozeß für das winzige Schachbrettmuster.

Die einzelnen Elemente aus vorfabrizierten Kompositstäben und einfarbigen Stäben sind oft gut zu erkennen, so beispielsweise auf einer ägyptischen Einlage mit Ibis (Kat.-Nr. 122) und auf einem Lilienpalmetten-Plättchen (Kat.-Nr. 133). Es ist jedoch nicht immer möglich zu unterscheiden, ob eine Mosaikglas-Einlage aus einer Scheibe eines Mosaikkompositstabes hergestellt wurde oder aus mehreren aneinandergeschmolzenen Scheiben (siehe unten: Einlagen aus aneinandergeschmolzenen Scheiben von Mosaikstäben). Eine ägyptische Einlage mit einer Nillandschaft zeigt das Problem deutlich (Kat.-Nr. 125). Einige Stäbe wurden sicher kalt gebündelt und zu einem Mosaikkompositstab aneinandergeschmolzen. Die Hieroglyphe »Kanal« war ursprünglich ein breiter, flacher Mosaikkompositstab, obwohl sich die einzelnen rechteckigen Stäbe mit der zickzackigförmigen Hieroglyphe »Wasser«, aus denen er hergestellt wurde, auch heute noch leicht zu erkennen geben.[221] Breite, flache Mosaikkompositstäbe konnten eine beträchtliche Breite erreichen, wie aus einigen Beispielen mit verschiedenen Motiven in Corning hervorgeht.[222] Die Lotusknospe, Lotusblüte und Papyrusdolde der Einlage in der Sammlung Wolf (Kat.-Nr. 125) waren ebenfalls individuelle Mosaikstäbe, die vielleicht zu einem Mosaikkompositstab aneinandergeschmolzen wurden.

### Mosaikglas-Einlagen aus einzelnen Scheiben von Mosaikstäben

Welche Methoden in der Antike benutzt wurden, um Scheiben von einem Mosaikstab abzuspalten, ließ sich anhand der Rückseiten der Einlage-Plättchen in der Sammlung Wolf in den meisten Fällen nicht bestimmen. In der Antike verwendete man hierzu auf jeden Fall keine Säge. Die typischen rauhen Oberflächen mit parallelen, eventuell schwach gekrümmten Markierungen, die beim Sägen entstehen, zum Beispiel auf einer in Toledo mit der Kreissäge abgeschnittenen Scheibe (Abb. 91, rechts), kommen auf antiken Einlagen nicht vor.

Die glänzenden, unregelmäßig gewölbten Oberflächen vieler antiker Glaseinlagen sind typisch für Bruchflächen. Ein Mosaikglas-Plättchen (Kat.-Nr. 129, Abb. 92) hat auf der Rückseite schwach erkennbare muschelförmige Bruchlinien. Je nachdem, wie und wo Scheiben von einem Stab abgetrennt werden, sind die Bruchlinien verschieden, aber Bruchlinien auf der Bruchfläche gibt es immer. Bei antiken Mosaikglas-Einlagen mußten daher die Vorderseiten der Scheiben immer nachträglich flachgeschliffen und poliert werden. Bei Scheiben für Mosaikglas-Gefäße war das Schleifen nicht nötig, da die Scheiben durch das Erhitzen bei der Weiterverarbeitung zu Gefäßen von selbst glatt wurden.

91

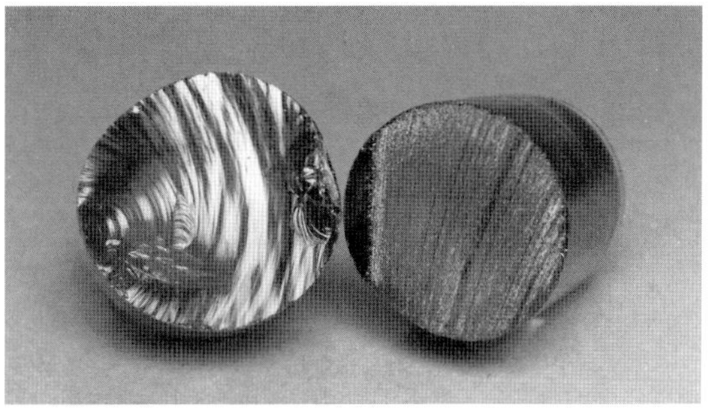

92 · Kat.-Nr. 129

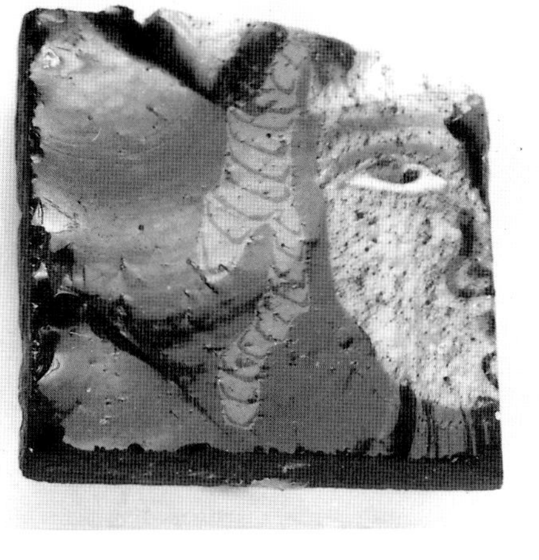

Es gibt verschiedene Methoden, nach dem Abkühlen des Glases Scheiben abzutrennen: Abschlagen, Abkneifen und Abbrechen. Die folgenden Beschreibungen von Bruchflächen stammen von Proben mit verschiedenen Techniken in Toledo und sollen bei zukünftigen Forschungen behilflich sein.

Abschlagen
Wenn man das Glas mit einem Meißel, einem Hammer oder einem anderen schweren Werkzeug abschlägt, erscheint an der Aufschlagstelle ein Schlagbuckel (Bulbus, ähnlich wie bei der Obsidian-Verarbeitung), siehe Abb. 91, links. Auf dem Photo ist der Schlagbuckel links in der Mitte der Bruchfläche zu sehen. Von ihm strahlen muschelförmige Bruchlinien aus. (Die unregelmäßige Bruchstelle auf der rechten Seite, die hier die muschelförmigen Linien unterbricht, ist zufällig und hat nichts mit dem Bulbus zu tun.) Das Hämmern und Meißeln kann erleichtert werden, indem man den Glasstab auf einen schmalen, metallenen Amboß legt (Abb. 93).

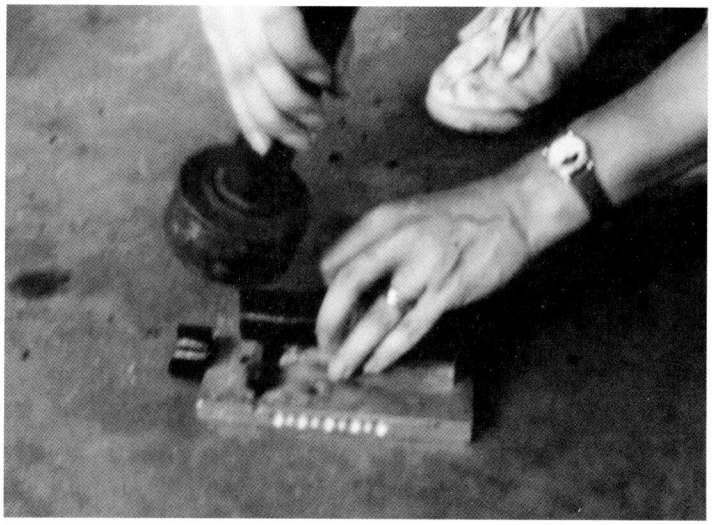
93

Abkneifen
Wenn man eine Kneifzange benutzt, entstehen zwei Schlagbuckel einander gegenüber, nämlich dort, wo die beiden Zangenenden das Glas eindrücken (Abb. 94, links). Die Schlagbuckel sind links und rechts, und die muschelförmigen Bruchlinien, die von den beiden Bulbi ausgehen, durchdringen einander in der Mitte der Bruchfläche. Bei der Scheibe (Abb. 94, rechts) kann man dort, wo die Zangenenden das Glas abgekniffen haben, oben und unten gezackte Werkzeugspuren sehen.

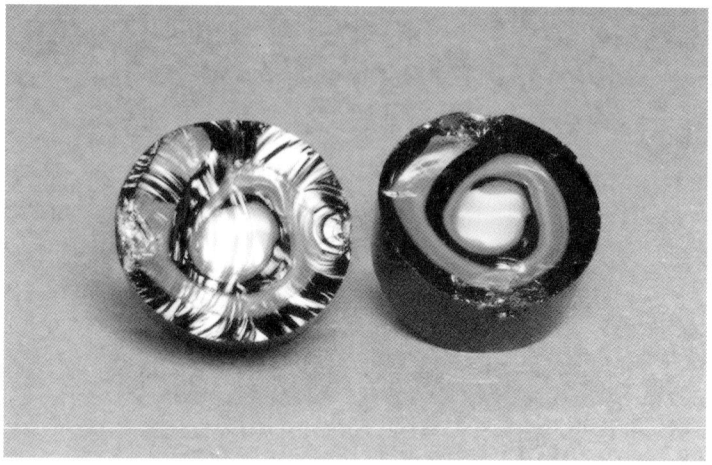
94

Abbrechen
Man kann (meist längere) Teile von dünnen Stäben abbrechen, indem man den Stab erst mit einer Metallfeile oder einem scharfen Messer einritzt (Abb. 95). Dann biegt man den Stab in der zur Ritzung entgegengesetzten Richtung, bis er bricht. Man kann aber auch durch leichtes Klopfen neben der Ritzung einen etwas glatteren Bruch erzielen. Bei beiden Methoden entsteht ebenfalls ein Schlagbuckel mit muschelförmigen Bruchlinien, aber sie sind weniger prägnant als beim Abschlagen oder Abkneifen und lassen sich nicht gut photographisch dokumentieren. Die Bruchkante an der Ritzung ist meistens leicht gesplittert.
Glasstäbe lassen sich vor dem Abkühlen in Stücke teilen, indem man die Oberfläche erst mit einer Feile einritzt oder mit einem kalten Wassertropfen abkühlt und dann neben

95
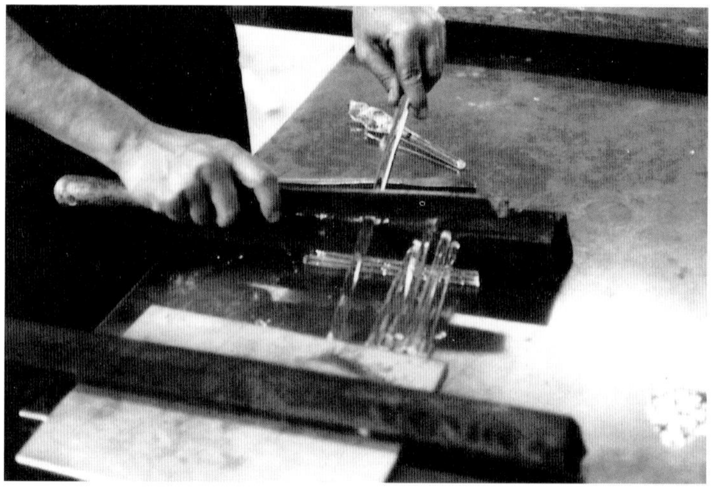

der markierten Stelle leicht klopft. Die auf diese Weise entstandenen muschelförmigen Bruchlinien sind wiederum kaum sichtbar, und die Kanten sind leicht gesplittert.

Ränder abkröseln

Manchmal mußte der Rand einer Mosaikglas-Einlage oder eines anderen flachen Glasgegenstandes korrigiert werden (Kat.-Nr. 137). Regelmäßige kleine Absplitterungen an den Kanten sind Spuren des feinen Meißels, mit dem man die Ränder abkröselte, das heißt sie gezielt abklopfte. Viele mykenische Plättchenperlen der Sammlung Wolf haben abgekröselte Ränder wie Kat.-Nr. 16 (siehe Abb. 54). In der spätrömischen Zeit war das Abkröseln bei der Wiederverwendung von Glasplatten als Einlagen üblich. Abgekröselte Ränder wurden manchmal geschliffen und poliert, wenn sie sichtbar bleiben sollten.

### Mosaikglas-Einlagen aus aneinandergeschmolzenen Scheiben von Mosaikstäben

Es ist sehr schwierig, dünne Scheiben von dicken Mosaikstäben abzutrennen. Großformatige Mosaikglas-Einlagen wurden deshalb aus Teilen zusammengesetzt und einzeln verschmolzen. Man arrangierte Scheiben von dünneren Mosaikstäben mit der Vorderseite nach unten auf einer flachen Unterlage oder in einer Form und schmolz sie bei niedriger Temperatur aneinander. Da die einzelnen Scheiben von unterschiedlicher Stärke waren, wurde dabei das Muster auf der Rückseite oft durch die Hitze verzerrt (Kat.-Nr. 143, 144). Nachdem alles aneinandergeschmolzen war, mußte man die Vorderseite, die durch Kontakt mit der Unterlage »wolkig« wurde, polieren.
Bei manchen großformatigen romano-ägyptischen Mosaikglas-Einlagen wurde außerdem der Grund (zwischen den einzelnen Mosaikglas-Scheiben) mit einfarbigen Glaskröseln angefüllt, so bei den floralen Einlagen (Kat.-Nr. 146, 147). Dabei kleidete man des öfteren die Form mit Glasstreifen in der Farbe des Hintergrundes aus, die die Außenkanten der Einlage bilden (Kat.-Nr. 147) und sich nur durch leicht unterschiedliche Farbnuancen abheben.[223]
Zum Ausgleich der unterschiedlichen Höhe von Mosaikscheiben und Kröseln und zur Verstärkung des Plättchens legte man manchmal eine weitere Schicht von Mosaikglas-Abfällen oben auf die Scheiben und Krösel (Abb. 96).[224]
Auch bei dieser Art Einlagen ist das Muster auf der Rückseite oft durch die Hitze verzerrt (vergleiche die Rückseite von Kat.-Nr. 147).

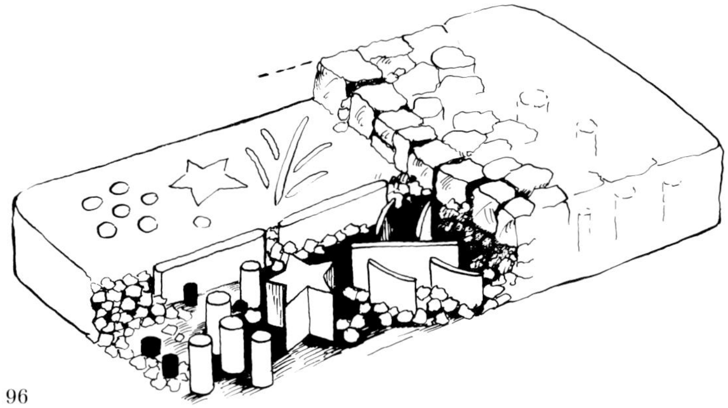

96

### Mosaikglas-Gefäße

Glasgefäße aus Scheiben von Mosaikstäben werden gewöhnlich Mosaikglas-Gefäße genannt. Die Sammlung Wolf hat hervorragende Beispiele solcher Gefäße. Ein Teller mit doppeltgeschweifter Wandung (Kat.-Nr. 102, Abb. 97) besteht aus Scheiben von zwei Mosaikstäben: der erste ist ein Überfangstab mit konzentrischen Kreisen im Querschnitt, der zweite ein Kompositstab mit einer Rosette.
Von einem der frühesten Mosaikglas-Gefäße stammt der fragmentierte Standring einer Schale aus Scheiben von Überfangstäben (blau, rot und weiß, von innen nach außen) aus dem kassitischen königlichen Palast von Aqar Quf (Dur Kurigalzu), westlich von Bagdad, der in die zweite Hälfte des 14. Jahrhunderts v. Chr. datiert wird (Abb. 98)[225]. Eine

97 · Kat.-Nr. 102

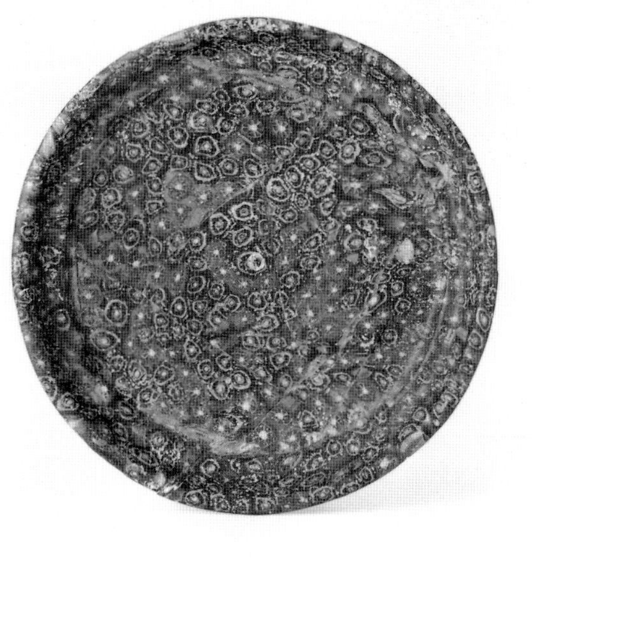

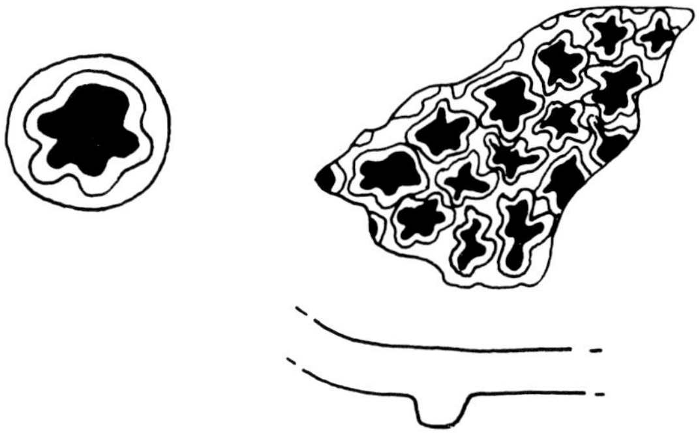
98

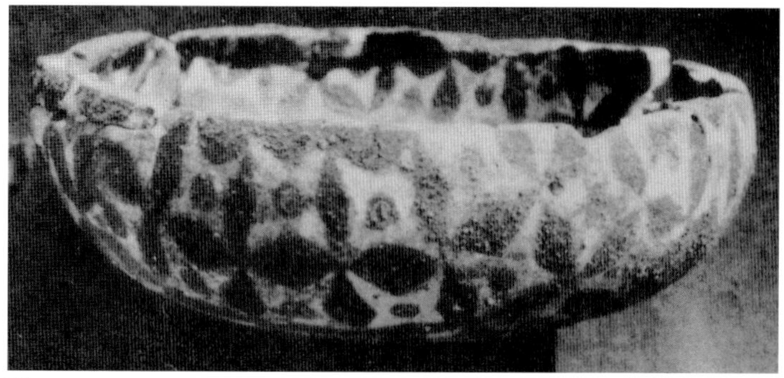
99

Mosaikglasschale aus Assur hat ein komplizierteres Muster, besteht aber ebenfalls aus Scheiben von Überfangstäben (Abb. 99).[226] Der dunkle (vielleicht grüne oder rote) Mittelpunkt war mit einer helleren Farbe (vielleicht opakem Weiß) überfangen. Die Seiten des so entstandenen viereckigen Stabes wurden der Länge nach eingekerbt, um sie konkav zu machen. Ohne Autopsie der Schale ist es nicht möglich festzustellen, ob die dunklen (wohl roten oder grünen), spitzovalen Elemente von einem einfarbigen Stab stammen oder ob sie mit zum Überfangstab gehören. Aufgrund heutiger Erfahrung mit der Herstellung von Mosaikstäben kann man annehmen, daß das Muster der Schale aus Assur aus Scheiben von zwei Überfangstäben zusammengesetzt wurde: der erste viereckig mit konkaven Seiten, der zweite wie der erste, aber mit einer zusätzlichen Schicht, die der Länge nach die konkaven Seiten des Vierecks füllte und vor dem Ziehen zu einem Zylinder gemärbelt wurde.

Ein beim ersten Blick ähnlich erscheinendes Muster, das auf hellenistischen Mosaikglas-Einlagen vorkommt (Kat.-Nr. 143), wurde ganz anders hergestellt. Anstelle des konkavseitigen Vierecks fing man mit dem Spitzoval an. Nachdem der zweifarbige Überfangstab mit dem Spitzoval fertiggestellt war, wurde er mit einer kontrastierenden (roten) Farbschicht bedeckt und zu einem viereckigen Posten gemärbelt, in dem das Spitzoval diagonal eingebettet war. Diese Überfangstäbe wurden dann kalt zu einem Kompositstab gebündelt. Die Einlage der Sammlung Wolf besteht aus aneinandergeschmolzenen Scheiben von Kompositstäben mit einem Sternmuster, das jeweils aus sechzehn viereckigen Stäben mit einem Spitzoval zusammengesetzt worden war.

Auch im Ägypten des 2. Jahrtausends v. Chr. wurden vereinzelt Gefäße hergestellt, die als Vorläufer von Mosaikglas gelten (siehe oben: Ägyptische kerngeformte Gefäße des 2. Jahrtausends v. Chr., Abb. 18, 19). Die ägyptischen Beispiele zeigen eckige Muster. Die Antwort auf die Frage, wie diese frühen Schalen geformt wurden, erfordert weitere Forschung. Auch bleibt vorläufig unklar, ob es irgendeine Verbindung zwischen diesen frühen Beispielen und den Mosaikglas-Gefäßen der hellenistischen und frührömischen Zeit gibt, der Zeit, in der Gefäße aus Mosaikglas – neben solchen aus Edelmetall – das verbreitetste Luxusgeschirr darstellten (Kat.-Nr. 75–77, 96, 100–102).

Die Herstellung von Mosaikglas-Gefäßen in der hellenistischen Zeit scheint im Laufe des 2. Jahrhunderts v. Chr. begonnen zu haben, vielleicht im ptolemäischen Ägypten (siehe unten: Ein Fund hellenistischen Luxusglases aus Canosa [Apulien], S. 111–112). In Ägypten wurden Mosaikglas-Gefäße bis in das frühe 2. Jahrhundert n. Chr. und wiederum in der spätrömischen Zeit hergestellt.[227] Im Westen soll die Produktion irgendwann zwischen 40[228] und 70 n. Chr.[229] aufgehört haben. Aber auch im 2. und 3. Jahrhundert n. Chr. sollen vereinzelt noch Mosaikglas-Gefäße hergestellt worden sein.[230]

Es gibt verschiedene Theorien zur Herstellung von Mosaikglas-Gefäßen. Viele Gefäße mit einfachen Profilen wurden aus vorfabrizierten Rohlingen über einteiligen Halbformen abgesenkt (siehe unten: Absenken), aber für Gefäße mit komplizierteren Profilen wie Kat.-Nr. 100, 101 wäre es vielleicht schwierig gewesen, sie ohne starke Verzerrung des Mosaikmusters abzusenken. Ähnlich profilierte Schälchen (Kat.-Nr. 99, Abb. 100) aus einfarbigem Glas wurden vermutlich aus Kröseln in wiederverwendbaren, zweiteiligen Formen geschmolzen. Aber die Mosaikglas-Gefäße konnten und können so nicht formgeschmolzen werden, weil die einzelnen Scheiben in einer bestimmten Lage angeordnet miteinander verschmolzen werden müssen. Eine These ist, daß die Mosaikscheibchen einzeln in eine zweiteilige Form

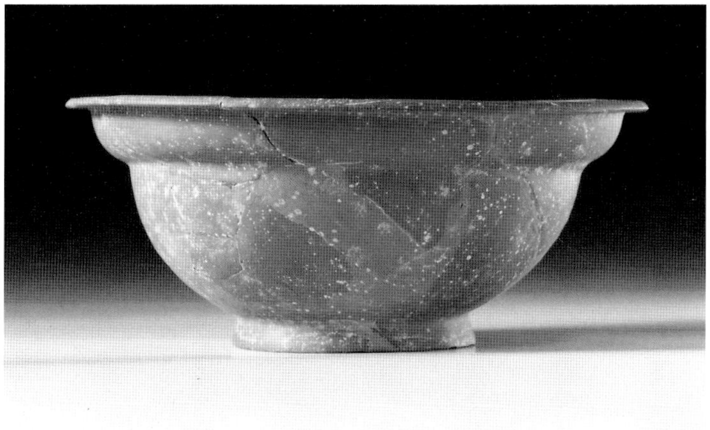

100 · Kat.-Nr. 99

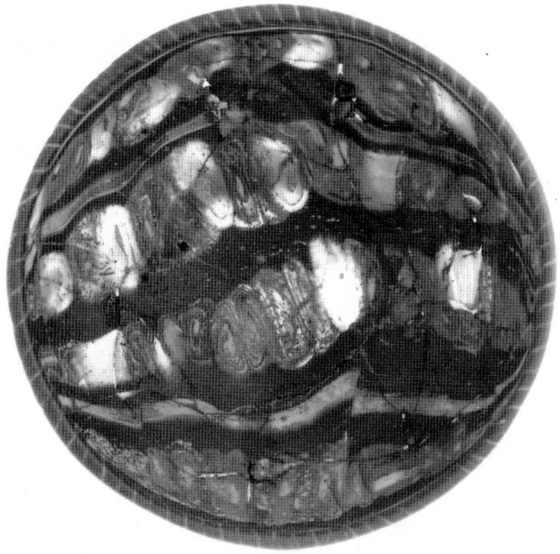

101 · Kat.-Nr. 86

gelegt und miteinander verschmolzen wurden,[231] ein Verfahren, das auch von modernen Künstlern wie zum Beispiel vom deutschen Glaskünstler Klaus Moje mit Erfolg praktiziert wird, aber der antike Arbeitsvorgang wurde noch nicht widerspruchsfrei erklärt. Es bedarf noch mehrerer Werkstattversuche.

### Mehrfarbige scheibenförmige Rohlinge

Einige Mosaikglas-Gefäße haben ein Design, das man nur durch Absenken eines vorfabrizierten Rohlings herstellen konnte, wie zum Beispiel die hellenistische Schale der Sammlung Wolf, die Streifen aus langen Abschnitten von Mosaikstäben enthält (Kat.-Nr. 86, Abb. 101). Andere Designs, die einen vorfabrizierten Rohling erforderten, sind das Streifen-Mosaik in Kreuzform, wie auf einer Schale aus Cavarzere (località Cuora), Norditalien, aus dem späten 1. Jahrhundert v. Chr. bis zum frühen 1. Jahrhundert n. Chr. (Abb. 102)[232] und die Streifen-Reticella wie auf einer zweiten Schale aus Cavarzere (Abb. 103).[233] Designs wie diese erscheinen zuerst in der ersten Hälfte des 1. Jahrhunderts v. Chr.
Anders als Muster, die nur aus kleinen Elementen bestehen (zum Beispiel aus Scheiben und Abschnitten mit einem Durchmesser von ca. 1,5 cm und weniger) und so aneinandergeschmolzen werden können, daß sie die Wölbung einer Gefäßwandung bilden, müssen die langen Stäbe der Streifenmosaik-Designs erweicht und gebogen werden, um der Wölbung der Wandung zu folgen. Das Biegen, Aneinanderschmelzen und Überwachen des Designs sind drei Arbeitsvorgänge, die nicht während eines einzigen Erhit-

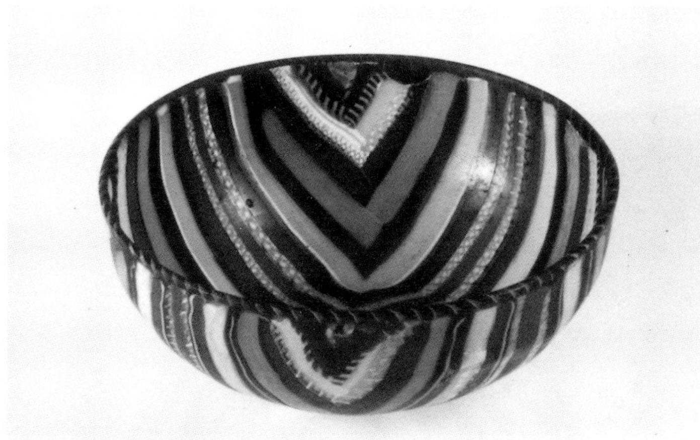

102

103

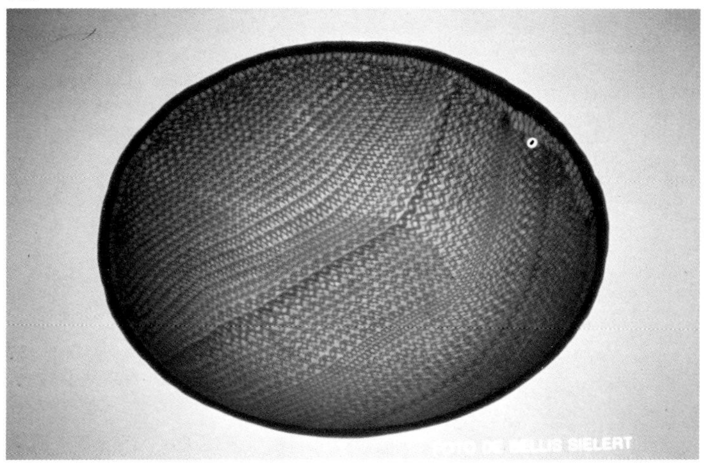

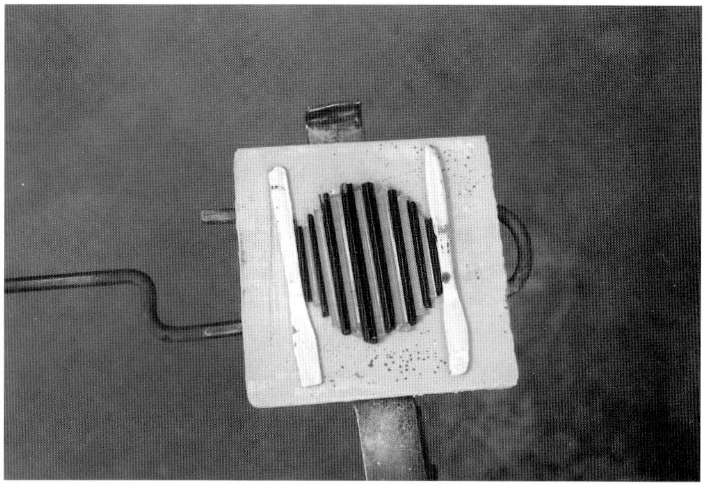

104

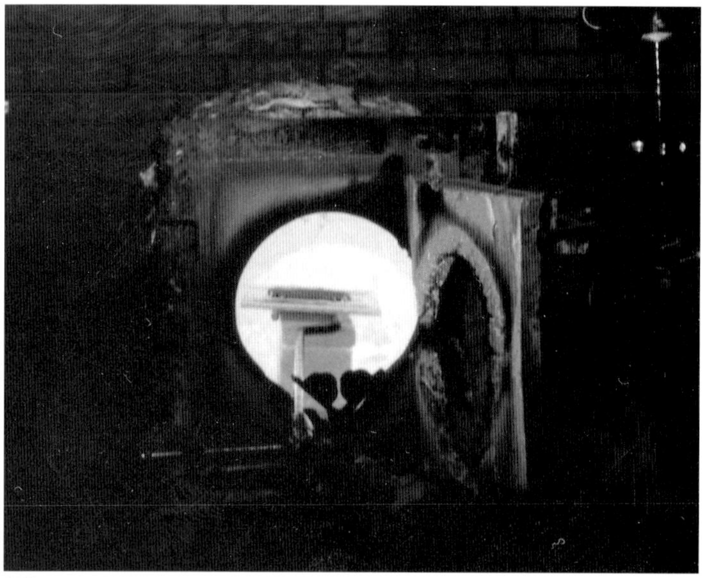

105

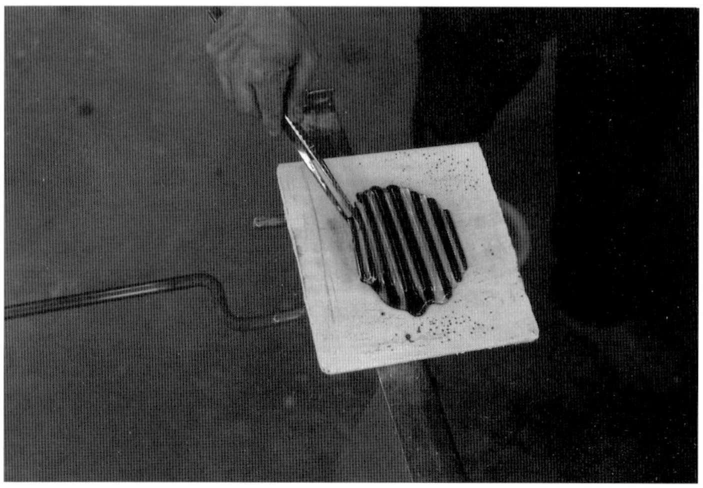

106

zungsprozesses stattfinden können. Man muß das Glas zweimal erhitzen: das erste Mal, um die einzelnen Elemente des Designs miteinander zu verschmelzen und dadurch zu verfestigen, das zweite Mal, um die gewölbte Wandung des Gefäßes herzustellen. Beim ersten Vorgang wird der Rohling zum Absenken fertiggestellt.
In Toledo wurde ein zweifarbiger Rohling aus verschieden langen Streifen von einfarbigen Stäben hergestellt, die auf einer Platte zu einer Kreisform zusammengelegt wurden (Abb. 104). Die Messer auf dem Foto sollten das Wegrollen der Stäbe verhindern.[234] Die Platte mit dem Glas wurde auf einer Feuerschaufel, auch Pastorale genannt, im Arbeitsloch (glory hole) erhitzt (Abb. 105), bis die Stäbe zu einem Rohling aneinandergeschmolzen waren (Abb. 106), aber es wäre auch möglich gewesen, sie im Kühlofen (Lehr) zu erhitzen. Das Aneinanderschmelzen auf einer Feuerschaufel hat den Vorteil, daß es schnell geht, während antike Glasverarbeiter wohl den Töpferofen (statt des Kühlofens) vorgezogen hätten, weil sie darin mehrere Rohlinge gleichzeitig herstellen konnten.

### Einfarbige scheibenförmige Rohlinge

Es wird öfters behauptet, daß in der Antike einfarbige Rohlinge durch das Gießen heißer Glasmasse aus einem Tiegel (crucible pouring) hergestellt wurden,[235] aber das ist im Hinblick auf die niedrigen erreichbaren Temperaturen in antiken Glaswerkstätten sehr unwahrscheinlich. Sogar mit den heutigen hohen Temperaturen ist es sehr schwer, einen großformatigen Rohling von gleichmäßiger Stärke zu gießen, weil das Glas abkühlt und erstarrt, ehe es fließen kann. In der Antike hätte man Rohlinge für einfarbige Gefäße auf dieselbe Art herstellen können wie mehrfarbige Rohlinge, also durch das Aneinanderschmelzen von Glasstäben einer Farbe, wie es heute zum Teil in Murano noch praktiziert wird (1991 gesehen). Aber die wachsende Zahl von einfarbigen, abgesenkten Gefäßen, die bei Ausgrabungen zum Vorschein kommen, legt nahe, daß die hellenistischen Handwerker eine Technik entdeckt hatten, die es ihnen ermöglichte, einfarbige Rohlinge in Massenproduktion herzustellen. Es ist verlockend anzunehmen, daß sie eine natürliche Eigenschaft des Glases ausnützten, die im frühen 4. Jahrhundert v. Chr. zum ersten Mal (?) entdeckt wurde (siehe unten: Absenken).
Wenn Glas über seinen Erweichungspunkt hinaus erhitzt wird, passieren zwei Dinge: es verrundet und es sucht seine eigene Stärke.[236] Bei Experimenten in Toledo wurde festge-

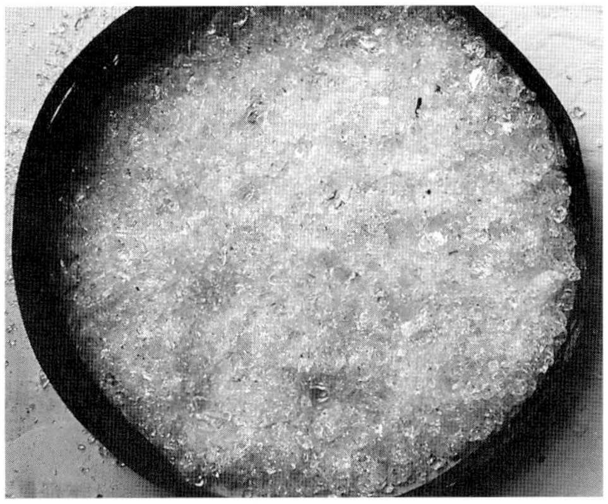

107

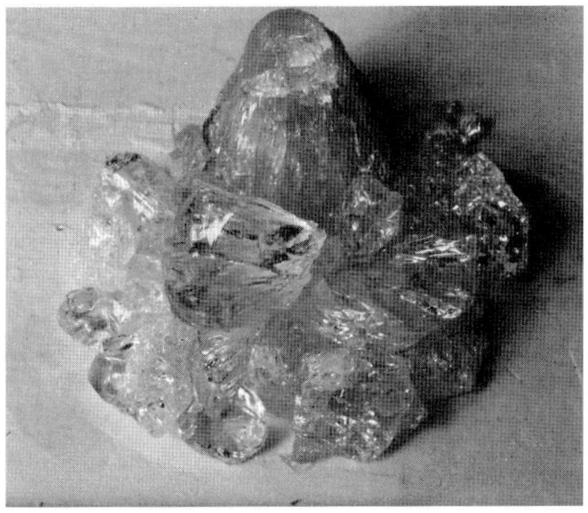

108

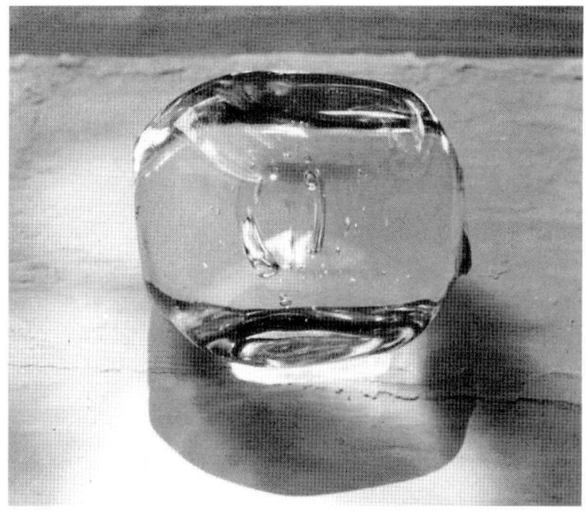

109

stellt, daß das Breitlaufenlassen von Kröseln (Abb. 107), Brocken (Abb. 108) und eines einzigen Glasbrockens (Abb. 109) sehr unterschiedliche Resultate liefert.[237] Alle drei wurden bis auf 815°C erhitzt (also eine viel niedrigere Temperatur als zum Schmelzen erforderlich wäre) und zwei Stunden lang auf dieser Temperatur gehalten, bis sie wieder abkühlen durften. Das Schmelzen der Krösel war am wenigsten erfolgreich, weil die Kanten der Scheibe scharf blieben und das Glas nicht durchsichtig wurde (Abb. 110). Die Brocken ergaben zwar eine durchsichtige Scheibe mit gerundeten Kanten und einer gleichmäßigen Stärke von ca. 0,7–0,8 cm, aber die Konturen waren unregelmäßig und das Glas war an den Grenzlinien der einzelnen Brocken von Luftblasen und »wolkigen« Linien durchsetzt (Abb. 111). Das beste Ergebnis entstand überraschenderweise beim Schmelzen des einzelnen Brockens: er lief breit zu einer fast ganz runden Scheibe mit der gleichmäßigen Stärke von 0,7–0,8 cm, der Rand war verrundet, das Glas blieb durchsichtig, und einige große Luftblasen, die in dem rohen Brocken eingeschlossen waren, verschwanden (Abb. 112). Die Experimente zeigen, daß die hellenistischen Glasverarbeiter ihre einfarbigen Rohlinge sehr einfach durch das Erhitzen von Glasbrocken herstellen konnten. Vermutlich legten sie die Brocken vor Beginn des Brandes in einen Töpferofen. So wurde das Glas langsam heiß, zusammen mit dem Ofen. Auf diese Weise konnte man viele Brocken in einem »Brand« zu scheibenförmigen Rohlingen breitlaufen lassen. Jeder Brocken ergab eine runde Scheibe von 0,7–0,8 cm Stärke, der Durchmesser hing von der jeweiligen Größe des Brockens ab.

110

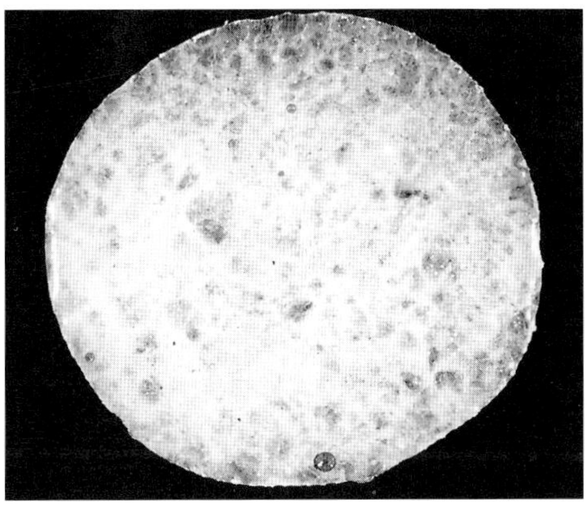

111

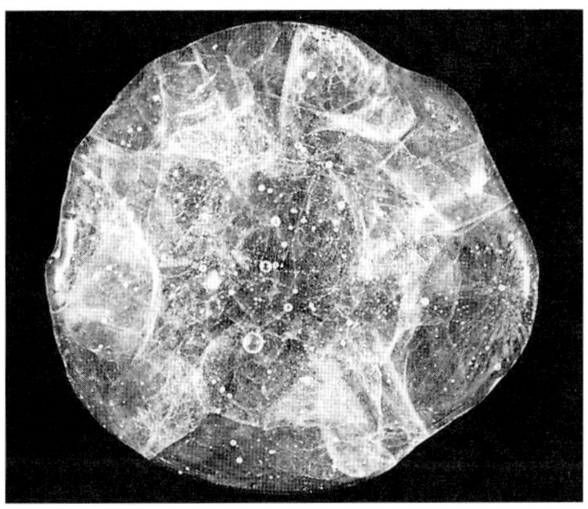

112

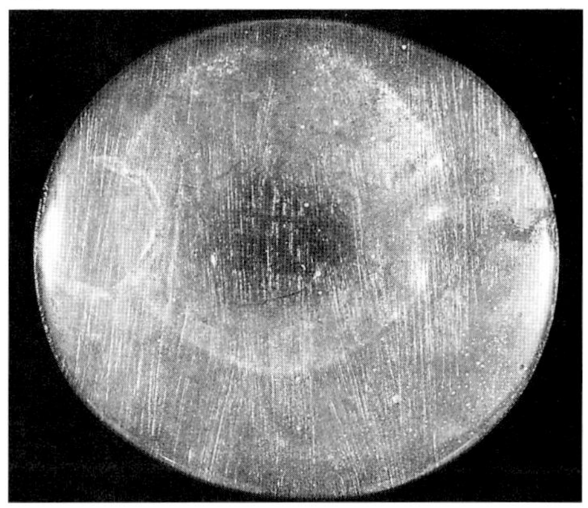

## Absenken

Das Absenken scheint zuerst für die Herstellung von Gegenständen und erst später für Gefäße verwendet worden zu sein. Bei den Ausgrabungen in Olympia entdeckte man Tonformen und Gewandfalten aus Glas für zwei große Statuen aus dem frühen 4. Jahrhundert v. Chr. Das Glas der Gewandfalten hat eine gleichmäßige, durchgehende Stärke von 0,3–0,6 cm (Abb. 113),[238] was darauf schließen läßt, daß das verwendete Flachglas durch Breitlaufen entstanden war (siehe oben: Einfarbige Rohlinge). Beim Ausfüllen der Form hätte es sich nämlich gedehnt und wäre dadurch dünner geworden. Die Formen, in denen man die Glasplatten absenkte, sind zum Teil extrem groß. Eine 81,0 cm lange Form hatte in der Längsrichtung eine Vierkantstange als Eisenarmierung (Abb. 114),[239] eine andere ist 38,5 cm lang (Abb. 115).[240] Breite umlaufende Ränder um die Tonformen dienten dazu, das Glas während des Absenkens zusammen zu halten.

Wann man zuerst aus scheibenförmigen Rohlingen Gefäße absenkte, läßt sich nicht genau festlegen. Um die Mitte des 2. Jahrhunderts v. Chr. überfluteten einfarbige, abgesenkte Trinkschalen den Markt im ganzen Mittelmeerraum. Ein gutes Beispiel dieser Gefäße ist die syro-palästinische Schliffrillen-Schale der Sammlung Wolf (Kat.-Nr. 79, Abb. 116). Die Technik des Absenkens von Gefäßen entwickelte sich vermutlich aus der Herstellung von Zwischengoldglas-Gefäßen, eine Technik, die das Aneinanderschmelzen zweier formgeschmolzener Schalen erforderte. Dazu verwendete man eine Halbform der Art, wie man sie später zum Absenken brauchte (siehe unten: Ein Fund hellenisti-

113

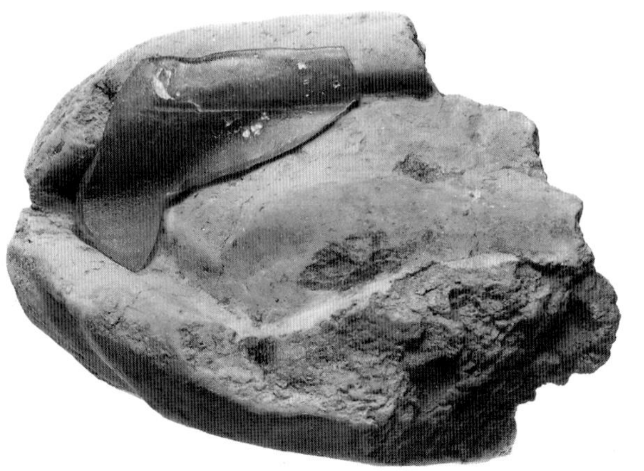

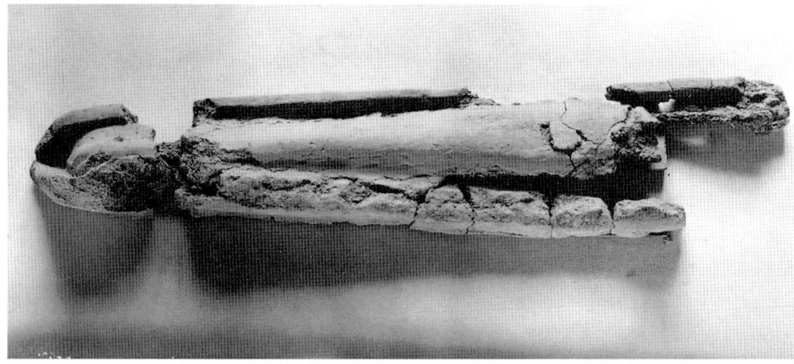

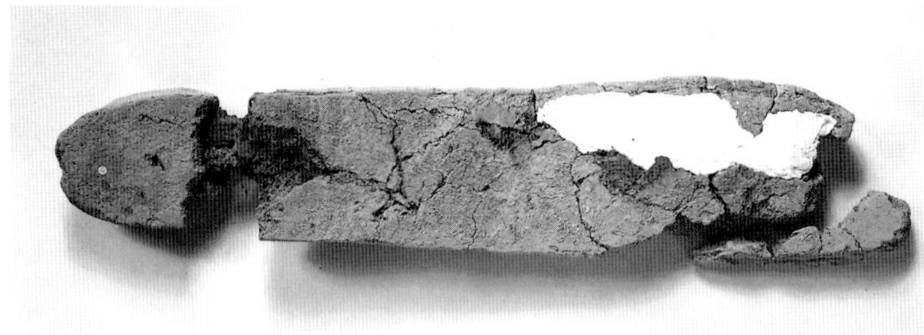

114

115

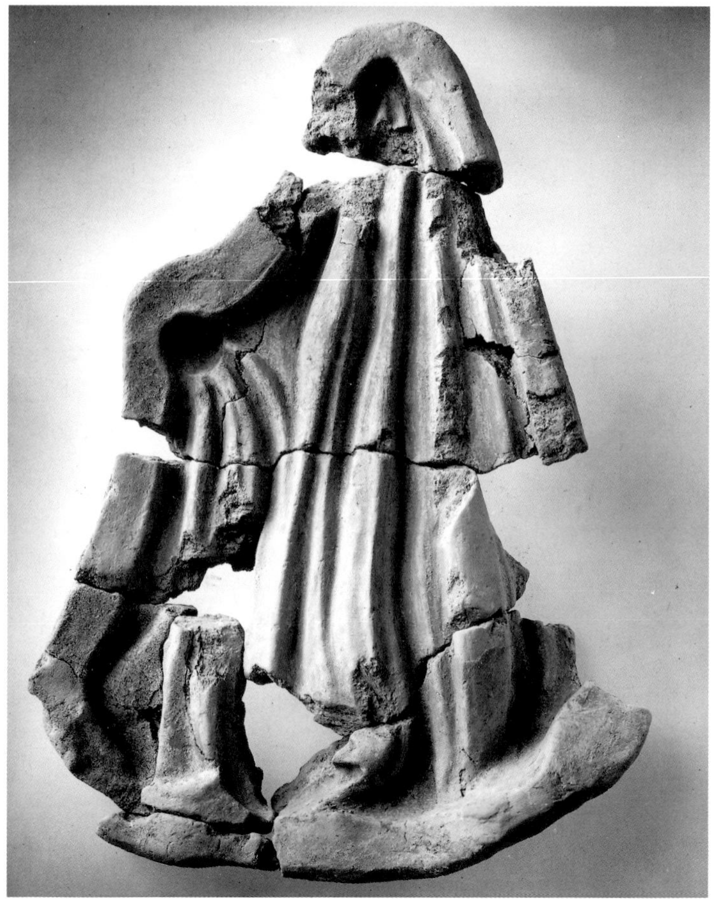

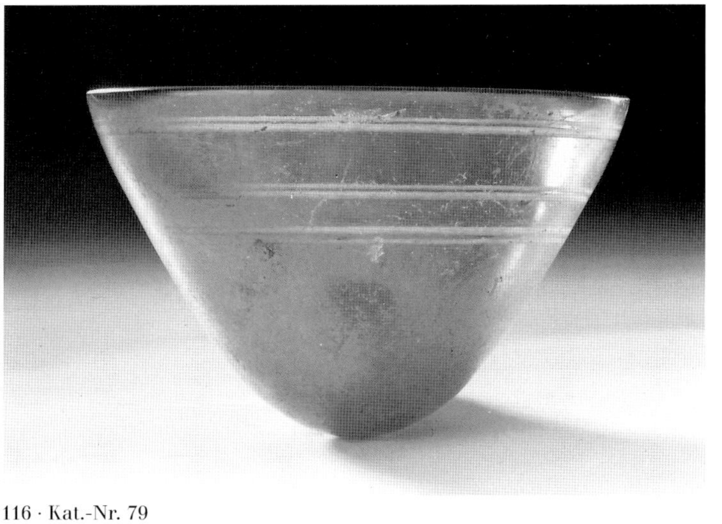

116 · Kat.-Nr. 79

118

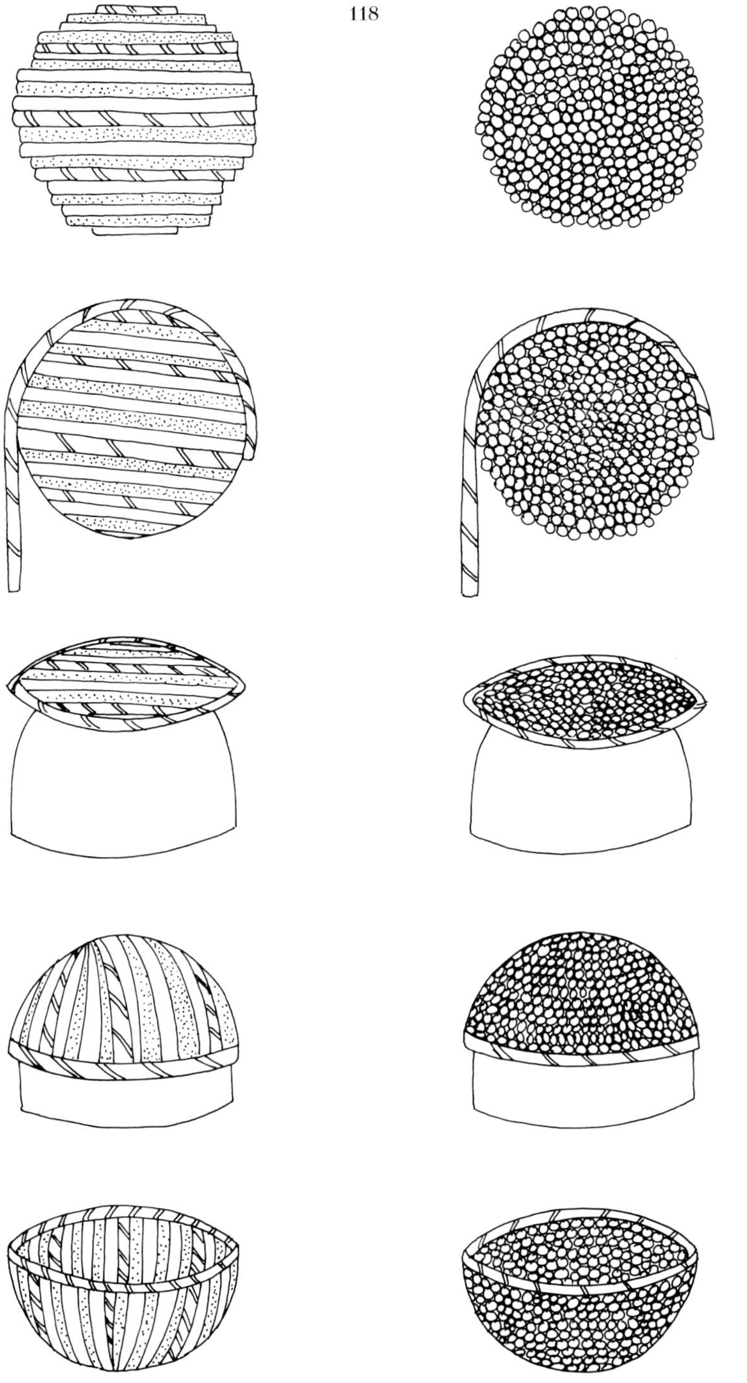

schen Luxusglases aus Canosa [Apulien]; Herstellungstechniken).

Beim Absenken legte der Handwerker den heißen Rohling (die vorgeformte Glasscheibe) auf eine konvexe Halbform (auch Kernform genannt) und ließ das Glas durch sein eigenes Gewicht über der Form absinken (siehe Abb. 139, 140). Er konnte den Rohling auch in einer konkaven Form absinken lassen. Heute würde man tiefe Schalen und Gefäße mit komplizierten Profilen durch mehrmaliges Absenken in Formen von jeweils zunehmender Tiefe erzeugen (Abb. 117).[241] Der Grund hierfür liegt darin, daß es nun üblich ist, den Rohling kalt auf oder in die Form zu legen und beide zusammen zu erhitzen, bis das Glas hinunterläuft (Abb. 118).[242] Erst nach dem Abkühlen holt man Form und Glas aus dem Abkühlofen heraus. Umgesetzt in die hellenistische Zeit hieße dies, daß man Rohling und Form im Töpferofen erhitzt hat. Bei einem solchen Vorgehen hat man natürlich wenig Kontrolle über das Glas, da man, wenn es heiß ist, nicht in den Prozeß eingreifen kann. Es sollte deshalb durch Experimente untersucht werden, ob sich tiefe Schalen und Gefäße mit komplizierten Profilen wie Kat.-Nr. 100 in einem einzigen Absenkvorgang herstellen lassen, wenn man den Rohling heiß auflegt.

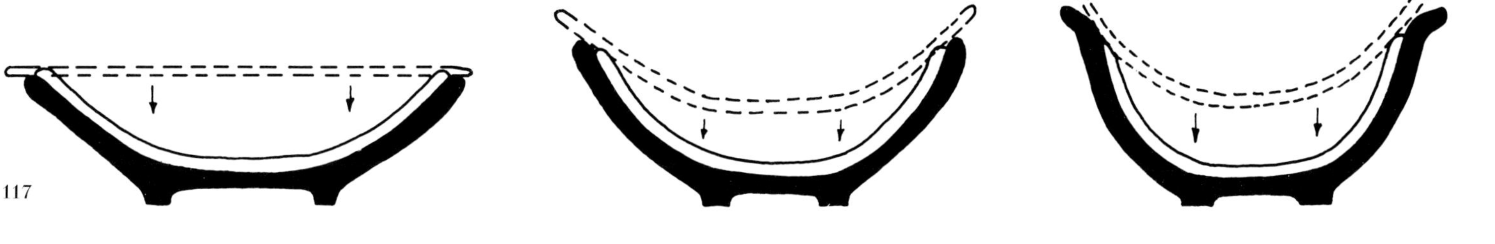

117

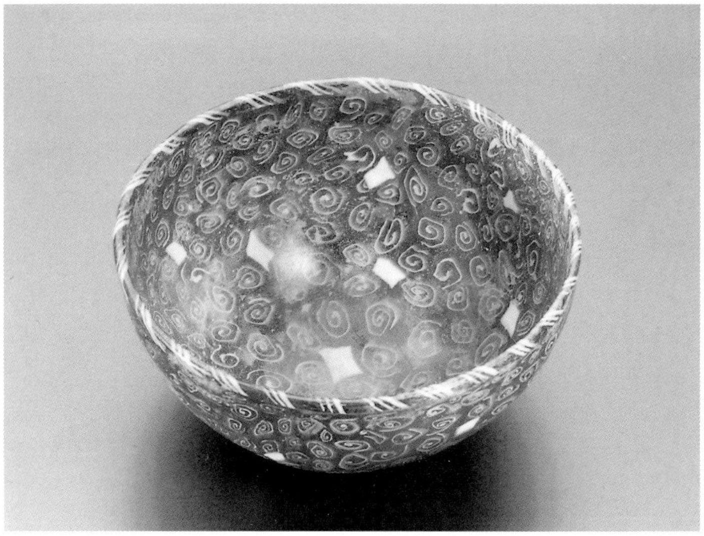

119 · Kat.-Nr. 75

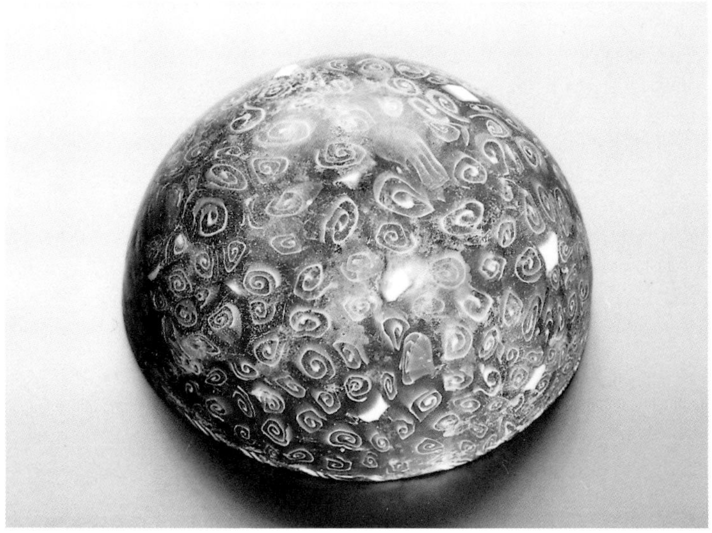

120 · Kat.-Nr. 75

Werkzeugspuren im Randbereich vieler antiker Gefäße (siehe unten) zeigen, daß die antiken Handwerker das Glas, während es absank, bearbeiteten. Dieser Befund legt den Schluß nahe, daß sie die Rohlinge heiß auflegten. Welche Form verwendet wurde, eine hohle oder eine konvexe, kann man oft am Gefäß selbst ablesen. Bei Gefäßen, die über einer konvexen Form abgesenkt wurden, ist der Rand meistens dick, weil das Glas in diese Richtung hinunter fließt; bei Hohlformen dagegen läuft das Glas im Boden des Gefäßes zusammen. Bei Mosaikglas-Gefäßen kann die Verzerrung des Mosaikmusters einen weiteren Hinweis auf die verwendete Form liefern, denn das Muster verzerrt am wenigsten auf der Seite, die auf der Form aufliegt und daher zuerst abkühlt und erstarrt. So wurde eine canosinische Mosaikglas-Schale der Sammlung Wolf über eine konvexe Form abgesenkt: das Muster auf der Innenseite ist sehr regelmäßig (Kat.-Nr. 75, Abb. 119), während viele Mosaik-Spiralen der Außenseite stark verzerrt sind (Abb. 120).

Wenn Glas während des Abkühlens auf oder in der Form belassen wird, kann die Seite, die mit der Form in Berührung bleibt, etwas trüb oder »wolkig« werden und muß nachpoliert werden. Dies scheint bei abgesenkten Gefäßen weniger üblich gewesen zu sein, als man bisher dachte, denn viele sogenannte Polierspuren und umlaufende Kratzer dürften beim Schleifen der Schliffrillen oder Ablösen von der Form entstanden sein (siehe oben: Steinbearbeitungstechniken). Aus Werkzeugspuren auf den erhaltenen Gefäßen geht hervor, daß die antiken Handwerker ihre Gefäße häufig noch vor dem Abkühlen von der Form abhoben. Der Grund war vermutlich, daß die Formen aus Ton waren. Beim Absenken spielt nämlich das Material der Formen eine wichtige Rolle. So können keramische Formen Probleme bereiten. Wenn das Glas über einer konvexen Form aus Ton abgesenkt wird, muß das Gefäß vor dem Abkühlen von der Form abgehoben werden, weil Glas während des Abkühlens schrumpft und deshalb zerspringen würde. Dieses Problem tritt nicht auf, wenn die keramische Form außen sitzt und das Glas darin abkühlt. In dem Fall kann das Schrumpfen des Glases die Trennung von der Form sogar erleichtern.

Trotzdem wurden in der Antike viele Gefäße über der Form abgesenkt. Dies geht eindeutig aus den horizontalen, zuweilen auch schrägen Werkzeugspuren hervor, die auf der Außenseite vieler Gefäße im Randbereich zu sehen sind. Sie entstanden durch das Drücken des heißen Glases gegen die Form. So gibt es horizontale Werkzeugspuren auf der canosinischen Mosaikglas-Schale der Sammlung Wolf (Kat.-Nr. 75, Abb. 121) und auf der römischen Rippenschale (Kat.-Nr. 96, siehe Abb. 134), schräge Werkzeugspuren dicht am Rand bei der syro-palästinischen Schliffrillen-Schale (Kat.-Nr. 83, Abb. 122) und der Rippenschale (Kat.-Nr. 85, siehe Abb. 136). Auch bei den experimentell in Toledo hergestellten Rippenschalen entstanden ähnliche Spuren im Randbereich (siehe S. 78). Sie sind typisch für abgesenkte Gefäße sowie für solche, die auf der Töpferscheibe auf einer sich drehenden Form hergestellt wurden (siehe unten: Spiralig aufgebaute Reticella-Schalen, Rippenschalen).

Das Drücken des heißen Glases gegen die Form diente zum Regulieren des Glasflusses und zum Glätten des Randes.

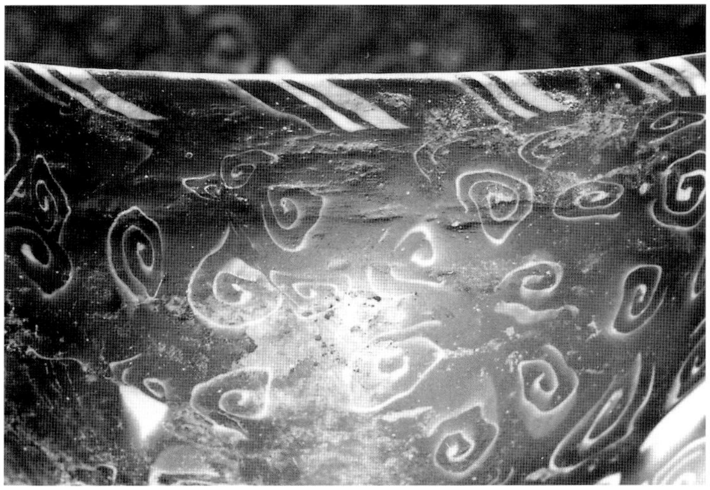

121 · Kat.-Nr. 75

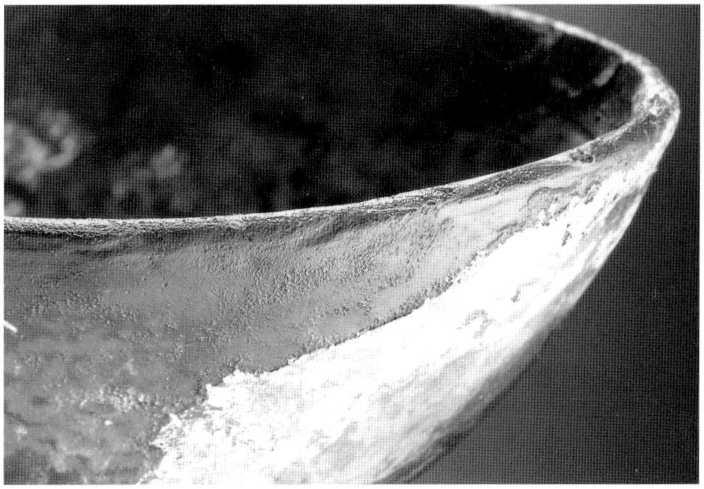

122 · Kat.-Nr. 83

Dabei weitete dieser sich etwas, so daß das Gefäß sich leichter von der Form abheben ließ. Bei einer Schale (Kat.-Nr. 83, Abb. 123) ist sogar zu sehen, wie der Rand verzerrt wurde und an zwei gegenüberliegenden Stellen leicht verdickt ist. Falls, wie allgemein angenommen wird, die Produktion der spiraligen Reticella-Schalen im späten 3. oder frühen 2. Jahrhundert v. Chr. begann, könnten die Hersteller von syro-palästinischen Schliffrillen-Schalen (die seit dem mittleren 2. Jahrhundert v. Chr. auftauchen) und anderen Gefäßen, die durch Absenken fertiggestellt wurden, ihre Erfahrung, daß sich Glas beim Anpressen an die Form von ihr löst, bei den Reticella-Schalen erworben haben.

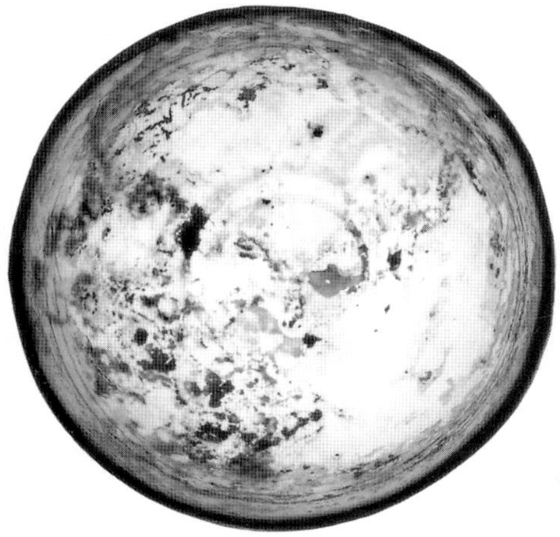

123 · Kat.-Nr. 83

**Auf der Töpferscheibe spinnen: spiralig aufgebaute Reticella-Gefäße**

Reticella-Gefäße (aus dem Italienischen »a reticello«, mit kleinem Netzmuster), im Englischen auch »network vessels« oder »lacework vessels« genannt, wurden aus Reticella-Fäden hergestellt, das heißt aus farblosen Glasfäden, die einfach oder doppelt mit opakweißen oder -gelben Glasfädchen spiralig umwickelt waren (siehe oben: Reticella-Stäbe). Es gibt zwei Arten: spiralig aufgebaute Reticella-Gefäße und Streifen-Reticella-Gefäße. Bei der ersten Art sind die einzelnen Reticella-Fäden spiralförmig miteinander verschmolzen, wie zum Beispiel bei einer Schale der Sammlung Wolf (Kat.-Nr. 73, Abb. 124). Bei den Streifen-Reticella-Schalen wurden parallel gelegte Reticella-Stäbe miteinander zu einem Rohling verschmolzen und abgesenkt (siehe Abb. 103).

124 · Kat.-Nr. 73

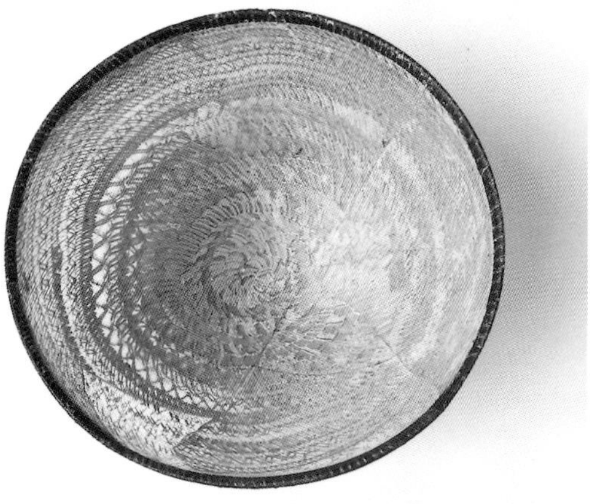

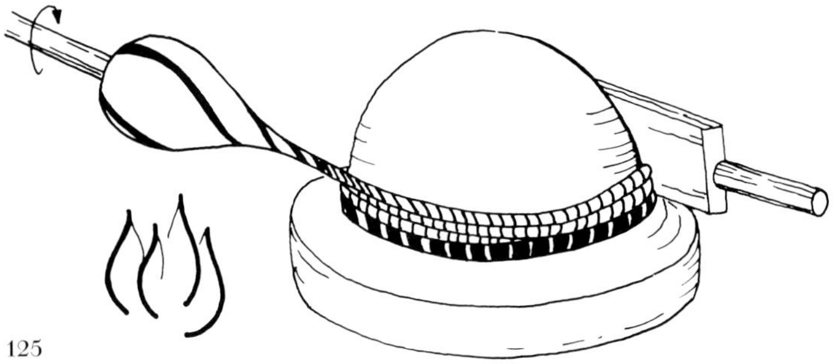

125

Beide Arten wurden in der hellenistischen Epoche hergestellt, die spiralig aufgebauten Schalen beginnen etwas eher als die parallel gestreiften Schalen, die man noch bis in das 1. Jahrhundert n. Chr. anfertigte (siehe oben: Mehrfarbige scheibenförmige Rohlinge aus Mosaikglas). Die frühesten spiraligen Reticella-Schalen sind große Schalen mit einem Fischgrätenmuster wie einige aus Canosa (siehe unten: Ein Fund hellenistischen Luxusglases aus Canosa [Apulien], mit Abb. 197). Sie werden allgemein in das späte 3. oder frühe 2. Jahrhundert v. Chr. datiert, aber möglicherweise entstanden sie erst etwas später.

Spiralige Reticella-Gefäße stammen aus weitentfernten Fundgebieten vom Irak über Syrien bis in die Türkei, aber es gibt keinen Fundort, aus dem so viele erhalten sind wie Canosa in Süditalien. Trotzdem deutet diese Fundverteilung auf eine Herkunft aus dem östlichen Mittelmeerraum, was durch die Herstellungstechnik auf einer Töpferscheibe unterstützt wird. Denn der römische Schriftsteller Plinius (Naturalis Historia 36.193) schreibt, daß das Bearbeiten auf der Töpferscheibe eine sidonische Spezialität war (siehe unten: Auf der Töpferscheibe bearbeiten). So liegt der Schluß nahe, daß die Technik der spiraligen Reticella-Schalen, die zu den frühesten auf der Töpferscheibe hergestellten Gefäßen gehören, in der Stadt Sidon an der Küste des heutigen Libanon erfunden wurde. Auch die opakgelben Glasfädchen, mit denen die farblosen Glasfäden oft umwickelt sind, weisen auf eine Herkunft aus Sidon, denn dort produzierte man opakgelbes Glas, das in hellenistischer Zeit nicht häufig verwendet wurde.[243]

Die Herstellung der spiraligen Reticella-Gefäße auf einer sich drehenden Halbform[244] leitet sich vermutlich von der älteren Technik der kerngeformten Gefäße ab, bei der man Glas von einem geschmolzenen Glasposten oder mit Hilfe erweichter Glasstäbe um einen vorbereiteten Kern spulte (siehe oben: Mediterrane kerngeformte Gefäße des 1. Jahrtausends v. Chr.). Für die Reticella-Gefäße montierte man die konvexe Halbform auf einer Töpferscheibe und spann die Reticella-Fäden direkt aus dem heißen Glasposten auf die rotierende Form auf (Abb. 125)[245]. Die Stärke der Reticella-Fäden kann bei diesem Verfahren kontrolliert werden, indem man den Glasposten näher oder entfernter zum Feuer hält, beziehungsweise die Drehgeschwindigkeit ändert. Die glatte Oberfläche wird erzielt, indem man die noch weichen Glasfäden während des Aufwickelns mit einem geeigneten Werkzeug flachdrückt. Bei diesem Flachdrücken weitet sich die Schale etwas, wodurch sie leicht von der Form genommen werden kann.

Die Herstellung der spiraligen Reticella-Gefäße erforderte ein gut koordiniertes Zusammenarbeiten mehrerer Handwerker, denn die Schalen sind aus bis zu fünf Reticella-Fäden aufgebaut, die man zu gleicher Zeit um die rotierende Form spulte. Jeder Faden mußte individuell aus einem heißen Glasposten gezogen werden, so brauchte man für jeden einen Handwerker, der ihn um die Form spann, dazu noch einen weiteren Mitarbeiter, der die Töpferscheibe drehte und die Fäden gegen die Form andrückte.

### Auf der Töpferscheibe bearbeiten

Rippenschalen

Der wichtigste Gefäßtypus, der auf der Töpferscheibe hergestellt wurde, sind die Rippenschalen. Eine starke Verwandtschaft in Material, Farbe und Stil zwischen den frühesten hellenistischen Rippenschalen, zum Beispiel der Schale der Sammlung Wolf (Kat.-Nr. 84, Abb. 126) und syro-palästinischen Schliffrillen-Schalen, die durch Absenken hergestellt wurden (Kat.-Nr. 83, Abb. 127), führte in neuerer Zeit zu der Erkenntnis, daß beide Gefäßtypen aus den gleichen Werkstätten stammen, wobei die Herstellung der Rippenschalen im frühen 1. Jahrhundert v. Chr., das heißt etwas später einsetzt als die der Schliffrillen-Schalen.[246] Dieser Schluß wurde durch die unten beschriebenen Experimente zur Herstellungstechnik bestätigt. An der syro-palästinischen Küste dürfte die Produktion von Rippenschalen kurz nach der Mitte des 1. Jahrhunderts n. Chr. aufgehört haben, aber im römischen Westen scheinen sie noch bis zum Ende des 1. Jahrhunderts n. Chr. hergestellt worden zu sein, also über hundert Jahre nach dem Erscheinen der ersten geblasenen Gefäße. Diese erstaunlich lange Dauer in der Produktion läßt sich wohl aus der Herstellungstechnik der Rippenschalen erklären, denn man konnte sie auf der Töpferscheibe viel schneller herstellen, als man sie jemals hätte blasen können.

Im römischen Westen imitierten gelegentlich Töpfer diese überaus beliebte Form (Abb. 128)[247], aber diesen Versuchen war kein Erfolg beschieden, vielleicht weil die Produktion der keramischen Nachbildungen, die in Tonformen hergestellt werden mußten, zu mühsam war oder weil die Rippenschalen aus Ton durch das starre Regelmaß der Rippen und das Fehlen der durch die Rippen bei den Glasschalen erzeugten optischen Effekte weniger attraktiv wirkten. Wie dem auch sei, Rippenschalen blieben die Domäne der Glasverarbeiter.

Ihr Ursprung im syro-palästinischen Küstengebiet geht nicht nur aus den Ausgrabungsfunden hervor, sondern auch aus einer Stelle beim römischen Schriftsteller Plinius, der um 70 n. Chr. berichtete, daß die Stadt Sidon an der syro-palästinischen Küste für drei Glasformungstechniken einmal berühmt gewesen war, eine davon war »torno terere« (Naturalis Historia 36.193). Wenn die neue Übersetzung von diesem Zitat als »Andrücken auf einer Töpferscheibe« korrekt ist,[248] so legt das die Erklärung nahe, daß Plinius dabei weniger an die spiraligen Reticella-Schalen gedacht hat (die nur in sehr beschränkter Anzahl und im 1. Jahrhundert n. Chr. schon längst nicht mehr hergestellt wurden) als an die Rippenschalen, die man zu seinen Lebzeiten im Westen noch immer in großen Mengen produzierte. Das wiederum würde die in diesem Katalog vorgestellte These unterstützen, daß die Glasformung auf der Töpferscheibe nicht nur eine Sidonische Spezialität, sondern auch eine Sidonische Erfindung war (siehe oben: Auf der Töpferscheibe gesponnene Reticella-Gefäße).

Im östlichen Mittelmeerraum machte man hauptsächlich einfarbige Rippenschalen, während man diese im Italien der frühen Kaiserzeit auch aus Mosaikglas herstellte. Elegante farbige Muster erzeugte man mit Rohlingen, die entweder aus Scheiben dicker Überfangstäbe mit konzentrischen Farbschichten zusammengesetzt waren oder aus längeren, auf die Seite gelegten Abschnitten von gestreiften Stäben, wie zum Beispiel bei den Fragmenten einer römischen Rippenschale auf hohem Standring in der Sammlung Wolf (Kat.-Nr. 94 Innenseite, Abb. 129). Die Muster sollten die Marmorierung farbiger Steine imitieren. Die Vorliebe für marmorartige Muster erklärt sich durch den attraktiven Effekt, den die durch die Rippen bedingte Verzerrung bewirkte, während kleinteilige, feine Muster wie Rosetten nicht so geeignet waren. So sind unter 70 Fragmenten von Mosaik-Rippenschalen im Toledo Museum of Art nur fünf, die nicht Achat, Serpentin oder andere farbige Steine nachahmen.[249]

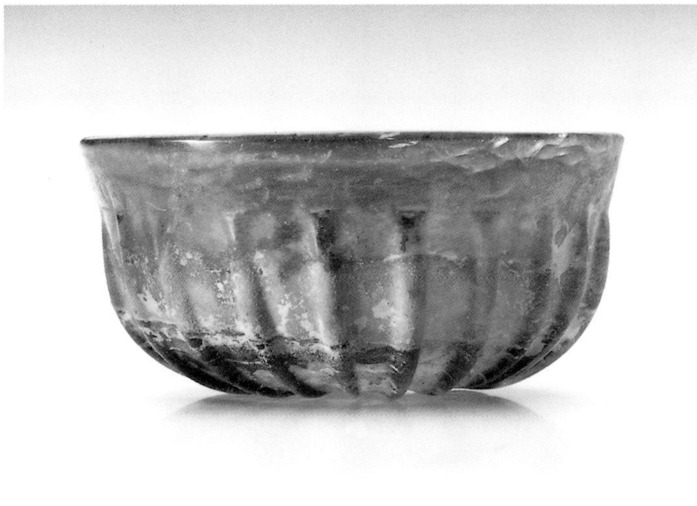

126 · Kat.-Nr. 84

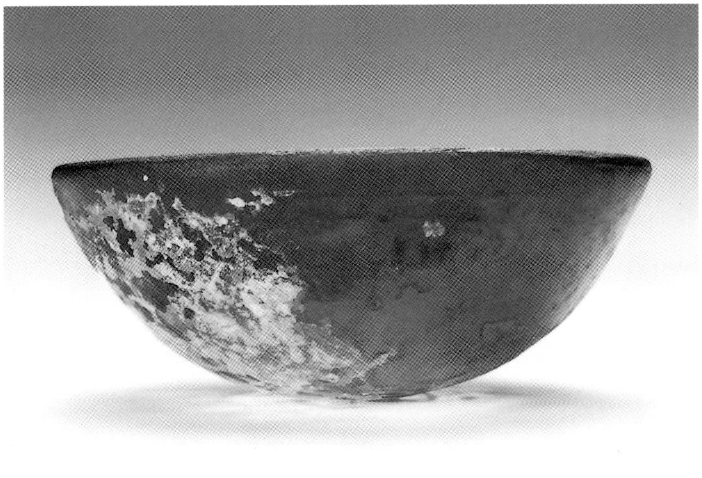

127 · Kat.-Nr. 83

128

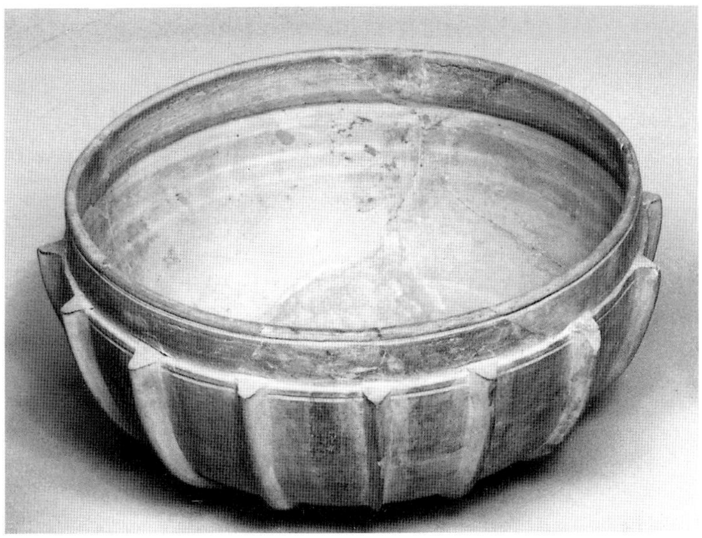

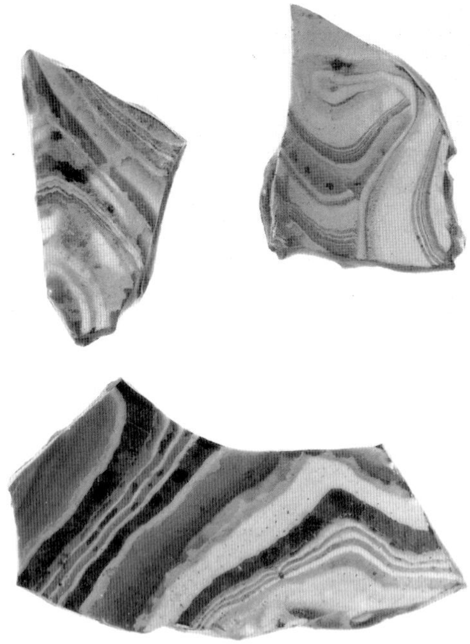

129 · Kat.-Nr. 94

Zahllose Fragmente früher Rippenschalen aus Hagoshrim in Nord-Israel sind besonders aufschlußreich, da sie ganz offensichtlich die Experimentierphase einer neuen Technik repräsentieren (Abb. 130)[250]. Die Rippen sind hier oft sehr flach und verschwinden am oberen Ende. Sie sind außerdem in bezug auf Größe und Anordnung sehr unregelmäßig. Es gibt zwei Hauptgruppen. Die erste hat vertikale oder schräge Rippen, die durch Einkerben einer erweichten Oberfläche entstanden, diese Schalen sind innen und am Rand nicht poliert; die zweite Gruppe ähnelt der ersten weitgehend, hat jedoch breite, vorstehende schräge Rippen mit unterschiedlich breiten Abständen. Ein paar Fragmente haben so schwach ausgeprägte Rippen, daß man sie kaum erkennen kann. In allen Fällen sind die Rippen so unregelmäßig, daß man sie nur individuell mit einem Werkzeug erzeugen konnte, während das Glas noch heiß war. Gladys Weinberg prägte den Ausdruck »tool-ribbed« für diese Schalen. Alle diese Merkmale weisen auch die unten beschriebenen, in Toledo hergestellten experimentellen Schalen auf, die nach Meinung von Gladys Weinberg den Hagoshrim-Fragmenten ähnlich sind.
Hellenistische und römische Rippenschalen wurden prinzipiell auf die gleiche Weise hergestellt, mit dem einzigen Unterschied, daß die römischen Schalen perfekter aussehen als ihre hellenistischen Vorgänger. Die »Perfektion«

130

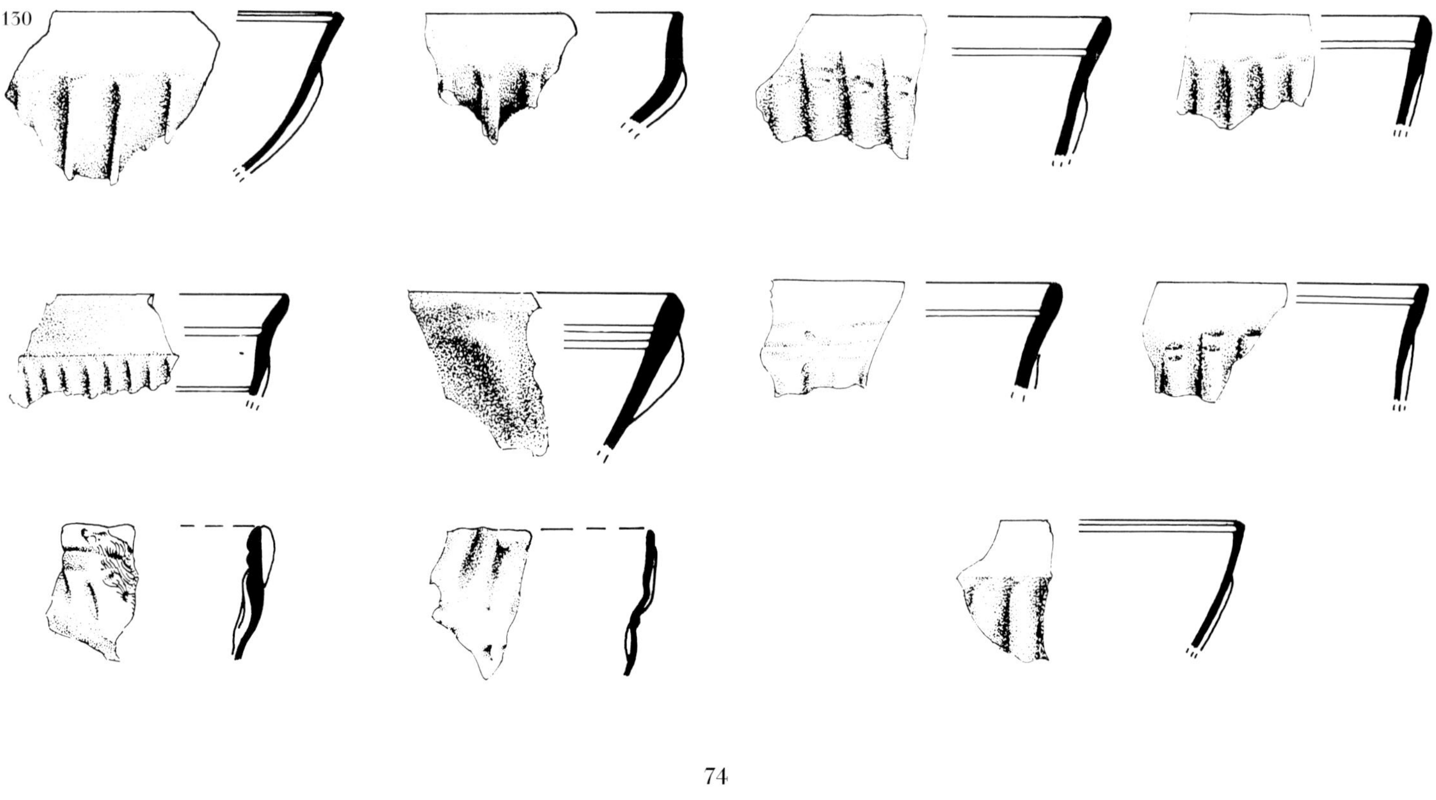

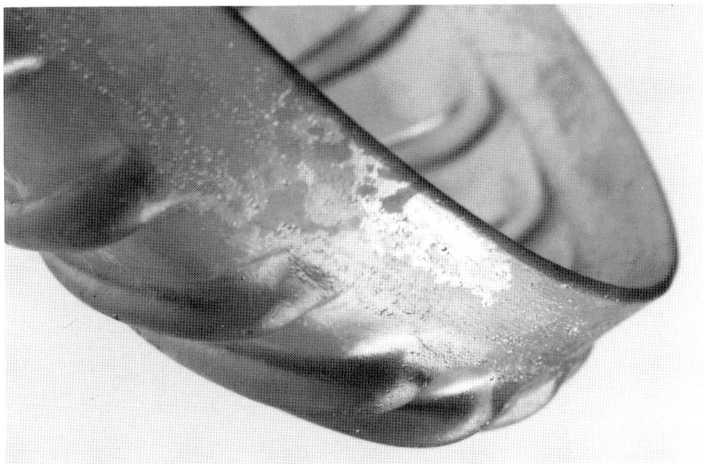

131 · Kat.-Nr. 92

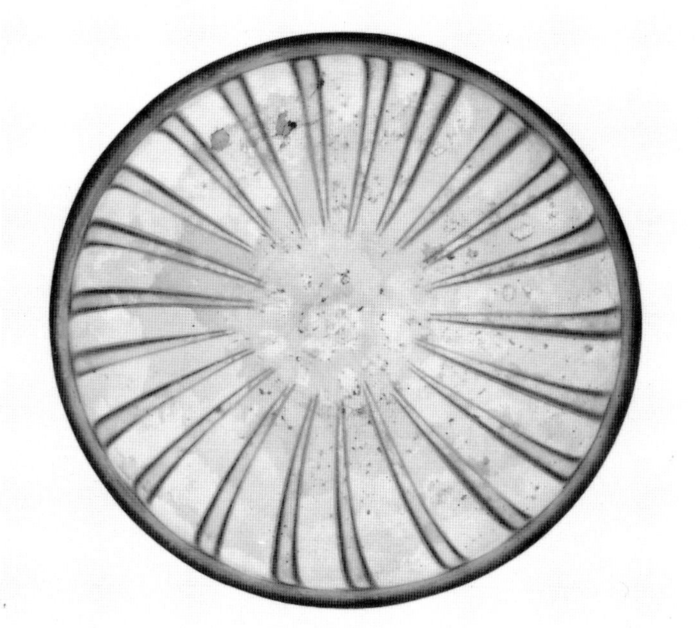

132 · Kat.-Nr. 92

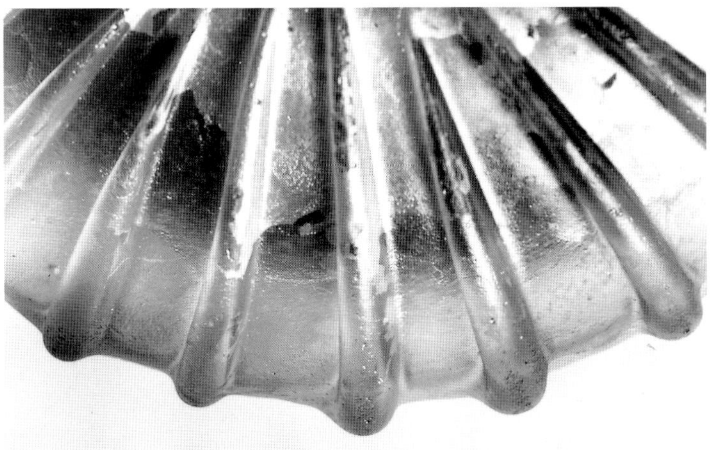

133 · Kat.-Nr. 92

der römischen Rippenschalen ergab sich durch die längere Erfahrung und möglicherweise auch durch verbesserte Werkzeuge. Römische Rippenschalen (siehe Kat.-Nr. 89–96) zeigen nämlich – ungeachtet ihrer im Vergleich zu den Hagoshrim-Schalen größeren Perfektion – ganz ähnliche Merkmale.[251] Die Unterschiede sind graduell, und es ist daher oft nicht möglich zu unterscheiden, ob eine Schale hellenistisch oder römisch ist.

Im Widerspruch zu dem, was öfters behauptet wird, sind auch die Rippen bei römischen Schalen nie völlig regelmäßig geformt oder angeordnet. Sie variieren bezüglich ihrer Länge sowohl am Rand (Kat.-Nr. 92, Abb. 131) wie auf der Unterseite und haben einen typischen Drall[252] (Kat.-Nr. 92 Innenseite von oben, Abb. 132); der Drall ist auch gut sichtbar auf den Farbtafeln der Unterseiten von Kat.-Nr. 91, 92, 96. Außerdem sind die Flanken der Rippen meistens ungleich, die eine Seite ist steil und die andere fällt flacher ab (Kat.-Nr. 92, Abb. 133). Bei dieser Schale ist die Randzone rauh, weil sie nachträglich geschliffen wurde (siehe Abb. 131), aber man sieht noch auf einer der Rippen (die hier nicht bis in die Randzone reichen) eine horizontale Einkerbung, die vom Werkzeug stammt, mit dem der Rand geglättet wurde, als das Glas noch heiß war. Ähnliche Werkzeugspuren kommen auf den Rippen vieler Hagoshrim-Schalen vor (siehe Abb. 130). Bei vielen Schalen ist der Rand, wenn er nicht nachgeschliffen wurde, unebenmäßig und zeigt horizontale Werkzeugspuren vom Glätten des heißen Glases, so auf der römischen Schale (Kat.-Nr. 96, Abb. 134) und auf der Schale Kat.-Nr. 84 (Abb. 135), die vielleicht noch hellenistisch ist. Auf einer Rippenschale (Kat.-Nr. 85, Abb. 136) sieht man an der oberen Kante des Randes schräge Werkzeugspuren, die vom Loslösen der Schale von der Form stammen. Eine besondere Bodenscherbe mit überlagerten Rippen aus Nida-Heddernheim, Deutschland,[253] ist der beste Beweis, daß die antiken Rippenschalen weder in einer Form geschmolzen wurden,[254] noch durch Absenken eines gerippten Rohlings entstanden.[255]

Sowohl hellenistische wie römische Rippenschalen entstanden durch Bearbeitung eines Rohlings auf der Töpferscheibe. Es ist das Verdienst von Rosemarie Lierke, das Prinzip dieser Technik wiederentdeckt zu haben (Abb. 137)[256]. Es wurde in zwei Experimenten in Toledo nachvollzogen.[257] Dazu wurde eine konvexe Halbform (Kernform) auf eine Drehscheibe plaziert (Abb. 138)[258] und ein heißer Rohling auf die Form gelegt (Abb. 139). Das Glas war so heiß, daß es sich sofort über die Form absenkte (Abb. 140).

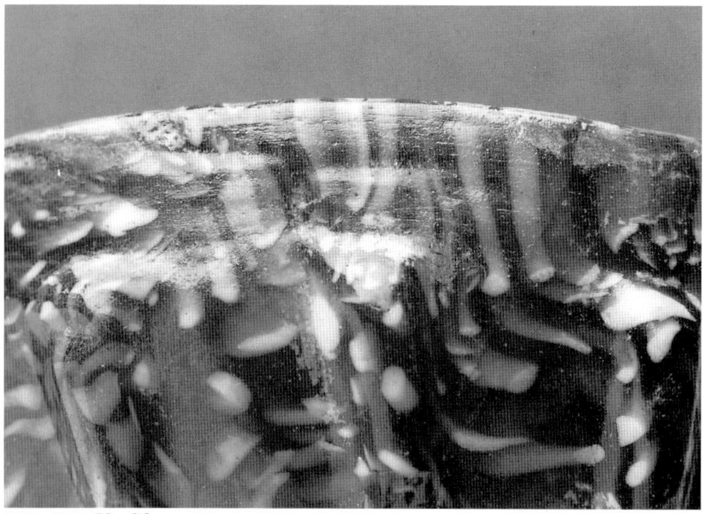
134 · Kat.-Nr. 96

135 · Kat.-Nr. 84
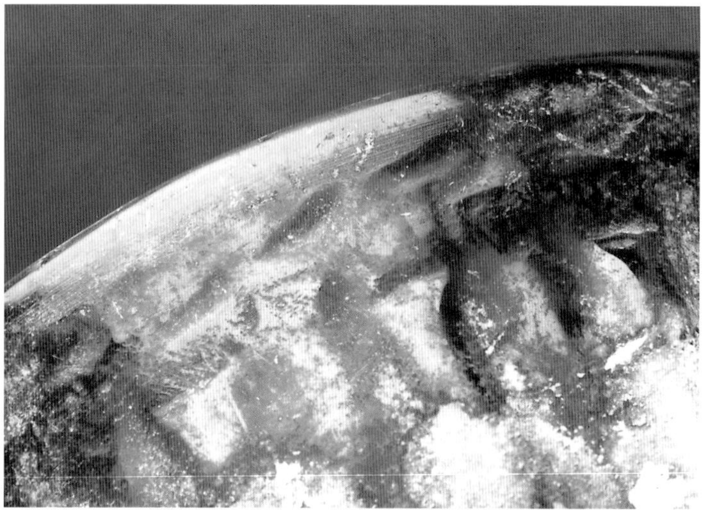

136 · Kat.-Nr. 85
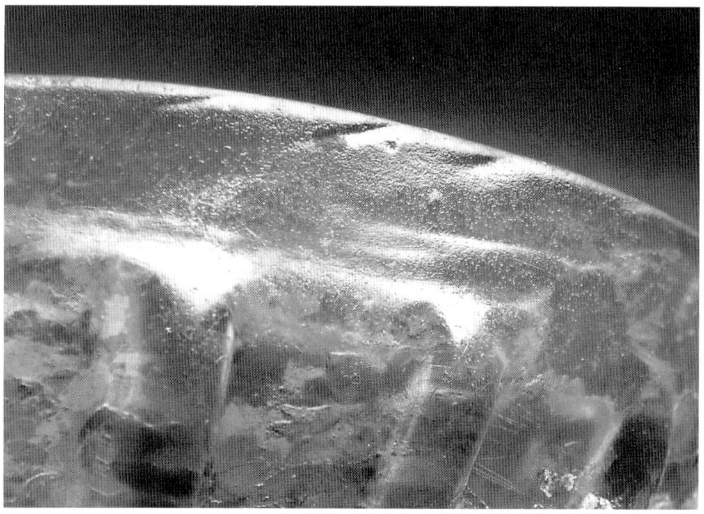

Während sich die Scheibe mit der Form langsam drehte, wurde der Rand der Schale durch horizontales Anpressen eines kantigen Metallstabes gegen den Rohling auf der Form geformt. Gleichzeitig wurde der Rohling durch vertikale Bewegungen eines zweiten Stabes eingekerbt, um die Rippen zu formen. Zwischen den Einkerbungen wölbte sich das weggedrückte Glas seitlich zu vertikalen Rippen hoch (Abb. 141). Die Scheibe mußte sich drehen, damit das Glas in einer rhythmischen Bewegung kontinuierlich bearbeitet werden konnte. Während des Experiments gab es keine Möglichkeit, die Form auf der Scheibe zu fixieren, so daß ein dritter Metallstab erforderlich war, der beim An- und Eindrücken gegengehalten wurde, um die Form vor dem Verrutschen zu bewahren. Der dritte Stab wäre bei einer auf der Scheibe fixierten Form nicht nötig gewesen, wie das in der Antike wahrscheinlich der Fall war. Überraschenderweise konnten alle Rippen einer Schale in weniger als einer Minute ohne zwischenzeitliches Wiedererhitzen hergestellt werden. Die fertige Schale wurde noch heiß von der Form gehoben, in den Kühlofen gestellt und die nächste Schale in Angriff genommen (Abb. 142).

Bei dem Experiment wurden die Rohlinge aus geschmolzenem Glas hergestellt. Das Glas floß vom Hefteisen auf die

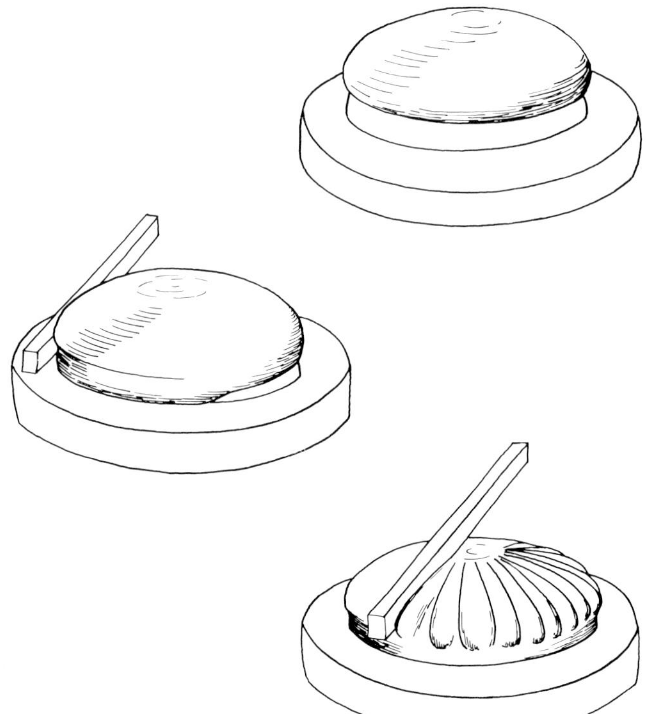
137

Märbelplatte und bildete einen »Rohling«. Weil das Glas gerade aus dem Ofen kam, waren die Rohlinge sehr weich und flossen schnell über die Form nach unten. Obwohl die Form mit einem Trennmittel beschichtet worden war,[259] wurde es im Laufe der Versuche zunehmend schwerer, eine Schale von der Form zu nehmen, da die Form inzwischen heiß geworden war. Nach sechs Rippenschalen mußte eine neue, kühlere Form eingesetzt werden. Es wäre wahrscheinlich besser gewesen, das Glas in etwas weniger heißem Zustand zu bearbeiten, wie es auch in der hellenistischen und römischen Zeit vermutlich der Fall war, als man Rippenschalen auch aus vorfabrizierten Mosaikglas-Rohlingen machte. Diese durften nicht so heiß werden, daß ihre Muster sich bis zur Unkenntlichkeit verzerrten.[260]

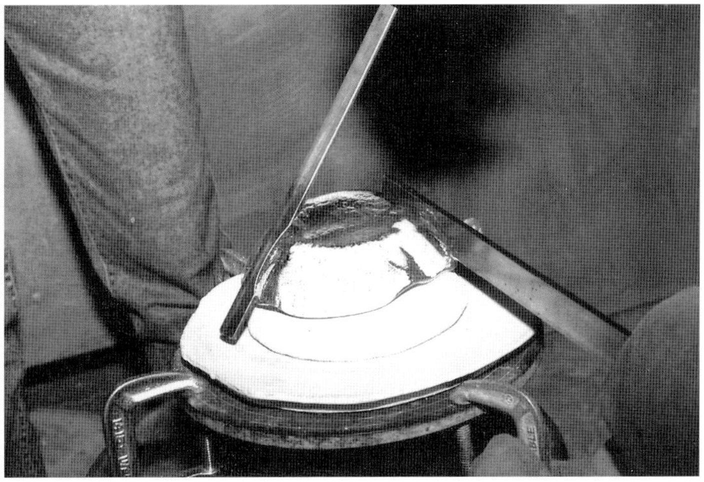

140

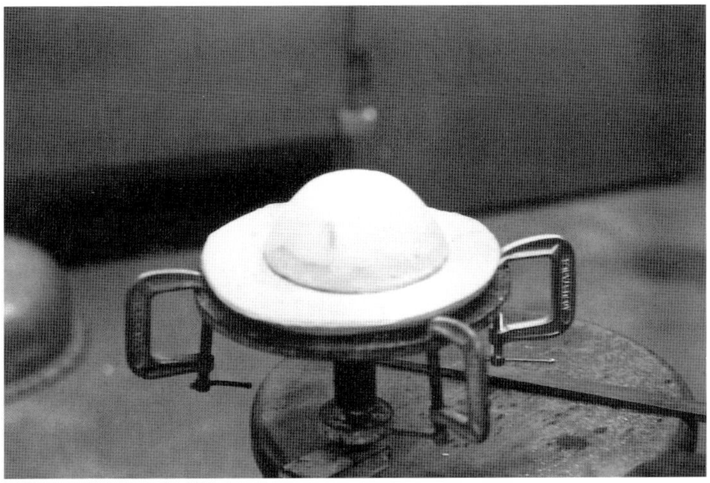

138

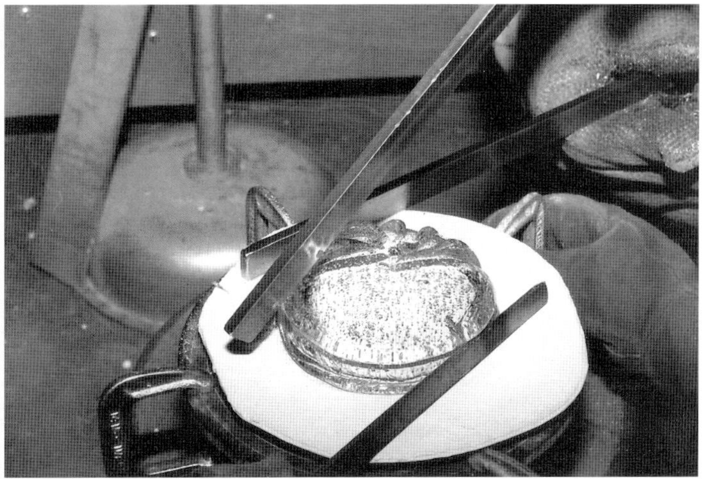

141

139

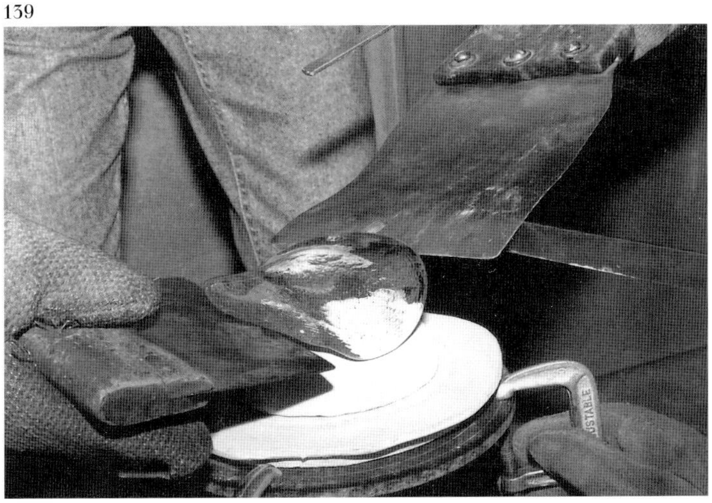

142

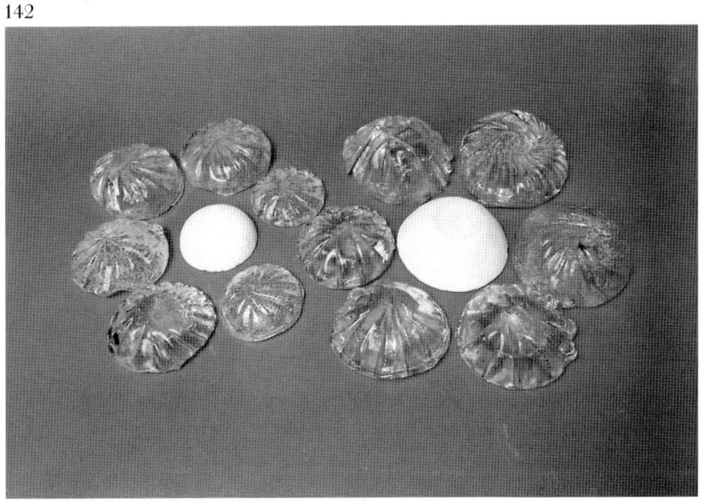

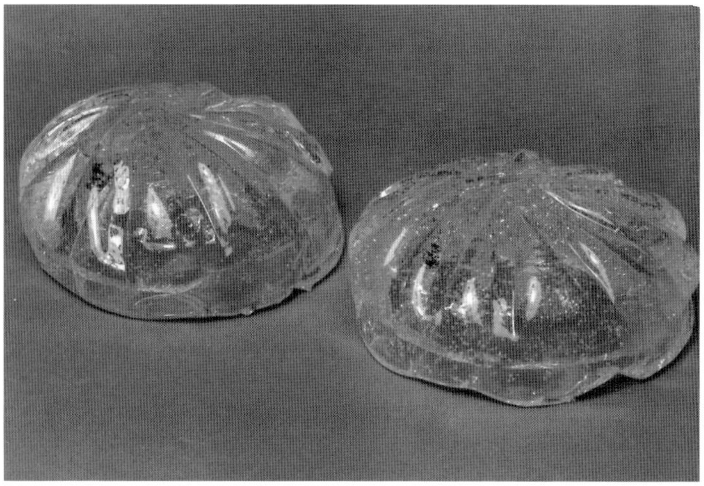
143

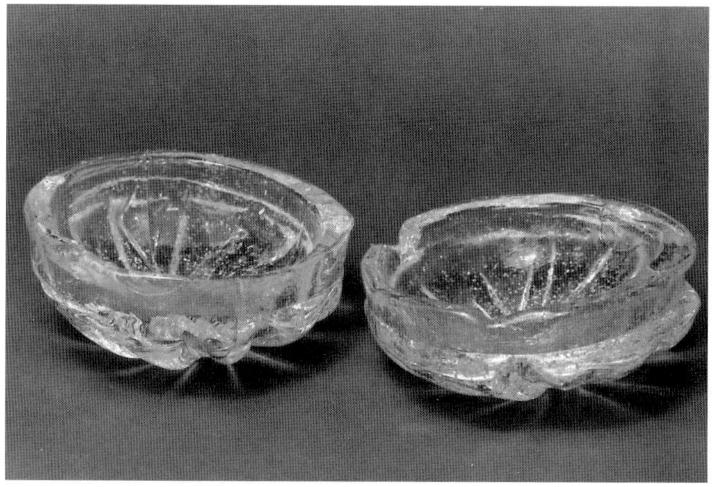
144

Als Werkzeuge wurden lange kantige Metallstäbe verwendet. Die damit erzeugten Rippen verbreitern sich keilförmig gegen den Schalenrand, der Raum zwischen den Rippen wird zum Boden hin nicht schmaler (Abb. 143). In der Römerzeit scheinen die Handwerker – nach den Originalen zu urteilen – daneben auch ein mehr keilförmiges Werkzeug zur Erzeugung der Rippen benutzt zu haben. Vielleicht verwendete man Werkzeuge der Art, wie sie in römischen Töpferwerkstätten ausgegraben wurden.[261] Das Drehen des Glases während des Schlagens bewirkte, daß die einzelnen Rippen leicht gekrümmt und ihre Seiten ungleich wurden. Beim immer neuen Ansetzen des Stabes entstanden Rippen unterschiedlicher Länge und Stärke (Abb. 144, siehe auch Abb. 142, 143). Die oberen Enden der Rippen wurden beim Glätten der Randzone zum Teil horizontal eingekerbt (siehe Abb. 143, linke Schale). In der Randzone selbst entstanden Werkzeugspuren vom Andrücken des heißen Glases gegen die Form (siehe Abb. 143, 144). Außerdem sind die Ränder der experimentellen Schalen nicht immer ganz kreisförmig, da sie an gegenüberliegenden Stellen, wo man versuchte, die fertige Schale mit einem Messer anzuheben, etwas erweitert wurden.

Die Werkzeugspuren in der Randzone der experimentellen Schalen sind denen sehr ähnlich, die auf antiken Rippenschalen vorkommen sowie auf Gefäßen, die auf stationären Halbformen entstanden, vergleiche die Werkzeugspuren in der Randzone von syro-palästinischen Schliffrillen-Schalen (siehe Abb. 122), abgesenkten Mosaikschalen (siehe Abb. 121), hellenistischen Rippenschalen (siehe Abb. 135, 136) und römischen Rippenschalen (siehe Abb. 134). Die erweiterten Ränder, die gelegentlich an antiken Rippenschalen und an syro-palästinischen Schliffrillen-Schalen vorkommen (Kat.-Nr. 83, siehe Abb. 123), zeigen, daß die antiken Glasverarbeiter vergleichbare Schwierigkeiten beim Abnehmen der Schalen von der Form hatten. Es bestätigte sich allerdings auch, daß – wie beim Glattdrücken der Reticella-Fäden (siehe oben S. 72) – die Schale durch das Anpressen des Randes und Eindrücken der Rippen von der Form gelöst wird.

Die Experimente machen klar, daß die Herstellung der Rippenschalen, wie die der spiralig aufgebauten Reticella-Schalen, in Teamarbeit erledigt wurde. Das Drehen der Scheibe mit der Form und das vertikale und für den Rand horizontale Eindrücken der Glasmasse erforderte eine gute Koordination aller Bewegungen. Mit den richtigen Werkzeugen konnte ein eingespieltes Team von zwei Personen eine große Rippenschale in ungefähr einer Minute herstellen. Die Produktivität einer Werkstatt konnte noch gesteigert werden, wenn man das Nachpolieren des Randes unterließ, wie es bei vielen römischen Rippenschalen der Fall ist (Kat.-Nr. 95, 96).

Die Herstellung der Rippenschalen ist mit der Technik des Absenkens verwandt, weil der Rohling heiß aufgesetzt wird und sich zunächst durch Absenken verformt; sie ist gleichzeitig mit der Herstellung der Reticella-Schalen verwandt, da die Form auf der Töpferscheibe gedreht wird, während die Rippen erzeugt werden. Von beiden Gefäßtypen könnten die Hersteller der Rippenschalen die Erfahrung erworben haben, daß sich Glas von der Form löst, wenn man es anpreßt. Das vertikale Andrücken der Glasmasse mit einem geeigneten Werkzeug, wodurch die Rippen erzeugt wurden, könnte sogar aus dem Versuch entstanden sein,

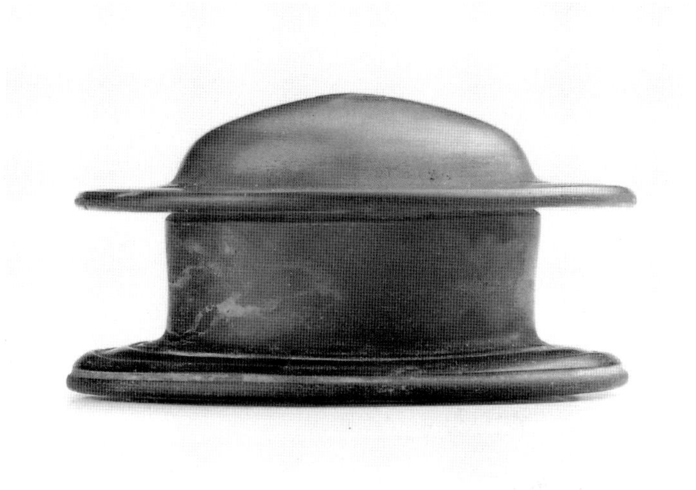

145 · Kat.-Nr. 78

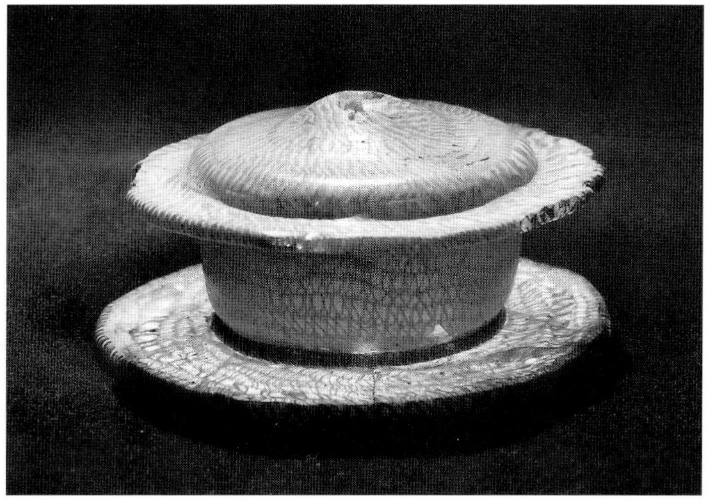

146

Schliffrillen-Schalen von ihrer Form zu lösen. Kurz nachdem die ersten Rippenschalen auf den Markt kamen, scheint die Produktion von Schliffrillen-Schalen um die Mitte des 1. Jahrhunderts v. Chr. aufgehört zu haben. Vielleicht verdrängten die Rippenschalen die Schliffrillen-Schalen vom Markt, weil die Rippen sie nicht nur gebrauchstüchtiger und attraktiver machten, sondern weil sie darüber hinaus auch noch einfacher herzustellen waren.

Kretische Pyxiden

Eine kleine Gruppe einfarbiger Pyxiden, deren Herstellung man in der Regel durch Formschmelzen und Schleifen erklärt, könnte ebenfalls auf der Drehscheibe entstanden sein. Ein Beispiel der Sammlung Wolf ist besonders perfekt geformt (Kat.-Nr. 78, Abb. 145), die meisten dieser Dosen weichen jedoch von einer regelmäßigen Gestalt ab, sie sind schief und haben so ungleichmäßige Wandstärken, daß man bei ihrer Herstellung mit Hilfe einer Form unterstellen müßte, daß entweder bei der Vorbereitung des Wachs- oder Tonmodells oder bei der Formherstellung ohne jedes Geschick gearbeitet wurde. Es wäre zwar denkbar, diese unbeholfene Arbeit dadurch zu erklären, daß die Pyxiden aus einer abgelegenen »Provinzwerkstatt« in Süd-Kreta stammen,[262] weit entfernt von den hochentwickelten Glaszentren der syro-palästinischen Küste, doch ist es nach Meinung von Rosemarie Lierke auch möglich, die Unregelmäßigkeiten dieser Gefäße auf eine Herstellung auf der Töpferscheibe zurückzuführen. Die Tatsache, daß es solche Pyxiden auch aus spiralig verschmolzenen Reticella-Fäden gibt, die eindeutig auf einer rotierenden Halbform hergestellt wurden, unterstützt ihre These. Eine spiralig aufgebaute Reticella-Pyxis in London (Abb. 146)[263], kommt sogar aus Kreta, woher auch die einfarbigen Pyxiden stammen. Die Reticella-Fäden der Londoner Pyxis sind aus farblosem Glas, das mit opakweißen Fädchen umwickelt ist. Drei Reticella-Fäden aus durchscheinendem Dunkelblau (opakweiß umwickelt) verzieren die Pyxis an prägnanter Stelle: der erste am Kragrand des Deckels, der zweite am Kragrand des Bodens und der dritte am Übergang vom Boden-Kragrand zur Wandung.

In Toledo wurde versucht, eine Pyxis auf der Drehscheibe herzustellen.[264] Dem Versuch lag eine Zeichnung von Rosemarie Lierke zugrunde (Abb. 147)[265]. Um die Arbeit zu beschleunigen, wurden keine vorgefertigten Rohlinge oder vorgewärmten Glasbrocken verwendet, wie man es wohl in der Antike getan hätte, sondern es wurde dem Studio-Ofen geschmolzenes Glas entnommen, das man auf die Drehscheibe zu einem Batzen hinunterfließen ließ (Abb. 148). Anschließend konnte man das Glas problemlos auf der sich drehenden Scheibe mit einem feuchten Holzbrettchen um den Tauchkolben hinaufdrücken. Als Tauchkolben wurde ein metallener Stößel verwendet. Das Glas wurde abwechselnd nach oben und nach außen gedrückt, um die Wandung (Abb. 149) und den Kragrand am Boden (Abb. 150) zu formen. Dabei weitete sich das Glas merklich, so daß die Pyxis einen größeren Durchmesser bekam als der Stößel. Sie hat eine gerade, aufrechte Wandung, und die obere Seite des Boden-Kragrandes ist schwach gewölbt (Abb. 151). Der Boden der Pyxis ist innen und außen vollkommen flach und glatt. Auf der Außenseite der Wandung sowie auf der Oberseite des Boden-Kragrandes sind schräge Werkzeugspuren geblieben. Zwei Pyxiden wurden

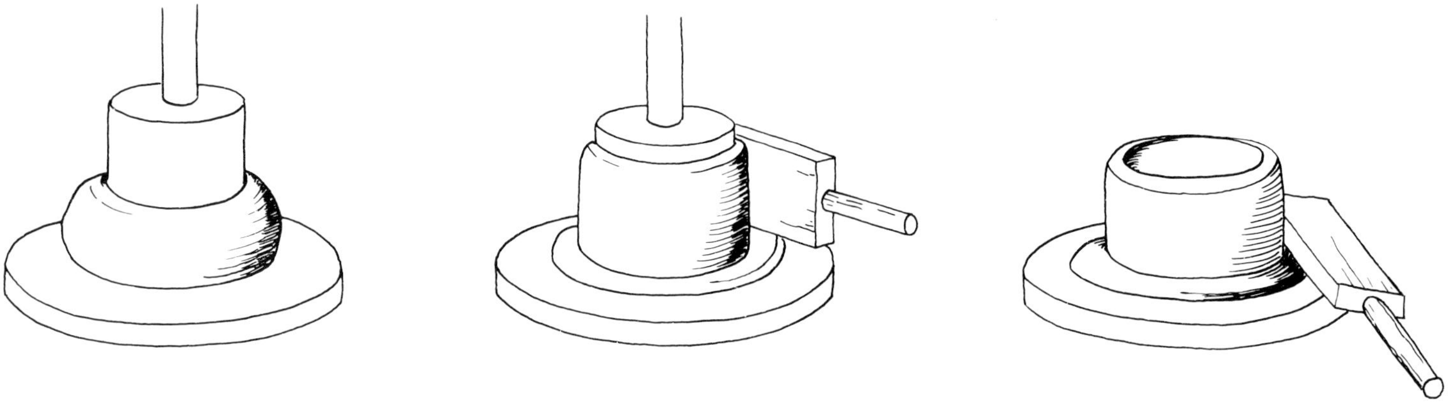

147

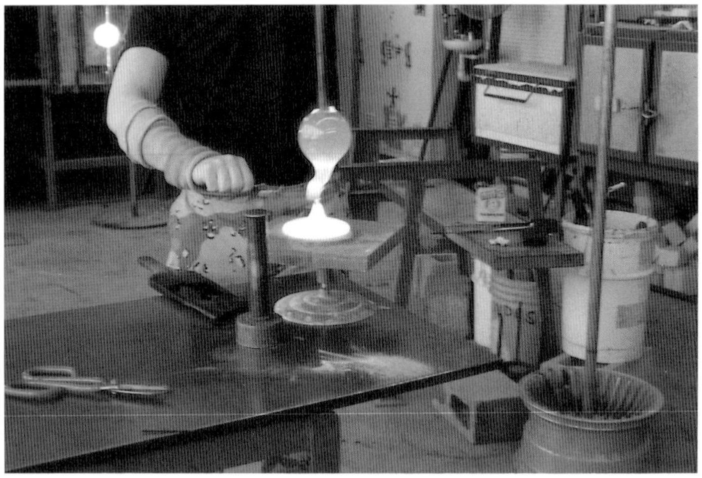

148

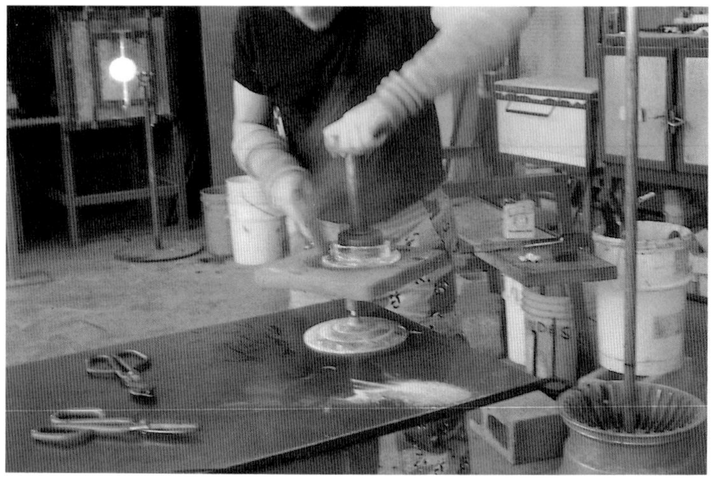

150

149

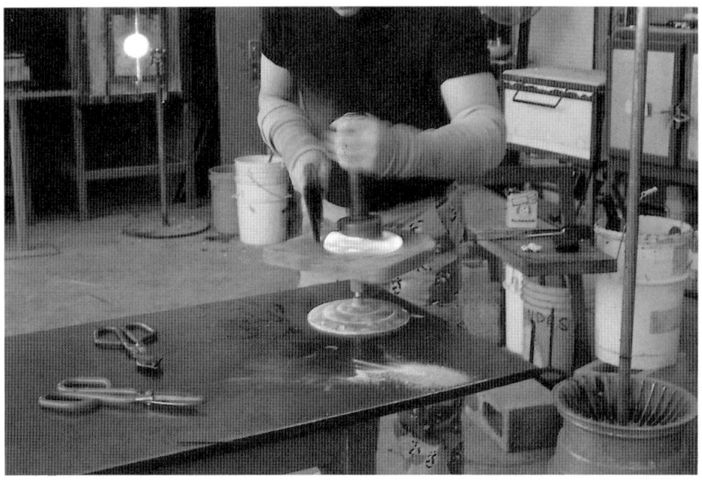

151

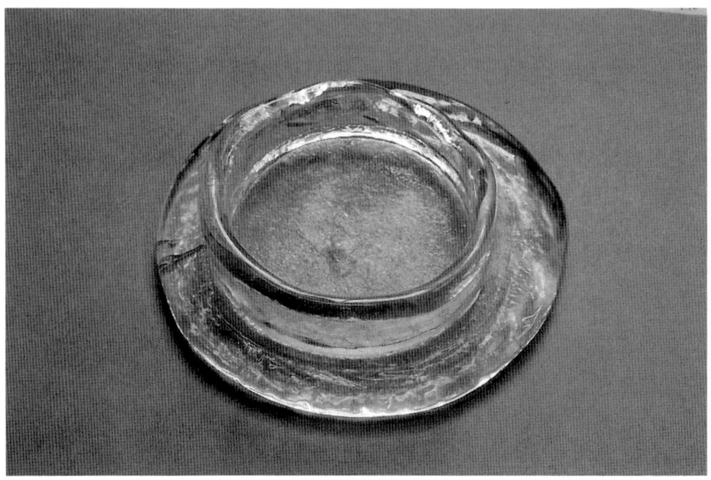

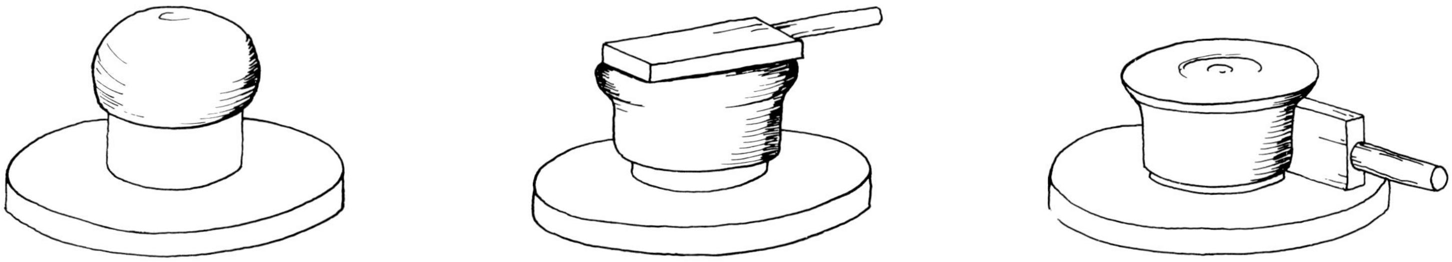

152

auf diese Art hergestellt, die zweite hat auf der Innenseite in der Bodenmitte eine rauhe Stelle wie die Pyxis in der Sammlung Wolf (siehe Abb. 45). Es gelang nicht, eine Pyxis andersherum fertigzustellen (Abb. 152)[266], weil der zylindrische Graphitblock, der als Kernform eingesetzt wurde, bei der hohen Temperatur des geschmolzenen Glases sich mit dem Glas verband und dadurch verhinderte, daß ihn das Glas gleichmäßig bedeckte. Auch gelang es nicht, das Glas nach oben zu drücken, um den Boden-Kragrand zu formen. Dieses Experiment sollte daher noch einmal mit einer keramischen Kernform wiederholt werden, zumal die im Vorhergehenden besprochenen Techniken nahelegen, daß in der Antike die Pyxiden aus über der Form abgesenkten Rohlingen hergestellt wurden.

## Zur Erfindung der Glasmacherpfeife

Die meisten Glasformungstechniken, die in der hellenistischen Zeit neu entwickelt wurden, gerieten im 1. Jahrhundert n. Chr. außer Gebrauch durch die Einführung einer revolutionären Technik, die die Glaskunst bis in die heutige Zeit so sehr beherrscht, daß das Wort für Glasverarbeitung schlechthin »Glasblasen« heißt.

Die frühesten Zeugnisse für das Aufblähen oder Blasen von Glas stammen aus Jerusalem, wo Abfälle von Glasverarbeitung in einer Schicht des frühen 1. Jahrhunderts v. Chr. ausgegraben wurden, darunter Glasröhren, von denen das eine Ende zugeschmolzen und durch Blasen aufgebläht war.[267] In der Zeit zwischen der Entdeckung, daß Glas sich durch heiße Luft aufblähen oder blasen läßt, und dem Einführen der Technik des Glasblasens auf kommerzieller Basis entwickelten syro-palästinische Handwerker mit der Glasmacherpfeife ein neues Werkzeug, das ihnen ermöglichte, diese neuentdeckte Eigenschaft des Materials voll auszunutzen. Als das Glasblasen in vollem Umfang im letzten Viertel des 1. Jahrhunderts v. Chr. anfing, verbreitete sich die neue Technik mit unglaublicher Geschwindigkeit durch das ganze römische Reich.

Archäologisches Material, Forschung im Bereich der antiken Technologie, Erfahrung mit Glasblasen und Kenntnis heutiger Glaswerkstatt-Techniken führten zu der Erkenntnis, daß die ersten Glasmacherpfeifen aus gebranntem Ton waren. Experimente in Toledo lieferten den Beweis, daß es in der Tat möglich ist, mit keramischen Pfeifen Glas zu blasen.[268] Hier soll nun den Schritten, die zur Entwicklung der ersten Glasmacherpfeifen und zur Verbreitung der Kunst des Glasblasens führten, nachgegangen werden.

Wir sind heute so vertraut mit metallenen Glasmacherpfeifen, daß der Gedanke, eine Pfeife aus irgend einem anderen Material herzustellen, fast unvorstellbar ist. Aber im 1. Jahrhundert v. Chr. konnten die Vorteile einer Metallpfeife nicht so offensichtlich sein wie heute. Im Laufe der Zeit wurden jedoch auch den römischen Glasbläsern die Vorteile von Metall deutlich.[269] Zwar kannte man im 1. Jahrhundert v. Chr. Eisen und verwendete es auch vielfach, aber Eisenröhren waren keine allgemeinen Gebrauchsartikel. So hätte ein antiker Handwerker, der versuchen wollte, einen Glasbrocken mit einem Rohr aus-

zublasen, keinen leichten Zugang zu einem Eisenrohr gehabt. Eisenröhren sind sehr schwer anzufertigen. Es ist daher kaum anzunehmen, daß ein Handwerker ein Rohr bei einem Eisenschmied in Auftrag gab, noch ehe er wußte, ob sich Glas überhaupt mit einem anderen Material als einem Glasrohr blasen läßt.
Das nächstliegende Material für eine Probe mit der neuen Technik wäre Ton gewesen. Ton war in allen Glaswerkstätten vorrätig. Die Glasverarbeiter hatten von Anfang an mit Ton gearbeitet, zum Beispiel zur Herstellung von Tiegeln zum Färben des Glases, für Tonformen usw., und sie kannten sich mit der keramischen Technologie gut aus. So mußten Glasverarbeiter aus dem Umgang mit keramischen Blasrohren und Düsen von Blasebälgen wissen, daß man Tonröhren an einem Ende bis zur Weißglut erhitzen kann, während das andere Ende zum Anfassen kühl genug bleibt.[270] Falls es Handwerker in der Antike so machten wie ihre heutigen Kollegen, dann hätte ein antiker Glasverarbeiter mit irgendeinem in der Werkstatt herumliegenden Werkzeug zu blasen versucht, zum Beispiel mit einem keramischen Blasrohr, das vielleicht nicht viel anders aussah als das Blasrohr, mit dem ein Handwerker sein Feuerchen anfacht, dargestellt in einer Kalkstein-Statuette des 3. Jahrtausends v. Chr. aus Gizeh, Ägypten (Abb. 153).[271]
Archäologische Zeugnisse legen nahe, daß keramische Pfeifen so erfolgreich waren, daß sie noch geraume Zeit nach der ersten Verbreitung der Kunst des Glasblasens im Gebrauch blieben. So kamen bei der Ausgrabung einer Glaswerkstatt des mittleren 1. Jahrhunderts n. Chr. in Avenches, Schweiz (das antike Aventicum), Überreste von keramischen Röhren zutage, die vielleicht zum Blasen verwendet wurden.[272] Die einzige aus der Antike erhaltene Darstellung einer Glasmacherpfeife befindet sich auf den Spiegeln zweier römischer Öllampen aus Ton, die eine aus der Umgebung von Ferrara (siehe Abb. 6), die andere aus Asseria, Dalmatien (Abb. 154).[273] Beide Lampen stammen aus derselben Form, sie stellen einen vor seinem Ofen sitzenden Glasbläser dar, der eine kugelige Flasche mit langem Hals bläst. Die Pfeife ist eigenartig konisch gewölbt und so kurz, daß sie niemals aus Eisen hätte gefertigt sein können, weil Eisen die Hitze sehr schnell leitet. Eine eiserne Glasmacherpfeife dieser Form wäre viel zu heiß gewesen, um damit zu hantieren, geschweige denn sie in den Mund zu nehmen. Aus ihrer Form läßt sich schließen, daß die abgebildete Pfeife aus Ton war. Wenn das stimmt, hätte man in der zweiten Hälfte des 1. Jahrhunderts n. Chr., als diese Öllampen entstanden, noch immer keramische Pfeifen verwendet.

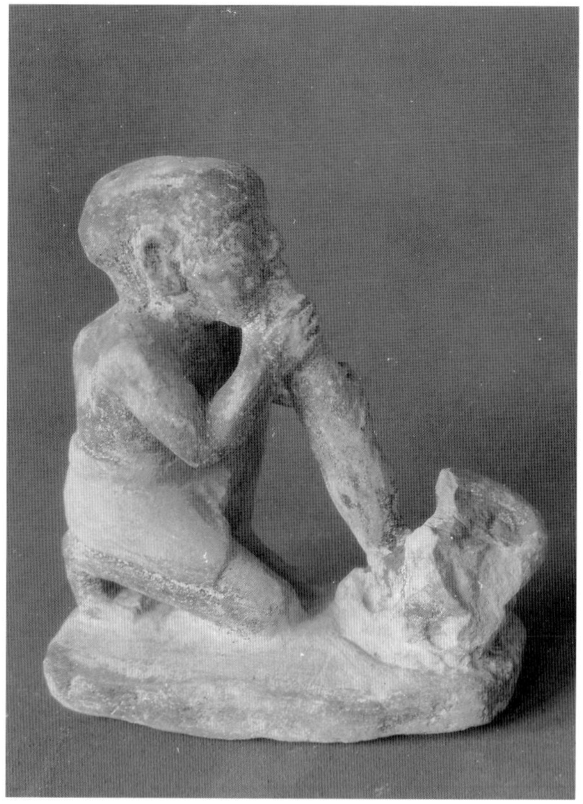
153

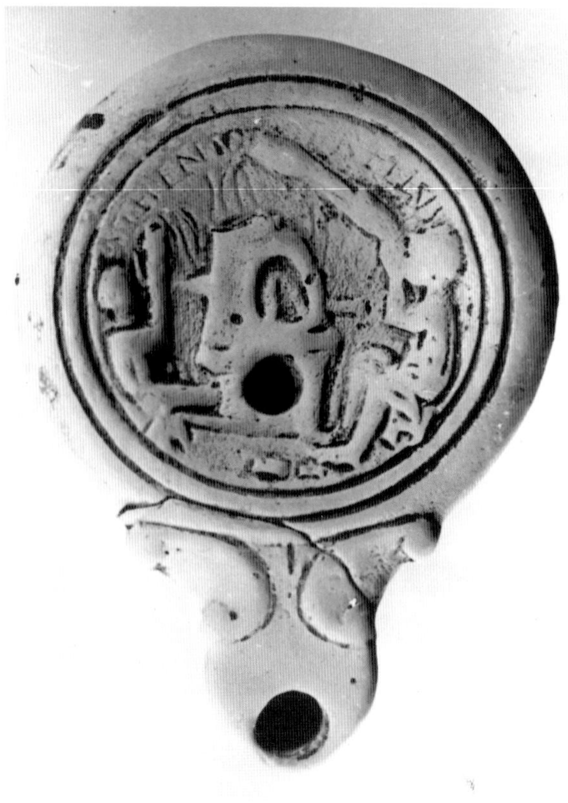
154

Der Grund für die Weiterverwendung keramischer Pfeifen bis tief in das 1. Jahrhundert n. Chr. hinein lag vielleicht darin, daß man sie einfach, schnell und preiswert herstellen konnte. Die Erfahrungen in Toledo zeigten, daß keramische Pfeifen viel leichter zu handhaben sind als schwere metallene und daß das Blasen einfach ist. Auch lassen die Pfeifen sich mehrmals wiederverwenden. So brauchte ein römischer Glasbläser, der die neue Technik anwenden wollte, nicht in ein teures neues Werkzeug zu investieren, das er bei einem Metallschmied in Auftrag geben mußte. Im Gegenteil, er konnte auf der Stelle seine eigenen Pfeifen aus demselben Ton herstellen, den er zu seinen Formen und Tiegeln verwendete. So könnte der Gebrauch keramischer Pfeifen auch einer der Gründe für die schnelle Verbreitung der neuen Technik gewesen sein.

Bei den Experimenten in Toledo wurde mit selbstgemachten keramischen Pfeifen geblasen (Abb. 155). Auch ohne Übung und Erfahrung ließen diese sich aus Ton in zehn Minuten formen, je gröber sie waren, desto besser konnte man damit blasen. Dabei stellte sich heraus, daß die Temperatur beim Brand wichtiger war als die Zusammensetzung des Tons. Die Pfeifen, die bei hoher Temperatur gebrannt wurden, brachen eher als die niedrig gebrannten, weil letztere elastischer waren und besser die hohen Temperaturen, die beim Glasblasen erforderlich sind, auffangen konnten. Im Gegensatz zu metallenen Pfeifen mußten keramische Pfeifen kurz sein (ca. 30 bis 60 cm), damit sie genug Zugfestigkeit gegenüber der schweren Glasmasse hatten. Die metallenen Glasmacherpfeifen, die man heute benutzt, müssen dagegen lang sein, um die Glasbläser bei der Arbeit gegen die Glut des Ofens zu schützen und die Hitze, die von der heißen Glasmasse am Ende der Pfeife ausstrahlt, aufzufangen. Dieses Schutzes bedurfte man in der Antike vorerst nicht, weil viele Glasbläser, vor allem im östlichen Mittelmeerraum, noch bis in das 3. und 4. Jahrhundert n. Chr. hinein mit Glasbrocken anstatt mit geschmolzenem Glas arbeiteten (siehe oben: Aufnehmen von Brocken). Kurze Pfeifen eignen sich besser als lange zum Aufnehmen von Brocken, weil man die Pfeifen leichter handhaben kann.

Es gibt mehrere Unterschiede zwischen dem Blasen mit einer metallenen und einer keramischen Pfeife, der wichtigste ist wohl, daß man mit einer keramischen Pfeife schlecht märbeln kann, weil sie den Druck nicht aushält. Heute ist das Drehen der heißen Glasmasse auf der Märbelplatte fast universeller Brauch. Es hat zwei Funktionen: erstens, die äußere Haut der heißen Glasmasse abzukühlen und zweitens, die Masse zu formen. Römische Glasbläser brauchten nicht zu märbeln, weil sie die Brocken, mit denen sie arbeiteten, vor dem Blasen nicht abkühlen mußten, sondern sie im Feuer weitererhitzten, auch gab es viele andere Methoden, um das Glas zu formen. Wenn das Material heiß ist, läßt es sich nämlich allein schon durch Zentrifugal- und Schwerkraft sowie durch das Kontrollieren seiner Temperatur formen. So sind auch heute erfahrene Glasbläser imstande, jede Grundform eines Gefäßes herzustellen, ohne daß sie märbeln oder die Oberfläche mit einem Werkzeug berühren, einfach durch das Drehen und Schleudern der Pfeife und das Überwachen der Temperatur im Glas während des Blasens. In diesem Zusammenhang dürfte es nicht ohne Bedeutung sein, daß das antike Gedicht, das einen Glasbläser bei der Arbeit beschreibt (siehe oben, S. 28),[274] nirgends das Märbeln erwähnt. Der Glasbläser im Gedicht formte sein Werkstück offensichtlich durch Schleudern (um die Glasblase durch Zentrifugalkraft in die Länge zu dehnen) und durch das Wiedererhitzen und Kontrollieren der Temperatur innerhalb der Glasmasse, um sie kugelig zu machen.

155

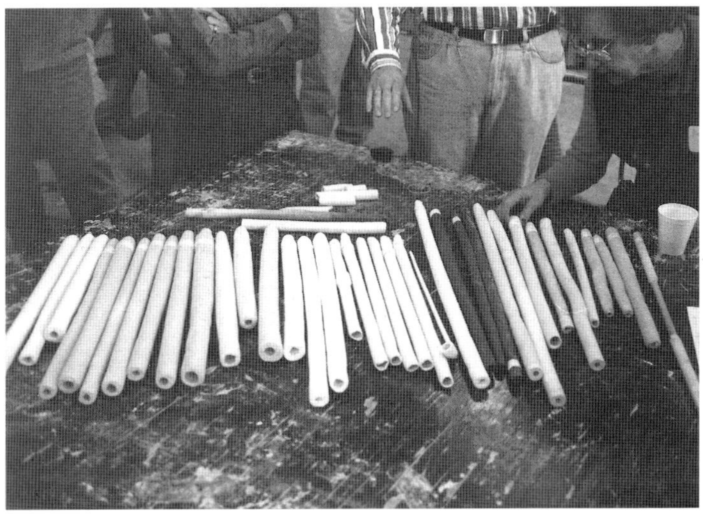

Die folgenden Abbildungen sollen die Arbeitsvorgänge beim Blasen einer kugeligen Langhalsflasche, wie sie auf der römischen Öllampe abgebildet ist, verdeutlichen. Zuerst erhitzt die Glasbläserin Kathleen McCarthy die Spitze der Pfeife (Abb. 156).[275] Da die Pfeife vorher noch nicht benutzt worden war, bedeckt sie die Spitze mit zerkleinerten Glasköseln (Abb. 157), die beim Wiedererhitzen erweichen und eine klebrige Schicht bilden. Wenn genug Krösel an der Spitze haften (Abb. 158), erhitzt sie die Pfeife bis zur Weißglut (Abb. 159) und nimmt aus dem Kühlofen einen vorgewärmten Glasbrocken auf (Abb. 160), der an der klebrigen Schicht haften bleibt. Der Brocken wird weiter erhitzt (Abb. 161), bis er schmilzt (Abb. 162). Zum Formen der heißen Masse dreht die Glasbläserin die Pfeife (Abb. 163), sie märbelt nicht und benutzt auch keine offene Holzform, wie es heute vielerorts üblich ist. Wenn die heiße Masse die richtige Form hat (Abb. 164), bläst sie die Anfangsblase (Abb. 165). Für eine Langhalsflasche dehnt man die Glasblase (den Külbel) durch Schleudern der Pfeife (Zentrifugalkraft), was viel schneller geht als das Senkrechthalten der Pfeife, bei dem das Glas durch sein eigenes Gewicht (Schwerkraft) sinkt, wie auf dem Photo gezeigt wird (Abb. 166). Der untere Teil des Külbels besteht noch aus massivem Glas und glüht hell auf, weil er die Hitze festhält; oben ist er dunkel, weil die Wandung des Glases um die Anfangsblase dünn ist und dadurch schon eher abkühlt und erstarrt. Wenn nun die Glasbläserin in den Külbel hineinbläst (Abb. 167), behält der obere Teil, der schon abgekühlt und erstarrt ist, seine zylindrische Form (der Hals der Flasche), während der untere Teil, der noch massiv ist und die Hitze festhält, weich ist und sich dehnt (der Bauch der Flasche). Wenn man das Glas mit schräg nach oben gerichteter Pfeife bläst wie auf der römischen Öllampe, wird der Bauch der Flasche kugelig, weil der Atem des Glasbläsers das Glas nach oben drückt, während die Schwerkraft es nach unten zur Pfeife hin zieht. Durch die Kombination beider Kräfte entsteht eine kugelige Glasblase. Für die Demonstration hält die Glasbläserin die Pfeife mit dem Külbel beim Blasen senkrecht nach unten, um eine birnenförmige Flasche zu formen (Abb. 168). Wenn die Flasche fertig ist, kühlt die Glasbläserin das Glas neben der Spitze der Pfeife mit einem nassen Holzstück (Abb. 169) und klopft leicht auf die Pfeife, um das Glas abzutrennen (Abb. 170). Dann setzt sie das Stück in den Kühlofen, damit es langsam abkühlt. Nach dem Abschlagen des Glases bleibt auf der Spitze der Pfeife genug Glas übrig (Abb. 171) für eine Haftschicht zum Aufnehmen des nächsten Glasbrockens.

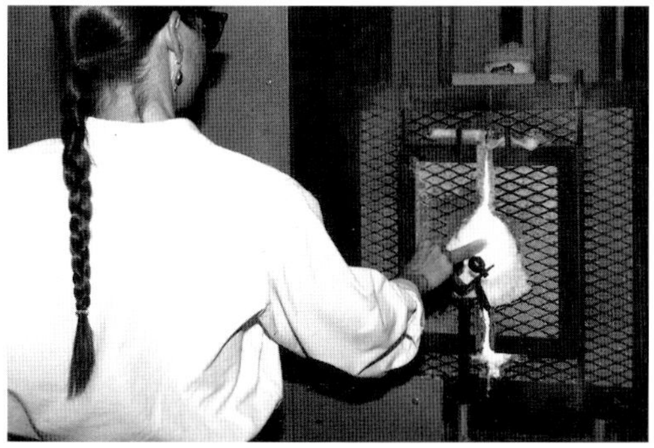
156

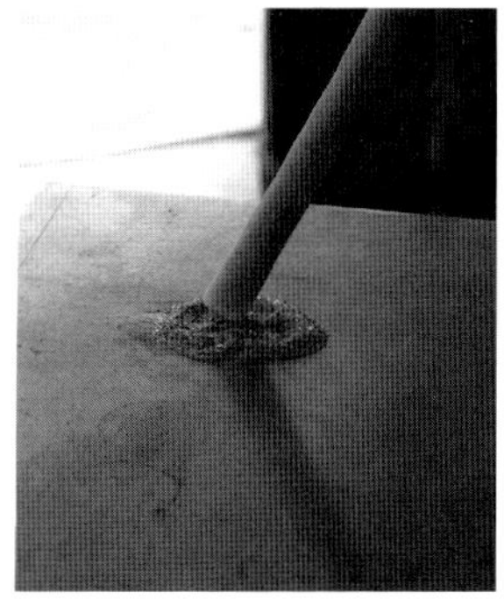
157

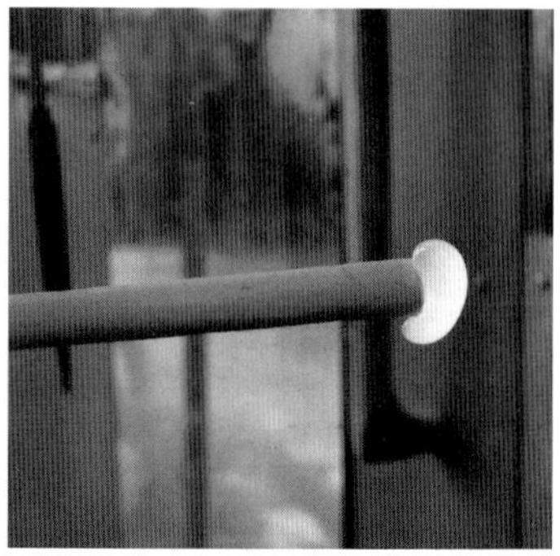
162

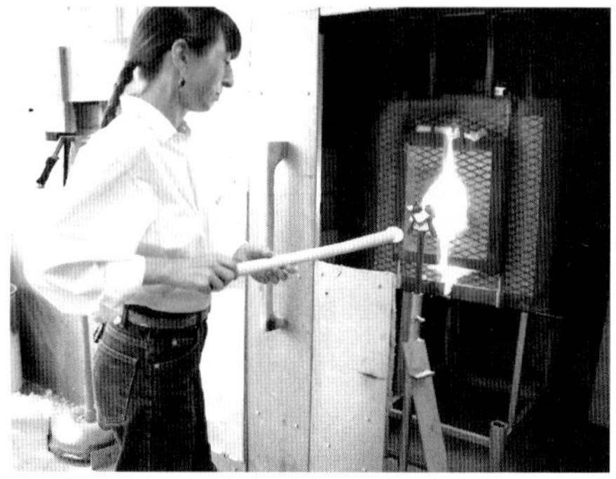
163

168

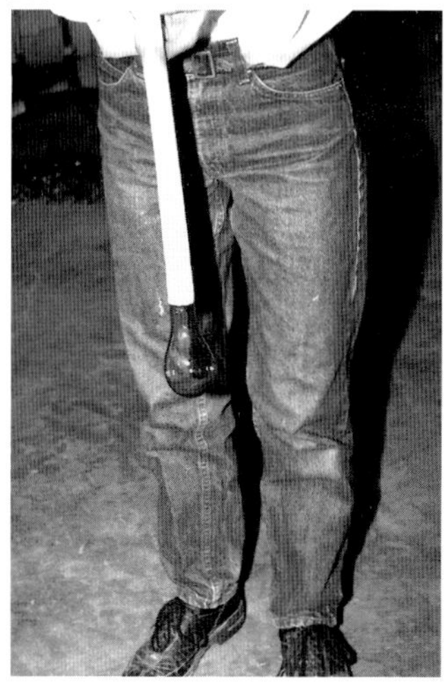

167

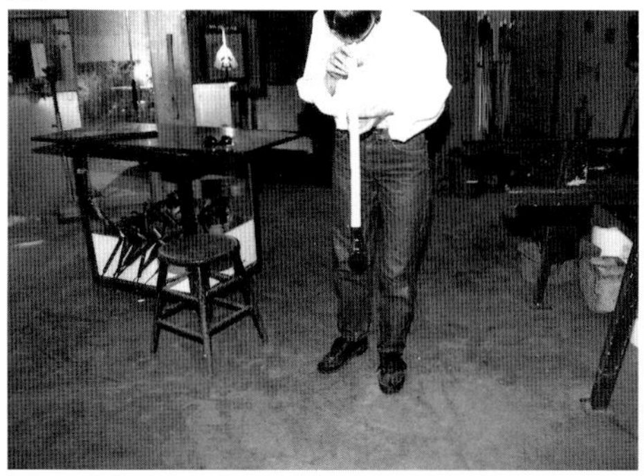

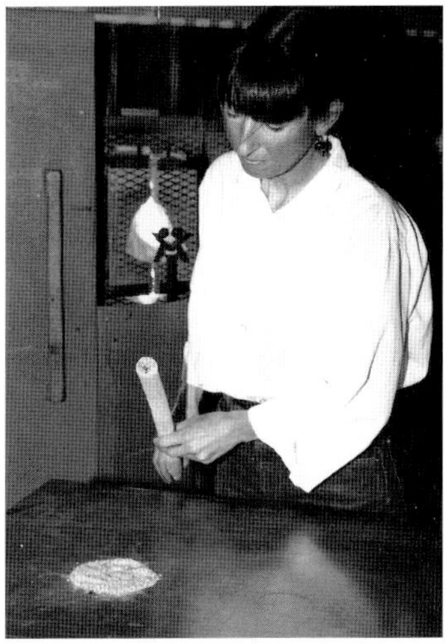
158

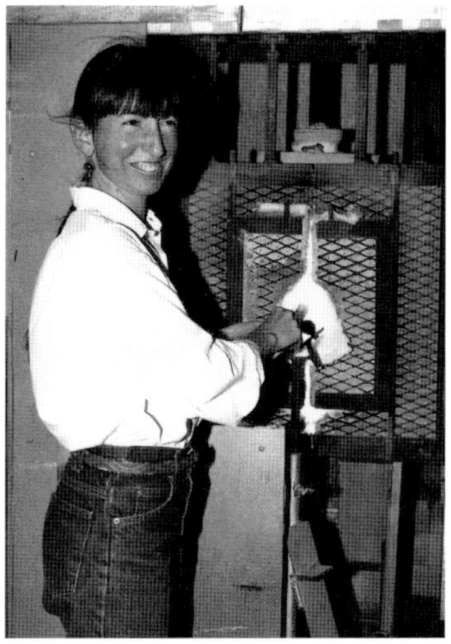
159

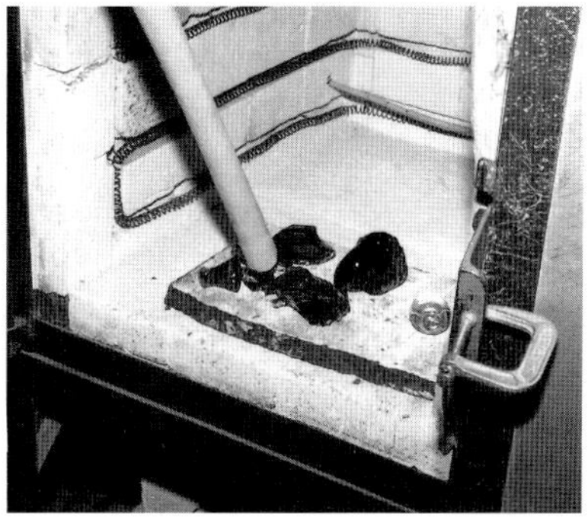
160

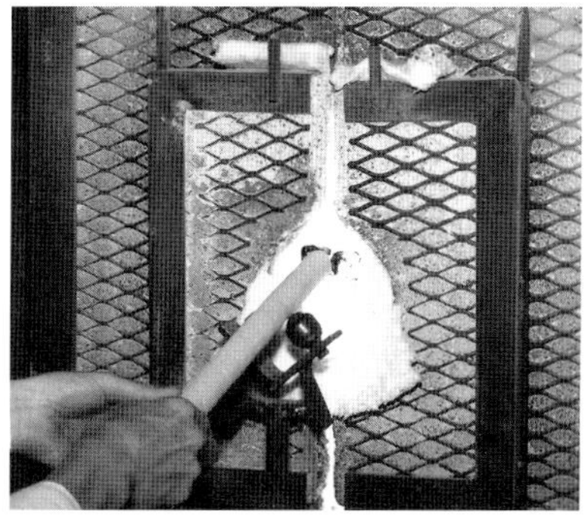
161

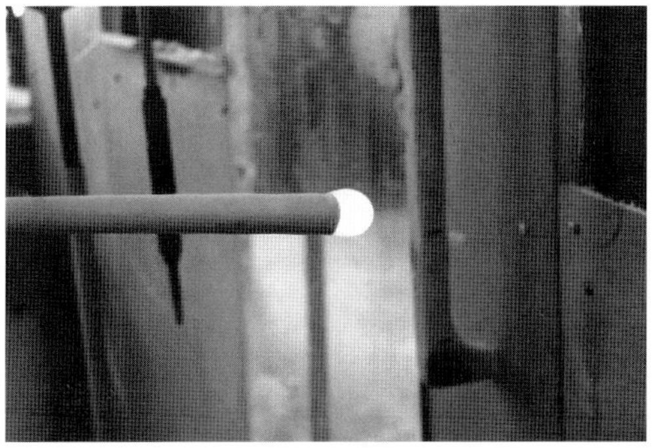
164

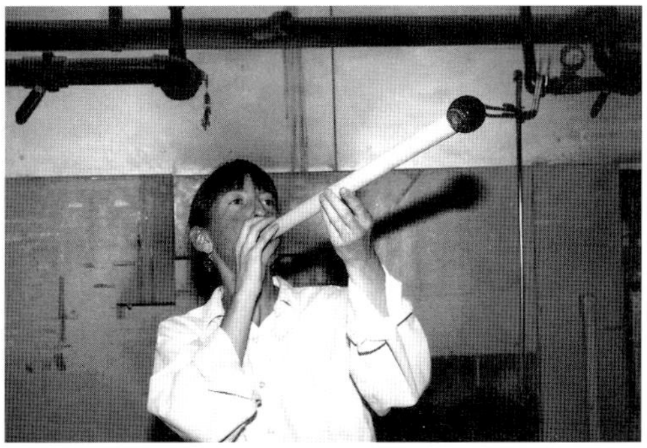
165

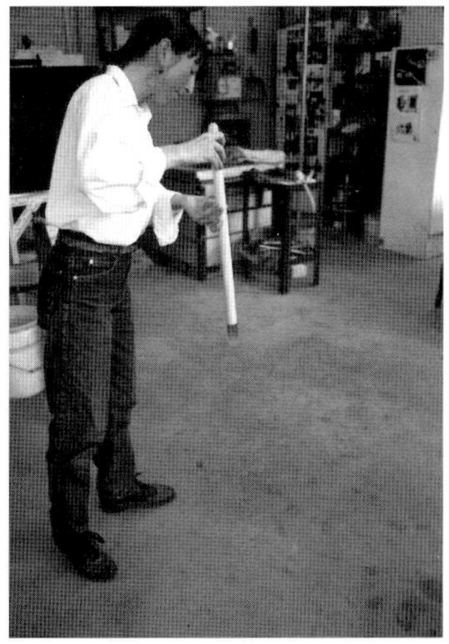
166

169

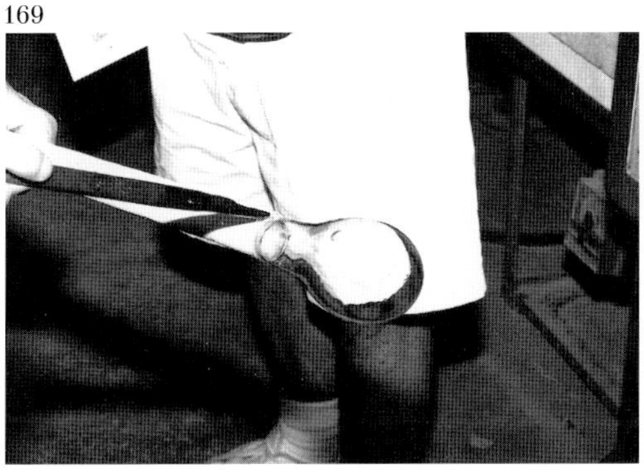

170

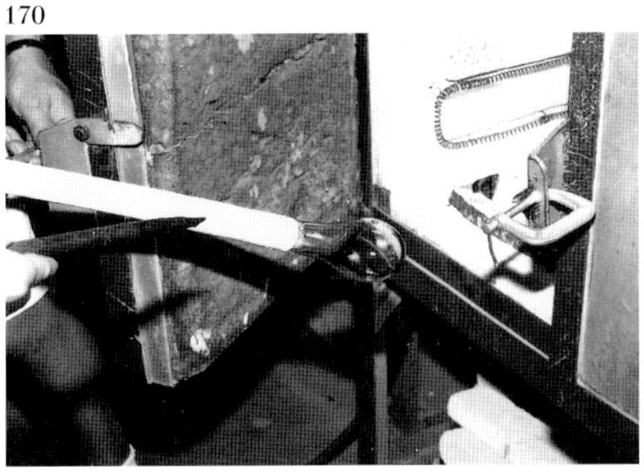

171

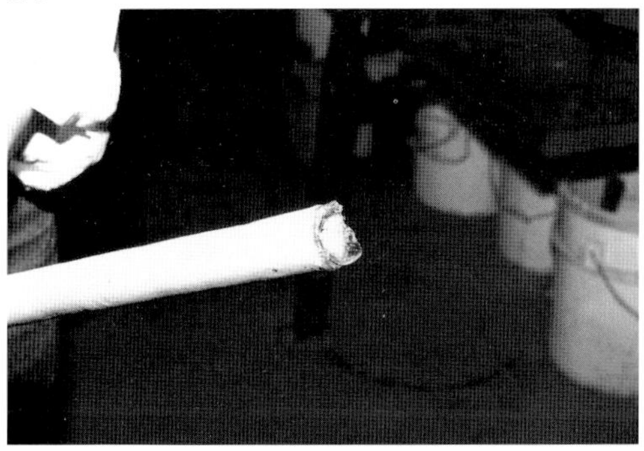

## ERGEBNISSE

Bei den technischen Betrachtungen zeichnen sich zwei Hauptthemen ab: erstens die erstaunlich geringe Rolle, die die Verarbeitung des Glases in heißem Zustand im 2. Jahrtausend v. Chr. spielte, und zweitens die enge Verwandtschaft zwischen den Herstellungstechniken von Glas, Fayence und Ton, die durch das 2. und 1. Jahrtausend v. Chr. hindurch bestehen blieb. Im Zusammenhang betrachtet, vermitteln diese beiden Punkte neue Einsichten in die Geburt der Glaskunst im mittleren 2. Jahrtausend v. Chr.

### Die Entwicklung der Heiß-Verarbeitung von Glas

Alle frühen Glasverarbeitungs-Techniken konnten auch ohne die Anwendung von geschmolzenem heißem Glas auskommen. Die frühen Glasverarbeiter und auch die ersten Glasbläser verwendeten Brocken vorfabrizierten Rohglases, das von spezialisierten Glasschmelzern aus Rohstoffen hergestellt und dann exportiert worden war. Im 2. und 1. Jahrtausend v. Chr. dürften viele Glasverarbeiter sich nicht im klaren darüber gewesen sein, daß Glas sich schmelzen und in geschmolzenem Zustand verarbeiten läßt. Die zukunftsträchtigen Möglichkeiten eines glasartigen Materials, das in einem offenen Feuer erweicht und geformt werden kann, ahnte man nur schwach, als im mittleren 2. Jahrtausend v. Chr. zum ersten Male Glas in größerem Umfang verwendet wurde. Wie dieses Material unter Kontrolle zu bekommen und wie es in erweichtem Zustand zu formen sei, das waren die großen Herausforderungen für die antiken Handwerker, die das Glas und seine Verarbeitungseigenschaften auskundschafteten.

Die erhaltenen Gefäße und Glasgegenstände aus dem mittleren 2. Jahrtausend v. Chr. zeigen, daß man anfangs wenig Gebrauch von der Möglichkeit machte, das Material im Feuer zu erweichen und dann zu formen. Bei einer sorgfältigen Analyse der frühesten Glasgegenstände und Perlen aus Nuzi (Yorgan Tepe) im Nordost-Irak sollen die Spuren folgender Herstellungstechniken festgestellt worden sein: das Wickeln (wrapping) von Glasstäben um einen entfernbaren kupferhaltigen Spieß (siehe oben Abb. 33), Aufschmelzen (fusing), Biegen und Falten (folding), Märbeln (marvering), Formschmelzen (press-molding), Stempeln (stamping) und Schleifen (grinding).[276] Hiervon sind Formschmelzen und Stempeln eng mit keramischen Herstellungstechniken verwandt, während Schleifen eine Steinbearbeitungstechnik ist. Die Techniken, die das Erweichen des Glases im Feuer erforderten, waren: Winden, Aufschmelzen, Biegen, Falten und Märbeln (das Andrükken des Glases, wozu eine Märbelplatte nicht unbedingt nötig war, da man es auch mit einem nassen Holzbrett andrücken konnte). Letztere sind glastypische Techniken, durch die sich Glas von der Verarbeitung von Fayence, Ton und Metall unterscheidet. Das Winden und das Falten dient zum Formen des Glases, während das Aufschmelzen das Ziel hatte, die Oberfläche farbig zu schmücken. Da die ersten Handwerker, die Glas verarbeiteten, offensichtlich an den leuchtenden Farben des Glases und der Möglichkeit, damit polychrome Oberflächen zu schaffen, interessiert waren, ist anzunehmen, daß sie zunächst farbige Glasteile aufschmolzen und daß das Winden und Falten des Glases, also das Formen des Glases, erst etwas später kam, und zwar als unmittelbare Folge ihrer Erfahrungen beim Aufschmelzen. Denn die Tatsache, daß sich das Glas, wenn es weich ist, wickeln, biegen, falten und einstechen läßt, ist ihnen wahrscheinlich beim Aufschmelzen aufgefallen, da diese Verarbeitungseigenschaften ungefähr die gleichen Temperaturen erfordern.

In diesem Zusammenhang soll nochmals betont werden, daß die in vielen Publikationen vertretene Meinung, die Herstellung der frühesten kerngeformten Gefäße habe fortgeschrittene Heiß-Verarbeitungstechniken erfordert, ein Mißverständnis ist. Ob die Herstellung früher kerngeformter Gefäße wirklich fortgeschrittene Heiß-Verarbeitungstechniken voraussetzte, bleibt unklar. Zumindest das Umwickeln eines Kernes mit einem aus der heißen Glasmasse gezogenen Faden und das Hinunterlaufenlassen von geschmolzenem Glas ist erst sehr viel später entwickelt worden. Bei der Herstellung der frühesten mesopotamischen und ägyptischen kerngeformten Gefäße war die Beherrschung verschiedener Methoden des Aufschmelzens, das bei niedrigeren Temperaturen als beim Fadenziehen geschieht, die wichtigste technische Voraussetzung. Die Techniken, die bei der Perlenproduktion in Nuzi um 1500 v. Chr. verwendet wurden, hätten zur Verzierung der kerngeformten Gefäße gereicht. Der Gefäßkörper wurde aber nicht gewickelt wie bei den Perlen, sondern die Handwerker ummantelten den vorfabrizierten Kern vermutlich mit pulverisiertem Glas, oder sie drückten kurze Abschnitte von einfarbigen Glasstäben in den noch weichen Kern. Wichtig ist, daß man bei der Ummantelung mit kaltem Glas anfing, das erst durch nachträgliches Erhitzen verschmolzen wurde. Die einzelnen Glasbröckchen und Krösel waren

so klein, daß sie auch bei relativ niedrigen Temperaturen verschmolzen sind.
Zum Aufschmelzen und Falten benutzte man vorfabrizierte Stäbe, die im Feuer erweicht wurden, eine Technik, die entfernt mit Lampenarbeit verwandt ist. Es wäre unlogisch anzunehmen, daß der allererste Glasstab aus einem heißen Glasposten gezogen wurde, da Stabziehen etwas fortgeschrittene Erfahrung mit der Heiß-Verarbeitung und etwas höhere Temperaturen als beim Aufschmelzen erforderte. Vielleicht wurde der allererste Glasstab, wie es bei Schmuckstücken schon üblich war, in einer offenen Form geschmolzen. Beim Aufschmelzen hätte der Handwerker dann bald gemerkt, daß der Stab, wenn er heiß wurde, sich ohne zu brechen leicht zu einem dünnen Faden ausziehen ließ und daß dieser Faden beim Abkühlen wieder zu einem dünneren Stab erstarrte. Ein andere, attraktive Hypothese bringt die Entdeckung des Fadenziehens mit dem Prüfen der Viskosität des Glases beim Formschmelzen in Verbindung.[277] Denkbar wäre auch, daß die Entdeckung beim In-die-Form-Drücken der heißen Glasmasse stattfand. Wie dem auch sei, das Stabziehen gehört eindeutig zu den frühesten Heiß-Verarbeitungstechniken.

## Glas, Fayence und Ton

Die früheste Technik Glas zu formen scheint das Schmelzen in offenen Formen gewesen zu sein. Der Handwerker füllte die Form mit Glaskröseln und erhitzte sie. Bei kleinen Schmuckstücken hätte man die Form wahrscheinlich in heiße Asche gestellt, aber größere Stücke brannte man vermutlich wie Fayence-Gegenstände im Töpferofen. Das Schmelzen von Glasbrocken in Formen sollte während der ganzen Frühantike bis weit in die Römerzeit eine bedeutende Verarbeitungstechnik bleiben. Heute sind ähnliche Verfahren bei vielen Studio-Glaskünstlern beliebt, wie zum Beispiel das »chip casting« und die »pâte de verre«. Auch die Herstellung der frühesten kerngeformten Gefäße war mit der Verarbeitung von Fayence verwandt; die Beschichtung eines entfernbaren Kerns mit zerkleinerten Glasköseln wäre zeitgenössischen Glasurtechniken auf Fayencen verwandt gewesen, deren Glasurschichten manchmal sehr dick waren.[278] Wie allerdings das Aufbringen der Kröselschicht auf einen entfernbaren Kern vor sich ging, muß noch experimentell geklärt werden.[279] Eine Beziehung stilistischer Art zwischen Glas- und Keramikwerkstätten ergibt sich aus den Gefäßformen. So haben die frühesten westasiatischen kerngeformten Gefäße die gleichen Formen wie die zeitgenössische glasierte Keramik aus demselben Gebiet.[280] Im mykenischen Griechenland machte man viele Perlenarten ohne Unterschied aus Glas und Fayence (Kat.-Nr. 20). Auch im 1. Jahrtausend v. Chr. ahmten viele kerngeformte Gefäße aus verschiedenen Gegenden die Formen griechischer Keramik nach.
Während die Handwerker weiterhin die Verarbeitungseigenschaften von Glas erprobten, blieb die ursprüngliche enge Verwandtschaft zwischen Glas- und keramischem Handwerk bestehen und dauerte noch bis in die frühen Jahre des Glasblasens an. Hiervon zeugen mehrere Glasherstellungstechniken. So wurden formgeschmolzene Gegenstände und Gefäße weiterhin in Töpferöfen »gebrannt«, mehrfarbige und einfarbige Rohlinge wurden in Töpferöfen hergestellt. In der hellenistischen Zeit fingen die Glasverarbeiter an, mit einer sich drehenden Töpferscheibe zu experimentieren und zwar für die Herstellung von spiralig aufgebauten Reticella-Gefäßen, Rippenschalen und kretischen Pyxiden. Ton war schon von Anfang an das wichtigste Material zur Herstellung von Schmelz- und Farbtiegeln, Formen usw. gewesen. Als man schließlich die erste Pfeife zum Glasblasen herstellte, war wiederum Ton das nächstliegende Material. Die Verwendung billiger Pfeifen aus Ton war vermutlich einer der Gründe für die schnelle Verbreitung der Glasblaskunst durch das ganze römische Reich.

## Die Geburt der Glaskunst im mittleren 2. Jahrtausend v. Chr.

Wie und warum sich die Glasverarbeitung im mittleren 2. Jahrtausend v. Chr. in Mesopotamien als ein eigenes Handwerk etablierte, sind Fragen, denen in jüngster Zeit viel Aufmerksamkeit zuteil wurde. Man wies dabei auf Beziehungen zu Fayence[281] und Metall hin.[282] Bis vor kurzem nahm man allgemein an, daß sich echtes Glas aus der Fayence-Herstellung entwickelte und daß dieses höchstwahrscheinlich im nördlichen Zweistromland oder Nord-Syrien im Laufe des 16. und 15. Jahrhunderts v. Chr. geschah, also zu der Zeit, aus der die ersten kerngeformten Gefäße erhalten sind. Die Ansicht, daß die Glasverarbeitung anfangs ein Nebenzweig der Fayence-Herstellung war, wird durch die Analyse der frühesten Glasverarbeitungstechniken bestätigt. Das Formen von Gefäßen um einen Kern soll nämlich mit »application glazing« verwandt sein, einem Glasur-Verfahren, das anscheinend im Mittleren Osten bei der Fayence-Herstellung bevorzugt wurde.

Gerade in diesem Gebiet scheint nun die Glaskunst ihren Anfang genommen zu haben. So zeichnen sich die frühesten Zentren der Glaskunst wie Nuzi, Assur und Tell Rimah durch rege zeitgleiche Fayence-Werkstätten aus.
Allerdings wurden in jüngster Zeit wieder Bedenken gegen die enge Beziehung von Glas und Fayence laut, weil die Herstellung kerngeformter Gefäße die Verarbeitung von Glas in heißem Zustand erfordere und weil die Heiß-Verarbeitung der Metallverarbeitung ähnlicher sei als der Fayence-Arbeit. Aber die im vorigen dargelegten Betrachtungen zur Glasverarbeitung zeigen, daß zumindest in der Anfangszeit, als die Glaskunst begann, sich zu einem selbständigen Handwerk zu entwickeln, die Heiß-Verarbeitung nur einen sehr beschränkten Umfang hatte. Die Metallindustrie spielte zwar eine bedeutende Rolle bei der Geburt der Glaskunst, aber ihre Bedeutung für das Glas lag meines Erachtens nicht auf dem Gebiete der Verarbeitungstechniken.
Wie schon gesagt, ist das zuerst ins Auge springende Merkmal der frühesten Glasgefäße ihre überschwengliche Farbenpracht. Gerade durch ihre leuchtenden vielfarbigen Muster unterscheiden sich die Glasgefäße und die anderen Gegenstände aus Glas des mittleren 2. Jahrtausends v. Chr. von den Glasgegenständen, die vereinzelt in einem früheren Kontext in Ägypten und Mesopotamien zum Vorschein kamen. Letztere besaßen nichts, was sie gegenüber Gegenständen aus anderen glasartigen Materialien ausgezeichnet hätte.[283] Erst um 1500 v. Chr. gelang es Handwerksmeistern, ein glasartiges Material herzustellen, das durch seine atemberaubenden leuchtenden Farben sofort Auftraggeber und Handwerker in gleichem Maße ins Staunen versetzt haben muß. Das neue Material wurde anscheinend wie Gold gewertet (Kat.-Nr. 4). Heute weiß man, daß Glas durch Beimischung verschiedener Metalloxide gefärbt wird. So liegt der Schluß nahe, daß die antiken Handwerker, die für die aufregenden neuen Farben verantwortlich waren, ihre Kenntnisse auf diesem Gebiete aus der Verhüttung von Metallen gewonnen hatten, deren farbige Schlakken ihnen aufgefallen waren. Bei den Schlacken, die beim Metallschmelzen entstanden, hatten sie die unterschiedlich färbenden Eigenschaften von bestimmten Mineralvorkommen und Metalloxiden kennengelernt und mit verschiedenen Zusammensetzungen experimentiert, bis sie aus wiederholter Erfahrung wußten, wie sie Rohgläser mit verschiedenen leuchtenden Farben herstellen konnten.
Die ersten Handwerker, die mit dem neuen Material zu arbeiten begannen, waren vermutlich die Fayence-Hersteller, weil sie schon einige Erfahrung mit der Verarbeitung von glasartigen Materialien hatten. Ihr Hauptinteresse galt den neuen Möglichkeiten, die das Material zur Herstellung vielfarbiger Oberflächen bot. So adaptierten sie Fayence-Techniken zum Formen des Materials, während sie die Techniken des Aufschmelzens verschiedener Farben auf- und nebeneinander erprobten. Anscheinend waren die Handwerker so fasziniert von den leuchtenden Farben des Glases, daß die Glasverarbeitung sogar vorübergehend die Fayence-Herstellung in den Schatten stellte. Polychromie und leuchtende Farben sollen nämlich zuerst beim Glas verwendet worden sein, noch vor der Entwicklung polychromer Fayencen.[284] Noch viele Jahre später sollten ägyptische Fayence-Hersteller typische Glasmuster nachahmen, zum Beispiel spiralig gewickelte Fäden in den Spielsteinen eines Senet-Spieles von ca. 1450 v. Chr.[285]
Ein zusammenhängendes Bild von der Geburt der Glaskunst zeichnet sich nun ab. Der erste Anreiz, Glas in größerem Umfang zu verwenden, ergab sich daraus, daß die Rohglas-Hersteller zum ersten Male einen verläßlichen Nachschub von Glas in verschiedenen leuchtenden Farben produzieren konnten. Sie hatten diese Kunst aus Beobachtungen beim Metallschmelzen gelernt. Die Fayence-Hersteller, die schon mit der Verarbeitung von glasartigen Materialien Erfahrung gesammelt hatten, waren die ersten, die das neue Material erprobten, es verschmolzen und anfingen, Gefäße und Gegenstände mit polychromer Oberfläche herzustellen. Während des Aufschmelzens entdeckten sie neue Verarbeitungseigenschaften und lernten, daß sich das aufregende glasartige Material, das wir heute Glas nennen, auf eine Art und Weise formen ließ, die mit Fayence nicht möglich war. Mit der Zeit entwickelten sie neue Verarbeitungs- und Formungstechniken und schufen neue Werkzeuge. Getrennt von der Keramik, aber doch immer mit ihr in engster Verbindung, entfaltete sich das Glashandwerk zu einer selbständigen Kunst.

1 Zu den griechischen und lateinischen Bezeichnungen für diese Arbeitsvorgänge: E. M. Stern in: Kölner Jahrbuch 22, 1989, S. 121–122.
2 G. F. Bass, A Bronze Age Shipwreck at Ulu Burun (Kaş): 1984 Campaign, AJA 90, 1986, S. 281–282, Abb. 15, 16; G. F. Bass, Oldest Known Shipwreck Reveals Splendors of the Bronze Age, National Geographic Nr. 172.6, 1987, S. 693–732, besonders S. 716–717 mit Abb.; G. F. Bass, C. Pulak et al., The Bronze Age Shipwreck at Ulu Burun: 1986 Campaign, AJA 93, 1989, S. 1–29 (Glas).
3 London, BM, Nr. WAA 1919.10-11.4039: Barag 1985, S. 111, Nr. 179, Tafel 20, Farbtafel A.
4 Vandiver 1983, S. 239–247. Zur Terminologie dieser glasartigen Materialien: Peltenburg 1987, S. 5–6. Zu Analysen antiker Gläser: Caley, Analyses of Ancient Glasses, 1790–1957, Corning, New York, 1962; Brill 1970, S. 122–128. Zu Ägyptischblau, siehe hier Kat.-Nr. 25, zu Fayence Kat.-Nr. 15, zu glasartiger Fayence Kat.-Nr. 26, 110.
5 Brill 1988, S. 264–269; Newton und Davison 1989, S. 54.
6 Das Natron vom Wadi Natrun war eine Natursoda, die als natürliche Mischung aus Natriumcarbonat, Natriumbicarbonat, Natriumchlorid und Natriumsulfat vorkommt.
7 Oppenheim 1970, S. 4–101; Brill 1970, S. 105–128; Moorey 1985, S. 224–229.
8 R. G. Newton, Recent Views on Ancient Glasses, Glass Technology 21, 1980, S. 174–178; Newton und Davison 1989, S. 61–62.
9 Das Schmelzen von Rohglas in Erdgruben scheint erst in spätrömischer Zeit praktiziert worden zu sein, und zwar für naturfarbenes Glas, das zu jener Zeit in großen Mengen zum Blasen gewöhnlicher Haushaltwaren gebraucht wurde. So liegt bei Beth Shearim, Nord-Israel, eine riesige, fast 9 Tonnen schwere Rohglasplatte noch in der Grube, in der man sie zu schmelzen versucht hatte: R. H. Brill und J. Wosinski, A Huge Slab of Glass in the Ancient Necropolis of Beth Shearim, in: Proceedings of the VIIth International Congress on Glass, Preliminary Papers, Brüssel, 1965, Section B, Paper 219; R. H. Brill, A Great Glass Slab from Ancient Galilee, Archaeology 20, 1967, S. 88–95.
10 Oppenheim 1970, S. 69–71.
11 Oppenheim 1970, loc. cit. Zu frühen Düsen: Roden 1988, S. 62–82.
12 Zu den Resten: Moorey 1985, S. 212–213; Barag 1985, S. 107–109 und Nr. 166–167. R. J. F. Burleigh in: Barag 1985, S. 119, errechnet eine Radio-Karbon-Datierung von ca. 425 v. Chr. für die Holzkohle aus der Werkstatt in Nimrud und bemerkt dazu, daß dieses eine Datierung von ca. 350 v. Chr. oder früher für das Glas aus der Werkstatt ergäbe, falls das Holz, aus dem die Holzkohle gemacht wurde, ungefähr 50–75 Jahre alt war. Analysen des opakroten Glases aus Nimrud: M. Bimson in: Barag 1985, S. 121–122, Nr. 166.
13 Hinweis BSN. W. E. S. Turner in: Journal of the Society of Glass Technology 38, 1954, S. 436T–444T; R. G. Newton, Recent Views on Ancient Glasses, Glass Technology 21, 1980, S. 176.
14 Vergleiche kalottenförmige und flache runde sowie rechteckige Glasbarren im British Museum, London: Barag 1985, S. 107–113.
15 Zu Glasfarben, die durch reduzierende und oxidierende Atmosphären entstehen: C. Sellner, H. J. Oel, B. Camara in: Glastechnische Berichte 52, 1979, S. 255–264; Brill 1988, S. 269–276.
16 M. Bimson und A. E. Werner, Two Problems in Ancient Glass: Opacifiers and Egyptian Core Material, AnnAIHV 4, 1967, S. 262–266, besonders S. 262–264.
17 Moorey 1985, S. 220 (Analysen von schwarzem Glas aus Tchoga Zanbil, 13. Jh. v. Chr.).
18 A. von Saldern, Glass Finds at Gordion, JGS 1, 1959, S. 23–49 (Analyse der Omphalos-Schale, 8. Jahrhundert v. Chr.: S. 49); Schiering 1991, S. 14 (Glasfunde aus Olympia, 5. und 4. Jahrhundert v. Chr.).
19 Graphik und Daten adaptiert nach Brill 1988, S. 279–280; vgl. R. H. Brill in: JGS 4, 1962, S. 136–137.
20 Oppenheim 1970, S. 73.
21 Stern 1991, S. 25–27. Siehe auch: A. Pilkington, Flat Glass: evolution and revolution over 60 years, Glass Technology 17, 1976, S. 182–193; Glass Technology 12, 1971, S. 76–83 (Hinweis R. G. Newton).
22 Letsch, Noll, Schiering 1983, S. 101–103.
23 Die Experimente wurden 1992 von Kathleen McCarthy und der Verfasserin durchgeführt.
24 Zu frühen Düsen: Roden 1988, S. 62–82 (Bronzezeit); Weisgerber und Roden 1986, S. 2–26 (griechische Zeit); Weisgerber und Roden 1985, S. 2–21 (römische Zeit). Reste von keramischen Röhren aus einer Glaswerkstatt des mittleren 1. Jahrhunderts n. Chr. wurden zwar als Düsen (Tuyères) interpretiert (J. Morel, H. Amrein, M.-F. Meylan, C. Chavalley, Un atelier de verrier du milieu du 1er siècle apr. J.-C. à Avenches, Archäologie der Schweiz 15, 1992, S. 2–17, besonders S. 6), aber sie könnten möglicherweise von keramischen Glasmacherpfeifen stammen, persönliche Mitteilung H. Amrein (siehe unten: Zur Erfindung der Glasmacherpfeife).
25 T. Gam, Prehistoric Glass Technology: Experiments and Analyses, Journal of Danish Archaeology 9, 1990, S. 203–213; Lierke 1991, S. 310; Lierke 1992, S. 341–348.
26 Hinweis BSN.
27 Hinweis BSN.
27a Lierke 1991, S. 312–315.
28 N. H. Henein und J.-F. Gout, Le verre soufflé en Egypte, Institut Français d'Archéologie Orientale du Caire, Kairo 1974, S. 1 (das Abkühlen von Glasgegenständen in aus Palmblättern geflochten Körben, die mit Asche gefüllt waren).
29 Zu den Beziehungen zwischen Flammenarbeit (Arbeit vor der Lampe) und Arbeit beim offenen Feuer: Lierke 1992, S. 341–348.
30 Nach Lierke in: AnnAIHV 12, Wien 1991 (publ. 1993), S. 38, Abb. 5 b.
31 Nach Lierke, op. cit., S. 38, Abb. 5 c.
32 Ferrara, Nat. Arch. Mus., Nr. 52196, L 11,5 cm: D. Baldoni, Una lucerna romana con raffigurazione di officina vetraria: Alcune considerazioni sulla lavorazione del vetro soffiato nell' antichità, JGS 29, 1987, S. 22–29, Abb. 1–3.
33 C. Lilyquist und R. H. Brill, Studies in Early Egyptian Glass, The Metropolitan Museum of Art, New York 1993.
34 Nolte 1968, S. 8–9; D. Redford, Egypt and Canaan in the New Kingdom, in: S. Ahituv, Beer Sheva, 1990, S. 46; C. Lilyquist in: Lilyquist und Brill 1993, op. cit., S. 43.
35 Daressy 1902, Nr. 24808, Tafel XLIV; Nolte 1968, S. 54, Tafel II, 2; Nolte 1985, S. 15, A-2.
36 Nolte 1968, S. 22–23; C. A. Keller in: JGS 25, 1983, S. 23–28, Abb. 2, 2. Reihe von unten rechts zeigt ein Fragment der großen Amphora im Ägyptischen Museum Kairo, Nr. CG 24808.
37 W. C. Hayes, The Scepter of Egypt II, Cambridge, Massachusetts, 1959, S. 254.
38 Lierke 1992, S. 342–347.
39 W. M. F. Petrie, Tell el Amarna, 1894, S. 25–27.
40 L. Borchardt und H. Ricke, Die Wohnhäuser in Tell el-Amarna, Wissenschaftliche Veröffentlichungen der Deutschen Orientgesellschaft 91, Berlin und Leipzig 1980.
41 Staatliche Museen zu Berlin, Ägyptisches Museum und Papyrussammlung, Glas aus el-Amarna, Aufnahme BSN: Nolte 1968, Tafel XXXV, 2.
42 Staatliche Museen zu Berlin, Ägyptisches Museum und Papyrussammlung, Glas aus el-Amarna, Aufnahme BSN: Nolte 1968, Tafel XXXV, 3.
43 London, Petrie Museum, Nr. UC 22923, Aufnahme BSN: Courtesy of the Petrie Museum, University College London. Vergleiche Glasstäbe und -proben mit Werkzeugabdrücken aus el-Amarna, Ägyptisches Museum Berlin: Nolte 1968, Tafel XXXV, 1–3; Grose 1989, S. 52–53, Abb. 26–27; P. T. Nicholson, Egytian Faience and Glass, Shire Egyptology 19, Merlins Bridge 1993, S. 52, Abb. 43.
44 W. E. S. Turner in: Journal of the Society of Glass Technology 38, 1954, S. 436T–456T.
45 Lierke 1993, S. 219–221.
46 F. Griffith, Excavations at el-'Amarna 1923–24, Journal of Egyptian Archaeology 10, 1924, S. 303.
47 Cooney 1976, S. 49–51.
48 Bulletin of the Metropolitan Museum of Art III, 1908, S. 83–84, S. 185; A. C. Mace, Suppl. Bulletin of the Metropolitan Museum of Art, 1911, S. 25; W. C. Hayes, The Scepter of Egypt II, 1959, S. 410; Nolte 1968, S. 24–25; C. A. Keller in: JGS 25, 1983, S. 23–26.
49 P. E. Newberry in: Journal of Egyptian Archaeology 6, London 1920, S. 156, Anm. 11.
50 C. A. Keller in: JGS 25, 1983, 20, Anm. 4.

51 Cooney 1976, S. 124; Kozloff und Bryan 1992, S. 379.
52 E. Valtz, Italian excavations at Tebtynis 1930–1935: the objects at Egyptian Museum, Torino, in: Sesto congresso internazionale di egittologia I, Turin 1992, S. 625–628.
53 W. M. F. Petrie, Nebesheh (AM) and Defenneh (Tahpanes), Egyptian Exploration Fund 4, London 1888, S. 42–44, Tafel XVIII; Cooney 1976, S. 112–124.
54 Lucas und Harris 1962, S. 184; S. Ahmed Saleh et al., Study of Glass and Glass-Making Processes at Wadi el-Natrun, Egypt, in the Roman Period from 30 B. C. to 359 A. D., Part I, Fritting Crucibles, their Technical Features and Temperature Employed, in: Studies in Conservation 17, 1972, S. 168–169; E. Welker, Antike Gläser im Frankfurter Museum für Vor- und Frühgeschichte, Archäologische Reihe 10, Frankfurt am Main 1987, S. 4–5, Abb. 1–2.
55 S. Ahmed Saleh et al. 1992, op. cit., S. 143–172.
56 Versuche von Rosemarie Lierke, Schwalbach (Taunus), Deutschland und EMS. Publizierte Berichte über einzelne Experimente werden weiter unten an geeigneter Stelle zitiert.
57 Stern 1991, S. 21–24; E. Marianne Stern, A fourth century factory for gathering and blowing chunks of glass?, JRA 5, 1992, S. 491–494.
58 Babylonischer Talmud (Shabbath 154 B), zitiert nach Weinberg 1988, S. 25, Anm. 2.
59 R. H. Brill, Some Thoughts on the Origin of the Chinese Word »Boli«, in: Glass and Enamel 18, Nr. 5, 1990 (Chinesisch); idem in: Silk Road Art and Archaeology 2, 1991–1992, S. 129–136 (Englisch).
60 R. A. Coles, The Oxyrhynchus Papyri, Band 50, 1983, S. 58, Nr. 3536.
61 George Scott, Plaque Structured Glasses in Antiquity, Vortrag beim Symposium in Edinburgh, 1992 (persönliche Mitteilung G. Scott).
62 Übersetzung EMS.
63 Berlin, Staatliche Museen, Vorderasiatisches Museum, Nr. VA 5911: Barag 1970, S. 144, Nr. 3, Abb. 20.
64 Barag 1970, S. 150–153, Abb. 29–38 (Alalakh); S. 135–141, Abb. 1–14 A, B (Nuzi). Zu möglichen Kontakten zwischen der Glasindustrie in Mesopotamien und Ägypten: Nolte 1968; Barag 1970, S. 181–187. Siehe auch: D. Barag, Mesopotamian Vessels of the Second Millennium B. C., JGS 4, 1962, S. 9–28; Barag 1985; Nolte 1968; Cooney 1976. Für das 1. Jahrtausend v. Chr.: T. E. Haevernick, Hallstatt-Tassen, JbRGZM 5, 1958, S. 8–17; T. E. Haevernick, Beiträge zur Geschichte des antiken Glases, II: Stachelfläschchen, JbRGZM 6, 1959, S. 63–65; T. E. Haevernick, Beiträge zur Geschichte des antiken Glases, VII: Zu den Stachelfläschchen, JbRGZM 8, 1961, S. 137–138; Barag 1970, S. 193–197; Harden 1981; McClellan 1984; Grose 1989; McClellan 1992, S. 19–21, 80–94, Nr. 4–36.
65 Stern 1977, S. 11–20, besonders S. 14ff.; Harden 1981; McClellan 1992.
66 Vandiver 1983, S. 242, Abb. 3 beschreibt fünf Glasperlen aus Nuzi (ca. 1500 v. Chr.), die auf kupferhaltigen Metallstäben mit einem Durchmesser von 0,2–0,3 cm hafteten.
67 Zu verschiedenen Zeiten und an verschiedenen Orten wurden unterschiedliche Zusammensetzungen für den Kern benutzt. Hierzu: M. Bimson und A. E. Werner, Two Problems in Ancient Glass: Opacifiers and Egyptian Core Material, AnnAIHV 4, 1967, S. 262–266, besonders S. 264–266; M. Bimson und A. E. Werner, Problems in Egyptian Core Glasses, in: Studies in Glass History and Design, Proceedings, VIIIth International Congress on Glass, London und Sheffield 1968, S. 121–122; J. F. Wosinski und R. H. Brill, A Petrographic Study of Egyptian and Other Cored Vessels, in: Studies in Glass History and Design, Proceedings, VIIIth International Congress on Glass, London und Sheffield 1968, S. 123–124.
68 W. M. F. Petrie, Tell el Amarna, 1925, S. 27.
69 Nolte 1968, S. 31; K. Kühne, Zur Kenntnis silikatischer Werkstoffe und der Technologie ihrer Herstellung im 2. Jahrtausend vor unserer Zeitrechnung, in: Abhandlungen der Deutschen Akademie der Wissenschaften zu Berlin, 1969, S. 43, Abb. 32.
70 Kühne 1969, op. cit., S. 40.
71 W. E. S. Turner in: Journal of the Society of Glass Technology 38, 1954, S. 436 T–456 T.
72 Aus dem Petrie Museum für Versuche am 24. 10. 1951 entnommen und während der Versuche 1952 zerstört. Siehe hierzu auch: R. G. Newton, Recent views on ancient glasses, in: Glass Technology 21, S. 176.
73 Kühne 1969, op. cit., S. 44.
74 F. Schuler, Ancient Glassmaking Techniques. The Egyptian Core Vessel Process, Archaeology 15, 1962, S. 32–37.
75 W. M. F. Petrie, The Arts and Crafts of Ancient Egypt, Edinburgh und London 1909, S. 125.
76 Vergleiche mit einer Rekonstruktionszeichnung dieser Technik: Goldstein 1979, S. 27, Abb. 1.
77 D. Labino, The Egyptian Sand-Core Technique: A New Interpretation, JGS 8, 1966, S. 124–127.
78 Grose 1989, S. 31, Abb. 4.
79 B. Schlick-Nolte in: Bibliotheca Orientalis XLI, Nr. 1/2, 1984, S. 104: nach eigener Dokumentation der Glaswerkstättenrelikte von Malqata, el-Amarna und Lischt in den großen Sammlungen von Kairo, London und New York sowie in unzähligen kleinen.
80 Schuler 1962, op. cit., S. 37.
81 Goldstein 1979, S. 27.
82 B. Schlick-Nolte in: Lexikon der Ägyptologie II, 1977, Spalte 138–142; B. Schlick-Nolte in: S. Schoske, Kunst – Stoff, Handwerk und Werkstoff im alten Ägypten, Texte zur Ausstellung, o. J., s. v. Fayence; P. A. Vandiver, Technological Change in Egyptian Faience, in: Archaeological Ceramics, Washington D. C., 1982, S. 167–179; A. Kaczmarczyk und R. E. M. Hedges, Ancient Egyptian Faience. An Analytical Survey of Egyptian Faience from Predynastic to Roman Times, Warminster 1983.
83 Lierke 1992, S. 344.
83a Schuler 1962, op. cit., S. 36. Ofen nach Hinweis B. Kleinmann erforderlich.
84 K. Cummings, The Technique of Glass Forming, London 1980, S. 19–20, Abb. 11 a, b.
85 Lierke 1992, S. 344.
86 Ray, Helen, Raymond und Ed Keller, Springville School of Glass, Fusion 24, Februar 1977, S. 13.
87 Schuler 1962, op. cit. (Anm. 74), S. 32, 1, S. 34 Abb. A, S. 35–36.
88 Kühne 1969, op. cit. (Anm. 69), S. 40, Abb. 23–24, S. 43, Abb. 32 A.
89 Lierke 1993, S. 221.
90 Staatliche Museen zu Berlin, Ägyptisches Museum und Papyrussammlung, Glas aus el-Amarna. Aufnahme BSN; Nolte 1968, Tafel XXXV, 1–3; Grose 1989, S. 52–53, Abb. 26–27.
91 Nolte 1968, Tafel XII, 2; Nolte 1985, S. 41, Abb. 3–2.
92 Nolte 1968, Tafel X, 1; Nolte 1985, S. 35, Abb. 2b-1.
93 London, BM, Nr. EA 67027, Aufnahme BSN, mit freundlicher Genehmigung des BM. Vergleiche Nolte 1985, S. 38, Abb. 2b-12, S. 50, Abb. 4–1, S. 61, Abb. 5–11a.
94 Nolte 1985, S. 31, Abb. 2a-19, S. 48, Abb. 3–28.
95 Nolte 1968, S. 94–95, Tafel IX, 23; Nolte 1985, S. 32, Abb. 2a-23.
96 Goldstein 1979, S. 60, Nr. 26: dieses Gefäß gehört zu den wenigen Beispielen mit flachen Feldern auf der Gefäßwandung, die für die Verwendung eines Brettchens zum Glätten sprechen.
97 Ettinghausen 1962, S. 13, Abb. 16 = Nolte 1968, Tafel XVI, 4 = Nolte 1985, S. 52, Abb. 4–4: Diese Technik läßt sich an den beschädigten Fäden des Gefäßes gut erkennen.
98 Nolte 1985, S. 80, Abb. S-4.
99 New York, MMA, Nr. 30.8.168, Aufnahme BSN: Nolte 1968, S. 75, 131, Tafel XXIV, 19 und Frontispiz 6. Vergleiche Goldstein 1979, S. 60, Nr. 26, Farbtafel 1 – als besonders typisches Beispiel.
100 Nolte 1968, Taf. XXXV, 13; Cooney 1976, Farbtafel III, 662–663.
101 Daressy 1902, Nr. 24804, 24808; Nolte 1968, S. 54–55, Tafel II, 2, 6.
102 Daressy 1902, Nr. 24761, 24761bis; Nolte 1968, Frontispiz c, Tafel II, 1, 3.
103 Nolte 1968, Tafel VI, 2 und VII, 5.
104 Nolte 1968, Tafel XXXII–XXXIV mit etlichen Beispielen.
105 Kairo, Ägyptisches Museum, Nr. CG 24827, Aufnahme BSN, mit freundlicher Genehmigung des Ägyptischen Museums in Kairo. Vergleiche Daressy 1902, unter Nr. 24826–24828; Nolte 1968, S. 56.
106 Daressy 1902, das kleinste Fragment unter Nr. 24828.
107 Cooney 1976, S. 150, Nr. 1770.
108 C. A. Keller in: JGS 25, 1983, S. 25, Abb. 6 unten links.
109 A. Kisa, Das Glas im Altertume I, Leipzig 1908, S. 41, Abb. 6 links und Mitte; Nolte 1968, S. 76–77, Tafel XXI, 13.
109a Lierke 1992, S. 343–344.
110 Brooklyn, The Brooklyn Museum, Nr. 53.176.4, anonymous gift; Aufnahme BSN: Courtesy The Brooklyn Museum. Vergleiche Daressy 1902, Nr. 24960–24961; D. Barag in: JGS 4, 1962, S. 23; siehe auch Nolte 1985, S. 130, Nr. 17.
111 Goldstein 1979, S. 28.
112 München, Staatliche Sammlung ägyptischer Kunst, Nr. ÄS 630, Aufnahme BSN: Nolte 1968, S. 48–49, Tafel I, 6; Nolte 1985, S. 11, Tafel T-6.
113 Nolte 1968, S. 54, Tafel II, 2; Daressy 1902, Nr. 24794–24795, 24804.
114 Nolte 1968, S. 61.
115 Daressy 1902, Nr. 24816.
116 Daressy 1902, Nr. 24761–24761 bis; Nolte 1968, Frontispiz und Tafel II, 1, 3.
117 London, Petrie Museum, UC 22938, aus el-Amarna, Aufnahme BSN, Courtesy of the Petrie Museum, University College London. Vergleiche Nolte 1968, Tafel XXXV, 13.

**118** Schlick-Nolte, in Vorbereitung, Sammlung Kiseleff, Nr. K 560, K 650 und K 651.
**119** Nolte 1968, S. 67 mit Anm. 88 a, Tafel VI, 1.
**120** Bonn, Akademisches Kunstmuseum, Nr. E 191, Aufnahme des Museums: Nolte 1968, S. 86f., Tafel V, 22. Vergleiche ibid., S. 136 unter Kommentar zu Nr. 8 mit einem Fragment aus Malqata; Nolte 1985, S. 22, Abb. 1–22, S. 81, Abb. S-8, S. 118, Tafel XXX, 8, 11, S. 130, Taf. XLII, 8 a.
**121** J. D. Bourriau und C. A. Hope in: Egypt's Golden Age: The Art of Living in the New Kingdom 1558–1085 B. C., Ausstellungskatalog, Boston 1982, Nr. 50, 69.
**122** Nolte 1968, S. 123 und 126, Tafel XXII, 23.
**123** Nach freundlichem Hinweis von R. Lierke.
**124** Nolte 1968, Tafel XXVIII, 60, Tafel XXIX, 1, 2.
**125** Lierke 1992, S. 344.
**126** Nolte 1968, S. 50, Nr. 12, Frontispiz a und Tafel I, 5; Lierke 1992, S. 344.
**127** Kairo, Ägyptisches Museum, Nr. RT 19.2.1926,1 Aufnahme BSN, mit freundlicher Genehmigung des Ägyptischen Museums in Kairo: Nolte 1968, S. 61–62, Tafel XXXV, 8–9.
**128** Kairo, Ägyptisches Museum, Nr. CG 24824, von der Seite der Kernschicht aus gesehen, Aufnahme BSN, mit freundlicher Genehmigung des Ägyptischen Museums in Kairo; Daressy 1902, Nr. 24824; Nolte 1968, S. 61–62, Tafel XXXV, 6.
**129** Aus dem Grabe Tutanchamuns ist eine doppelwandige Alabasterlampe in Gefäßform bekannt. Sie trägt auf der Außenwandung des inneren Gefäßes eine Malerei, die, verdeckt von der äußeren Wandung, nur bei Illuminierung zur Geltung kommt: H. Carter, The Tomb of Tut-ankh-Amen II, London 1927, S. 30, Tafel XLV–XLVI.
**130** E. Riefstahl in: JGS 14, 1972, S. 11–14.
**131** R. J. Charleston, Wheel-Engraving and -Cutting: Some Early Equipment, JGS 6, 1964, S. 83–87; vergleiche auch das Fragment einer Schale aus Obsidian des Königs Amosis I. (1550–1525 v. Chr.), das die typischen Spuren eines Schleif-Rädchens zeigt: Smith 1957, S. 38–39, Nr. 50.
**131 a** New York, MMA, Nr. 23.9; C. Lilyquist und R. H. Brill, Studies in Early Egyptian Glass, MMA, New York 1993, S. 34, Nr. 11.
**132** Kairo, Ägyptisches Museum, Nr. CG 24755, Aufnahme BSN, mit freundlicher Genehmigung des Ägyptischen Museums in Kairo: Nolte 1968, S. 48, S. 61, 65; C. Lilyquist und R. H. Brill 1963, op. cit., S. 35, Nr. 31.
**133** W. M. F. Petrie, Tell el Amarna, London 1894, Tafel XIII.
**134** B. Rothenberg, The Egyptian Mining Temple at Timna, London 1988, S. 216, »impressed double cartouche«, Abb. 39, 3.
**135** Kairo, Ägyptisches Museum, Nr. CG 24828, Aufnahme BSN, mit freundlicher Genehmigung des Ägyptischen Museums in Kairo.
**136** Würzburg, Martin-von-Wagner-Museum der Universität, Sammlung Kiseleff, Nr. K 887, Aufnahme BSN: B. Schlick-Nolte, Gläserne Raritäten aus der Sammlung Kiseleff, Festschrift Hans Wolfgang Müller, Studien zur altägyptischen Kultur 6, 1978, S. 171–172, Farbtafel A, 4; Lilyquist und Brill, op. cit., S. 35, Abb. 19, 47, sowie weitere Beispiele.
**137** Daressy 1902, Nr. 24828 – das kleinste der drei unter dieser Nummer zusammengefaßten Bruchstücke; New York, Metropolitan Museum, Nr. 26.7.1163, 26.7.1164 = B. Schlick-Nolte, op. cit. 1978, S. 172, Farbtafel A.
**138** Lilyquist und Brill, op. cit. 1993, S. 9–12, Abb. 10 rechts, farbiges Titelblatt rechts.
**139** Goldstein 1979, S. 28.
**140** Washington, D. C., Freer Gallery of Art, Nr. 09.412, Courtesy of the Freer Gallery of Art, Smithsonian Institution, Washington, D.C.: Nolte 1968, S. 115, Tafel XVII, 15; Nolte 1985, S. 55, Abb. 4–15.
**141** Daressy 1902, Nr. 24829–24831; Nolte 1968, S. 57.
**142** Goldstein 1979, S. 28; Lierke 1991, S. 312, 315.
**143** Kozloff und Bryan 1992, S. 380.
**144** Beobachtungen dieser Art ließen sich insbesondere an Fragmenten machen. Zu Stoffabdrücken siehe F. Petrie, The Arts and Crafts of Ancient Egypt, Edinburgh 1909, S. 125; R. J. Forbes, Studies in Ancient Technology V, Leiden 1957, S. 123; Lucas und Harris 1962, S. 192.
**145** B. Nolte, An Egyptian Glass Vessel in (the Greek and Roman Department of) the Metropolitan Museum of Art, in: Metropolitan Museum Journal 4, 1971, S. 168–169 = Ancient Egypt in the Metropolitan Museum Journal 1–11, 1977, S. 26–27.
**146** H. G. Pfaender, Schott Glaslexikon, München 1980, S. 26–29; H. Scholze, Glas – Naturstruktur und Eigenschaft, Berlin 1977, S. 128–136.
**147** Siehe vorige Anmerkung.
**148** Lierke 1993, S. 222.
**149** Stuttgart, Württembergisches Landesmuseum, Antikensammlung, Nr. 3.299, von Margret Honroth freundlicherweise zur Verfügung gestellt; Aryballos, Innenseite.
**150** Hinweis EMS.
**151 a** Nolte 1968, S. 160–178, Formenkatalog.
**151** B. Nolte, An Egyptian Glass Vessel in (the Greek and Roman Department) of The Metropolitan Museum of Art, in: Metropolitan Museum Journal 4, 1971, S. 169.
**152** Stern 1977, S. 14–17; McClellan 1984, S. 319–322, der Rhodos als Hauptproduktionsstätte vermutet; Grose 1989, S. 110, der eine der Gemeinden in der Ägäis oder entlang der ionischen Küste in Betracht zieht.
**153** Harden 1981, S. 59, Formentafel 1.
**154** Grose 1989, S. 130.
**155** Grose 1989, S. 115.
**156** Harden 1981, S. 101, Formentafel 2.
**157** Grose 1989, S. 131–132.
**158** McClellan 1984, S. 82.
**159** Siehe unten: Gefäßdekor, S. 42.
**160** McClellan 1984, S. 127.
**161** Harden 1981, S. 123, Formentafel 1.
**162** Grose 1989, S. 132, Gruppe III.
**163** Nach Lierke 1991, S. 311–312, Abb. 1, Technik des Abziehens vom heißen Kegel im Kontakt mit dem Feuer; Technik des Abrollens auf den Oberschenkeln nach EMS.
**164** T. E. Haevernick in: JbRGZM 7, 1960, S. 58, Tafel 10,1 = Haevernick 1981, S. 90, Abb. 1.
**165** Technik des Abrollens auf den Oberschenkeln und Einführung einer Vorrichtung nach EMS.
**166** McClellan 1984, S. 136–137.
**166a** Hinweis EMS.
**167** Haevernick 1981, S. 88–90, Abb. 3.
**168** Zur Herstellung von Henkeln siehe auch McClellan 1984, S. XX.
**169** Harden 1981.
**170** McClellan 1984.
**171** Grose 1989.
**172** E. Marianne Stern, Stimmi for Health and Beauty, in: Abstracts, American Academy of Religion, Society of Biblical Literature, Annual Meeting of the American Schools of Oriental Research, 1990, S. 412; W. D. Blanchard, E. Marianne Stern, L. P. Stodulski, Analysis of Materials Contained in Mid-4th to Early 7th Century A. D. Palestinian Kohl Tubes, in: P. B. Vandiver, J. R. Druzik, G. S. Segan Wheeler, I. C. Freestone (Hrsg.), Materials Issues in Art and Archaeology 3, Materials Research Society Symposium Proceedings Nr. 267, Pittsburgh 1993, S. 239–254.
**173** Harvard, Semitic Museum, Aufnahme Pamela Vandiver: Vandiver 1983, S. 242, Abb. 3.
**174** London, BM, Nr. EA 2589, Aufnahme BSN, mit freundlicher Genehmigung des BM: Nolte 1968, S. 149, Tafel XXXIV, 48.
**175** Barag 1975; Harden 1981, S. 23.
**176** Vergleiche die schwarze, eisenoxidhaltige Schlackenschicht auf der Innenseite von mittelalterlichen Perlen aus Ribe und auf experimentellen Nachahmungen, die auf Eisenstäben im offenen Feuer hergestellt wurden: T. Gam, Prehistoric Glass Technology – Experiments and Analysis, Journal of Danish Archaeology 9, 1990, S. 204, Abb. 2.
**177** Nach Ö. Küçükerman, Glass Beads, Anatolian Glass Bead Making, herausgegeben von der Turkish Touring and Automobile Association, Istanbul 1988, S. 64, Abb. 38. Vergleiche den Text ibid. S. 65: »Das metallische Klopfen ist oft der einzige Laut in einer solchen [Perlen-]Werkstatt. Ein erfahrenes Ohr kann vom Zuhören schon sagen, wieviele Handwerker bei der Arbeit sind, wie schnell sie arbeiten, und was sie herstellen –, das alles ohne einmal die Werkstatt zu betreten.«
**178** Philadelphia, The University Museum, Nr. 65-24-49: von Saldern 1966, S. 18, Abb. 13; Michelle I. Marcus, Mosaic Glass Vessels from Hasanlu, Iran: A Study in Large-Scale Stylistic Trait Distribution, The Art Bulletin 73, 1991, S. 547, Abb. 15. Vergleiche London, BM, Nr. WAA 134901: von Saldern 1970, S. 213, Abb. 1. Zu dieser Technik: Harden 1967, S. 31. Siehe auch: von Saldern 1966, S. 9–25; von Saldern 1970; Barag 1985.
**179** Berlin, Staatliche Museen, Vorderasiatisches Museum, Nr. VA 10997, Ausschnitt eines Teils der Stiftmosaikfassade von einem Innenhof des Eanna-Heiligtums in Uruk: Antike Welt, Sonderheft 1990, S. 44, Abb. 3. Die Länge der kleinen Stifte beträgt ca. 12,0 cm; der Durchmesser ca. 2,0 cm. Siehe auch: H. Lenzen, New Discoveries at Warka in Southern Iraq, Archaeology 17, 1964, S. 129 mit Abb.
**180** Philadelphia, The University Museum, Nr. 65-31-403, 404 (Becher A), ursprüngliche Höhe ca. 16,0 cm, Rekonstruktionsvorschlag der Darstellung (Zeichnung: D. L. Hoffman); das Fragment auf dem Photo gehört zur Figur rechts: Marcus 1991, op. cit., S. 537–560; vergleiche von Saldern 1966, S. 9–25; von Saldern 1970, S. 215–217, Nr. 13–15, Abb. 8–13.
**181** Zu antiken Bohrtechniken: J. D. Cooney, Glass Sculpture in Ancient Egypt, JGS 2, 1960, S. 11–43, besonders 22–23 (Bohren und Polieren); A. J. Gwinnet und L. Gorelick, An Innovative Method to Investigate the Technique of Finishing an Ancient Glass Artifact, JGS 25, 1983, S. 249–256.
**182** Zu Schneide- und Schleiftechniken: R. J. Charleston, Wheel-Engraving and -Cutting:

Some Early Equipment, JGS 6, 1964, S. 83–100, besonders S. 83–87.
**183** Zu Polier- und Schleifspuren: Lierke 1993, S. 232–233.
**184** London, BM, Nr. WAA 90952, Höhe 8,8 cm, Courtesy Trustees of the British Museum: Barag 1985, S. 60–61, Nr. 26, Abb. 2, Farbtafel B, Tafel 3; von Saldern 1970, S. 218, Nr. 17, Abb. 17; R. J. Forbes, Studies in Ancient Technology, Band V (Leiden, zweite Auflage 1966), S. 132, Abb. 22.
**185** Plinius, Naturalis Historia 36.51–54, beschreibt mehrere »Sande«, die als Schleifmittel verwendet wurden.
**186** So: A. Mutz, Die Kunst des Metalldrehens bei den Römern, Basel und Stuttgart 1972, besonders S. 172–176 (das Schneiden und Schleifen antiker Gläser auf der Drehscheibe). Nach freundlicher Mitteilung von G. D. Weinberg hat A. Mutz diese Methode nicht mit Glas probiert.
**187** Die Verwendung einer Töpferscheibe zum Schleifen wurde zuerst von H. Staude vorgeschlagen in: G. Platz-Horster, Antike Gläser, Ausstellungskatalog, Antikenmuseum Berlin, November 1976 – Februar 1977, Berlin 1976, S. 18.
**188** Lierke 1993, S. 232–233.
**189** Lierke 1993, S. 232, Abb. 34.
**190** Genf, Musée d'Art et Histoire, Nr. 18665, ehemals Sammlung Fol: J.-L. Maier, Coupe de verre à deux couleurs du Musée de Genève, Genava N.S. 21, 1973, S. 281–286, Abb. 1–6. Mein Dank gilt Yvette Mottier für die Ermöglichung einer Autopsie der Schale.
**191** F. Schuler, Ancient Glassmaking Techniques: The Molding Process, Archaeology 12, 1959, S. 47–52. Zu den Schwierigkeiten beim Gießen mit geschmolzenem heißem Glas: Goldstein 1979, S. 33–34.
**192** Barag 1970, S. 187–193.
**193** Einige erstaunlich fein gearbeitete ägyptische Statuen und Figuren aus Glas aus der zweiten Hälfte des 15. und ersten Hälfte des 14. Jahrhunderts v. Chr. (18. Dynastie) wurden wahrscheinlich in geschlossenen einteiligen Tonformen geschmolzen, siehe J. D. Cooney, Glass Sculpture in Ancient Egypt, JGS 2, 1960, S. 11–43, besonders S. 12–20.
**194** London, Petrie Collection: J. Samson, Amarna, City of Akhenaten and Nefertiti, Key Pieces from the Petrie Collection, London 1972, S. 69, Farbtafel VIII, S. 93–95, Abb. 49.
**195** B. Schlick-Nolte in: B. Schlick-Nolte und V. von Droste zu Hülshoff, Skarabäen, Amulette und Schmuck, Liebieghaus-Museum Alter Plastik, Ägyptische Bildwerke, Band 1, Melsungen 1990, S. 402, 412; Samson 1972, op. cit., S. 69, Farbtafel VIII.
**196** Hinweis BSN.
**197** B. Schlick-Nolte in: B. Schlick-Nolte und V. von Droste zu Hülshoff 1990, op. cit., S. 402, 412; Samson 1972, op. cit., S. 241, Nr. 209; S. 255, Nr. 225; S. 278, Nr. 257; S. 282, Nr. 262; S. 296, Nr. 282; S. 303, Nr. 294 (Hinweis BSN).
**198** E. Marianne Stern, Early Roman Glass from the North Somali Coast, AnnAIHV 10, 1985, S. 32, Abb. 7; Stern 1993, S. 39, Nr. 12.
**199** Boston, MFA, Nr. 66.194, Mary L. Smith Fund, Maße 7,5 x 7,2 cm: Emily Vermeule, A Mycenaean Jeweler's Mold, Bull. Museum Fine Arts, Boston, 65, 1967, S. 19–31. Siehe auch eine Form aus Knossos, Kreta: Th.E. Haevernick, Beiträge zur Geschichte des antiken Glases III: Mykenisches Glas, JbRGZM 7, 1960, S. 36–53, (= Haevernick 1981, S. 71–83); Harden 1981, S. 25. Eine Form aus grauem Speckstein, vielleicht die Hälfte einer zweiteiligen Form für das Schmelzen von kleinen kugeligen Glasperlen, wurde im Grab eines Handwerkers in der Athener Agora ausgegraben: S. I. Immerwahr, The Neolithic and Bronze Ages, The Athenian Agora, Band 13, Princeton, New Jersey, 1971, S. 231–232, Nr. XXIX-3, Tafel. 55, 57.
**200** O. Schmid, Technische Bemerkungen zu den mykenischen Plättchenperlen, JbRGZM 7, 1960, S. 50–53; Harden 1981, S. 25.
**201** Gläsernes Stabornament und Tonform, Aufnahme DAI Athen, Ol 3587, ursprüngliche Länge der Tonform ca. 20,0 cm, des Ornaments ca. 18,6 cm: Schiering 1991, Nr. O 31 mit Gl 11, S. 26, 28, 61–62, 64–65, 151, Abb. 13 a, b; Letsch, Noll, Schiering 1983, S. 96–103.
**202** Beispielsweise: Ph. Petsas, Ho Taphos ton Leukadion (Das Grab von Leukadia), Athen 1966, S. 177–178, Tafel 38 a, b.
**203** Athen, Nat. Arch. Mus., Prähistorische Sammlung Nr. 5671: Weinberg 1992, S. 79, Nr. 2.
**204** Goldstein 1979, S. 34, Abb. 8–10, gibt eine Rekonstruktion der Technik mit einer wiederverwendbaren zweiteiligen Form.
**205** London, BM, Nr. WAA 91521, Höhe 7,4–5,2 cm; Durchmesser Rand 10,0–9,6 cm; größter Durchmesser 10,4–9,9 cm, Courtesy Trustees of the British Museum: Barag 1985, S. 62–63, Nr. 28, Abb. 3, Tafel 4; vergleiche Barag 1985, Nr. 27–36, Abb. 3, Tafel 4, Farbtafel C. Ähnliche Gefäße kennt man aus Kreta (J. K. Brock, Fortetsa, Cambridge 1957, S. 134, 208, Tafel 112, Nr. 1567) und Italien (von Saldern 1970, S. 225, Nr. 42, Abb. 37, aus der Tomba Bernardini bei Praeneste).
**206** Mein Dank gilt der Glaskünstlerin Kathleen McCarthy für ihre Hilfe bei diesem Experiment.
**207** München, Antikensammlung, Nr. 12.240: K. Vierneisel, Münchner Jahrbuch 17, 1966, S. 226–227, Abb. 6; A. Oliver Jr., Persian Export Class, JGS 12, 1970, S. 13, Abb. 14.
**208** Erworben auf einer Auktion in Paris 1991: Höhe 7,1 cm; Höhe des Halses 3,2 cm; Durchmesser am Rand 13,5 cm; Durchmesser am Körper 10,85 cm.
**209** Nach Lierke 1991, S. 312, Abb. 2 a.
**210** Nach Lierke 1991, S. 312, Abb. 2 b.
**211** Vergleiche zahlreiche Renaissance-Gläser der Sammlung Wolf mit sehr komplizierten Reticella-Mustern, die durch eine Variation dieser Technik hergestellt sind: Brigitte Klesse und Hans Mayr, Veredelte Gläser aus Renaissance und Barock, Wien 1987, Nr. 12–21. Die meisten dieser Muster kamen zustande, indem man einfarbige opakweiße Glasstäbe in einer »Cane Mold« anordnete und einen Posten farblosen Glases in die Form einsenkte, um damit die Stäbe aufzunehmen.
**212** Vergleiche zwei fragmentarische Schalen in Berlin, Staatliche Museen, Vorderasiatisches Museum, Nr. VA Ass 3655a – Ass 7868 und VA Ass 3655b – Ass 12757b, beide wahrscheinlich aus Assur, 13. Jahrhundert v. Chr.: Th. E. Haevernick, Assyrisches Millefioriglas, Forschungen und Berichte 10, 1968, S. 63–70, Farbtafel I-III (= Haevernick 1981, S. 161–167, Farbtafel 3); von Saldern 1970, S. 215, Nr. 7, Abb. 2 H.
**213** Vgl. D. P. Barag, Glass inlays in Phoenician ivories, glass and stone vessels, AnnAIHV 12, Wien 1991 (publ. 1993), S. 7, Abb. 5, Bild rechts: Mosaikglas-Einlage mit konzentrischen Kreisen in einer steinernen Schminkschale aus Megiddo. Die Einlage mit einer Rosette im Bild links soll aus eingelegten Elementen bestehen, die Blüten sind nämlich nur auf der Oberseite zu sehen.
**214** Brooklyn, Brooklyn Museum, Nr. 37.258E, 37.259E, 37.260E, aus Abusir: Riefstahl 1968, Nr. 69–71.
**215** Dieses und das folgende Bild zeigen den für seine »Murrini« (Mosaikglas) bekannten amerikanischen Glaskünstler Richard Ritter 1988 bei der Arbeit im Toledo Museum of Art Glass Studio.
**216** Aufnahme von Timothy A. Motz, Toledo.
**217** Karlsruhe, Badisches Landesmuseum, Nr. 72/47: J. Thimme, Phönizische Elfenbeine, Möbelverzierungen des 9. Jahrhunderts v. Chr., Bildhefte des Badischen Landesmuseums, Karlsruhe 1973, Nr. 36. Zu den Mosaikglas-Einlagen aus Arslan Tash: Barag 1985, S. 52, 71–72, Nr. 53 (aus Nimrud), Nr. 54 (aus Arslan Tash); idem, Glass inlays in Phoenician ivories, glass and stone vessels, AnnAIHV 12, Wien 1991 (publ. 1993) S. 2–3, Abb. 1.
**218** London, BM, Nr. WAA 1966.12-17.6 und 1966.12-17.7: Barag 1985, S. 65–66, Nr. 40, 40 A, Abb. 3, Tafel 4; D. P. Barag, Glass inlays in Phoenician ivories, glass and stone vessels, AnnAIHV 12, Wien 1991 (publ. 1993) S. 4, Abb. 3.
**219** Abbildung nach Goldstein 1979, S. 30, Abb. 5.
**220** Turin, Ägyptisches Museum, vom Sarg des Djed-Thot-iuefanch, nach der hervorragenden Farbtafel mit Wiedergabe von Details auf dem Titelblatt der Zeitschrift Qadmoniot, Quarterly for the Antiquities of Eretz Israel and Bible Lands, Band VI, Nr. 2 (22), 1973; siehe E. Scamuzzi, Egyptian Art in the Egyptian Museum of Turin, New York 1965, Tafel CVII ff. Der besser erhaltene Sarkophag seines Bruders Petosiris befindet sich im Ägyptischen Museum, Kairo, Nr. JE 46592: M. Saleh und H. Sourouzian, Die Hauptwerke im Ägyptischen Museum Kairo, Mainz 1986, Nr. 260, Farbabb.
**221** Hinweis BSN. Corning, CMG, Nr. 68.1.29 (Länge 5,0 cm, Tiefe 1,25 cm, Breite 2,5 cm): Goldstein 1979, S. 213, Nr. 605.
**222** Corning, CMG, Nr. 68.1.39 (mit Schachbrettmuster, Breite 4,4 cm); 68.1.35 (mit Sternmuster, erhaltene Breite 2,5 cm); 64.1.12 (mit Rosetten, Breite 6,0 cm); 76.1.34 (mit Kleeblattmuster, Breite 2,8 cm); 76.1.58 (mit Kartuschen, Breite 3,8 cm): Goldstein 1979, Nr. 610, 618, 637, 639, 653.
**223** Hinweis BSN.
**224** Zur Anbringung einer Rückenschicht auf Mosaikglas-Einlagen aus aneinandergeschmolzenen Einzelteilen ohne dazwischen gestreute Krösel: E. Marianne Stern, Roman Glass from Heis on the North Somali Coast, AnnAIHV 10, 1985, S. 32, Abb. 7; Stern 1993, S. 24, 38–40 (Nr. 12), S. 42–43 (Nr. 16).
**225** Nach Harden 1967, S. 32–33, Abb. 3, unten.
**226** Istanbul, Archäologisches Museum (?), Nr. Ass. A 2975, aus Assur, Grab 311: nach von Saldern 1970, S. 226, Nr. 47, Abb. 41, 42; vergleiche von Saldern 1966, S. 22, Abb. 16–17. Obwohl die Schale aus einem Kontext des 7.-5. Jahrhunderts v. Chr. stammt, wurde sie neulich in das 2. Jahrtausend v. Chr. datiert: D. Barag in: AnnAIHV 12, 1991 (publ. 1993) S. 3, Anm. 4. Vergleiche andere Fragmente von Mosaikglas aus Assur in Berlin: Haevernick 1981, S. 164–165, Nr. 12–14, Farbtafel 3.
**227** Stern 1985, op. cit., S. 27–29; Stern 1993, S. 24–25.

228 Van Lith 1977, S. 12–13.
229 Rütti 1991, Band I, S. 120–126.
230 Rütti 1991, Band I, S. 126–133.
231 F. Schuler, Ancient Glassmaking Techniques: The Molding Process, Archaeology 12, 1959, S. 47–52; Goldstein 1979, S. 30–31.
232 Adria, Nat. Arch. Mus., Nr. 9096: S. Bonomi, Le tombe romane della località Cuora: un inquadramento, Padusa 26–27, 1990–1991, S. 313, Farbabb. 3. Vergleiche aus der gleichen Gräbergruppe eine sehr ähnliche Schale nun in Corning, CMG, Nr. 66.1.214: Goldstein 1979, S. 200–201, Nr. 545, Tafel 27, 42. Vergleiche auch eine Streifen- Mosaikschale in Luxemburg, Musée d'Histoire et d'Art, ohne Nr., aus einem Grab der zweiten Hälfte des 1. Jahrhunderts n. Chr.: E. Wilhelm, La verrerie de l'époque romaine au Musée d'Histoire et d'Art, Luxembourg, Nr. 1. In den oben genannten Gräbern aus Cuora wurden etwa 60 Glasgegenstände gefunden: außer den schon erwähnten Streifen-Mosaikschalen und den in der folgenden Anmerkung angeführten Streifen-Reticella-Schalen gab es auch drei formgeblasene Schalen des Ennion (davon zwei nun in Adria und eine dritte in Corning), eine »zarte Rippenschale«, ein blaues, vogelförmiges Gefäß und einen smaragdgrünen Becher mit gerader Wandung.
233 Adria, Nat. Arch. Mus., Nr. 9094: Bonomi 1990–1991, op. cit., S. 314, Farbtafel 4. Aus der gleichen Gräbergruppe stammt die Schale in Corning, CMG., Nr. 66.1.217: Goldstein 1979, S. 193–194, Nr. 523, Tafel 27, 41. Vergleiche eine Schale in Rom, Museo Nazionale delle Terme, Nr. 294080: D. F. Grose in: JGS 26, 1984, S. 30, Abb. 6. Vergleiche auch eine tiefe Schale in Corning, CMG, Nr. 66.1.233, ehemals Sammlung Sangiorgi: Goldstein 1979, S. 177–178, Nr. 462.
234 In Murano werden die einzelnen Mosaikteile mit einem Metallring zusammengehalten. Dort sind oft verschiedene Künstler mit der Herstellung einer Mosaikglas-Schale beschäftigt: der eine entwirft das Design, der nächste arrangiert die Scheibchen, und dann wird das Ganze in die Glaswerkstatt zum Verschmelzen gebracht.
235 Grose 1989, S. 194; Tait (Hrsg.) 1991, S. 222.
236 Zu dieser Eigenschaft des Glases: A. Pilkington, Flat Glass: evolution and revolution over 60 years, Glass Technology 17, 1976, S. 182–193; Glass Technology 12, 1971, S. 76–83 (Hinweis R. G. Newton).
237 Stern 1991, S. 25–27, Abb. 7–12.
238 Aufnahme DAI Athen, 84/1031: Schiering 1991, Nr. G 102 und Gl 18, S. 58, 82–83, 91; Tafel 49 a, 50 a; Abb. 34.
239 Aufnahme DAI Athen, Ol 3437 (Vorderseite), 82/1125 (Rückseite): Schiering 1991, Nr. G 102, S. 82, Tafel 25, 50, 67, Abb. 25, 34, 47.
240 Aufnahme DAI Athen, Ol 4018: Letsch, Noll, Schiering 1983, S. 96–105; Schiering 1991, Nr. G1, S. 70–71, Tafel 1, 64; Abb. 36 b.
241 Nach Boyce Lundstrom, Advanced Fusing Techniques. Glass Fusing Book Two, Camp Coulton, Oregon, 2. Auflage 1991, S. 83. Er schreibt dazu: »Manche durch Absenken erzeugte Gefäße erfordern die Verwendung mehrerer Formen. Denn beim Versuch, aus einem großformatigen, kreisförmigen Rohling in einem einzigen Absenkvorgang eine tiefe Schale herzustellen, können verschiedene Sachen mißlingen. Der Rohling kann sich auf einer Seite mehr dehnen als auf der anderen mit der Folge, daß die Schale sich aus der Achse verschiebt und der Rand auf einer Seite bis zu 5,0 cm kürzer wird als auf der gegenüberliegenden. Oder das Glas kann sich auf einer Seite dehnen und auf der anderen Seite in Falten zusammenziehen, wodurch ein unregelmäßiger, gewellter Rand entsteht. Diese Probleme können dadurch vermieden werden, daß man mehrere Formen, die jeweils tiefer sind, verwendet, weil man auf die Weise die Stärke und die Form des Glases kontrollieren kann.«
242 Nach Cesare Moretti, Vetro Mosaico, Millefiori, Murrine, Bollettino Civici Musei Veneziani d'Arte e di Storia 29, N. S. 1–4, 1985, S. 19, Abb. 20; vergleiche Grose 1989, S. 33, Abb. 8.
243 Beweise für die Herstellung von opakem, gelbem Glas in Sidon im Jahre 77–78 n. Chr. bei: D. P. Barag, Recent Important Epigraphic Discoveries Related to the History of Glassmaking in the Roman Period, AnnAIHV 10, 1985, S. 111–113. Vergleiche Stern, Toledo.
244 Lierke 1991, S. 310–317.
245 Nach Lierke 1993, S. 220, Abb. 6 B; vergleiche Lierke 1991, S. 314, Abb. 8.
246 Grose 1979, S. 54–67; Grose 1989, S. 193–195.
247 Nijmegen, Niederlande, Provinciaal Museum Kam, Nr. 7.1961.1, Höhe 9,7 cm, Durchmesser 20,9 cm, 1. Jahrhundert n. Chr., aus einer Töpferei in der Umgebung von Nijmegen, dem antiken Noviomagus.
248 Stern, Toledo (im Druck); dort auch zu den drei Glasverarbeitungstechniken, für die Sidon im Altertum berühmt war: Glasblasen, in die Form blasen und auf der Töpferscheibe bearbeiten. Die Verbindung von »torno terere« mit einer Töpferscheibe zuerst bei Lierke 1991, S. 315; dazu nun: Lierke 1993, S. 222–226. In der neuesten deutschen Übersetzung dieser Stelle heißt es: Bearbeiten auf der Drehscheibe, wird in der Anmerkung jedoch als Schleifen interpretiert: R. König und J. Hopp (Hrsg.), C. Plinius Secundus d. Ä, Naturkunde, Lateinisch-deutsch, Buch XXXVI, Die Steine, München 1992.
249 Vergleiche Grose 1989, S. 269–284, Nr. 250–317.
250 Nach Gladys D. Weinberg, Notes on Glass from Upper Galilee, JGS 15, 1973, S. 41, Abb. 3, Profile 23, 24, 29, 30, 34, 41, 42, 47, 54, 57, 58; vergleiche auch Gladys D. Weinberg, Hellenistic Glass from Tel Anafa in Upper Galilee, JGS 12, 1970, S. 17–27.
251 Einige römische Rippenschalen aus Puteoli (Pozzuoli), die eine Experimentierphase in der Herstellung vertreten dürften, sind in Neapel, Arch. Mus., Nr. 13683 und das Fragment Nr. 8: C. Ziviello, Considerations about some pieces of glassware from Puteoli kept in the Museo Archeologico Nazionale of Naples, AnnAIHV 11, 1988, S. 49–54, besonders 50–51, Abb. 3, 4. Vergleiche auch Schalen mit unregelmäßigen Rippen aus Kreta: J. Price, A survey of the Hellenistic and early Roman vessel glass found on the Unexplored Mansion Site at Knossos in Crete, AnnAIHV 11, 1988, S. 30–31, Abb. 2.
252 Hierzu: Th.E. Haevernick, Die Millefioririppenschale des Hl. Servatius in Maastricht, JGS 17, 1975, S. 71–73 (= Haevernick 1981, S. 291–293).
253 Frankfurt am Main, Museum für Vor- und Frühgeschichte, Nr. a 22.866: E. Welker, Die römischen Gläser von Nida-Heddernheim. Schriften des Frankfurter Museums für Vor- und Frühgeschichte III, Frankfurt am Main 1974, Tafel 3, 25; Lierke 1993, S. 229, Farbabb. 30.
254 Zur Herstellung von Rippenschalen durch Formschmelzen: F. Schuler, Ancient Glassmaking Techniques: The Molding Process, Archaeology 12, 1959, S. 48–50.
255 K. Cummings, The Techniques of Glass-forming, London 1980, Abb. 20–24, vertritt die These, daß man in der Antike einen gerippten Rohling mittels eines Preßstempels mit entsprechenden Spalten für die Rippen herstellte, den Rohling absenkte und nachträglich den Rand schliff. Obwohl er einen Preßstempel mit unregelmäßigen Abständen zwischen den Spalten verwendete (wohl um die Unregelmäßigkeiten römischer Rippenschalen zu imitieren), sehen die auf diese Weise hergestellten Rippenschalen ganz anders aus als die römischen. Cummings' These fand viel Beifall, sowohl bei Archäologen als bei Glaskünstlern, vergleiche zum Beispiel D. Grose in: JGS 26, 1984, S. 29, Abb. 4; Grose 1989, S. 245, Abb. 118; W. Gudenrath in: Tait (Hrsg.) 1991, S. 222, Abb. 59–64.
256 Nach Lierke 1993, S. 228, Abb. 27.
257 Beide Versuche fanden im Sommer 1992 statt, der erste unter Leitung von Rosemarie Lierke, der zweite wurde in ihrer Abwesenheit von der Verfasserin und Kathleen McCarthy durchgeführt. Siehe Lierke 1993, S. 230–231, Abb. 32 a–h.
258 Die Studio-Aufnahmen in diesem Abschnitt stammen von Lois Dorfman und Timothy A. Motz, Toledo.
259 Beim zweiten Experiment wurde als Trennmittel pulverisierte Knochenasche mit besserem Ergebnis verwendet.
260 Diese Ansicht wird von der Verfasserin und Kathleen McCarthy vertreten. Rosemarie Lierke ist der Meinung, daß das Glas bei dem Experiment noch heißer hätte sein müssen und daß man in der Antike geschmolzenes heißes Glas für die Herstellung der Rippenschalen verwendete.
261 A. Riechle, H. J. Schalles, U. Heimberg, Colonia Ulpia Traiana: Arbeit, Handwerk und Berufe in der römischen Stadt, Köln 1987, S. 60 (ohne Maßangaben); W. H. Manning, Catalogue of the Romano-British Tools, Fittings and Weapons in the British Museum, London 1985, Tafel 10, 13, 35, 36.
262 G. D. Weinberg, Glass Manufacture in Ancient Crete, JGS 1, 1959, S. 11–21, besonders S. 17–19 (Herkunft aus einer südwest-kretischen Werkstatt); Weinberg 1992, S. 21–22.
263 London, BM, Nr. GR 1896.6-30.3, Courtesy Trustees of the British Museum: Tait (Hrsg.) 1991, S. 58–59, Farbabb. 68, Mitte.
264 Das Experiment fand März 1993 in Toledo unter der Leitung der Verfasserin statt; für die Ausführung gebührt unser Dank dem Koordinator des Glas-Studio-Programms, Leonard Marty.
265 Nach Lierke 1993, S. 221, Abb. 7c, obere Reihe.
266 Nach Lierke 1993, S. 221, Abb. 7c, untere Reihe.
267 N. Avigad, Excavations in the Jewish Quarter, Jerusalem, Israel Exploration Journal 22, 1972, S. 193–200; N. Avigad, Discovering Jerusalem, Nashville, Tenessee, 1983, S. 186–192; Y. Israeli, The Invention of Blowing in: Newby und Painter (Hrsg.) 1991, S. 46–55; Stern, 1977, S. 149; Stern, Toledo.
268 Am 18. April 1992 organisierte die Verfasserin mit großzügiger Unterstützung von Claire Schaefer, der damaligen Leiterin des Toledo Museum of Art Education Department, einen Workshop mit dem Titel: »The Toledo Museum of

Art Seminar in Experimental Archaeology: From Bellows to Blowpipe«. Der Zweck des Workshops war, Glas mit keramischen Glaspfeifen zu blasen. Gleichzeitig wurde mit dem Workshop der Beginn des Studio-Glass-Movement in Toledo (1962) gefeiert. Am Workshop nahmen etwa zwanzig Glaskünstler, Töpfer und Bildhauer aus Toledo und der näheren Umgebung teil. Ihnen allen gilt mein Dank. Zu dem Seminar: E. Marianne Stern, Art and Archaeology at The Toledo Museum of Art Glass Studio, The Toledo Conference 1993, Glass Art Society Journal 1993, S. 70–77.
**269** Reste von eisernen Glasmacherpfeifen kamen in Kontexten des 3.–4. Jahrhunderts n. Chr. zutage in Spanien (J. Price, Some Roman Glass from Spain, AnnAIHV 6, 1973, S. 65–84, besonders 80–84; J. Lang und J. Price, Iron Tubes from a Late Roman Glassmaking Site at Merida [Badajoz], in Spain, Journal of Archaeological Science 1975, S. 289–296) und in der Ukraine: N. P. Sorokina, Antike Überlieferung in der mittelalterlichen Glaserzeugung, in: L. Gerevich und A. Salamon (Hrsg.), La formation et le développement des métiers au moyen age (Ve-XIVe siècles), Colloquium Budapest 1973, publ. Budapest 1977, S. 95–101.
**270** Zu Düsen und Blasröhren in der Antike: Weisgerber und Roden 1985, S. 2–21; Weisgerber und Roden 1986, S. 2–26; Roden 1988, S. 62–82.
**271** Courtesy of the Oriental Institute of The University of Chicago, Nr. 10631, aus dem Grab des Ny-Kau-Inpy, zweite Hälfte des 3. Jahrtausends v. Chr. (5.-6. Dynastie): J. H. Breasted, Jr., Egyptian Servant Statues, The Bollingen Foundation, Princeton, New Jersey, 1948, S. 50, Tafel 45 a.
**272** J. Morel, H. Amrein, M.-F. Meylan, C. Chavalley, Un atelier de verrier du milieu du 1er siècle apr. J.-C. à Avenches, Archäologie der Schweiz 15, 1992, S. 2–17, besonders S. 6 (Erwähnung der Überreste zweier Düsen [tuyères]). Die Fragmente, die sehr klein sind, stammen von Tonröhren, die möglicherweise als Glaspfeifen verwendet worden sind (persönliche Mitteilung Heidi Amrein, 1993).
**273** Split, Arch. Mus., Nr. Fc 1094: D. Baldoni, Una lucerna romana con raffigurazione di officina vetraria: Alcune considerazioni sulla lavorazione del vetro soffiato nell' antichità, JGS 29, 1987, S. 22–29, Abb. 4–5.
**274** R. A. Coles, The Oxyrhynchus Papyri, Band 50, 1983, S. 58, Nr. 3556.
**275** Für die Demonstration des Gebrauchs der keramischen Pfeife sei der Künstlerin Kathleen McCarthy von Herzen gedankt; für die Photoreportage danke ich Lois Dorfman, Toledo.
**276** Vandiver 1983, S. 240–242.
**277** Hinweis BSN, die als Vergleich das Prüfen der Viskosität der Zucker/Fettmasse beim Karamelieren notiert, bei dem man ebenfalls einen Faden ziehen kann.
**278** Peltenburg 1987, S. 10; P. Vandiver, Egyptian Faience Technology, in: A. Kaczmarczyk und R. Hedges (Hrsg.), Ancient Egyptian Faience, Warminster 1983, Appendix S. 39 (Vergleich mit »application glazing«); Moorey 1985, S. 162 (Vergleich mit »cementation glazing«).
**279** F. Schuler, Ancient Glassmaking Techniques. The Egyptian Core Vessel Process, Archeology 15, 1962, S. 36, Methode 5, beschreibt den mißlungenen Versuch, einen durch wiederholtes Eintauchen in eine Suspension von pulverisiertem Glas beschichteten Kern wie Fayence zu brennen. Das Glas platzte schon zu Anfang des Brandes, was wohl am ungeeigneten Material des Kerns lag.
**280** Peltenburg 1987, S. 5–30, besonders 21, Abb. 3.
**281** L. Oppenheim, Towards a History of Glass in the Ancient Near East, Journal of the American Oriental Society 93, 1973, S. 259–266, besonders 262; Goldstein 1979, S. 24–27; P. Vandiver, Egyptian Faience Technology, in: A. Kaczmarczyk und R. Hedges (Hrsg.) 1983, op. cit., Appendix, S. 1–144; Moorey 1985, S. 200- 205; Peltenburg 1987, S. 5–30, besonders 10, 14.
**282** Peltenburg 1987, S. 14–16, 21–22.
**283** Peltenburg 1987, S. 17, gibt eine Übersicht der im östlichen Mittelmeerraum und dem Nahen Osten gefundenen Glasgegenstände aus der Zeit vor ca. 1500 v. Chr.
**284** E. J. Peltenburg, Some Early Developments of Vitreous Materials, World Archaeology 3, 1971, S. 9.
**285** New York, MMA, aus dem Grab des Schreibers Mery-Maet, eines Zeitgenossen oder nahen Zeitgenossen des Königs Thutmoses III. (1479–1425 v. Chr.): W. C. Hayes, The Scepter of Egypt, A Background for the Study of the Egyptian Antiquities in The Metropolitan Museum of Art, Part II: The Hyksos Period and the New Kingdom (1675–1080 B. C.), Cambridge, Massachusetts, 1959, S. 198–199, Abb. 113. Vergleiche auch die Nachahmung eines aufgesetzten Randfadens aus tordiertem Glas auf einer Fayence-Schale in New York, The Brooklyn Museum, Nr. 34.1182, aus dem 12. Jahrhundert v. Chr. (19. Dynastie): Riefstahl 1968, S. 47, Nr. 46.

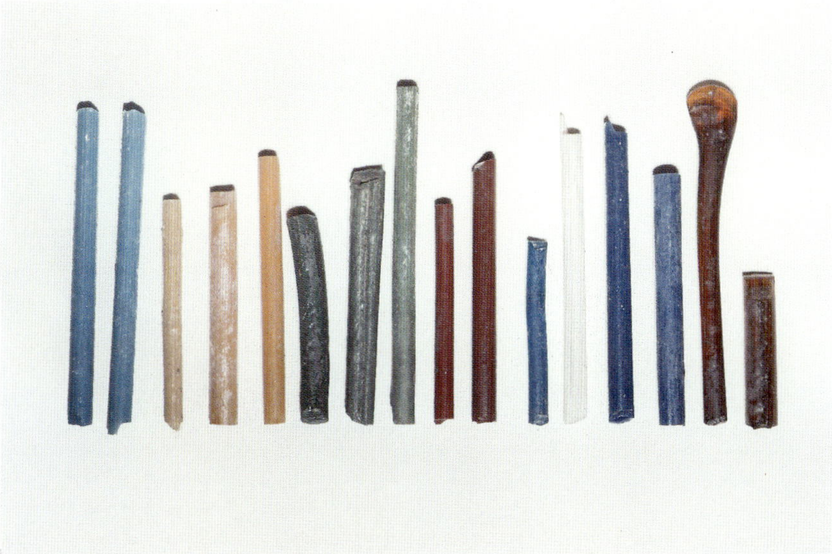
172

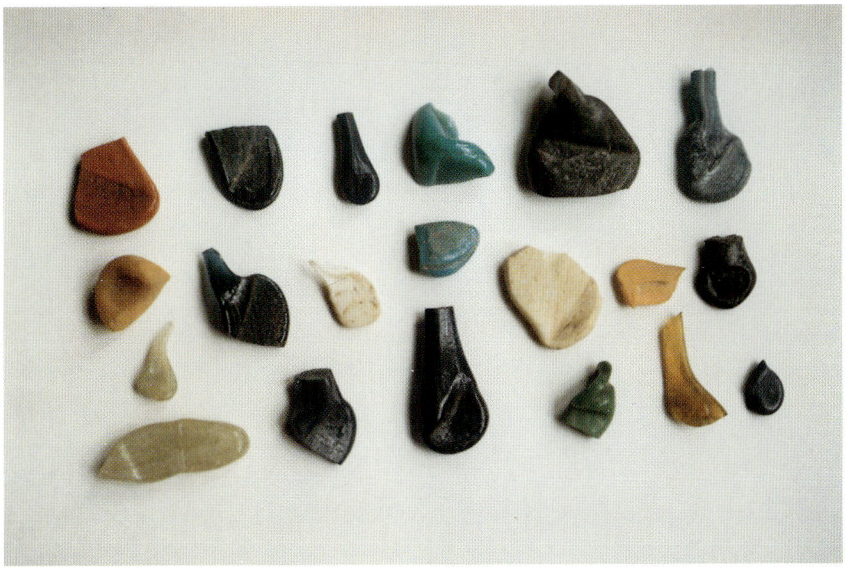
174

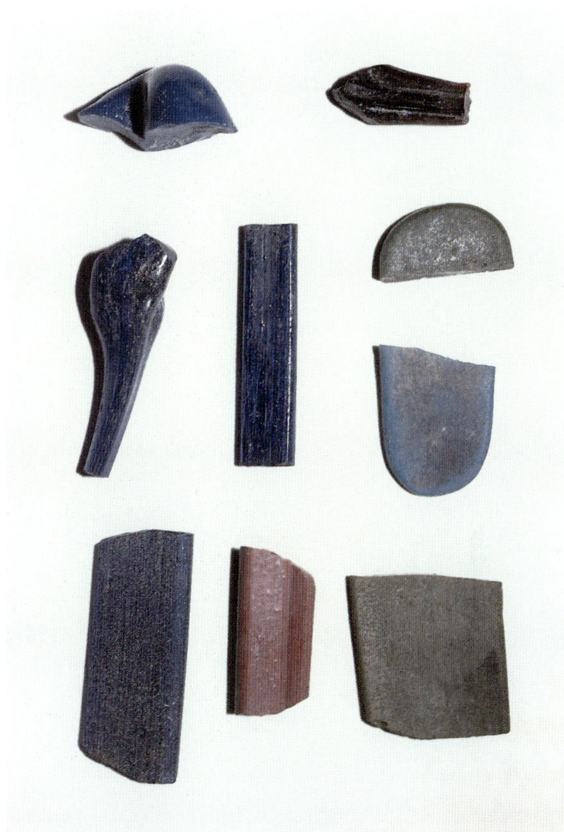
173

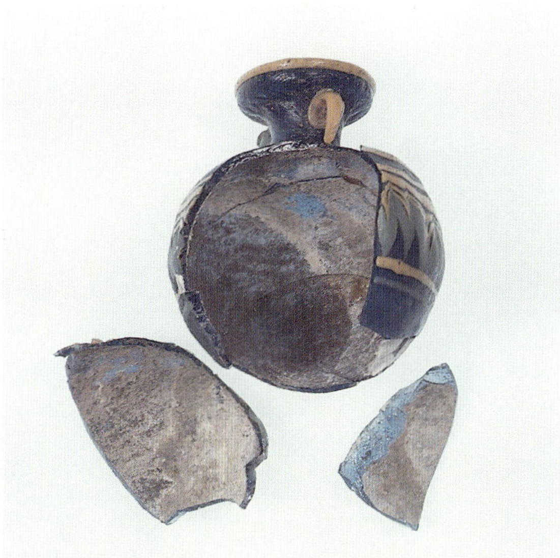
175

# Ein Fund hellenistischen Luxusglases

Die hellenistische Epoche brachte einige der erstaunlichsten Werke aus Glas hervor, die aus der Antike erhalten sind: Zwischengoldglas-Schalen mit zarten Pflanzenmotiven aus Blattgold zwischen zwei Schichten durchsichtigen Glases; Teller mit einer Art Hinterglasmalerei, die mit Blattgold hinterlegt ist; große Schalen vollkommener Form aus durchsichtigem, farblosem Glas; spiralig aufgebaute Reticella-Schalen aus bis zu fünf parallelen Glasfäden, die um eine rotierende Halbform gesponnen sind; schließlich Gefäße aus buntfarbenem Mosaikglas mit Tesserae aus Zwischengoldglas. All das ist noch erstaunlicher, wenn man sich klarmacht, daß sämtliche Gefäße vor der Erfindung des Glasblasens entstanden sind.

Fünfzehn dieser außergewöhnlichen Gefäße befinden sich nun in der Sammlung Wolf. Sie sollen in Canosa di Puglia gefunden worden sein, dem antiken Canusium in Süditalien. Am Ufer des Ofanto, ungefähr 24 km von der adriatischen Küste entfernt gelegen, war Canusium eine der wichtigsten Städte des antiken Apulien. Es war ursprünglich eine hellenische Stadt, die auch nach der Eroberung durch die Römer (318 v. Chr.) Münzen mit griechischer Schrift prägte und deren Einwohner noch unter Augustus griechisch sprachen. Der augusteische Dichter Horaz (65–8 v. Chr.), ein gebürtiger Apulier, schreibt in seinen Satiren (1. 10. 30) von den »Canusini more bilinguis«, den »zweisprachigen« Canosinern. In den Bundesgenossenkriegen entschied sich die Stadt gegen Rom (89 v. Chr.), erhielt aber später den Status eines Municipium. Die wirtschaftliche Blüte der Stadt beruhte auf Herstellung und Verkauf von Wolle. Aus unterirdischen Grabkammern in der Umgebung von Canosa, besonders aus solchen des 4. und 3. Jahrhunderts v. Chr., stammen reiche Funde von rotfigurigen apulischen Vasen, von kostbaren Goldarbeiten und von prachtvollem Luxusglas.

## Der Fund in der Sammlung Wolf und die canosinischen Fundkomplexe

Die Gefäße der Sammlung Wolf gehören zu einem von fünf Fundkomplexen von Glasgefäßen, die aus den unterirdischen Grabkammern bei Canosa stammen sollen. Drei Funde sind schon länger bekannt, zwei gelangten neuerdings in den Kunsthandel, von denen der größere den Nukleus hellenistischen Glases in der Sammlung Wolf ausmacht. Einige Gefäße dieses bemerkenswerten Fundes wurden durch Veröffentlichungen von David F. Grose international bekannt,[1] die meisten aber werden in diesem Katalog zum erstenmal vorgelegt. Außer den Gefäßen, die sich nun in der Sammlung Wolf befinden (Kat.-Nr. 63–77, 89, 98, 103), sollen zwei weitere ursprünglich zu dieser Fundgruppe gehört haben: eine Schale auf hohem Fuß, nun im Toledo Museum of Art (siehe Abb. 190), und ein Skyphos auf hohem Fuß (Abb. 176).[2]

Was die Glasgefäße aus den Gräbern von Canosa von den meisten anderen Funden hellenistischen Geschirrs unterscheidet, ist die durchgängig hohe Qualität sowohl, was das Material selbst betrifft, als auch den Stil, die Größe und die vollendete Technik ihrer Herstellung. Das farblose Glas ist perfekt entfärbt und hat fast keine Blasen, das farbige Glas

176

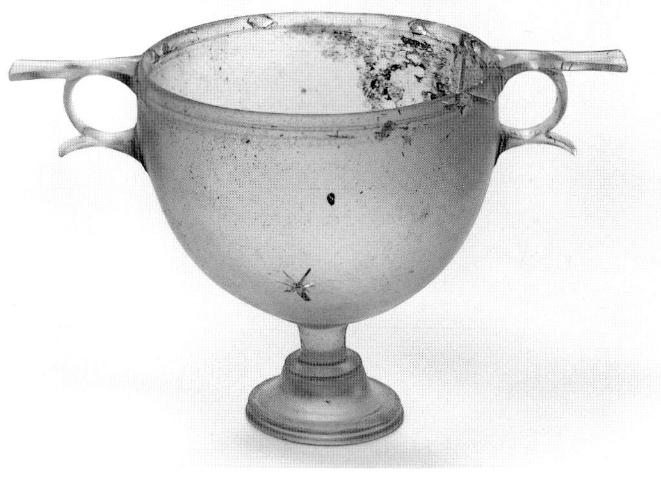

ist einheitlich durchgefärbt. Die Wandung von einigen der großen Schalen ist so dünn, daß es sogar schwierig wäre, sie in geblasenem Glas zu reproduzieren. Der Fundkomplex der Sammlung Wolf enthält herausragende Beispiele dieser großartigen Gefäße, die Zeugen sind für die Geschicklichkeit und die künstlerische Fähigkeit der besten Glasverarbeiter der hellenistischen Epoche.
Einzelne Glasgefäße von ähnlich hoher Qualität wurden andernorts gefunden, aber die große Zahl von Beispielen aus Canosa führte zur Benennung zweier Gruppen hellenistischen Geschirrs nach diesem bedeutenden Fundplatz: die Canosa-Gruppe von Mosaikglas[3] und die Canosa-Gruppe von formgeschmolzenem, einfarbigem Geschirr.[4] Beide wurden in der Forschung als einheitliche Gruppen behandelt, von denen jede aus einer (derselben?) Werkstatt kommen soll, die während einer relativ kurzen Zeitspanne gearbeitet habe. Einige Gefäßformen, die nicht in Canosa gefunden wurden, hat man aufgrund technischer und stilistischer Merkmale mit den beiden Gruppen verbunden.

Der größte und am besten dokumentierte Komplex wurde 1928 in Canosa in einem Grab gefunden, das wegen seiner auserlesenen Goldarbeiten als Tomba degli Ori bekannt wurde. Das Glas befindet sich im Archäologischen Nationalmuseum von Tarent (Abb. 177).[5] Insgesamt wurden 23 Schalen und Teller aus Glas geborgen, darunter einfarbige formgeschmolzene und abgesenkte Gefäße, zwei Zwischengoldglas-Schalen, zwei spiralig aufgebaute Reticella-Schalen, sowie zwei kerngeformte Gefäße, eines ein Kännchen aus dem späten 4. und das andere ein Spitzamphoriskos aus dem 3. Jahrhundert v. Chr. Mosaikglas gab es in diesem Grab nicht, wohl aber enthielt es kostbare Gold- und Silberarbeiten und einige süditalische Vasen. Die meisten Glasgefäße stammen wohl aus der Grabkammer einer Frau, deren Name nach einer Inschrift auf einem der Fundstücke Opaka Sabaleida gewesen sein dürfte. Das Grab wurde in jüngster Zeit neu untersucht und soll demnächst von den italienischen Ausgräbern neu publiziert werden.

177
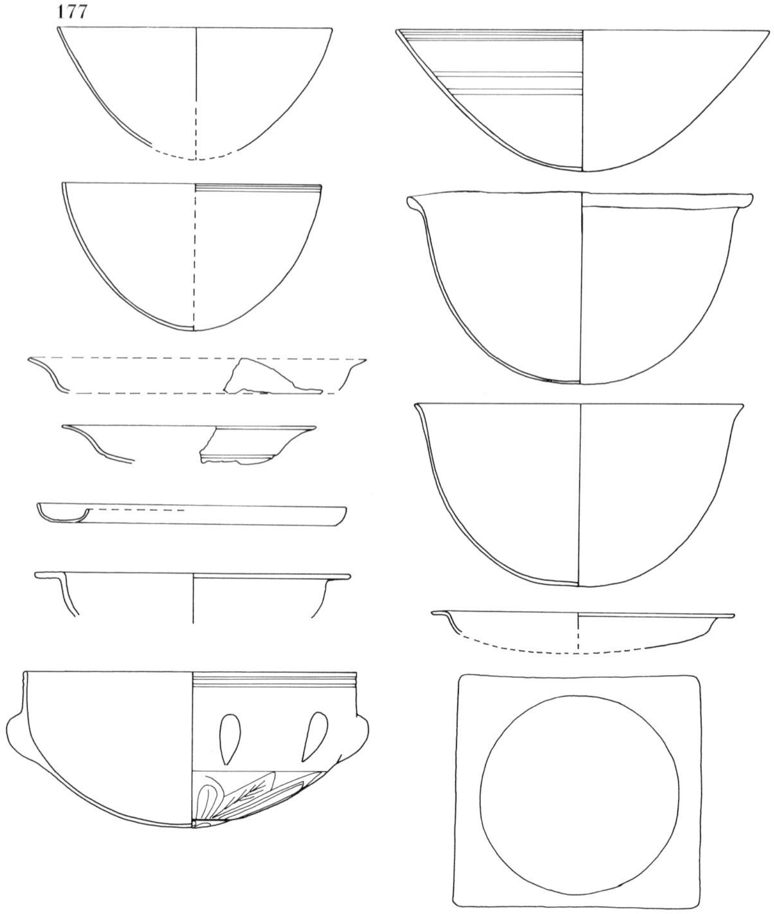

178
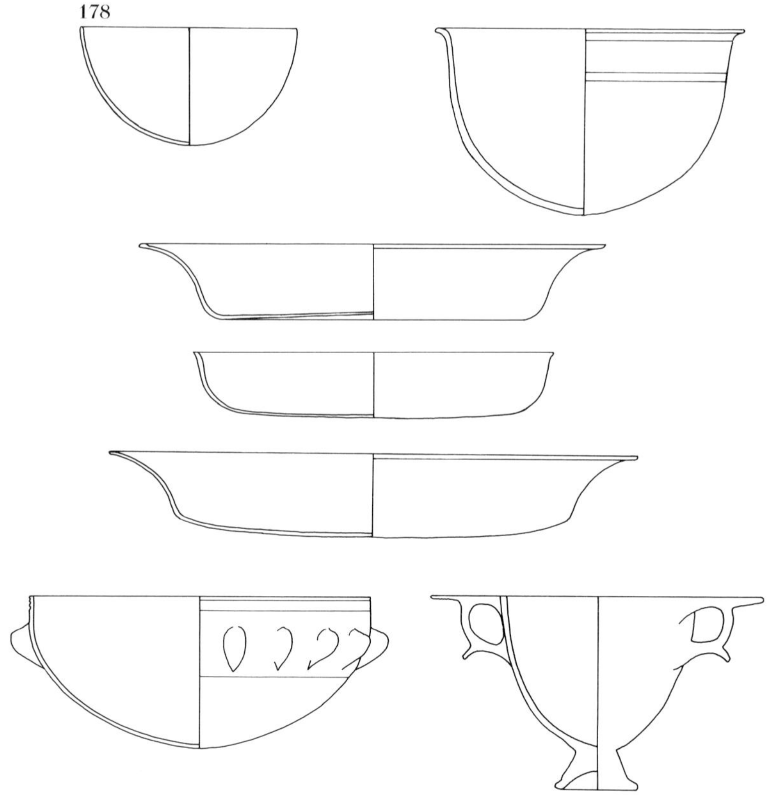

Ein zweiter Glasfund aus Canosa, der 1869 oder früher ans Licht kam, befindet sich nun im Britischen Museum, London (Abb. 178).[6] Er enthielt acht oder vielleicht zehn Stücke: einfarbige, formgeschmolzene Gefäße, Zwischengold-Glas (siehe Abb. 205), ein bemaltes und vergoldetes Gefäß (siehe Abb. 194), eine spiralig aufgebaute Reticella-Schale (siehe unten Abb. 197) und zwei Teller aus Mosaikglas (siehe unten Abb. 210).
Ein dritter Fund, der 1895 auf dem Grundstück von Savino Scocchero im Bezirk von Mandorleto-Grotticelle ausgegraben wurde, ist nun zerstreut.[7] Das Glas wurde in Grab B gefunden, einem Frauengrab, das unter anderem drei Glasgefäße enthielt: einen einfarbigen (formgeschmolzenen?) Teller mit Spuren von Bemalung und Vergoldung auf der Außenseite (Höhe 8 cm, Durchmesser 27 cm, heute verschollen), einen einfarbigen formgeschmolzenen Skyphos, der versuchsweise mit einem Skyphos in Paris identifiziert wurde (Abb. 179)[8] und einen Mosaikglas-Teller mit ausladendem Rand in Corning.[9]

Ein vierter Fund, der vor einigen Jahren im Kunsthandel auftauchte, befindet sich nun im Museum für Kunst und Gewerbe, Hamburg. Er besteht aus zehn Glasgefäßen (Abb. 180)[10] und einem Alabastron aus Stein hellenistischer Form. Die meisten Gefäße sind einfarbige formgeschmolzene Schalen und Teller, darunter eine Schale auf hohem Fuß wie Kat.-Nr. 68 und eine spiralig aufgebaute Reticella-Schale.
Der fünfte Fund ist der hier veröffentlichte der Sammlung Wolf.[11]
Aus diesem kurzen Überblick geht hervor, daß die Glasgefäße in den vier schon bekannten Funden ein breites Spektrum von Formen und Techniken bieten. Ein Vergleich der fünf Fundkomplexe zeigt, daß sie alle nahe verwandt sind und daß viele Gefäßtypen jeweils zweimal in einem Komplex vorkommen. Wie der Fundkomplex in der Sammlung Wolf enthält jeder der vier anderen Funde eine Gefäßform oder mehrere, die jeweils alleinstehen.

179

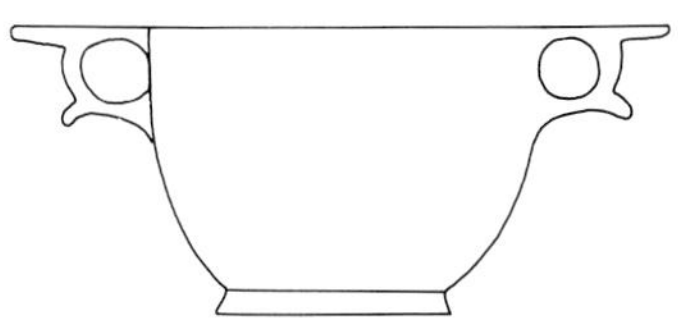

180

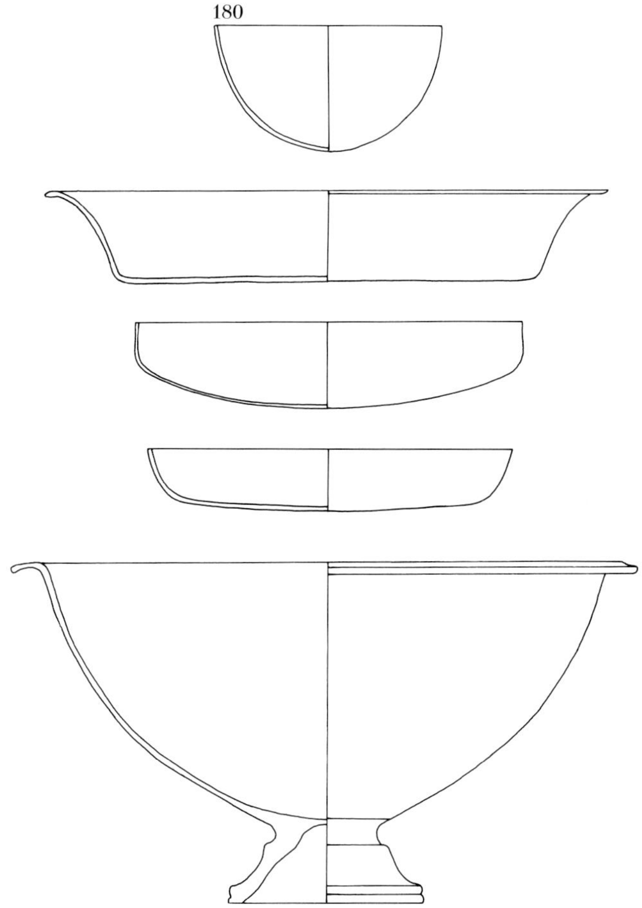

## Datierung des Fundes

Die Datierung der canosinischen Fundkomplexe ist in der Forschung umstritten, und das Problem ist auch heute noch nicht gelöst. Das Glas aus der Tomba degli Ori wurde kürzlich dem späten 3. bis zum frühen 2. Jahrhundert v. Chr. zugewiesen,[12] aber die neuen italienischen Ausgrabungen sollen diese Datierung berichtigen (freundliche Mitteilung Enzo Lippolis, Tarent). Harden datiert den Londoner Fundkomplex in die zweite Hälfte, vielleicht in das letzte Viertel des 3. Jahrhunderts v. Chr.,[13] während Oliver vom späten 3. bis zum späten 2. Jahrhundert v. Chr. geht.[14] Der jetzt zerstreute Fundkomplex des Bezirks von Mandorleto-Grotticelle wurde in einem Grab gefunden, das in der ersten Hälfte des 3. Jahrhunderts v. Chr. angelegt worden war, aber ungefähr hundert Jahre lang in Gebrauch geblieben sein soll, das heißt noch bis in die erste Hälfte des 2. Jahrhunderts v. Chr.[15] Der Komplex in Hamburg wurde aufgrund des Vergleichs mit den früher bekannten Funden dem späten 3. oder frühen 2. Jahrhundert v. Chr. zugewiesen.[16] Grose schlägt für alle fünf Fundkomplexe eine Datierung vom mittleren bis späten 3. bis zum frühen 2. Jahrhundert v. Chr. vor.[17]

Zugunsten einer frühen Datierung spricht die Tatsache, daß zwei der Fundkomplexe (Tomba degli Ori und Mandorleto-Grotticelle-Bezirk) bemalte süditalische Keramik enthielten, die um 300 v. Chr. datiert werden kann, und daß die Gräber selbst, wie es scheint, im 4. und 3. Jahrhundert v. Chr. angelegt worden sind. Zugunsten einer späteren Datierung hingegen spricht die Tatsache, daß die Mehrzahl der canosinischen Glasgefäße Formen zeigt, die an Vasen aus Glas, Silber und Ton erinnern, die aus Fundzusammenhängen des 2. bis mittleren 1. Jahrhunderts v. Chr. stammen. Das Datierungsproblem kompliziert sich zusätzlich dadurch, daß die meisten dieser Glasgefäße wertvolle Luxusgegenstände waren, die vielleicht für Jahre oder Jahrzehnte aufbewahrt wurden, bevor sie in die Gräber gelangten. Die Spannweite der zeitlichen Einordnung einzelner Gefäße scheint vom späten 3. Jahrhundert v. Chr. (Zwischengoldglas-Schalen)[18] bis in das letzte Viertel des 1. Jahrhunderts n. Chr. zu reichen (runder facettierter Teller aus farblosem Glas (Kat.-Nr. 103).

Feine Unterschiede in den Formen und der Herstellungs-Technik von Gefäßtypen, die in mehr als einem Fundkomplex vorkommen, weisen darauf hin, daß die fünf Komplexe nicht aus der gleichen Zeit stammen. Die vorliegende Besprechung beschränkt sich auf die Datierung des Fundes

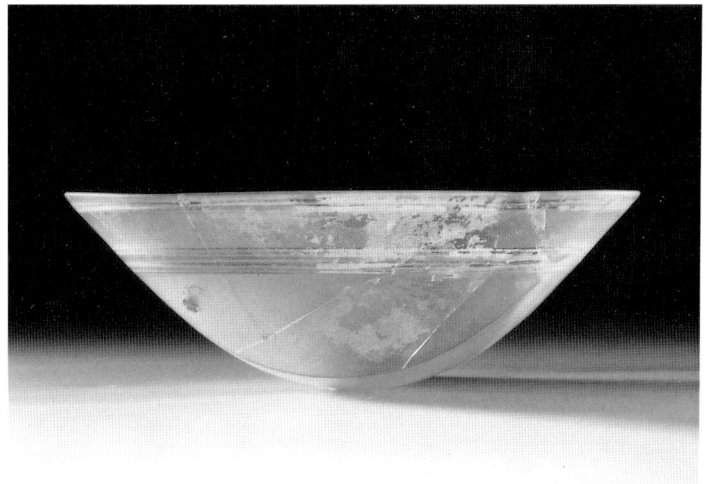

181 · Kat.-Nr. 63

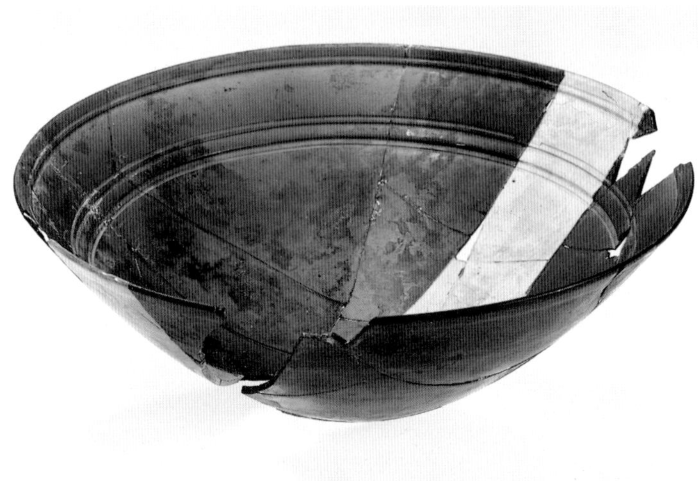

182

183

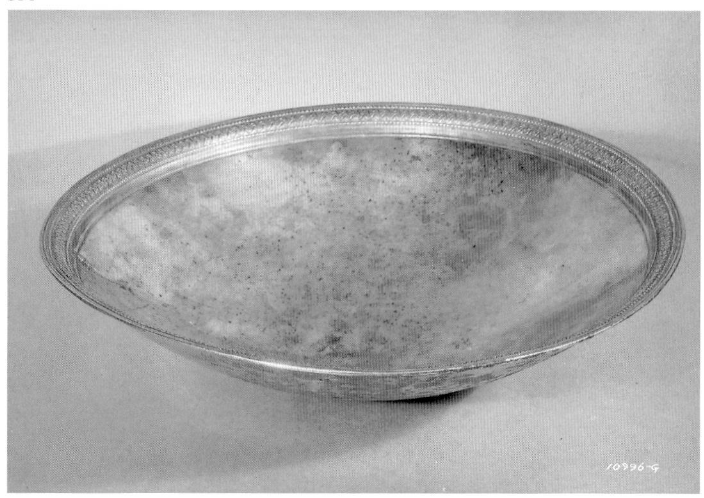

in der Sammlung Wolf. Trotz unübersehbar enger Beziehungen zwischen diesem Fund und den vier anderen bestehen auch deutliche Unterschiede. Viele Gefäße der Sammlung Wolf zeigen Merkmale, die auf eine spätere Entstehungszeit schließen lassen.
Einige farblose Schalen der Sammlung Wolf (siehe unten) sind verfeinerte Versionen von Schliffrillen-Schalen und Riefelschalen aus syro-palästinischen Werkstätten.[19]
Schliffrillen-Schalen (siehe Kat.-Nr. 79–83) waren im Nahen Osten verbreitet; sie kamen darüber hinaus im ganzen Mittelmeergebiet bis hin nach Nordafrika, Spanien und Gallien ans Licht. Ihre Herstellung reicht vom mittleren 2. bis ins frühe 1. Jahrhundert v. Chr. Riefelschalen waren weniger verbreitet, doch wurde eine große Anzahl von ihnen auf Delos, in Athen, an einigen anderen griechischen Fundorten und auf Zypern ausgegraben; sie werden in das 2. bis frühe 1. Jahrhundert v. Chr. datiert (siehe unten). Die farblosen Gefäße aus Canosa bestehen aus viel besserem Glas, sind größer, dünnwandiger und haben eine feinere Bearbeitung der Oberfläche als die syro-palästinischen, zeigen aber im Grunde die gleichen Formen. Obwohl die canosinischen Stücke nicht aus derselben Werkstatt wie die syro-palästinischen stammen, sind beide Gruppen von gleichzeitigen Silbergefäßen inspiriert, Gefäßen, die auch keramisch nachgeahmt wurden (siehe unten).
Fünf canosinische Stücke der Sammlung Wolf sind mit syro-palästinischen Gefäßtypen verwandt. Das erste ist eine unglaublich dünnwandige, konische Schale (Kat.-Nr. 63, Abb. 181) der Form, wie sie durch drei Schalen der Tomba degli Ori (siehe Abb. 177) bezeugt ist. Dieser Typus existiert auch aus zweifarbigem Glas, so in zwei Exemplaren von überraschendem Design, von denen sich eines im Metropolitan Museum, New York, und eines in Genf befindet (Abb. 182, siehe auch Abb. 48).[20] Beide bestehen aus durchscheinendem, dunkelblauem Glas mit einem Querstreifen aus klarem, farblosem Glas. Diese zweifarbigen Schalen kommen wahrscheinlich aus derselben Werkstatt wie zwei Alabastren mit dem gleichen zweifarbigen Design.[21] Die konischen Glasschalen ahmen silberne Trinkschalen aus Funden nach, die üblicherweise in eine relativ kurze Zeitspanne zwischen dem mittleren 2. und frühen 1. Jahrhundert v. Chr. datiert werden.[22] Ein gutes Beispiel, aus Mazanderan im nördlichen Iran, befindet sich in Kansas City (Abb. 183).[23] Die Silberschalen haben im Innern eine vergoldete, die Glasschalen eine plastisch geschliffene Schmuckleiste.

Zwei halbkugelige Schalen der Sammlung Wolf (Kat.-Nr. 64, 65) haben im Innern unter dem Rand Schliffrillen (Kat.-Nr. 64, Abb. 184), während die Exemplare aus der Tomba degli Ori (siehe Abb. 177) und im Fundkomplex in Hamburg diese Rillen außen haben (siehe Abb. 180); eine einfarbige Schale in London hat einen glatten Rand ohne Schliffrillen (siehe Abb. 178). Schliffrillen auf der Innenseite sind ebenfalls typisch für syro-palästinische Schliffrillen-Schalen und für Exemplare aus Silber.[24] Sowohl die silbernen Schalen wie die aus Glas werden vom mittleren 2. bis zum frühen 1. Jahrhundert v. Chr. datiert.
Das vierte Gefäß in der Sammlung Wolf, das syro-palästinischen Stücken nahesteht, ist eine Schale aus farblosem Glas, die mit besonders fein geschnittenen Zungenblättern verziert ist (Kat.-Nr. 66, Abb. 185). Für diese Schale gibt es

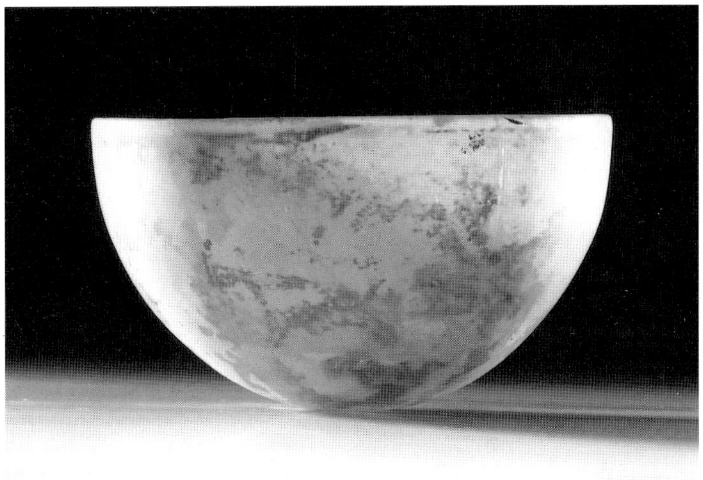
184 · Kat.-Nr. 64

185 · Kat.-Nr. 66
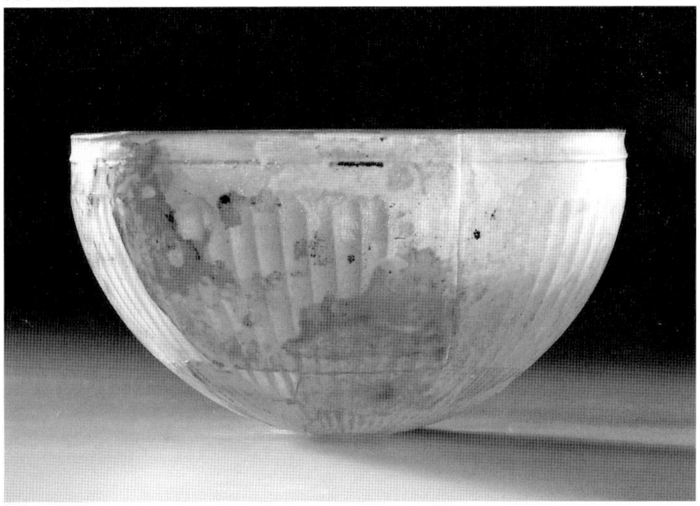

in den anderen Fundkomplexen kein Vergleichsstück. Sie gehört zu einer kleinen Gruppe von Glasschalen, die gewöhnlich aus etwas dickerem, durchscheinendem, bernsteinfarbenem Glas bestehen. Diese haben ein Band von umlaufenden Schliffrillen außen, unterhalb des Randes, und darunter feine, lange Blattzungen, die von einem gravierten Bodenmedaillon – einem sechs- oder achtstrahligen Stern – ausgehen. Obwohl Glasschalen mit diesem Dekor auf englisch wegen der konkaven Oberfläche der Blätter oft »fluted bowls« (Riefelschalen) genannt werden, verrät der runde Abschluß der Blätter der Schale Kat.-Nr. 66 den pflanzlichen Ursprung. Glasschalen mit Zungenblättern aus Korinth und von der Athener Agora lassen sich in die zweite Hälfte des 2. oder in das frühe 1. Jahrhundert v. Chr. datieren.[25] Zahlreiche Gefäße von diesem Typus wurden auf der griechischen Insel Delos ausgegraben, wo sie aus der Zeit zwischen 166 und 88 beziehungsweise 69 v. Chr. stammen.[26]

Glasschalen mit Zungenblattdekor entstanden als Nachahmungen von Gefäßen aus Metall, einem Material, in dem das Zungenblattmotiv schon jahrhundertelang existiert hatte, beispielsweise auf einer getriebenen Bronzeschale mit graviertem Dekor der Sammlung Wolf (Abb. 186).[27] Nachahmungen aus klarem, farblosem Glas wurden schon im 5. und frühen 4. Jahrhundert v. Chr. im achämenidischen Persien hergestellt, zum Beispiel eine Schale in München (siehe Abb. 67).[28] Mehrere hellenistische Metallgefäße, die die Zungenblattschalen aus Glas inspirierten, sind erhalten.[29] Eine etwas reicher verzierte Silberschale aus Nihawand, Iran, befindet sich in Berlin (Abb. 187).[30] Ungefähr zur gleichen Zeit, in der die gläsernen Zungenblattschalen auf den Markt kamen, wurde die Form in einer Gattung von tönernen, mit Formen hergestellten Schalen beliebt, die als megarische Becher bekannt sind; sie wurden in Athen in der zweiten Hälfte des 2. Jahrhunderts und im frühen 1. Jahrhundert v. Chr. produziert.[31] Im frühen 1. Jahrhundert n. Chr. übertrug dann der syro-palästinische Glasbläser Ennion das Zungenblattmotiv in formgeblasenes Glas.[32]

Das fünfte Gefäß der Sammlung Wolf, das Verwandtschaft mit syro-palästinischen Gefäßen zeigt, ist eine außergewöhnliche Schliffrillenschale mit Standfläche (Kat.-Nr. 71, Abb. 188), die mit einem Band von aufgeschmolzenen Mosaikscheiben belegt ist. Schliffrillenschalen mit Standfläche, auf englisch »linear-cut bowls« genannt, wurden im späten 1. Jahrhundert v. Chr. und im frühen 1. Jahrhundert n. Chr. hergestellt.

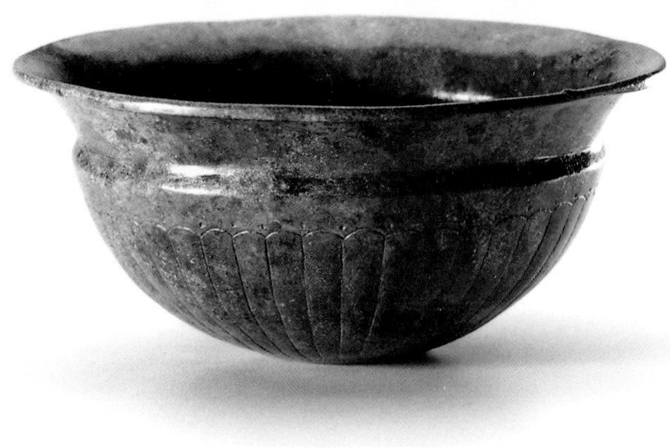

186

187

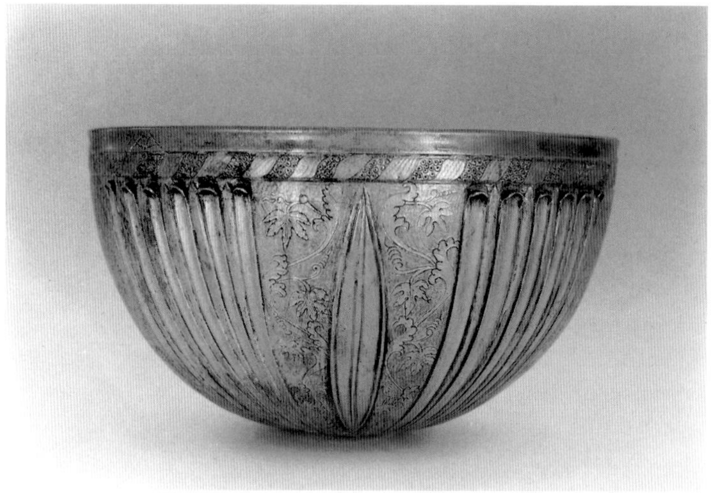

188 · Kat.-Nr. 71

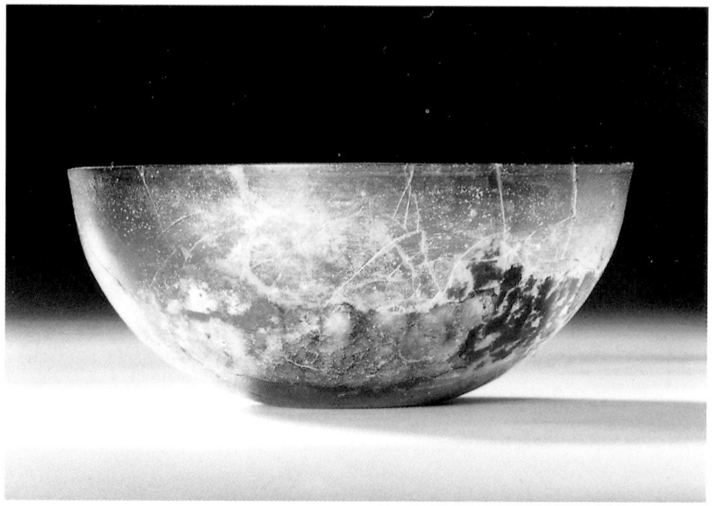

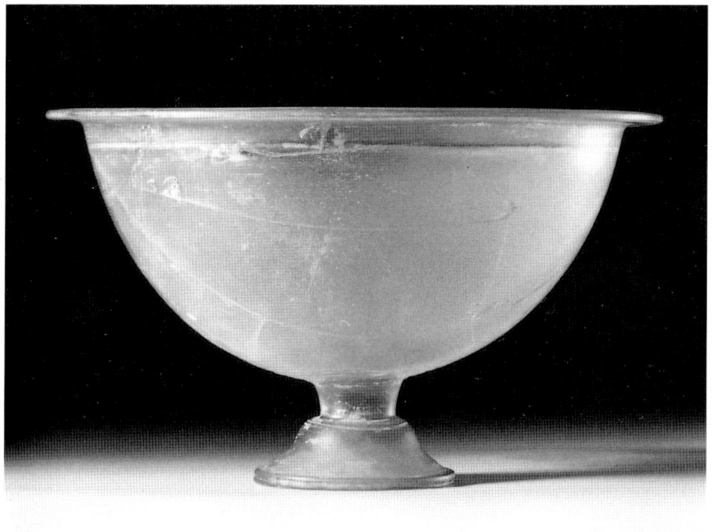

189 · Kat.-Nr. 68

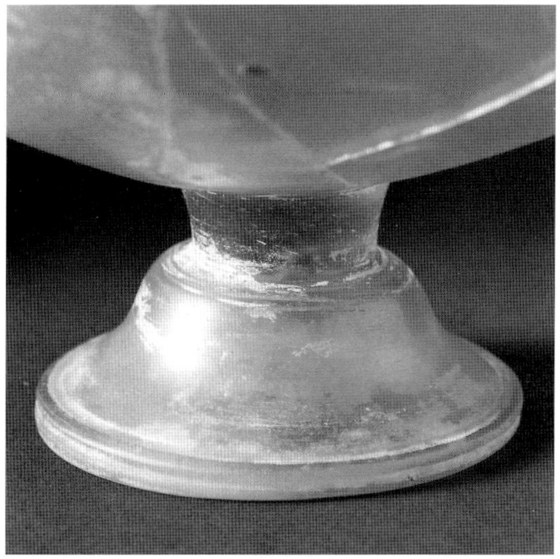

191 · Kat.-Nr. 68

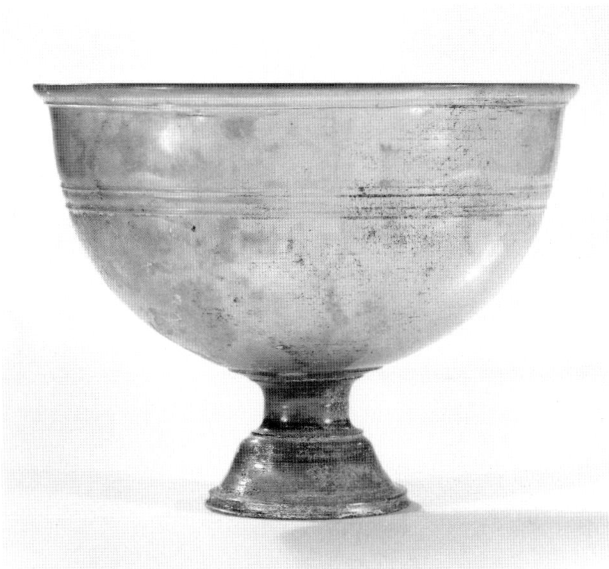

190

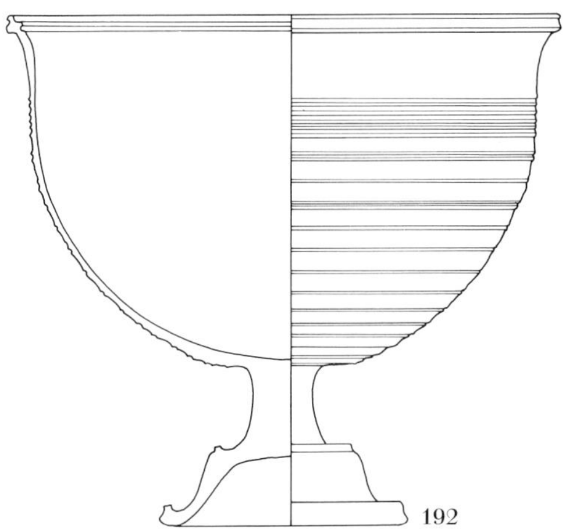

192

Ein Prachtstück auf hohem Fuß in der Sammlung Wolf (Kat.-Nr. 68, Abb. 189) hat keine gesicherte Parallele in den drei früher bekannten Funden; es ist aber einer Schale in Toledo (Abb. 190),[33] die Teil des Komplexes der Sammlung Wolf gewesen sein soll, sowie einer Schale in Hamburg (siehe Abb. 180) nächstverwandt. Alle drei bestehen aus leicht grün getöntem farblosem Glas. Ein großes Fragment einer Schale mit horizontal ausladendem Rand, das den Schalen auf hohem Fuß sehr ähnlich ist, stammt aus der Tomba degli Ori (siehe Abb. 177). So wäre es möglich, daß dieser Typus auch dort vertreten war, wenn es auch verwundert, daß nichts von dem Fuß, dem kräftigsten Teil, erhalten ist.

Die Datierung der Schalen auf hohem Fuß ist umstritten. Da Funde aus unabhängig datierbaren Ausgrabungszusammenhängen fehlen, stützen sich alle Datierungen auf stilistische Vergleiche, die von der Mitte des 3. Jahrhunderts v. Chr. bis zur Mitte des 1. Jahrhunderts n. Chr. reichen. Nach dem neuesten Vorschlag sollen sich die Glasgefäße von derselben Form ableiten wie zwei keramische Mischgefäße für Wein und Wasser (bolster kraters) aus Korinth,[34] die aus stilistischen Gründen in das 3. Jahrhundert v. Chr. datiert werden.[35] Der Kontext der korinthischen Funde läßt jedoch nur eine Datierung zwischen ca. 330 und 146 v. Chr. zu. Die stilistische Entwicklung dieses Typus soll am Gefäßfuß abzulesen sein, der zuerst niedrig und breit, später höher und schmaler war.[36] Am anderen Ende der Skala steht ein älterer Vorschlag, die Glasschalen auf hohem Fuß ca. 150 v. Chr. bis 50 n. Chr. zu datieren.[37]

Die herangezogenen keramischen Vergleichsstücke aus der Werkstatt des Perennius sind augusteisch (27 v. Chr. – 14 n. Chr.).
Die Glasschalen in der Sammlung Wolf (Kat.-Nr. 68, Abb. 191) und in Toledo (siehe Abb. 190) unterscheiden sich von den korinthischen Krateren durch den zwischen Cuppa und Fuß eingeschobenen zylindrischen Stiel, ein Merkmal, das auch an dem Skyphos dieses Fundkomplexes vorkommt (siehe Abb. 176) sowie an dem Fuß einer 59,6 cm hohen, außergewöhnlichen Glasamphora in Berlin, die aus Olbia in der Südukraine stammen soll.[38] Zwei Silberschalen auf glockenförmigem Fuß mit kurzem zylindrischem Stiel kamen in reichen Gräbern in der Umgebung von Ancona, Italien, ans Licht.[39] Die Datierung der einzelnen Gräber wurde noch nicht vorgelegt, aber eines der beiden Gräber enthielt eine von dem Münzmeister SAFRA[40] signierte Bronzemünze, die ca. 150 v. Chr. datiert wird. Da Kleingeld im 1. Jahrhundert v. Chr. kaum noch geprägt wurde, blieben die Bronzemünzen des 2. Jahrhunderts v. Chr. noch bis zur Zeitenwende in Umlauf. Ob das As aus Ancona neu oder abgenützt war, als es in das Grab kam, wird in der Publikation nicht erwähnt. So ist nicht bekannt, wie das Grab zu datieren ist. Es muß aber auf jeden Fall nach 150 v. Chr. angesetzt werden.
Eine Datierung in die Zeit nach 150 v. Chr. ist neuerdings auch für eine 17,5 cm hohe Glasschale auf hohem Fuß belegt, die bei Ausgrabungen in Ascoli Satriano, Süditalien, in einem unversehrten Frauengrab entdeckt wurde (Abb. 192).[41] Außer der Schale enthielt das Grab eine halbkugelige formgeschmolzene Glasschale,[42] rötliche kosmetische Farbstoffe sowie auch zwei große Transportamphoren, die eine aus Brindisi, die andere aus Rhodos.[43] Beide Amphoren stammen aus dem 2. Jahrhundert v. Chr.; die rhodische wurde der zweiten Hälfte des 2. Jahrhunderts v. Chr. zugewiesen. Die Glasschale auf hohem Fuß hat nicht den horizontal ausladenden Rand wie die Schale in der Sammlung Wolf, sondern einen vertikal profilierten Rand ähnlich keramischen Schalen aus der Werkstatt des Perennius. Einen einfachen, leicht ausladenden vertikalen Rand zeigt eine Glasschale auf hohem Fuß aus Salapia in Süditalien, deren nähere Fundumstände unbekannt sind.[44]
Das spektakulärste Stück der Sammlung Wolf ist ein runder Teller aus farblosem Glas mit beträchtlichen Resten der gemalten und vergoldeten Dekoration (Kat.-Nr. 69, Abb. 193). Es ist das am besten erhaltene Beispiel in dieser Technik. Auf der Unterseite befindet sich ein Spalier in schwarzer Bemalung mit einer kleinen roten Blüte in jeder

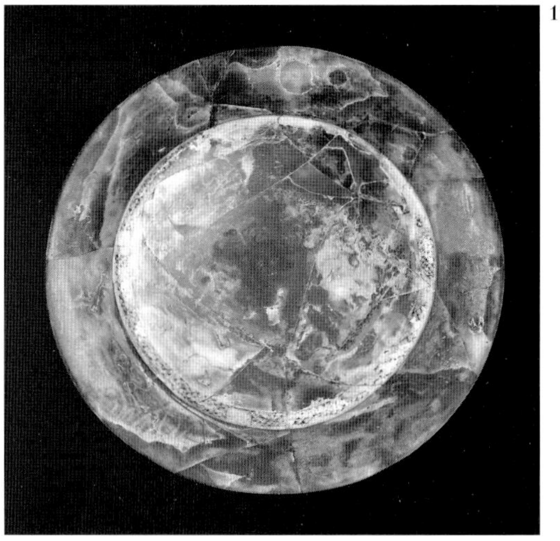
193 · Kat.-Nr. 69

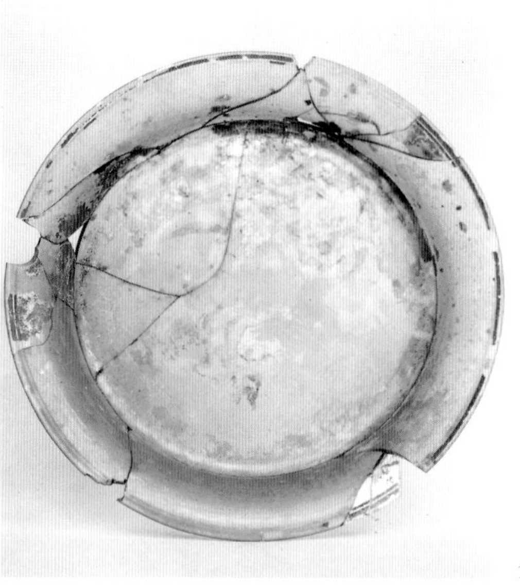
194

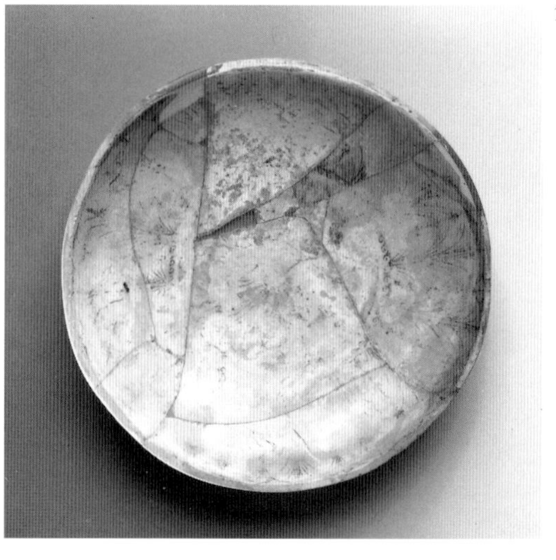
195 · Kat.-Nr. 70

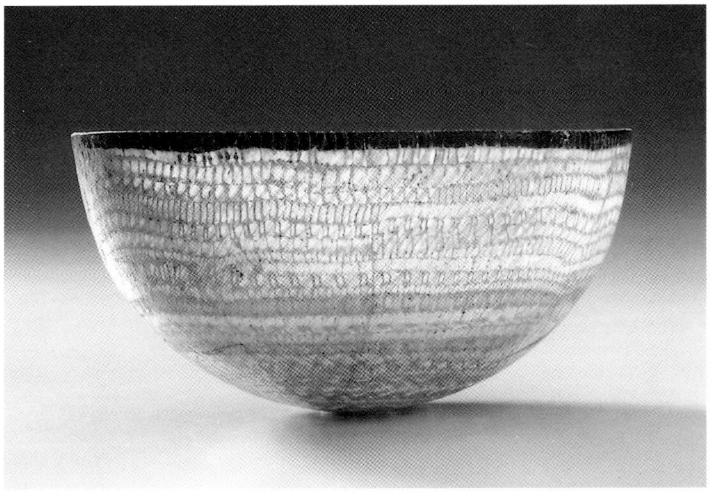

196 · Kat.-Nr. 73

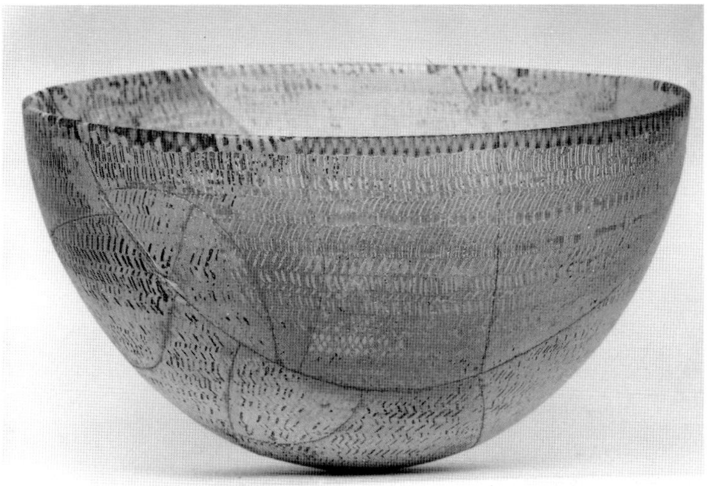

197

198

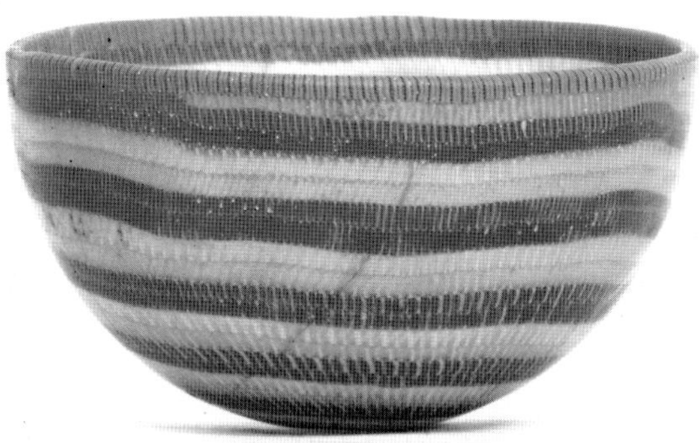

Raute, das von oben her durch das Glas gesehen werden sollte, da es mit Blattgold hinterfangen ist. Der Teller hat einen leicht gewölbten Boden mit einem schmalen, niedrigen Außensteg, der an anderen canosinischen Tellern nicht vorkommt, während dem Rand die parallelen Rillen fehlen, die üblicherweise auf der Oberseite, entlang der Kante, geschliffen sind. Diese Merkmale weisen wahrscheinlich auf eine etwas spätere Entstehungszeit gegenüber den anderen Beispielen dieser Form, die noch nicht unabhängig datiert werden kann. Teller mit Spuren von Bemalung und Blattgold gibt es auch im Londoner Fundkomplex (Abb. 194)[45] und in dem nun zerstreuten von Mandorleto-Grotticelle.[46] Der Teller aus dem letztgenannten ist heute verschollen, so daß man nicht weiß, ob er einen Bodensteg hatte; dem Teller in London fehlt er. Die gemalte und vergoldete Dekoration läuft bei ihm anscheinend am Rand der Unterseite entlang, wie an dem Teller der Sammlung Wolf.

Eine flache, runde graugrüne Schale in der Sammlung Wolf (Kat.-Nr. 70, Abb. 195) ist bemalt mit abwechselnd breiten und schmalen Blättern um ein zentrales Medaillon. Die Bemalung bedeckt das ganze Innere und dürfte das Gefäß praktisch unbrauchbar gemacht haben. Der Rand ist ungewöhnlich, die Kante wurde nach dem Abkühlen geschliffen und poliert. Dadurch unterscheidet sich diese Schalenform von allen anderen canosinischen Gefäßen, die gerundete Ränder haben. Vergleichbare Schalen mit geschliffener Kante gibt es in den Fundkomplexen in Hamburg (siehe Abb. 180) und London (siehe Abb. 178).[47]

Die Datierung dieser Form ist schwierig. Die einzige Parallele aus einem datierbaren Kontext stammt aus einem Grab im griechischen Makedonien, das außer einer Glasschale fünf geblasene Unguentarien aus der Mitte des 1. Jahrhunderts n. Chr. und eine geblasene kugelige Flasche aus opakem, rotem Glas enthielt.[48] Die makedonische Schale könnte ein »Erbstück« gewesen sein, als sie in das Grab mitgegeben wurde, es ist aber auch möglich, daß dieser Schalentypus mit seinem ungewöhnlichen, geschliffenen und polierten Rand eher römisch als hellenistisch ist; die Schale könnte sogar in der ersten Hälfte des 1. Jahrhunderts n. Chr. entstanden sein.

Zwei spiralig aufgebaute Reticella-Schalen der Sammlung Wolf (Kat.-Nr. 73, 74) bestehen aus mehrfachen, in der gleichen Richtung gedrehten Reticella-Fäden (Kat.-Nr. 73, Abb. 196). In bezug auf Größe und Technik stehen sie mit einem Durchmesser von ca. 13 cm zwischen großen Schalen, wie einer mit 19,2 cm Durchmesser im Britischen

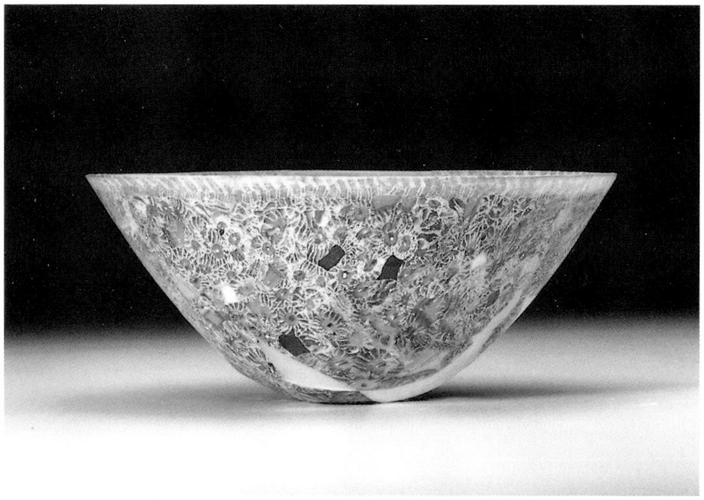

199 · Kat.-Nr. 77

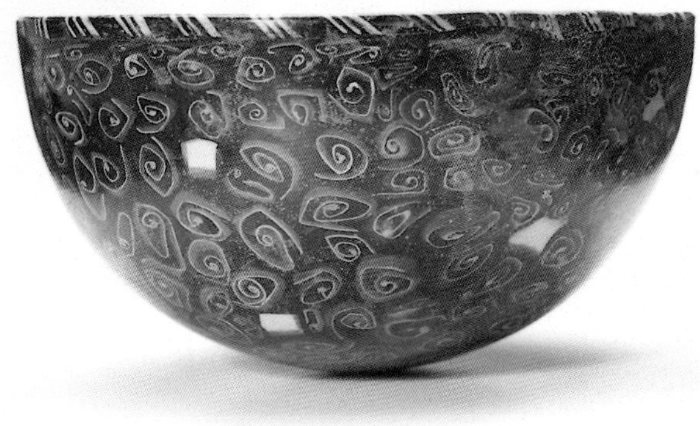

200 · Kat.-Nr. 75

Museum, London (Abb. 197),[49] und kleinen Schalen, wie einer mit 11,4 cm Durchmesser ebendort (Abb. 198).[50] Die große Schale ist aus nur zwei in entgegengesetzter Richtung gedrehten Reticella-Fäden gemacht, die ein Fischgrätenmuster bilden.[51] Die kleine besteht aus mehrfachen Reticella-Fäden, die in der gleichen Richtung gedreht sind. Die großen Schalen werden in das späte 3. bis frühe 2. Jahrhundert v.Chr. datiert; die kleine Schale läßt sich im frühen 1. Jahrhundert v.Chr. ansetzen, weil vergleichbare kleine Schalen aus dem Schiffsfund von Antikythera stammen, der nach neuesten Erkenntnissen zwischen 70 und 60 v.Chr. datiert wird.[52] Die Schalen der Sammlung Wolf dürften nach alledem aus der zweiten Hälfte des 2. Jahrhunderts v.Chr. stammen.

Die drei Mosaikglas-Gefäße im Fundkomplex der Sammlung Wolf haben in den publizierten canosinischen Funden keine Parallelen. Allen drei Schalen fehlen Tesserae aus Zwischengoldglas, die als eine der Besonderheiten der Werkstatt gelten, die die Canosa-Gruppe von Mosaikglas produzierte. Die konische Schale der Sammlung Wolf (Kat.-Nr. 77, Abb. 199) hat eine seltene konkave Unterseite und Pseudogoldglas-Tesserae aus durchscheinendem, bernsteinfarbenem Glas. Die konkave Unterseite ist ein Hinweis für eine relativ späte Entstehung, etwa um die Mitte des 1. Jahrhunderts v.Chr. oder etwas später.[53] Auf der anderen Seite ist das Motiv der Strahlensterne in den Mosaikscheiben typisch für die frühesten Mosaikglas-Gefäße wie beispielsweise die canosinischen Teller mit Tesserae aus Zwischengoldglas (siehe Abb. 210). Eine Datierung um die Mitte des 1. Jahrhunderts v.Chr. oder etwas früher erscheint angemessen für die Schale der Sammlung Wolf.

Zwei halbkugelige Mosaikglas-Schalen haben einen angesetzten Rand und eingestreute Tesserae, aber nicht aus Pseudogoldglas (Kat.-Nr. 75, 76). Eine glänzende Parallele wurde in einem Grabhügel des späten 2. Jahrhunderts v.Chr. in Griechenland auf der Südwestpeloponnes ausgegraben.[54] Eine der beiden Schalen der Sammlung Wolf hat einen seltenen, mit drei dünnen opakweißen Fäden umwickelten Rand (Kat.-Nr. 75, Abb. 200). Ein ähnlicher umwickelter Rand, der für Glasarbeit typisch ist, dürfte das Vorbild für das dreifach gravierte, schräge Band unterhalb der Mündung der Silberschale aus Nihawand gewesen sein (siehe Abb. 187).

Zusammenfassend ist zu sagen, daß die frühesten Gefäße im Fundkomplex der Sammlung Wolf die spiralig aufgebauten Reticella- Schalen sind (Kat.-Nr. 73, 74), die in der zweiten Hälfte des 2. Jahrhunderts v.Chr. entstanden. Die spätesten hellenistischen Gefäße sind hingegen die Schliffrillenschale mit Standfläche (Kat.- Nr. 71) und die bemalte, flache Schale (Kat.-Nr. 70), die wohl in der zweiten Hälfte des 1. Jahrhunderts v.Chr. oder später entstanden sind. Die hellenistischen Gefäße aus dem Fundkomplex lassen sich also in eine Periode von etwa einhundert Jahren einordnen, zwischen der zweiten Hälfte des 2. und der zweiten Hälfte des 1. Jahrhunderts v.Chr.

Drei Gefäße aus dem Fundkomplex in der Sammlung Wolf gehören zweifellos in die frühe römische Kaiserzeit. Eine Rippenschale (Kat.-Nr. 89, Abb. 201) und ein rechteckiges formgeschmolzenes Tablett (Kat.-Nr. 98, Abb. 202) lassen

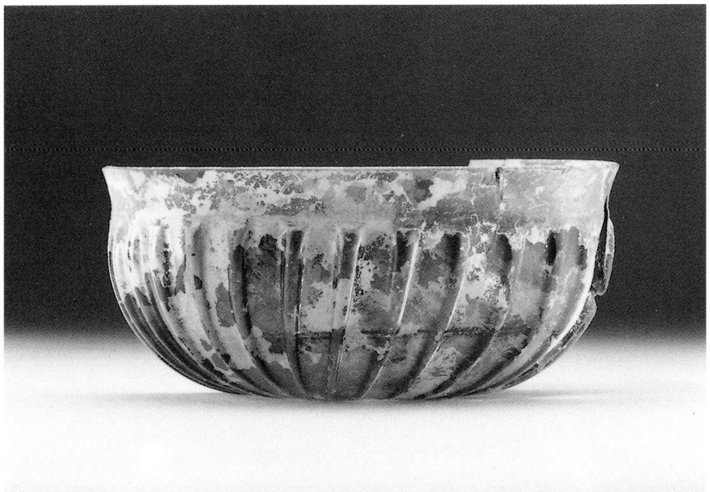

201 · Kat.-Nr. 89

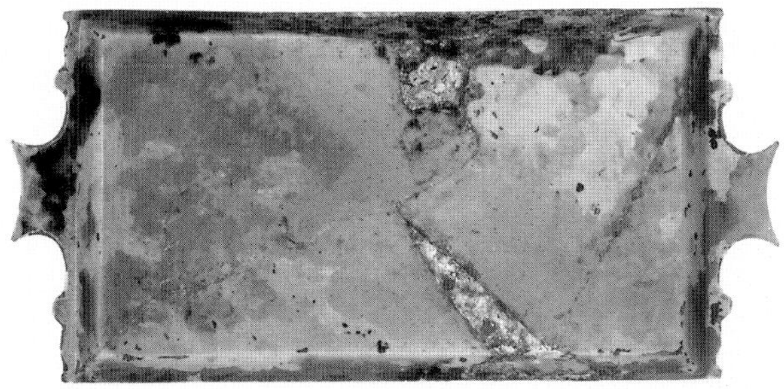

202 · Kat.-Nr. 98

sich nämlich in die erste Hälfte des 1. Jahrhunderts n.Chr. datieren; ein runder facettierter Teller aus klarem, farblosem Glas (Kat.-Nr. 103, Abb. 203) hat seine Gegenstücke in den siebziger Jahren des 1. Jahrhunderts n.Chr. Ein facettierter Teller aus derselben Werkstatt wurde in Adria, Norditalien, ausgegraben (Abb. 204).[55]
Das Auftreten frühkaiserzeitlicher Gefäße in dem Fundkomplex der Sammlung Wolf dürfte ein Hinweis sein, daß dieser spezielle Fund aus einem Grab stammt, das in der Antike zerstört und/oder wiederbenutzt wurde. Es ist aber ebensogut denkbar, daß eine Familie von dieser Grabkammer kontinuierlich über mehrere Generationen hinweg Gebrauch machte.[56] Die erste Belegung der Grabkammer fand in der zweiten Hälfte des 2. Jahrhunderts v.Chr. statt. Nach den Glasgefäßen der Sammlung Wolf zu urteilen, wurde das Grab auch in den Jahren unmittelbar nach 89 v.Chr. weiterbenutzt, als sich Canosa in den Wirren des Bundesgenossenkrieges gegen Rom entschied. Das genaue Ende der Belegung läßt sich nicht feststellen, da nicht ausgeschlossen werden kann, daß einige Gefäße nachträglich dem Fundkomplex zugefügt wurden.

203 · Kat.-Nr. 103

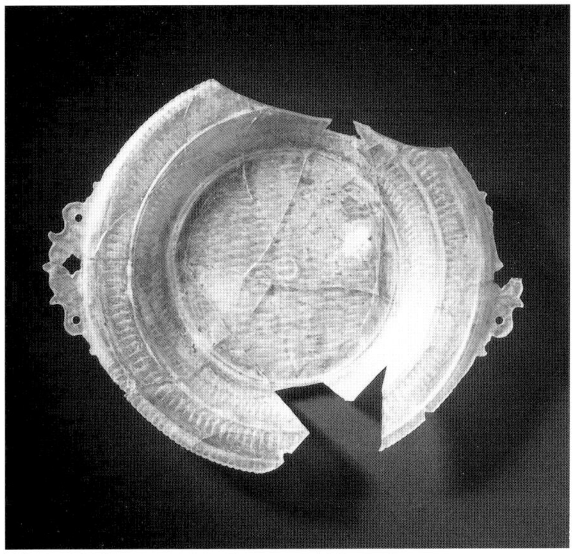

204

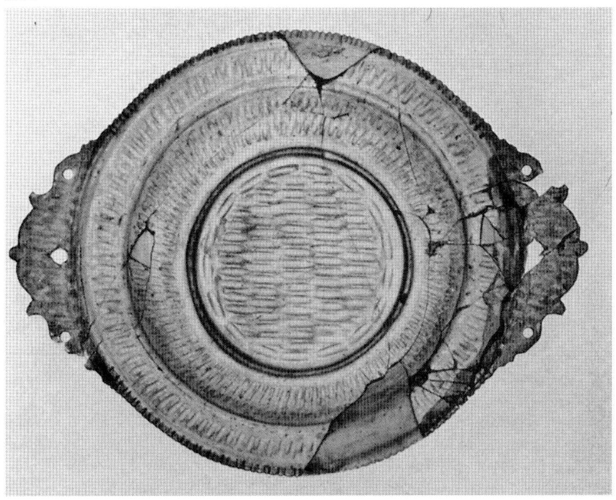

## Herstellungsgebiet des Fundes

Die ursprüngliche Herkunft der canosinischen Gläser ist ebenso umstritten wie ihre Datierung. Harden denkt an das ptolemäische Ägypten, speziell an Alexandria.[57] Oliver läßt sich über die Herkunft nicht aus, und zuletzt schreibt Grose zu dem Problem: »...während eine italische Entstehung für die Canosa-Gruppe nicht völlig ausgeschlossen werden kann, ist Italien nur eines von verschiedenen Herstellungsgebieten, einschließlich des ptolemäischen Ägypten, wo diese Gefäße ihren Ursprung haben können.«[58]
Das Problem der Herkunft kompliziert sich durch die Tatsache, daß in der hellenistischen Epoche die Kommunikation und der Austausch zwischen den verschiedenen Ländern am Mittelmeer und den angrenzenden Gebieten immer leichter wurden. So kopierte man Formen und Motive aus weitentlegenen Kunstzentren, die auf dem Handelsweg eingeführt wurden und übertrug den Formen- und Motivschatz von einem Material in das andere (Metall, Glas, Keramik), wie oben gezeigt wurde. Das bedeutet, daß es durchaus üblich war, zur Herstellung ein und derselben Form verschiedene Techniken anzuwenden. Außerdem gab es wandernde Künstler und Handwerker, besonders unter den Glasverarbeitern, weil diese leicht eine Werkstatt aufschlagen konnten, wo immer es genug Brennstoff gab. Alles, was sie benötigten, waren einige Werkzeuge, die sie ohne Probleme mit sich tragen konnten. Die Glasverarbeiter brauchten sich nicht um die Herstellung des Rohmaterials zu kümmern, da man Rohglas in der hellenistischen Epoche nur in wenigen, spezialisierten Hütten herzustellen pflegte. Die Glasbarren konnten in den Schmelzhütten schon mit Zusätzen gefärbt oder entfärbt worden sein, aber es war auch möglich, daß die Glasverarbeiter ungefärbte Barren importierten, die sie selbst weiter behandelten (siehe Technische Betrachtungen: Die Herstellung von Rohglas; Färben und Entfärben).
Die Diskussion über den Ursprung von Luxusgläsern, die in so großer Anzahl in Canosa und weniger zahlreich an anderen Fundplätzen in Mittel- und Süditalien, Sizilien, Griechenland, Kleinasien, an den Küsten des Schwarzen Meeres, im Nahen Osten und vielleicht in der Kyrenaika, Nordafrika, zutage kamen, basierte bisher auf archäologischen, stilistischen und literarischen Argumenten. Dagegen hat man die Glas-Technologie und die Herstellungs-Techniken außer acht gelassen. In diesem Zusammenhang muß betont werden, daß viele Techniken, die an den canosinischen Glasgefäßen beobachtet werden können, ihren Ursprung im östlichen Mittelmeergebiet haben, aber nicht in Alexandria oder in Ägypten, mit der möglichen Ausnahme der Mosaikglas-Gefäße.
Dafür, daß die Gefäße in den fünf Fundkomplexen alle aus einer Werkstatt stammen, gibt es keinen zwingenden Grund. Die Tatsache, daß dieselbe Form in verschiedenen Techniken auftritt – formgeschmolzen, abgesenkt, als Zwischengoldglas, Mosaikglas, spiralig aufgebaute Reticella –, heißt nicht unbedingt, daß formgleiche Gefäße aus einer einzigen Werkstatt stammen müssen. Da es für die hellenistische Kunstindustrie bezeichnend ist, Formen und Techniken von einem Material in das andere zu übernehmen, ist es nötig, jede Glastechnik für sich zu untersuchen.

## Herstellungstechniken der canosinischen Gläser

Die ungewöhnliche Qualität des klaren farblosen Glases und des durchsichtigen einfarbigen Glases wurde schon erwähnt. Die Herstellung von farblosem Glas, das mit Antimon entfärbt war, hatte wahrscheinlich ihren Ursprung im Mesopotamien des späten 8. oder frühen 7. Jahrhunderts v.Chr. Im achämenidischen Persien[59] und in Griechenland[60] hat man im 5. und 4. Jahrhundert v. Chr. ebenfalls qualitätvolles, mit Antimonoxid entfärbtes Glas verwendet (siehe oben S. 21). Das zu dieser Zeit in Griechenland benutzte Rohglas wurde wahrscheinlich nicht, wie früher vermutet, aus Persien,[61] sondern von der syro-palästinischen Küste importiert, denn Analysen wiesen in der Zwischenzeit aus, daß das Glas aus der Pheidias-Werkstatt in Olympia ein Kalk-Natronsilikatglas mit hohem Natrongehalt ist.[62] Dadurch unterscheidet es sich von mesopotamischem Glas (Nimrud bis Persien), das mit Pottasche (statt Natron) zubereitet wurde. Aufgrund der Zusammensetzung des Glases wurde neulich eine Herkunft aus dem ägyptisch-palästinischen Raum vorgeschlagen.[63] Obwohl Glas von vergleichbarer Zusammensetzung auch in Ägypten hergestellt wurde, ist eine ägyptische Herkunft trotzdem sehr unwahrscheinlich, da Gegenstände aus klarem farblosem Glas aus dieser Zeit aus Ägypten bisher nicht bekannt sind. Sie kommen weder unter Grabungsfunden noch in Sammlungen ägyptischen Glases vor.
Das klare Glas, das im 5. und 4. Jahrhundert in Griechenland verwendet wurde, stammte vermutlich aus Sidon, einer ursprünglich phönikischen Stadt an der syro-palästinischen Küste, die für das Schmelzen besonders reinen Glases berühmt war (Plinius, Nat. Hist. 5. 76). Ein großer Teil derartigen Glases, das im Hellenismus und später

verarbeitet wurde, kam wahrscheinlich ebenfalls aus Sidon. Im 2. Jahrhundert n. Chr. galt sidonisches Glas immer noch als Inbegriff von Durchsichtigkeit. Die Stadt war schon im 5. Jahrhundert v. Chr. von griechischer Kultur berührt;[64] nach dem Erscheinen Alexanders des Großen (333 v. Chr.) gehörte Sidon zu den hellenistischen Königreichen und wurde abwechselnd vom ptolemäischen Ägypten und vom seleukidischen Syrien beherrscht. Obwohl die Glasverarbeiter in Ägypten also zeitweise Zugang zu dem berühmten farblosen Rohglas von Sidon hatten, wurde dieses im Ptolemäerreich anscheinend nicht geschätzt. Denn auch aus der hellenistischen Zeit gibt es aus Ägypten keine Objekte aus klarem, farblosem Glas. Es gibt also keinen Grund für die These, daß die hellenistischen Gefäße aus klarem Glas in Ägypten hergestellt wurden.

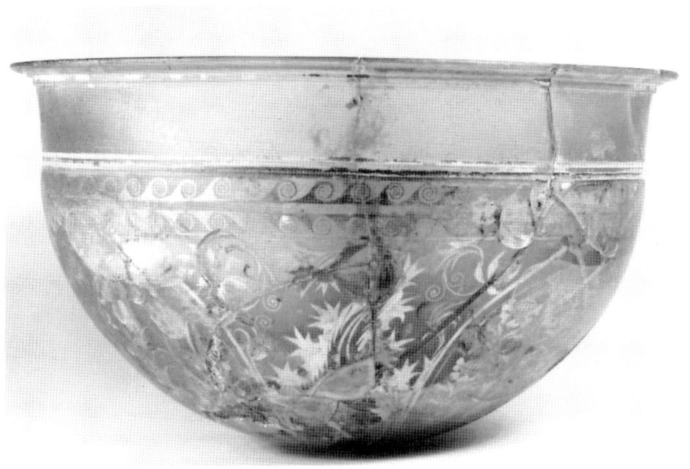
205

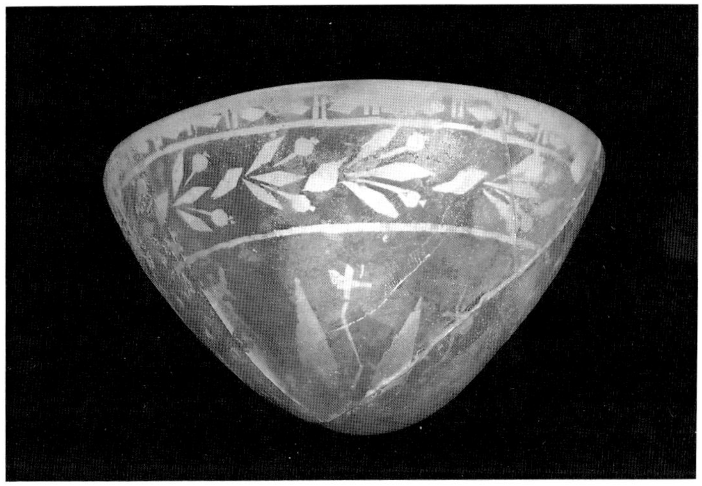
206

Zwischengoldglas (Sandwich Gold-Glass)
Gefäße aus Zwischengoldglas entstanden durch das Aneinanderschmelzen zweier Glasschalen – meistens, aber nicht immer aus farblosem Glas – mit einer Zwischenschicht aus Blattgold. Ein gutes Beispiel ist eine Schale aus Canosa, die sich jetzt in London befindet (Abb. 205).[65] Wie hellenistische Glasverarbeiter dies genau bewerkstelligten, ist noch nicht ganz erforscht. Der Prozeß erforderte das Formschmelzen zweier getrennter Glasschalen und das Wiedererhitzen beider zum Aneinanderschmelzen, nachdem das Blattgold auf die Außenseite der inneren Schale aufgetragen und das Ornament ausgeschnitten war.[66]
Zwischengoldglas-Gefäße sind aus Canosa sowie von mehreren Fundplätzen in Vorderasien, der Ukraine, Israel, Griechenland und der Türkei bekannt. Nach unserer heutigen Kenntnis ist für die frühesten Gefäße aus Zwischengoldglas ein syro-palästinischer oder griechischer Ursprung möglich. Im späten 3. oder frühen 2. Jahrhundert v. Chr. wurden auf der Insel Rhodos Zwischengoldglas-Vasen hergestellt.[67] Die Fragmente von mißlungenen Gefäßen mit Ornamenten aus Blattgold kamen nämlich im Abfall einer dortigen Glaswerkstatt zum Vorschein. Die rhodische Werkstatt war nicht die einzige, die diese edlen Gefäße herstellte. Diesen Schluß legen die unterschiedlichen Techniken nahe, die zum Verschmelzen der inneren und äußeren Schalen an antiken Zwischengoldglas-Gefäßen beobachtet wurden,[68] wie auch die sehr unterschiedlichen Stile der Dekoration in Blattgold. Die rhodischen Fragmente von mißlungenen Gefäßen zeigen geradlinige Ornamente, deren Stil sich nicht mit den Zwischengoldglas-Gefäßen aus Canosa (siehe Abb. 205) vergleichen läßt. Einen dritten, viel gröberen Stil und eine dritte Technik[69] weist die Schale in Corning auf (Abb. 206).[70] Sie dürfte eine spätere Entwicklung darstellen, etwa der Zeit um die Mitte des 2. bis zum Anfang des 1. Jahrhunderts v. Chr., da die konische Form die gleiche ist wie bei der konischen Schale aus klarem, farblosem Glas der Sammlung Wolf (Kat.-Nr. 63, siehe Abb. 181).
Für einen alexandrinischen Ursprung der Zwischengold-Gläser wurde zitiert, daß in der von Kallixeinos beschriebenen Festprozession des Ptolemaios II. Philadelphos (279/278 v. Chr.) Gegenstände aus »mit Gold durchwirktem Glas« mitgeführt worden seien (Athenaios 5, 199 F).[71] Der angenommene Ursprung in Alexandria wird freilich sehr durch die Tatsache beeinträchtigt, daß der einzige publizierte Fund eines Zwischengold-Glases aus Ägypten ein kleines

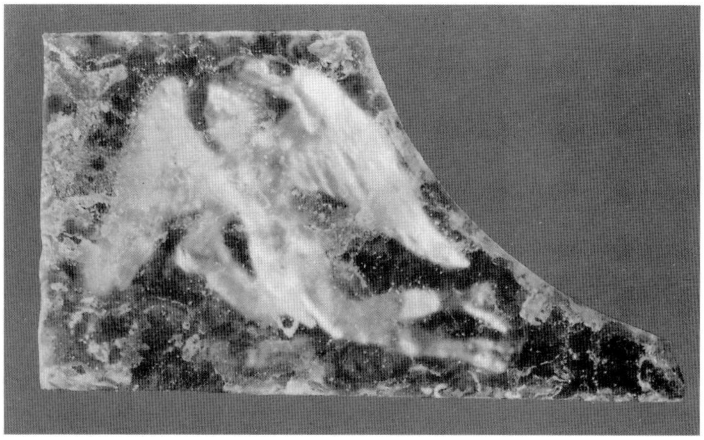

207

Fragment aus Flachglas ist, vermutlich von einer Einlage, aus San el-Hagar (dem antiken Tanis) im Nildelta.[72] Da außerdem bis heute keine durch äußere Umstände oder durch stilistische Vergleiche datierbaren Gefäße aus Zwischengoldglas der ersten Hälfte des 3. Jahrhunderts v. Chr. bekannt sind (siehe oben S. 100 mit Anm. 18), wird hier eine neue Interpretation dieses wichtigen literarischen Zeugnisses vorgelegt.

Athenaios sagt nämlich nicht, daß jene Gegenstände aus Glas und Gold Gefäße gewesen seien, und der Zusammenhang seines Textes spricht dagegen. Er erwähnt vielmehr »kai kylikeia dyo kai hyalina diachrysa dyo«, das heißt »zwei Anrichte-Tische für Symposiongefäße« (kylikeia)[73] und zwei nicht weiter präzisierte Objekte »aus Glas durchwirkt mit Gold«. Der Gedanke, Blattgold auf Glas aufzubringen und figürliche Motive auszuschneiden, die durch das Glas hindurch gesehen werden sollten, ist in Nordgriechenland schon in der zweiten Hälfte des 4. Jahrhunderts v. Chr. bezeugt. Rechteckige Goldglas-Plättchen zum Schmuck des Grabmobiliars wurden in den Gräbern der makedonischen Könige in Vergina gefunden (Abb. 207).[74]

Die beiden »hyalina diachrysa« bei Athenaios könnten große Glasplatten in dieser Technik gewesen sein, das heißt nach dem Zusammenhang im Text wohl gläserne Serviertabletts mit großformatigen figürlichen Szenen aus Blattgold. Zwei aufrecht auf die kylikeia gestellte, große Servierplatten wären bei einer Prozession sehr viel besser sichtbar gewesen als zwei Zwischengoldglas-Schalen. Die Goldglas-Plättchen makedonischer Art sind zwar nicht mit Glas hinterlegt, so daß sie technisch kein Zwischengoldglas sind, aber Athenaios hätte ähnlich hergestellte Tabletts trotzdem als Gegenstände aus Glas durchwirkt mit Gold beschreiben können, da die figürlichen Darstellungen in griechischem Stil (Eroten, Wagenrennen usw.) aus à jour gearbeitetem Blattgold waren, so daß man, wie bei den Zwischengoldglas-Vasen, das Gold durch das Glas hindurch sehen konnte.

Absenken

Einige Gefäße, wie die konische Schale in der Sammlung Wolf (Kat.-Nr. 63) wurden durch das Absenken eines vorfabrizierten Rohlings über einer Halbform hergestellt. Die Technik des Absenkens war schon im frühen 4. Jahrhundert v. Chr. in Griechenland bekannt (siehe Abb. 113 und Verarbeitungstechniken; Absenken), aber sie war für die Produktion von Glasgefäßen vor dem mittleren 2. Jahrhundert v. Chr. nicht üblich. Dann wurde sie in großem Stil in syro-palästinischen Werkstätten angewandt. Die Technik mag aus der Zwischengoldglas-Produktion hervorgegangen sein, denn die Verschmelzung zweier Schalen erforderte eine Halbform des Typus, der zum Absenken diente. Falls man nämlich die zwei Glasschalen aus Versehen zu stark erhitzt hätte, wäre das Glas abgesunken.

Formschmelzen

Die meisten einfarbigen canosinischen Gefäße scheinen formgeschmolzen zu sein, vermutlich in wiederverwendbaren Formen. Daß in der hellenistischen Zeit griechische Glasverarbeiter mit der Technik des Schmelzens in wiederverwendbaren zweiteiligen geschlossenen Formen vertraut waren, wird nämlich deutlich an kleinen, massiven Glasgegenständen wie an einem Astragal in der Sammlung Wolf, der noch die Formnaht zeigt (Kat.-Nr. 104). Bei der canosinischen Glasschale auf hohem Fuß war die Technik noch einen Schritt weiter geführt. Cuppa und Fuß wurden gesondert in der Form geschmolzen und dann bei niedriger Hitze aneinandergeschmolzen. Eine unregelmäßige, spitz zulaufende (0,6 cm) Vertiefung in der Mitte der Fußunterseite (Kat.-Nr. 68, Abb. 208) stammt vielleicht von dem Werkzeug, mit dem der Fuß gegen den Stiel gedrückt wurde.

In Anbetracht der langen Tradition des Formschmelzens in Griechenland (siehe Technische Betrachtungen: Verarbeitungstechniken; Formschmelzen in geschlossenen Formen) dürfte es nicht ohne Bedeutung sein, daß der einzige Fundort außer Canosa, der eine Fülle von hellenistischen formgeschmolzenen Glasgefäßen lieferte, die griechische Insel Delos ist.[75] Zungenblattschalen, manchmal Riefelschalen genannt, scheinen vor allem in Griechenland ausgegraben worden zu sein. Dagegen sind formgeschmolzene Gefäße aus Ägypten bisher nicht bekannt geworden.

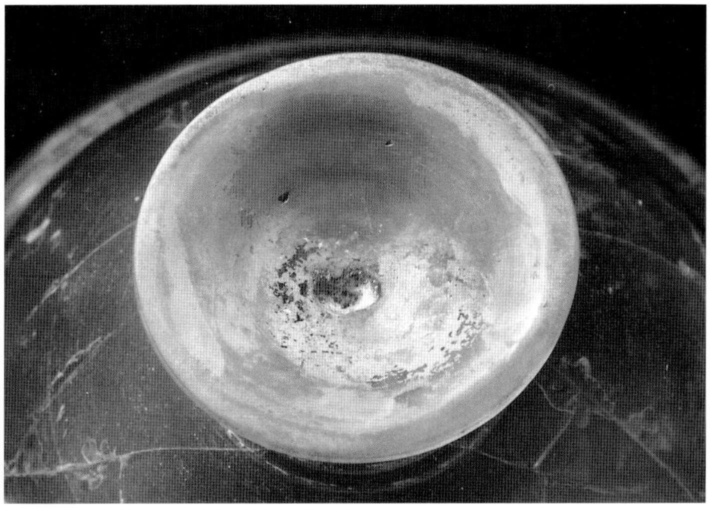

208 · Kat.-Nr. 68

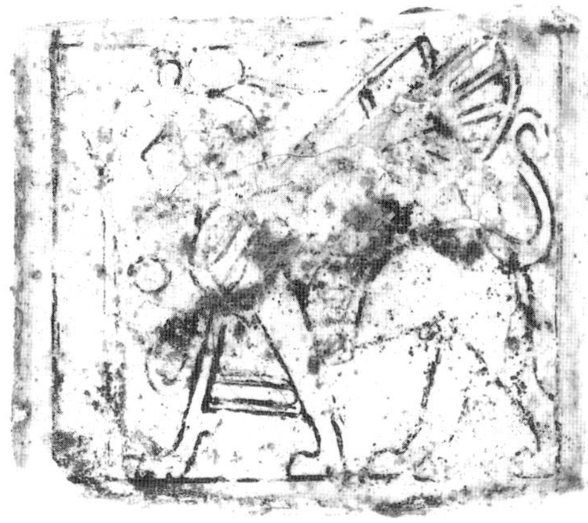

209

Bemalung und Vergoldung
Einige formgeschmolzene Gefäße sind bemalt und vergoldet (Kat.-Nr. 69). Mit Blattgold hinterfangene Bemalung vereint zwei Arbeitsgänge: eine Art Hinterglasmalerei (in der die Details des Vordergrundes zuerst gemalt wurden) und das Vergolden mit Blattgold. Diese Technik scheint zuerst durch phönikische Handwerker erprobt worden zu sein, die Glas-Einlagen (für Möbel) mit Darstellungen bemalten, die durch das Glas hindurch gesehen werden sollten. Eines der frühesten Beispiele ist eine Glas-Einlage aus Nimrud, Fort Shalmanasar, im Britischen Museum, London (Abb. 209).[76] Sie wird vom mittleren 8. bis zum späten 7. Jahrhundert v. Chr. datiert. Die Darstellung auf der konkaven Unterseite ist in schwarzen Umrißlinien wiedergegeben, mit Details in Rot und Blau, und war wohl mit Blattgold hinterfangen, von dem jedoch keine Spur erhalten ist. Hinterglasmalerei war also an der syro-palästinischen Küste heimisch. Die Schale der Sammlung Wolf ist ein eindrucksvolles Beispiel dieser Technik, die entweder aus dem 7. Jahrhundert v. Chr. überlebte oder in der hellenistischen Epoche neu erfunden wurde.

Spiralig aufgebaute Reticella-Gefäße
Eine typische Technik, die in vier von den fünf canosinischen Fundkomplexen vorkommt, ist die spiralig aufgebaute Reticella (Kat.-Nr. 73, 74). Schalen in dieser Technik hatten eine weite Verbreitung, die sich von Nimrud in Mesopotamien bis nach Canosa erstreckt, ohne daß ein Exemplar aus Ägypten publiziert wäre. Die Schalen wurden durch das Spinnen von Reticella-Glasfäden um eine rotierende Halbform hergestellt. Diese Technik hatte ihren Ursprung vermutlich in Sidon (siehe oben Technische Betrachtungen: Verarbeitungstechniken; Auf der Töpferscheibe spinnen).

Mosaikglas-Gefäße
Die canosinischen Mosaikglas-Teller mit eingestreuten Zwischengoldglas-Tesserae (Abb. 210)[77] scheinen die frühesten Belege für Mosaikglas zu sein, das das Luxusglas par excellence des späteren Hellenismus und der frühen römischen Kaiserzeit werden sollte. Das genaue Datum der canosinischen Mosaikglas-Teller steht noch nicht fest, aber sie scheinen irgendwann zwischen dem späten 3. und dem späten 2. Jahrhundert v. Chr. entstanden zu sein. In der Produktion dieser Teller treffen drei verschiedene Werkstatt-Traditionen zusammen: eine ägyptische, in der Scheiben von heißgeformten Mosaikstäben und Kompositstäben verarbeitet wurden, eine syro-palästinische, in der das Absenken von Rohlingen über Formen betrieben wurde, und eine dritte, möglicherweise griechische Tradition der Herstellung von Zwischengoldglas. Mosaikglas-Gefäße mit Goldglas-Tesserae entstanden wahrscheinlich an einem Ort, wo diese drei Werkstatt-Traditionen zusammentreffen konnten. Im folgenden wird dargelegt, daß dies vielleicht zuerst in Ägypten, und zwar im 2. Jahrhundert v. Chr. geschah.
Vom späten 4. Jahrhundert v. Chr. an waren ägyptische Glasverarbeiter Meister in der Kunst der Mosaikglas-Produktion, zunächst allerdings nicht für Gefäße, sondern für Einlegarbeiten. Im späten 1. Jahrhundert v. Chr. und im

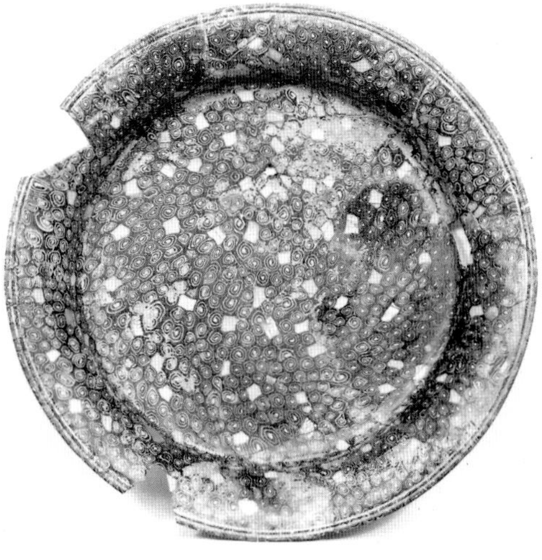

210

frühen 1. Jahrhundert n.Chr. stellten Glasverarbeiter in Ägypten Mosaikglas-Gefäße von hoher Qualität her.[78] Es ist aber noch nicht bekannt, wann diese Produktion begann, da nur wenige Fragmente von Mosaikglas-Gefäßen in Ägypten ausgegraben wurden.[79]
Im 3. und 2. Jahrhundert v.Chr. hatten politische Auseinandersetzungen Wanderungen von großen Bevölkerungsgruppen zur Folge. Da Ägypten unter der ptolemäischen Herrschaft florierte, hatten die dortigen Glasverarbeiter keine Ursache, ihr Land zu verlassen. Andererseits wurden die palästinischen Handwerker durch verschiedene Gründe veranlaßt, nach Ägypten überzusiedeln, wo die internationale Atmosphäre von Städten wie Alexandria und Memphis Einwanderer anzog. Fast das ganze 3. Jahrhundert v.Chr. war von Kriegen geprägt zwischen den Ptolemäern in Ägypten und den Seleukiden in Syrien, die sich um den Besitz von Palästina stritten. Dieses fiel 198 v.Chr. an die Seleukiden, die es zumindest in der Theorie bis 104 v.Chr. beherrschten. Im Gegensatz zu den Ptolemäern, die ihre Untertanen in Ruhe ließen, so lange sie ihre Steuern bezahlten, gründeten die Seleukiden ihre Macht auf eine Politik der Expansion griechischer Kultur, ohne Rücksicht auf die Religion der Bevölkerung. Diese Politik war für die jüdischen Untertanen besonders hart und veranlaßte viele von ihnen, nach Ägypten auszuwandern.[80] So begünstigten die Bedingungen im ptolemäischen Ägypten des 2. Jahrhunderts v.Chr. den aktiven Austausch von Ideen zwischen Glasverarbeitern, die in ägyptischen, griechischen und palästinischen Traditionen aufgewachsen waren.

Die ersten Mosaikglas-Gefäße könnten in Städten wie Alexandria oder Memphis entstanden sein. Beide hatten einen großen Anteil an griechischer Bevölkerung und waren für ihre hoch entwickelte Kunstindustrie bekannt.[81]
In Ägypten konnten den Glasverarbeitern aus Griechenland und Palästina die exquisiten Mosaikglas-Einlagen, die eine so hervorragende Rolle im dortigen Kunstschaffen spielten, nicht entgehen. Einige Einwanderer hätten möglicherweise aus der Nähe beobachten können, wie Mosaikglas-Stäbe gemacht wurden. Zu Anfang hätten die Neuankömmlinge mit Mosaikglas-Scheiben aus ägyptischen Werkstätten experimentiert, bis sie die Grundtechniken der Herstellung mehrfarbiger Mosaikstäbe selbst erlernten. Allerdings brachten sie es nie weiter als bis zu einfachen Motiven wie konzentrischen Kreisen, Sternen und Spiralen. Es scheint, daß die ägyptischen Glasverarbeiter ihnen nicht alle Werkstatt-Geheimnisse mitgeteilt hatten, denn die Mosaikscheiben der Glasgefäße erreichten nie die Feinheit und Präzision ägyptischer Mosaikglas-Einlagen.

## Ergebnisse

Die fünf Fundkomplexe von Luxusglas aus Canosa enthalten Einzelstücke, deren Datierung sich vom späten 3. Jahrhundert v.Chr. bis zum letzten Viertel des 1. Jahrhunderts n.Chr. erstreckt. Feine Unterschiede an Gefäßformen, die in mehr als einem Komplex vertreten sind, weisen darauf hin, daß die fünf Funde nicht gleichzeitig sind. Die hellenistischen Gefäße der Sammlung Wolf lassen sich von der zweiten Hälfte des 2. bis in die zweite Hälfte des 1. Jahrhunderts v.Chr. datieren. Die meisten Stücke in diesem Fundkomplex mögen vor 89 v.Chr., als Canosa in den Bundesgenossenkrieg verwickelt wurde, in das Grab gekommen sein, das wohl noch einige Jahrzehnte weiter benutzt wurde. Das Ende der Belegung der Grabkammer läßt sich nicht genauer bestimmen. Die Datierung der Gefäße in der Sammlung Wolf reicht zwar bis in die zweite Hälfte des 1. Jahrhunderts n.Chr., aber einige davon dürften erst im Kunsthandel hinzugefügt worden sein.
Die Glasverarbeitungs-Techniken in den Funden sind nahe verwandt. Die früheste war die Herstellung von Zwischengoldglas, dessen Produktion die Kenntnis des Formschmelzens, der regulierten Verschmelzung und des Gebrauchs einer Halbform voraussetzte. Die erweiterte Verwendung von Halbformen regte die drei folgenden neuen Techniken an: das Absenken (Schliffrillenschalen), das Umspinnen einer rotierenden Halbform (Reticella-Glas) und das Bear-

beiten eines Rohlings auf der Töpferscheibe (Rippenschalen). Der Gebrauch der Töpferscheibe bei der Verarbeitung von heißem Glas scheint seinen Ursprung in Sidon zu haben.
Nach alledem scheint Sidon eine wichtige Rolle in der Produktion hellenistischen Luxusglases gespielt zu haben, nicht nur als Lieferant von Glasbarren aus reinstem farblosem Material, sondern auch als Herstellungszentrum von spiralig aufgebauten Reticella-Gefäßen. Dennoch besteht kein Grund, das hellenistische Luxusglas in seiner Gesamtheit Sidon zuzuschreiben. Glasgeschirr von hoher Qualität wurde wahrscheinlich auch in anderen Glaszentren hergestellt. Sowohl einige formgeschmolzene Gefäße als auch manche Zwischengold-Gläser mögen in einer bisher nicht identifizierten griechischen Werkstatt entstanden sein. Mosaikglas-Gefäße mit eingestreuten Goldglas-Tesserae hatten ihren Ursprung vielleicht im ptolemäischen Ägypten im 2. Jahrhundert v. Chr., als Ergebnis des Zusammentreffens von ägyptischen, griechischen und syro-palästinischen Traditionen der Glasverarbeitung.
Die atemberaubende Entwicklung der hellenistischen Glasindustrie spiegelt sich in den großartigen Glasgefäßen der Sammlung Wolf.

1 Grose 1989, S. 186–189, Abb. 93, 94, 100; Grose 1991, Tafel IIIc, Tafel Va, b.
2 Für Überlassung des Photos danke ich dem Toledo Museum of Art. Zum Fundkomplex: Grose 1989, S. 187 mit Anm. 6; der Skyphos auf hohem Fuß abgebildet S. 187, Abb. 94; die Schale auf hohem Fuß, TMA, Nr. 1980.1000, Grose 1989, S. 198, Nr. 183, Farbtafel S. 177.
3 Oliver 1968, S. 48–55: »The Canosa Group of Millefiori Glass«.
4 Grose 1989, S. 185–189: »The Canosa Group of Cast Monochrome Tablewares«.
5 Nach E. Lippolis in: Ori di Taranto 1989, S. 446–453, Nr. 39, 40, 43, 44, 50–53. Für die Erlaubnis, die Gläser aus den Vitrinen zu holen und zu studieren, möchte ich dem Direktor des Nationalen Archäologischen Museums in Tarent, Dr. Enzo Lippolis, herzlich danken.
6 Nach Harden 1968, S. 21–29, Abb. 2, 11, 17, 21, 24, 27, 29. Die Glasgefäße wurden von dem Kunsthändler V. Barone in Neapel erworben. Es ist möglich, daß der Skyphos BM, Nr. GR 1871.5-18.9 (Abb. 178 rechts unten) und der durchsichtige farblose Teller BM, Nr. GR 1871.5-18.10 (Abb. 178 Mitte) ursprünglich nicht zu dem Fund gehörten; dazu Oliver 1968, S. 53.
7 A. Oliver Jr., The Reconstruction of Two Apulian Tomb Groups, Antike Kunst, Beiheft 5, 1968, S. 3–25, besonders Grab B, S. 20–21, Tafel 12, Abb. 2–3.
8 Paris, Louvre, MNC 2200: nach Oliver, Antike Kunst, Beiheft 5, 1968, Tafel 12, Abb. 2.
9 Corning, CMG, Nr. 66.1.35: Goldstein 1979, S. 176, Nr. 460, Tafel 23, 40.
10 Nach von Saldern 1975, S. 40–46, Abb. 6, 8, 12, 13, 15.
11 Ein sechster, in jüngster Zeit verstreuter Fund wird von Grose abgebildet: Grose 1989, S. 191, Abb. 103, 104. Der Fund enthielt eine Mosaikglas-Schale in Toledo, TMA, Nr. 1967.10 (Grose 1989, S. 198–199, Nr. 184), eine spiralig aufgebaute Reticella-Schale, zwei kerngeformte Gefäße und fünf halbkugelige Fayenceschalen.
12 Ori di Taranto 1989, S. 451–452.
13 Harden 1968, S. 46.
14 Oliver 1968, S. 55.
15 Oliver 1968, op. cit., in: Antike Kunst, Beiheft 5, 1968, S. 24.
16 Von Saldern 1975, S. 46.
17 Grose 1989, S. 188.
18 Zu einer vorsichtigen Bewertung der umstrittenen Datierungsfrage der Zwischengold-Gläser, die auf Vergleichen mit gleichzeitigen Ton- und Silbergefäßen basiert: S. Rotroff, Silver, Glass, and Clay, Hesperia 51, 1982, S. 329–337, Tafel 83–84. Sie errechnet eine Datierung um 224 v. Chr. für die Rothschild-Schale aus Marisa, Israel (P. Wuilleumier, Le Trésor de Tarente, 1930, Farbtafel XI). Das Fragment einer Goldglas-Schale in der Art der Rothschild-Schale wurde später in Marisa gefunden, wie G. D. Weinberg mitteilt. Das einzige Zwischengoldglas-Gefäß, das durch äußere Umstände datiert ist, kommt aus Gordion, Anatolien; es ist vor 189 v. Chr. anzusetzen: A. von Saldern, Glass Finds at Gordion, JGS 1, 1959, S. 45–46, Abb. 31; zur Datierung ibid., S. 48, Anm. 120.
19 Syro-palästinische Gefäße wurden in vier Gruppen eingeteilt: Schliffrillen-Schalen (grooved bowls), Riefelschalen (fluted bowls), Rippenschalen (ribbed bowls) und Schliffrillen-Schalen mit Standfläche (linear-cut bowls), siehe Grose 1989, S. 193–194; Grose 1979, S. 54–67. Zu den deutschen Bezeichnungen, siehe hier Kat.- Nr. 79 (Schliffrillen-Schalen), Kat.-Nr. 97 (Schliffrillen-Schalen mit Standfläche).
20 Genf, Musée d'Art et Histoire, Nr. 18665, ehemals Sammlung Walter Fol: J.-L. Maier, Coupe de verre à deux couleurs du Musée de Genève, Genava N.S. 21, 1973, S. 281–286, Abb. 1–6. Zu der Schale in New York, MMA, Nr. 17.194.2535: Oliver 1967, S. 13–33, besonders S. 18–19, Abb. 8, 9.
21 Oliver 1967, S. 17–33, besonders S. 19–29, Abb. 10–11.
22 D. E. Strong, Greek and Roman Gold and Silver Plate, Ithaca, New York 1966, S. 108f.; Oliver 1977, S. 84–85, Nr. 47; J. W. Salomonson, Der hellenistische Töpfer als Toreut, BABesch 57, 1982, S. 164–175, besonders S. 171.
23 Kansas City, Missouri, The Nelson-Atkins Museum of Art, (Nelson Fund), Nr. 35–37/2: Oliver 1977, S. 82–83, Nr. 45.
24 Strong 1966, op. cit., S. 108, Abb. 24.
25 G. D. Weinberg, Hellenistic Glass Vessels from the Athenian Agora, Hesperia 30, 1961, S. 380–392, Tafel 91–93, Nr. 1–8.
26 Nenna 1993, S. 17, Abb. 7 a, 8.
27 Erworben auf einer Auktion in Paris, 1991: Höhe 6,5–6,0 cm; Höhe des Halses 2,05 cm; Durchmesser am Rand ca. 13,2 cm; Durchmesser der Schale ca. 10,8 cm.
28 Zu diesem Typus: A. Oliver, Jr., Persian Export Glass, JGS 12, 1970, S. 9–16; M. Vickers, An Achaemenid Glass Bowl in a Dated Context, JGS 14, 1972, S. 15–16.
29 Vergleiche eine Schale in Paris, die L. Byvanck-Quarles van Ufford in das mittlere 2. Jahrhundert v. Chr. datiert: Un bol d'argent hellénistique en Suède, BABesch 48, 1973, S. 119–123, besonders S. 121–123, Abb. 2, 3.
30 Staatliche Museen zu Berlin, Antikensammlung, Nr. 31425, Photo Isolde Rückert: Oliver 1977, S. 76, Nr. 41.
31 S. I. Rotroff, Hellenistic Pottery Athenian and Imported Moldmade Bowls, The Athenian Agora, Band 22, Princeton, New Jersey 1982, S. 83–84, »Long-Petal Bowls«, Nr. 321–335, Tafel 58–60; S. 85–86, Tonformen zur Herstellung der »Long-Petal Bowls,« Nr. 347–352, Tafel 63, 64.
32 Stern, Toledo (im Druck).
33 Toledo, TMA, Nr. 1980.1000: D. B. Harden in: Four Hellenistic Vessels, Museum News, Toledo Museum of Art, Nr. 22.2, 1980, S. 18–25; Grose 1989, S. 187–188, 198, Nr. 183, Farbtafel S. 177.
34 Grose 1989, S. 187, Anm. 7.
35 G. R. Edwards, Corinthian Hellenistic Pottery (Corinth Excavations, American School of Classical Studies at Athens, Band 7, Teil 3), Princeton, New Jersey 1975, S. 45–47, Nr. 188–189, Tafel 7.
36 Edwards 1975, loc. cit.
37 Oliver 1967, S. 14–15.
38 Staatliche Museen zu Berlin, Antikensammlung, Nr. 30219, 254, ehemals Sammlung von Gans; Sammlung Vogell (G. Platz-Horster, Antike Gläser, Antikenmuseum, Berlin 1976, S. 16–20).
39 L. Mercando, L'Ellenismo nel Piceno, in: Hellenismus in Mittelitalien, Kolloquium in Göttingen vom 5. bis 9. Juni 1974, Göttingen 1976, S. 165, 197, Abb. 46, aus Grab VIII; S. 166–167, 202, Abb. 56, aus Grab XXXV, mit einer Bronzemünze (siehe folgende Anmerkung).
40 Bronze As, mit den Buchstaben SAFRA (H. A. Grueber, Coins of the Roman Republic in the British Museum; Band I, London 1970, S. 91, Nr. 675–677, liest S(purius) Afra(nius); Michael H. Crawford, Roman Republican Coinage, Cambridge 1974, Band 1, S. 251, Nr. 206, liest SAFRA [cognomen]). Crawford datiert die Prägung ca. 150 v. Chr.
41 Nach M. Mazzei, La »Tomba delle coppe di vetro« di Ascoli Satriano, Nuovi elementi per lo studio della società e del commercio nella Daunia del 2. secolo a.C., in: AION, Annali Istituto Universitario Orientale, Napoli, Sezione di Archeologia e Storia Antica, 13, 1991, Abb. 33,1. Zur Schale, ibid. S. 190–192, Abb. 32,1; 33,1: Mündungsdurchmesser 20,5 cm. Das Glas ist durchsichtig klar mit einer leichten Grüntönung; auf der Außenseite ist es mit umlaufenden, geschliffenen dünnen Rippen verziert.
42 Mazzei 1991, op. cit., S. 191, Nr. 2, Abb. 32,2; 33,2: Höhe 8 cm, Mündungsdurchmesser 14,5 cm; außen unter dem Rand zwei tiefe, breite Schliffrillen.
43 Mazzei 1991, op. cit., S. 192–193, Nr. 7, Abb. 34,2: Amphora aus Brindisi, Typus VII/B (P. Palazzo, 1986); S. 193, Nr. 8, Abb. 34,1: rhodische Amphora mit griechischen Henkelstempeln, A) Epi Aischina Sminthiou; B) Menestratou (mit Medusa-Kopf).
44 Mazzei 1991, op. cit., S. 198, Abb. 32,5; 33,5: Höhe 16,8 cm; Mündungsdurchmesser 19,8 cm; durchsichtiges klares, grünliches Glas; auf der Außenseite, auf mittlerer Höhe vier Schliffrillen; innen unter dem Rand zwei Schliffrillen.
45 London, BM, Nr. GR 1871.5-18.8, Courtesy Trustees of the British Museum: Harden 1968, S. 28–29, Abb. 23–25.
46 A. Oliver, The Reconstruction of Two Apulian Tomb Groups, Antike Kunst, Beiheft 5, 1968, S. 4, Nr. 18, heute verschollen.
47 Nach Oliver 1968, S. 53, dürften diese Schale und ein Skyphos mit Fuß, beide nun in London, nicht zum ursprünglichen Fundkomplex gehören, obwohl sie ungefähr zum gleichen Zeitpunkt von demselben Kunsthändler erworben wurden.

48 Athen, Nat. Arch. Mus., Nr. 2929: Weinberg 1992, S. 112, Nr. 77; die geblasenen Gefäße ibid. Nr. 78, 79.
49 London, BM, Nr. GR 1871.5-18.6, aus Canosa, Courtesy Trustees of the British Museum, Harden 1968, S. 27, Abb. 18.
50 London, BM, Nr. GR 1896.6-30.2, angeblich aus Kreta, Courtesy Trustees of the British Museum: Tait (Hrsg.) 1991, S. 48, Farbabb. 52.
51 Die spiralig aufgebaute Reticella-Schalen in Hamburg und Tarent bestehen ebenfalls aus zwei in entgegengesetzter Richtung gedrehten Reticella-Fäden.
52 Zum Glas aus dem Schiffsfund von Antikythera: Weinberg 1992, S. 28–33; die spiralig aufgebauten Reticella-Schalen ebenda S. 108–111, Nr. 71–74. Zu dem Schiffsfund, siehe auch Kat.-Nr. 86. Zum Datum neuerdings: N. Yalouris, The Shipwreck of Antikythera: New Evidence of Its Date after Supplementary Investigation, in: EUMOSIA Ceramic and Iconographic Studies in Honour of A. Cambitoglou, Sydney 1990, S. 135–136.
53 Oliver 1968, S. 64 datiert die halbkugeligen Mosaikglas-Gefäße mit einer konkaven Unterseite Ende des 1. Jahrhundert v. Chr. oder in die unmittelbar darauffolgenden Jahre; siehe dazu Kat.-Nr. 77.
54 G. A. Papathanasopoulou in: Archaiologikon Deltion 21 A, 1966, S. 187–193, Tafel 5, 6. In dem Hügel bei Pylos waren fünf Gräber, die der Ausgräber zuerst ca. 220–182 v. Chr. datierte, aber nach einer neuen Bewertung der Grabinventare dürften sie wohl um 100 Jahre später sein, vergleiche Oliver 1968, S. 63–64; Weinberg 1992, S. 28–29.
55 Adria, Nat. Arch. Mus.: G. Fogolari und B. M. Scarfì, Adria Antica, Venedig 1970, S. 83, Nr. 61, Farbtafel 61.
56 Zur kontinuierlichen Benützung von unterirdischen Kammergräbern in Canosa und benachbarten Städten, siehe Mazzei 1991, op. cit., S. 195 mit Anm. 11, 12.
57 D. B. Harden in: Four Hellenistic Vessels, Museum News, Toledo Museum of Art, Nr. 22.2, 1980, S. 18–23.
58 Grose 1989, S. 188–189.
59 D. Barag, An Unpublished Achaemenid Cut Glass Bowl from Nippur, JGS 10, 1968, S. 17–20; A. Oliver Jr., Persian Export Glass, JGS 12, 1970, S. 9–16; M. Vickers, An Achaemenid Glass Bowl in a Dated Context, JGS 14, 1972, S. 15–16.
60 Datierte Funde klaren farblosen Glases aus Griechenland unter anderem bei: Schiering 1991, S. 11–59, 64–65 (Nr. Gl 1–17); S. 91 (Gl 18) aus der Werkstatt des Pheidias in Olympia; Ph. Petsas, Ho Taphos ton Lefkadion (Das Grab von Leukadia), Athen 1966, S. 177–178, Tafel 38 a, b.
61 So E. M. Stern in: Athenische Mitteilungen, 100, 1985, S. 418.
62 Schiering 1991, S. 14–16.
63 Schiering 1991, 157 mit Anm. 132.
64 Zu den guten, durch die Phöniker vermittelten Handelsbeziehungen zwischen Palästina und Griechenland im 5. Jahrhundert v. Chr. vergleiche M. Hengel, Judentum und Hellenismus, Tübingen 1973, 2. Auflage, S. 61ff.; H.-P. Kuhnen, Palästina in griechisch-römischer Zeit, Handbuch der Archäologie. Vorderasien II, Band 2, München 1990, S. 32.
65 London, BM, Nr. GR 1871.5–18.2 Courtesy Trustees of the British Museum: Harden 1968, S. 25, Abb. 5–7; Tait [Hrsg.] 1991, S. 49, Farbabb. 54, 55.
66 S. Goldstein, Old Glass, New Glass, Gold Glass: Some Thoughts on Ancient Casting Technology, Kölner Jahrbuch für Vor- und Frühgeschichte 22, 1989, S. 115–120. Zu hellenistischem Zwischengoldglas: Harden 1968, S. 41; A. Oliver Jr., A Gold-Glass Fragment in the Metropolitan Museum of Art, JGS 11, 1969, S. 9–16; Barag 1985, S. 86–87, Nr. 109. Bei einer der beiden Zwischengoldglas-Gefäßen aus der Tomba degli Ori wurde das Blattgold auf der Innenseite der Außenschale angebracht und übermalt (Ori di Taranto 1989, S. 446–453, Nr. 39.
67 G. D. Weinberg, Glass Manufacture in Hellenistic Rhodes, Archaiologikon Deltion 24, 1969, S. 143–151, besonders S. 146–148, Tafel 82 a.
68 Goldstein 1989, op. cit., S. 115–120.
69 Goldstein 1989, op. cit., S. 116–117, Abb. 5.
70 Corning, CMG, Nr. 71.1.5: Goldstein 1979, S. 175, Nr. 459, Farbtafel 22.
71 Harden 1968, S. 41. Zur Prozession: E. E. Rice, The Grand Procession of Ptolemy Philadelphus, Oxford 1983.
72 London, BM, Nr. EA 15833 (Cooney 1976, S. 69, Nr. 761).
73 Zu den Kylikeia: Rice 1983, op. cit., S. 74. Kylikeia sind oft neben den Banketten in der etruskischen Grabmalerei abgebildet, zum Beispiel: S. Steingräber, Etruskische Wandmalerei, Stuttgart und Zürich 1985, S. 361–362, Abb. 345, aus der Tomba dei Vasi Dipinti.
74 Nach M. Andronikos, Vergina, The Royal Tombs, Athen 1988, S. 176, Abb. 140–142, rechteckige Goldglas-Plättchen zur Verzierung eines Bettes (einer Kline) im Vorzimmer des sogenannten Grabes des Philipp II. (des Vaters Alexander des Großen), der 336 v. Chr. ermordet wurde. Vergleiche ein steinernes Bett aus einem anderen Grabhügel in Vergina, das mit gemalten Goldglas-Einlagen verziert ist: Andronikos, op. cit., S. 34, Abb. 13–14. Ähnliche Goldglas-Plättchen wie die aus Vergina befinden sich auch im Museum in Pella (1983 gesehen). Auf die Verwandtschaft der Goldglas-Plättchen mit den Zwischengoldglas-Gefäßen wies auch D. Barag, The Prelude to Hellenistic Gold-Glass, AnnAIHV 11, 1988, S. 19–21.
75 Nenna 1993.
76 London, BM, Nr. WAA 1966.12-17.8, Courtesy Trustees of the British Museum: Barag 1985, S. 71, Nr. 52, Tafel 7; Barag 1988, op. cit., S. 22–23, Abb. 3.
77 London, BM, Nr. GR 1871.5 - 18.3, Durchmesser 30,8 cm, Courtesy Trustees of the British Museum: Harden 1968, S. 26, Abb. 12; Tait (Hrsg.) 1991, S. 48, Farbabb. 53.
78 Die frühesten Mosaikglas-Gefäße, für die eine ägyptische Herkunft angenommen werden kann, sind antike Exporte, die in Sudan (E. M. Stern, Hellenistic Glass from Kush, modern Sudan, AnnAIHV 8, 1979, S. 35–59) und Somalia ausgegraben wurden (E. M. Stern, Early Roman Glass from Heis on the North Somali Coast, AnnAIHV 10, 1985, S. 23–36; Stern 1993, S. 25).
79 Die hellenistischen Gräber in Alexandria (Schatby und Hadra) lieferten nur 6 Fragmente von Mosaikglas-Gefäßen (E. Breccia, La necropoli di Sciatbi, Catalogue général des antiquités Egyptiennes, Musée d'Alexandrie, Kairo 1912, S. 102–103, Nr. 323–328). Es wurden 11 Fragmente von Mosaikglas-Gefäßen in Quseir al-Qadim an der ägyptischen Küste des Roten Meeres in einem Lagerdepot gefunden, die nach Afrika und Indien exportiert werden sollten, diese sind jedoch nicht vor dem 1. Jahrhundert n. Chr. anzusetzen: D. S. Whitcomb and J. H. Johnson, Quseir al-Qadim 1978 (Preliminary Report, American Research Center in Egypt), Princeton, New Jersey 1979, S. 147; D. S. Whitcomb and J. H. Johnson, Quseir al-Qadim 1980 (Preliminary Report, American Research Center in Egypt), Malibu, California 1982, S. 225; C. Meyer, Glass from Quseir al-Qadim and the Indian Ocean Trade, Studies in Ancient Oriental Civilization, Nr. 53, The Oriental Institute of the University of Chicago, 1992, S. 36–37, 164, Tafel 13.
80 M. Avi-Yonah, A History of the Jews under Roman and Byzantine Rule, Jerusalem 1983; M. Avi-Yonah, The Holy Land from the Persian to the Arab Conquests (536 B. C. to A. D. 640), A Historical Geography, Grand Rapids, Michigan 1966, S. 42ff.
81 P. M. Fraser, Ptolemaic Alexandria, 3 Bände, London 1972; D. B. Thompson, Memphis under the Ptolemies, Princeton, New Jersey 1988.

# Hinweise für die Benutzung des Kataloges

Die jeweilige Katalognummer ist gleichzeitig die Nummer innerhalb der Sammlung Wolf. Im Katalog folgt in der Zeile nach dem Titel eine Angabe zu eventuellen zusätzlichen Schwarzweißabbildungen im vorangehenden Textteil (Technische Betrachtungen und der Fund aus Canosa). Photos und Zeichnungen sind nicht in einem einheitlichen Maßstab abgebildet.
Die nächste Zeile ist dem vermutlichen Herstellungsgebiet des Gegenstandes vorbehalten. Dann folgt der Zeitraum, innerhalb dessen die vermutliche Zeitspanne der Herstellung liegt. Die Regierungszeiten ägyptischer Könige und Dynastien folgen der Chronologie von Jürgen von Beckerath, Handbuch der ägyptischen Königsnamen, Münchner Ägyptologische Studien 20, München und Berlin 1984.
Alle Maße sind in Zentimetern angegeben. Wenn nicht anders vermerkt, handelt es sich um maximale Maße, die auf der Außenseite gemessen wurden. Unter der Rubrik Provenienz werden vorige Besitzer, sofern bekannt, genannt.
Die Angabe der Farben erfolgt, soweit möglich, nach der Munsell-Karte (Rock-Color Chart, The Geographical Society of America, Boulder, Colorado, 1975). Da der Farbton auch vom Grad der Lichtdurchlässigkeit abhängig ist, wird diese immer angegeben. Die Skala reicht von durchsichtig über durchscheinend und schwach durchscheinend bis zu opak (undurchsichtig).
Zur Beschreibung des Mosaikglases, das bekanntlich aus Abschnitten von Mosaikstäben besteht, werden zwei Fachausdrücke verwendet: Scheibe und Abschnitt. Eine Scheibe ist ein dünner Abschnitt, der so verwendet wurde, daß das im Querschnitt des Stabes eingebettete Motiv sichtbar bleibt, zum Beispiel Kat.-Nr. 77. Ein Abschnitt ist ein kürzeres oder längeres Stück eines Mosaikstabes, das so verwendet wurde, daß die Außenseite des Stabes sichtbar ist, zum Beispiel Kat.-Nr. 86.
Genauere Erklärungen zur Herstellungstechnik findet man unter dem betreffenden Stichwort der Technischen Betrachtungen.
Bei der Nennung von Vergleichsstücken werden zumeist die Stücke mit bekannten Fundorten vorangestellt. Dagegen sind die Literaturzitate chronologisch geordnet.
Am Ende der Rubrik Bemerkungen folgen Angaben zu eventuellen zusätzlichen Diskussionen des Stückes im vorangehenden Textteil (Technische Betrachtungen und der Fund aus Canosa).
Das Sigel der jeweiligen Autorin ist dem Inhaltsverzeichnis zu entnehmen.

# KATALOG

## I
## SPÄTE BRONZEZEIT
## 1600–1200 v. Chr.

## Nr. 1 Scheibenförmiger Anhänger

**Westasiatisch, wahrscheinlich in Nord-Mesopotamien hergestellt**
**Zweite Hälfte 15.–14. Jahrhundert v. Chr.**
**Höhe 6,8 cm; Durchmesser 6,0 cm;**
**Stärke 0,97 cm; Durchmesser Fadenloch 0,4 cm**

**Provenienz: N. E. Landau, Paris**

Schwach durchscheinendes, fast opakes, blaßgrünblaues Glas (nahe 5 BG 6/2). Zahlreiche Blasen, viele an der Oberfläche geplatzt. Geschmolzen in einer offenen, einteiligen Form; gebohrt; keine Polierspuren. Vollständig; alle Oberflächen stark korrodiert mit teilweise beigefarbener Verwitterung und Regenbogen-Irisierung.
Großer, scheibenförmiger Anhänger. Kreisförmig, mit einem rechteckigen Fortsatz für die Öse; Ober- und Unterseite flach mit leicht gerundeten Rändern; oberer Rand des Fortsatzes schwach gekrümmt. Im Fortsatz zylindrisches Fadenloch, von zwei Seiten und aus verschiedenen Winkeln gebohrt.

Bemerkungen
Große, unverzierte, scheibenförmige Anhänger aus blauem Glas (wie das Exemplar in der Sammlung Wolf) wurden in Nuzi, Irak, ausgegraben, wo sie als Wanddekoration, an Schnüren aufgereiht, an glasierten Wandnägeln im Tempel der Göttin Ischtar aufgehängt waren (Richard F. Starr, Nuzi. Report on the Excavations at Yorgan Tepa near Kirkuk, Iraq, Conducted by Harvard University in Conjunction with the American Schools of Oriental Research and the University Museum of Philadelphia 1927–1931, Cambridge 1939, S. 112, 451, Tafel 120 WW.). Weitere Beispiele stammen aus einem Ischtartempel in Assur (eines mit einer Weih-Inschrift an die Göttin Tashmetu). Nur wenige Exemplare wurden außerhalb des Zweistromlandes gefunden, in Israel in Megiddo und Beth Shean. Vergleiche unverzierte Anhänger aus blauem Glas in: Corning, CMG, Nr. 66.1.250 (Goldstein 1979, S. 47–48, Nr. 2); – Toledo, TMA, Nr. 1981.49 (Grose 1989, S. 59, Nr. 4, Farbtafel S. 39).
Die unverzierten Anhänger sind mit kleineren Anhängern aus blauem Glas und Gold verwandt, die auf der Vorderseite einen achtstrahligen Stern zeigen, ein Motiv, mit dem die Göttin Ischtar in der Mythologie des Nahen Ostens oft verbunden wird (E. D. van Buren, Symbols of the Gods in Mesopotamian Art, Analecta Orientalia 23, 1945, S. 82 ff.; für weitere Angaben zu Ischtar sei Bernard Goldman, Detroit, gedankt). Ischtar, eine semitische Göttin, die in der Bibel unter dem Namen Ascherah mehrmals erwähnt wird, ist am besten bekannt als Astarte, ihr Name im phönikischen Raum. In der griechischen und römischen Kultur wurde sie dann als Aphrodite-Venus adaptiert. Schmale figürliche Reliefplatten aus durchscheinendem blauem Glas stellen vielleicht Ischtar dar. Sie stammen nicht nur aus Nuzi, sondern aus einem breiten geographischen Raum, der vom nördlichen Zweistromland über die syro-palästinische Küste, Ägypten und Zypern bis zur griechischen Peloponnes reicht. Die Platten, die zur Aufhängung durchbohrt sind, zeigen eine stehende nackte weibliche Figur mit einem prononcierten dicken Bauch (vermutlich ein Hinweis auf Schwangerschaft), die mit den Händen ihre Brüste hebt, eine Darstellungsweise, die gut zur Ischtar paßt, welche auch als Fruchtbarkeitsgöttin verehrt wurde. Vergleiche Beispiele in: London, BM, Nr. WAA 1939.6-13.76, aus Alalach (Barag 1985, S. 45, Nr. 15, Tafel 2); – Corning, CMG, Nr. 55.1.64, im Libanon erworben, aus Sammlung R. W. Smith (Goldstein 1979, S. 47, Nr. 1; Smith 1957, S. 31, Nr. 25); – Toledo, TMA, Nr. 1923.195 (Grose 1989, S. 58, Nr. 1, Farbabb. S. 39). Zu den Reliefplatten: Barag 1970, S. 188–189.
Die Farbe der figürlichen Reliefplatten sowie die der mit einem Stern verzierten Anhänger und die der unverzierten Anhänger ahmt Lapislazuli nach, ein Gestein dessen Farbskala von einem tiefen, fast violetten Blau über das Königsblau der besten Sorte bis zu Hellblau und Türkisfarben reicht. Im Zweistromland spielte Lapislazuli als reinigendes Element eine wichtige Rolle in Kult und Religion (Lissie von Rosen, Lapis Lazuli in Geological Contexts and in Ancient Written Sources, Partille, Schweden, 1988, S. 30–34). Möglicherweise beruhte die Vorliebe gerade für blaues, dem Lapislazuli ähnlichem Glas für diese Anhänger auf der himmlischen Erbschaft der Ischtar, die als Tochter des Mondes und Schwester des Sonnengottes galt und deren Stern der Planet Venus war. Der Bart des Mondgottes war aus Lapislazuli, dem Symbol des Himmels, und das gleiche galt für den Bart des Sonnengottes (von Rosen 1988, op. cit., S. 31). Die sumerische Göttin Inanna, mit der die Gestalt der Ischtar verschmolzen war, trug, als sie in die Unterwelt hinunterstieg, um den Hals Perlen aus Lapislazuli (S. N. Kramer, Inanna's Descent to the Nether World, Journal of Cuneiform Studies 5, 1951, S. 2, Vs. 20). Wahrscheinlich beruhte die spezielle Verbindung von Lapislazuli mit dieser Göttin auf der Tatsache, daß die mythische Stadt Aratta der Inanna geweiht war, denn nach literarischen Zeugnissen aus dem Ende des 3. und der ersten Hälfte des 2. Jahrtausends v. Chr. lag die Stadt gerade in den Bergen, aus denen der Lapislazuli kam (zur Lage von Aratta und zur Identifikation dieser Stadt mit Tall-i Malyan: von Rosen 1988, op. cit., S. 34–37). Die Verbindung von Inanna mit der Lapislazuli-Stadt erhält noch mehr Gewicht, wenn man bedenkt,

daß es in der Antike nur eine einzige Quelle für das Material gab, und zwar die Vorkommen in Badakhshan, im Nordosten von Afghanistan, die heute noch abgebaut werden (G. Herrmann, Lapis Lazuli. The Early Phases of its Trade, Iraq 30, 1968, S. 21 ff.; eadem in: Reallexikon der Assyriologie und vorderasiatischen Archäologie, Berlin 1980–1983).
Im Mittelmeerraum scheint die Verwendung von Lapislazuli und anderen blauen Steinen für magische Amulette, die die griechische Göttin der Liebe, Aphrodite, und die mit ihr verschmolzene ägyptische Göttin Isis abbilden, auf einer alten ägyptischen Überlieferung aus dem 19. Jahrhundert v. Chr. zu beruhen (E. Zwierlein-Diehl in: Kotinos, Festschrift für Erika Simon, H. Froning, T. Hölscher, H. Mielsch [Hrsg.], Mainz 1992, S. 392). Im griechischen Volksglauben hatte die blaue Farbe apotropäische Kraft (siehe hierzu Kat.-Nr. 16).
Zu dieser Gruppe: Th. E. Haevernick, Eine Glasscheibe aus Beth Shean, Mélanges de l'Université St. Joseph, Beyrouth 46, 1970, S. 167–169 (= Haevernick 1981, S. 209–210); Barag 1970, S. 191–192.

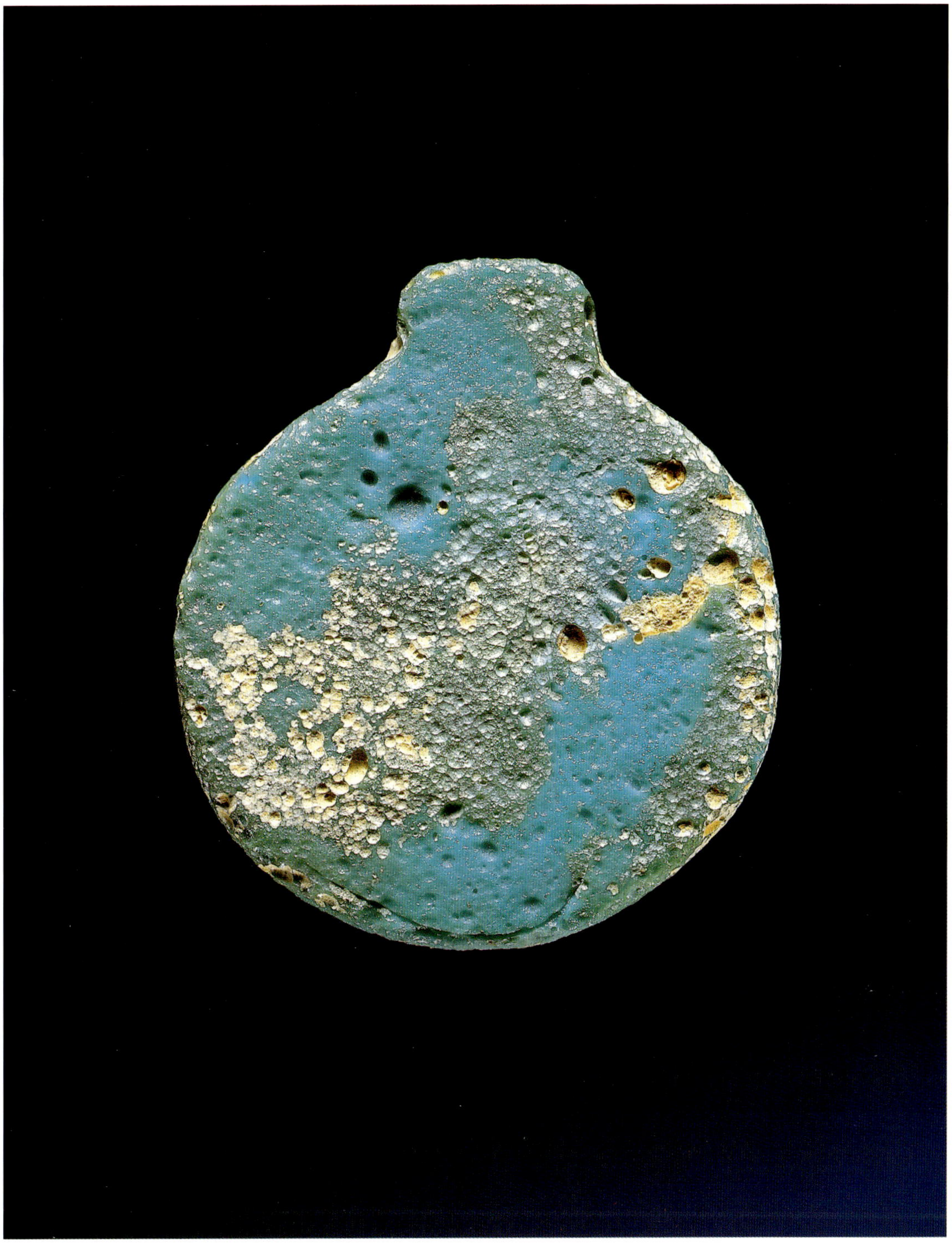

## Nr. 2 Rechteckige Perlen mit glatten Rippen

**Westasiatisch, wahrscheinlich in Nord-Mesopotamien hergestellt**
**Zweite Hälfte 16. – 15. Jahrhundert v. Chr.**
**Länge 3,25–1,9 cm; Breite 3,45–2,1 cm; Stärke 1,16–0,7 cm; Durchmesser Fadenlöcher 0,3–0,16 cm**

**Provenienz: Gawain McKinley, London**

Schwach durchscheinendes, fast opakes, leuchtendes, blaßgrünblaues Glas (zwischen 5 B 7/6 und 5 B 5/6); zwei Perlen fast opakdunkelblau; dazu eine Perle aus Ägyptisch Blau und eine aus Bein (siehe unten Bemerkungen). Wenige kleine Blasen. Wahrscheinlich geschmolzen in einer offenen, einteiligen Form; gekerbt; gebohrt; keine Polierspuren. 13 Perlen intakt; eine Perle vollständig, aber in neuerer Zeit durch die Mitte gebrochen; elf Perlen mit kleinen Abplatzungen; Fragmente von vier gebrochenen Perlen; alle Oberflächen stark korrodiert mit teilweise weißlicher Verwitterung.
Rechteckige, fast quadratische Perlen: sieben mit drei parallelen Einkerbungen, 18 Perlen mit vier parallelen Einkerbungen. Auf den Oberseiten vier oder fünf halbrunde, glatte Rippen in Längsrichtung; Unterseiten flach und auffällig glatt; Längskanten gewölbt oder leicht nach unten sich verbreiternd; Querkanten gerade. Jede Perle hat in der Längsrichtung zwei dünne Öffnungen für den Fadendurchzug, die jeweils von zwei Seiten und aus verschiedenen Winkeln gebohrt sind.

Bemerkungen
Angeblich mit Kat.-Nr. 3 und 4 gefunden. Die verschiedenen Blautöne des Glases ahmen Lapislazuli nach (siehe Kat.-Nr. 1).
Blaue Glasperlen dieser Form sind an vielen Orten im Nahen Osten gefunden worden, vom Nord-Iran und Irak über Azerbeidjan, die Türkei und die syro-palästinische Küste bis nach Griechenland. Die meisten stammen jedoch aus Nuzi (Yorgan Tepe) im Nordost-Irak. Dort wurden in der Längsrichtung gekerbte rechteckige Perlen sowohl aus Glas als auch aus Stein und Metall gefunden (Richard F. Starr, Nuzi. Report on the Excavations at Yorgan Tepa near Kirkuk, Iraq, Conducted by Harvard University in Conjunction with the American Schools of Oriental Research and the University Museum of Philadelphia 1927–1931, Cambridge 1939, S. 457, Tafel 130 E, F). Neben Glasperlen mit glatten Rippen gab es auch solche mit quergerippten Rippen (Starr 1939, op. cit., Nuzi: Tafel 120 S und V 1, 2). Die Fundzusammenhänge legen eine Datierung in die zweite Hälfte des 16. und das 15. Jahrhundert v. Chr. nahe. Vergleiche Glasperlen mit glatten Rippen in: Harvard, Semitic Museum, aus Nuzi (Vandiver 1983, S. 241, Abb. 1, S. 245, Abb. 4); – Athen, Nat. Arch. Mus., aus Mykenae, Schachtgrab I, späthelladisch I, ca. 1520 v. Chr. (G. Karo, Die Schachtgräber von Mykenae, 1930, S. 37, 69, Tafel 150, 209) und aus Mykenae, Kalkani-Hügel, Grab 516, späthelladisch I (A. J. B. Wace, Chamber Tombs at Mycenae, Archaeologia 82, 1932, S. 66, Abb. 25. 5 b, c); – St. Germain-en-Laye, Museum, Nr. 33841, aus Djonii, Lenkoran, Azerbeidjan; Nr. 57985, aus Agha-Evlar und ohne Nr. aus Iran (Haevernick 1981, S. 148, Nr. 3, 4); – Berlin, Staatliche Museen, Vorderasiatisches Museum, Nr. VA Ass. 15310, aus Assur, Irak, Gruft 15 (A. von Haller, Die Gräber und Grüfte von Assur, 1954, S. 102); Nr. VA 216, mehrere Perlen aus Megiddo, Israel, Schichten IX und VIII, 1550–1479 beziehungsweise 1479–1350 v. Chr. (G. Loud, Megiddo II, 1948, Tafel 209.29; 210.39; 211.46, 48, 52; 213.75); – Istanbul, Museum, Nr. 2048, aus Nippur, Irak und ohne Nr., aus der Türkei (Haevernick 1981, S. 148, Nr. 9); – Antakya, Türkei, Museum, Nr. 7186, 7138, 7151h aus Atchana, Hatay, Schicht V, 1595–1482 v. Chr. und ohne Schicht (Haevernick 1981, S. 148, Nr. 10). Dazu Funde aus Israel: Beth Shean (Haevernick 1981, S. 148, Nr. 15); – Gezer (R. K. S. Macalister, The Excavation of Gezer II, S. 111, Abb. 289. 6); – Lachish (O. Tufnell, Lachish IV, The Bronze Age, 1958, S. 83, Tafel 27.3; 28.23, 27).

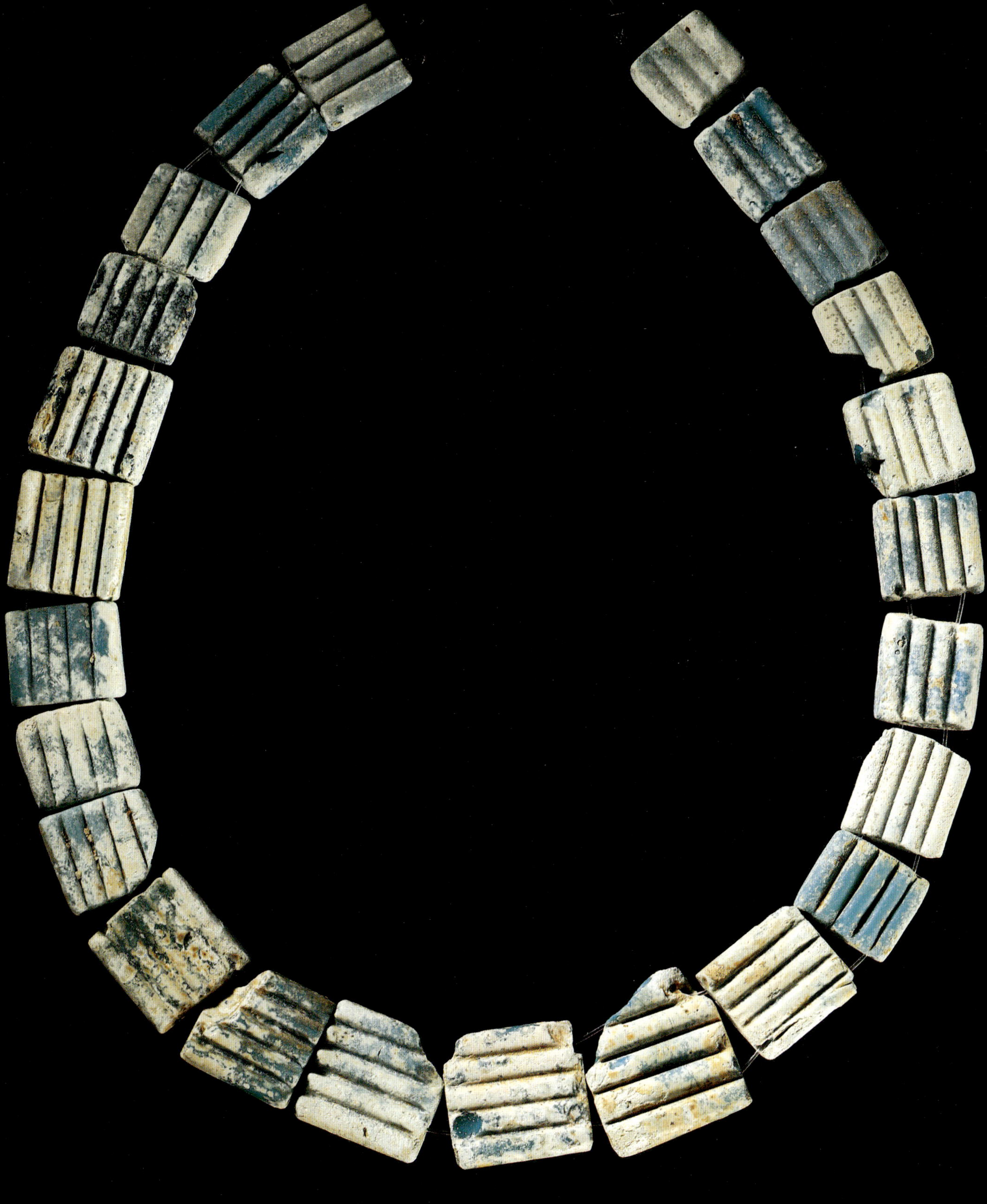

Die rechteckigen, gerippten Glasperlen aus Nuzi, die sich heute im Semitic Museum, Harvard, befinden, sollen auf zwei verschiedene Arten auf Stäben hergestellt worden sein; die Fadenlöcher wurden mitgeformt statt gebohrt (Vandiver 1983). Für die Perlen der Sammlung Wolf muß eine dritte Herstellungsmethode angenommen werden, da die Bruchflächen keine Flußrichtung im Glas erkennen lassen. Dieses spricht für das Schmelzen in einer Form. Bei einigen gebrochenen Perlen sind die von beiden Seiten angebohrten Löcher für den Fadendurchzug unzweideutig zu erkennen. Bei einer wohl während der Herstellung gebrochenen Perle trafen die Bohrungen nicht aufeinander.

Zu dem Fund der Sammlung Wolf gehören auch zwei kleine rechteckige Perlen mit jeweils drei glatten Rippen, die eine aus Ägyptisch Blau, die andere aus Knochen, Länge 1,38 beziehungsweise 1,65 cm; jede hat drei Fadenlöcher, die jeweils genau mitten durch die Rippen verlaufen (vergleiche Starr 1939, op. cit., Nuzi, Tafel 120 I). Zu Ägyptisch Blau siehe Kat.-Nr. 25.

Zu diesem Typus: Th.E. Haevernick, Beiträge zur Geschichte des antiken Glases XIII. Nuzi-Perlen, JbRGZM 12, 1965, S. 35–40; = Haevernick 1981, S. 146–149 (mit Verbreitungskarte); Vandiver 1983, S. 240–246 (mit Analysen des Glases).

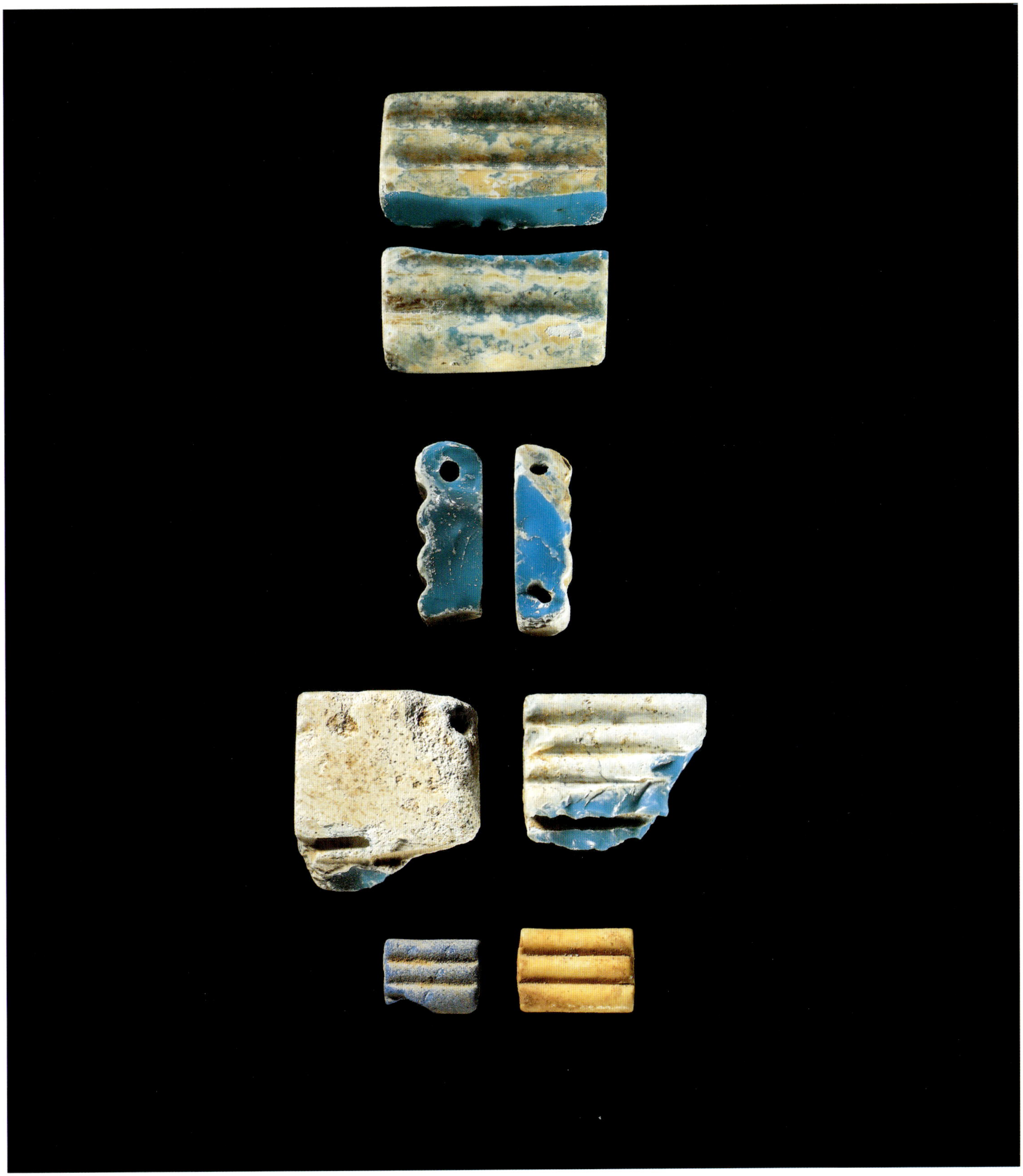

## Nr. 3 Perlenkette aus Glas und Fayence

Westasiatisch, wahrscheinlich in Nord-Mesopotamien hergestellt
Zweite Hälfte 15.–14. Jahrhundert v. Chr.
Glasperlen: Länge 3,6–0,46 cm; Durchmesser 1,24–0,76 cm; Durchmesser des Fadenlochs der gewölbt-röhrenförmigen Glasperlen ca. 0,16 cm; Durchmesser des Fadenlochs der zylindrischen Glasperlen ca. 0,3 cm
Fayenceperlen: Höhe 1,45–0,94 cm; Durchmesser 1,94–0,77 cm

Provenienz: Gawain McKinley, London

Schwach durchscheinendes, fast opakes, leuchtendes, blaßgrünblaues Glas (zwischen 5 B 7/6 und 5 B 5/6); eine kurze zylindrische Glasperle fast opakdunkelblau; alle Fayenceperlen sind blaßblaugrünlich. Wenige kleine Blasen. Die Glasperlen wahrscheinlich um einen runden Arbeitsstab geformt. Alle Perlen vollständig, an den Glasperlen kleine Abplatzungen; alle Oberflächen stark korrodiert mit teilweise dicker weißlicher Verwitterungsschicht.
Die Glasperlen sind glatt, die Fayenceperlen gekerbt. Von den Glasperlen sind 18 gewölbt-röhrenförmig, vier zylindrisch und zwei gerundet-scheibenförmig; die Öffnungen für den Fadendurchzug sind zylindrisch. Von den Fayenceperlen sind sechs doppelkonisch-scheibenförmig mit zahlreichen, sehr feinen Einkerbungen, eine kugelig-melonenförmig, eine doppelkonisch mit einem Wulst an beiden Enden und eine gestreckt-olivenförmig mit feinen Einkerbungen. Eine zylindrische Perle hat ein eingetieftes Muster, das gewöhnlich »bouquet tree« genannt wird: ein Zweig mit V-förmigen Blättern und kleinen runden Früchten, hier zu beiden Seiten von zwei Rillen gerahmt.

Bemerkungen
Angeblich mit Kat.-Nr. 2 und 4 gefunden.
Ähnliche Perlen aus verschiedenen Materialien kamen bei den Ausgrabungen in Nuzi zum Vorschein (Richard F. Starr, Nuzi. Report on the Excavations at Yorgan Tepa near Kirkuk, Iraq, Conducted by Harvard University in Conjunction with the American Schools of Oriental Research and the University Museum of Philadelphia 1927–1931, Cambridge 1939. Tafel 119 K6, Tafel 120 C, Tafel 132 E [gewölbt-röhrenförmig]; Tafel 131 C, Tafel 132 G [zylindrisch]; Tafel 121 E [doppelkonisch-scheibenförmig]; Tafel 130 E [kugelig-melonenförmig]; Tafel 126 R, Tafel 130 J [doppelkonisch mit einem Wulst an beiden Enden]).
Gekerbte doppelkonisch-scheibenförmige Fayence-Perlen waren im 2. Jahrtausend v. Chr. ein weit verbreiteter Typus; die Fundplätze reichen von Nord-Indien bis Griechenland (J. und A. Dayton, Minerals, Metals, Glazing, and Man or Who was Sesostris I?, London 1978, S. 426, Abb. 27, 4, aus Mykenae, Grab der Klytaemnestra). Zu Fayence siehe Kat.-Nr. 15.
Die Fayence-Perle mit dem »bouquet tree« (Farbtafel, Mitte) diente wahrscheinlich als Rollsiegel, da die Verzierung eingetieft ist. Das Muster kommt auf zahlreichen Rollsiegeln aus Nuzi vor (E. Porada, Seal Impressions of Nuzi, Annual of the American Schools of Oriental Research, Nr. 24, New Haven 1947, S. 20, Gruppe III, Nr. 121–136, besonders Nr. 127, Tafel VIII, 127; zum Motiv S. 47–48, 109–113; D. Collon, First Impressions, Cylinder Seals in the Ancient Near East, British Museum Publications, London 1987, S. 61–65, Nr. 250, 253, 257–259).
Zu dem Fund gehört auch ein kleiner Anhänger(?) aus einem nicht identifizierten, leichten, schwach durchscheinenden Material (Farbtafel, Mitte), für den es kein publiziertes Vergleichsstück aus Nuzi gibt.

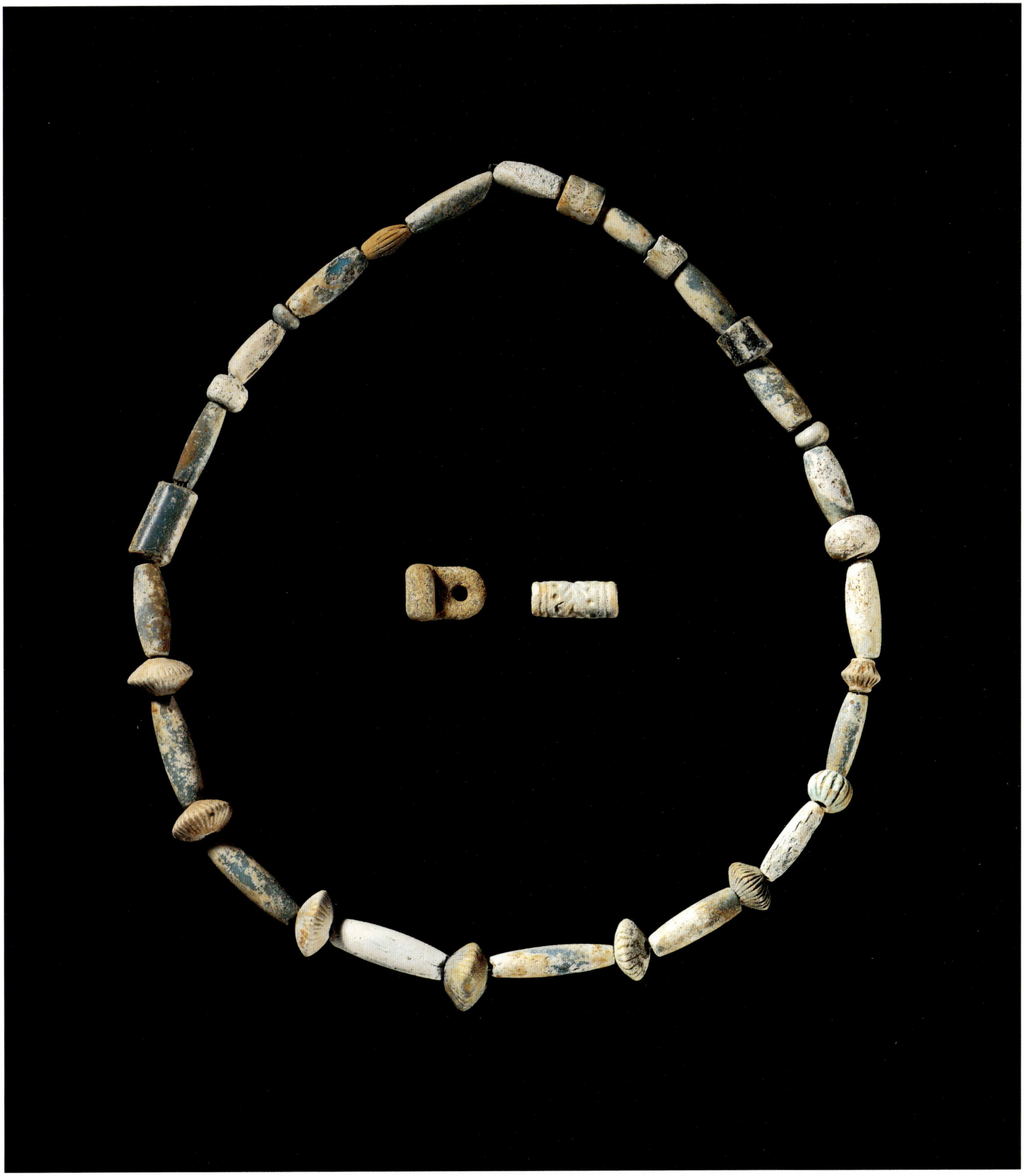

## Nr. 4 Glaszylinder

**Westasiatisch, wahrscheinlich in Nord-Mesopotamien hergestellt**
**Wahrscheinlich zweite Hälfte 16.–14. Jahrhundert v. Chr.**
**Länge 5,2–5,0 cm; Durchmesser ca. 2,2 cm; Durchmesser der Perforation ca. 0,23 cm (an einem Ende), ca. 0,19 cm (am entgegengesetzten Ende); Gewicht der ganzen Zylinder (von links nach rechts) A: 41 g; B (sehr wenig abgeschabt): 40 g; C: 41,5 g; D, E (viel abgeschabt): 39 g; Gewicht des halben Zylinders 21,5 g**

**Provenienz: Gawain McKinley, London**

Schwach durchscheinendes, fast opakes, leuchtendes, blaßgrünblaues Glas (zwischen 5 B 7/6 und 5 B 5/6). Wenige kleine Blasen. Wahrscheinlich um einen leicht konischen Stab geformt. Drei Zylinder nachträglich abgeschabt (siehe Bemerkungen). Alle Zylinder vollständig, eine kleine Abplatzung an Zylinder A; der halbe Zylinder in neuerer Zeit in zwei aneinander passende Stücke gebrochen; alle Oberflächen stark korrodiert mit teilweise dicker weißlicher Verwitterungsschicht.
Fünf ganze und ein halber Glaszylinder. Zylinderförmige Barren mit jeweils aus der Mitte geratenem, leicht konischem Stabloch; an beiden Enden flach.

Bemerkungen
Farbe und Qualität des Glases entsprechen dem der Glasperlen von Kat.-Nr. 2 und Kat.-Nr. 3, die angeblich zusammen mit den Glaszylindern gefunden wurden.
Die Glaszylinder wiegen durchschnittlich etwa 40 Gramm, eine Einheit, die nur im babylonischen System der Währungsordnung vorkommt, und zwar als Wertnorm im Gegensatz zur viel weiter verbreiteten Gewichtsnorm. Das Gewicht jedes Glaszylinders entspricht einem Zehntel einer leichten Goldmine zu 409,3 Gramm (F. Hultsch, Die Gewichte des Alterthums nach ihrem Zusammenhange dargestellt, Leipzig 1898, S. 15–16, 25). Dieser Umstand spricht dafür, daß im mittleren 2. Jahrtausend v. Chr. das relativ neue Material Glas wie das Edelmetall Gold gewertet und wohl auch gehandelt wurde. Die fünf und ein halber Glaszylinder der Sammlung Wolf entsprechen dem Wert von elf Zwanzigsteln einer leichten Goldmine. Um diesen Wert zu erreichen, halbierte man einen Zylinder und schabte drei weitere nach dem Abkühlen des Glases ab.
Die Funktion der Glaszylinder ist nicht geklärt. Die Form spricht gegen eine Verwendung als Gewicht, da mesopotamische Gewichte eine flache Seite zum Aufsetzen aufweisen. Ein Zylinder mit breitem Stabloch aus Nuzi wird als Perle identifiziert (Richard F. Starr, Nuzi. Report on the Excavations at Yorgan Tepa near Kirkuk, Iraq, Conducted by Harvard University in Conjunction with the American Schools of Oriental Research and the University Museum of Philadelphia 1927–1931, Cambridge 1939, Tafel 120 B). Die Größe und Form der Glaszylinder sowie die Perforation erinnern an Rollsiegel, die an Ketten getragen wurden (D. Collon, First Impressions, Cylinder Seals in the Ancient Near East, British Museum Publications, London 1987, S. 108–112). Da jedoch Rollsiegel kein bestimmtes Gewicht zu haben brauchten, ist es unwahrscheinlich, daß die Glaszylinder der Sammlung Wolf Rohlinge sind, die zu Rollsiegeln verarbeitet werden sollten.
Am ehesten lassen sich die Glaszylinder mit durchbohrten Lapislazuli-Zylindern aus einem Schatzfund in Persepolis vergleichen. Einige davon tragen Keilschriftzeichen mit den Namen mesopotamischer Götter des 2. Jahrtausends v. Chr. und sollen ursprünglich Weihgaben gewesen sein (E. F. Schmidt, Persepolis II. Contents of the Treasury and Other Discoveries, Chicago 1957, S. 58–64; Collon 1987, op. cit., S. 131). Wertvolle Geschenke wurden nicht nur den Göttern dargebracht, sie spielten auch eine wichtige Rolle im internationalen Handelsverkehr des 2. Jahrtausends v. Chr., vor der Erfindung von Münzgeld. Die Glaszylinder der Sammlung Wolf könnten ursprünglich Teil eines königlichen Geschenks gewesen sein, wie für einen in der griechischen Stadt Theben entdeckten Schatzfund von 36 Lapislazuli-Rollsiegeln angenommen wird (Collon 1987, op. cit., S. 135).

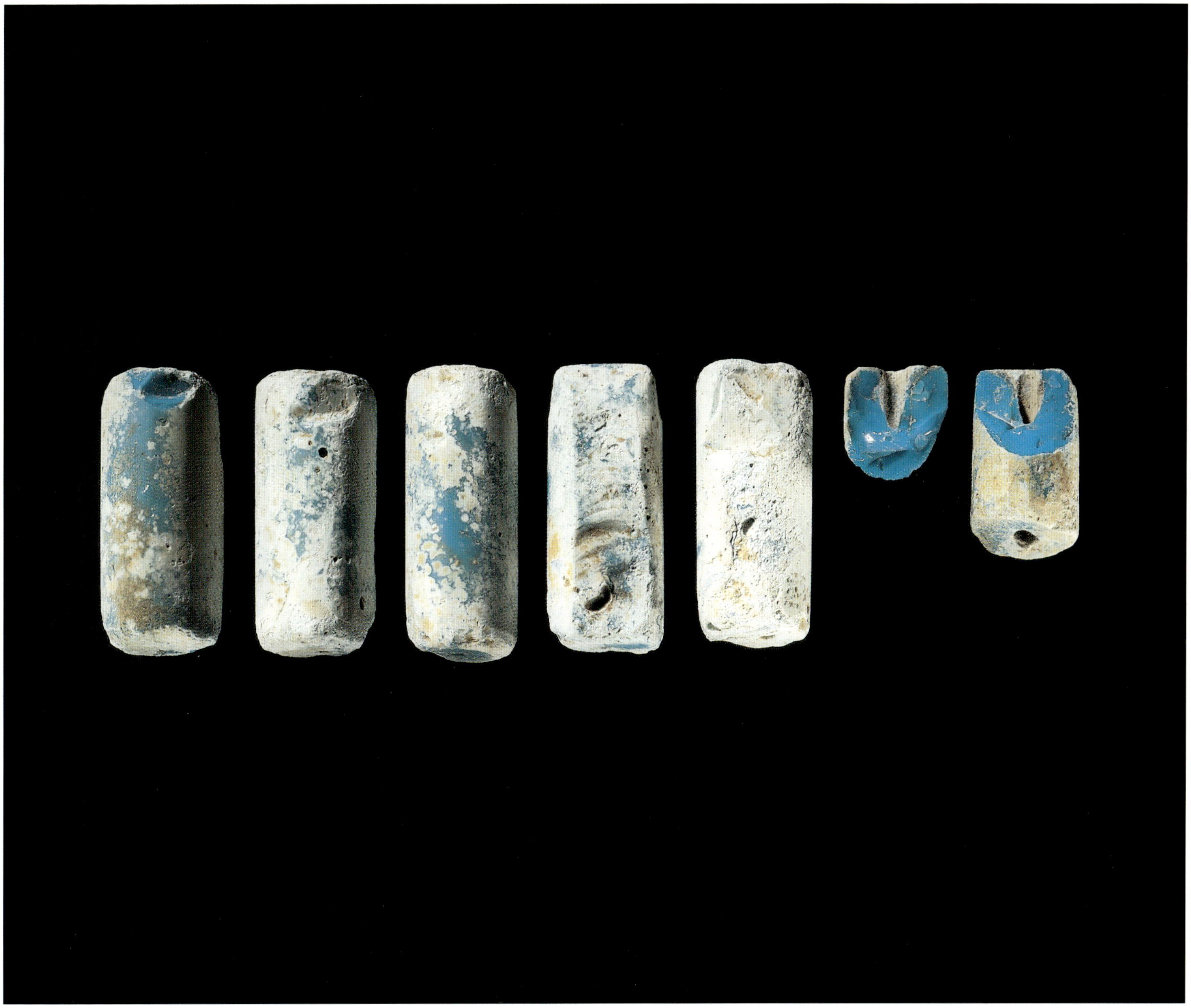

## Nr. 5 Krateriskos

**Ägyptisch**
**18. Dynastie, Mitte 14. Jahrhundert v. Chr.**
**Höhe 8,4 cm; Breite 5,9 cm; Durchmesser des Körpers 5,4 cm; Wandungsstärke 0,3 cm**

**Provenienz: A. M. Kevorkian, aus französischem Privatbesitz**

Opakes, leuchtend mittelblaues Glas mit opakweißen, orangegelben (nahe 10 YR 6/6) und hellblauen (5 B 5/6) Dekorfäden. Gut durchgeschmolzen und nur von wenigen winzigen, an der Oberfläche offenen Blasen durchsetzt. Kerngeformt; Henkel angesetzt; Dekorfäden aufgeschmolzen. Minimale, festanhaftende, hellbräunliche Kernspuren an den Innenwandungen von Hals und Körper. Auf dem Gefäßgrund dick verkrustete, bräunliche Ablagerungen von Resten des einstigen Inhalts. Oberfläche hervorragend erhalten. Henkel und Fuß formgerecht ergänzt.
Krateriskos mit zwei Henkeln. Horizontale Randlippe mit gerundeter Kante; langer zylindrischer Hals, leicht nach oben erweitert und in rechtem Winkel vom sanft gestauchten rundlichen Körper abgesetzt; hoher, zur Basis hin verbreiterter Standfuß. Zwei gegenüberliegende, quergestellte, dunkelblaue Schulterhenkel. Weißer Dekorfaden von der Oberkante des Halses spiralig bis zur Gefäßschulter gewunden; überlagert von zwei gelben und einem hellblauen Faden, die jeweils nur einmal den Hals umrunden; Fäden zu einem regelmäßigen, kleinen Girlandenmuster aufwärts gekämmt; um den Körper läuft unterhalb der Schulter ein einzelner hellblauer Dekorfaden; darunter nebeneinander in mehrfachen Windungen ein weißer und ein gelber; alle drei Fäden zu weit geschwungenen Girlanden ausgezogen; Außenkanten von Rand und Fuß von je einem hellblauen Faden gesäumt. Die Oberfläche des Krateriskos ist eben.

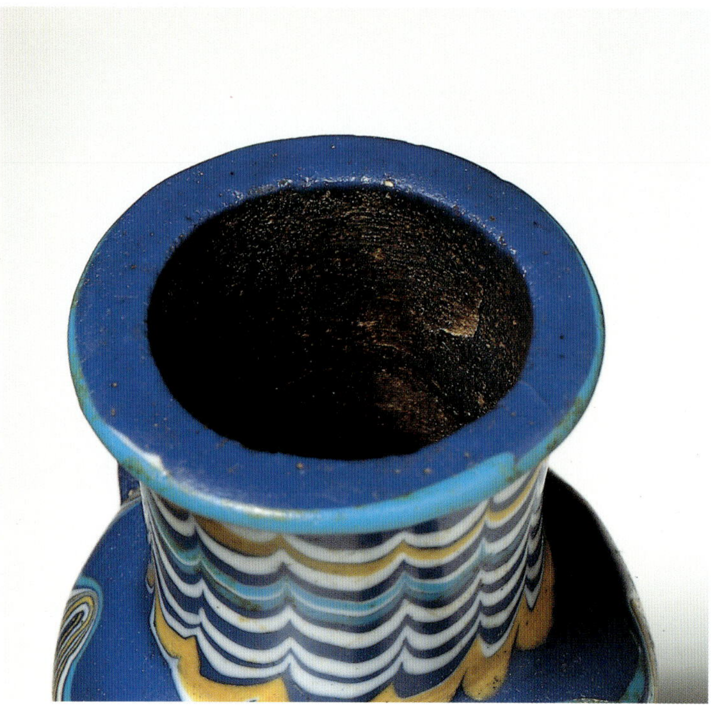

Bemerkungen
Krateriskoi zählen zu den frühesten und zugleich charakteristischsten Gefäßformen altägyptischer Glaskunst. Unter den Glasfunden der Zeit Amenophis' II. (1428–1397 v. Chr.) noch ohne Henkel, seit Thutmosis IV. (1397–1387 v. Chr.) mit seitlich angebrachten Henkeln, erreichten sie den Höhepunkt ihrer Popularität und Perfektion unter Amenophis III. (1387–1350 v. Chr.). Nach der Amarnazeit (um 1330 v. Chr.) wurden sie von anders geformten Salbgefäßen abgelöst. Der Krateriskos der Sammlung Wolf kann sich mit den besten Gläsern aus den Palastwerkstätten von Malqata auf der Westseite von Theben messen, in denen Amenophis III. und einige Jahre nach ihm auch sein Sohn Amenophis IV. gläserne Kleinodien anfertigen ließen. Neben vollständigen Gefäßen aus Malqata unterstreichen unzählige Fragmente mit gleichen Farben, Formen und Mustern die Herkunft dieses Krateriskos (Nolte 1968, S. 89–90, Tafel VII, 12; IX, 23–24; Nolte 1985, S. 32, 2a-23; S. 33, 2a-24; S. 95, Tafel VII, 12; S. 97, Tafel IX, 23–24). Eine Gruppe von Glaskünstlern hatte sich offensichtlich auf Girlandenmuster spezialisiert. Nur unter diesen Gefäßen befinden sich zwei mit ebenfalls hellblauen Randfäden (Nolte 1968, Werkkreis 2a, Tafel VII, 9 und 12; Nolte 1985, S. 95, Tafel VII, 9 und 12), die sonst üblicherweise gelb oder mehrfarbig tordiert erscheinen. Von diesen ist der Krateriskos in Hamburg, MKG, Nr. 1925,37 (Nolte 1968, S. 93, Nr. 12) ein ebensolches Meisterstück wie der Krateriskos der Sammlung Wolf und zugleich die engste Parallele.
Glasgefäße waren eine besondere Kostbarkeit. In ihnen bewahrte man wertvolle parfümierte Öle, duftende Salben und Kosmetika auf (R. J. Forbes, Studies in Ancient Technology III, Leiden 1955, S. 1–49).
Zum Typus des Krateriskos: Nolte 1968, S. 65–66, 68–69, 88–90, 93–96.
Siehe oben S. 32, 37, 38

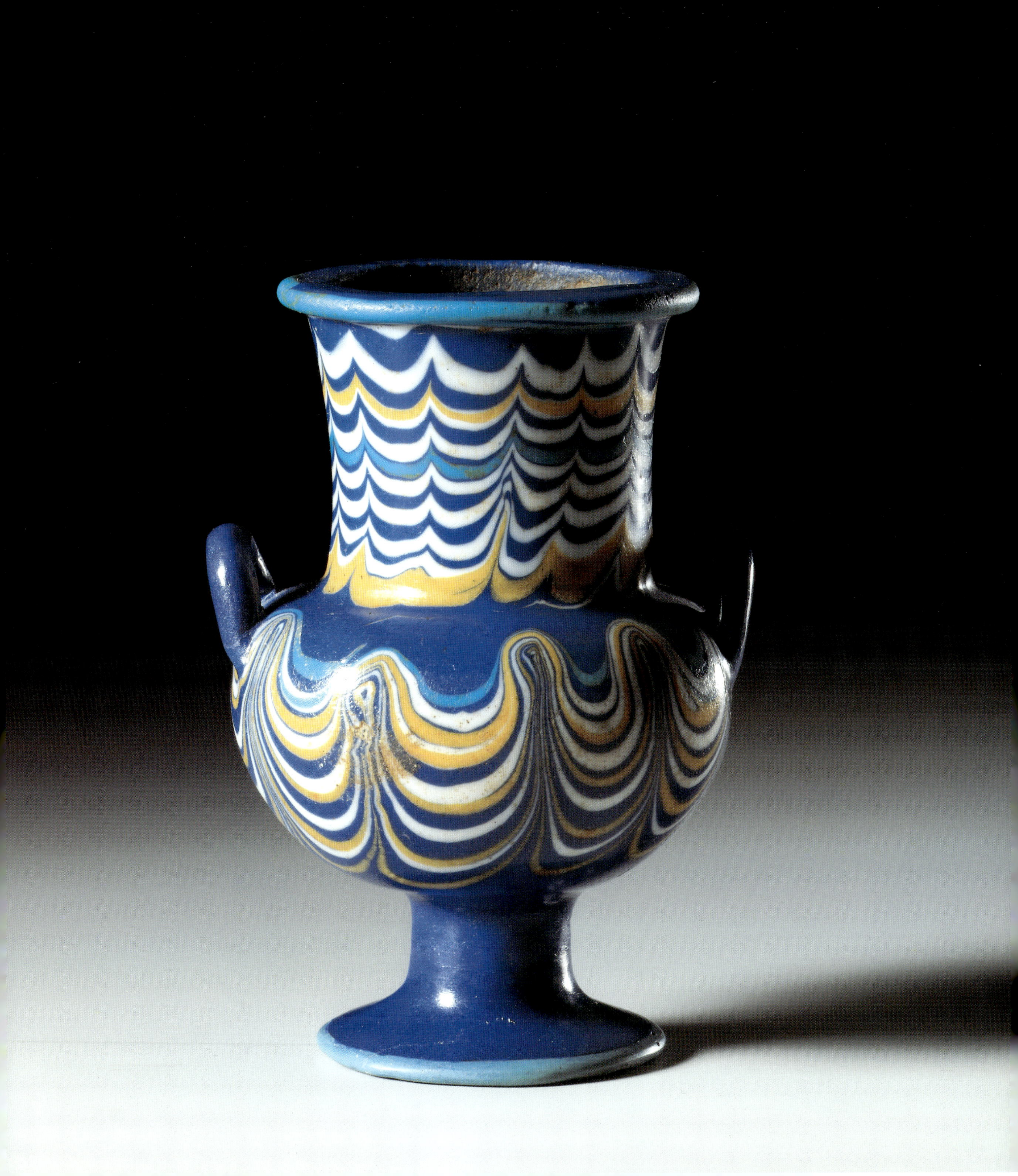

Nr. 6

## Granatapfelgefäß

Ägyptisch
18.–19. Dynastie,
spätes 14. – frühes 13. Jahrhundert v. Chr.
Höhe 6,4 cm; Durchmesser 5,2 cm;
Wandungsstärke 0,4 cm

Provenienz: Französischer Privatbesitz

Schwach durchscheinendes, leuchtend gelbgrünes Glas mit opakgelbem (10 YR 6/6) Fadendekor. Von kleinen und einigen größeren, an der Oberfläche offenen Blasen durchsetzt. Kerngeformt; mit Werkzeug bearbeitet; Faden aufgelegt. Minimale hellbräunliche, festanhaftende Kernspuren an den Innenwandungen von Hals und Körper. Aus großen Fragmenten zusammengesetzt und in kleinen Bereichen ergänzt; zwei Blattspitzen erneuert; Oberfläche teils noch glänzend erhalten, teils matt verwittert und in kleinen Bereichen bräunlich korrodiert.
Flasche in Form eines Granatapfels. Die Form ahmt die Frucht eines Granatapfelbaumes (punica granatum) nach. So öffnet sich der kurze, zylindrische Hals in sechs dreieckige, nach außen gebogene, spitze Kelchblätter; in Höhe der Schulter leicht gestauchter, sonst nahezu kugeliger Körper mit gerundeter Basis. Ein gelber Randfaden umsäumt die Kelchblätter.

Bemerkungen
Die naturalistische Form erforderte neue Kunstgriffe. Nach den Werkzeugspuren sind die Blattränder offensichtlich mit einer Schere ausgeschnitten und die Blattspitzen anschließend mit Zangen nach oben und auswärts gezogen.
Thutmosis III. (1479–1425 v. Chr.) hat Granatapfelbäume vermutlich von seinen asiatischen Feldzügen erstmals mit nach Ägypten gebracht (D. Zohary und M. Hopf, Domestication of Plants in the Old World, Oxford 1988, S. 150–151). Dort waren sie seither weit verbreitet, ihre Blüten und Früchte als Symbole der Fruchtbarkeit äußerst beliebt (L. Keimer, Die Gartenpflanzen im alten Aegypten I, Hamburg und Berlin 1924, S. 47–51, 104–106, 180–182). Gefäße in Form von Granatäpfeln sind aus vielen Werkstoffen erhalten (W. D. van Wijngaarden in: Zeitschrift für ägyptische Sprache und Altertumskunde 90, 1963, S. 131–133). In Zypern erhob man den Granatapfel sogar zum göttlichen Attribut der Aphrodite von Paphos, der Göttin der Liebe, die mit der ägyptischen Hathor verschmolzen wurde.
Drei Kategorien von gläsernen Granatapfelgefäßen sind aus Ägypten und benachbarten Ländern des Ostmittelmeerraumes bekannt. Die beiden zunächst vorgestellten sind ägyptisch, von der dritten Kategorie häufen sich die Funde auf Zypern.
Die Gefäße der ersten Kategorie weisen einen eiförmigen bis rundlichen Körper auf, aus dem sich ein Hals mit Blätterrand aus eher abgerundeten als spitzen Blättern entwickelt (Nolte 1968, S. 115, Tafel XVII, 16; Cooney 1976, S. 151, Nr. 1774). Die Ausgrabungen W. M. F. Petries in der Nachbarschaft des Hathortempels von Serabit el-Chadim, der Stätte einer entlegenen Kupfermine auf der Sinai-Halbinsel, legten offensichtlich nahezu tausend Fragmente ägyptischer Glasgefäße mit etlichen Fragmenten von Granatapfelgefäßen dieses Typus frei (P. Simpson, Egyptian core glass vessels from Sinai, The Journal of Egyptian Archaeology 76, 1990, S. 185–186: Oxford, Ashmolean Museum; London, Petrie Museum; idem, Survey of the distribution of glass vessels in Egypt in the later 18th dynasty to 20th dynasty, in Vorbereitung, S. 300, Abb. 1, R4, S. 302–303, Abb. 3–4, R18–19). Diese Fragmente werden dem späteren 14. und 13. Jahrhundert v. Chr. zugerechnet. Weitere hat C. K. Macdonald 1845 (Cooney 1976, S. 54–57: BM) dort ausgegraben. Auch im nicht weit entfernten Timna (G. Lehrer-Jacobson in: B. Rothenberg, The Egyptian Mining Temple at Timna, Researches in the Arabah 1959–1984 I, 1988, S. 215–216) kamen Fragmente dieses Granapfelgefäßtypus zutage. Sie gehören zu einem einfarbig grünen Gefäß mit unregelmäßig zugespitzten Kelchblättern und der Kartusche des ägyptischen Königs Ramses II. (1279–1212 v. Chr.).

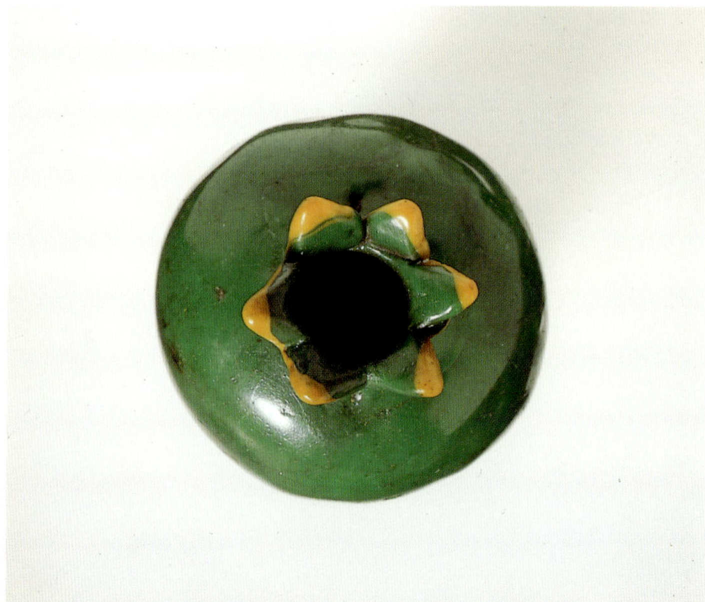

Die zweite Kategorie ägyptischer Granatapfelgefäße zeichnet sich durch eine erstaunliche Perfektion von Form und Dekor aus. Ihr nahezu kugelrunder Körper geht in einen schlanken Hals über, der sich in einen Kranz von bis zu zehn sorgfältig gerundeten Blättern öffnet (Nolte 1968 , S. 133, Werkkreis 6, Tafel XXVII, 40–42; Nolte 1985, S. 72, Abb. 6–40; S. 74, Abb. 6–41; S. 115, 231, Abb. 40–42; Schlick-Nolte in Vorbereitung, Fragment Sammlung Kiseleff, Inv.-Nr. K 886). Sie sind überwiegend einfarbig und gehören dem 13.–12. Jahrhundert v. Chr. an.
Die Gefäße der dritten Kategorie aus der zweiten Hälfte des 14. und dem 13. Jahrhundert v. Chr. sind am naturgetreuesten gestaltet. So öffnen sich ihre meist sechs spitzen Kelchblätter fast unmittelbar über einem gedrungen kugeligen Körper. Sie stammen schlecht erhalten und in großer Zahl aus Zypern mit einer Konzentration in Enkomi (E. J. Peltenburg, Ramesside Egypt and Cyprus, Acts of the International Archaeological Symposium »Cyprus between the Orient and the Occident«, Nicosia 1986, S. 152–154 mit einer sorgfältigen Auflistung der Gefäße und Fragmente). Tragen sie Fadendekor, so sind es auffallend breite Fäden und einfache Muster, die sich von den feinen, eleganten Mustern aus Ägypten stammender Gefäße wie dem Granatapfelgefäß im Newark Museum, Nr. 50.1249 (S. H. Auth, Ancient Glass at the Newark Museum from the Eugene Schaefer Collection of Antiquities, Newark 1976, S. 26, Nr. 3) unterscheiden. Solange keine Werkstatt entdeckt wird, bleibt es Vermutung, daß diese Granatapfelgefäße auf Zypern (Barag 1970, S. 186; Harden 1981, S. 37) möglicherweise von oder unter Anleitung von ägyptischen Spezialisten in ägyptisierendem Stil hergestellt wurden.
Die enge Verbindung zwischen Ägypten und Zypern wird in dem naturalistisch geformten Gefäß der Sammlung Wolf offenbar. Seine Form gleicht den auf Zypern gefundenen Granatapfelgefäßen der 3. Kategorie. In gleichem Grün mit gelbem Rand, in dieser auffallenden Farbverbindung, ist jedoch das perfekteste aus Ägypten erhaltene, stilisierte Granatapfelgefäß der zweiten Kategorie hergestellt: Louvre, Nr. E.11224/AF 1571 (Nolte 1968, Tafel XXVII, 40; Nolte 1985, S. 72, Farbabb. 6–40). Grün ist auch das Granatapfelgefäß der ersten Kategorie aus Timna mit der Kartusche Ramses' II. Nach Qualität und Farbe des Glases sowie seinem außerordentlich guten Erhaltungszustand dürfte das Gefäß der Sammlung Wolf unter Einfluß zyprischer Formen in Ägypten hergestellt und hier auch gefunden worden sein. Sein leuchtendes Grün hat sich als typisch für einfarbige Gefäße von

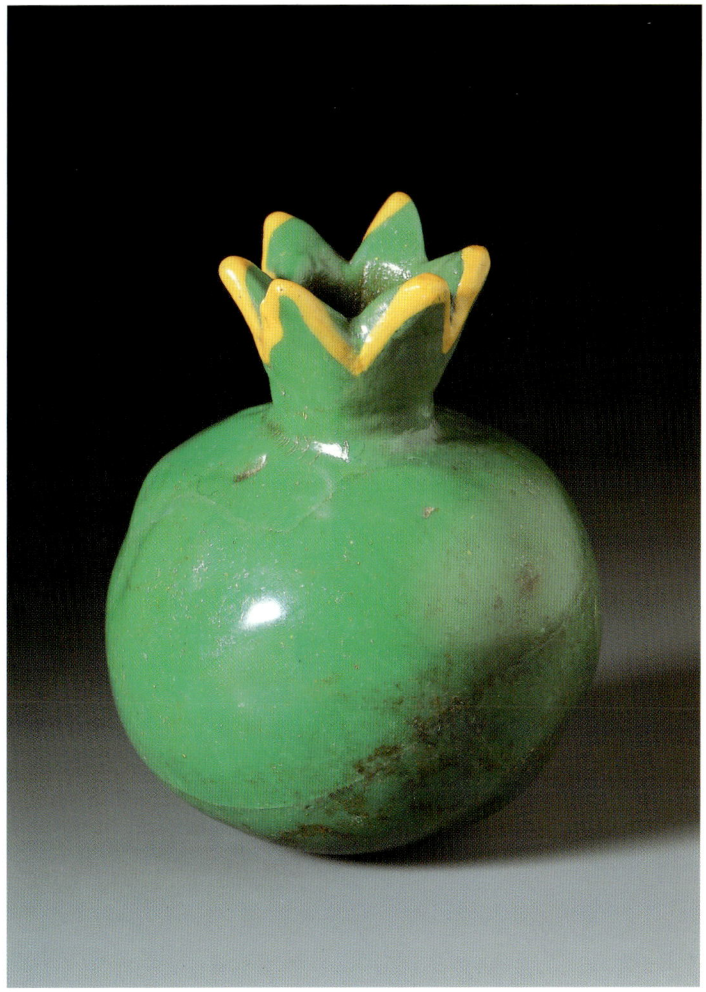

Glaskünstlern einer ägyptischen Schule erwiesen. Diese hat mit immer einfacher werdenden Formen und nachlassender Glasqualität vom späten 14. bis zum Beginn des 10. Jahrhunderts v. Chr. gearbeitet (Nolte 1968, S. 127–134, Werkkreis 6, Tafel XXIV, 11; XXV, 23; XXVII, 40; XXVIII, 57; Nolte 1985, insbesondere S. 68, Abb. 6–11; S. 72, Abb. 6–38a und Abb. 6–40). Relikte ihrer Arbeit fanden sich in Lischt (C. Keller in: JGS 25, 1983, S. 26, Nr. 2) und El-Manscha (El-Menschija), doch mag ihre Wiege einst in Malqata – siehe Kat.-Nr. 5 – gestanden haben. Das Granatapfelgefäß gehört zu den besten Werken dieser Tradition.
Siehe oben S. 32.

## Nr. 7 Henkelflasche

Ägyptisch
Ramessidenzeit, 19.–20. Dynastie,
13.–12. Jahrhundert v. Chr.
Höhe 7,4 cm; Durchmesser Rand 1,9 cm;
Durchmesser Körper 3,8 cm;
Wandungsstärke Boden 0,5 cm

Provenienz: Kunsthandel Zürich
Publiziert: B. Nolte 1968, S. 134, Tafel XXVIII, 51 und 1985, S. 232, Tafel XXVIII, 51.

Durchscheinendes, blaugrünliches (5 BG 3/2) Glas. Von großen, an der Oberfläche offenen Blasen durchsetzt. Kerngeformt. Im glatten Hals sehr feine, festhaftende, bräunliche Kernspuren, an der Wandung des Körpers mehr Kernrelikte erhalten, aber weniger fest haftend. Gefäßkörper und Oberfläche hervorragend erhalten; Hals zur Hälfte und Randlippe überwiegend ergänzt; Henkel abgesplittert.
Eiförmige Flasche. Kleine Randlippe; kurzer, leicht kelchartig geöffneter Hals; nahezu horizontale Schulter; eiförmiger Körper. Zwei sich gegenüberstehende, einst unterhalb des Schulterknicks vertikal angebrachte Henkel sind aus der Glasfläche herausgebrochen. Zangenabdruck auf der Schulter.

Bemerkungen
Bislang gibt es keine Parallele. Gewöhnlich haben Flaschen mit eiförmigen Körpern lange Hälse und keine Schulterhenkel (Nolte 1968, Tafel XXII, 23–24). Ungeachtet dessen kann das Gefäß nach stilistischen Erwägungen zeitlich festgelegt werden. Eine langhalsige Flasche der früheren Sammlung Bolton (R. Rustafjaell Collection, Auktionskatalog Sotheby's 1913, Nr. 982, Tafel LIII = Nolte 1968, Tafel XXI, 19) besitzt einen Körper dieser Art mit vergleichbarer Schulter. Ihr auffallendes Fadendekor läßt sich einer Reihe von Gefäßen anschließen, die überwiegend in die Ramessidenzeit einzuordnen sind. Darüber hinaus sind für diese Gefäßgruppe auch durchscheinende Glasschmelzen in Grünlichblau neben Purpur kennzeichnend (Nolte 1968, S. 121). So erweisen sich Art und Farbe des Glases der zur Diskussion stehenden Henkelflasche ebenfalls als Datierungskriterium. Während die Glaskünstler jener Gefäßgruppe sich auf Fadenverzierungen spezialisiert hatten, entstammt die Henkelflasche jedoch einem anderen, lange Zeit parallel arbeitenden Künstlerkreis der gleichen Tradition, der einfarbige Gefäße herstellte (Nolte 1968, S. 127–134, Werkkreis 6). Ein solcher hat auch das zuvor beschriebene grüne Granatapfelgefäß Kat.-Nr. 6, das jedoch sorgsamer gearbeitet ist, hervorgebracht.

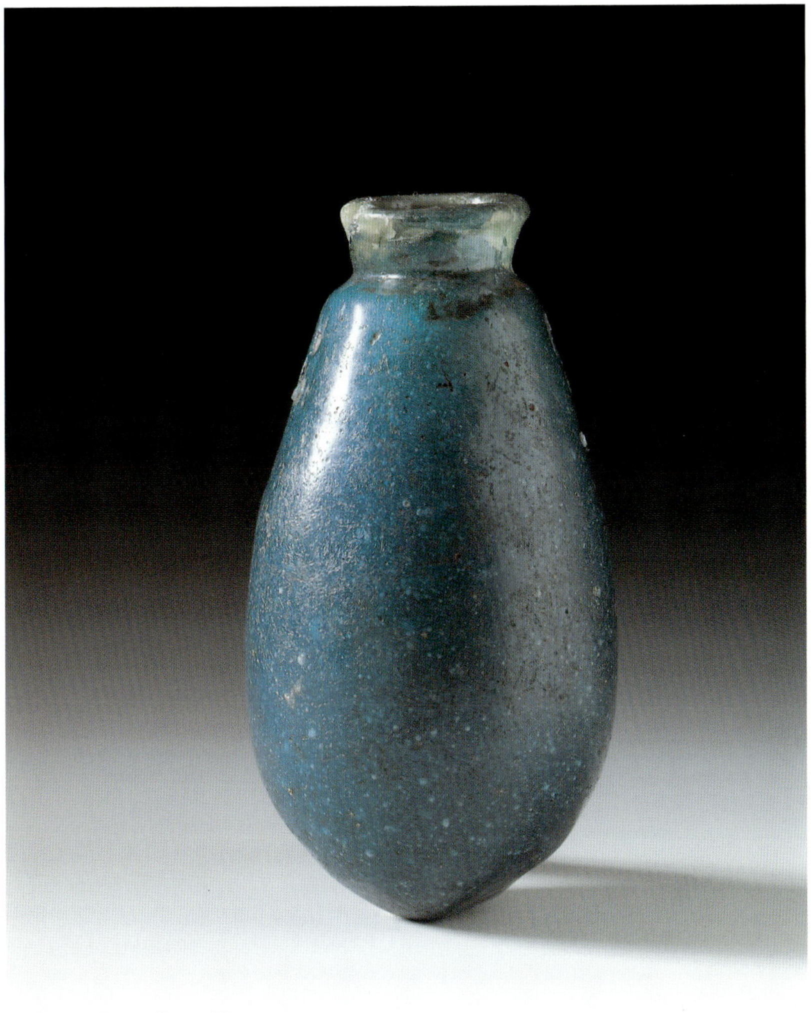

## Nr. 8 Ohrschmuck

**Ägyptisch**
**Späte 18.–19. Dynastie,**
**Mitte 14. – Mitte 13. Jahrhundert v. Chr.**
**Höhe 2,5 und 2,5 cm;**
**Durchmesser 1,3 und 1,4 cm**

**Provenienz: N. E. Landau, Paris**

Durchscheinendes, blaugrünes Glas (5 BG 5/2) mit opakem, weißem und opakem, gelborangefarbenem (10 YR 6/6) Fadendekor. Grundglas und Fadenauflagen von winzigen Blasen durchsetzt. Um einen beschichteten Stab gespult; Dekorfäden aufgespult. Reste aus dunkelbraunem Ton- und Sandgemisch von der Ummantelung des Stabes an der röhrenförmigen Innenwandung. Unversehrt; Oberfläche hervorragend erhalten.

Zwei gleichartige Ohrstecker eines Paares. Beide annähernd in Form einer Papyrussäule. Waagerecht ausladender Rand; schmaler, zylindrischer Schaft mit senkrecht durchlaufender Röhre und scharfgratigen Auslässen. Zur Herstellung des schmalen Schaftes blaugrüner Glasfaden bis zum gewünschten Durchmesser um einen zylindrischen Stab gewunden. Über dem aus einem Glasfaden gleicher Farbe aufgeschmolzenen, verbreiterten Rand liegt der Ansatz eines weißen Dekorfadens, der sich nach links verlaufend um den gesamten Schaft bis hin zur Basis windet. In gleicher Richtung um Rand und Schaftende zusätzlich je ein gelboranger Glasfaden in zwei Windungen aufgeschmolzen. Aufgelegte Fäden des einen Ohrschmucks teilweise, des anderen gänzlich am Feuer mit der Oberfläche verschmolzen.

Bemerkungen

Der Brauch, Ohrschmuck zu tragen, kam in der Regierungszeit Amenophis' III. (1387–1350 v. Chr.) auf und verlor sich erst nach der Ramessidenzeit (1075 v. Chr.). Darauf weisen die erhaltenen Funde und die durchbohrten Ohrläppchen der Mumien beiderlei Geschlechts hin. Auch in der darstellenden Kunst hat diese Sitte ihren Niederschlag gefunden (Schlick-Nolte in Vorbereitung, unter Inv.-Nr. K 1440). Ohrschmuck wie dieser wurde vermutlich durch das gebohrte Ohrloch gesteckt. Bot es sich hier nicht an, in das vom Herstellungsprozeß resultierende Loch im Zentrum des scheibenförmigen Zierkopfes den Stengel einer frisch gepflückten Blüte zu schieben? Die Kapitelle vergleichbaren Ohrschmucks aus Fayence sind hier mit Blütenmotiven dekorativ verziert (siehe zum Beispiel: C. Aldred, Die Juwelen der Pharaonen, München, Wien, Zürich 1972, Farbtafel 68, untere Reihe). Doch wird auch die Meinung vertreten, diese Glasohrstecker seien an durch das Ohr und die Stecker gezogenen Drähten getragen worden (C. Andrews, Ancient Egyptian Jewellery, London 1990, S. 114, Abb. 96 b, d, e). Neben den fadenverzierten Ohrsteckern haben sich auch einfarbige erhalten, wie ein nicht durchbohrtes Paar aus rotem Glas mit pilzhutförmigem Oberteil in London, Petrie Museum, Nr. UC 22881 (J. Samson, Amarna. City of Akhenaten and Nefertiti, London 1972, S. 75). Fadenverzierte Ohrstecker sind von der Amarnazeit bis zur Mitte der 19. Dynastie (Mitte 14. bis Mitte 13. Jahrhundert v. Chr.) belegt. Nur in dieser Zeit wurden in gleicher Technik auch kleine Anhänger in Form von Granatäpfeln oder Kornblumen, von Herzen und von Enten um einen Stab geformt (Schlick-Nolte in Vorbereitung, unter Inv.-Nr. K 560). Den Ohrsteckern in Form von Papyrussäulchen wohnt nach ägyptischer Vorstellung die Bedeutung des Papyrus von Immergrünem, von unaufhörlicher Regeneration inne, magische Kräfte, die auf den Träger übergehen sollten. Aus der Reihe zahlreicher Vergleichsstücke: Bristol (Ancient Glass, The Bomford Collection of Pre-Roman and Roman Glass on loan to the City of Bristol Museum and Art Gallery, Bristol 1976, Nr. 2, Abb.); – Corning, CMG, Nr. 51.1.105 und 54.1.147v (Goldstein 1979, Nr. 124 und 128); – London, BM, von denen etliche aus Memphis stammen (Cooney 1976, S. 92, Nr. 975–983, 989–994, 996–998); – Würzburg, Martin-von-Wagner-Museum, Sammlung Kiseleff, Nr. K 1617 (Schlick-Nolte in Vorbereitung); – ehemalige Sammlung Kofler-Truniger (Kofler-Truniger 1985, Nr. 284, Abb. links und rechts außen); – ehemals Kunsthandel (Ancient Egyptian Glass and Faience from the 'Per-neb' Collection, III, Auktionskatalog Christie's London, 8. Dezember 1993, London 1993, S. 76–77, unter Nr. 238).

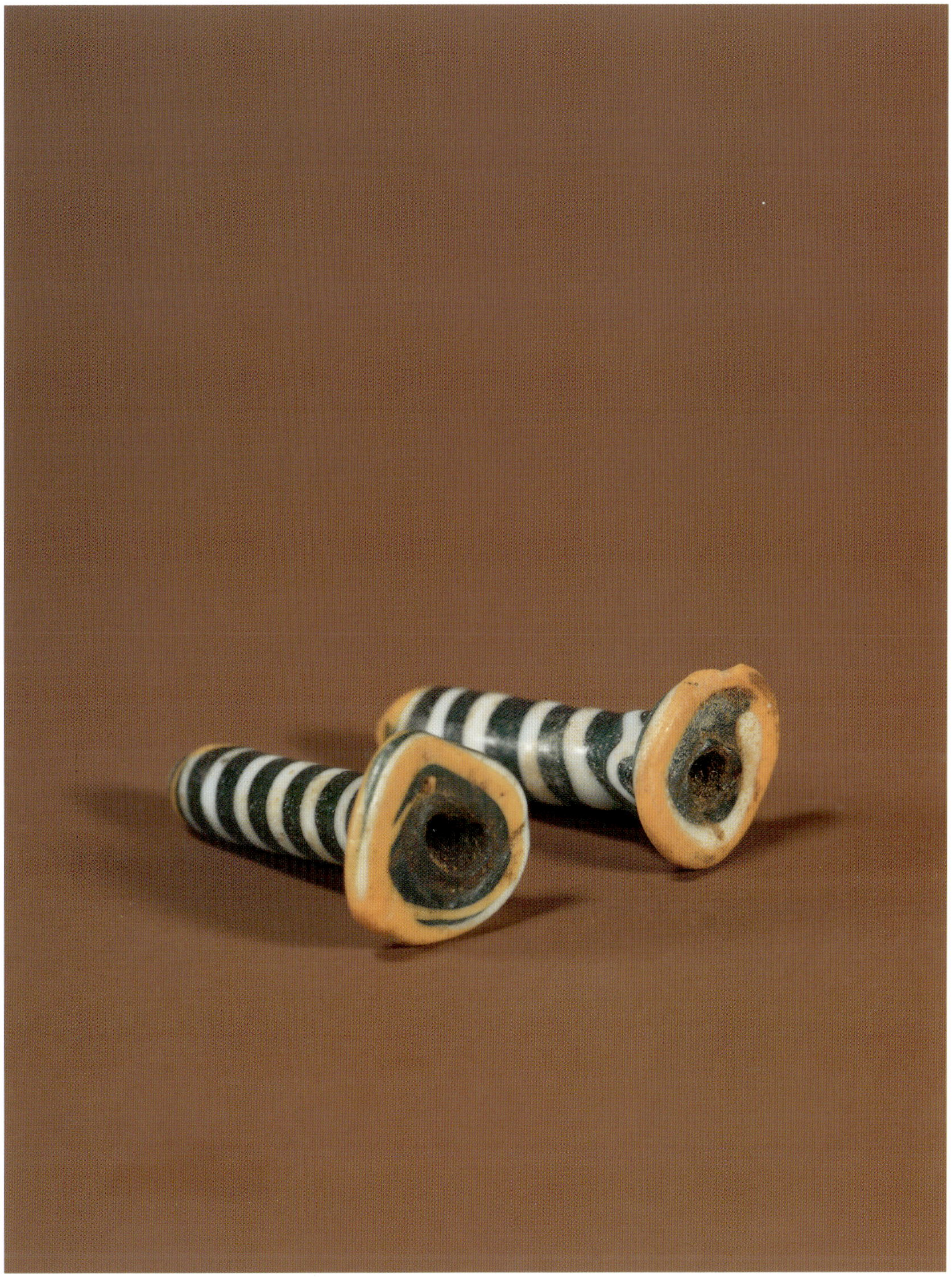

## Nr. 9 Kopf eines Mannes

**Ägyptisch**
**18. Dynastie, 1. Hälfte 14. Jahrhundert v. Chr.**
**Höhe 2,6 cm; Breite 2,6 cm; Tiefe 1,8 cm**

**Provenienz: Kunsthandel USA**

Opakes, leuchtend mittelblaues Glas (5B 5/6). Von großen Blasen durchsetzt. Mit der Vorderseite nach unten in einer offenen, einteiligen Form geschmolzen; Bohrlöcher in den Mundwinkeln; unterhalb des Kinns ein feines Bohrloch von 0,4 cm Tiefe; Brauen und Bartbinde eingeschliffen; Rückseite glatt geschliffen. Hals in Kinnhöhe abgebrochen. Die einst zu einer tiefreichenden weißen Schicht korrodierte Oberfläche ist bis auf wenige Reste abgetragen.
Männlicher Kopf. Teil einer aus verschiedenen Materialien zusammengesetzten Figur. Das fein gegliederte Gesicht wird charakterisiert durch rundliche Wangen, eine schmale, zarte Nase, einen kleinen Mund mit hochgezogenen Mundwinkeln. Brauenbögen, Augenhöhlen und die um die Wangen laufende Bartbinde eingetieft. Lidränder und Schminkstriche in leicht erhabenem Relief. Alle Details abgeformt. Vertiefungen nach Abkühlung nachgearbeitet; in den Mundwinkeln Löcher von Drillbohrern. Rückseite in leichter Kurve von der Stirn nach unten verlaufend abgeschliffen.

Bemerkungen
Das Köpfchen der Sammlung Wolf ergänzt die kleine Reihe bekannt gewordener elaborierter Glasköpfchen (Cooney 1960, S. 21–29; JGS 2, 1960, S. 138, Nr. 1; S. M. Goldstein, A Unique Royal Head, JGS 21, 1979, Abb. 1–4; S. Schoske und D. Wildung, Gott und Götter im alten Ägypten, Mainz 1992, S. 197, Nr. 126) um ein weiteres Beispiel. Nach der Bartbinde, die von den Schläfen bis zum Kinn reicht und einen Zeremonialbart halten sollte, ist ein König dargestellt. Mit großen mandelförmigen Augen unter markanten Brauen, feiner langer Nase, freundlichem Mund und kleinem, betontem Kinn klingen die Gesichtszüge des jugendlichen Königs Amenophis III. (1387–1350 v. Chr.) an. Vergleiche einen Kopf des Königs aus Karnak mit ebenfalls betonten Lidrändern und weit zur Nasenwurzel reichender linker Braue (Kozloff und Bryan 1992, S. 254, Abb. 46 a). Ein vergleichbares Glasköpfchen mit ausgehobenen Brauenbögen und Augäpfeln und den Zügen des jungen Amenophis III. befindet sich in Kairo, Ägyptisches Museum, Nr. 4404 (Cooney 1960, Abb. 15). Einst leuchtend hellblau, ist es heute mit einer dicken weißen Korrosionsschicht bedeckt. Der Kopf ist bis auf die erhabene Halterung zur Fixierung des Kopfputzes ebenfalls auf der Rückseite abgeflacht.
Das Köpfchen der Sammlung Wolf wurde für eine aus verschiedenen Materialien gebildete Figur angefertigt, wie sie in Ägypten mit wenigen Ausnahmen nur von der zweiten Hälfte der 18. bis zur 19. Dynastie vorkommen. Noch unvollendet, sind die Vertiefungen nicht genügend nachgebohrt und ausgeschliffen, um vorgefertigte Einlagen aufzunehmen. Vergleiche zur Technik ein Köpfchen in London, Victoria and Albert Museum, Nr. C422-1917 (Cooney 1960, S. 22, Abb. 12 und 13). Unter Amenophis III. werden farbenprächtige Glaseinlagen in Holz, Elfenbein und Stein offenbar erstmals in größerem Stile verwendet und die dem Glas nahestehenden Fayencen mit vielfarbigen Glasuren überzogen. Zu den feinsten Arbeiten gehören die Uschebti-Figuren, kleine mumienförmige Statuetten, die dem Verstorbenen ins Grab gelegt wurden und die für ihn im Jenseits arbeiten sollten. Das Köpfchen der Sammlung Wolf sollte vermutlich als Einsatz einer Uschebtifigur dienen. Amenophis III. besaß Uschebtis sehr unterschiedlichen Materials, die schönste Figur ist aus Ebenholz und reich mit Glaseinlagen geschmückt (Kozloff und Bryan 1992, S. 310, Abb. X, 9).
Zu geformten ägyptischen Glasköpfchen: Cooney 1960, S. 21–29.

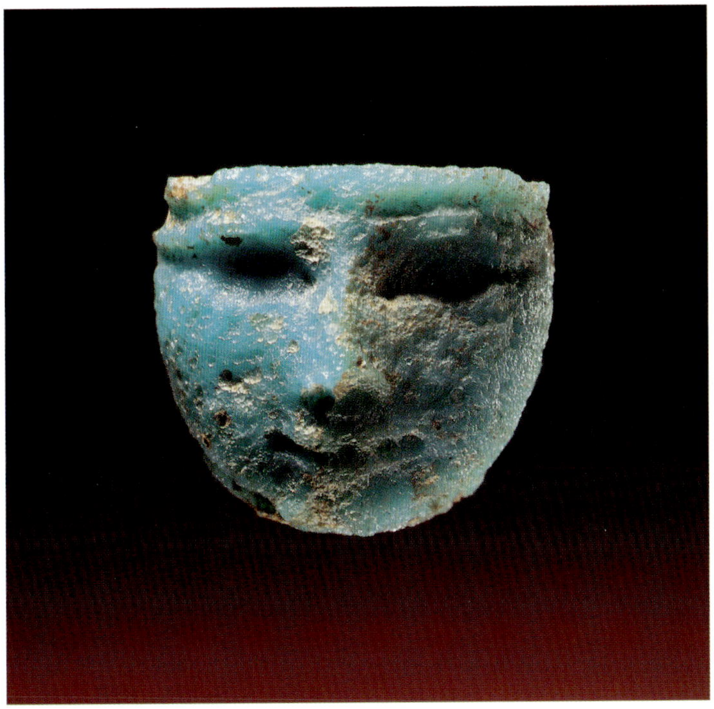

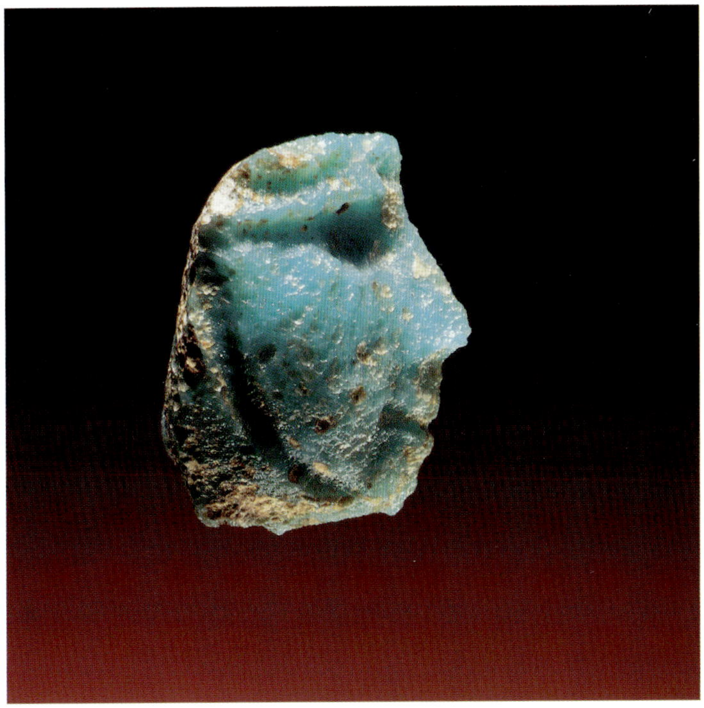

## Nr. 10 Köpfchen mit Perücke

Ägyptisch
Späte 18. Dynastie,
2. Hälfte 14. Jahrhundert v. Chr.
Höhe des Kopfes 1,2 cm;
Breite des Kopfes 0,9 cm;
Höhe der Perücke 2,0 cm; Breite der Perücke 1,7 cm; Tiefe der Perücke 1,2 cm

Provenienz: N. E. Landau, Paris

Köpfchen aus opakbraunrotem Glas. Homogen, soweit sichtbar. Mit der Vorderseite nach unten in einer offenen, einteiligen Form geschmolzen. Oberfläche von starker dunkelolivgrüner Korrosionsschicht bedeckt, die an Stirn, linker Schläfe und Nasenspitze abgeplatzt ist. Hals zur Hälfte erhalten und Bruch ausgesplittert. Perücke aus dunkelbraunem Holz geschnitzt und mit dem Köpfchen gut haftend verklebt.
Glasköpfchen mit Holzperücke. Schrägstehende Augen mit schweren Augenlidern; zurückweichende Stirn; breite Backenknochen; lange, schmale, vorspringende Nasenpartie durch fliehendes, herabgezogenes Kinn und zurückspringenden Hals betont. Doppelperücke mit gesträhntem Oberteil und Löckchenkaskaden, die zu beiden Seiten des Gesichtes herabfallen, so aufgesetzt, daß nur Gesicht und Hals sichtbar sind.

Bemerkungen
Das Köpfchen gehörte zu einer sehr kleinen Statuette, vermutlich einer Uschebtifigur, die aus verschiedenen Materialien zusammengesetzt war, vergleiche Kat.-Nr. 9. Zusammengesetzte Figuren sind aus der 2. Hälfte der 18. Dynastie und der 19. Dynastie bekannt. Soweit erhalten, lassen seine betonten Backenknochen, das Profil mit der fliehenden Stirn, die in fein geschwungener Linie in den langen Nasenrücken übergeht, und der herabgezogene Kinnbereich noch Züge der Zeit des Amenophis IV./Echnaton anklingen (L. Möller, Ägyptische Kunst aus der Zeit König Echnatons, Ausstellungskatalog Museum für Kunst und Gewerbe Hamburg 1976, Nr. 15; Echnaton, Nofretete, Tutanchamun, Ausstellungskatalog Roemer-Pelizaeus-Museum Hildesheim 1976, Nr. 18–20). Von gemäßigterem Stil als die amarnazeitlichen, an den Königsdarstellungen orientierten Porträts, ist dieses Köpfchen mit den schweren Augenlidern der Nachamarnazeit verhaftet. Das zeigt ein Blick auf die Profile Tutanchamuns und des Thronfolgers Eje in der Wandmalerei des Grabes von Tutanchamun (Tutanchamun, Ausstellungskatalog Ägyptisches Museum Berlin 1976, S. 27). Aus dieser Zeit sind zwei kleine Hockfiguren aus purpurblauem Glas des kindlichen Tutanchamun bekannt, die sich in Kairo, Ägyptisches Museum, Nr. 60719, und London, BM, Nr. EG 15767 (Cooney 1960, S. 15–16) befinden.
Die Doppelperücke wird in dieser Art am Ende der 18. Dynastie und in der folgenden Ramessidenzeit von vornehmen Beamten getragen. Ein vergleichbares, doch offensichtlich weniger fein ausgeführtes rotes Glasköpfchen mit ebensolcher, nur wenig längerer Holzperücke befindet sich in London, BM, Nr. EA 22786, und wurde im letzten Jahrhundert vermutlich in Theben erworben (Cooney 1976, S. 154, Nr. 1784). Ein weiteres ist aus dem Kunsthandel bekannt (Fine Antiquities, Auktionskatalog Christie's London, 9. Dezember 1992, S. 80, Nr. 169a).

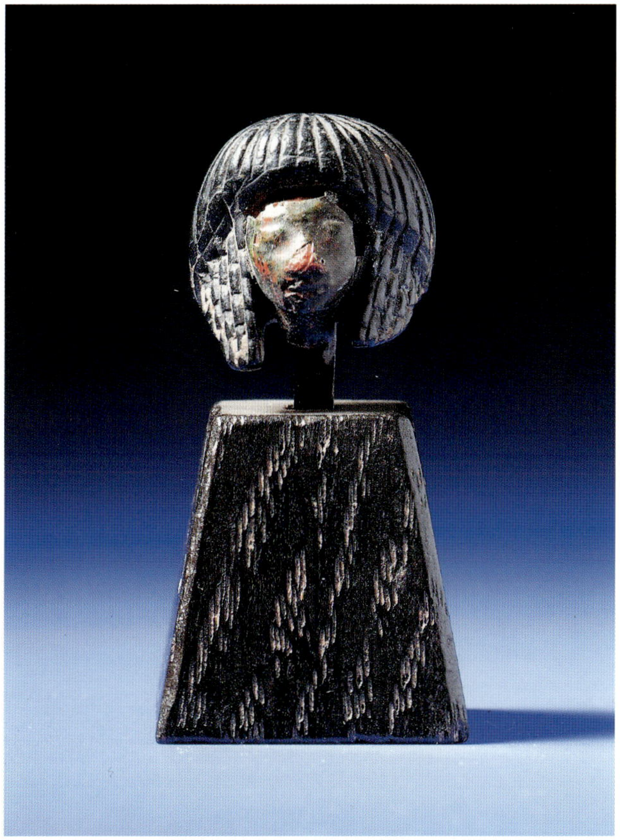 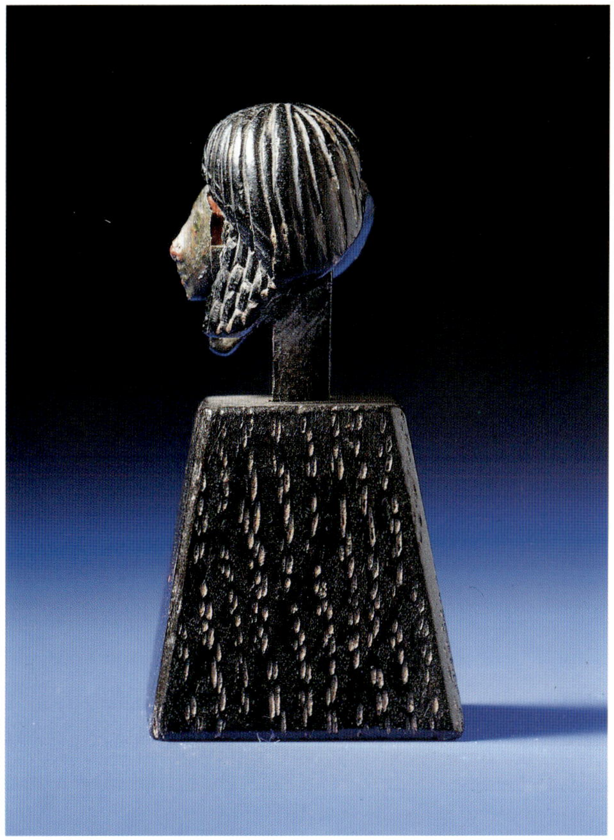

## Nr. 11 Gesichtseinlage eines Reliefs

Ägyptisch
18. Dynastie, Amarnazeit, 1350–1333 v. Chr.
Höhe 4,4 cm; Breite 2,9 cm; Tiefe 0,6 cm

Provenienz: Kunsthandel Zürich

Opakbraunrotes Glas mit dunkelbraunen Partien vornehmlich im Inneren. Teils sehr homogen, am Hals, im Bereich der Bruchstellen und im Inneren stark von großen, an der Oberfläche offenen Blasen durchsetzt. Einlage mit der Vorderseite nach unten in einer offenen, einteiligen Form mit Vertiefungen für Brauenbogen und Augapfel geschmolzen; Oberfläche poliert; Rand des Oberlides eingeschliffen; Rückseite plan geschliffen. Aus Fragmenten zusammengesetzt; kleine Bruchstücke von Wange, Ohrbereich und Hals fehlen.
Männliches Gesicht. Gesicht und Hals im Profil nach links gewandt; Profil des Gesichtes in Relief, Seiten ansonsten senkrecht abfallend; Rückseite flach. Gesichtszüge wie Augenpartie mit Lidrändern, Nase und Mund sowie flächige Wangen in feinem Relief modelliert und mitgeformt; Brauenbogen und Augapfel zur Aufnahme von Einlagen eingetieft und zur besseren Fixierung eines Binders roh belassen.

Bemerkungen
Es hat den Anschein, daß die Glasform zunächst nicht genügend mit Glas gefüllt war, denn über einem dunkelbraunen Innenbereich, vermutlich der ursprünglichen Oberfläche, erscheint eine rotbraune Schicht. Sie steht nach dem Abschleifen ihrer Oberfläche noch einen halben Millimeter über dem rückseitigen Profilrand des Gesichtes an. Daß Glas nachgefüllt wurde, ist nicht ungewöhnlich, wie die opakhellgrüne Glasfüllung eines auffallend großen Blasenlochs auf der Rückseite einer opaktürkisblauen Glaseinlage zeigt (Cooney 1976, S. 85, Nr. 927). Opakrotes Glas mit ähnlich großen Poren weist auch eine mosaikartige flache Schale im Brooklyn Museum, Nr. 48.162 (Riefstahl 1968, S. 16 und 19, Nr. 16) auf. Die Schale soll aus den Ruinen des Palastes von Malqata stammen. Hier hat Amenophis III. und einige Jahre auch noch sein Sohn Amenophis IV. residiert (Mitte 14. Jahrhundert v. Chr.).
Die ausgehöhlten Brauenbögen und Augen der Gesichtseinlage waren für andersfarbige Glasinkrustationen vorgesehen. Das Profil mit seiner nur sanft geschwungenen, nahezu geraden Linie von Stirn und Nase und dem herabfallenden Kinn ist vom reifen Amarnastil geprägt. Es ähnelt König Echnaton, wie er von unzähligen Darstellungen bekannt ist (Echnaton, Nofretete, Tutanchamun, Ausstellungskatalog Roemer-Pelizaeus-Museum Hildesheim 1976, Nr. 48). Eine Parallele (Perneb I 1992, Nr. 73) und eine sehr ähnliche, etwas kleinere Glaseinlage (Müller 1964, S. 95, Nr. A 135; nochmals publiziert in Kofler-Truniger 1985, Nr. 347) sind aus himmelblauem Glas hergestellt. In Amarna, der Residenz Echnatons, kam die Gesichtseinlage aus türkisblauem Glas einer der Töchter des Königs zutage, und aus dieser Stadt dürfte auch das gut durchmodellierte, aus rotem Glas hergestellte Relief zweier weiterer Töchter stammen (J. Samson, City of Akhenaten and Nefertiti. Key pieces from the Petrie Collection. University College, London 1972, S. 64, Abb. V und S. 74–76).
Gesichtseinlagen wie diese schmückten als Element eines aus verschiedenem Materialien oder einzelnen Glaseinlagen zusammengesetzten Reliefs Darstellungen und Inschriften auf Särgen, heiligen Schreinen und kostbaren Möbeln, die seit der Zeit Amenophis' III. (1387–1350 v. Chr.) mit Glas verziert wurden (Bianchi 1983 a; A. Zivie, Découverte à Saqqarah: Le Vizier oublié, Paris 1990, S. 110–111, 117). Sie können wie diese Einlage der Sammlung Wolf mit ihrem reliefierten Profil auf den Untergrund als Relief aufgeklebt sein oder in einzelne Gruben halb oder gänzlich versenkt sein, eine Technik, die als Zellentechnik bezeichnet wird. En miniature finden sie sich auch bei Schmuckstücken in Cloisonné-Technik verarbeitet. In Amarna, der Residenz Echnatons, scheinen selbst reliefierte Wände von Gebäuden reich mit Fayence- und Glaseinlagen veredelt worden zu sein (Samson, op. cit., S. 74–76 und S. 86–92). Gipsartige Binder dienten diesen Einlagen zur Befestigung. Die bislang ältesten in situ angetroffenen, größeren Gesichtseinlagen stellen in unübertroffener Arbeit und nahezu identischen Abbildungen die Göttin Nut auf jüngst in Saqqara entdeckten Särgen dar. Sie gehören der Hausherrin Ta-weret, Gemahlin des Wesirs Aper-El unter Amenophis III.–IV. (um 1350 v. Chr.) und dem Sohn Aper-Els, Vorsteher des königlichen Gestüts unter Amenophis IV. (1350–1333 v. Chr.). Aus nur wenig späterer Zeit stammen die Gesichtseinlagen Tutanchamuns (1333–1323 v. Chr.) und seiner Gemahlin in der Darstellung des Königspaares auf der Rückenlehne des berühmten Thronsessels (M. Saleh und H. Sourouzian, Die Hauptwerke im Ägyptischen Museum Kairo, Mainz 1986, Nr. 179). Demselben Grabschatz gehören auch zahlreiche winzig kleine Göttergesichter aus Glas in den Cloisonné-Einlagen der Schmuckstücke an.

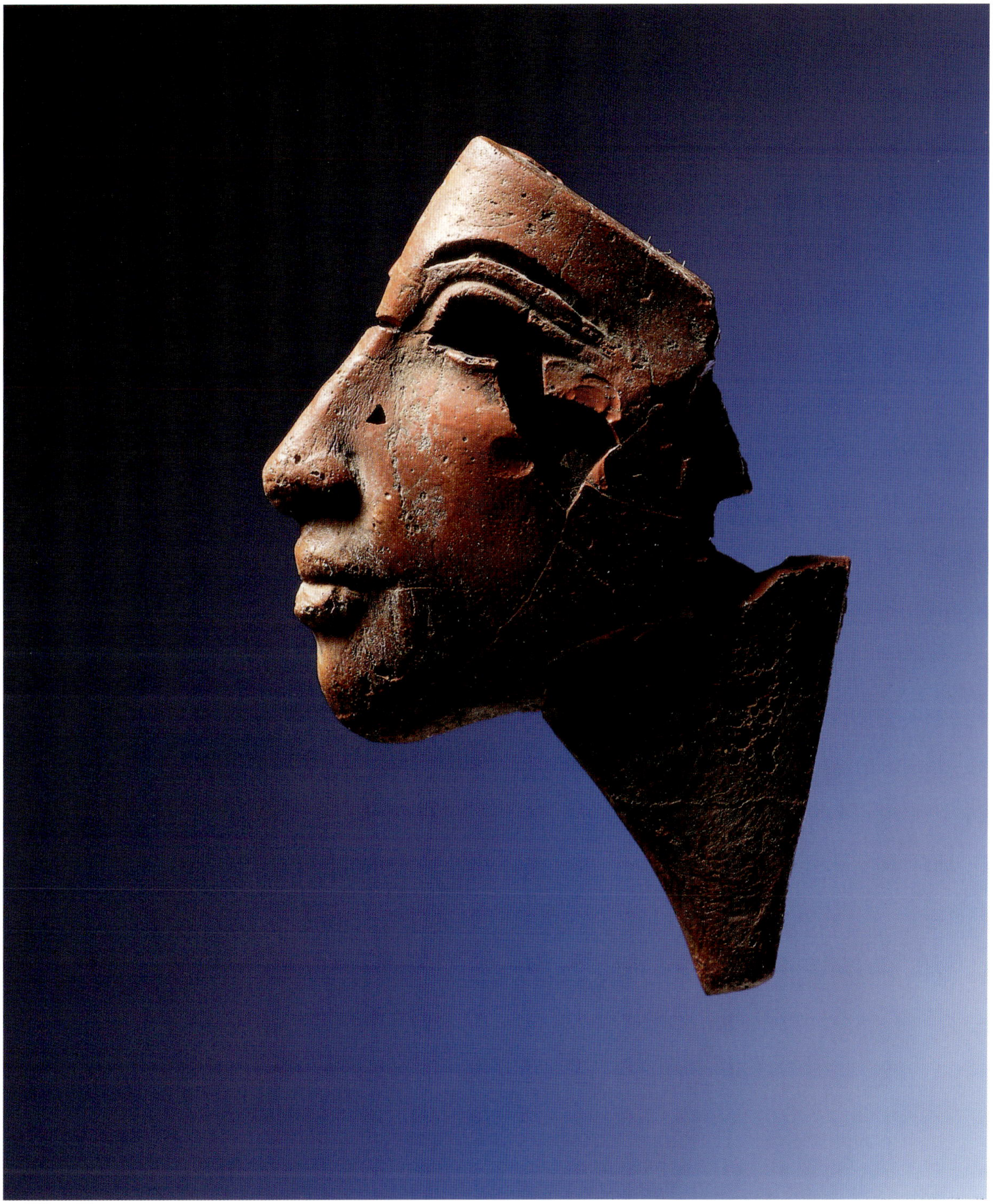

# Nr. 12 Gesichtseinlage eines Reliefs

Abb. 49
Ägyptisch
Späte 18.–frühe 19. Dynastie,
Ende 14.–Anfang 13. Jahrhundert v. Chr.
Höhe 2,0 cm; Breite 2,3 cm; Tiefe 0,6 cm

Provenienz: N. E. Landau, Paris

Opakbraunrotes Glas. Bis auf vereinzelte, große, an der Oberfläche offene Blasen sehr homogen. Mit der Vorderseite nach unten in einer offenen, einteiligen Form geschmolzen; Details eingeschliffen, Rand geschliffen. Auf der Rückseite Spuren von Werkzeugen, mit denen das heiße Glas in die Form gepreßt wurde. Gesicht erhalten, Hals abgebrochen; ursprüngliche Farbe nur sichtbar in kleinen Partien in Stirn-, Ohr- und Augenbereich sowie am Bruch in Halshöhe; ansonsten rundumlaufende blaßolivgrüne Korrosionsschicht von einem halben Millimeter Stärke.

Männliches Gesicht. Kopf im Profil nach rechts gewandt; Rand zur flachen Rückseite hin leicht verjüngt. Sanft plastisch durchmodellierte Gesichtszüge mitgeformt: aufgesetzter Brauenbogen, erhabenes Oberlid, große Ohrmuschel, fleischige Nase und volle Lippen mit abwärts geneigten Mundwinkeln, die dem Gesicht einen pessimistischen Ausdruck verleihen. Oberlidbegrenzung, Augenumrandung und Kontur des Nasenflügels ungelenk eingeschliffen.

Bemerkungen

Die Einlage war ursprünglich Teil eines zusammengesetzten Reliefs (siehe Kat.-Nr. 11). Nach den allseitig schräg verlaufenden Kanten handelt es sich um eine Grubeneinlage. Das Gesicht dürfte ein Mitglied des Königshauses oder einen Gott darstellen, denn gewöhnliche Sterbliche werden nicht mit Glaseinlagen im Themenkreis der Bilderzyklen göttlichen Geschehens auf kostbar eingelegten Möbeln, heiligen Schreinen, Särgen oder Schmuckstücken wiedergegeben. Während rotes Glas überwiegend für die Wiedergabe von Gesichtern und Körperteilen menschlicher Gestalten verwendet wird, ist die Hautfarbe der Götter im luftigen Blau ihrer himmlischen Sphäre wiedergegeben. Doch wird die Farbgebung nicht konsequent durchgeführt.

Der pessimistische Gesichtsausdruck mit dem leicht abwärts gewandten Mundwinkel ist signifikant für die Zeit nach Amarna, in der die Menschen nach neuen Perspektiven suchen. Eine vergleichbare, wenn auch nach links gewandte Gesichtseinlage aus türkisblauem Glas mit gleichfalls großem Ohr, sanft einwärts gebogenem Nasenrücken und konturiertem Nasenflügel wird dem Ende der 18. Dynastie zugeschrieben: London, BM, Nr. EG 16956 (Cooney 1976, S. 85, Nr. 927).

Siehe oben S. 49.

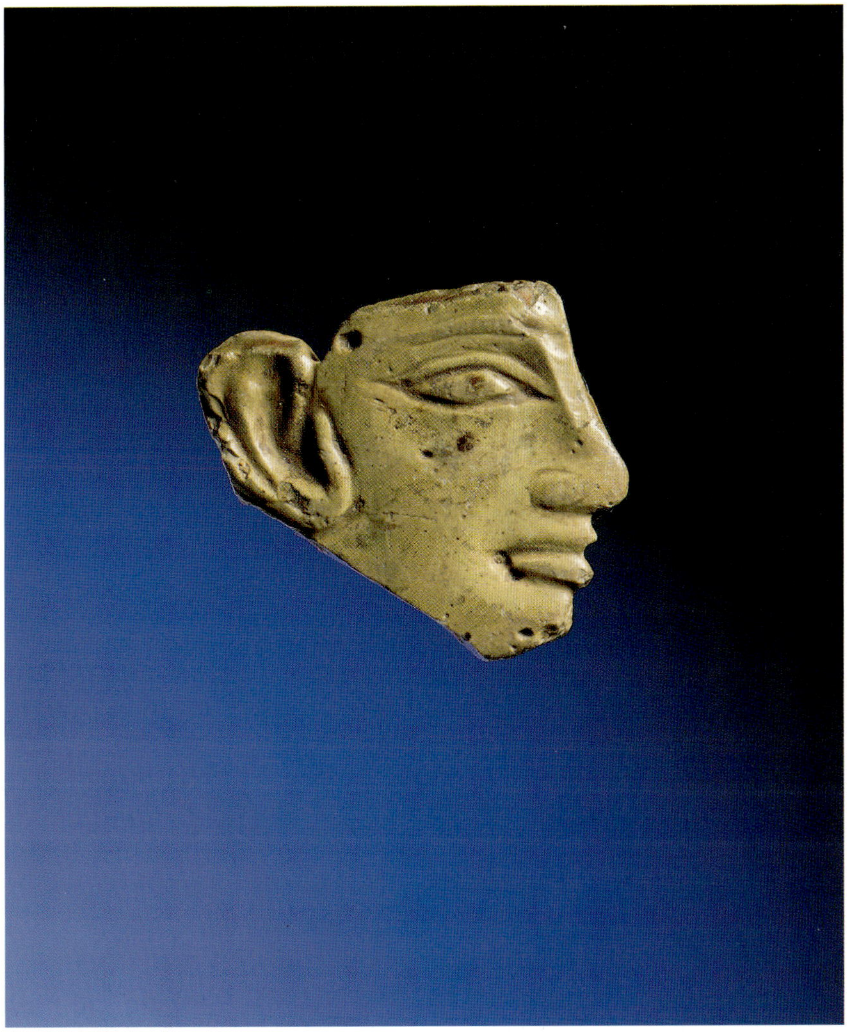

## Nr. 13 Gesichtseinlage eines Reliefs

Ägyptisch
Späte 18.–frühe 19. Dynastie,
spätes 14.–frühes 13. Jahrhundert v. Chr.
Höhe 3,8 cm; Breite 2,8 cm; Tiefe 0,7 cm

Provenienz: Kunsthandel USA

Opakschwarzblaues Glas mit winzigen opakhimmelblauen, opakweißen und opakroten Einsprenkelungen. Von sehr kleinen Blasen durchsetzt, auf der Rückseite eine große. Mit der Vorderseite nach unten in einer einteiligen, offenen Form geschmolzen; einige Details eingraviert. Matte, nicht polierte Oberfläche. Glas der Rückseite stellenweise gerieft. Beigefarbene bis grünliche Bindemittelreste oder Korrosionsschicht an den Außenkanten und auf der Rückseite. Vollständig erhalten bis auf ausgesplitterte vordere Halskante.
Männliches Gesicht. Kopf im Profil nach rechts gewandt. Profilkante des Gesichtes reliefiert, sonst nahezu senkrechte Außenkanten, Rückseite flach. Rückwärtige Partie des Halses in gerader Linie nach unten geführt. Fein modellierte Gesichtszüge in weichem Relief: kleines Ohr, erhabener Brauenbogen, Schminkstrich mit Augenumrandung, fleischige Nase, volle Wange und Lippen. In der Form waren auch alle Außenkanten enthalten. Außenkanten von Brauenbogen, Augeneinfassung mit Schminkstrich und zwei Halsfalten unterhalb des Kinns im Hals mittels eines spitzen Instruments eingraviert.

Bemerkungen
Zur Verwendung von Gesichtseinlagen siehe oben Kat.-Nr. 11, zur Darstellung Kat.-Nr. 12. Nach dem reliefierten Profil zu urteilen, war die Einlage Teil eines aufgeklebten zusammengesetzten Reliefs. Mandelförmige Augen und Profil legen eine Datierung in die Zeit nach Amarna nahe. Ein Vergleichsstück ist himmelblau und weist deutlicher markierte Halsfalten auf (B. Schlick-Nolte in: Ägyptische Kunst im Liebieghaus, Museum alter Plastik, Frankfurt am Main 1981, Nr. 22 a). Ein weiteres, jedoch opakrotes Beispiel mit ebensolchen mandelförmigen Augen wird der späten 18. Dynastie zugeschrieben: London, BM, Nr. EG 54925 (Cooney 1976, S. 86, Nr. 937). Vergleichbare himmelblaue und rote Einschlüsse in der Glasmasse eines kleinen, in die späte 18. Dynastie datierten, froschgestaltigen Amuletts im Brooklyn Museum, Nr. 59.18, erklärt E. Riefstahl (Riefstahl 1968, S. 24 und 97, Nr. 22) als versehentliche Verunreinigungen des Glases. Die Gesichtseinlage hat mit diesem Amulett nicht nur die farbigen Einschlüsse gemein. Gleich den eingravierten Konturlinien ihrer Augenpartie sind auch die Hieroglyphen auf der Unterseite des Amuletts mit einem scharfen, spitzen Instrument eingetieft und nicht wie gewöhnlich mit einem, von einem Bogen angetriebenen Rädchen eingeschliffen (Smith 1957, S. 38–40, Nr. 50–51).

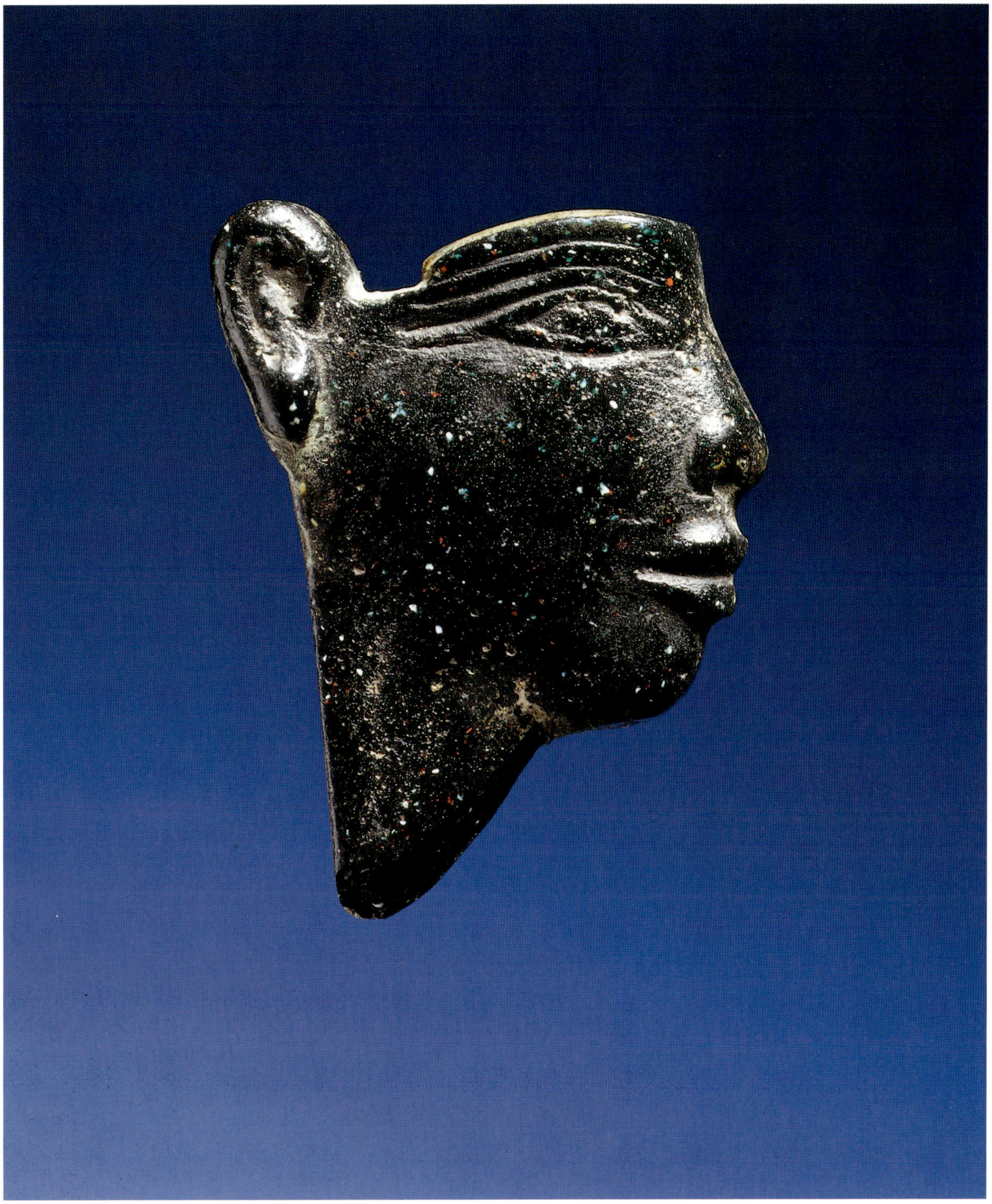

## Nr. 14 Gesichtseinlage eines Reliefs

Ägyptisch
Vermutlich Ramessidenzeit,
13.–12. Jahrhundert v. Chr.
Höhe 2,0 cm; Breite 1,8 cm; Tiefe 0,7 cm

Provenienz: unbekannt

Opakes, blaugrünes Glas (5 BG 5/2). Glas von kleinen Blasen durchsetzt. Mit der Vorderseite nach unten in einer einteiligen, offenen Form geschmolzen; eingelegt; Oberfläche poliert; Seitenkanten abgeschliffen. Die Rückseite der Gesichtseinlage ist nur teilweise abgeschliffen und ansonsten unbearbeitet und unregelmäßig belassen, so daß sich die Bewegungen des Glases während des Erhitzungsprozesses erhalten haben. Überwiegender Teil des Gesichtes erhalten, Ohr teilweise, Nasenspitze, Kinn- und Halsbereich gänzlich abgebrochen; Glas von Sprüngen durchsetzt; stellenweise beigefarben korrodiert. Soweit an den Bruchstellen der Augeneinlage erkennbar, bestehen Iris, Augapfel und Augenumrandung mit Schminkstrich aus einer dünnen Glasurschicht, vermutlich die Glasur von ägyptischer Fayence (siehe Kat.-Nr. 15).
Männliches Gesicht. Kopf im Profil nach rechts gewandt; nahezu senkrechte Außenkanten leicht zur flachen Rückseite verjüngt. Gesichtszüge in Relief modelliert und abgeformt: markantes Profil mit auffallender Nase; dominante schmale Augen. Brauenbogen zur Aufnahme einer Einlage ausgehöhlt; Reste eines Bindemittels in der Vertiefung. Die Augenhöhle enthält eine Augeneinlage, die die vorbereitete Vertiefung nicht gänzlich ausfüllt: Die dunkelblaue Iris wird von einem weißen Augapfel mit dunkelblauen Lidrändern und Schminkstrich umfangen.

Bemerkungen
Zur Verwendung von Gesichtseinlagen siehe oben Kat.-Nr. 11, zur Darstellung Kat.-Nr. 12. Nach den noch erhaltenen Außenkanten war die Einlage in Zellentechnik in eine Grube eingelassen. Ihr fragmentarischer Erhaltungszustand erlaubt nur eine annähernde Datierung. Der tief ausgehobene Brauenbogen gleichmäßiger Breite, der ebenfalls breit auslaufende Schminkstrich der Augenhöhle und die markant gebogene Nase könnten als Indizien für die Ramessidenzeit gelten. Das Fragment einer gläsernen Gesichtseinlage aus dem Palast Ramses' III. in Tell el-Jahudije hat die typisch »ramessidische Nase« bewahrt: London, BM, Nr. EA 18104 (Cooney 1976, S. 85, Nr. 930). Gleiches gilt für eine Gesichtseinlage mit gebogenem Nasenrücken und ausgeprägter Nasolabialfalte im Brooklyn Museum, Nr. 49.60, die in die 19. Dynastie datiert wird (Riefstahl 1968, S. 44, Nr. 43).

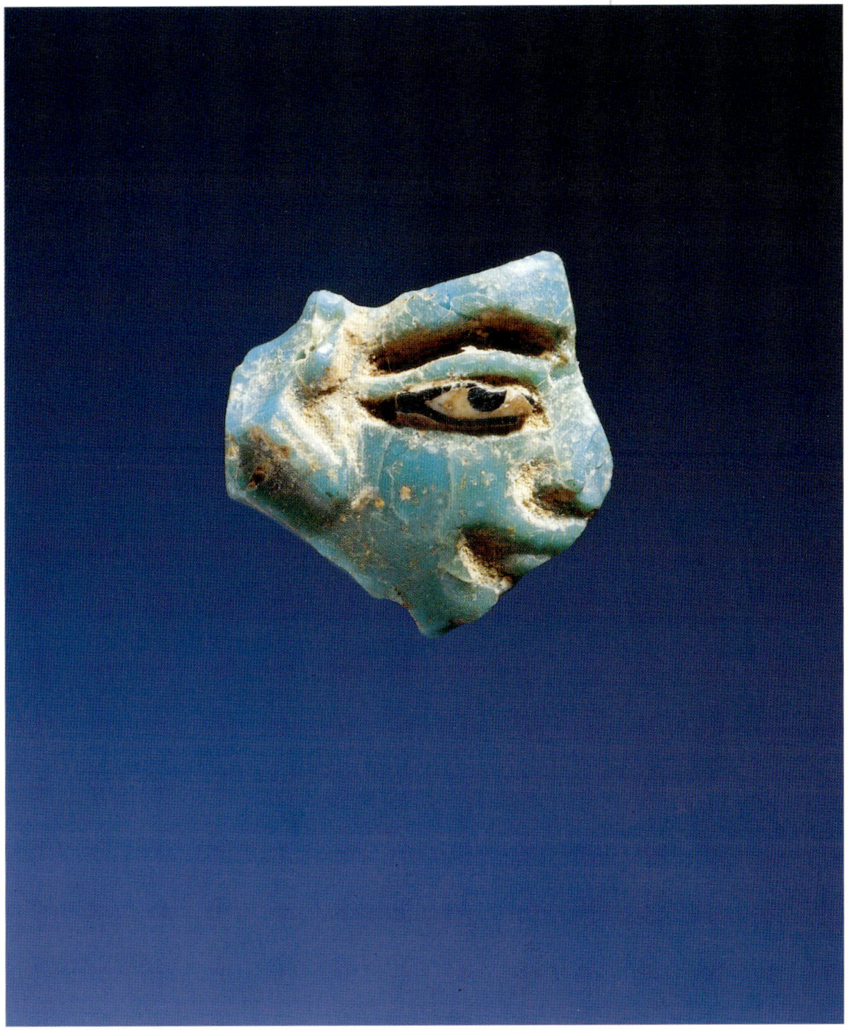

## Nr. 15 Fingerring

Ägyptisch
18. Dynastie, Regierungszeit Amenophis' III.,
1387–1350 v. Chr.
Durchmesser 1,9 cm; Ringzier: Höhe 1,0 cm;
Breite 2,1 cm; Tiefe 0,2 cm

Provenienz: unbekannt

Ägyptische Fayence mit homogener, blaßlavendelblauer Glasur; Augapfel in homogener, weißer Glasur. Reif und Ringzier aus offenen Formen genommen, zusammengesetzt und im Ofen gebrannt. Vollständig erhalten, doch Reif in zwei Teile zerbrochen und wieder zusammengesetzt. Oberfläche stellenweise leicht korrodiert.
Ring in Hufeisenform mit einem nach rechts ausgerichteten Udjat-Auge als Ringzier. Reif außen konvex, innen abgeflacht. Auge der flachen Zierplatte mit Brauenbogen, großer Iris, feinen Lidrändern und verlängertem Schminkstrich sowie unterem schmalen Fortsatz und Spiralbogen in Durchbrucharbeit.

Bemerkungen
Ägyptischer Fayence liegen die gleichen Rohstoffe wie für Glas zugrunde, doch sind Mischungsverhältnis und Werkverfahren unterschiedlich (Lucas und Harris 1962, S. 156–161; A. Kaczmarczyk und R. E. M. Hedges, Ancient Egyptian Faience. An Analytical Survey of Egyptian Faience from Predynastic to Roman Times, Warminster 1983). So enthält das Grundgemisch einen höheren Silikatanteil in Form von Kieselsplitt (Quarz) und weniger Alkalien in Form von Salzen und Pflanzenasche als Glas sowie farbgebende Metalloxide, meist wohl Kupferhammerschlag. Im Gegensatz zum Glas läßt es sich vor dem Erhitzen plastisch verformen.
Reif und Ringzier wurden in separaten Modeln geformt. Solche Tonmodel sind in el-Amarna ausgegraben worden (W. M. F. Petrie, Tell el Amarna, London 1894, Tafel XVI, 239 und 176). Nach Entnahme aus den Modeln wurden die beiden Teile mit einer Schlämme aus dem Fayence-Grundmaterial zusammengesetzt und gebrannt. Die Glasur entstand im Selbstglasierungsprozeß durch Effloreszens der im Grundmaterial vorhandenen Alkalien: Während des Trockenvorgangs wanderten die wasserlöslichen alkalischen Salze mit der Verdunstung des Wassers durch die Kapillarkraft an die Oberfläche des Ringes, wo sie eine Kruste bildeten. Im Brand erweichte diese alkaline Kruste und verschmolz mit dem Quarz, Kupferoxid und Kalk des Ringkörpers zu einer Glasur. Vor dem Brand wurde der Augapfel des Ringes mit einer dicken weißen Glasurschlämme überzogen, die den Augenwinkel nicht ganz ausfüllt.

Zur Herstellung von Fayenceringen siehe P. T. Nicholson (Egyptian Faience and Glass, Shire Egyptology 19, 1993, S. 28–30); P. Vandiver, The Manufacture of Faience, in: Kaczmarczyk und Hedges, op. cit., Appendix A, S. A 1 – A 44, insbesondere S. A 114).
Ringe wie diese kommen in Ägypten im 14. Jahrhundert v. Chr. in Mode. Sie sind aus der Zeit Amenophis' III. bekannt und werden offensichtlich in el-Amarna noch getragen (A. Boyce, Notes on the Manufacture and Use of Faience Rings at Amarna, in: B. J. Kemp, Amarna Reports V, Egypt Exploration Society, 1989, S. 160–168). Vergleiche Beispiele in: London, BM, Nr. EA 2989–1835 aus der Sammlung Salt erworben –, Nr. EA 57670 – aus den Grabungen der Egypt Exploration Society 1923–1924 in el-Amarna –, Nr. EA 47480 – etwas dunkler getönt und aus den Ausgrabungen in Assiut – sowie Nr. EA 54565 – aus der Sammlung Franks und weniger fein als die anderen; – London (Eternal Egypt, Catalogue »Nile«, Egyptian Antiquities, London, Juni 1993, Nr. 12); – Cambridge, Fitzwilliam Museum, Nr. 6374.1943 und 6375.1943 (M. Eaton-Krauss in: Egypt's Golden Age, Ausstellungskatalog, Boston 1982, S. 249, Nr. 346 d und b); – Corning, CMG, Nr. 76.1.95 (Goldstein 1979, S. 268–269, Nr. 802). Die genannten Ringe zeichnen sich durch das für die Epoche Amenophis' III. so typische blasse Lavendelblau aus, das auch, mit dem Namen des Königs versehen, einen Kauroid und einen lotusblütenförmigen Halskragenabschluß in London, BM, Nr. EA 65231 und EA 65817, schmückt.
Diese Ringe wurden auf dem Ringfinger oder Mittelfinger getragen (E. Zoffili und P. A. Clayton, Costume e cultura dell'Antico Egitto, Mailand 1991, S. 240). Zur Bedeutung des Udjat-Auges, einer Symbiose aus Menschenauge und Falkengesicht, siehe Kat.-Nr. 124.

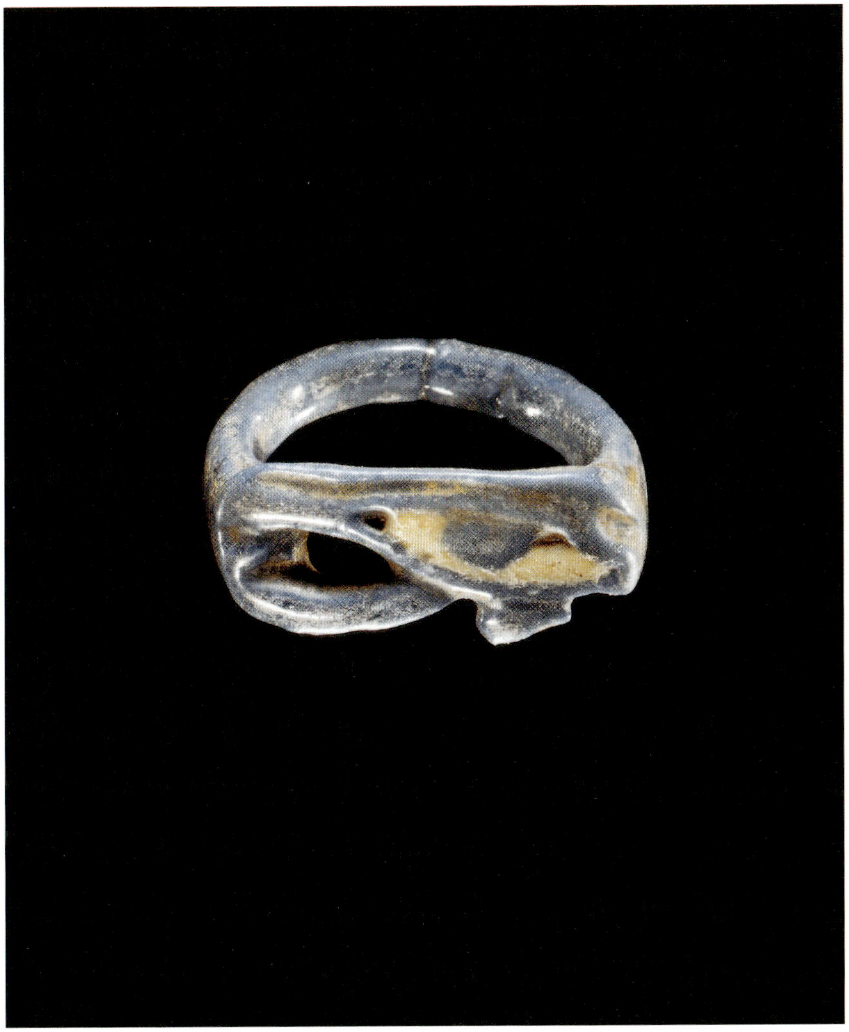

## Nr. 16 Rechteckige Plättchenperlen

Abb. 54
Mykenisch-griechisch
Wahrscheinlich Späthelladisch II,
ca. 14.–12. Jahrhundert v. Chr.
Durchschnittliche Länge 2,8 cm; durchschnittliche Breite 1,1 cm; max. Stärke 0,4 cm; min. Stärke 0,1 cm;
Durchmesser Fadenloch ca. 0,08 cm

Provenienz: Kunsthandel Zürich

Durchscheinendes, dunkelgraublaues Glas. Zahlreiche kleine, unregelmäßig geformte Blasen. Geschmolzen in offenen, einteiligen Formen; die meisten Ränder abgekröselt (gezielt abgebrochen). Drei Perlen unversehrt, zwei vollständig (aber in zwei Stücke gebrochen) und fünf unvollständig; stellenweise beigefarbene Verwitterung, auf der Oberseite Irisierung.
Zehn rechteckige Plättchenperlen. Jede Perle hat an den Schmalseiten jeweils einen gewölbten, gerippten Rand, durch den eine sehr feine Öffnung für den Fadendurchzug führt. Die Oberseite ist mit erhabenem Relief versehen: auf neun Perlen ein stilisiertes, auf der Seite liegendes Efeublatt; eine unvollständige Perle zeigt eine neunblättrige Palmette. Leicht konkave, glänzende Unterseiten (siehe Abb. 54).

Bemerkungen
Erworben zusammen mit Kat.-Nr. 17–20.
Die Perlen sind immer aus verschiedenen Schattierungen von blauem Glas gefertigt, das die Mykener wahrscheinlich »kyanos« nannten, weil das Material Lapislazuli nachahmte (E. M. Stern in: Athenische Mitteilungen 100, 1985, S. 419–421; zur Identifikation von Kyanos als ein Ägyptisch Blau genanntes, glasartiges Material, siehe Moorey 1985, S. 188–189; – Zu Kyanos zuletzt: A. R. Giumlia-Mair und P. T. Craddock, Corinthium aes. Das schwarze Gold der Alchimisten, Antike Welt 24, Sonderheft, 1993, S. 22–23;. – Zu Lapislazuli siehe Kat.-Nr. 1. In Griechenland beruhte die Vorliebe für blaues Glas für Perlen, Anhänger und Amulette wahrscheinlich auf dem Glauben, daß diese Farbe apotropäische Qualitäten habe und den »bösen Blick« abwehren könne. Zu den Motiven auf diesem Typus mykenischer Plättchenperlen gehören nicht nur Efeublätter, wie auf den meisten Perlen hier, sondern auch Rosetten (siehe Kat.-Nr. 17), achtförmige Schilde, Blätter, Muscheln, Oktopoden, Nautili, Spiralen und Haarlocken (Harden 1981, S. 39–47). Die Palmette, wie hier auf der unvollständigen Perle, kommt selten vor.
Weil sie an zwei Seiten Löcher für den Fadendurchzug haben, gehören die Plättchenperlen typologisch zu den sogenannten Schieberperlen, die mehrere Perlenketten zusammenfassen konnten. Aber die mykenischen Plättchenperlen wurden nicht in dieser Funktion benutzt, sondern man zog sie entweder auf zwei Fäden zu Halsketten auf, nähte sie auf Kleidungsstücke oder verarbeitete sie zu einem Kopfschmuck (N. Yalouris, An Unreported Use for Some Mycenaean Glass Paste Beads, JGS 10, 1968, S. 9–16).
Vergleiche rechteckige Perlen in: London, BM, Nr. GR 1870.10-8.55 (Efeublatt) (Harden 1981, S. 43, Nr. 42, Tafel III, besonders Abb. 2); – Corning, CMG, Nr. 59.1.59b (achtförmiger Schild) (Goldstein 1979, S. 96, Nr. 188).
Siehe oben S. 50, 63.

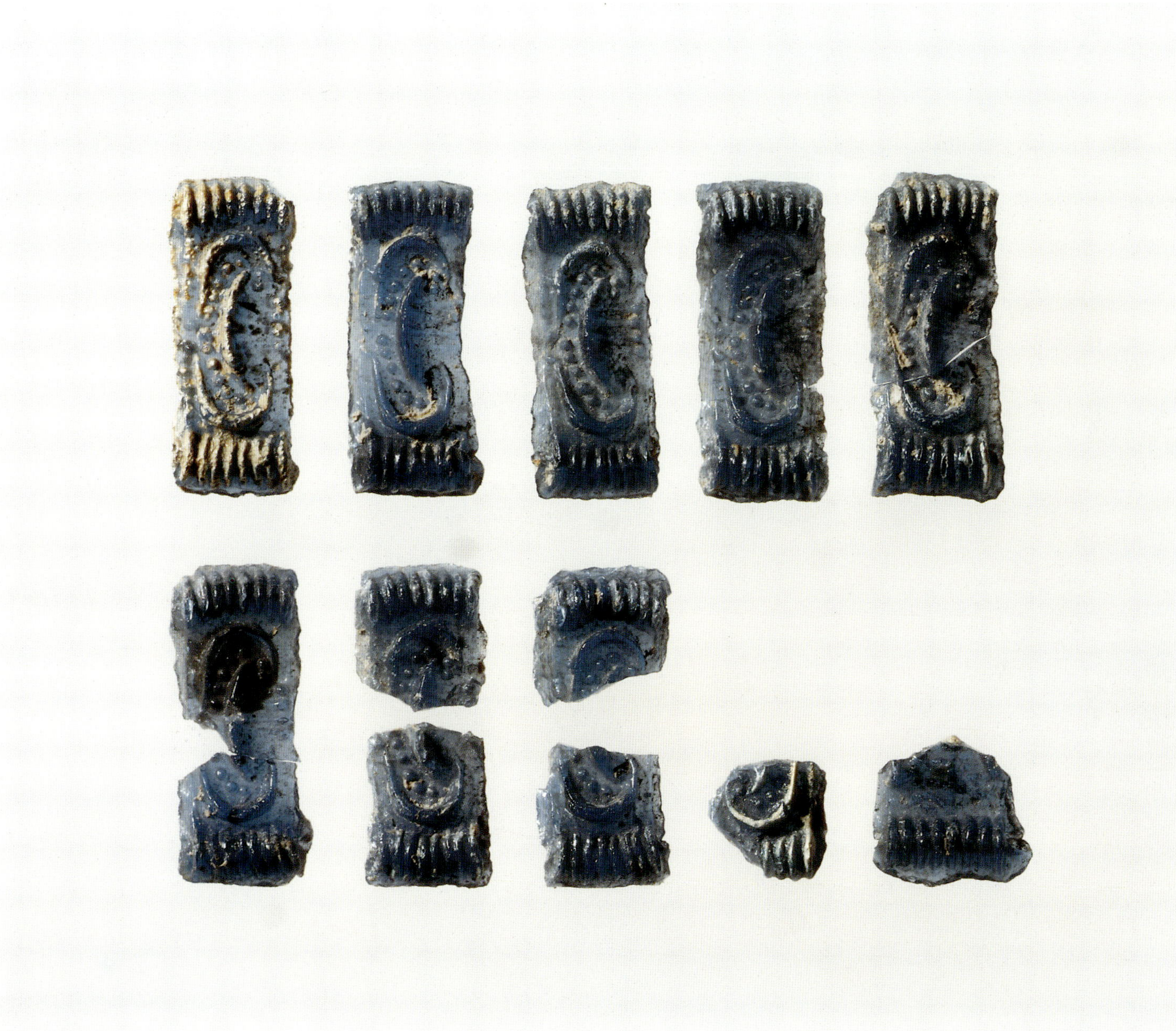

## Nr. 17 Rechteckige Plättchenperlen

**Mykenisch-griechisch**
**Wahrscheinlich Späthelladisch II, ca. 14.–12. Jahrhundert v. Chr.**
**Durchschnittliche Länge 2,9 cm; durchschnittliche Breite 1,4 cm; max. Stärke 0,4 cm; min. Stärke 0,1 cm; Durchmesser Fadenloch ca. 0,08 cm**

**Provenienz: Kunsthandel Zürich**

Durchscheinendes, blaßblaugrünes Glas. Zahlreiche kleine Blasen. Geschmolzen in offenen, einteiligen Formen; die meisten Ränder abgekröselt (gezielt abgebrochen). Acht Perlen unversehrt, zwei vollständig (aber gebrochen); auf der Oberseite stellenweise beigefarbene Verwitterung.
Zehn rechteckige Plättchenperlen. Jede Perle hat an den Schmalseiten jeweils einen gewölbten, gerippten Rand, durch den eine sehr feine Öffnung für den Fadendurchzug führt. Die Oberseite ist mit einer achtblättrigen Rosette in erhabenem Relief zwischen liegenden S-förmigen Spiralen geschmückt. Leicht konkave, glänzende Unterseiten.

Bemerkungen
Erworben zusammen mit Kat.-Nr. 16, 18–20. Siehe Kat.-Nr. 16.
Rechteckige Plättchenperlen mit einer einzelnen achtblättrigen Rosette sind seltener als Perlen mit zwei Rosetten. Vergleiche eine unvollständige Plättchenperle mit einer vierblättrigen Rosette in: London, BM, Nr. GR 1870.10-8.54 (Harden 1981, S. 42, Nr. 33, nicht abgebildet); sechs unvollständige Perlen mit zwei sechsblättrigen Rosetten in: London, BM, Nr. GR 1872.3-15.118 (Teil) (Harden 1981, S. 41, Nr. 32, Abb. 2).
Runde, flache Perlen, die die Form von achtblättrigen Rosetten haben (mit zwei quer verlaufenden Fadenlöchern) sind jedoch häufig. Vergleiche Beispiele in: London, BM, Nr. GR 1864.10-7.990; 1870.10-8.59 (Teil); 1905.6-10.11 (Teil); 1868.10-25.57 (Teil); 1870.10-8.59 (Teil); 1872.3-15.115 (Teil); 1905.6-10.11 (Teil); 1872.3-15.115 (Teil) (Harden 1981, S. 41, Nr. 22–30, Tafel II, Abb. 2); – Corning, CMG, Nr. 66.1.197 a, b; 66.1.198 a, b; 76.1.14 c–f; 59.1.63 a, b (Goldstein 1979, Nr. 171–174); – Toledo, TMA, Nr. 1953.139 a–h (Grose 1989, S. 65, Nr. 25).
Siehe oben S. 50.

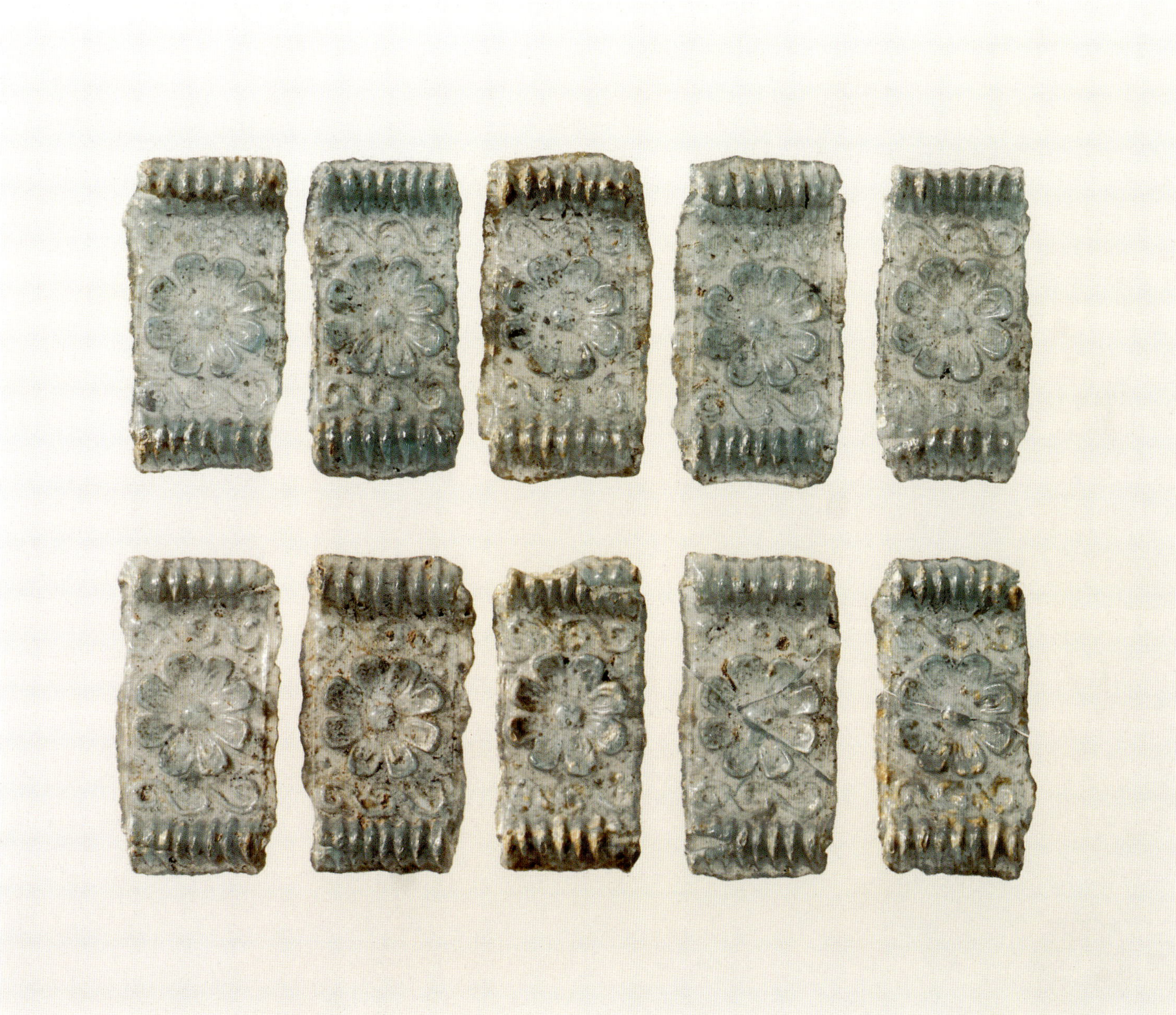

## Nr. 18 Kugelige Perlen

Mykenisch-griechisch
Wahrscheinlich Späthelladisch II,
ca. 14.–12. Jahrhundert v. Chr.
a) Durchmesser 1,15 cm; Höhe 0,7 cm;
Durchmesser Fadenloch 0,37 cm
b) Durchmesser 1,05 cm; Höhe 0,7 cm;
Durchmesser Fadenloch 0,41 cm
c) Durchmesser 0,65 cm; Höhe 0,7 cm;
Durchmesser Fadenloch 0,11 cm

Provenienz: Kunsthandel Zürich

Durchscheinendes, blaugrünes Glas (nahe 5 B 5/6). Viele kleine Blasen, einige größere an der Oberfläche geplatzt. Vielleicht formgeschmolzen. Perlen a und b unversehrt; c vollständig (aber in zwei Teile gebrochen); alle Perlen stellenweise devitrifiziert; blaßbraune Versinterungen.
Drei kugelige, leicht doppelkonische Perlen.

Bemerkungen
Erworben zusammen mit Kat.-Nr. 16, 17, 19, 20.
Die Herstellungstechnik ist noch nicht geklärt. Eine Form aus grauem Speckstein (ein spätmykenischer Grabfund von der Athener Agora) wurde als die Hälfte einer zweiteiligen Form zum Verschmelzen von Glasperlen interpretiert (S. A. Immerwahr, The Neolithic and Bronze Ages, The Athenian Agora, Band 13, Princeton, New Jersey, 1971, S. 231–232, Nr. XXIX, 3, Tafel 55, 77).

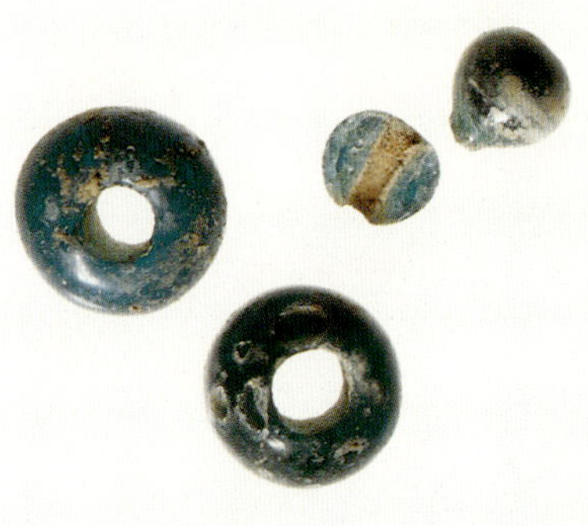

## Nr. 19 Zylindrische Stäbchenperlen

Mykenisch-griechisch
Wahrscheinlich Späthelladisch II,
ca. 14.–12. Jahrhundert v. Chr.
Max. Länge 1,4 cm; min. Länge 0,7 cm;
max. Durchmesser 0,36 cm;
min. Durchmesser 0,24 cm;
Durchmesser Fadenloch ca. 0,08 cm

Provenienz: Kunsthandel Zürich

Fayence mit weißlichem Kern: 19 durchscheinende, dunkelgraublaue, zehn durchscheinende, blaugrüne Perlen (nahe 5 BG 6/2). Alle Perlen unversehrt; stellenweise beigefarbene Verwitterung.
Zylindrische, quergerippte Perlen.

Bemerkungen
Erworben zusammen mit Kat.-Nr. 16–18, 20. Zu Fayence siehe Kat.-Nr. 15.

## Nr. 20 Kornförmige Perlen

Mykenisch-griechisch
Wahrscheinlich Späthelladisch II,
ca. 14.–12. Jahrhundert v. Chr.
Max. Länge 1,9 cm; max. Durchmesser 0,9 cm;
durchschnittliche Stärke 0,5 cm

Provenienz: Kunsthandel Zürich

Opake, blaugrüne Fayence (nahe 5 BG 5/2) mit weißlichem Kern. Alle Perlen vollständig erhalten.
Drei Perlen. Flache, kornförmige Perlen mit kräftigen, Einkerbungen in Längsrichtung.

Bemerkungen
Erworben zusammen mit Kat.-Nr. 16–19.
Vergleiche kornförmige Glasperlen in Toledo, TMA, Nr. 1953.139 a–h (Grose 1989, S. 65, Nr. 25); – Corning, CMG, Nr. 66.1.197 a, b; 66.1.198 a, b (Goldstein 1979, S. 92–93, Nr. 171–172).

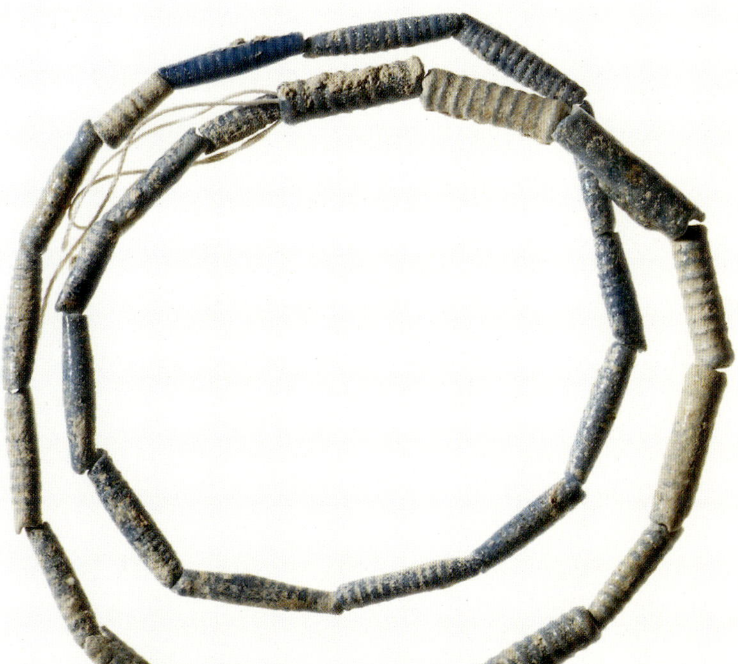

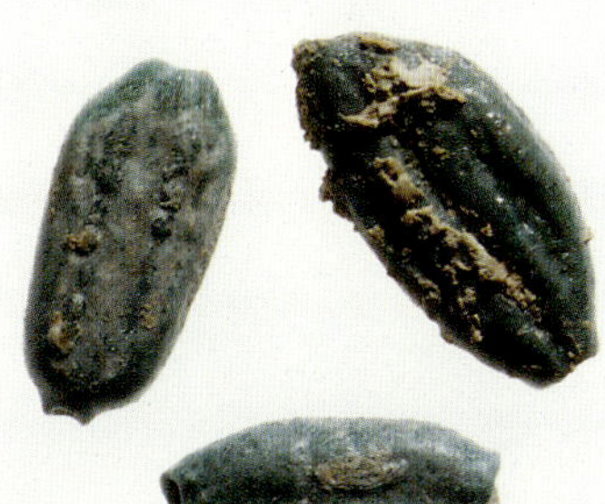

# II
# EISENZEIT
# 900–400 v.Chr.

## Nr. 21 Flasche

**Westasiatisch, vermutlich aus Nordwest-Iran**
**Mitte 8.–6. Jahrhundert v. Chr.**
**Höhe 12,8 cm; Durchmesser Rand 2,9 cm;**
**Durchmesser Körper 5,0 cm;**
**Wandungsstärke noch 0,1 cm**

**Provenienz: Persischer Privatbesitz**

Durchscheinendes, mangangefärbtes, violettes Glas mit opakem gelbem und weißem Fadendekor. Kerngeformt; aufgelegte Fäden. Feine hellbräunliche Kernspuren an der Innenwandung. Mit Ausnahme der abgesplitterten Randzone und des fehlenden obersten tordierten Fadens nahezu vollständig; Ursprüngliche Oberfläche nicht erhalten; verbliebene Wandung hauchdünn; Oberfläche irisierend und kraternarbig korrodiert; gelbes Fadendekor hellbräunlich verfärbt.
Flasche mit zugespitzter Basis. Kleiner, auswärtsgebogener Rand; kurzer, zylindrischer, sanft nach oben geöffneter Hals; annähernd eiförmiger, zur Basis hin zugespitzter Körper. Im Schulterbereich und unteren Körperdrittel zwei identische Musterzonen. Jeweils ein weißer und ein gelber Dekorfaden nach links verlaufend mehrfach um den Körper gespult und zu einem leicht unregelmäßigen Zickzackmuster auf- und abgezogen. Oberfläche eben. Zu beiden Seiten der Musterstreifen je ein gelb-weiß tordierter Relieffaden mit überlappenden Enden. Der herausgefallene, oberste tordierte Faden hat einen deutlichen Abdruck hinterlassen.

Bemerkungen
Das Glas des Körpers und der Musterfäden war offensichtlich unterschiedlich zusammengesetzt. So ist die Wandung des Körpers stark abgeschilfert, während das Fadenmuster gut erhalten in hohem Relief aufliegt und nur farblich verblaßt ist. Nach Fertigstellung des Zickzackmusters und Einebnung über dem Feuer (Lierke 1992, S. 342–344; vergleiche oben S. 32) hat der Glashandwerker tordierte Fäden je einmal um den noch heißen Glaskörper gespult und ihre leicht überlappenden Enden über dem Feuer abgeschmolzen. Er hat mit dem untersten Faden begonnen und nach oben gearbeitet. So ist der unterste Faden bei der Arbeit an der Hitzequelle schon tiefer in die Oberfläche eingeschmolzen als die höher angebrachten.
Die Flasche der Sammlung Wolf soll zusammen mit einer weiteren, fragmentarisch erhaltenen dieser Art, die zugleich die einzige Parallele darstellt, im Norden des Iran gefunden worden sein. Im Vergleich mit anderen westasiatischen Glasgefäßen fällt auf, daß sie sich nicht leicht einordnen läßt. Unter den Flaschen Mesopotamiens und seiner Nachbarländer aus den beiden großen Zeitabschnitten der Glasherstellung vom 15. zum 13. und vom 8. zum 6. Jahrhundert v. Chr. (Barag 1970) wiederholt sich das Zweizonenmuster nicht. Flaschen ähnlicher Form, jedoch fast ausschließlich mit kleinen Henkeln versehen, gehören zur späten Gruppe und tragen ein verwandtes Muster unregelmäßiger Zickzackfäden.
Eine Flasche mit zugespitzter Basis stammt aus einem Grab des 7. Jahrhunderts v. Chr. in Assur (A. Haller, Die Gräber und Grüfte von Assur, Wissenschaftliche Veröffentlichungen der Deutschen Orientgesellschaft 65, Berlin 1954, S. 88, Abb. 166, Tafel 19d = Barag 1970, S. 154–155, Nr. 7, Abb. 43). Sie ist zugleich die engste Parallele zu der Flasche in der Sammlung Wolf, da die Musterzone ihres unregelmäßigen Federdekors den Körper in weitem Abstand spiralig umzieht, so daß unverzierte Bereiche zwischen dem Muster entstehen. Mehrere, jedoch gänzlich von einem Zickzackmuster bedeckte Flaschen mit zugespitzter Basis sind gleichermaßen der späten Gruppe zugeschrieben worden. Vergleiche Funde aus: Ur (JGS 6, 1964, S. 156–157, Nr. 1 links; Barag 1970, S. 156–157, Abb. 50); – Luristan (R. Girshman, Persia from the Origins to Alexander the Great, London 1964, S. 438, Nr. 517, Abb. S. 377 = Barag 1970, S. 163, Abb. 65); – aus der Umgebung von Susa (Barag 1970, S. 168, Abb. 78). Tordierte Fäden lassen sich bislang nicht auf solchen Flaschen nachweisen, wohl aber auf mesopotamischen, stabgeformten Kohel-Röhrengefäßen des 5. Jahrhunderts v. Chr., die mit nordwestiranischen Gefäßen eng verwandt sind (Barag 1975, S. 28, Abb. 51). Mesopotamische Züge des Gefäßes der Sammlung Wolf sind unverkennbar, doch könnte es mit seinen Eigenheiten durchaus im Nordwesten Irans entstanden sein, wo ein Herstellungszentrum mit Glaskünstlern, die ihr Wissen aus Mesopotamien bezogen haben, vermutet wird (Barag 1975, S. 29).
Zu mesopotamischen kerngeformten Glasgefäßen des ersten Jahrtausends v. Chr.: Barag 1975, S. 154–170; Barag 1985, S. 54–55.

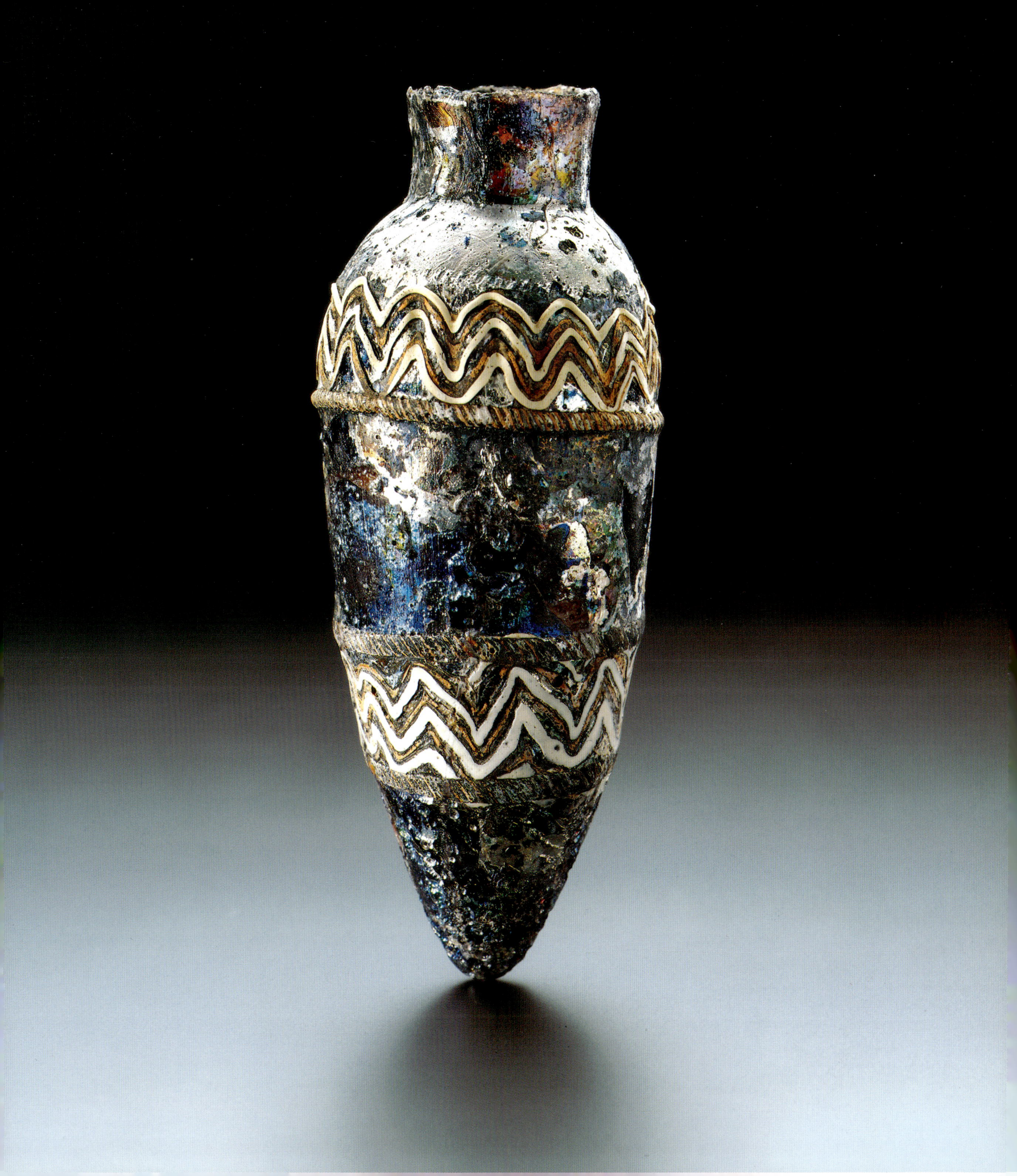

## Nr. 22 Kohel-Röhrengefäß mit Applikator

Abb. 35
Westasiatisch, vermutlich aus Nordwest-Iran
5. Jahrhundert v. Chr.
Höhe 8,3 cm; Höhe mit Stab 10,8 cm;
Durchmesser Rand und Basis 1,8 cm

Provenienz: W. Henrich, Frankfurt am Main

Opakdunkelbraunes Glas mit opaken Musterfäden in Weiß, Hellblau und Dunkelbraun. Homogen, nur winzige Blasen. Über einem beschichteten Rundstab geformt. Bis auf einen fehlenden Randsplitter hervorragend erhalten; Oberfläche nicht korrodiert.
Kohel-Röhrengefäß. Kaum ausladende, gerundete Randlippe; langer, zylindrischer, zur sanft konvexen Basis leicht verbreiterter Körper. Unterhalb des Randes in die Oberfläche eingeschmolzen ein hellblauer Zickzackfaden, der von zwei weißen, je einmal um den Körper gelegten Fäden eingeschlossen wird. Ein dunkelbrauner Relieffaden windet sich vom Boden kommend spiralig um den gesamten Körper bis hinauf zum weißen Dekorfaden. Das Innere des Gefäßes ist nicht sichtbar, da ein mit grünlicher Patina überzogener stabförmiger Bronzeapplikator mit dem Inhalt des Gefäßes zu einer untrennbaren Masse zusammenkorrodiert ist.

Bemerkungen
Das röhrenförmige Gefäß gehört zu einem Typus schlanker Gefäße, die in Ägypten, im vorderen Orient und im Iran mit schwarzer Augenschminke, auf Arabisch »Kohel«, gefüllt waren, hin und wieder bis heute ihren Inhalt (Barag 1975, S. 28; siehe auch oben: Technische Betrachtungen S. 44, 45) und äußerst selten den originalen Stab bewahrt haben. Die kostbarsten waren aus Glas. Bronzestäbe, wie der hier erhaltene, dienten zum Auftragen der pulverigen Schminke. Zur Handhabung solcher Applikatoren siehe E. M. Stern (Stern 1977, S. 117). Der Innenraum vergleichbarer Gefäße ist zylindrisch, verjüngt sich zur Basis hin und hat einen Durchmesser von 0,7–0,9 cm (Barag 1975, S. 25). Er entspricht der Form des beschichteten Rundstabes, um den das Gefäß gearbeitet wurde.
Kohel-Röhren dieser und ähnlicher Art wurden offensichtlich im nordwestlichen Iran hergestellt. Barag (Barag 1975, S. 28–32) teilt die ihm bekannten Exemplare in drei Gruppen ein. Er datiert sie in das 6. bis 4. Jahrhundert v. Chr. mit Schwergewicht im 5. Jahrhundert v. Chr. Das Beispiel der Sammlung Wolf gehört nach Form und Dekor zu Gruppe II A, von der nur wenige Exemplare bekannt sind. Eine Parallele aus grünlichem Glas mit farbgleichem Spiralfaden wurde in einem Grab achämenidischer Zeit in Dailaman südlich des Kaspischen Meeres ausgegraben. Sie fand sich zusammen mit einem kantigen Kohel-Gefäß aus Barags Gruppe IA und einem zweiten aus dem 8. bis 6. Jahrhundert v. Chr. (T. Sono und S. Fukai, Dailaman III, The Excavations at Hassani Mahle and Ghalekuti 1964, Tokio 1968, S. 48, Nr. 5–6, Tafel LI, 17–18, Tafel LXXXV, 2–3 = Barag 1975, Abb. 26–27). Parallelen, die nach Barags Publikation veröffentlicht wurden, sind in: Bristol, dunkler Körper mit einem hellblauen Faden (Ancient Glass, The Bomford Collection of Pre-Roman and Roman Glass on loan to the City of Bristol Museum and Art Gallery, Bristol 1976, Nr. 4; Barag 1975, S. 35, Abb. 31); – Schweizer Privatsammlung (Rütti in: Luzern 1981, S. 43, Nr. 46 und 48), Nr. 48 ist mit einem gelb eingerahmten hellblauen Zickzackfaden dem Beispiel der Sammlung Wolf sehr ähnlich; – Süddeutsche Privatsammlung (Rütti in: Luzern 1981, S. 43, Nr. 47) mit einem einfachen gelben Faden unterhalb der Randpartie.
Zu stabgeformten gläsernen Kohel-Röhren des ersten Jahrtausends v. Chr.: Barag 1975.
Siehe oben S. 44, 45.

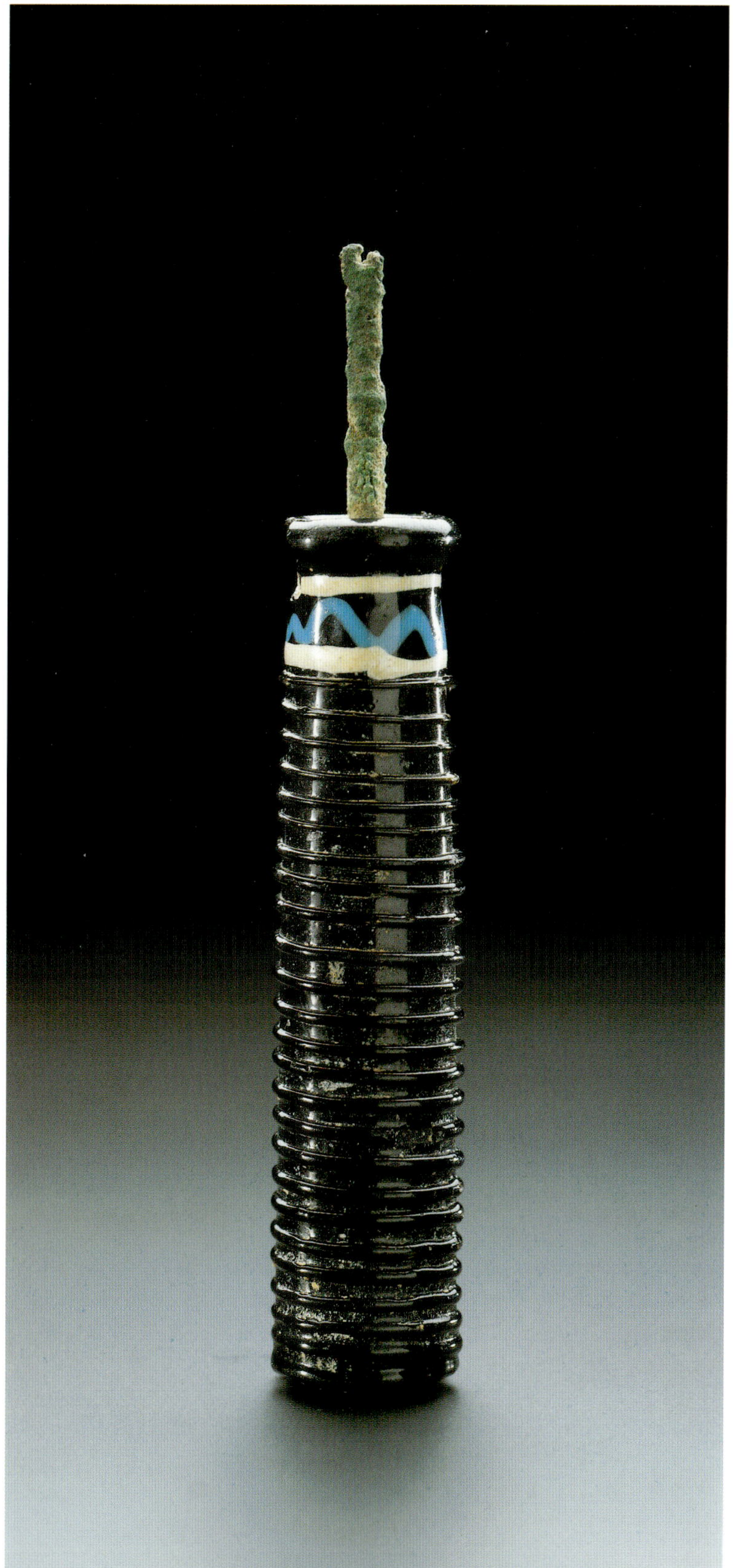

Nr. 23 Schminkschale

Wahrscheinlich phoenizisch oder assyrisch
8.–7. Jahrhundert v. Chr.
Höhe 2,9 cm; Durchmesser Rand 7,5 cm;
Durchmesser innen 4,0 cm

Provenienz: A. M. Kevorkian, Paris

Durchscheinendes, dunkelgelbgrünes Glas (nahe 10 GY 4/4). Wenige kleine, runde Blasen. Geschmolzen in einer geschlossenen Form; Schliffrillen; umlaufende Kratzer außen und innen. Unversehrt; ursprüngliche, glänzend grüne Oberfläche außen stellenweise erhalten; innen und außen zum Teil golden irisierend.
Schminkschale. Breiter, horizontaler Rand mit leicht geschwungener Kehlung außen und innen von einer Schliffrille begrenzt; sehr dickwandige gerundete Form; Standringkante gerundet; Unterseite des Bodens konkav.

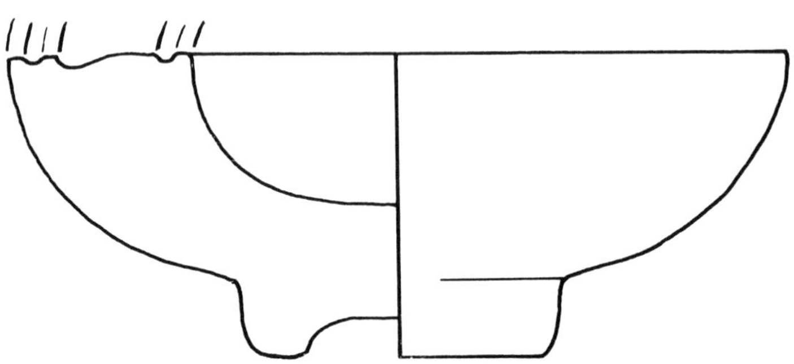

Bemerkungen
Schminkschalen dieser Form wurden aus Glas, Stein und Fayence hergestellt. Vergleiche Beispiele aus Glas in: Chicago, Oriental Institute Museum, Nr. A 18950 (M 4167), aus Megiddo, Israel, gefunden in einem Kontext des späten 8. oder 7. Jahrhunderts v. Chr., durchscheinend hellgrün (Barag 1982, op. cit. [unten], S. 11, Nr. 1, Abb. 1, 2); – Jerusalem, Israel Department of Antiquities and Museums, Nr. 68–365, ursprünglich von einem Händler in Huwara, bei Schechem, erworben, durchscheinend blau (Barag 1982, op. cit., S. 11–13, Nr. 2, Abb. 3, 4); – Privatsammlung, Israel, wahrscheinlich aus der Umgebung von Samaria (Barag 1982, op. cit., S. 13, Nr. 3, Abb. 5, 6).
Das dicke, gelbgrüne Glas und die Rillendekoration verbinden diese Schale mit einer kleinen Gruppe formgeschmolzener und geschliffener Gläser westasiatischer Herkunft, von welchen die Sargonvase in London am bekanntesten ist: BM, Nr. WAA 90952, ein Alabastron, das für den assyrischen König Sargon II (gestorben 705 v. Chr.) hergestellt wurde, siehe oben Abb. 43, 44 (Barag 1985, S. 60–61, Nr. 26, Abb. 2, Farbtafel B, Tafel 3; Tait [Hrsg.] 1991, S. 20, Farbabb. 15). Weitere, dieser Gruppe zugeschriebene Gefäße aus dickem, gelbgrünem Glas befinden sich in London: BM, Nr. WAA 91461, ein gedrungenes Alabastron (Barag 1985, S. 61–62, Nr. 27, Abb. 2, Farbtafel B, Tafel 3); – Corning, CMG, Nr. 55.1.66, ehemals Sammlung R. W. Smith, ein henkelloses Gefäß auf hohem Fuß (Smith 1957, S. 37, Nr. 48; Goldstein 1979, S. 99–100, Nr. 196, Farbtafel 11, Tafel 37); – Madrid, Museo Arqueologico, Kanne aus Aliseda, Spanien (von Saldern 1970, S. 225, Nr. 44, Abb. 39); – Bologna, Museo Civico, Amphora, aus einem etruskischen Grab im Giardino Margherita, Bologna (von Saldern 1970, S. 225–226, Nr. 45, Abb. 40). – Zu dieser Gruppe: von Saldern 1970, S. 210–212; Barag 1985, S. 52–54; Grose 1989, S. 74–76.
Zu den Schminkschalen: D. Barag, Cosmetic Glass Palettes from the Eighth-Seventh Centuries B.C., JGS 24, 1982, S. 11–19, mit einer Liste von Beispielen aus verschiedenen Materialien.

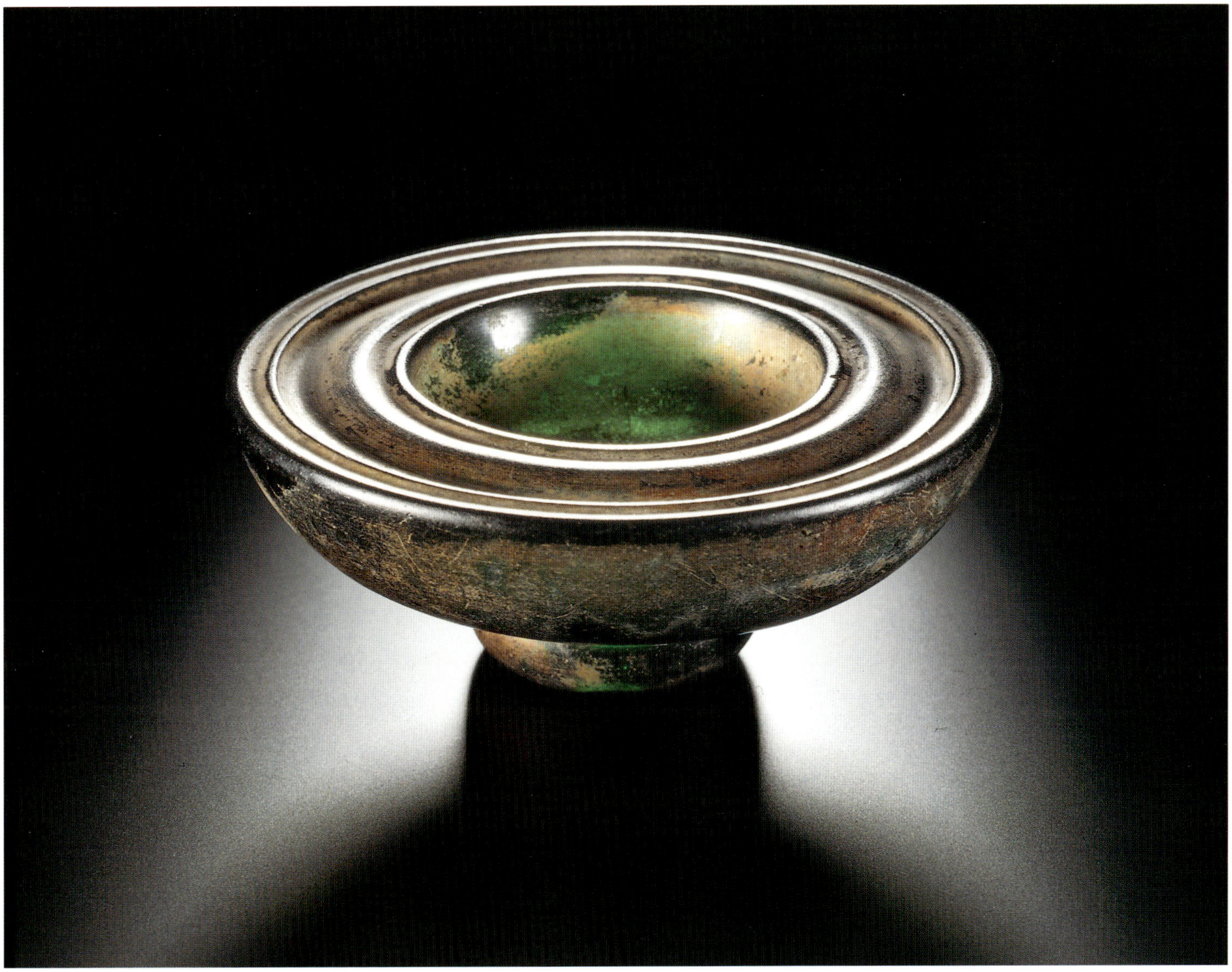

## Nr. 24 Achämenidischer Lotuskelchbecher

Abb. 66
Achämenidisch-persisch, wahrscheinlich iranisch
Erste Hälfte 4. Jahrhundert v. Chr.
Höhe 7,3 cm; Durchmesser Rand 12,1 cm; durchschnittliche Stärke Rand 0,16 cm

Provenienz: C. Sheppard, London

Klares farbloses Glas mit einem blaßolivfarbenen Stich (10 Y 6/2). Sehr wenige winzige Blasen. Geschmolzen in einer geschlossenen, einteiligen(?) Form; auf der Außenseite geschnitten und graviert; poliert; außen schwache Spuren umlaufender Kratzer, innen unregelmäßige Kratzer. Unversehrt; auf der Außenseite kleine Überreste schwarzer Verwitterung; wenige hellbraune Versinterungen auf der Oberseite des Randes.
Tiefe halbkugelige Schale. Hoher Rand mit einer über die Schulterbreite hinauskragenden Mündung und einer geschliffenen, nach außen abfallenden Kante; gerundeter Körper; gerundeter Boden. Außen am Knick zwischen Rand und Körper ein 0,5 cm breiter, leicht gekehlter Ring; darunter ein geschnittener Lotuskelch aus geädertem, ägyptischem Nymphaea Nelumbo, der von einem kreisförmigen, gravierten Medaillon (Durchmesser 3,8 cm) aufsteigt. Im Medaillon eine 18blättrige Rosette um einen Punkt mit zwei konzentrischen Kreisen; vierfach gestaffelte, kreuzförmig angeordnete, breite (an der Spitze gerundete) Lotusblätter, deren Adern durch senkrechte Einkerbungen angegeben sind; drei der äußeren vier Blätter haben sechs, ein Blatt hat fünf vertikale Adern; in den Zwickeln vier weitere Lotusblätter, davon drei mit sieben und eins mit acht Adern; in den dreieckigen Flächen zwischen den Blattspitzen acht weitere Lotusblätter, davon sechs mit vier und zwei mit drei Adern; zwischen den Spitzen dieser Blätter sechzehn glatte, gerundete Blattspitzen (ohne Adern).
Zur Konstruktion der Rosette greifen achtzehn gravierte Hilfslinien über den Kreis, der das Medaillon umrahmt, hinaus. Das Blütenkreuz der vier äußeren Lotusblätter ist asymmetrisch: ein Blatt überschneidet das nächste Blatt auf der einen Seite, während auf der anderen Seite eine kleine Lücke klafft.

Bemerkungen
Kleine Becher dieser Form hießen in der Antike wahrscheinlich »kondy« (Athenaios XI 477f–478a; 784a, b). Sie müssen im ganzen achämenidischen Reich weit verbreitet gewesen sein, denn auf den Reliefs der Apadana, dem Palast des persischen Königs Xerxes (485–465 v. Chr.) in Persepolis, sind sie in den Händen von Gabenträgern abgebildet, die aus entlegenen Gebieten wie Baktrien, Persien, Babylonien, Syrien, Kilikien und Ionien kommen (Benennung der Delegationen nach G. Walser, Die Völkerschaften auf den Reliefs von Persepolis, Teheraner Forschungen 2, 1966). Beim Trinken hielt man die Becher nach medischer Sitte mit den Fingerspitzen in der hohlen Hand. Die Schale der Sammlung Wolf schmiegt sich tatsächlich sehr angenehm in die Hand und fühlt sich trotz ihrer Dünnwandigkeit nicht zerbrechlich an.
Die meisten erhaltenen achämenidischen Becher sind aus Silber und Bronze (siehe oben: Technische Betrachtungen Abb. 68), aber in einer 425 v. Chr. in Athen aufgeführten Komödie berichtet ein aus Persien zurückgekehrter athenischer Abgesandter, daß man am persischen Hof sogar aus Bechern von Glas und Gold trank (Aristophanes, Die Acharner, Vs. 74). Fragmente von 24 formgeschmolzenen und geschliffenen Glasgefäßen, darunter eine besondere Phiale, kamen bei Ausgrabungen im Palast in Persepolis zutage. Der genaue Zeitpunkt ihrer Herstellung läßt sich aufgrund des archäologischen Kontexts nicht festlegen, aber sie stammen sicher aus der Zeit vor der Zerstörung des Palastes durch Alexander den Großen im Jahre 331 v. Chr. (E. F. Schmidt, Persepolis, II, Chicago 1957, S. 91–93, Tafel 66–67; S. Fukai, Persian Glass, New York 1977, S. 19, Abb. 5). Bei späteren Grabungen fand man Bruchstücke eines Glasrhytons, an dessen Spitze ein Löwe dargestellt ist, der einen Stier angreift (Fukai, S. 20, Abb. 8). Das früheste datierbare achämenidische Glasgefäß kam am anderen Ende der antiken Welt, in Aslaia an der afrikanischen Nordküste zum Vorschein (M. Vickers und A. Bazama, A Fifth Century B.C. Tomb in Cyrenaica, Libya Antiqua 8, 1971, S. 69–84; M. Vickers, An Achaemenid Glass Bowl in a Dated Context, JGS 14, 1972, S. 15–16). Der Glasbecher, der ein geschliffenes Zungenblattdekor trägt, wurde in einem Grab mit attischer Keramik aus dem letzten Viertel des 5. Jahrhunderts v. Chr. gefunden. Er datiert also aus etwa der gleichen Zeit wie die Komödie des Aristophanes.
Die meisten achämenidischen Glasschalen sind wie die Schale aus Aslaia mit einem einfachen Zungenblattdekor verziert (siehe oben: Technische Betrachtungen Abb. 67, ein hervorra-

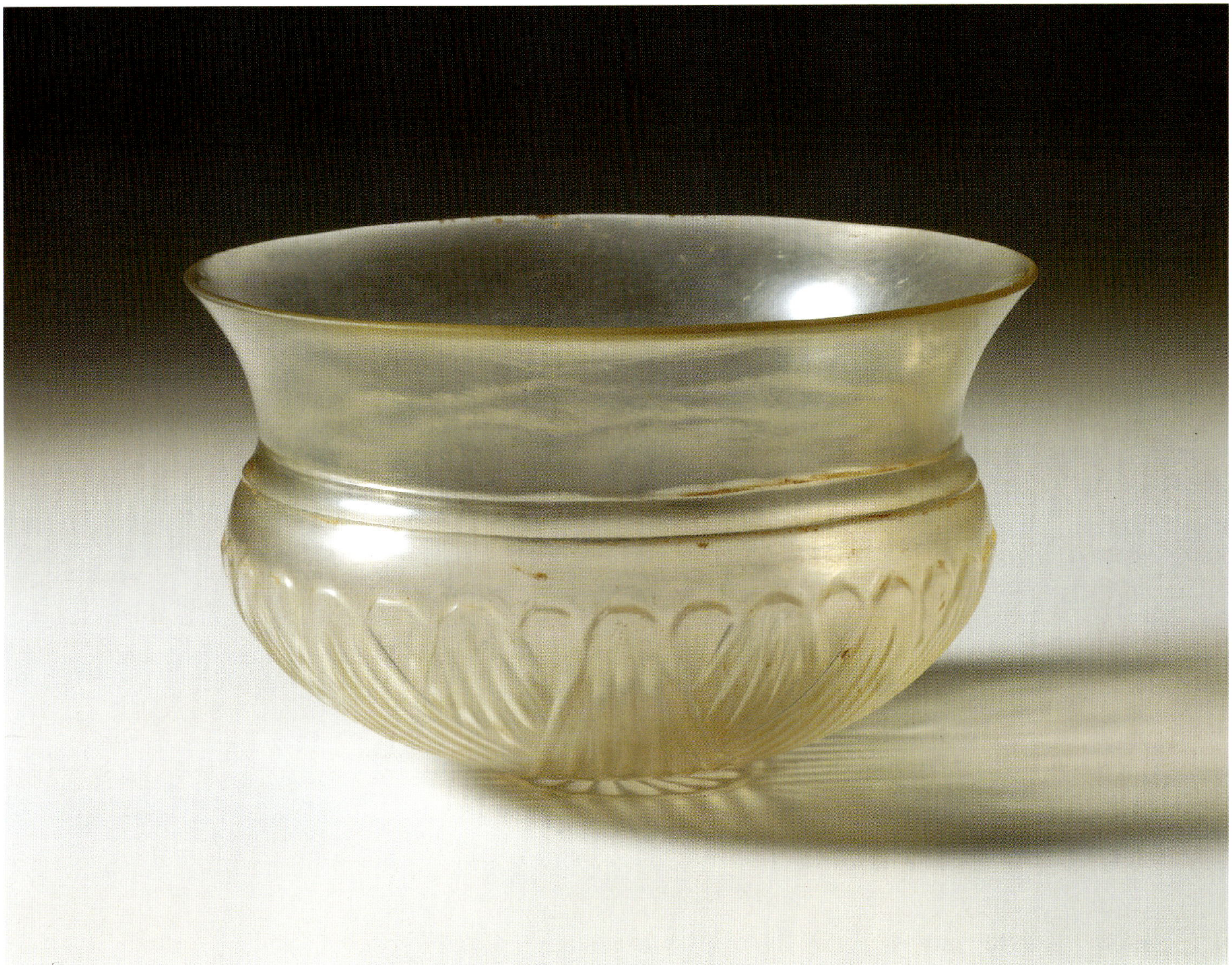

gendes Beispiel in München). Das Lotuskelchdekor der Schale in der Sammlung Wolf kommt selten vor. Bisher ist nur ein weiteres Beispiel mit diesem Motiv auf einem Glasgefäß bekannt: ein Becher aus Nippur, südlich von Babylon, nun in Philadelphia, Pennsylvania, The University Museum, Nr. B 2349 (D. Barag, An Unpublished Achaemenid Cut Glass Bowl from Nippur, JGS 10, 1968, S. 17–20). Der Becher aus Nippur ist in allen Details dem Becher der Sammlung Wolf sehr ähnlich.

In Ägypten gab es mehrere Lotusarten, die traditionell verschieden dargestellt wurden. Die Blumen mit breiten, senkrecht geäderten Blütenblättern werden in der Forschung meist als Nymphaea Nelumbo bezeichnet. Obwohl das Motiv der Nymphaea Nelumbo ägyptischen Ursprungs ist, sollen die Glasbecher aus Nippur und der Sammlung Wolf zu dem sogenannten asiatischen Typus gehören, der sich dadurch auszeichnet, daß der Mündungsdurchmesser geringfügig größer ist als der Durchmesser der Schulter (M. Pfrommer, Studien zu alexandrinischer und großgriechischer Toreutik frühhellenistischer Zeit, Deutsches Archäologisches Institut, Archäologische Forschungen 16, Berlin 1987, S. 47).

Der Glasbecher der Sammlung Wolf wird aufgrund der Maßverhältnisse von Mündungsdurchmesser zu Gefäßhöhe und dem Verhältnis von Körper- zu Randhöhe in die erste Hälfte des 4. Jahrhunderts v. Chr. datiert. In die gleiche Zeit weist auch das Dekor mit einem vierfach gestaffelten Blattkelch. Die Lotusblätter auf den Glasbechern aus Nippur und der Sammlung Wolf haben noch nicht die umgeschlagenen Spitzen, wie sie in hellenistischer Zeit üblich wurden und auf einer Silberphiale aus Kleinasien zu sehen sind in London, BM, Nr. 1966.10-14.1 (Pfrommer 1987, op. cit., S. 88, 252, Nr. KBk 42, Tafel 50f, 60).

Zu diesem Gefäßtypus: Barag 1968, op. cit.; Pfrommer 1987, op. cit., S. 42–74.

Zu der achämenidischen Glasindustrie: A. Oliver, Persian Export Glass, JGS 12, 1970, S. 9–16; Grose 1989, S. 80–81.

Siehe oben S. 53.

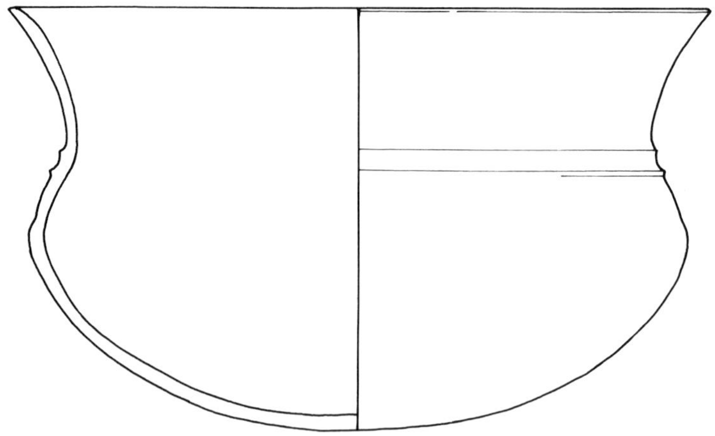

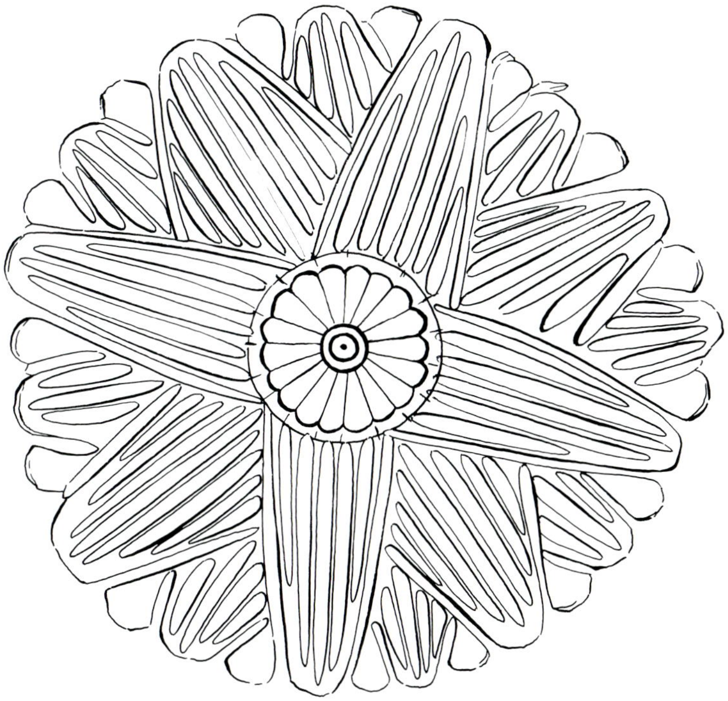

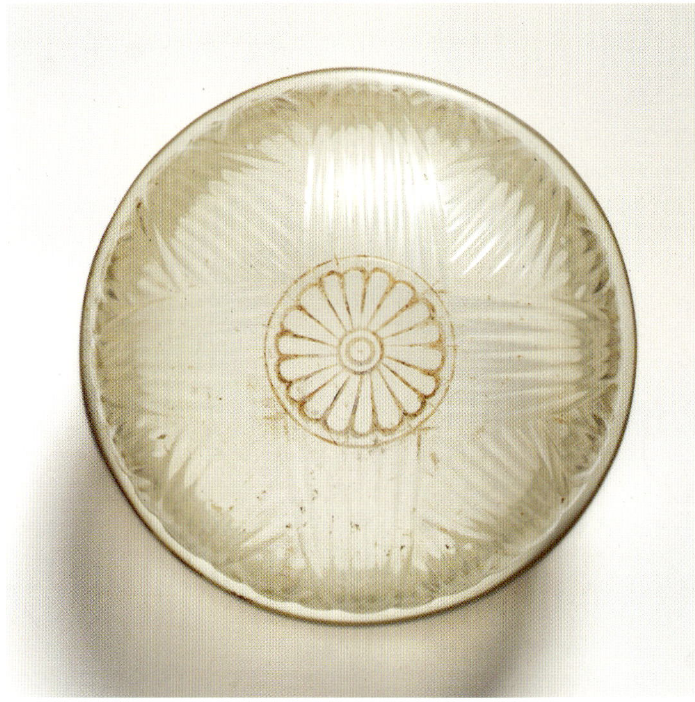

# Nr. 25 Amphoriskos

**Ägyptisch**
**26. Dynastie,**
**7.–6. Jahrhundert v. Chr. oder später**
**Höhe 4,7 cm; Durchmesser Hals 1,4 cm;**
**Durchmesser Körper über Henkeln 2,8 cm;**
**Wandungsstärke Hals 0,15 cm**

**Provenienz: Kunsthandel Paris**

Vermutlich Ägyptisch Blau (5 B 5/6). Feinkörnig. Auf der Töpferscheibe geformt; im Ofen gebrannt; Henkel geschliffen und durchbohrt. Kleine Aussplitterungen am Rand, sonst intakt.
Amphoriskos. Gerader Rand; kurzer, zylindrischer Hals; waagerechte Schulter mit annähernd rechtwinkligem Schulterknick; länglicher Körper mit sanft gebogener, zur runden Basis hin zugespitzter Wandung. Unterhalb der Schulter zwei sich gegenüberliegende, senkrecht sitzende und waagerecht durchbohrte Ösenhenkel. Glatte Außenwandung. Innenwandung des Körpers nahezu waagerecht gerillt.

Bemerkungen
Ägyptisch Blau ist ein Calciumkupfertetrasilikat. Im wesentlichen besteht es aus den gleichen Grundstoffen wie Glas. Es entsteht aus Quarzsand oder Kieselsplitt, Kalk, Kupferverbindungen und Flußmitteln wie Natron oder Soda durch stundenlanges Erhitzen von 850 – 1000°C (D. Ullrich, Ägyptisch Blau [$Ca\ Cu\ Si_4\ O_{10}$]: Bildungsbedingungen und Rekonstruktionsversuch der antiken Herstellungstechnik, Diplomarbeit Freie Universität Berlin 1979; R. Fuchs in: H. Engelhardt und G. Kemptner [Hrsg.], Diversarum Artium Studia, Festschrift H. Roosen-Runge, Wiesbaden 1982, S. 195–208; M. S. Tite, M. Bimson, M. R. Cowell, The Technology of Egyptian Blue, in: M. Bimson und I. C. Freestone [Hrsg.], Early Vitreous Materials, British Museum Occasional Paper 56, London 1987, S. 39–46; S. Schiegl, Altägyptische Pigmente und Glasuren: Phasenbestand, Chronologische Evolution, Zersetzungsmuster und deren Ursachen, Dissertation Heidelberg 1991, S. 19, 27–30). Ägyptisch Blau unterscheidet sich von Glas durch seine kristalline Struktur. Von der 4. Dynastie (um 2500 v. Chr.) bis in das 6. Jahrhundert n. Chr. überwiegend in zermahlenem Zustand als Pigment benutzt, konnte Ägyptisch Blau darüber hinaus mit Bindemitteln wie Gummi arabicum oder Wachs versetzt wie Keramik plastisch verformt und anschließend gebrannt werden. Der Amphoriskos der Sammlung Wolf wäre hierfür ein prägnantes Beispiel.

Die Gefäßform scheint ursprünglich phönizisch zu sein und erinnert an die großen phönizischen Transportamphoren (P. M. Bikai, The Phoenician Pottery of Cyprus, Nicosia 1987, Tafel IV–VI). Unter ägyptischer Keramik kommt sie seit der 26. Dynastie (Mitte 7. Jahrhundert v. Chr.) in verschiedenen Variationen häufiger vor. Die Schulter von Gefäßen dieser Form kann über dem Schulterknick gerundeter erscheinen, der Knick kann weniger betont ausfallen und die zur Basis hin zugespitzte Körperform leicht variieren. Vergleiche Beispiele aus Tanis, Grundsteindepot des Königs Amasis (570–526 v. Chr.) (W. M. F. Petrie, Tanis II, Egyptian Exploration Fund 4, London 1888, Tafel V, 35, Tafel XXXIII, 4); – Qurna, ein Gefäß, das heute in die beginnende 26. Dynastie datiert wird (W. M. F. Petrie, Qurneh, British School of Archaeology in Egypt 15, London 1909, Tafel L, 795, mit früherer Datierung); – Mendes (K. L. Wilson, Mendes, Cities of the Delta II, Malibu 1982, Tafel XIX, 1–2). Die Form ist jedoch nicht gänzlich auf Keramik beschränkt, vergleiche ein Beispiel aus Memphis, Tempel des Ptah, aus Alabaster (W. M. F. Petrie, Stone and Metal Vases, British School of Archaeology in Egypt, London 1937, S. 14 und 25, Tafel XXXVI, 924).
All diese Gefäße sind jedoch wesentlich größer und keines ist aus Ägyptisch Blau hergestellt wie das der Sammlung Wolf. Entsprechend den um einen Kern geformten Glasamphoriskoi scheint es demnach große Transportamphoren zu imitieren, vergleiche Kat.-Nr. 46.

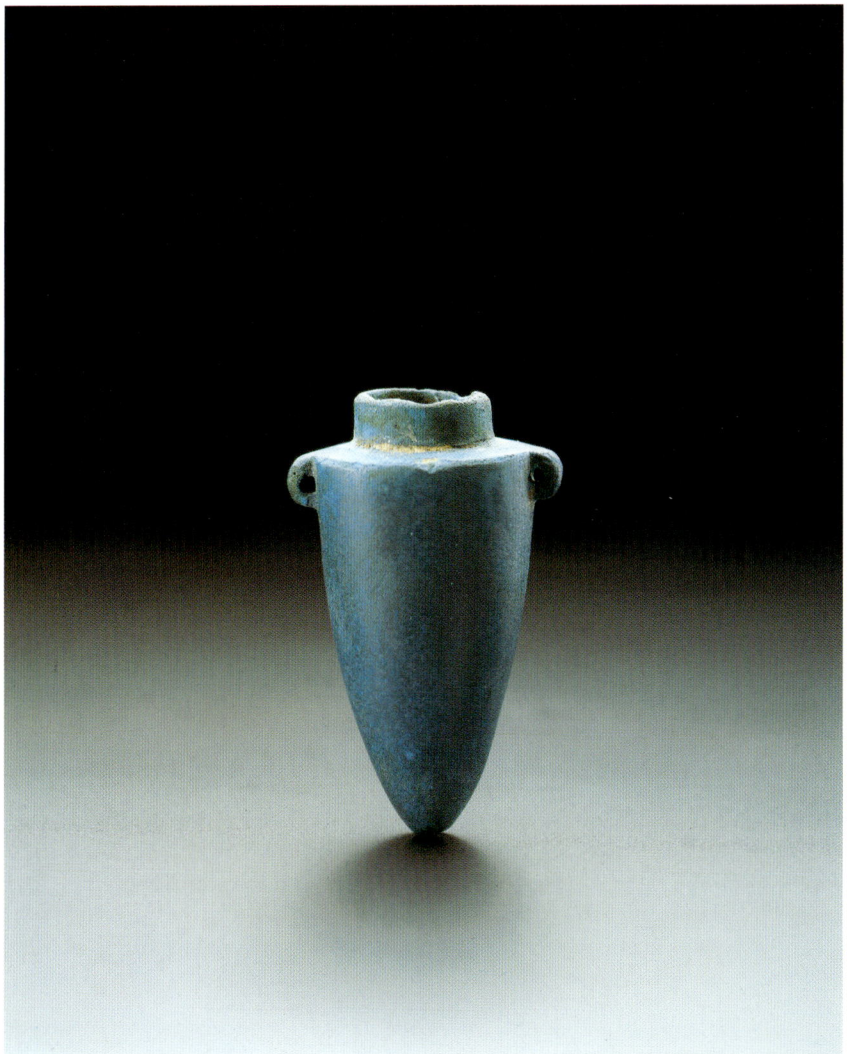

## Nr. 26 Köpfchen eines Mannes

Ägyptisch
Vermutlich 10.–7. Jahrhundert v. Chr.
Höhe 4,0 cm; Breite 3,9 cm; Tiefe 3,8 cm

Provenienz: Claude de Muzac, Paris

Graublaugrüne Matrix (nahe 5 BG 5/2). Gleichmäßig von winzigen Blasen durchsetzt, dazwischen einige größere. Geformt; Riß vom Trocknungs- oder Brennprozeß über der Nasenwurzel; Schleifspuren im Bereich des Schädels und der Augenpartie. Schräg nach hinten ansteigender, 1,8 cm tiefer Querbruch im oberen Halsbereich; Rand des linken Ohres bestoßen; Reste einst deckender, brauner Verwitterungsschicht in Tiefen erhalten.
Kopf eines Mannes. Kopf mit kahlgeschorenem Schädel; Augenbrauen nur angedeutet; Augäpfel kaum merklich nach unten geneigt; Augen von leicht nach außen verlängerten Schminkstrichen eingerahmt; kurze, scharfgratige Nase mit kantigen Nasenlöchern; Philtrum angegeben; Mund mit geschürzten Lippen und leicht angehobenen Mundwinkeln; Kinn zurückgesetzt; Rundliche Wangen und Kinnladen; große, fleischige Ohren mit angedeuteten Ohrlöchern; schmaler Hals nur im Ansatz erhalten.

Bemerkungen
Nach der gleichmäßig durchgefärbten, eher matten Oberfläche der Brüche zu urteilen, scheint dieses Köpfchen aus einem Werkstoff hergestellt zu sein, der zwischen Glas und glasartiger Fayence, die nur in hellgrünen und türkisfarbenen Tönen bekannt ist (Lucas und Harris 1962, S. 164–165), liegt; siehe hierzu Kat.-Nr. 110. Da zusammengesetzte Figuren mit eingefügten gläsernen Köpfchen allein aus viel früherer Zeit bekannt sind (siehe Kat.-Nr. 9), kann dieses Köpfchen nur von einer kleinen rundplastischen Figur abgebrochen sein, wie sie im 1. Jahrtausend v. Chr. in einigen Exemplaren aus der verwandten glasartigen Fayence bekannt sind (Cooney 1960, S. 32–39). Glasartige Fayence scheint in Ägypten zu Beginn des 1. Jahrtausends v. Chr. entwickelt worden zu sein. Im Gegensatz zu Glas verfügt glasartige Fayence über gewisse plastische Eigenschaften. Der Werkstoff läßt sich in einem Model formen, problemlos herausnehmen und überarbeiten, bevor er ohne die Form im Ofen gebrannt wird. Grün (zu Analysen siehe Lucas und Harris 1962, S. 189) ist eine bevorzugte Farbe dieser Zeit, ein Trend, der sich in den zahlreich für Skulpturen verwendeten grünen Steinen widerspiegelt.

Der Mann ist glatzköpfig gleich ägyptischen Priestern dargestellt. Stilistisch läßt sich das Miniaturköpfchen, wie häufig sehr kleine Skulpturen, nur schwer einordnen. Am ehesten ist es noch mit dem großohrigen Köpfchen einer Bronzestatuette der Dritten Zwischenzeit: Brooklyn Museum, Nr. 37.363E (R. S. Bianchi, Egyptian Metal Statuary of the Third Intermediate Period [Circa 1070–656 B. C.], from Its Egyptian Antecedents to Its Samian Examples, in: Small Bronze Sculpture from the Ancient World, J. Paul Getty Museum, Malibu 1990, S. 74, Abb. 6) zu vergleichen, sowie mit einem Kopf aus rotem Quarzit, der gleichermaßen Herihor wie einem König oder Priester zugeschrieben wird: Brooklyn Museum, Nr. 36.835 (R. Fazzini, Images for Eternity, San Fancisco und Brooklyn 1975, Nr. 85; D. Spanel, Through Ancient Eyes: Egyptian Portraiture, The Birmingham Museum of Art, Birmingham, Alabama, 1988, S. 108–109, Nr. 36). Dieser Kopf weist wie das Köpfchen der Sammlung Wolf leicht angebohrte Ohrläppchen auf, eine Tradition, die zuletzt in der Ramessidenzeit insbesondere unter Sethos I. (1229–1278 v. Chr.) zu beobachten war und seither weitgehend versiegte. Aus Glas ist nur ein 3,8 cm hohes, dunkelblaues Königsköpfchen in Cambridge, Fitzwilliam Museum, Nr. E.FG.3 (B. Schnitzer et al., Glass at the Fitzwilliam Museum, Cambridge 1978, S. 15, Nr. 13) zu erwähnen, das dem Köpfchen der Sammlung Wolf vergleichbare Gesichtszüge trägt. Die Form des Schädels ist nicht sichtbar, da mit Stirn-Uräus und Nemes-Kopftuch ausgestattet. Es wird ohne nähere Begründung in die 26. Dynastie (664–525 v. Chr.) datiert. Mit kahlem, eiförmigem Schädel und aus einem ähnlichen Werkstoff (glasartige Fayence) wie das Köpfchen der Sammlung Wolf hat sich schließlich das 3,3 cm hohe Oberteil einer sehr kleinen Sitzfigur in London, BM, Nr. EA 15093, 1879 erworben (Cooney 1976, S. 153, Nr. 1781), erhalten. Doch ist es zu winzig und unvollständig, um eine sichere zeitliche Einordnung zuzulassen.

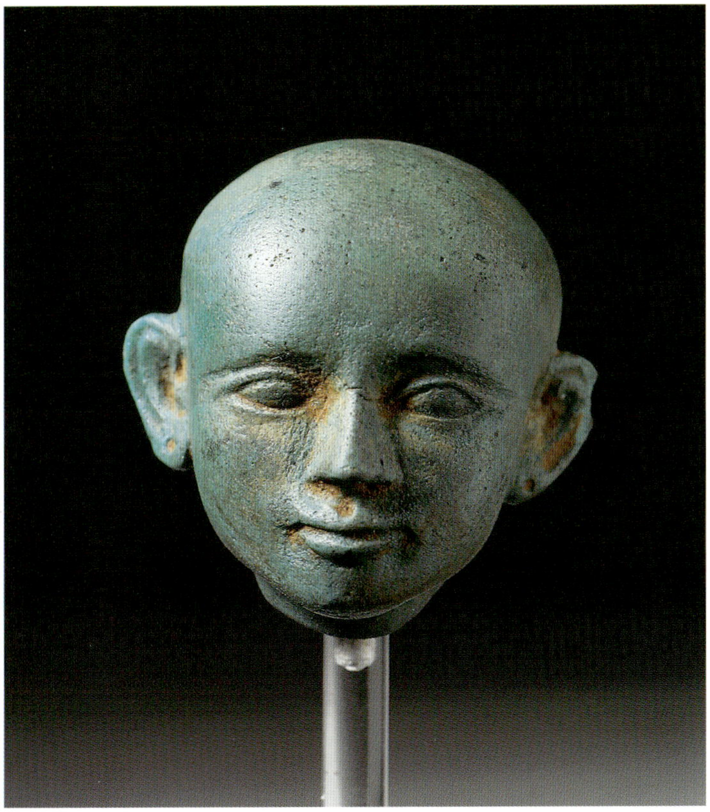
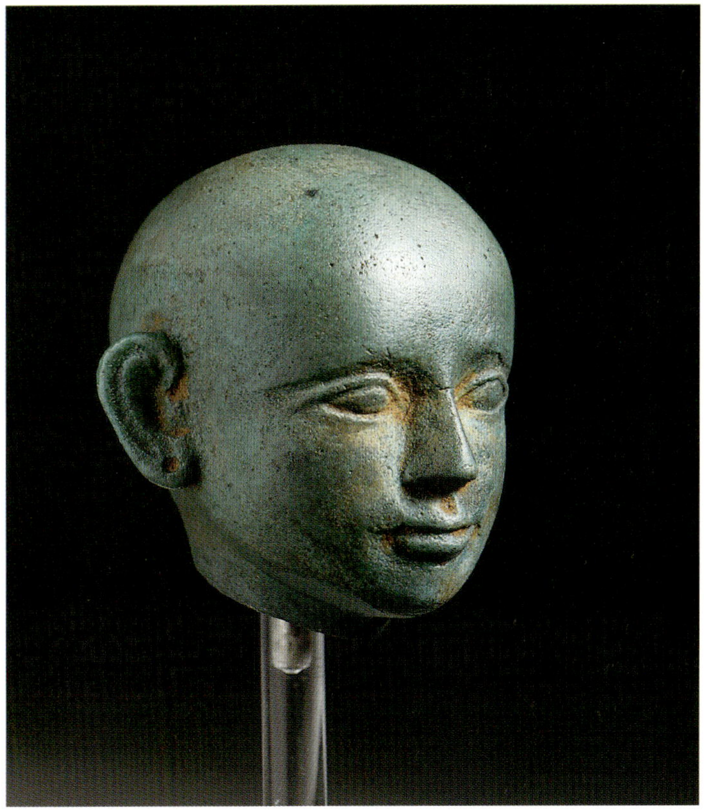
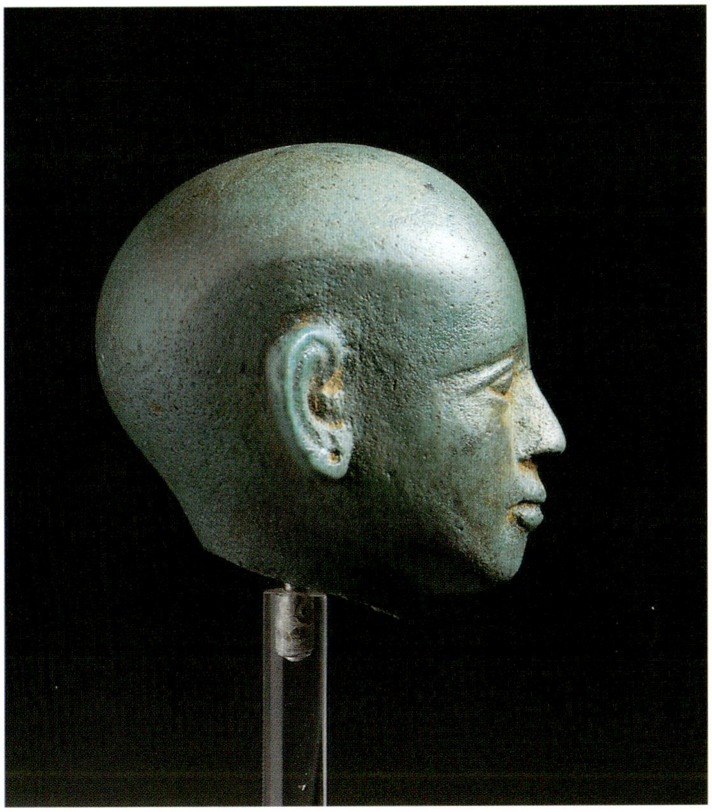
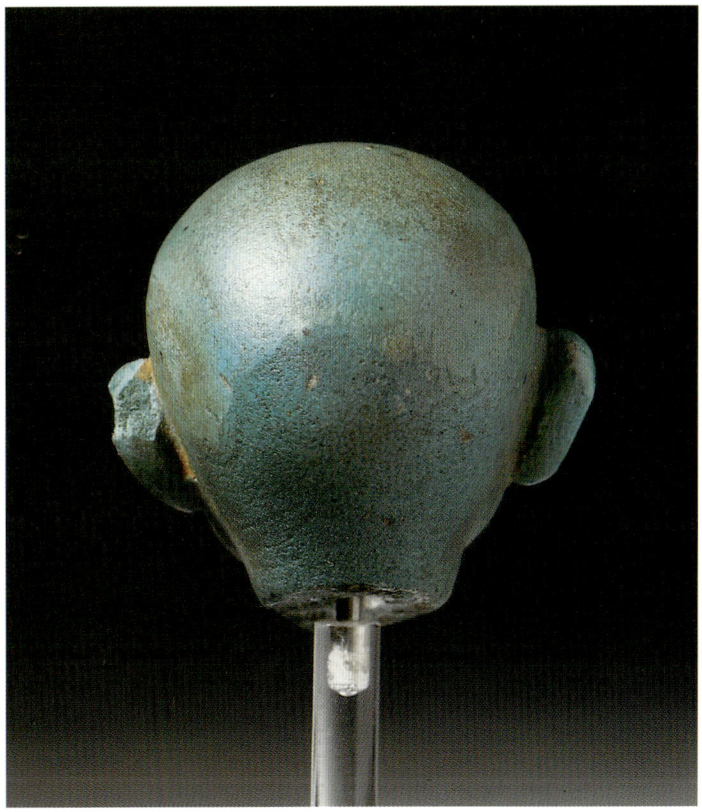

## Nr. 27 Augeneinlage eines Tieres

Ägyptisch
Spätzeit bis Ptolemäerzeit,
1. Jahrtausend v. Chr.
Höhe 5,2 cm; Breite 7,3 cm; Tiefe 2,3 cm

Provenienz: Kunsthandel Zürich

Augenumrandung aus opakdunkelblauem, sehr homogenem Glas mit vereinzelten größeren, an der Oberfläche offenen Blasen. In einer offenen, einteiligen Form geschmolzen; geschliffen und poliert. Iris grauschwarzer Obsidian, Augapfel weißer Calcit, beide geschliffen und poliert. Teile mit gipsartigem Bindemittel fixiert. Hervorragend erhalten.
Linkes Auge. Vorderseite des Auges konvex, Rückseite konkav; nahezu halbkugelförmige, hochglänzend polierte schwarze Iris in weißen Augapfel gesetzt: zur Befestigung blieb auf der Rückseite der Iris ein Vierkantstift stehen. Dieser wurde durch eine Öffnung im Augapfel geschoben und erscheint auf der Rückseite als matt grauschwarzes Viereck, da nicht poliert. Dieses Ensemble ist in die gläserne Augenumrandung mit einem Binder eingekittet. Lidränder auf der leicht gewölbten Vorderseite fein poliert, zur Rückseite mit einem scharfen Grat abgesetzt und sich verjüngend zugeschliffen; Rückseite der Augenumrandung unregelmäßig und mit Werkzeug bearbeitet, das Spuren hinterlassen hat, als das Glas noch heiß war.

Bemerkungen
Augeneinlagen schmückten recht häufig ägyptische Särge, Mumienmasken, Statuen, Statuetten und gelegentlich auch Reliefs. Das mit absoluter Präzision gestaltete Auge der Sammlung Wolf könnte nach Form und Größe die Mumie oder den Kartonagesarg eines heiligen Stieres geschmückt haben. Der Tierkult erreichte in Ägypten in der Spätzeit seinen Höhepunkt. Vergleichbare Augeneinlagen, die dieser Epoche zugeschrieben werden: London, BM, Nr. EA 16672, aber weniger perfekt ausgeführt (Cooney 1976, S. 84, Nr. 925); – Privatsammlung, rechtes Auge mit roter Iris und dunkelblauer Pupille (Nolte 1974, S. 30, Nr. 34). In Frage käme der Apis-Stier als heiliges Tier des Gottes Ptah. Viele dieser Tiere wurden in den riesigen unterirdischen Gewölben des Serapeums von Saqqara von der 18. Dynastie bis zum Beginn der Römerzeit beigesetzt. Doch der Stier ist auch eine Erscheinungsform des in Oberägypten verehrten Gottes Month. Als Begräbnisstätte dieser heiligen Stiere diente das Bucheum, eine große unterirdische Anlage bei Armant, die von der 30. Dynastie bis in römische Zeit hinein belegt wurde. Es ist jedoch weniger wahrscheinlich, daß die Augeneinlage der Sammlung Wolf von einem der Stiere in Armant stammt, da die Lidränder der hier gefundenen Augeneinlagen ausnahmslos aus Metall hergestellt sind (R. Mond und O. H. Myers, The Bucheum I, Egyptian Exploration Society 41, London 1934, S. 64–68).
Da die Glasumrandungen von menschlichen wie von tierischen Augen von der Mitte der 18. Dynastie bis in die Ptolemäerzeit von nahezu gleichbleibender Farbe, Qualität und Technik – die Vorderseite abgeformt und poliert, die Seiten beschliffen – sind und nur menschliche Augen kleine stilistische Unterschiede zeigen, kann die Datierung vorerst nicht weiter untermauert werden.
Zu Augeneinlagen: Lucas und Harris 1962, S. 98–127.

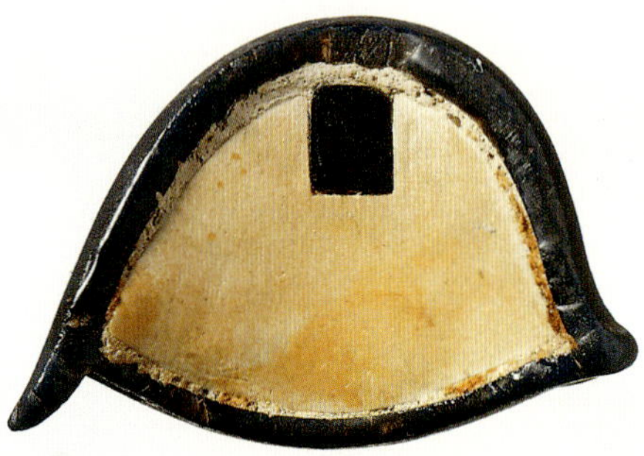

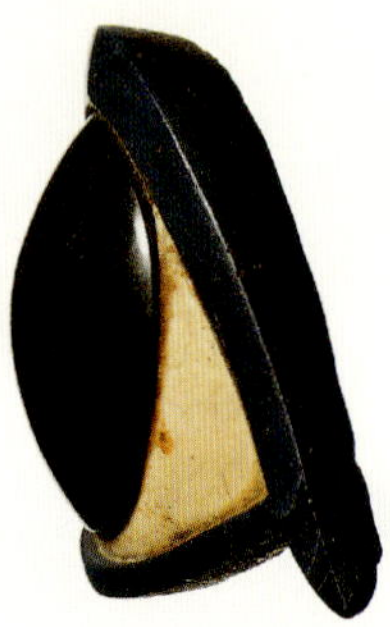

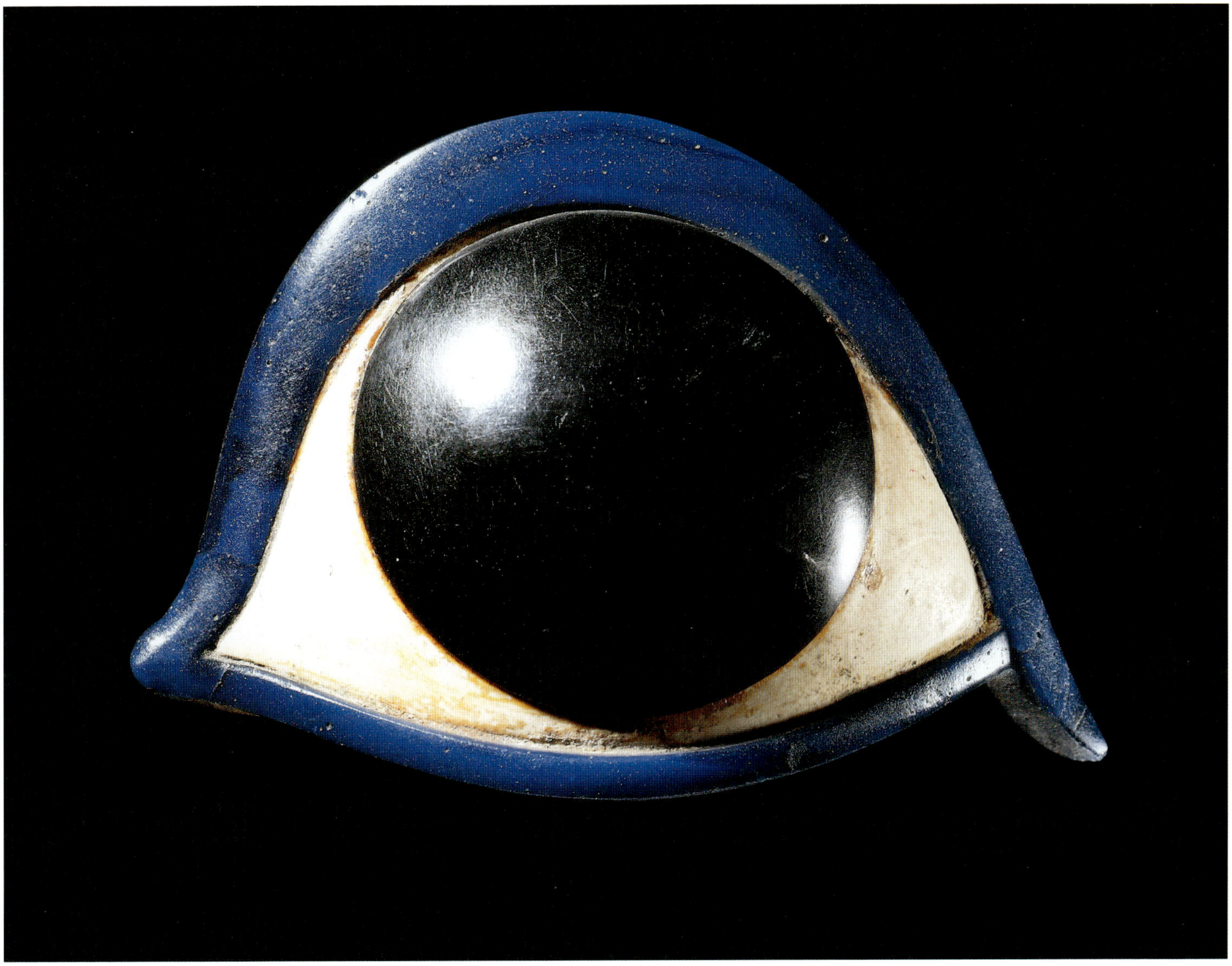

## Nr. 28 Einlage in Gestalt eines liegenden Schakals

Ägyptisch
Mitte Spätzeit–Ptolemäerzeit,
5.–1. Jahrhundert v. Chr.
Höhe 8,0 cm; Breite 14,7 cm; Tiefe 1,4 cm

Provenienz: Blumka, New York, ehemals The Minneapolis Institute of Arts

Opakes, schwarzblaues Glas. Von an der Oberfläche offenen Blasen unterschiedlicher Größe durchsetzt. Mit der Vorderseite nach unten in einer offenen, einteiligen Form geschmolzen; Details eingeschliffen und gebohrt; mit Ausnahme der Innenseite des linken und rechten Ohres Oberseite poliert. Nahezu vollständig; nur Vorderpfote und Hinterlauf abgebrochen und nicht erhalten. Rückseite mit Ausnahme einiger schwarzer Flecken hellbraun korrodiert.
Liegender Schakal. Seiten gerundet; Rückseite unbearbeitet, leicht unregelmäßig und konkav. Vorderseite des liegenden, nach links ausgerichteten Schakals mit spitzer Schnauze und aufgestellten Ohren in fein durchmodelliertem Relief. Brauenbogen, Auge, Nase, Maulspalte, Ohrbehaarung, vorderes Fußgelenk und Rippenbögen linear eingeschliffen. Maulwinkel von Bohrloch betont.

Bemerkungen
Anubis, Friedhofsgott und Einbalsamierer, der den Verstorbenen mit seiner Kunst zu neuem Leben verhelfen sollte und auch als Vermittler des Lichtes galt, der die Morgenphase des Sonnenlaufes symbolisierte (A. Hermann, Die Stelen der thebanischen Felsgräber der 18. Dynastie, Ägyptologische Forschungen 11, 1940, S. 44–45 und S. 59), erscheint hier in seiner Schakalsgestalt. Liegend ist er gewöhnlich auf einem Schrein oder Pylon dargestellt, von dem der Schwanz herunterhängt. Der Schwanz des Schakals in der Sammlung Wolf war – wie üblich bei Glaseinlagen dieser Art – separat hergestellt und ist nicht erhalten. Da das Relief bis zur flachen Rückseite reicht, war die Einlage einst auf einen Untergrund aufgeklebt und nicht eingelassen (siehe Bemerkungen von Kat.-Nr. 11). Die ältesten Glaseinlagen in Gestalt eines liegenden Schakals stammen aus der 18. Dynastie und schmückten Pektorale (vergleiche ein Pektoral in der Sammlung Wolf, Kat.-Nr. 29). Zu ihnen zählt die anscheinend noch aus mehreren Einzelteilen bestehende Schakaleinlage des im Tal der Könige in Theben-West begrabenen Maiherperi, eines Vertrauten des Königs Amenophis II. (1428–1397 v. Chr.). Die Teile fanden sich im Sarg verstreut (Daressy 1902, S. 31, Nr. 24068 bis G). Eine andere, sehr kleine, nahezu schwarze Glaseinlage eines liegenden Schakals (E. Feucht, Pektorale nichtköniglicher Personen, Ägyptologische Abhandlungen 22, 1971, S. 101, Nr. 120) gehört zu einem vergoldeten Pektoral aus dem Grab eines Beamten in West-Theben. Ein vergleichbarer kleiner Glasschakal erscheint auf einem Pektoral aus Durunka in Mittelägypten (I. Wallert in: JGS 9, 1967, S. 10, Abb. 1; Feucht, op. cit., S. 101, Nr. 121).
Andere, einzeln erhaltene Glaseinlagen sind größer und gleichen dem Schakal in der Sammlung Wolf. Sie waren, wie die nicht selten in Stuck modellierten und bemalten Darstellungen der Särge des 1. Jahrtausends v. Chr. vermuten lassen, als gegengleiche Stücke in Sargdekorationen integriert, können aber auch heilige Schreine geschmückt haben. Idealen Untergrund für Glaseinlagen boten die Särge und Sargmasken aus Kartonage, deren Herstellung in ptolemäischer und römischer Zeit einen großen Aufschwung nahm (Bianchi 1983 b, S. 14). Vergleiche Beispiele in: – ehemals Sammlung Kofler-Truniger, nach rechts blickender Schakal (T. E. Haevernick, Beiträge zur Geschichte des antiken Glases XII. Obsidianarbeiten, JbRGZ 10, 1963, S. 129, Tafel 23, 4 = Müller 1964, S. 125, Nr. A 178 = idem in: Luzern 1981, S. 39, Nr. 21 = Kofler-Truniger 1985, S. 142, Nr. 272); – Amsterdam, Allard Pierson Museum (R. A. Lunsingh Scheurleer, Glas voor het hiernamaals, Vereniging van Vrienden. Allard Pierson Museum Amsterdam, Mededelingenblad 33, Juni 1985, S. 6, Abb. 1, Nr. 7720 = Algemeene Gids, Allard Pierson Museum, Amsterdam 1937, Nr. 7720); – Kairo, Ägyptisches Museum (A. Lucas in: Annales du Service des Antiquités de l'Égypte 39, Kairo 1939, S. 227–228, Tafel 33). Auch aus einer spätzeitlichen Bestattung stammen ähnliche Einlagen (T. Säve-Söderbergh, Four 18th Dynasty Tombs, Oxford 1957, Tafel 67). Einlagen dieser Art gehören überwiegend der auslaufenden Spätzeit an, kommen aber noch in griechisch-römischer Zeit vor.

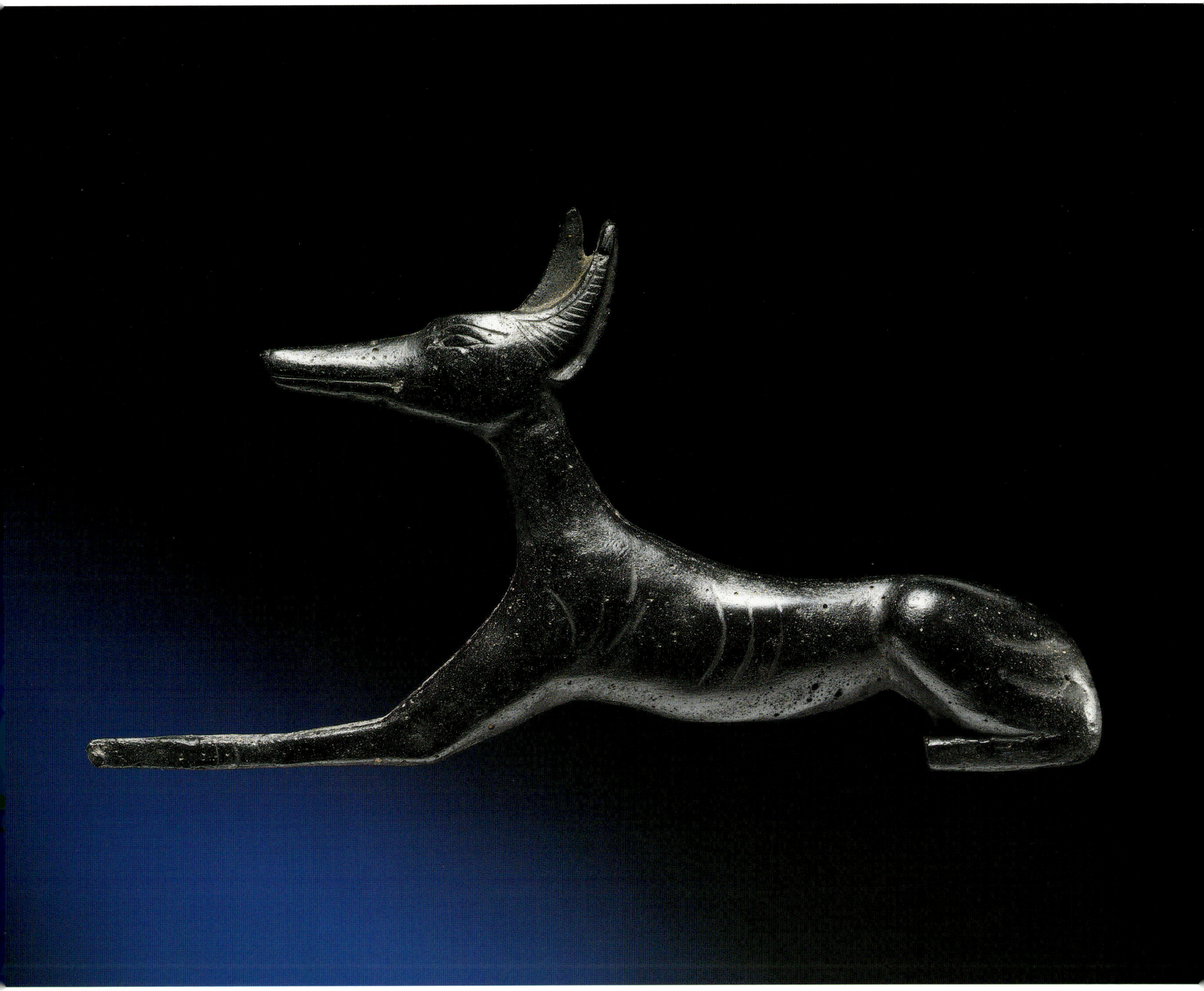

## Nr. 29 Pektoral

**Ägyptisch**
**Vermutlich Dritte Zwischenzeit–Spätzeit, 10.–4. Jahrhundert v. Chr.**
**Höhe 11,8 cm; Breite 15,7 cm; Tiefe 1,7 cm; Tiefe über dem oberen Rand 2,3 cm**

**Provenienz: Sammlung A. Vecht, Amsterdam**

Holz mit Leinen und Stuckschicht überzogen, bemalt und mit Einlagen aus opakhellblauem (nahe 5 B 5/6), opakdunkelblauem und opakem, braunrotem Glas sowie mittel- und dunkelblauer ägyptischer Fayence verziert. Glaseinlagen überwiegend in offenen, einteiligen Formen geschmolzen; Gesichtsdetails eingeschliffen; Rahmenelemente aus Abschnitten von dünnen, flachen Glasstäben. Das Pektoral war in zwei Teile zerbrochen und ist zusammengesetzt. Die Einlage aus seiner Mitte fehlt.
Rechteckiger Brustschmuck in Form eines von einer Hohlkehle bekrönten Schreines (Naos). In der Mitte ein großer ovaler Durchbruch. Zu seinen Seiten steht je eine weibliche Figur mit anbetend erhobenen Armen auf einem Schiff, das über ein dunkelblaues Gewässer fährt. Die Körperteile der Frauen, die rechteckige Fläche hinter der linken Frau und das Mittelteil des Schiffes mit opakhellblauen Inkrustationen aus Glas eingelegt; Perücken, Bug und Steven des Schiffes mit dunkelblauem Glas, Kleider und vier Elemente des oberen, waagerechten Bildrahmens mit braunrotem Glas eingelegt; alle restlichen Einlagen wie die farbige Einfassung des Bildes aus blauer Fayence. Auf der flachen Rückseite zahlreiche Löcher zum Annähen des Schmucks, etliche davon reichen vom unteren Rand der Rückseite schräg verlaufend bis zur Unterkante des Pektorals.

Bemerkungen
Der ovale Durchbruch hat einst einen Skarabäus, Symbol der aufgehenden, neu geborenen Sonne enthalten (siehe Kat.-Nr. 120). Mit einer Barke kommt er unter dem Schutz von zwei Göttinnen aus dem Urozean hervor (E. Feucht, Pektorale nichtköniglicher Personen, Ägyptologische Abhandlungen 22, 1971, S. 15, Tafel III, 33A – Tafel VIII, 75). Pektorale mit diesem und vergleichbarem Bildgeschehen dienten als Brustschmuck ägyptischer Mumien, sei es, daß er an Ketten um den Hals gehängt oder der Mumienumwicklung aufgenäht war. Sie sollten den Verstorbenen magisch in den ewigen Kreislauf der Sonne einbeziehen und somit sein Fortleben garantieren. Die kaum aufeinander abgestimmten und zum Teil wenig formgerechten Glas- und Fayenceeinlagen sind nicht für dieses hölzerne Pektoral hergestellt worden. Sie dürften aus älteren Schmuckstücken, Sarg- oder Möbelverzierungen (siehe hierzu Kat.-Nr. 11) herausgefallen und viel später in diesem Pektoral vereinigt worden sein. Hierbei haben die Göttinnen keinen Kopfputz mehr erhalten. Gewöhnlich sind in diesem Bildgeschehen Isis und Nephthys, die Schwestern des Gottes Osiris, dargestellt. Gut aus älteren Bestattungen wiederzuverwenden war im alten Ägypten ein nicht unüblicher Brauch. Die feinen Gesichter mit eingeschliffenen Brauenbögen, Nasenflügeln und Mundspalten können durchaus einst goldene Schmuckstücke verziert haben. Ähnliche Gesichter aus Glas, jedoch ohne Schleifspuren, sind schon von den Pektoralen aus dem Grabe Tutanchamuns (C. Aldred, Die Juwelen der Pharaonen, München, Wien, Zürich 1972, Tafel 94–100) bekannt. Manches Miniaturgesicht findet in Privatsammlungen eine neue Heimat (Kofler-Truniger 1985, Nr. 254a).

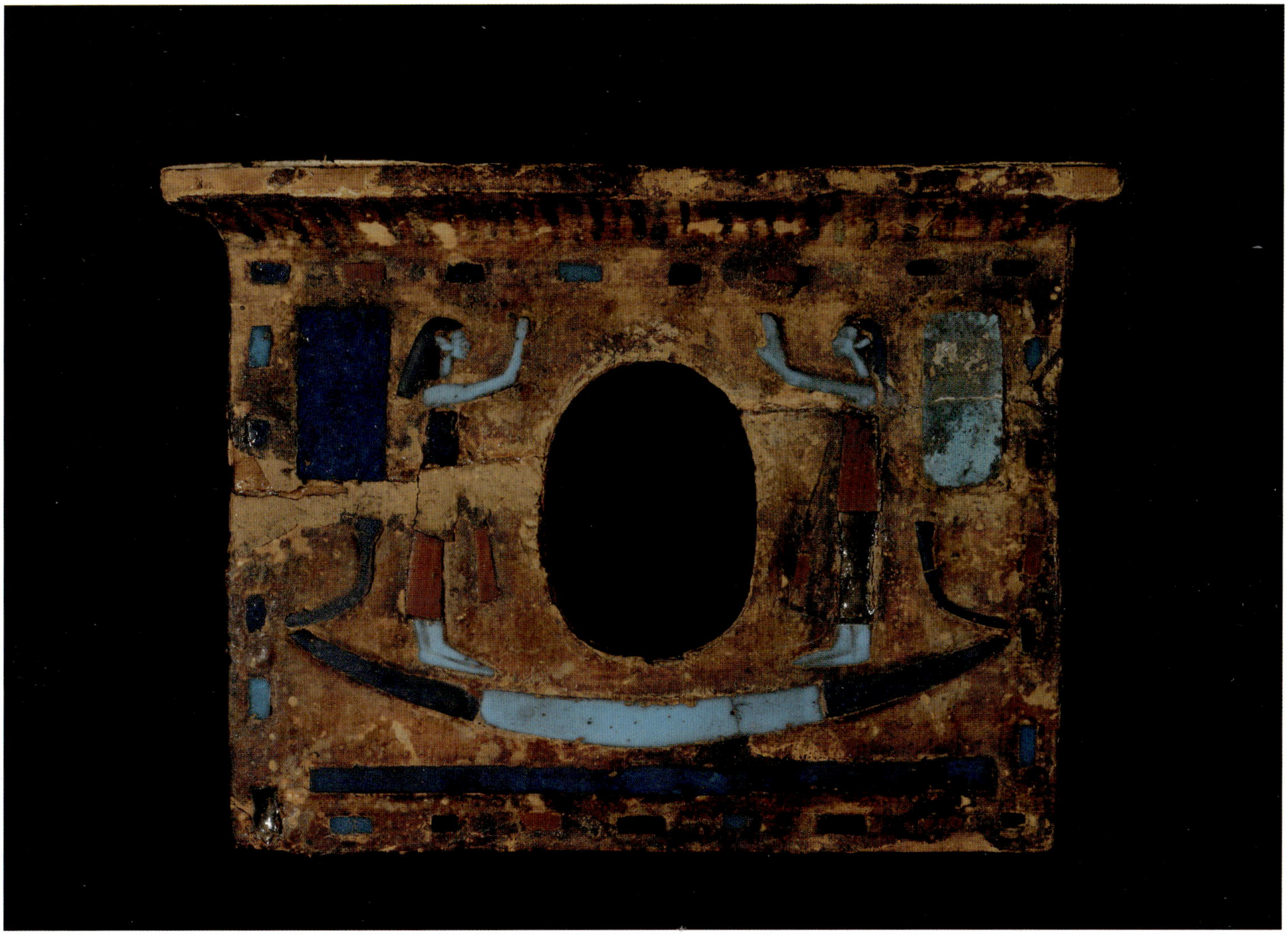

## Nr. 30 Kopfförmiger Anhänger

**Syrisch-palästinische Küstenregion oder punisch, vermutlich auf Zypern hergestellt**
**6.–5. Jahrhundert v. Chr.**
**Höhe 2,8 cm; Breite 1,4 cm; Tiefe 1,4 cm; Durchmesser Stablocheintritt 0,8 cm**

**Provenienz: Kunsthandel USA**

Durchscheinendes, blaugrünes Glas (5 BG 5/2) mit opakem gelbem, dunkelblauem und weißem Dekor. Auffallend stark von Blasen durchsetzt. Über dem zugespitzten Ende eines Stabes gearbeitet. Nahezu vollständig erhalten; rechtes Ohr abgesprungen; Perle über Nasenwurzel herausgefallen; Oberfläche teils porös, teils irisierend korrodiert, teils abgesprungen; gelbes Glas hellbeigefarben verwittert. Stabloch von hellbräunlichem Lehmgemisch zugesetzt und im Bereich des Hinterkopfes für moderne Halterung angebohrt.
Anhänger in Form eines männlichen Kopfes mit orientalisierendem, bärtigem Gesicht. Durchscheinender, blaugrüner Untergrund; breiter gelber Glasstrang als obere Gesichtshälfte gleich einer Halbmaske aufgelegt; Grundglas zu einem Bart abwärts nach vorne gezogen; weitere Details aus kugeligen und ringförmigen Perlen angeschmolzen: gelbe Perle für die Nase, übereinandergetürmte weiße und dunkelblaue Perlen für die Augen; eine weiße, flachgedrückte für den Mund. Von der Perle, die vermutlich den Stirnfleck darstellen sollte, wie er von anderen orientalisierenden kopfförmigen Anhängern bekannt ist, nur Einstichloch der Nadel über Nasenwurzel erhalten; Haar oder Stirnband aus dickem, in sich gedrehtem, opakem, dunkelblauem Glasfaden mit weißen und gelben Schlieren aus Verunreinigungen. Kopf annähernd zylindrischer Form. Auf dem Kopf aus kräftigem Glasstrang der Grundmasse spiralig gewickelte Öse senkrecht angeschmolzen.

Bemerkungen
Die perlenförmigen Applikationen wurden mit einem spitzen Instrument oder einer langen Nadel in das weiche Glas gedrückt und angeschmolzen. Geschickt verdecken sie Werkzeugspuren. Ist eine Perle herausgefallen, kommt ein Einstichloch – wie auf der Stirn des Anhängers der Sammlung Wolf – zutage. Zur Herstellung solcher Anhänger, die gute Beispiele für die Arbeit über einem kleinen Feuer darstellen (Lierke 1992, S. 343; Lierke in: AnnAIHV 12, Wien 1991 [publ. 1993], S. 38), siehe Kat.-Nr. 33 und oben: Technische Betrachtungen; Um einen Stab formen.

Um einen Stab geformte Anhänger erscheinen in unterschiedlichsten Gestalten: als bärtige männliche oder auch weibliche Köpfe, als Dämonenfratzen, Widderköpfe (siehe Kat.-Nr. 35 und 36), Vögel und Weintrauben. Sie sind nach Entstehungszeit und Dekor in drei große Klassen mit verschiedenen Kategorien eingeteilt worden. Dieser Anhänger gehört zu den orientalisierenden, bärtigen Köpfen mit glattem Haar oder einem Kopfband aus tordiertem Glas (Seefried 1979, S. 18–20, Typus B II–III, Abb. 4–5; Seefried 1982, S. 89–99; Tatton-Brown 1981, S. 147, Typus A II b–c). Vergleiche Beispiele: aus Beer-Sheba, Israel (E. Stern, Phoenician masks and pendants, in: Palestine Exploration Quarterly, 1976, S. 116 Tafel X, C, ausgegraben in einer »favissa«); – Beispiele zitiert von T. E. Haevernick (1977 = 1981, unter Gruppe 10–11); – Sammlung Oppenländer, Nr. 2719 (T. E. Haevernick in: von Saldern et al. 1974, S. 82–83, Nr. 225); – Beirut, Archäologisches Museum der Amerikanischen Universität, Nr. 50.15 (M. L. Uberti in: The Phoenicians, Ausstellungskatalog, Venedig 1988, S. 607, Nr. 137). Dem Kopf in Beirut fehlt eine blaue Pupille, so daß die darunterliegende Ringperle deutlich an ihrem Fadenloch zu erkennen ist.
Anhänger in Form von menschlichen Köpfen (siehe Kat.-Nr. 31–34), Köpfen mit Dämonenfratzen, Widderköpfen (siehe Kat.-Nr. 35, 36), Vögeln, Glöckchen, Weintrauben und Phalli wurden von Goldschmieden des Mittelmeerraumes im 7.–1. Jahrhundert v. Chr. als blickfangende, zentrale Schmuckanhänger in kostbare Halsketten integriert. Ihre genaue Bedeutung ist nicht bekannt (Seefried 1979, S. 26), doch kann ihnen ein apotropäischer Charakter nicht abgesprochen werden. Die meisten von diesen wohl über tausend erhaltenen Exemplaren stammen nicht aus wissenschaftlichen Grabungen und zieren einzeln ohne Ketten oder dazugehörige Fundstücke Museen und Sammlungen. Wenn auch die größte Anzahl in den Museen Tunesiens (Seefried 1979, S. 17) aufgehäuft ist, läßt sich bis heute kein Herstellungszentrum sicher lokalisieren (Grose 1989, S. 82–83).
Zu stabgeformten Anhängern: Haevernick 1977, S. 152–231, wieder abgedruckt in: Haevernick 1981, S. 304–356; Seefried 1979; Tatton-Brown 1981, S. 143–154; Seefried 1982; Grose 1989, S. 82–83.
Siehe oben S. 45.

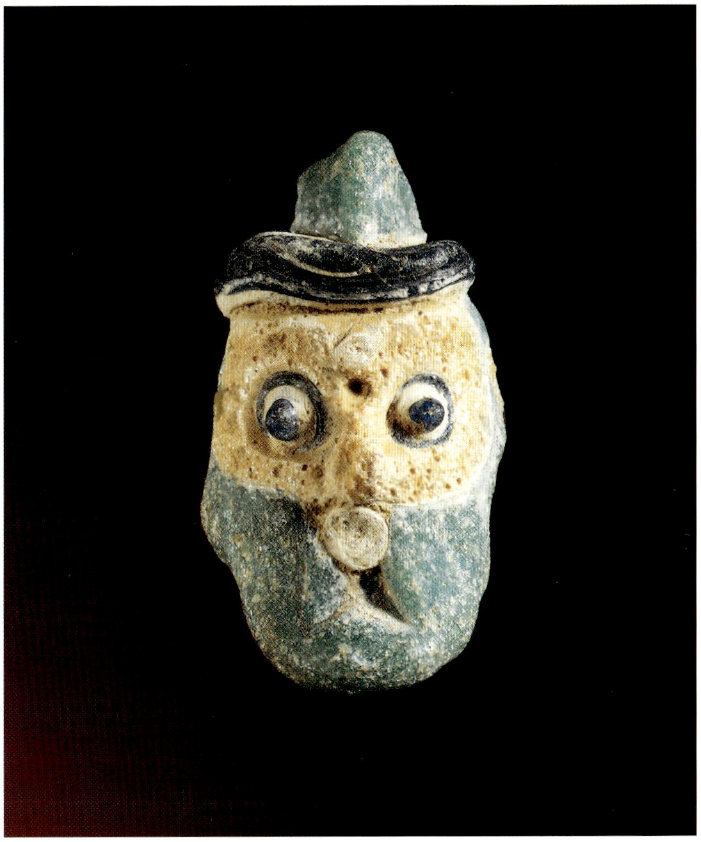

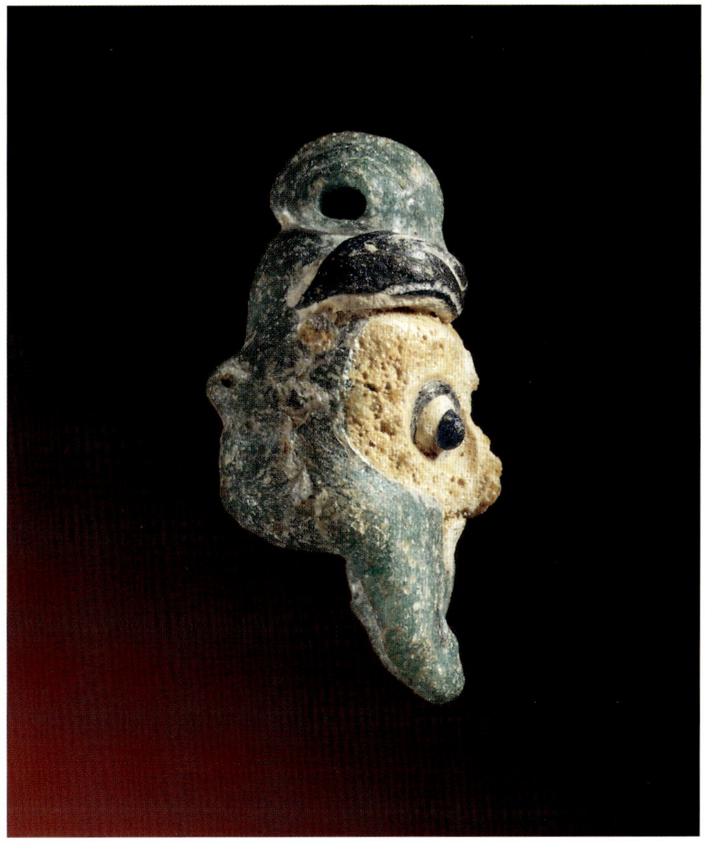

## Nr. 31 Kopfförmiger Anhänger

In Karthago oder im östlichen Mittelmeerraum hergestellt
6.–frühes 5. Jahrhundert v. Chr.
Höhe 2,2 cm; Breite 1,4 cm; Tiefe 1,1 cm; Durchmesser Stablocheintritt 0,5 cm

Provenienz: Kunsthandel Zürich

Durchscheinendes, kobaltblaues Glas mit opakorangegelbem (10 YR 6/6), opakgelbem (nahe 10 YR 6/6) und opakweißem Dekor. Blaues und gelbes Glas von überwiegend gleichmäßigen Blasen mittlerer Größe, weißes von teils sehr großen, an der Oberfläche offenen Blasen durchsetzt. Über sehr dünnem, ummanteltem und nach oben zugespitztem Stab gearbeitet; starke, rötlichbraune Sand-Ton-Schicht an der Innenwandung des Stabloches haftend. Weißes Glas gelblichgrau korrodiert, sonst sehr gut erhalten.
Anhänger in Form eines männlichen Kopfes. Durchscheinender, kobaltblauer Untergrund; breiter gelber Glasstrang als obere Gesichtshälfte gleich einer Halbmaske aufgelegt; Grundglas zu einem Bart abwärts gezogen; Details überwiegend aus angeschmolzenen kugel- und ringförmigen Perlen: große orangegelbe Ringperlen als Ohren, eine voluminöse orangegelbe Kugelperle als Nase, je eine weiße kleine Kugelperle als Ohrringe, Augen aus weißen Ringperlen mit großen kobaltblauen Kugelperlauflagen; Mund aus einer weißen Fadenschlaufe, die zur Betonung der Lippen quer eingedrückt ist; weißer Glasstrang als Haarband. Kopf annähernd zylindrischer Form mit flacher Rückseite. Auf dem Kopf kobaltblaue Glasspirale als Öse senkrecht angeschmolzen.

Bemerkungen
Siehe Kat.-Nr. 30. Dieser Anhänger gehört zum Typus der männlichen Köpfe mit glattem Haarstil oder glattem Kopfband, Bart und häufig orientalisierenden Zügen (Seefried 1979, S. 18–20, Typus B II, Abb. 4; Tatton-Brown 1981, S. 147 Typus A II b). Sie wurden vorwiegend an der syrisch-palästinischen Küste, auf Zypern und in Karthago gefunden und können in das 6. und frühe 5. Jahrhundert v. Chr. datiert werden. Nach Farben und Herstellungstechnik dürften dieser Anhänger und Kat.-Nr. 32 in derselben Glaswerkstatt hergestellt worden sein. Beide Anhänger sind auch zusammen erworben worden.
Siehe oben S. 45.

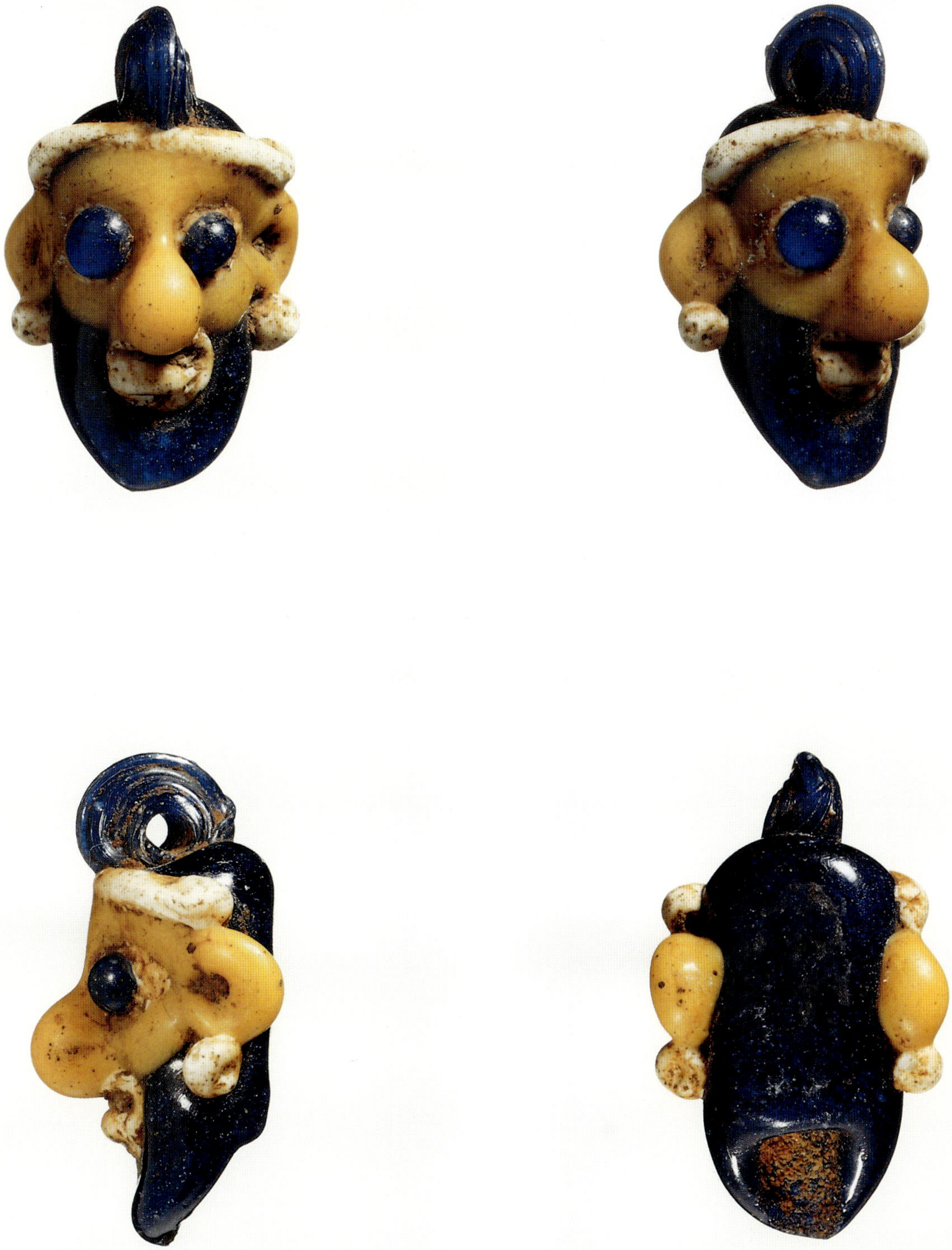

## Nr. 32 Kopfförmiger Anhänger

In Karthago oder im östlichen Mittelmeerraum hergestellt
6. – frühes 5. Jahrhundert v. Chr.
Höhe 2,1 cm; Breite 1,1 cm; Tiefe 1,1 cm; Durchmesser Stablocheintritt 0,5 cm

Provenienz: Kunsthandel Zürich

Durchscheinendes, kobaltblaues Glas mit opakorangegelbem (10 YR 6/6), opakgelbem und opakweißem Dekor. Blaues und gelbes Glas von überwiegend gleichmäßigen, mittelgroßen Blasen, weißes mit teils sehr großen, an der Oberfläche offenen Blasen durchsetzt. Über sehr dünnem, ummanteltem und nach oben zugespitztem Stab geformt; rotbräunliche Sand-Ton-Relikte an der Innenwandung des Stabloches haftend. Nahezu vollständig; Ohren, Ohrringe und Nase überwiegend abgesplittert; Oberfläche des weißen Glases bräunlich korrodiert.
Anhänger in Form eines männlichen Kopfes. Durchscheinender, kobaltblauer Untergrund; breiter weißer Glasstrang als obere Gesichtshälfte gleich einer Halbmaske aufgelegt; Grundglas abwärts nach vorne zu einem Bart ausgezogen; Details überwiegend aus Perlen aufgeschmolzen: Augen aus übereinandergetürmten Scheiben- und Kugelperlen in Blau, Weiß und Blau; von den aus übereinandergeschichteten Ringperlen in Weiß und unterschiedlichem Gelb aufgesetzten Ohren nur noch Reste, von dem darunter angebrachten Ohrschmuck aus je einer kleinen Perle nur noch ein Einstichloch und abgesplitterte Bereiche zu erkennen; Reste einer weißen Perle für die Nase; von der zwischen den Augen herausgefallenen Perle zur Markierung des Stirnflecks noch Einstichloch erhalten; Kopfputz und Lippen aus je einem entsprechend aufgelegten gelben Glasstrang, Lippen quer eingedrückt. Kopf annähernd zylindrischer Form mit flacher Rückseite. Auf dem Kopf Glasspirale aus dem Grundglas als Öse senkrecht angeschmolzen.

Bemerkungen
Siehe Kat.-Nr. 30; gleicher Typus wie Kat.-Nr. 31. Nach Farben und Herstellungstechnik könnte dieser Anhänger aus derselben Werkstatt wie Kat.-Nr. 31 stammen. Beide Anhänger sind auch zusammen erworben worden.
Siehe oben S. 45.

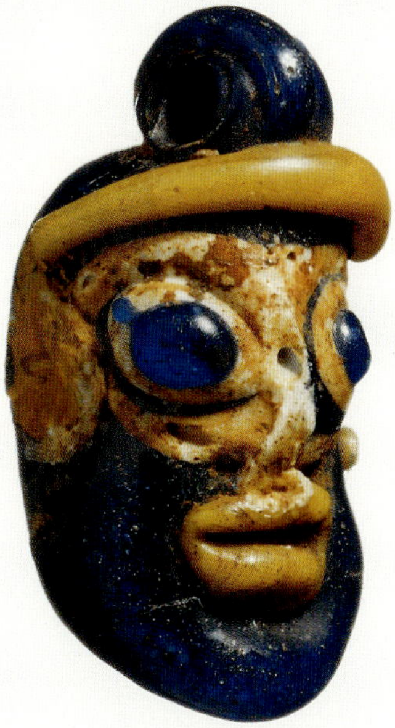

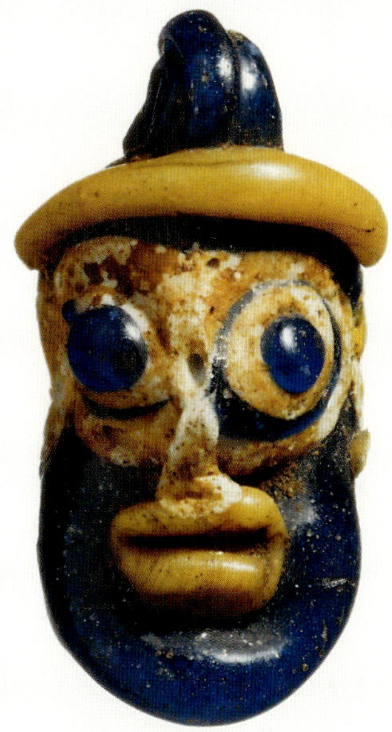

## Nr. 33 Kopfförmiger Anhänger

Vermutlich in Karthago hergestellt
Mitte 4.–3. Jahrhundert v. Chr.
Höhe 3,3 cm; Breite 2,5 cm; Tiefe 2,0 cm;
Durchmesser Stabloch 0,9 cm;
Tiefe Stabloch 1,7 cm

Provenienz: Kunsthandel Zürich

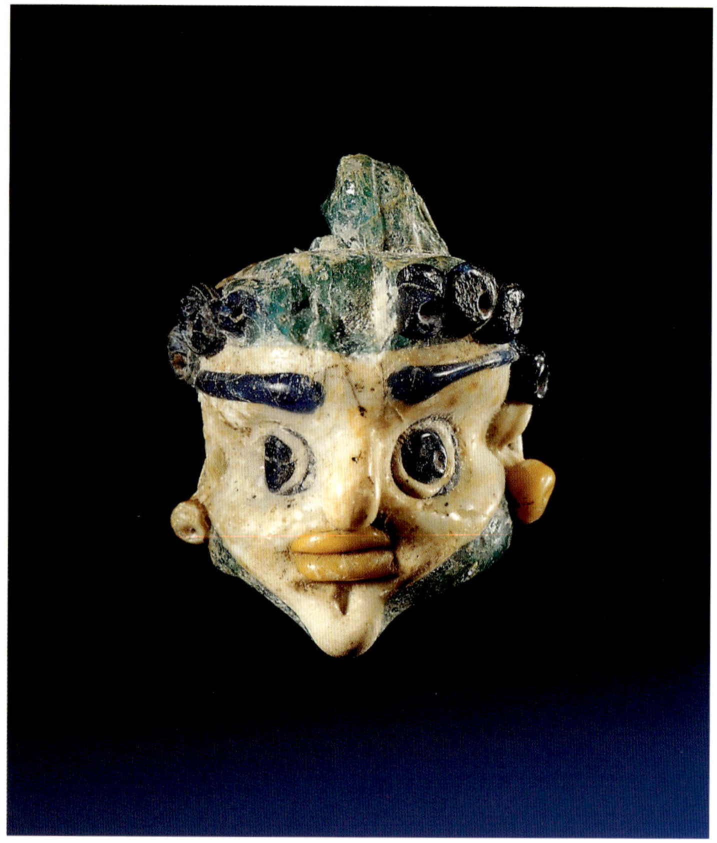

Durchscheinendes, blaugrünes Glas (5 BG 5/2) mit opakweißem, opakhellgelbem (5 Y 6/4), opakorangegelbem (10 YR 6/6) und durchscheinendem, kobaltblauem Dekor. Homogen mit wenigen kleinen Blasen. Über einem nach oben zugespitzten Stab gearbeitet; die Ummantelung des Stabes aus einer feinen, weißen Kalkschlämme und einer 0,2 cm breiten, hellbräunlichen Sand-Ton-Schicht blieb an der Innenwandung haften. Demnach maß der Durchmesser des Stabes maximal 0,5 cm. Nahezu vollständig erhalten; einige Locken über Stirn und Ohren, rechtes Ohr und Teil der Öse abgesplittert; Glas in sich gesprungen.
Anhänger in Form eines männlichen Kopfes. Durchscheinender, blaugrüner Untergrund; das spitze Kinn der Gesichtsauflage aus einem Batzen weißen Glases ist mit einer Zange nach unten ausgezogen und so stark zusammengedrückt, daß eine Spalte entstand; unterhalb der Gesichtsauflage zwei Streifen des Grundglases als Backenbart sichtbar; Details aus Perlen und Glasfäden aufgeschmolzen: Lockenreihe über der Stirn aus kobaltblauen Perlspiralen und dazu passend Augenbrauen aus kobaltblauen Glasfäden; Augen aus übereinandergeschichteten Perlen in Kobaltblau, Weiß, Kobaltblau; Nase und Ohren aus weißen Perlen; Ohrringe rechts aus einer hellgelben und links aus einer orangegelben Perle; Mund aus einer großen, quer eingedrückten, gelben Perle. Kopf von annähernd zylindrischer Form. Auf dem Kopf Glasspirale aus dem Grundglas als Öse senkrecht angeschmolzen.

Bemerkungen
Dieser Anhänger verdeutlicht den Unterschied zwischen Lampenarbeit und der Arbeit über einem kleinen Feuer mit Blasebälgen zur Intensivierung der Hitze, wie es R. Lierke (1992, S. 343, Abb. 1 a, b; Lierke in: AnnAIHV 12, Wien 1991 [publ. 1993], S. 38, Abb. 5c, 6) erstmals klar herausgearbeitet hat. Stirnlocken, Augen, Nase, Ohren, Ohrringe und Mund bestehen aus deutlich erkennbaren vorgefertigten Elementen wie kleinen Spiralperlen, Ringperlen und Kugelperlen. Diese wurden über dem Feuer erhitzt und unter Zuhilfenahme einer langen Nadel in den über dem Feuer weich gehaltenen Glaskörper eingedrückt. Dabei wurde die Augenpartie mit ihren dreifach geschichteten Augen tief im weichen Glas versenkt, was dem Blick besondere Ausdruckskraft verleiht. Der Druck wurde offensichtlich von einem unter den Hinterkopf gehaltenen nassen Brett oder einer Märbelplatte aufgefangen, denn die Rückseite des Kopfes weist hier eine Fläche auf. Am langen Stab über das Feuer gehalten, konnte der Anhänger zur Anbringung aller Perlen beliebig oft erhitzt werden. Lampenarbeit hätte keine vorgefertigten Perlen und Spiralen, wie sie hier verwendet worden sind, erfordert. Alle Applikationen wären statt dessen direkt mit erweichten Enden von Glasstäben, die auf das Grundglas gedrückt und entsprechend manipuliert werden können, hergestellt worden (siehe oben: Technische Betrachtungen; Lampenarbeit).
Zur Klassifizierung von kopfförmigen Anhängern siehe Kat.-Nr. 30. Dieser hier gehört zu dem Typus, der Gesichter mit Backenbart und kleinen Spirallocken aufweist (Seefried 1979, S. 18–21, Typus C 4, Abb. 11; Seefried 1982, S. 116–117,

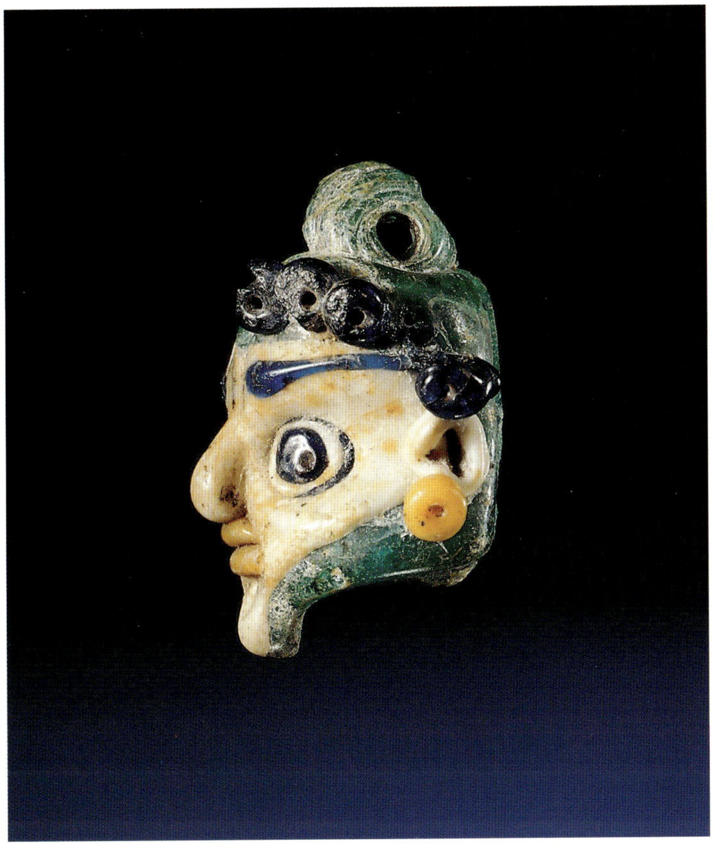
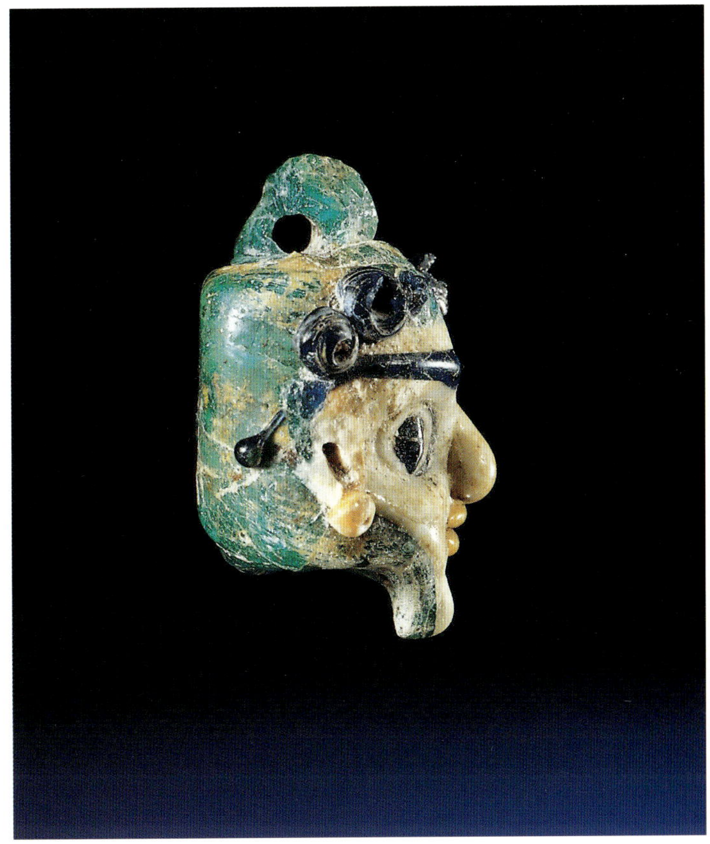

Typus C IV, Tafel II, Abb. 47, 6 = ein Anhänger in Tunis, Musée du Bardo, Nr. K 50; Tatton-Brown 1981, S. 147, 150, Typus A II e, Nr. 418, Tafel XXVI, 418). Vergleiche auch einen Anhänger in der Sammlung Oppenländer, Nr. 2787 (Haevernick in: von Saldern et al. 1974, S. 82–83, Nr. 229; Haevernick 1977 = 1981, Abb. 3, Nr. 86). Diese Köpfchen mit ihren winzigen Locken und dem eleganten Backenbart stehen den prächtigen kopfförmigen Anhängern mit Vollbärten aus gedrehten Spiralen (Seefried 1979, S. 19–20, Typ C 3, Abb. 9–10b) kaum nach. Beide Arten sind offensichtlich von der Mitte des 4. Jahrhunderts an und insbesondere im 3. Jahrhundert v. Chr. hergestellt. Die mit dem Backenbart geschmückten, wie das Beispiel in der Sammlung Wolf, wurden, nach den konzentrierten Funden zu urteilen, vermutlich in Karthago (P. Gauckler, Nécropoles puniques, I.I, Paris 1915, S. 212) geschaffen und von hier aus in den Mittelmeerraum verschifft.

Siehe oben S. 45.

## Nr. 34 Kopfförmiger Anhänger

**In Karthago oder im östlichen Mittelmeerraum hergestellt**
**3.–1. Jahrhundert v. Chr.**
**Höhe 1,7 cm; Breite 1,0 cm; Tiefe 1,0 cm**

**Provenienz: Kunsthandel Zürich**

Opakes, orangegelbes Glas mit durchscheinendem kobalt- und dunkelblauem, opakem, grünlich gelbem (10 GY 4/4) und hellolivgrünem (annähernd 5 GY 7/4) Dekor. Gelbes und grünes Glas homogen, blaues blasenreich. Vermutlich an einem sehr dünnen Stäbchen befestigter, weich erhitzter Glasposten in eine einteilige, offene Form gedrückt; Stabloch unterhalb des Kinns am Formrand; Applikationen über einem offenen Feuer angeschmolzen. Bis auf minimale graue Korrosionsspuren sehr gut erhalten.
Kleiner Anhänger in Form eines vermutlich weiblichen Kopfes. Längliches, orangegelbes Gesicht mit Pausbacken, kräftig geformter Nasen- und Mundpartie, betontem, rundem Kinn und wenig auffallenden Ohren. Details aufgeschmolzen: Augen aus dunkelblauen Spiralperlen; Stirnband aus dunkelblau, hellolivgrün und gelb tordiertem Faden; zu beiden Seiten des Gesichts je eine durchscheinend kobaltblaue Spiralperle als große Locke und eine gelbe als Ohrring angeschmolzen; flachgedrücktes, durchscheinend kobaltblaues Glas in dünner Schicht auf der planen Rückseite des massiven Gesichts. Oberhalb des Stirnbandes große, durchscheinende, kobaltblaue Glasspirale als Öse dezentralisiert und annähernd senkrecht angebracht.

Bemerkungen
Siehe Kat.-Nr. 30. Dieser Anhänger gehört zu einer zahlenmäßig starken Gruppe von Anhängern mit vergleichbarer Gesichtsform, in der feminine Züge erkannt worden sind (Seefried 1979, S. 18–21, Typus D II, Abb. 13 a, b; Seefried 1982, S. 120–131, Typus D II, Abb. 47, 7 = ein Anhänger in Toledo, TMA, Nr. 1923.354H [Grose 1989, S. 90–91, Nr. 53]; Tatton-Brown 1981, S. 148, S. 151–152, Typus A II h, Nr. 427–433). Die Anhänger dieses Typus sind alle sehr klein und werden von den massiven, überwiegend gelben Gesichtspartien bestimmt. Da manche der Gesichter sich fast absolut gleichen, dürften sie abgeformt sein (Grose 1989, S. 83). Das trifft wohl auch für jene zu, die weniger ausdrucksvolle Gesichter haben wie Beispiele in Istanbul (Ü. Canav, Ancient Glass Collection, Türkiye Sise ve Cam Fabrikalari A. S., Istanbul 1985, S. 27, Nr. 1–3). Vergleiche Beispiele in: Hannover (U. Liepmann, Glas der Antike, Kestner-Museum Hannover, Hannover 1982, S. 124, Abb. 162); – Toledo, TMA (Grose 1989, S. 90–91, Nr. 51–59); – Neapel, Museo Archeologico Nazionale, Nr. 1326, 1327 (La Collezione Egiziana, 1990, S. 97, Nr. 10.52, 10.53). Vergleiche auch von T. E. Haevernick (Haevernick 1977 = 1981, insbesondere Nr. 177, Tafel 4 unter Gruppe 4) publizierte Anhänger.
Der flachen Rückseite all dieser Köpfe wurde anstelle eines wohlmodellierten Hinterkopfes nur blaues Glas angeschmolzen. Zwei vergleichbare Köpfchen in London, Petrie Museum, Nr. UC 22267, UC 2268, geben Aufschluß, daß hier kein Glasbatzen, sondern Scheibenperlen flachgedrückt worden sind. Die eine hat noch deutlich ihre Form bewahrt. Von der anderen, die größtenteils abgesplittert ist, läßt sich in der Mitte der Kopfrückseite noch klar das Einstichloch der Nadel erkennen, mit der die Perle zum weichen Glas des Kopfes geführt wurde.
Auffällig oft kommen Anhänger dieses Typus in Karthago, auf Zypern und im Nahen Osten vor (Tatton-Brown 1981, S. 148; M. Seefried, Glass in Cyprus from the Late Bronce Age to Roman Times, in: Report of the Department of Antiquities Cyprus, 1986, Nicosia 1986, S. 147, Tafel XXVI, 7 b, c, e). Einem glücklichen Zufall ist es zu verdanken, daß einige von ihnen auf Rhodos in einer Glaswerkstatt der 2. Hälfte des 3. Jahrhunderts v. Chr. entdeckt wurden (Weinberg 1969, S. 146, Tafel 80 a; G. D. Weinberg in: JGS 25, 1983, S. 37). Doch sind es zu wenige, um hier ein Hauptherstellungszentrum dieser Anhänger zu vermuten.
Siehe oben S. 45.

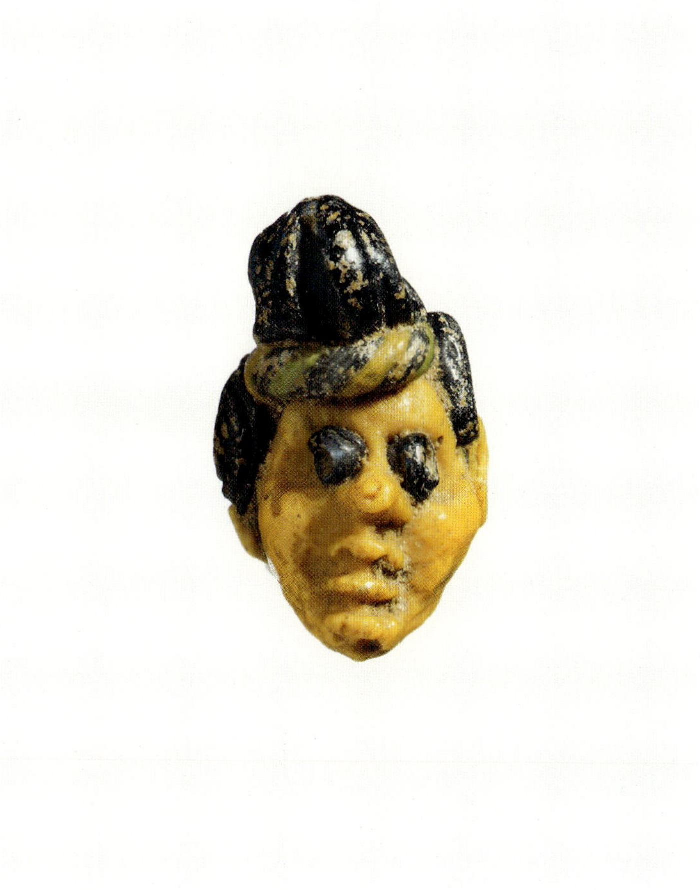

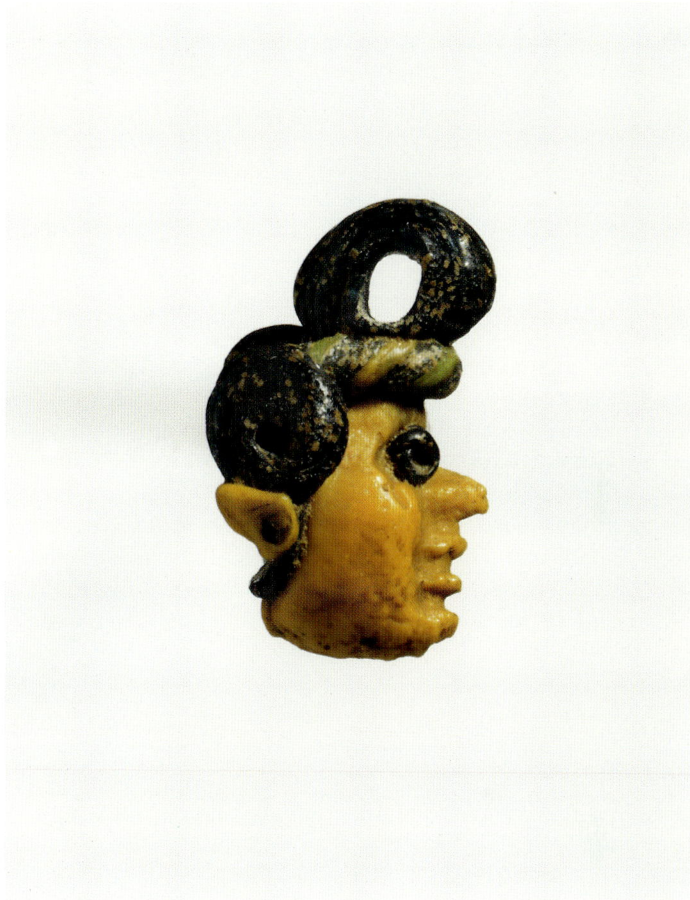

## Nr. 35 Anhänger in Gestalt eines Widderkopfes

Vermutlich in Karthago hergestellt
Mitte 7.–5. Jahrhundert v. Chr.
Höhe 1,4 cm; Breite 1,5 cm; Länge 2,5 cm;
Durchmesser Stablocheintritt 0,4 cm

Provenienz: Kunsthandel Zürich

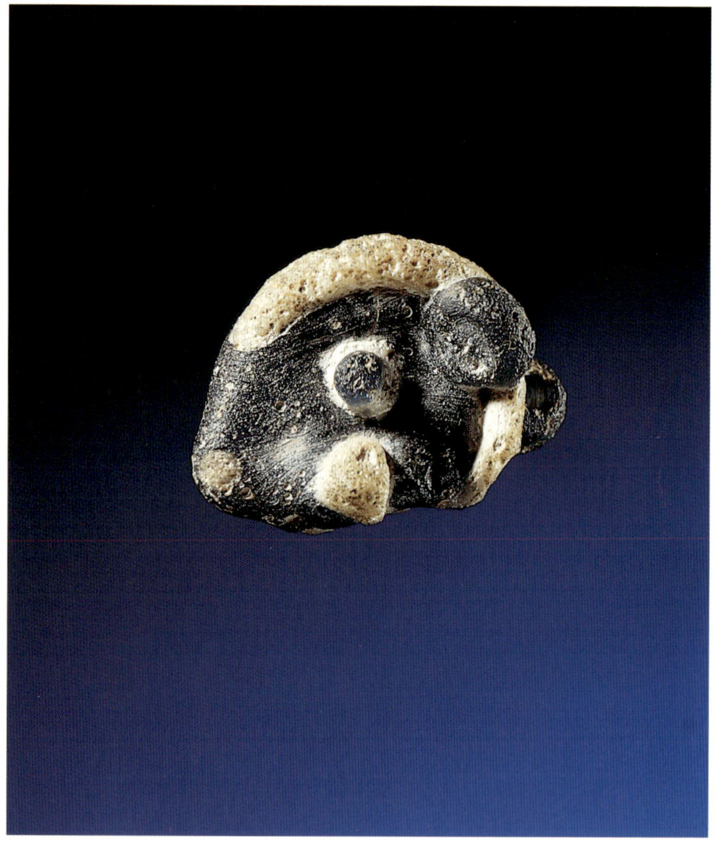

Opakes, schwarzblaues Glas mit opakem, weißem und opakem, gelbem ((10 YR 8/6) Dekor. Homogen. Über einem nach oben zugespitzten Stab gearbeitet; gelblichhellbraune (10 YR 6/2), hauchdünn deckende Schicht seiner Ummantelung an Innenwandung des Stabloches haftend. Vollständig; Oberfläche matt korrodiert.
Kleiner Anhänger in Form eines Widderkopfes mit herabgebogenen Widderhörnern. Opakschwarzblaues Glas größtenteils mit weißem Glas überzogen und zu einem Kopf gestaltet; Applikationen angeschmolzen: Stirn und Maulspalte aus unterschiedlich breiten, schwarzblauen Fadenauflagen; Hörner aus schwarzblauem mit einem dünnen und einem dicken weißen Faden tordiertem Glasstrang um die Seiten des Kopfes gelegt; Augen aus je zwei übereinandergetürmten Kugelperlen, die untere leuchtend gelb, die obere schwarzblau; Ohren aus weißen Perlen. Kopf von länglicher Form. Schwarzblaue Glasspirale als Öse senkrecht am Hinterkopf appliziert.

Bemerkungen
Zu Kopfanhängern allgemein siehe Kat.-Nr. 30, 33. Kleine Widderkopfanhänger dieser Art kommen von der Mitte des 7. Jahrhunderts bis zum 5. Jahrhundert v. Chr. vor, größere, ca. 4 cm hohe Widderkopfanhänger sind jünger und wurden insbesondere in Gräbern des 4. und 3. Jahrhunderts v. Chr. gefunden (Seefried 1979, S. 18–21, Typus E 2 – größerer Typus, Abb. 14; Seefried 1982, S. 132–135, Tafel III, Typus E Ic – kleinerer Typus, Abb. 6 untere Reihe mit drei Vergleichsstükken, Farbtafel 47, 9 = Toledo, TMA, Nr. 1923.354e, publiziert von Grose 1989, S. 89, Nr. 45; Tatton-Brown 1981, S. 144, 153, Typus A IV b, Nr. 437–438, Tafel XXVIII). Vergleiche weitere Beispiele in: Toledo, TMA, Nr. 1923.354e und 1976.60 (Grose 1989, S. 89, Nr. 45–46); – Washington, D.C., Freer Gallery of Art, Nr. 09.785 und 09.526 (Ettinghausen 1962, S. 17, Abb. 31–32).
Siehe oben S. 45.

## Nr. 36 Anhänger in Gestalt eines Widderkopfes

Vermutlich in Karthago hergestellt
Mitte 7.–5. Jahrhundert v. Chr.
Höhe 1,9 cm; Breite 1,6 cm; Länge 2,2 cm

Provenienz: unbekannt

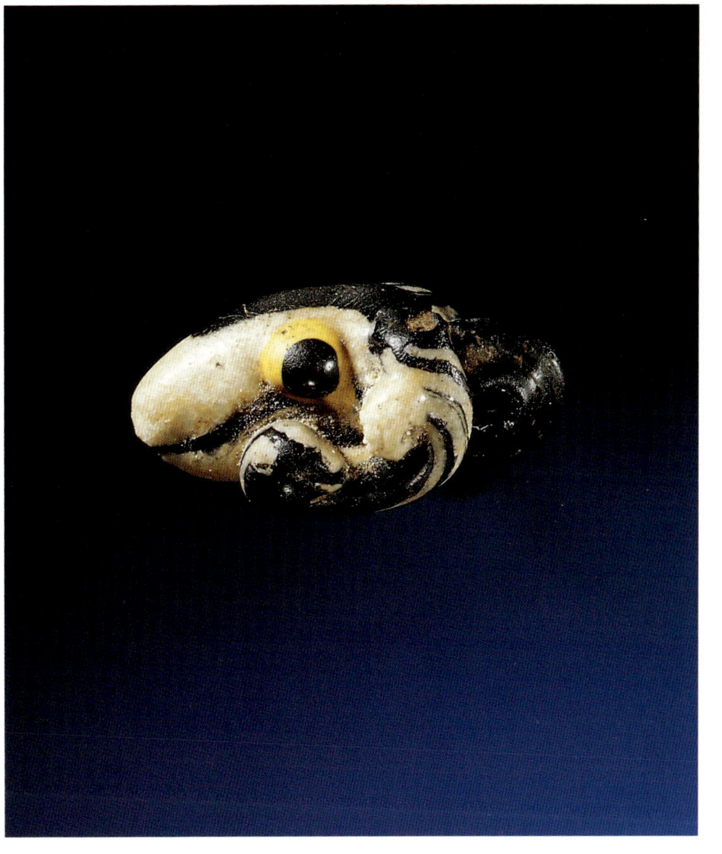

Durchscheinendes, kobaltblaues Glas mit opakweißem und opakgrünem Dekor. Stark von Blasen durchsetzt. Über einem nur wenig nach oben verjüngten, zylindrischen Stab gearbeitet; gelblichgraue Schicht seiner Ummantelung an Innenwandung von Stabloch. Vollständig erhalten; Oberfläche rauh und teilweise irisierend; weißes Glas überwiegend hellbeigefarben korrodiert.
Kleiner Anhänger in Form eines Widderkopfes mit eng angelegten, nach unten gebogenen Hörnern. Tierkopf aus durchscheinendem, kobaltblauem Glas gearbeitet. Applikationen angeschmolzen: Hörner aus zwei starken, weißen Glassträngen; Augen aus je einer weißen und einer darauf gesetzten durchscheinend kobaltblauen Perle geschichtet; Ohren aus je einer großen durchscheinend kobaltblauen Perle; Wangenbereich beidseitig mit je einer dicken weißen Glasperle markiert; Nasenlöcher aus kleinen weißen, plan mit der Oberfläche verschmolzenen Kugelperlen; Maulspalte aus weißem Faden. Durchscheinend kobaltblaue Spiralperle als Öse senkrecht am Hinterkopf angeschmolzen.

Bemerkungen
Zum Typus dieser Art von widderkopfförmigen Anhängern siehe Kat.-Nr. 30, 35. Der kleine Kopf hier erscheint stark verkürzt und kompakt. Vergleiche ähnliche weiße Widderkopfanhänger mit dunklen oder tordierten Hörnern in: London, BM, Nr. EA 63728 (Cooney 1976, S. 32, Nr. 313; Tatton-Brown 1981, S. 153, Nr. 439; V. Tatton-Brown und C. Andrews in: Tait [Hrsg.], 1991, S. 43, Abb. 46); – Corning, CMG, Nr. 52.1.33b, vermutlich aus Karthago (Goldstein 1979, S. 110, Nr. 221 mit weiteren Beispielen); – Sassari, Sardinien, Museo Nazionale G. A. Sanna, Nr. 7358, aus Tharros, 7.–6. Jahrhundert v. Chr., trägt ein üppigeres Fadendekor als die anderen (M. L. Uberti in: The Phoenicians, Ausstellungskatalog, Venedig 1988, S. 482, unter Nr. 758 [als Fayence bezeichnet]).
Siehe oben S. 45.

## Nr. 37 Gesichtsperle mit Randnoppen

In Karthago oder im syro-palästinischen Küstenbereich hergestellt
Ende 5.–Mitte 2. Jahrhundert v. Chr.
Höhe 2,7 cm; Durchmesser der Perle 2,1 cm; Durchmesser über dem Dekor 2,6 cm; Durchmesser des Fadenloches 0,9 cm

Provenienz: Kunsthandel USA

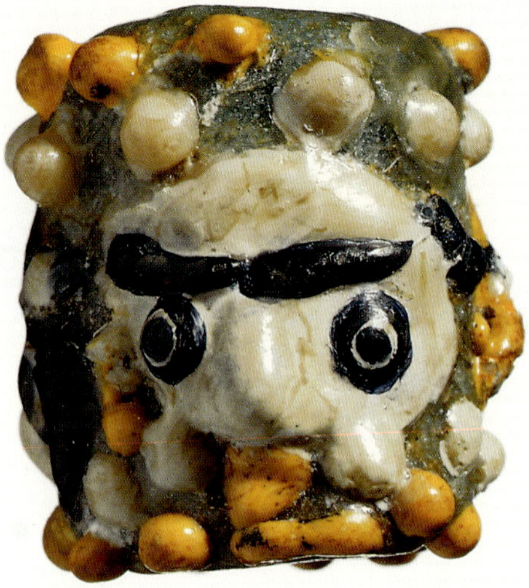

Durchscheinendes, gelblichgrünes Glas mit Applikationen in opakem Orangegelb (10 YR 6/6) mit dunkleren Schlieren, opakem Weiß und opakem Dunkelblau. Um einen zylindrischen Stab gearbeitet; braune Spuren seiner Ummantelung an Innenwandung von Stabloch. Vollständig erhalten; Oberfläche überwiegend hochglänzend erhalten, aber in sich gesprungen.
Große Perle mit drei menschlichen Gesichtern. Zylindrische Form mit weitem, längslaufendem Fadenloch. Drei applizierte menschliche Gesichter in ausgeprägtem Relief gleichmäßig um die gelblichgrüne, aufgebrachte Außenwandung verteilt; zwei weiße und eine gelbe Glasauflage bilden wie Halbmasken die oberen Gesichtshälften; Nasen vermutlich aus Perlen der jeweils selben Farben angeschmolzen; Augenbrauen aller Gesichter und Haare des einen weißen Gesichts aus dunkelblauen Glasfäden angeschmolzen; alle anderen Details bestehen aus aufgeschmolzenen kleinen kugel- und ringförmigen Perlen: vorstehende Augen aus aufgeschichteten Perlen abnehmender Größe in Blau, Weiß und Blau; als Mund der beiden weißen Gesichter jeweils eine gelbe Kugelperle waagerecht eingedrückt, als Mund des gelben Gesichtes eine weiße Kugelperle waagerecht eingedrückt; ein weißes Gesicht trägt eine kleine weiße und eine kleine gelbe Perle als Schmuck des rechten Ohres; das gelbe Gesicht hat Ohren aus aufgesetzten gelben Perlen. Den oberen und unteren Rand der zylindrischen Gesichtsperle zieren jeweils zwei Reihen kleiner Kugelperlen, die äußere jeweils in Gelb, die innere in Weiß.

Bemerkungen
Die Applikationstechnik, Perlen zur Ausgestaltung von Gesichtsdetails aufzuschmelzen, gleicht der der kopfförmigen Anhänger (siehe Kat.-Nr. 33). Da der obere Teil der Gesichter aus einem vom Untergrund andersfarbig abgehobenen Glasbatzen gearbeitet ist und der Eindruck von Masken erweckt wird, werden solche Perlen auch gelegentlich »Maskenperlen« genannt.
Gesichtsperlen dieses Typus sind vermutlich vom Ende des 5. bis zur Mitte des 2. Jahrhunderts v. Chr. über den westlichen Mittelmeerraum, im Haupthandelsgebiet der Phönizier bis hin nach Südrußland (N. Venclová in: Archeologické rozhledy XXVI, S. 593–602) und vereinzelt in Zentraleuropa verbreitet, ohne daß ihr Herstellungzentrum bislang lokalisiert werden konnte. Vergleiche ähnliche Perlen in: London, BM, Nr. 1856.12-26.1186, 1892.4-21.62, 1906.6-27.34, Mundpartie jeweils in Gesichtsauflage einbezogen (Tatton-Brown 1981, S. 154–155, Nr. 446–448); – Corning, CMG, Nr. 68.1.42 (Goldstein 1979, S. 111–112, Nr. 224); – Moskau, Staatliches Museum für die Kunst der Völker des Orients, Nr. 173 Kr-IV, aus Aul Uljap, Kurgan 5, Ritualstätte, 4. Jahrhundert v. Chr. (Art Treasures of Ancient Kuban, Ausstellungskatalog, Moskau 1987, Nr. 96, Farbtafel S. 27; Gold und Kunsthandwerk vom antiken Kuban. Neue archäologische Entdeckungen aus der Sowjetunion, Ausstellungskatalog, Mannheim 1989, Nr. 96, Farbtafel 16); – Schweizer Privatsammlung (Rütti in: Luzern 1981, Nr. 130, Farbtafel F 6, mittlere Reihe, erste und dritte von links); – Kunsthandel (Glas von den Ursprüngen bis

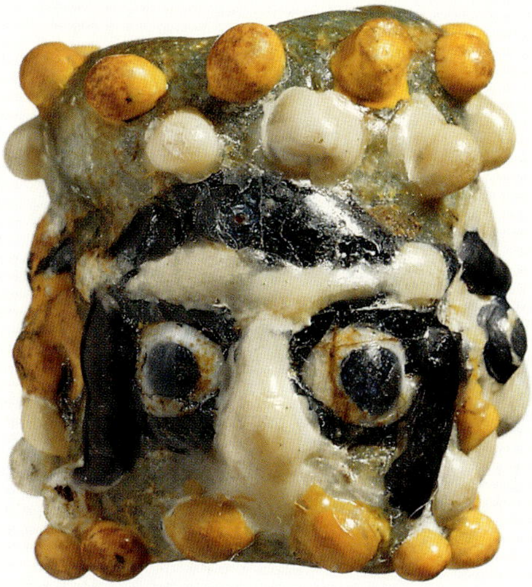

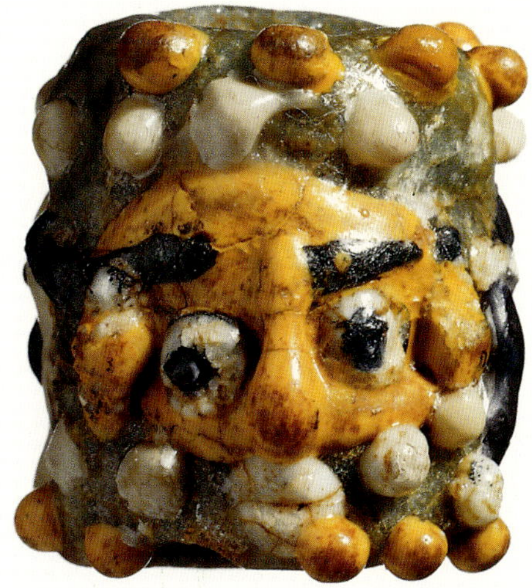

zur Kunst des 20. Jahrhunderts, Sotheby's, München 1991, S. 23, Abb. rechts oben, 2. von links).
Zu Gesichtsperlen dieser Art: M. Seefried, Pendentifs en verre façonnés au noyau du Musée National du Bardo et du Musée National de Carthage, Karthago 17, 1976, S. 37–66; Seefried 1979, S. 18–19, Typus F I, S. 22 Abb. 19; Seefried 1982, S. 145–150 mit neuer Datierung, Tafel IV, Typus F I, Abb. 47,11 = London, BM, Nr. GR 1906.6-27.34; Haevernick 1977, S. 152–231 = Haevernick 1981, Gruppe 6, Abb. 3, Nr. 379, 380, 403, Farbtafel 3, 403, Tafel 6, 416 und 446; Tatton-Brown 1981, S. 154, Typus C I; Grose 1989, S. 82–83, 90, Nr. 48–49, mit Datierung ins 6.–5. Jahrhundert v. Chr.
Siehe oben S. 45.

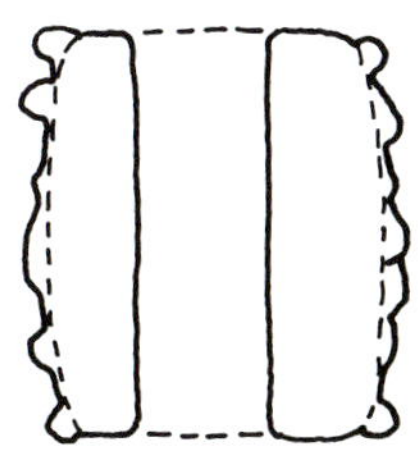

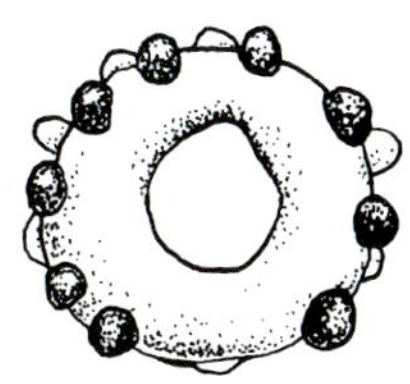

## Nr. 38 Gesichtsperle

Abb. 37
In Karthago oder im syro-palästinischen Küstenbereich hergestellt
Ende 5. – Mitte 2. Jahrhundert v. Chr.
Höhe 2,4 cm; erhaltene Breite 2,1 cm; Durchmesser ursprünglich ca. 2,5 cm; Wandungsstärke 0,3 cm

Provenienz: unbekannt

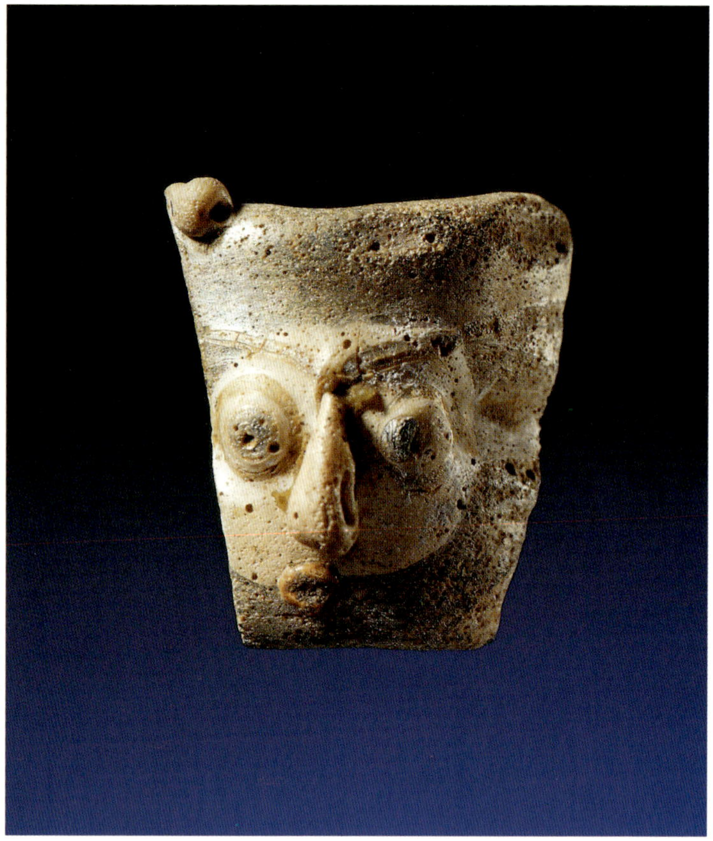

Blaues Glas mit gelbem, weißem und blauem Dekor. Stark von Blasen durchsetzt, insbesondere die großen an der Oberfläche offen. Um einen zugespitzten Stab gewunden und gearbeitet; von Stabummantelung noch graugelbliche, feine, sandige Schicht fest an Innenwandung haftend; darüber Reste einer festen, rötlichbraunen Tonschicht. Fragment parallel zum Fadenloch auseinandergebrochen; etwa ein Drittel der Perle erhalten; Glasoberfläche von starker, hellbräunlicher, Korrosionsschicht bedeckt, rauh und irisierend.
Teil einer großen Perle mit der Darstellung eines menschlichen Gesichtes. Konisch nach unten verjüngte Perle von gleichmäßig dünner blauer Wandung und einem weiten, längslaufenden Fadenloch. Aufgespulte blaue Perle mit aufgeschmolzener weißer, von Stirn bis Mund reichender Gesichtsfläche. Auch Details des Gesichtes und Dekor aufgeschmolzen: Brauenbögen aus blauem Faden; Nase aus großer weißer Ringperle mit breitgedrücktem Fadenloch, das auf linker Nasenseite gut sichtbar; Augen aus je drei übereinandergeschichteten Perlen in Blau, Weiß und Blau; Mund aus einer gelben Ringperle; die Ohrpartie ist an der Vertiefung einer herausgefallen Perle kenntlich. Am oberen Rand der Gesichtsperle ist eine kleine gelbe Kugelperle angeschmolzen.

Bemerkungen
Da die Korrosionsschicht Oberfläche und Bruchstellen gleichmäßig überzieht, ist die Perle vermutlich schon im Altertum zerbrochen. Das geschah möglicherweise sogar während des Arbeitsprozesses. Offensichtlich ist die Perle unvollendet verworfen worden, denn von den üblicherweise die Gesichtsperlen oben und unten einrahmenden Noppenreihen aus aufgeschmolzenen kleinen Kugelperlen (siehe Kat.-Nr. 37) ist nur eine Perle oberhalb der Stirn angeschmolzen worden.
Von Perlen mit ähnlichen Gesichtern wie Kat.-Nr. 37 unterscheidet sich diese durch konische Form und dünne Wandung. Da sie sich nach unten verjüngt, scheint es, daß sie umgekehrt zur üblichen Arbeitsrichtung auf einem konisch verjüngten Stab hergestellt wurde (vergleiche Kat.-Nr. 152). Vermutlich sollte sie zwei oder drei Gesichter erhalten, wie sie von den sehr ähnlichen dickwandigen Zylinderperlen mit Randnoppen bekannt sind (siehe Kat.-Nr. 37), die in das 5. bis 2. Jahrhundert v. Chr. datiert werden. Diesen dürfte sie nach technischen und stilistischen Übereinstimmungen auch zeitlich nahestehen. Nach den Gesichtszügen, die von den Gesichtern der Köpfchenanhänger mit Lockenhaar und Spirallockenbart (Seefried 1979, S. 18–20, Abb. 9, Typus C III) inspiriert erscheinen, könnte sie durchaus dem mittleren Zeitabschnitt dieser Perlen, in dem sie am häufigsten auftreten, angehören. Siehe oben S. 45.

## Nr. 39 Stabaufsatz mit Schichtaugen

Abb. 36
In Karthago oder im syro-palästinischen Küstenbereich hergestellt
4.–3. Jahrhundert v. Chr.
Höhe 3,1 cm; Breite 2,6 cm; Tiefe 1,3 cm; max. Höhe der Noppen 0,4 cm

Provenienz: unbekannt

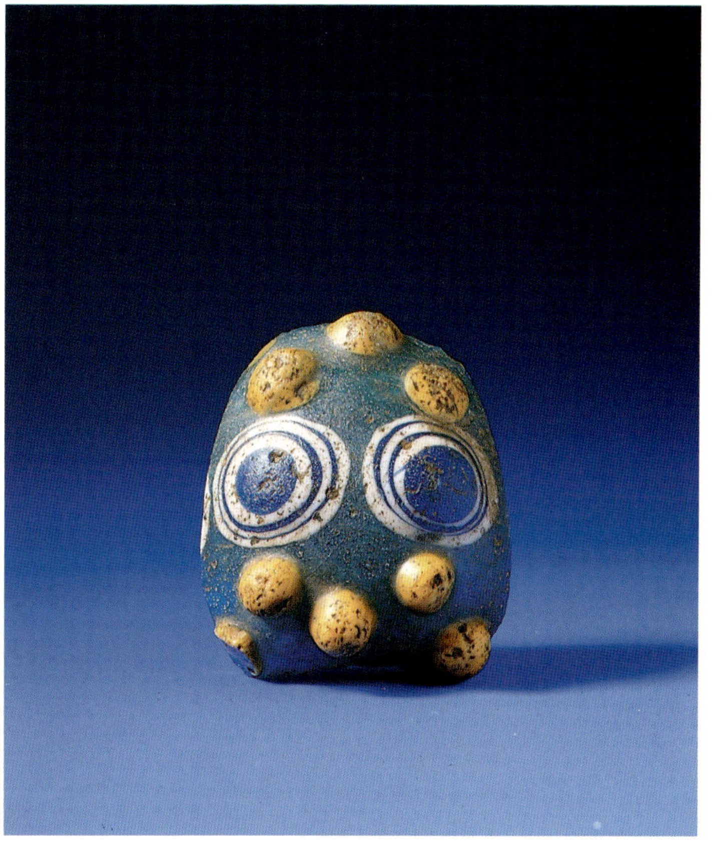

Blaugrünes Glas (5 BG 3/2) mit opakem Dekor im Orangegelb (10 YR 6/6), Weiß und Dunkelblau. Blaues Glas mit Ausnahme weniger großer Blasen homogen; die anderen Farben von Blasen durchsetzt. Um das Ende eines zugespitzten Stabes gewunden und gearbeitet; festhaftende, hellbraune Spuren der Stabummantelung an Innenwandung des Stabloches. Fragment etwa zur Hälfte erhalten; der Länge nach durch das Fadenloch gespalten; Bruchfläche abgeschliffen; Noppen teils abgesplittert; Oberfläche matt korrodiert.
Stabaufsatz. Annähernd zylindrische, leicht nach oben verjüngte Form. Applizierte Details aus aufgeschmolzenen Perlen: an der Außenwandung im Mittelfeld zwei sechsfach aus immer kleiner werdenden, abwechselnd weißen und dunkelkobaltblauen Perlen aufgeschichtete, eng nebeneinanderliegende Augen, flankiert von einem kleinen weiß-blauen und einem weißen Augendekor. Von den versetzten, doppelten Noppenbordüren haben sich oben noch drei, unten fünf gelbe aufgeschmolzene Kugelperlen erhalten.

Bemerkungen
In der Art der kopfförmigen Anhänger (siehe Kat.-Nr. 33) über dem Ende eines beschichteten Stabes gearbeitet, bildet der Stabaufsatz ein Zwischenglied zu den Zylinderperlen mit durchgehendem Fadenloch, die mit ihrem von Noppenreihen eingerahmtem Schichtaugendekor das gleiche Dekor aufweisen. Diese Zylinderperlen stuft V. Tatton-Brown (Tatton-Brown 1981, S. 155, Nr. 451–453, Tafel XXIX und Abb. 18) als Typus II ein und datiert sie in das 4.–3. Jahrhundert v. Chr. Eine Kette solcher Schichtaugenperlen fand sich auf Ibiza und wird in das 5.–4. Jahrhundert v. Chr. gesetzt: Madrid, Museo Arqueologico (M. L. Uberti in: The Phoenicians, Ausstellungskatalog, Venedig 1988, Abb. S. 489). Auf diesen Zylinderperlen sind die Gesichter – wie sie von den kopfförmigen Anhängern (Kat.-Nr. 33) und von den Gesichtsperlen ähnlich Kat.-Nr. 37 bekannt sind – auf den aussagekräftigsten Teil des Gesichtes reduziert: auf die Augen (N. Venclová in: JGS 23, 1985, S. 12–13, Abb. 2,2). Von diesen Augen, die noch heute den modernen Menschen in Bann ziehen, erhoffte man sich zweifellos apotropäische Wirkung gegen den bösen Blick. Der Stabaufsatz in der Sammlung Wolf kann mit seinen zwei großen, starr blickenden Augen als geradezu typisches Beispiel der Reduktion auf das Wichtigste gelten. Von dem zugrunde liegenden Gesicht sind seitlich der Augen nur noch die Ohren oder der Ohrschmuck als weißer Punkt beziehungsweise zweischichtiges kleines Augendekor wiedergegeben. Einen ähnlichen Eindruck erweckt auch das Dekor eines fragmentarischen Köpfchens aus Griechenland, das Noppen anstelle der Ohren trägt: Theben, Museum, Nr. V 512, aus dem thebanischen Kabirion (Haevernick 1977 = Haevernick 1981, S. 314, Abb. 5, Nr. 465).
Siehe oben S. 45.

## Nr. 40 Zylinderperle mit Noppen

In Karthago oder im syro-palästinischen Küstenbereich hergestellt
5.–3. Jahrhundert v. Chr.
Länge 3,0 cm; Durchmesser ohne Dekor 1,8 cm; Durchmesser mit Dekor 2,6 cm; Durchmesser Fadenloch 0,4 cm

Provenienz: unbekannt

Durchscheinendes, kobaltblaues Glas (5 PB 5/2) mit dunkelblauem und durchscheinendem, hellolivfarbenem (?) Dekor. Um einen Stab gewunden und gearbeitet; hellgraue Schicht der Stabummantelung an Innenwandung des Stabloches. Vollständig erhalten mit Ausnahme zweier neuzeitlich abgeplatzter Noppen, die das intakte, glänzende Grundglas erkennen lassen; Oberfläche rauh und teils abgesplittert; Oberfläche von starker, hellbrauner, irisierender Korrosionsschicht überzogen.
Große Zylinderperle. Längliche Form mit engem, länglichem Fadenloch. Aufgespulte kobaltblaue Perle mit aufgeschmolzenem Dekor: um Außenkanten und Mitte je ein dunkelblau und durchscheinend hellolivfarben(?) tordierter Relieffaden; zwischen den Fäden je vier hohe Noppen aus je einer flachgedrückten durchscheinend hellolivfarbenen(?) Perle, auf die eine kugelige, dunkelblaue Perle aufgeschmolzen wurde.

Bemerkungen
Zu aufgeschmolzenen, vorgefertigten Applikationen siehe Kat.-Nr. 33, zu verschiedenen Techniken der hohen Noppen siehe R. Lierke (R. Lierke, Auf der Suche nach Lampenarbeit in der Geschichte. Einige Bemerkungen über Reticellaschalen, Noppenperlen und die Wiener Commedia del'Arte Figuren, AnnAIHV 12, Wien 1991 [publ. 1993], S. 37–39). Die Oberfläche der Zylinderperle in der Sammlung Wolf ist zu stark korrodiert, um Fadenlöcher in den hier aus kleinen Kugelperlen zusammengesetzten Noppen sicher erkennen zu lassen. Eine gänzlich abgesprungene Noppe dieser Zylinderperle hinterließ jedoch eine derart regelmäßige, halbkugelförmige Mulde, daß nur eine vorgefertigte Kugelperle in den über dem Feuer erwärmten, weichen Untergrund gedrückt worden sein kann. Auf die Mitte dieser so angebrachten Perle wurde mit einer Nadel im letzten Arbeitsgang eine weitere, farblich unterschiedene Kugelperle gesetzt und ihr Fadenloch in der Hitze des Feuers einigermaßen verschmolzen. Eine besser erhaltene Noppenperle ähnlicher Art in Corning, CMG, Nr. 64.1.13 (Goldstein 1979, S. 112, Abb. 225, Tafel 13) zeigt zentral auf den Noppen noch deutlich die kleinen Vertiefungen von Fadenlöchern. Sie wird in das 5. bis 3. Jahrhundert v. Chr. datiert.

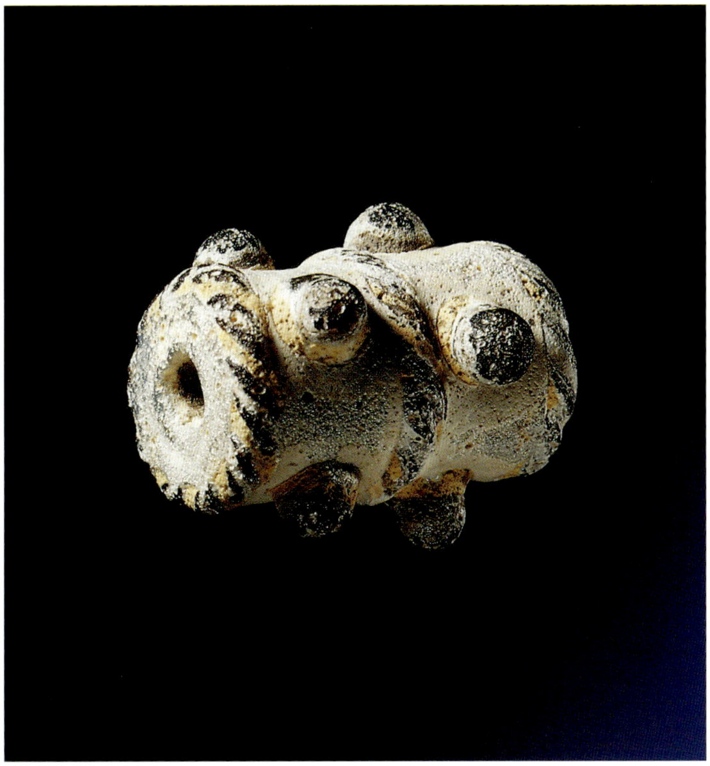

## Nr. 41 Kette aus Augenperlen

**Im Mittelmeergebiet hergestellt**
**6.–1. Jahrhundert v. Chr.**
**Länge der Kette 61,0 cm mit 65 Perlen;**
**Durchmesser der Perlen 0,8–2,6 cm;**
**Höhe der Perlen 0,7–2,6 cm**

**Provenienz: Galerie Blumka, New York,**
**ehemals The Minneapolis Institute of Arts**

Grundfarbe der Perlen überwiegend orangegelb mit blau-weißen Schichtaugen. Um einen Stab gearbeitet; vorgefertigte Elemente aufgeschmolzen: einfarbige Perlen, Scheiben von Überfangstäben und gestreiften Stäben.
Kette aus fünfundsechzig Schichtaugenperlen unterschiedlicher Formen, Dekors und Epochen. Die Formen reichen von schmalen ringförmigen Perlen mit weiten Fadenlöchern über aneinandergeschmolzene Zwillingsperlen bis hin zu großen Zylinderperlen. Die meisten Perlen sind orangegelb mit bis zu sechsfach in Weiß und Blau und immer kleiner werdend geschichteten Augen. Dazwischen vereinzelt auch weiße, blaßgelbe, grünliche, bräunliche und blaue Perlen mit Augen aus weißen, blauen und teilweise auch braunen Schichten. Schichtaugen aus übereinander aufgeschmolzenen Perlen oder Glasstückchen abnehmender Größe, die sich gewöhnlich in sanftem Relief von der Perlenoberfläche abheben. Einige Augen auch aus dünnen Scheiben von Überfangstäben, die sich oft vollkommen gleichen und gänzlich in die Perle eingedrückt oder eingeschmolzen sind. Eine dunkelblaue Perle trägt reliefierte Schichtaugen zwischen schmalen, überkreuzten, braun-weiß gestreiften Abschnitten von gestreiften Stäben. Die größte Perle ist eine opake, hellmeergrüne Zylinderperle mit je einem zusammengesetzten Auge auf Vorder- und und Rückseite zwischen hohem Noppenmuster in Gelb und Weiß; jedes der Augen aus weißer Schicht mit brauner, kleinerer Auflage, die mit drei kleinen weiß-blau geschichteten Augen gefüllt ist.

Bemerkungen
Schichtaugen aus kleinen aufgeschmolzenen Perlen finden sich auf ägyptischen und mesopotamischen Glasgefäßen und Perlen spätestens ab dem 14. Jahrhundert v. Chr. Scheiben von Überfangstäben sind als Augendekor nicht vor dem 4. Jahrhundert v. Chr. nachzuweisen. Scheiben von Überfangstäben kamen neben fertigen, mit ihnen verzierten Perlen in großer Zahl in einer hellenistischen Glaswerkstatt der 2. Hälfte des 3. Jahrhunderts v. Chr. auf Rhodos zutage (Weinberg 1969, S. 145, Tafel 79 a und c, Tafel 84 b; Weinberg in: JGS 25, 1983, S. 37). Halbfertigprodukte zur Herstellung von Augenperlen mit Scheiben von Überfangstäben fanden sich auch in einer hellenistischen Glasperlenwerkstatt des späten 2. bis frühen 1. Jahrhunderts v. Chr. auf Delos (Nenna 1993, S. 11–12, 19–21, Abb. 11c.)
Die markanteste Perle der modern aufgezogenen Kette der Sammlung Wolf ist hellmeergrün und gehört zu den Perlen mit zusammengesetzten Augen (T. E. Haevernick, Perlen mit zusammengesetzten Augen ›compound-eye-beads‹, Prähistorische Zeitschrift 47, 1972, S. 78–93, Tafel 2, 3 = Haevernick 1981, S. 233–244). Sie sind gewöhnlich opak-hellmeerblau bis -grün oder selten dunkelbau und haben sieben braungrundige Augen, die mit sieben sehr kleinen Augen gefüllt sind. Selten ist die Variante mit drei großen Augen, gefüllt von drei kleinen. Wenn auch größer, so scheint sich die Perle in der Sammlung Wolf am ehesten der italischen Variante mit hohem Noppendekor zwischen den Augen unterzuordnen (N. Venclová in: JGS 25, 1983, S. 13–14). Die meisten Perlen gehören dem späten 6. und 5. Jahrhundert v. Chr. an. Sie sind vorwiegend im nördlichen Mittelmeerraum bis weit nach Europa hinein und in Südrußland verbreitet. Der braune Untergrund der großen Augen könnte auf südrussische oder kaukasusnahe Herstellung hinweisen (Haevernick 1972, op. cit., S. 233). Solche Perlen mit zusammengesetzten Augen gelangten bis nach China und wurden dort von lokalen Handwerkern nachgeahmt.
Zu Augenperlen allgemein: G. Eisen, The Characteristics of Eye Beads from the Earliest Times to the Present, AJA XX, 1916); T. E. Haevernick in: Der Dürrnberg bei Hallein, Münchner Beiträge zur Vor- und Frühgeschichte 17, München 1974, S. 143–152, Abb. 1 – Neudruck in Haevernick 1981, S. 277–284; N. Venclová, Prehistoric Eye Beads in Central Europe, JGS 25, 1983, S. 11–17).

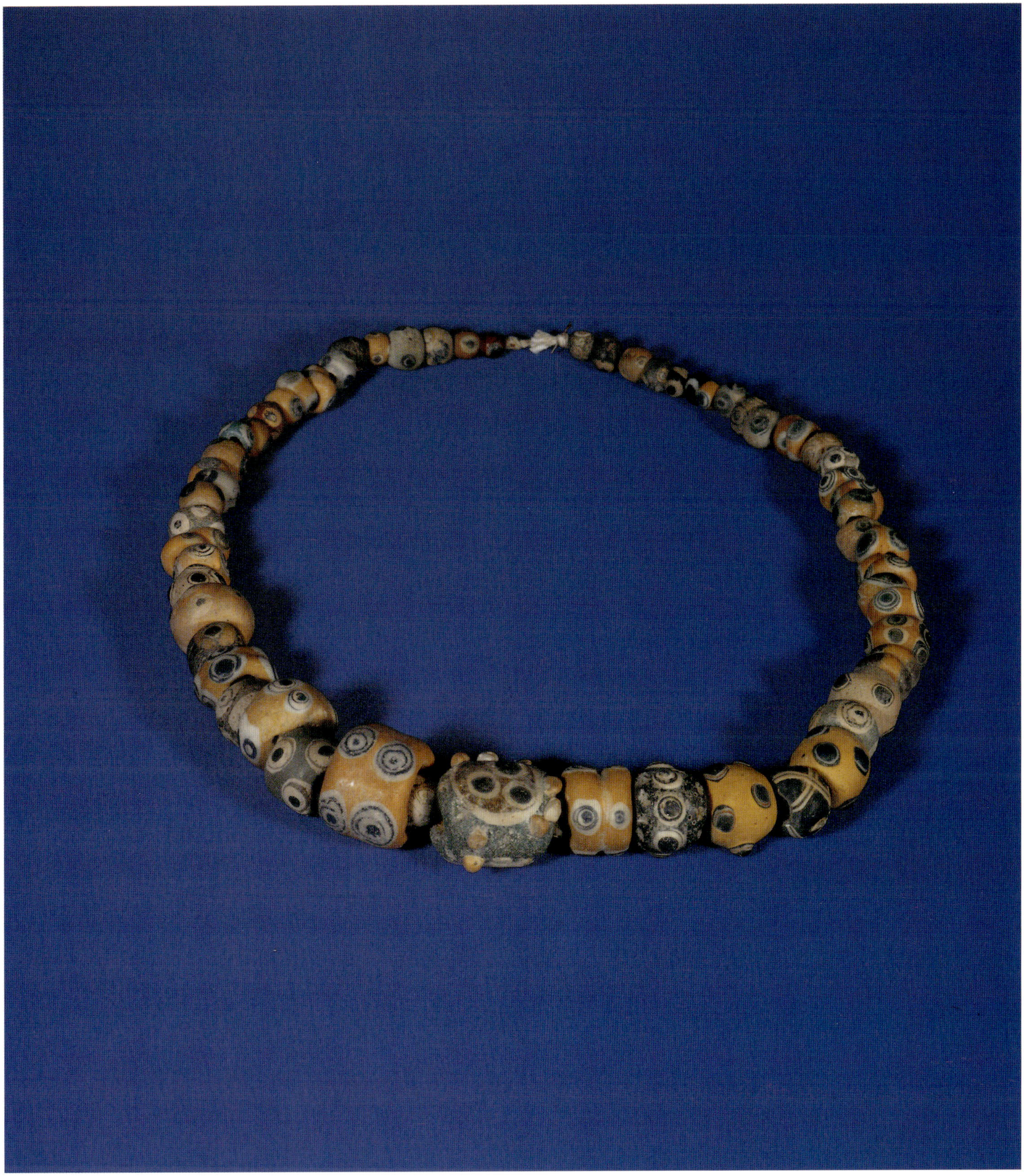

## Nr. 42 Zwei zylindrische Perlen

**Vielleicht griechisch, möglicherweise etruskisch**
**Wahrscheinlich Mitte 7. Jahrhundert v. Chr.**
**A: Länge 6,2 cm; Durchmesser 1,32 cm; Durchmesser Fadenloch ca. 0,5 cm**
**B: Länge 5,7 cm; Durchmesser 1,36 cm; Durchmesser Fadenloch ca. 0,5 cm**

**Provenienz: Gawain McKinley, London**

Durchscheinendes, türkisblaues Glas (nahe 5 B 5/6) mit opakgelbem Faden. Zahlreiche kleine runde Blasen. Um einen zylindrischen Stab geformt; aufgeschmolzener Faden; mit Werkzeug bearbeitet; Goldfassung an beiden Enden. Vollständig, aber gebrochen und wieder zusammengesetzt; auf der Außenseite stellenweise ursprüngliche, glänzende Oberfläche erhalten; starke rötlichbraune Versinterung an der Kante der Fassungen, über den Bruchstellen und zum Teil in den Einkerbungen; Innenseite frei, nur die Enden sind wie die Außenseite mit rötlichbrauner Versinterung überzogen.
Perle A hat vier, Perle B fünf längsgerichtete Einkerbungen. Beide sind mit einem Girlandenmuster aus gelbem Glasfaden geschmückt. Fassungen mit Filigranverzierung aus gedrehtem Goldfaden, der die Perle an den Enden in dreifacher Wicklung und anschließenden kleinen Bögen umfängt.

Bemerkungen
Der Stil der Fassungen ist griechisch, aber diese müssen nicht am selben Ort hinzugefügt worden sein, wo die Perlen hergestellt wurden. Ein ähnlicher perlenförmiger Anhänger mit den gleichen Goldfassungen, ehemals im Kunsthandel, wurde angeblich in Tarent, Süditalien, gefunden (B. Deppert-Lippitz, Griechischer Goldschmuck, Mainz 1985, S. 88, Abb. 43). Die Fassungen ähneln Goldfassungen antiker vorderasiatischer Rollsiegel, die oft bis in spätere Zeiten zirkulierten oder wiederverwendet wurden (D. Collon, First Impressions: Cylinder Seals in the Ancient Near East, British Museum Publications, London 1987, S. 108–110 [Fassungen]; S. 120–122 [Zirkulation, Wiederverwendung]).
Vergleiche lange zylindrische Glasperlen mit ähnlichem Muster, aber ohne Fassung von der Nordküste des Schwarzen Meeres (E. M. Alekseeva, Antichnye Busy Severnowo Prichernomorja [Antike Perlen von der Nordküste des Schwarzen Meeres], Akademie der Wissenschaften, USSR, Moskau 1978, Farbtafel 29, Nr. 3; Farbtafel 31, Nr. 16, 17; Tafel 30, Nr. 20–41); – Olympia, Griechenland (Haevernick 1981, S. 415, Anm. 19); – der Byci Skala Höhle, Österreich, wo sie der Hallstattperiode zugeschrieben werden (Haevernick 1981, S. 413, Tafel 1.37, 38). Vergleiche Perlen von unbekannten Fundorten in: – Toledo, TMA, Nr. 1983.18 (Grose 1989, S. 87, Nr. 35); – ehemals Sammlung Gréau (Gréau 1903, Nr. 913, III, Tafel 161, Nr. 12).
Die Perlen sollen in Italien hergestellt worden und den halbmondförmigen Glasperlen, die etruskische Glasbügelfibeln verzierten, verwandt sein (Harden 1981, S. 138; Grose 1989, S. 81). Aber das genaue Verhältnis zwischen den zylindrischen Perlen und den etruskischen Glasbügelfibeln mit einem gebogenen, der Bügelform entsprechenden Durchzugloch muß noch geklärt werden. Bisher wurde keine der zylindrischen Perlen in Etrurien ausgegraben. Vergleiche etruskische Fibelbügelperlen aus Glas in: London, BM, Nr. GR 1946.6.-8.1 (D. B. Harden et al., Masterpieces of Glass, The British Museum, London 1968, S. 35, Nr. 41); – Corning, CMG, Nr. 66.1.134; 76.1.32 (Goldstein 1979, S. 123–124, Nr. 254, 255); – Toledo, TMA, Nr. 1986.82 (Grose 1989, S. 87, Nr. 36).
Zur etruskischen Glasindustrie: Barag 1970, S. 194–195; Haevernick 1981, S. 53–59, 61–64, 104; Harden 1981, S. 138–139.

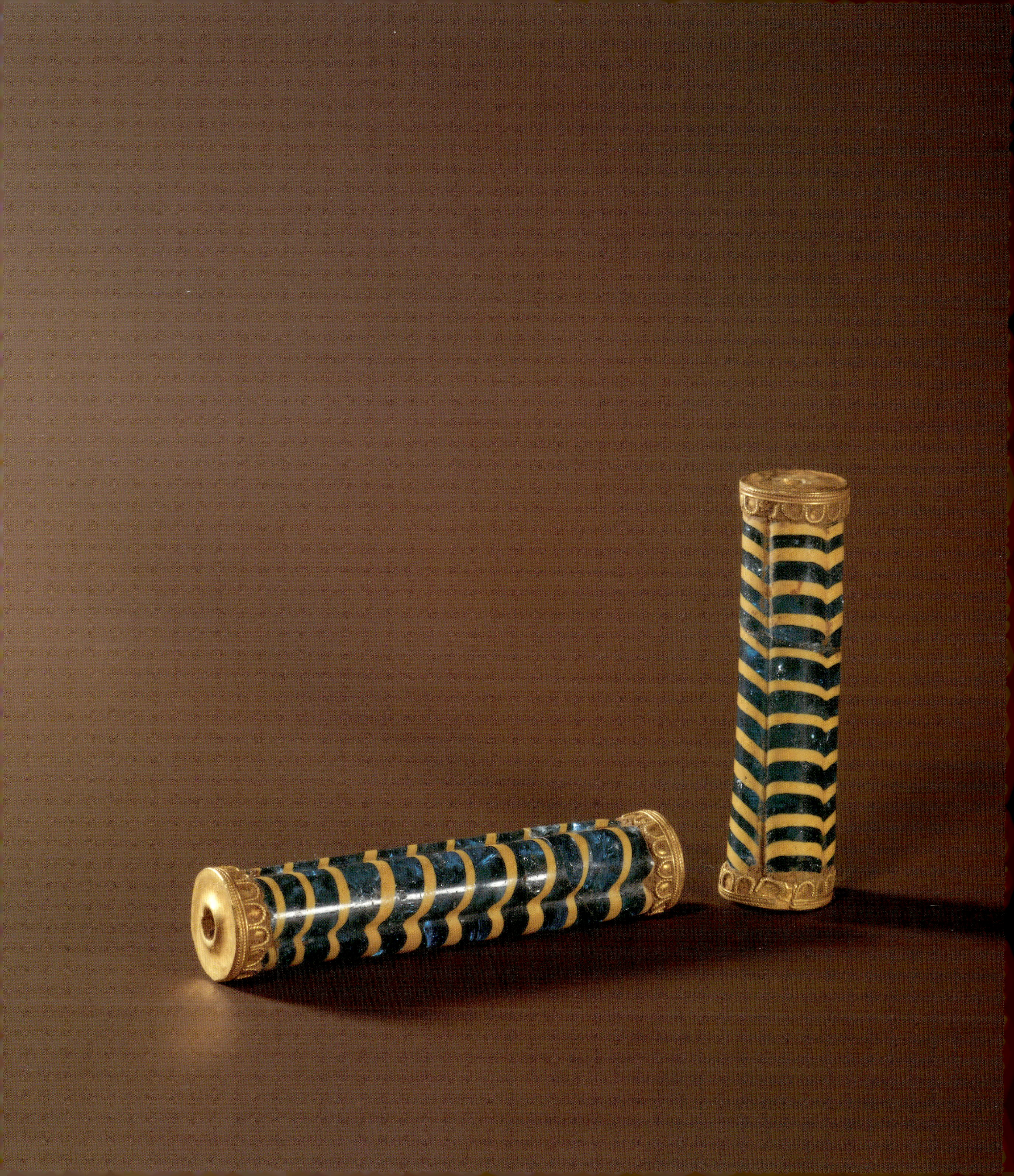

# III
# MEDITERRANE KERNGEFORMTE GEFÄSSE
# 550 v. Chr. – 10 n. Chr.

## Nr. 43 Alabastron

Abb. 22, 25, 28, 30
Ostgriechisch, vermutlich auf Rhodos hergestellt
Zweites Viertel 5. Jahrhundert v. Chr.
Höhe 9,5 cm; Durchmesser Rand 3,2 cm;
Durchmesser Halsöffnung 1,0 cm;
Durchmesser Körper 3,0 cm;
Breite über Henkeln 3,8 cm

Provenienz: Kunsthandel Zürich

Durchscheinendes, mittelblaues Glas mit opakorangegelbem (10 YR 6/6) und blaugrünem (annähernd 5 G 5/2) Fadendekor. Blaues Glas von großen, Fäden von kleinen, an der Oberfläche offenen Blasen durchsetzt. Kerngeformt; Fadenspirale im Uhrzeigersinn auf Basis sichtbar (siehe Abb. 22); Tellerrand aufgespult und mit Zangen bearbeitet; Fadendekor aufgespult; Henkel angefügt; mit Werkzeug bearbeitet – zu Werkzeugspuren siehe: Technische Betrachtungen S. 42, 43, Abb. 30; Körper geglättet. Relikte des Kernes an der Halsinnenwandung nicht fest haftend. Intakt. Oberfläche des blauen Glases glänzend, Oberfläche des Fadendekors rauh korrodiert; geringe Spuren von Iris auf der Außenseite, in den an der Oberfläche offenen Blasen und auf den Kernrelikten im Halsbereich.
Alabastron. Breiter, horizontaler Tellerrand; kurzer zylindrischer Hals; kleine, runde Schulter; länglicher, nach unten leicht verbreiterter Körper mit abgerundetem Boden. Kurz unterhalb der Schulter zwei sich gegenüberliegende, nach unten verlängerte Ösenhenkel in der durchscheinend mittelblauen Grundfarbe des Gefäßes. Gelber Randfaden in Relief auf Tellerrand aufgeschmolzen; Faden gleicher Farbe von der Schulter an nach rechts in engem Intervall um zwei Drittel des Körpers gespult; darüber von der Mitte des Körpers an ein zunächst dick, dann hauchdünn und schließlich wieder dick gespulter blaugrüner Faden; die kaum erhabenen Fäden im mittleren Bereich des Körpers zu Zickzackdekor ausgezogen; als unterer Abschluß des Musters zwei einzeln horizontal umlaufende gelbe Fäden in Relief.

Bemerkungen
»Alabastron« (Plural: alabastra) ist die griechische Bezeichnung für sackförmige Behälter, die im Haushalt gewöhnlich zum Aufbewahren aller möglichen Essenzen verwendet wurden. Der Name ist abgeleitet von Alabaster, einem kalkhaltigen Gestein, aus dem in Ägypten ähnlich geformte birnenförmige Kosmetikbehälter schon seit der Mitte des 2. Jahrtausends v. Chr. hergestellt worden sind (S. Fünfschilling in: Jahresberichte aus Angst und Kaiseraugst 10, 1989, S. 283–318). Athenische Alabastra unterscheiden sich von ihren Vorbildern durch zwei zusätzliche kleine Henkel unterhalb des Randes, wie sie auch von den um einen Kern geformten gläsernen Beispielen des Mittelmeerraumes bekannt sind. Den Glas-Alabastra der mediterranen Gruppe I war offensichtlich ein so großer Erfolg beschieden, daß sie auf Vasenbildern athenischer Keramik abgebildet wurden (B. Freyer-Schauenburg, Die Glasfunde aus Pitane [Çandarli], Anadolu/Anatolia 17, 1973, S. 162–163, Tafel VII, VIII [Attischer rotfiguriger Lekythos vom Kalliope-Maler, Syrakus, Sizilien, Archaologisches Museum, Nr. 18419]; Taf. 9 [Attische, weißgrundige Pyxis, New York, MMA, Nr. 40.11.2]). Alabastra aus Glas blieben in allen drei mediterranen Gruppen populär, vielleicht weil ihre Form die einzige war, die ursprünglich zur Aufbewahrung von Essenzen entworfen wurde. Im Nahen Osten mögen Alabastra auch als Behälter von Kohel Verwendung gefunden haben (Stern 1977, S. 24; Hinweise zur griechischen Form EMS).
Das Alabastron der Sammlung Wolf gehört zu einer Kategorie der Alabastra aus der mediterranen Gruppe I. Sie zeichnen sich durch dunkle Grundfarben, breite Tellerränder, etwa zylindrische Körper und Zickzackmuster auf der Mitte des Körpers aus. Bemerkenswert ist die konsequente Anbringung von geraden Fäden auf den Rändern und unterhalb des ausgezogenen Körperdekors in abwechselnden Farbkombinationen der beiden Farben Gelb – oft leicht orange erscheinend – und Hellblau – oft türkis bis blaugrün. Es könnte sich hier durchaus um Werkstattmerkmale verschiedener, im gleichen Stil nebeneinander arbeitender Werkstätten handeln.
Die Alabastra dieser speziellen Kategorie fanden sich von Jordanien bis Spanien (M. Feugère 1989, S. 31–37, Abb. 3–4) mit einer großen Konzentration auf Rhodos. Sie wurden vermutlich in ostgriechischen Werkstätten hergestellt und zu den reichen Bevölkerungsschichten des Mittelmeergebiets verschifft (McClellan 1984, S. 43–45; S. 189–191 – Vergleichsstücke aus datierten Funden; S. 353–354 – Vergleichsstücke ohne gesicherten Fundort). Vergleiche weitere Beispiele in: Berlin, Vorderasiatisches Museum, mit einem gelben und einem hellblauen Dekorfaden unterhalb des Zickzackmusters (R.-B. Wartke, Glas im Altertum, Zur Frühgeschichte und Technologie antiken Glases, Ausstellungskatalog, Berlin 1982, S. 18, 9 und Farbtafel S. 19 rechts); – London, BM, etliche Vergleichsstücke (Harden 1981, S. 64–66, Nr. 100, 102, 105–107, 109–110); – München, Staatliche Sammlung Ägyptischer Kunst, Nr. ÄS 5845, mit ausnahmsweise zwei Randfäden: einer in Gelb und einer in Hellblau (S. Schoske et al.,

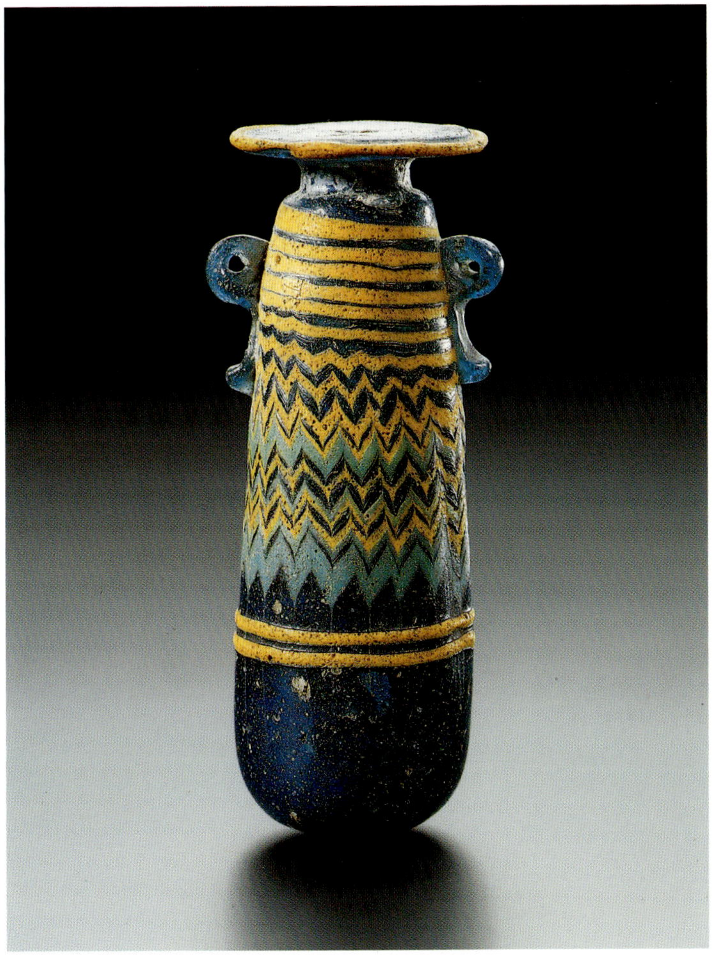

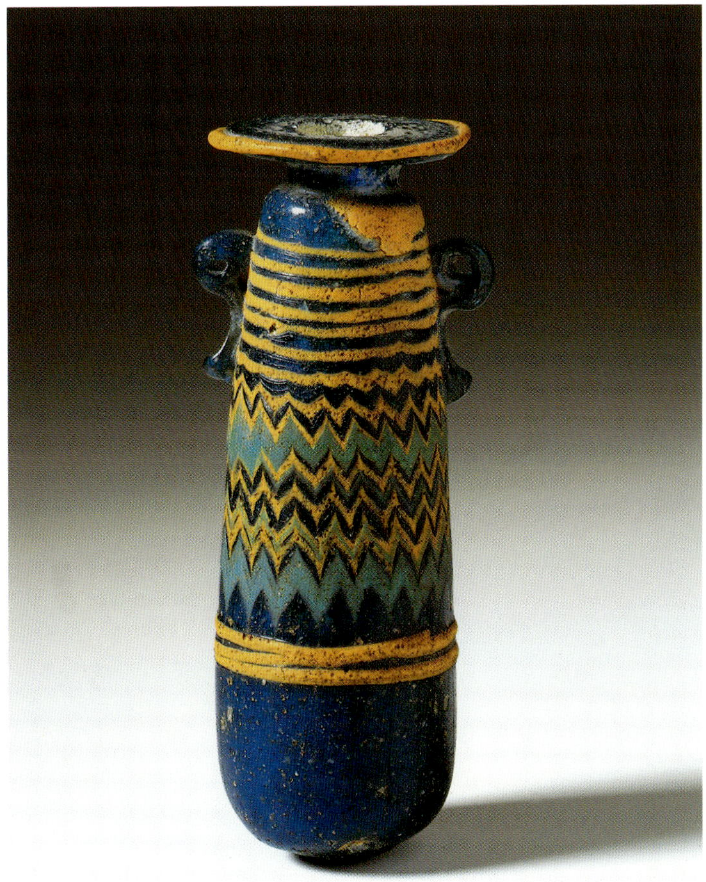

Schönheit, Abglanz der Göttlichkeit, Kosmetik im Alten Ägypten, Ausstellungskatalog, München 1990, S. 157, Nr. 159); – Toledo, TMA, etliche Vergleichsstücke vermutlich aus Rhodos (Grose 1989, S. 134–137, Nr. 69–73, 76); – Wertheim, Deutschland, Glasmuseum, mit einem blaugrünen Randfaden und je einem gelben und einem blaugrünen Faden unterhalb des Zickzackmusters (H. P. Mielke, Glasmuseum Wertheim, 1977, S. 21 und 145, Nr. 153, 2, Abb. 18).
Klassifizierung: Mediterrane Gruppe I (Harden 1981, S. 58–59, Alabastron Form 2; McClellan 1984, S. 43–45, Typus II.A.XI; Grose 1989, S. 111, 126, 130, Klasse I:B; Alabastron Form I:2).
Siehe oben S. 31, 32, 38, 40, 42, 43.

## Nr. 44 Alabastron

**Ostgriechisch, vermutlich in einer griechischen Kolonie an der Nordküste des Schwarzen Meeres hergestellt**
**5. Jahrhundert v. Chr.**
**Höhe 9,7 cm; Durchmesser Rand 3,0 cm; Durchmesser Halsöffnung 1,2 cm; Durchmesser Körper 2,8 cm; Breite über Henkeln 3,7 cm**

**Provenienz: N. E. Landau, Paris**

Durchscheinendes, grauolivgrünes Glas (10 Y 4/2) mit opakhimmelblauem (heller als 5 B 5/6) und orangegelbem Dekor (10 YR 6/6). Von kleinen Blasen durchsetzt. Kerngeformt; Tellerrand und Fadendekor aufgespult; Henkel angefügt; mit Werkzeug bearbeitet; Körper geglättet. Relikte des hellbraunen Kernes schneeflockenartig locker auf der Innenwandung haftend, nur im Bodenbereich gänzlich unbeschichtet. Gut erhalten; mit Ausnahme eines winzigen, ergänzten Randstücks mit Fadenauflage intakt.
Alabastron. Kleiner, horizontaler Tellerrand; äußerst kurzer, zylindrischer, nach oben leicht geöffneter Hals; sanft gerundete Schulter; langer, zylindrischer, kaum merklich nach unten verbreiterter Körper mit abgerundetem Boden. Unterhalb der Schulter in der Farbe des Körpers zwei sich gegenüberliegende, nach unten verlängerte Ösenhenkel mit großen Durchlässen. Gelber Faden mit der Außenkante des Tellerrandes verschmolzen; in Höhe des Halses breiter Ansatzpunkt eines gelben Dekorfadens, der nach rechts verlaufend den gesamten Gefäßkörper eng umspult; teils über ihm, teils parallel zu ihm verläuft ein zweiter Dekorfaden in Himmelblau vom Hals zum Boden; beide Fäden in den unteren zwei Dritteln zu einem kleinen, engen Zickzackmuster ausgezogen; Basis unverziert.

Bemerkungen
Siehe Kat.-Nr. 43. Das Alabastron gehört zu einer Kategorie der mediterranen Gruppe I. Diese Gefäße zeichnen sich durch dunkle Farben, zylindrische Körper und Fadendekor aus, das erst unterhalb der Henkel zu Zickzackmustern ausgezogen ist. Sie sind überwiegend aus rotem Glas gearbeitet, das nur durch reduzierendes Schmelzen herzustellen ist (W. E. S. Turner, Studies in Ancient Glasses and Glassmaking Processes IV, Journal of the Society of Glass Technology 40, 1956, Tafel V–VI; Bimson und Freestone 1987, Beiträge von M. Cable und J. W. Smedley, S. 151–164, sowie von M. Bimson, S. 151–171). Nach der Stärke der Oxidation des zugefügten Eisens reichen die Grundfarben der Gefäße von Ziegelrot bis durchscheinend Grün wie dieses Alabastron in der Sammlung Wolf.
Die Funde solcher Alabastra konzentrieren sich in Ostgriechenland und an der Nordküste des Schwarzen Meeres, wo sich zahlreiche griechische Kolonien befanden. Nach Westen reichen sie bis Ibiza im westlichen Mittelmeer (McClellan 1984, S. 47–48; S. 193–196 – Vergleichsstücke aus datierten Funden; S. 354–356 – Vergleichsstücke ohne gesicherten Fundort). Vergleiche Beispiele in: London, BM, zahlreiche Vergleichsstücke (Harden 1981, Nr. 124–125, 127, 131–132, 134–135, 137); – Neapel, Museo di Capodimonte, mit etwas höher ansetzendem Zickzackmuster (C. Schack, Alte Glaskunst, München 1973, S. 17, Abb. 1 rechts); – Toledo, TMA, zahlreiche Vergleichsstücke (Grose 1989, S. 138–141, Nr. 80–81, 83–85, 88); – Wertheim, Deutschland, Glasmuseum (H.-P. Mielke, Glasmuseum Wertheim, 1977, Nr. 153 (1), Abb. 18); – Schweizer Privatsammlung (B. Rütti in: Luzern 1981, S. 45, Nr. 55).
Klassifizierung: Mediterrane Gruppe I (Harden 1981, S. 58–59, Alabastron Form 3; McClellan 1984, S. 47–48, Typus II. A.XIII – 2. Gruppe; Grose 1989, S. 111, 126, 130, Klasse I: B, Alabastron Form I: 3A–B).
Siehe oben S. 32, 38, 40, 42, 44.

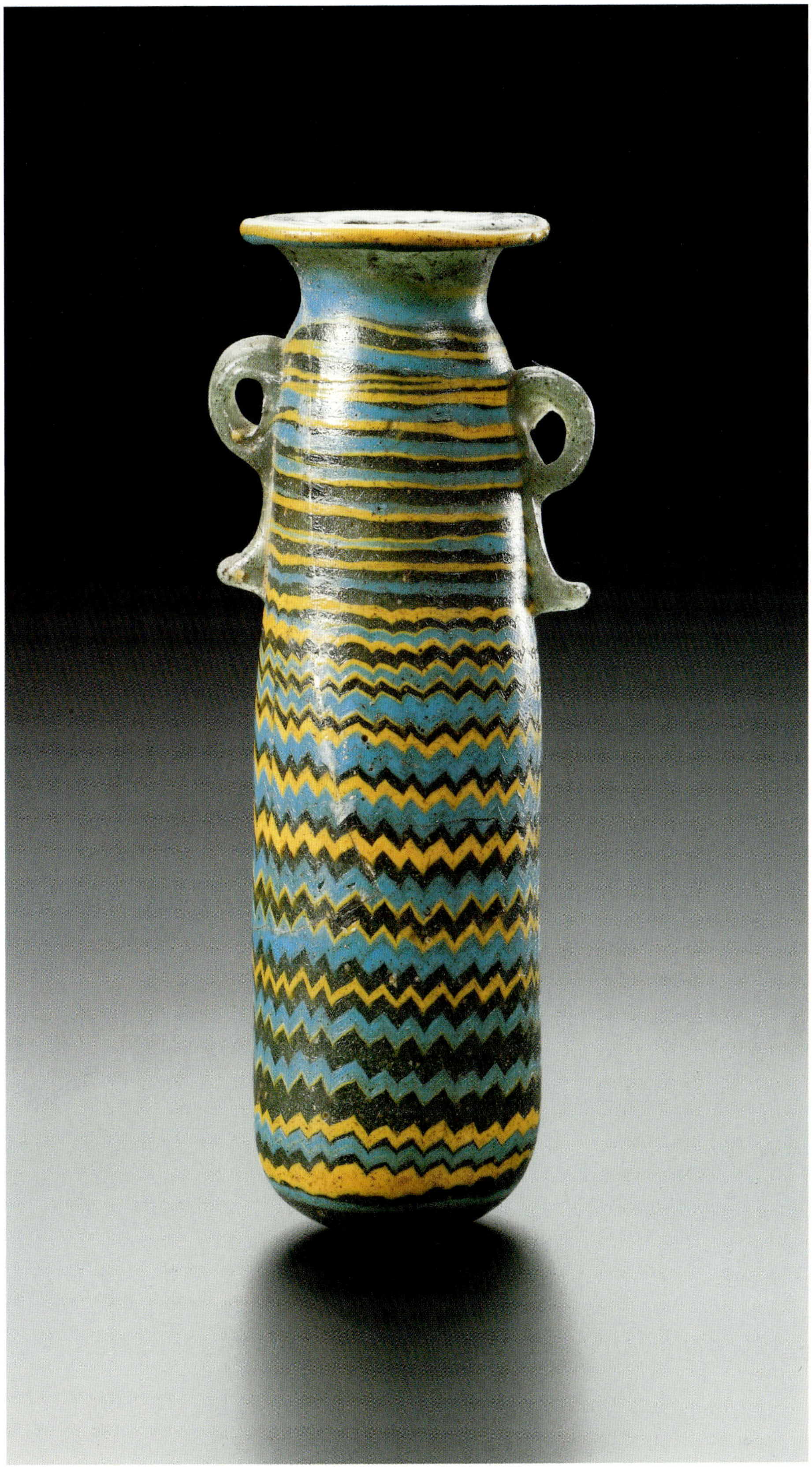

# Nr. 45 Alabastron

**Im östlichen Mittelmeerraum hergestellt, wahrscheinlich griechisch**
**Zweites Viertel–Ende 5. Jahrhundert v. Chr.**
**Höhe 11,0 cm; Durchmesser Rand 2,9 cm; Durchmesser Halsöffnung 1,0 cm; Durchmesser Körper 2,5 cm; Durchmesser über Henkeln 3,3 cm**

**Provenienz: Kunsthandel Zürich**

Opakes, dunkles, grauolivgrünes Glas (5 GY 3/2) mit opakgelbem (heller als 10 YR 6/6) und opakmittelblauem (5 BG 5/2) Dekor. Grauolivgrünes Glas von mittelgroßen, an der Oberfläche offenen Blasen durchsetzt; Dekorfäden von feinen Blasen durchzogen. Kerngeformt; Tellerrand (vermutlich) aufgespult; Fäden aufgespult; Henkel angefügt; Körper derart geglättet, daß nur eine Andeutung senkrechter Rippen verblieb; Minimale Zangenspuren ober- und unterhalb des Randes. Relikte des Kernes kaum fest haftend. Nahezu vollständig, aber gebrochen und aus Fragmenten zusammengesetzt; eine kleine Partie in Henkelhöhe ergänzt; Teile eines Henkels fehlen. Oberfläche samtig glänzend.
Alabastron. Kleiner, horizontaler Tellerrand; kurzer, sanft nach oben erweiterter Hals; leicht gerundete Schulter; langer zylindrischer Körper; abgerundeter Boden. Zwei sich gegenüberliegende, nach unten verlängerte Ösenhenkel in der Farbe des Körpers in unterschiedlicher Höhe angebracht. Opakgelber Faden als Einfassung des Tellerrandes in Relief aufgeschmolzen; unterhalb des Halses breiter Ansatzpunkt eines gelben Dekorfadens, der nach rechts verlaufend den gesamten Körper in einer engen Spirale umgibt und erst auf der Basis endet; über ihm verläuft in breiten Intervallen ein mittelblauer, gut vierzehnmal um den Körper gespulter Faden; unterhalb der Henkel sind die Spiralen zunächst in enge Arkaden, dann in ein kleines Zickzack- und Federmuster auf- und abgezogen, wobei die Wandung leicht senkrecht gerippt wurde.

Bemerkungen
Das Alabastron gehört zu derselben Kategorie der Mediterranen Gruppe I wie Kat.-Nr. 44, doch handelt es sich um eine leicht degenerierte und somit eher etwas spätere Form (McClellan 1984, S. 46–48; S. 193–196 – Vergleichsstücke aus datierten Funden). Vergleiche von diesen ein Beispiel in: Gerona, Archäologisches Museum, Nr. 1518 aus Ampurias (das alte Emporion), Spanien, Marti, Grab 77, zweites Viertel des 5. Jahrhunderts v. Chr. (M. Almagro, Las Necropolis de Ampurias I, Barcelona 1953, S. 81–84, Abb. 54, 2, Tafel V, 6; Feugère 1989, S. 34, Nr. 41, Abb. 3; McClellan 1984, S. 196, Nr. 31). Vergleiche Beispiele ohne gesicherten Fundort (McClellan 1984, S. 354–356) in: Ampurias, Museum, braune Grundfarbe (Feugère 1989, S. 34, Nr. 42, Abb. 3); – Stuttgart, Württembergisches Landesmuseum, Antikensammlung, Nr. 5.300 (Publikation in Vorbereitung von M. Honroth).
Klassifizierung: Mediterrane Gruppe I (Harden 1981, S. 58–59, Alabastron Form 3; McClellan 1984, S. 47–48, Typus II. A.XIII; Grose 1989, S. 11, 126, 130, Klasse I:B, Alabastron Form I:3B).
Siehe oben S. 38, 43.

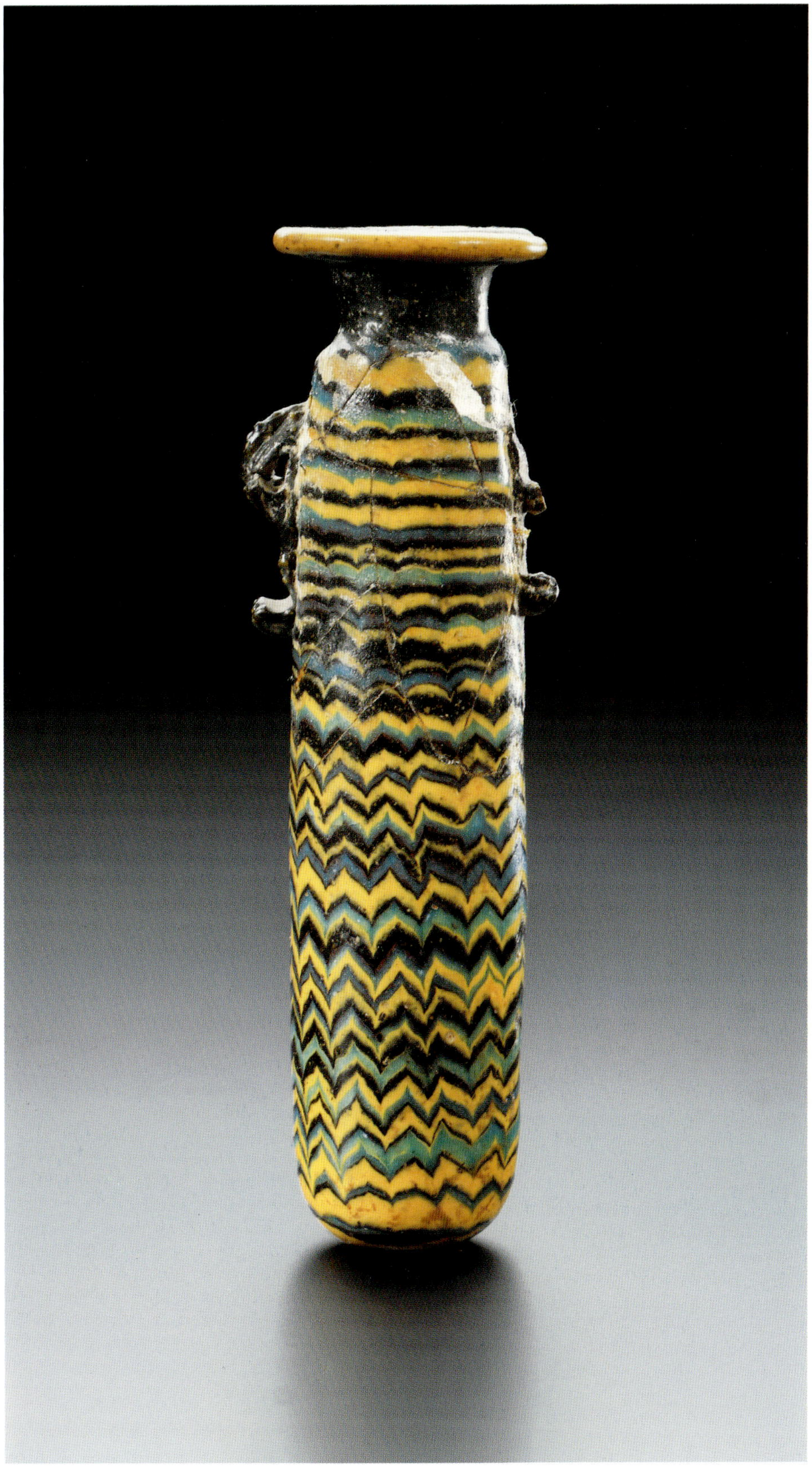

## Nr. 46 Amphoriskos

Abb. 23, 26
Im östlichen Mittelmeerraum hergestellt
Letztes Drittel 6. Jahrhundert,
ca. 530–500 v. Chr.
Höhe 10,9 cm; Durchmesser Rand 3,0 cm;
Durchmesser Halsöffnung 1,2 cm;
Durchmesser Körper 5,9 cm

Provenienz: Kunsthandel USA

Weißes Glas überwiegend opak, im unteren Körperdrittel durchscheinend; opakes, dunkelpurpurfarbenes Dekor. Von Unmengen winziger und einigen bis zu 1,5 mm breiten, an der Oberfläche offenen Blasen durchsetzt. Kerngeformt; Rand und Knopffuß aufgespult; Henkel angefügt; Fäden aufgespult; mit Werkzeug bearbeitet. Ein kleines Stück opakweißen Fadens berührte versehentlich den dicken purpurfarbenen Faden, vermutlich als der Glashandwerker die Henkel herstellte, und wurde nicht entfernt. Spiralig um die Oberseite des Randes laufende Werkzeugspuren, sowie zwei Parallelkerben auf der Unterseite des Knopffußes. An der Innenwandung Relikte des Kernes in glatter, feiner, hellbrauner Schicht. Vollständig erhalten; Oberfläche rauh korrodiert; weißliche Sinterspuren.

Amphoriskos. Leicht trichterförmig geöffnet, kleiner Rand zu tief um Hals gespult, so daß der Hals innen mit einer scharfen Kante nach oben übersteht; Hals schmal, zylinderförmig und sanft nach unten verbreitert; gerundete, abfallende Schulter; eiförmiger, nach unten zugespitzter Körper; runder Knopffuß mit gerundeter Randkante. Die beiden in sich gedrehten Henkel setzen auf der Schulter an und führen bis zur Unterkante des Randes. Ein dünner, dunkelpurpurfarbener Dekorfaden setzt mit einem dicken Glasbatzen auf der Schulter an. Er läuft, mehrfach unterbrochen (siehe oben: Technische Betrachtungen; Mediterrane, kerngeformte Gefäße des ersten Jahrtausends v. Chr.), in einigen Windungen nach rechts um die Schulter; auf dem breitesten Teil des Gefäßes beginnt, ebenfalls nach rechts geführt, ein zweiter, sehr dicker Musterfaden, der im Verlauf der Windungen sehr dünn wird und fast bis zum Boden reicht. Der zweite Faden ist auf den unteren zwei Dritteln des Körpers zu einem unregelmäßigen Federdekor bis wellenförmigen Zickzackmuster auf- und abgezogen. Hierbei entstanden die stark ausgeprägten Rippen.

Bemerkungen

Der Name dieser Form stammt von dem griechischen »amphoriskos« (Plural: amphoriskoi), die Verkleinerungsform von »amphoreus«, einem großen Vorrats- und Transportgefäß, das mit zwei Henkeln zum Tragen ausgestattet ist. Die ursprüngliche Form hatte eine zugespitzte Basis oder einen Knopffuß, der als dritter Henkel beim Tragen und Hochheben dienen konnte. Um aufrecht zu stehen, mußte die Amphora in einen Ständer gestellt werden. Die um einen Kern geformten und mit kostbaren Essenzen gefüllten, gläsernen Miniaturausgaben wurden ebenfalls in Ständer gesetzt. Sie sind in der Türkei und anderen Gebieten mit Ständern aus Glas und Gold ausgegraben worden (B. Freyer-Schauenburg, Die Glasfunde aus Pitane [Çandarli], Anadolu/Anatolia 17, 1973, S. 157ff., Nr. 7, Amphoriskos, zusammen gefunden mit Nr. 13, einem Glasständer, Tafel XVb, XVIIIa; Stern 1977, S. 13 mit Anmerkung 8; McClellan 1992, S. 94, Nr. 37–38, aus Griechenland mit einer Reihe von Parallelen). (Hinweise zur Form EMS)

Der Amphoriskos in der Sammlung Wolf gehört zu einer Kategorie der Amphoriskoi aus der mediterranen Gruppe I mit charakteristischen Formen und Farben. Die Grundfarbe ist opakweiß, das Fadendekor opakpurpurfarben. Die ovalen Körper zeichnen sich durch einen stumpfwinkligen, in sanfter Kurve geschwungenen Übergang vom Hals zur abfallenden Schulter und einen ovalen, zum angesetzten Knopffuß hin zugespitzten Körper aus. Ihre Henkel führen senkrecht von der Schulter zum Rand. Die ausgeprägten Rippen und Furchen sind nicht geglättet und gehören zum Schmuck des Gefäßes. Nicht selten umfangen die purpurfarbenen Fäden den Gefäßkörper wie einen Mantel (Nolte 1974, S. 15, Nr. 156).

Amphoriskoi dieser Art finden sich im gesamten Mittelmeerraum, konzentrieren sich aber in Makedonien, auf dem nördlichen griechischen Festland, in der östlichen Ägäis und in den Kolonien entlang der Schwarzmeerküste (McClellan 1984, S. 52, 199–201 – Vergleichsstücke aus datierten Funden; S. 357–358 – Vergleichsstücke ohne gesicherten Fundort).

Der Amphoriskos gehört zu einer in sich geschlossenen Gruppe von Alabastra, Oinochoai und Aryballoi, denen das gleiche auffallende Farbschema von weiß und purpurfarben eigen ist (Nolte und Haevernick 1967, S. 492, Tafel 65, 2 – mit Kartierung der Fundverteilung). Diese weißgrundigen, um einen Kern geformten Gefäße mit einem Fadendekor aus meist dicken, purpurfarbenen Fäden sind sicherlich in Glaswerkstätten mit einer gemeinsamen Tradition hergestellt, wenn auch bislang keine Herstellungszentren lokalisiert wer-

den konnten. Für Parallelstücke zum Amphoriskos der Sammlung Wolf nimmt Grose Rhodos als Ursprung an: Toledo, TMA, Nr. 1923.151 und 1923.153 (Grose 1989, S. 143, Nr. 94–95).
Vergleiche Parallelen aus dem Grab eines Mannes in Sindos, Nordgriechenland, das in die Zeit 510–500 v. Chr. datiert wird: Grab 52, Nr. 7821, 7822, 7823b (M. Tiberius, Sindos, Ausstellungskatalog, Thessaloniki 1985, S. 214–215, Nr. 340, S. 236–237, Nr. 379–380). Von den Vergleichsstücken ohne gesicherten Fundort befinden sich etliche in: London, BM, Nr. GR 1878.12-30.11, GR 1868.5-1.22 (Harden 1981, Nr. 159–160); – Toledo, TMA Nr. 1923.151/153 (Grose 1989, S. 143, Nr. 94–95); – Sammlung Oppenländer, Nr. 2072 und 2046 (Nolte 1974, Nr. 156–157); – Athen, Archäologisches Nationalmuseum, Nr. 2960, etwas schlanker als der Amphoriskos der Sammlung Wolf, wird dem ersten Viertel des 5. Jahrhunderts v. Chr. zugeschrieben (McClellan 1992, S. 84, Nr. 13, Abb.); – Columbia, Museum of Art and Archaeology University of Missouri, Nr. 62.64.1, fragmentarisch erhaltener Amphoriskos (M. C. McClellan in: MUSE 19, 1985, S. 18, Abb. 4).
Klassifizierung: Mediterrane Gruppe I (Harden 1981, S. 58–59, Amphoriskos Form 1; McClellan 1984, S. 51–52, Typus II.C.I – zweite Gruppe; Grose 1989, S. 111, 126–127, 130, Klasse I:A, Amphoriskos Form I:1).
Siehe oben S. 38, 40, 42, 43.

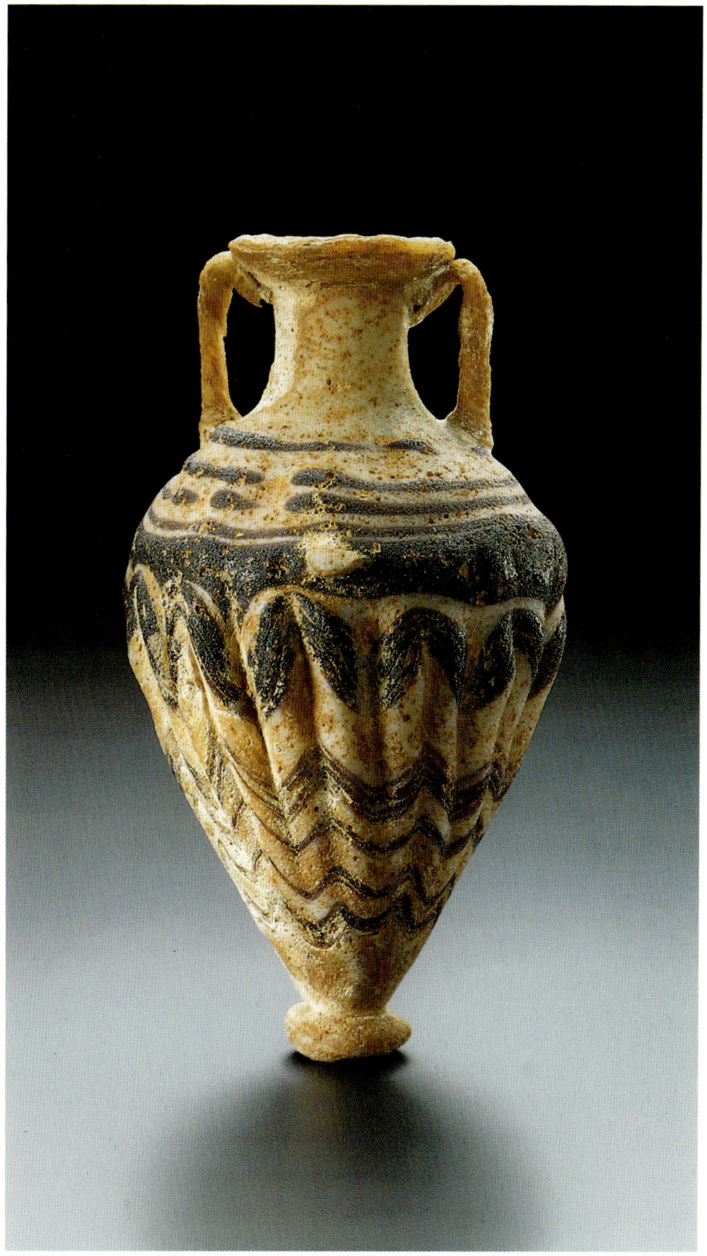

## Nr. 47 Oinochoe

**Abb. 24**
**Rhodisch**
**Erste Hälfte 5. Jahrhundert v. Chr.**
**Höhe 10,8 cm; Durchmesser Rand 3,5 cm; Innendurchmesser Hals 0,9 cm; Durchmesser Körper 6,5 cm; Durchmesser Fuß 3,8 cm**

**Provenienz: Kunsthandel Zürich**

Durchscheinendes, dunkelkobaltblaues Glas mit hellgelb korrodiertem (noch 10 YR 7/4), graugrünlich verwittertem (5 G 5/2) und opakhellblauem (5 B 7/6) Dekor. Von mittleren und einigen großen, an der Oberfläche offenen Blasen durchsetzt. Kerngeformt; Rand, Dekorfäden und Fuß aufgespult; Henkel angefügt; mit Werkzeug bearbeitet; Körper ungenügend geglättet, feine, flache Furchen vom Auf- und Abziehen des Zickzackdekors zurückgeblieben. Werkzeugspuren am Kleeblattrand, sowie auf Ober- und Unterseite des Fußes. Feine Kernschicht wenig fest an Innenwandung haftend. Vollständig erhalten; Oberfläche des Körpers irisierend; Zickzackfaden in unteren Reihen weißlich korrodiert.
Oinochoe. Breiter, kleeblattförmiger Rand in Kobaltblau; schmaler, zylindrischer Hals, dessen ursprünglicher Rand im Inneren noch scharfkantig sichtbar ist; nahezu rechtwinkliger Übergang zur gerundeten Schulter; kugeliger Körper; breiter, leicht konischer, stark in sich gedrehter Fuß mit annähernd flacher Standfläche; Henkel aus kräftigem Glasstrang in hohem Bogen von der Schulter über die Gefäßhöhe hinausgeführt und schmaler werdend am Rand festgeschmolzen. Graugrünlicher Relieffaden an der Kante des Randes festgeschmolzen; ein ebenso feiner gelber Relieffaden waagerecht einmal um den Hals gelegt; der Henkel verdeckt auf der Schulter den Beginn eines zweiten gelben Dekorfadens, der nach rechts verlaufend gut sechsmal den Körper umrundet, um dann von einem in Graugrün umlaufenden Faden abgelöst zu werden, der weißlich korrodiert endet; untere Spiralen des gelben Musterfadens und der folgende graugrüne zu kleinem, engliegendem Zickzackmuster auf der Körpermitte ausgezogen; als Musterabschluß darunter zwei gelbe, je einmal umlaufende Fäden, die einen mittleren hellblauen einschließen; ein graugrünlicher Faden um den Fußrand gewunden. Auf dem unteren Ansatz des Henkels eine gelbe, runde, flachgedrücke Perle in sanftem Relief. Dekor mit Ausnahme feiner Rippung in Höhe des Zickzackmusters zu einer Ebene mit der Wandung verschmolzen.

Bemerkungen
»Oinochoe« (Pural: oinochoai) ist die griechische Bezeichnung für einen Weinkrug, ein Gefäß, mit dem Wein aus einer Mischschüssel »krater« geschöpft und in Trinkschalen gegossen wurde. Der kleeblattförmige Ausguß und der eine senkrechte Henkel waren speziell zu diesem Zweck konzipiert. Oinochoai wurden in vielen Größen aus Keramik und kostbarem Metall hergestellt. Aus Glas sind sie vergleichsweise klein. Es wird allgemein angenommen, daß gläserne, kerngeformte Oinochoai als Behälter für parfümierte Öle und dergleichen dienten, doch sind keine Analysen von möglicherweise erhaltenem Inhalt publiziert worden (Hinweis zur Form EMS).
Die Oinochoe der Sammlung Wolf gehört zu einer Kategorie der Oinochoai aus der Mediterranen Gruppe I. Sie zeichnen sich durch dunkle Grundfarbe, nahezu rechtwinkligen Übergang vom Hals zur annähernd waagerechten Schulter, Zickzackmuster auf der Körpermitte und hochgeschwungenen Henkel aus. Die Mehrzahl trägt am Henkelansatz eine kleine runde Auflage in gelbem, selten in hellblauem Glas. Diese imitiert die Nieten von Metallkannen, die den gläsernen Oinochoai als Vorbild dienten, und gilt als Warenzeichen einer speziellen rhodischen Werkstatt (T. E. Haevernick, Beiträge zur Geschichte des antiken Glases V. Kleine Beobachtungen technischer Art, JbRGZM 7, 1960, S. 57–58, Tafel 11,3 = Haevernick 1981, S. 88–89).
Diese Oinochoai wurden weit bis nach Bulgarien und Georgien gebracht, ihre Funde konzentrieren sich aber im Ostmittelmeerraum mit einem Schwerpunkt auf der Insel Rhodos (McClellan 1984, S. 74–75; S. 230–233 – Beispiele aus datierten Funden; S. 368 – Beispiele ohne gesicherten Fundort).
Vergleiche Beispiele in: London, BM, Nr. GR 1836.2-24.415 (Harden 1981, Nr. 262); – Toledo, TMA, Nr. 1923.150/181 (Grose 1989, S. 149, Nr. 114–115): – Sammlung Oppenländer, Nr. 2140 (Nolte 1974, S. 55, Nr. 127, Abb. S. 58); – Kassel, Staatliche Kunstsammlungen, Nr. G. 88, mit hellblauer Nietenimitation (E. Spartz, Antike Gläser, Kataloge der Staatlichen Kunstsammlungen Kassel, Nr. 1, Kassel 1967, Nr. 3, Tafel 2 = M. Boosen, Antike Gläser, Kataloge der Staatlichen Kunstsammlungen Kassel, Nr. 11, Kassel 1984, S. 20, Nr. 4, Farbtafel II).
Klassifizierung: Mediterrane Gruppe I (Harden 1981, S. 58–60, Oinochoe Form 2a; McClellan 1984, S. 74–75, Typus II.E.V; Grose 1989, S. 111–112, 127, 130, Klasse I:B; Oinochoai Form I:2A).
Siehe oben S. 38, 40, 42, 43.

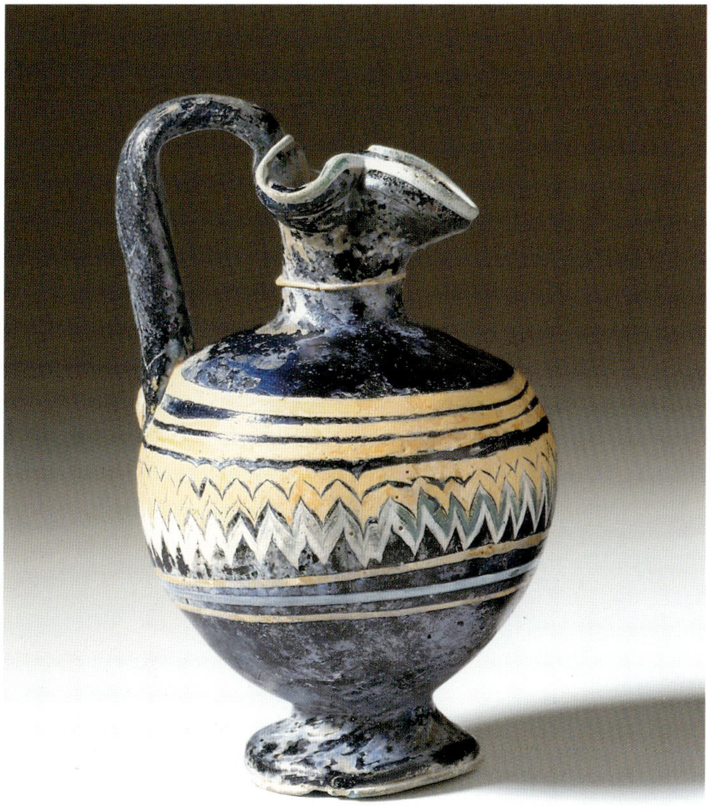

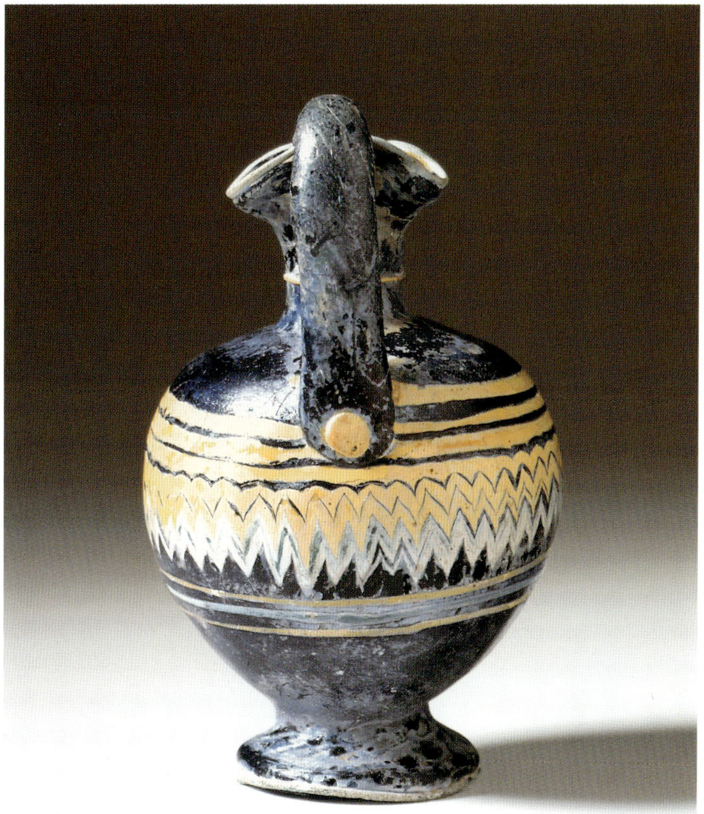

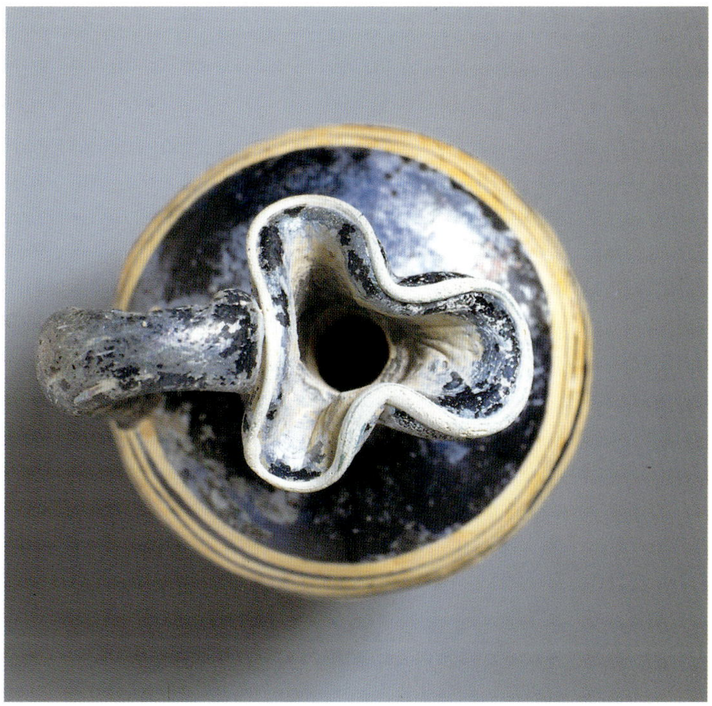

## Nr. 48 Aryballos

Abb. 29
Griechisch
Spätes 6. Jahrhundert v. Chr.
Höhe 6,9 cm; Durchmesser Rand 2,9 cm;
Innendurchmesser Hals 1,1 cm;
Durchmesser Körper 5,5 cm

Provenienz: Kunsthandel Zürich

Durchscheinendes bis nahezu durchsichtiges, kobaltblaues Glas mit opakorangegelbem (10 YR 6/6) und opakhellblauem (nahe 5 B 7/6) Dekor. Glas homogen. Vereinzelte große, an der Oberfläche offene Blasen. Kerngeformt; angefügte Henkel; aufgespulte Fäden; mit Werkzeug bearbeitet; Körper ungenügend geglättet, flache senkrechte Furchen vom Auf- und Abziehen des Zickzackdekors zurückgeblieben. Hellgraue Kernspuren an Innenwandung einigermaßen fest anhaftend. Vollständig; hervorragend erhalten.
Aryballos. Kleiner, nach innen tüllenförmig abfallender Rand; zylindrischer Hals mit nahezu rechtwinkligem Übergang zur horizontalen Schulter; annähernd kugelförmiger, nach unten sich kaum merklich verjüngender Körper; gerundeter Boden mit kleiner zentraler Ausbuchtung (siehe oben: Technische Betrachtungen; Mediterrane kerngeformte Gefäße des ersten Jahrtausends v. Chr.). Zwei sich gegenüberliegende verlängerte Ösenhenkel in der kobaltblauen Grundfarbe des Körpers reichen von der Schulter bis zum Hals. Rand mit hellblauem Relieffaden eingefaßt; mit einem dicken Glasbatzen auf der Schulter beginnend, windet sich ein gelber Faden, einmal dicker, einmal dünner verlaufend, nach rechts mehrfach um die obere Körperhälfte; über ihm folgt auf halber Höhe ein himmelblauer, dreifach um den Körper laufender Faden; dieser Bereich ist zu einem wellenförmig in Arkaden übergehenden Zickzackmuster auf- und abgezogen und hier leicht gefurcht; darunter ein gelber und ein himmelblauer, je einmal umlaufender Faden; Dekor mit Ausnahme der flachen Furchen in Höhe der ausgezogenen Fäden zu einer Ebene mit der Wandung verschmolzen.

Bemerkungen
»Aryballos« (Plural: aryballoi) ist die griechische Bezeichnung eines spezifischen Typus der gewöhnlich aus Keramik hergestellten, kugelförmigen Ölflaschen. Aryballoi aus Glas wurden wahrscheinlich in der gleichen Weise verwendet wie ihre keramischen Gegenstücke (E. Spartz, Antike Gläser, Kataloge der Staatlichen Kunstsammlungen Kassel, Nr. 1, Kassel 1967, Bemerkungen unter Nr. 4). Griechische Sportler trugen ölgefüllte Aryballoi auf dem Weg zur Ringkampfschule an einem Band um ihr Handgelenk. Nach den Übungen rieben sie ihren Körper mit Öl ein und reinigten ihn, indem sie den vom Öl aufgesogenen Schmutz mit einem Kratzer, einem »Strigilis«, entfernten (G. M. Richter und M. J. Milne, Shapes and Names of Athenian Vases, New York 1935, S. 16; C. H. E. Haspels, How the Aryballos was Suspended, The Annual of the British School of Archaeology at Athens 29, 1927–1928, S. 216ff.)
Die Ausbuchtung im Boden des Aryballos in der Sammlung Wolf erinnert an die ungewöhnliche Bodenauflage aus hellblauem Glas mit gelbem Mittelfleck auf einem Aryballos in der Sammlung Oppenländer, Nr. 2096 (Nolte 1974, S. 64, Nr. 144), sei es, daß diese Glasauflage nötig wurde, um den zu dünn gewordenen Boden zu retten, sei es, daß es sich um ein Werkstattmerkmal handelt. Dem Aryballos in der Sammlung Wolf vergleichbare Bodenausbuchtungen weisen auch andere Aryballoi dieser Art auf in: London, BM, Nr. EA 30761 (Cooney 1976, S. 102, Nr. 1067); – Kassel, Staatliche Kunstsammlungen, Nr. G 97 (E. Spartz, Antike Gläser, Kataloge der Staatlichen Kunstsammlungen Kassel, Nr. 1, Kassel 1967, Nr. 4, Tafel 2; M. Boosen, Antike Gläser, Kataloge der Staatlichen Kunstsammlungen Kassel, Nr. 11, Kassel 1984, S. 19, Nr. 3).
Der Aryballos in der Sammlung Wolf gehört zur größten Kategorie der Aryballoi aus der Mediterranen Gruppe I. Die Gefäße zeichnen sich durch eine gewisse Größe, dunkle Grundfarben, nahezu rechtwinklige Halsschulterverbindung und Zickzackmuster aus. Es wird angenommen, daß drei Generationen von Glashandwerkern mit ihrer Herstellung beschäftigt waren. Größer als der Durchschnitt ist der Aryballos der Sammlung Wolf mit seinem wellenförmigen, leicht senkrecht gerippten Zickzackmuster ein prächtiges Beispiel der frühesten Gefäße. Sie werden dem letzten Viertel des 6. Jahrhunderts v. Chr. zugerechnet (McClellan 1984, S. 64–65, erste Gruppe; S. 221–222, Nr. 20–21, 31, 37).
Aryballoi dieser Kategorie zeigen eine weite Fundstreuung von der palästinischen Küste im Osten bis nach Bulgarien im Norden, Italien und Spanien im Westen mit Schwerpunkt auf dem griechischen Festland und den ägäischen Inseln. Vermutlich sind sie in mehreren Werkstätten zugleich hergestellt worden (McClellan 1984, S. 66; S. 219–222 – Vergleichsstücke aus datierten Funden; S. 364–365 – Vergleichsstücke ohne gesicherten Fundort). Zusätzlich zu den frühesten von McClellan notierten Beispielen vergleiche Aryballoi in: Larnaca, District Museum, aus Zypern (unpubliziert); – Sassari, Sardinien, Museo Nazionale G. A. Sanna, Nr. 2411 und 2430, aus Tharros (The Phoenicians, Ausstellungskatalog Palazzo Grassi, Venedig 1988, S. 474–475, S. 711, Nr. 752 und 753). Eng verwandt und McClellans zweiter Generation von Glas-

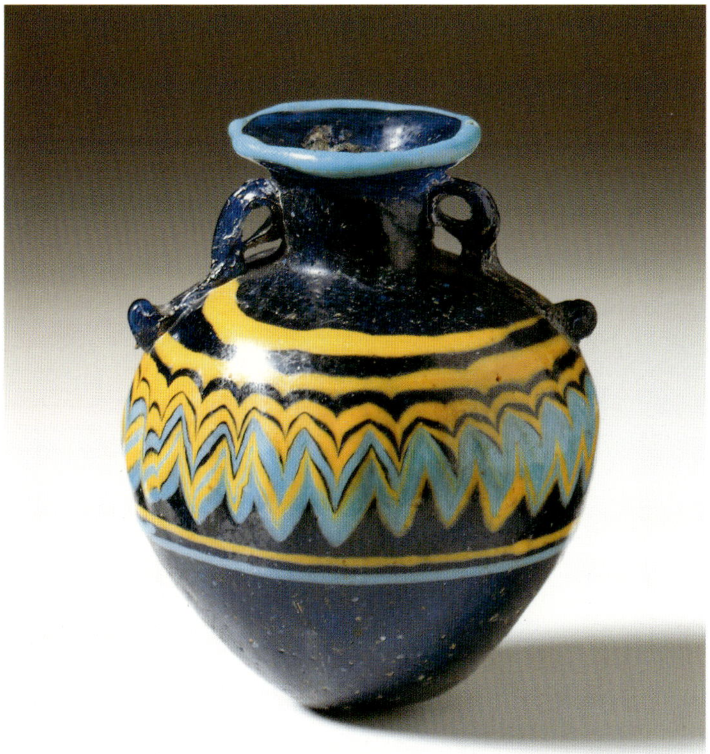

handwerkern zugeschrieben – Typus II. D. IV, 2 – ist der etwas jüngere Aryballos aus einem Mädchengrab in Sindos, Nordgriechenland, Grab 68, 470–460 v. Chr. datiert (M. Tiberius in: Sindos, Ausstellungskatalog, Thessaloniki 1985, S. 36–37, Abb. 44). Vergleiche Beispiele ohne gesicherten Fundort in: Düsseldorf, Kunstmuseum, Nr. P 1965-153 (H. Ricke, 2500 Jahre Glaskunst in Europa, Ausstellungskatalog, Sapporo 1987, S. 35, Nr. 4); – Sammlung Oppenländer, Nr. 2141 und 2096 – mit Henkeln unterschiedlicher Farben, der zuletzt genannte gehört nach seinen Henkeln zu McClellans zweiter Generation aus der Zeit um 500 v. Chr. (Nolte 1974, S. 64, Nr. 143–144); – Stuttgart, Württembergisches Landesmuseum, Antikensammlung, Nr. 5.299, aus der Zeit um 500 v. Chr. (Publikation in Vorbereitung von M. Honroth).
Klassifizierung: Mediterrane Gruppe I (Harden 1981, S. 58–59, Aryballos Form 2; McClellan 1984, S. 61 und 64–66, Typus II.D.IV – erste Gruppe; Grose 1989, S. 111–112, 127 und 130, Klasse I:B; Aryballos Form I:2).
Siehe oben S. 38, 40, 42, 43.

## Nr. 49 Alabastron

**Im Mittelmeerraum, vermutlich auf dem griechischen Festland oder in Italien hergestellt**
**Zweite Hälfte 4. Jahrhundert v. Chr.**
**Höhe 17,6 cm; Durchmesser Rand 5,5 cm; Durchmesser Halsöffnung 1,3 cm; Durchmesser Körper 4,5 cm; Breite über Henkeln 4,6 cm**

**Provenienz: Kunsthandel Zürich**

Schwach durchscheinendes bis opakes, dunkelkobaltblaues Glas mit opakem Dekor in Gelb, Weiß und Graublaugrün. Glas von Körper und Henkel von großen, an der Oberfläche offenen Blasen gänzlich durchsetzt; Dekorfäden von kleinen Blasen durchzogen. Kerngeformt; Tellerrand und Fadenmuster aufgespult; Henkel angefügt; mit Werkzeug bearbeitet; Körper ungenügend geglättet, flache Furchen vom Auf- und Abziehen des Federdekors zurückgeblieben. Relikte des Kernes an der porösen Innenwandung kaum noch wahrnehmbar, kleiner Bereich der Innenwandung im Zentrum des Bodens frei von Kernspuren und nur hier schwach durchscheinend. Mit Ausnahme der vollständig erhaltenen Rand- und Halspartie Körper aus Fragmenten zusammengesetzt und großflächig ergänzt. Oberfläche matt und stellenweise versintert; Oberfläche der Dekorfäden teils abgeschilfert.

Großes Alabastron. Weit ausladender Tellerrand; zylindrischer, sanft nach unten verjüngter Hals; schmale, gerundete Schulter; langer, nach unten leicht verbreiterter Körper mit abgerundetem Boden. Wenig unterhalb der gerundeten Schulter zwei sich in unterschiedlicher Höhe gegenüberliegende senkrechte Ösenhenkel aus Glasspiralen des Grundglases; einem von ihnen eine gelbe Scheibenperle aufgeschmolzen. Außenkante des Tellerrandes von äußerst feinem, gelbem Relieffaden umgeben. Je ein gelber, ein weißer und ein graublaugrüner sehr dünner Faden umwinden den Körper nach links verlaufend in unterschiedlich engen Intervallen, so daß streckenweise Fäden gleicher Farbe nebeneinander erscheinen. Fadenauflagen zu Federmuster auf- und abgezogen. Hierbei entstandene senkrechte Rippen nicht gänzlich über dem Feuer geglättet.

Bemerkungen

Das Alabastron der Sammlung Wolf stellt ein gutes Beispiel für die Charakteristika einer relativ großen, in sich geschlossenen Kategorie der Alabastra aus der Mediterranen Gruppe II dar. Sie zeichnen sich durch einen breiten, horizontalen Tellerrand, einen deutlich nach unten verjüngten Hals und einen langen, verhältnismäßig breiten Körper mit runder Basis und Federmuster aus. Diese Alabastra wurden in zwei Größen hergestellt, einer kleinen Version mit einer Durchschnittshöhe von 13,0 cm und einer größeren mit einer Durchschnittshöhe von 18,5 cm, die in wesentlich höherer Zahl vertreten ist.

Alabastra dieser Kategorie fanden sich vorwiegend in Nordgriechenland und Italien mit je einem Beispiel in Spanien und Thrakien, Schwarzmeergebiet (McClellan 1984, S. 83, 403; S. 234–235 – Vergleichsstücke aus datierten Funden; S. 369 – Beispiele ohne gesicherten Fundort).

Vergleiche Beispiele in: Frankfurt am Main, Museum für Vor- und Frühgeschichte, Nr. 87,57 (E. Welker, Antike Gläser im Frankfurter Museum für Vor- und Frühgeschichte, Archäologische Reihe 10, Frankfurt am Main 1987, S. 12, 13, Abb. 4; – Toledo, TMA, Nr. 1967.3 und 1923.338 (Grose 1989, S. 152–153, Nr. 122–123); – London, Kunsthandel, Gawain McKinley Ltd. (Ancient Glass and Glazed Wares, Verkaufskatalog, Uxbridge o.J., Rückseite des Umschlags).

Klassifizierung: Mediterrane Gruppe II (Harden 1981, S. 100–101, Alabastron Form 7; McClellan 1984, S. 81–82, Typus III.A.I; Grose 1989, S. 117–119, 127, 131, Klasse II:A; Alabastron Form II:1).

Siehe oben S. 39, 40, 42–44.

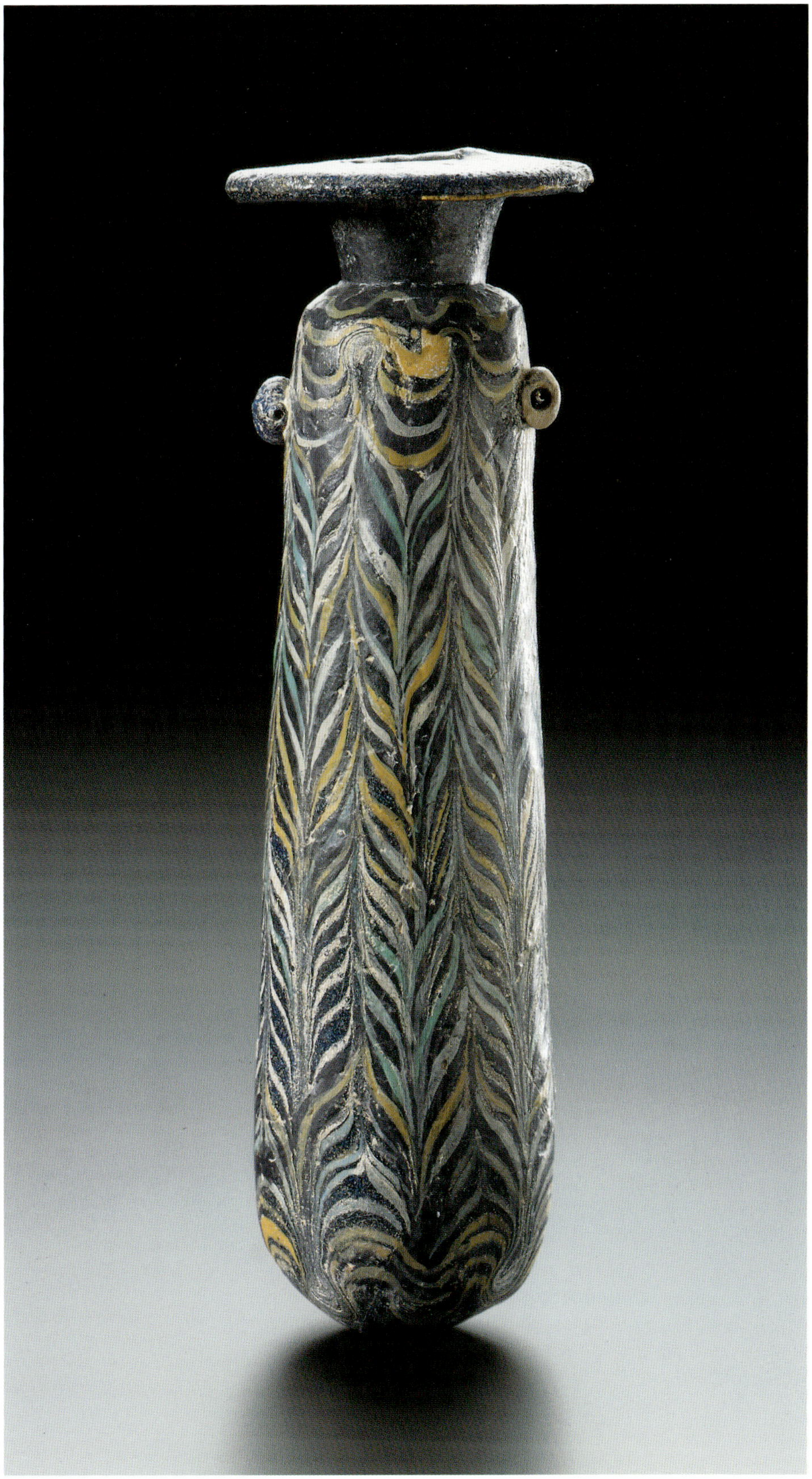

## Nr. 50 Alabastron

Im Mittelmeergebiet, wahrscheinlich auf dem griechischen Festland oder in Italien hergestellt
Zweite Hälfte 4. Jahrhundert v. Chr.
Höhe 17,5 cm; Durchmesser Rand 5,2 cm; Durchmesser Halsöffnung 1,3 cm; Durchmesser Körper 4,5 cm; Breite über Henkeln 5,0 cm

Provenienz: W. Henrich, Frankfurt am Main

Ursprünglich durchscheinendes, blaßblaues, heute graubraun korrodiertes Glas mit opakorangegelbem (10 YR 6/6) und opakweißem Dekor. Glas von Körper und Henkel auffallend von großen, bis zu 0,35 cm breiten, an der Oberfläche offenen Blasen durchsetzt; die teilweise hauchdünn aufgebrachten Dekorfäden schmiegen sich den Blasenlöchern an. Kerngeformt; Tellerrand und Fadenmuster aufgespult; Henkel angefügt; mit Werkzeug bearbeitet; Körper ungenügend geglättet, Werkzeugspuren und senkrechte Furchen unterschiedlicher Tiefe vom Auf- und Abziehen des Federmusters; spiralig nach außen verlaufende Zangenspuren auf Ober- und Unterseite des Randes. Auf der einen Schulter ist ein kleiner Abschnitt eines braunen Fadens festgeschmolzen, der auf das noch heiße Gefäß gefallen sein muß. Spuren eines braunen Kernes an der Innenwandung des Halses teils von grauen Sinterablagerungen überdeckt. Vollständig; zwei Risse durchziehen waagerecht den Körper; Randfaden streckenweise herausgeplatzt; weißer Dekorfaden stärker verwittert als gelber; Oberfläche rauh korrodiert.
Großes Alabastron. Breiter, kräftiger Tellerrand; stark zur akzentuiert gerundeten, schmalen Schulter hin verjüngter Hals; langer, nach unten leicht verbreiterter Körper mit gerader Wandung und abgerundetem Boden; unterhalb der Schulter in der Farbe des Grundglases zwei sich in unterschiedlicher Höhe gegenüberliegende kleine Ösenhenkel aus senkrecht angebrachten Glasspiralen; feiner gelber, nahe der Halsöffnung aufgeschmolzener und spiralig nach links über die Oberseite des Tellerrandes und um die Randkante gespulter Relieffaden; ein kräftiger, gelber Relieffaden windet sich abwechselnd in weiten Intervallen und vier engen Musterzonen nach links verlaufend um den Körper; ein dünner, weißer, an der Schulter beginnender Faden füllt die weiten Zwischenräume und überquert jeweils den gelben Bereich; Fadenauflagen auf und ab zu Federmuster ausgezogen. Hierbei entstandene senkrechte Rippen unterschiedlicher Tiefe, die jeweiligen Austrittstellen des Instruments noch deutlich sichtbar.

Bemerkungen
Siehe Kat.-Nr. 49.
Klassifizierung: Mediterrane Gruppe II (Harden 1981, S. 100–101, Alabastron Form 7; McClellan 1984, S. 81–82, Typus III.A.I.; Grose 1989, S. 117–119, 127, 131, Klasse II:A; Alabastron Form II:1).
Siehe oben S. 39, 40, 42–44.

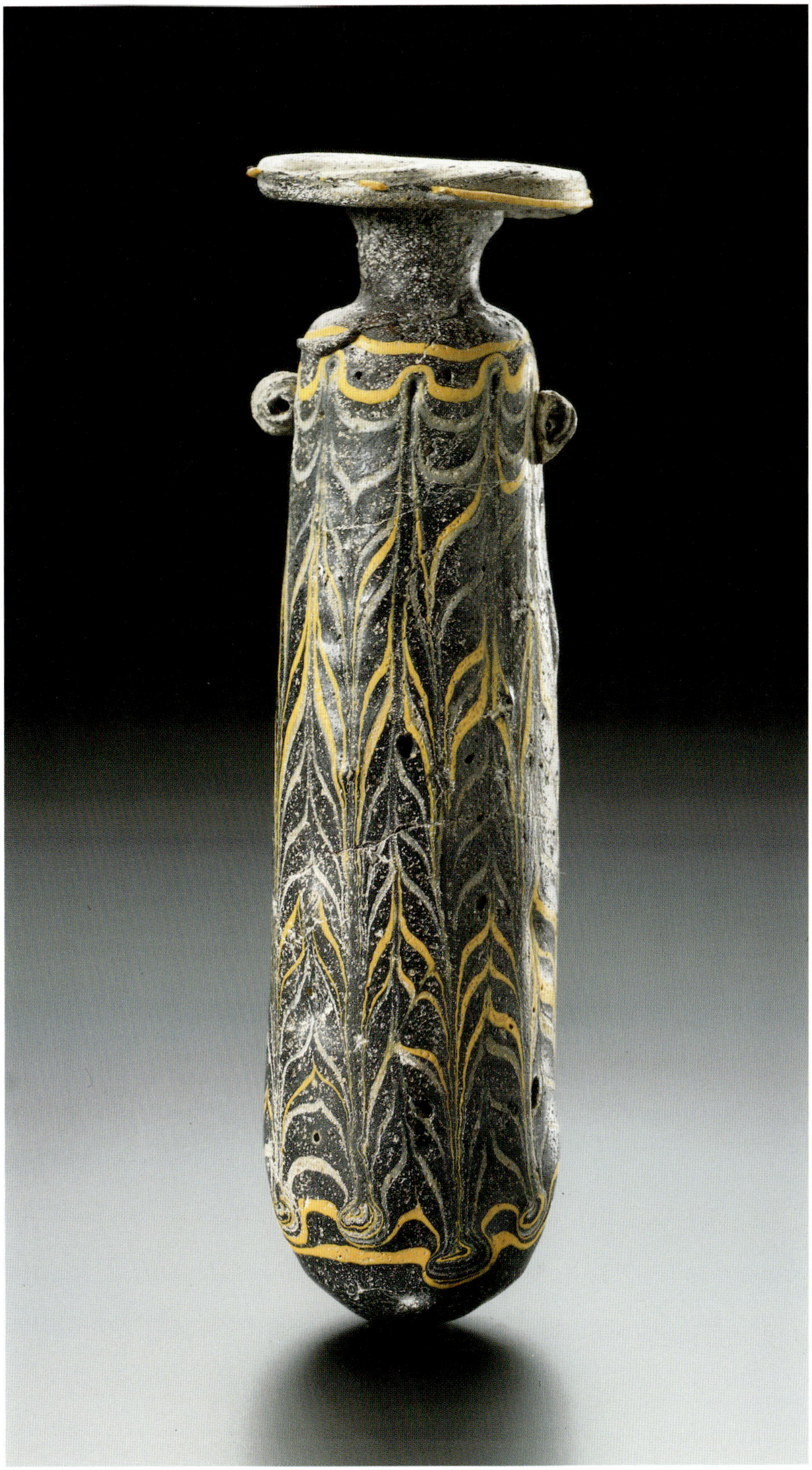

## Nr. 51 Alabastron

**Im Mittelmeergebiet, wahrscheinlich auf dem griechischen Festland oder in Italien hergestellt**
**Zweite Hälfte 4. Jahrhundert v. Chr.**
**Höhe 11,0 cm; Durchmesser Rand 3,9 cm; Durchmesser Halsöffnung 1,0 cm; Durchmesser Körper 2,9 cm; Breite über Henkeln 3,3 cm**

**Provenienz: Kunsthandel Zürich**

Stark durchscheinendes, dunkelkobaltblaues Glas mit opakweißem Dekor. Kerngeformt; Tellerrand und Fadendekor aufgespult; Henkel angefügt; mit Werkzeug bearbeitet. An der Innenwandung mit Ausnahme eines kleinen Bereichs im Zentrum des Bodens eine haftende, mittelgrobe Kernreliktschicht hellbrauner Farbe. Vollständig, aber ein Drittel des Randes gebrochen und aus großen Fragmenten zusammengesetzt; Oberfläche bis auf wenige, nicht stark haftende Versinterungen in ursprünglichem Glanz erhalten.
Großes Alabastron. Weit ausladender, dünner Tellerrand; zylindrischer, kaum merklich nach unten verjüngter Hals; kaum gerundet abfallende Schulter; langer, nach unten verbreiterter Körper; unterhalb des gerundeten Bodens im Grundglas eine vom Zentrum nach links verlaufende Fadenspirale sichtbar; in der Farbe des Grundglases ein Ösenhenkel aus zusammengedrehter, senkrecht angeschmolzener Glasspirale und einer in Form eines undurchbohrten Glasbatzens liegen sich in unterschiedlicher Höhe gegenüber; Tellerrand von opakweißem Relieffaden eingefaßt; in gleicher Farbe umrundet ein nach links geführter Faden in enger Spirale den Körper von der Schulter bis nahezu zum Boden; der Faden wurde zu einem kleinen Federmuster auf- und abgezogen. Während der Dekorfaden plan mit der Wandung verschmolzen ist, blieben die senkrechten, bei der Herstellung des Musters entstandenen Furchen weitgehend erhalten, da der Körper nicht genügend über einem Feuer geglättet wurde. Die Furchen der aufwärts zeigenden Musterspitzen sind weniger tief als die der abwärts gewandten.

Bemerkungen
Das Alabastron der Sammlung Wolf gehört zu derselben Kategorie von Alabastra der Mediterranen Gruppe II wie Kat.-Nr. 49, 50, doch vertritt es nicht den großformatigen, sondern den weniger häufigen, kleinformatigen Typus (McClellan 1984, S. 81). Auch wenn es einen weniger ausdrucksvoll nach unten verjüngten Hals, kaum prononcierte Schultern und ein engeres Federmuster als die meisten dieser Gefäße aufweist, läßt es es sich keiner anderen Kategorie unterordnen.
Klassifikation: Mediterrane Gruppe II (Harden 1981, S. 100–101, Alabastron Form 7; McClellan 1984, S. 81–82, Typus III.A.I; Grose 1989, S. 117–119, 127, 131, Klasse II:A; Alabastron Form II:1).
Siehe oben S. 31, 39, 40, 44.

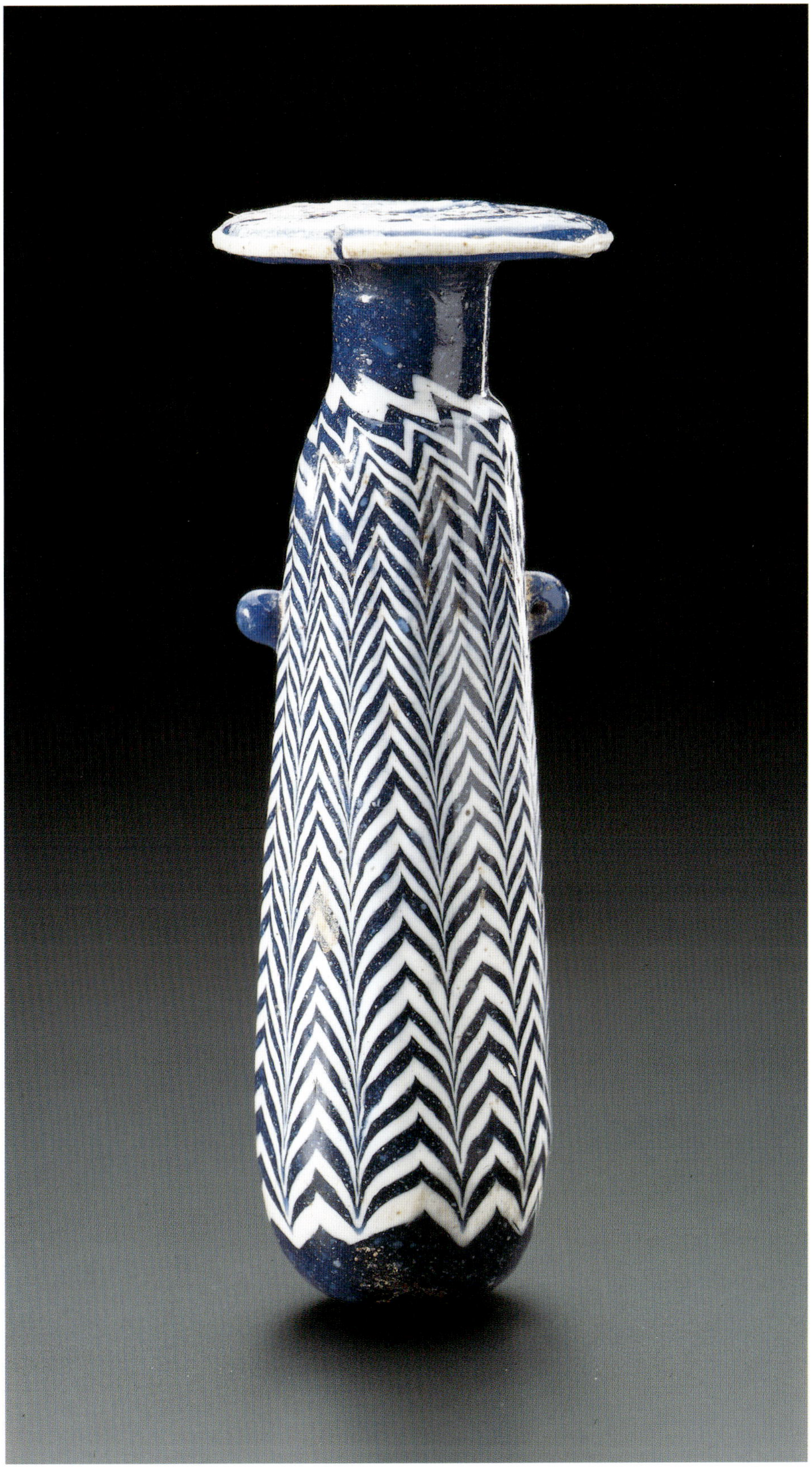

## Nr. 52 Alabastron

**Im Mittelmeergebiet hergestellt**
**Mitte 4.–frühes 3. Jahrhundert v. Chr.**
**Höhe 12,6 cm; Durchmesser Rand 2,7 cm;**
**Durchmesser Halsöffnung 1,1 cm;**
**Durchmesser Körper 2,9 cm;**
**Breite über Henkeln 3,4 cm**

**Provenienz: Kunsthandel Zürich**

Durchscheinendes, kobaltblaues Glas mit opakweißem und opakgelbem Dekor. Bis auf wenige große, an der Oberfläche offene Blasen sehr homogen; Dekorfäden von winzigen Blasenlöchern durchsetzt. Kerngeformt; Henkel angesetzt; Fäden aufgespult; mit Werkzeug bearbeitet; Werkzeugspuren unterhalb des Randes vom Ausziehen aus dem Glas der Halskante. Grobkörnige und wenig haftende, bräunliche Kernrelikte an der Innenwandung; im Zentrum des Bodens kleiner Bereich frei von Kernrelikten. Gefäß bis auf unbedeutende Verwitterungsstellen hervorragend erhalten.
Alabastron. Schmale, horizontale Randlippe; zylindrischer, leicht nach unten verbreiterter Hals; kleine gerundete Schulter; langer, zylindrischer Körper etwas zum gerundeten Boden hin verjüngt. Unterhalb der Schulter zwei sich in unterschiedlicher Höhe gegenüberliegende winzige Noppenhenkel aus je einem ringartig zusammengedrehten Faden in der kobaltblauen Farbe des Grundglases; der eine Ring ist mit senkrecht gestelltem Mittelloch, der andere mit waagerecht gestelltem Mittelloch angeschmolzen. Ein dünner, opakweißer Dekorfaden läuft vom Rand nach links in regelmäßiger, enger Spirale um den Körper und endet oberhalb des Bodens; ein gelber setzt auf der Schulter an, überquert den weißen und läuft dann in engem Abstand parallel neben ihm den Körper hinab; Fäden mit Ausnahme der geraden, in flaches Zickzackdekor übergehenden Randzonen des Körpers zu kleinem Federmuster ausgezogen; während die hauchdünnen Fäden in die an der Oberfläche offenen Blasen des Grundglases abgesackt und mit der Wandung verschmolzen sind, lassen sich die beim Auf- und Abziehen des Federmusters entstandenen vertikalen Furchen teilweise noch deutlich erkennen, da der Körper nicht genügend geglättet wurde.

Bemerkungen
Das Alabastron gehört zu einer Kategorie von Alabastra aus der mediterranen Gruppe II. Sie zeichnen sich durch schmale, aus der Oberkante des Randes herausgearbeitete Randlippen, lange zylindrische, zum Boden hin leicht verjüngte Körper und Noppenhenkel aus. Einige sind mit engem, kleinem Zickzackmuster, das nur wenig zum Federmuster tendiert (McClellan 1984, Typus III. A. IX), andere mit unterschiedlich ausgeprägtem Federmuster (McClellan 1984, Typus III. A. X) verziert. Alabastra mit schmalen Randlippen und Noppenhenkeln sind bisweilen etwas jünger als solche mit breiten Tellerrändern und Ösenhenkeln.
Die Fundverteilung zeigt eine Konzentration von Funden in der Ägäis und Mittelitalien mit verstreuten Funden in Nordafrika und auf Zypern (McClellan 1984, S. 80–81, 93–96; S. 242–245 – Vergleichsstücke aus datierten Funden; S. 372 – Vergleichsstücke ohne gesicherten Fundort; S. 404 – Verbreitungsschema).
Vergleiche ein Beispiel in Newark, Newark Museum, Nr. 50.1255, vermutlich aus derselben Werkstatt wie das Alabastron der Sammlung Wolf (S. H. Auth, Ancient Glass at the Newark Museum from the Eugene Schaefer Collection of Antiquities, Newark 1976, S. 31, Nr. 13).
Klassifizierung: Mediterrane Gruppe II (Harden 1981, S. 100–101, Alabastron Form 10; McClellan 1984, S. 93–96, nahe Typus III. A.IX–X; Grose 1989, S. 127, 131, Klasse II:B; Alabastron Form II:4).
Siehe oben S. 39, 40, 44.

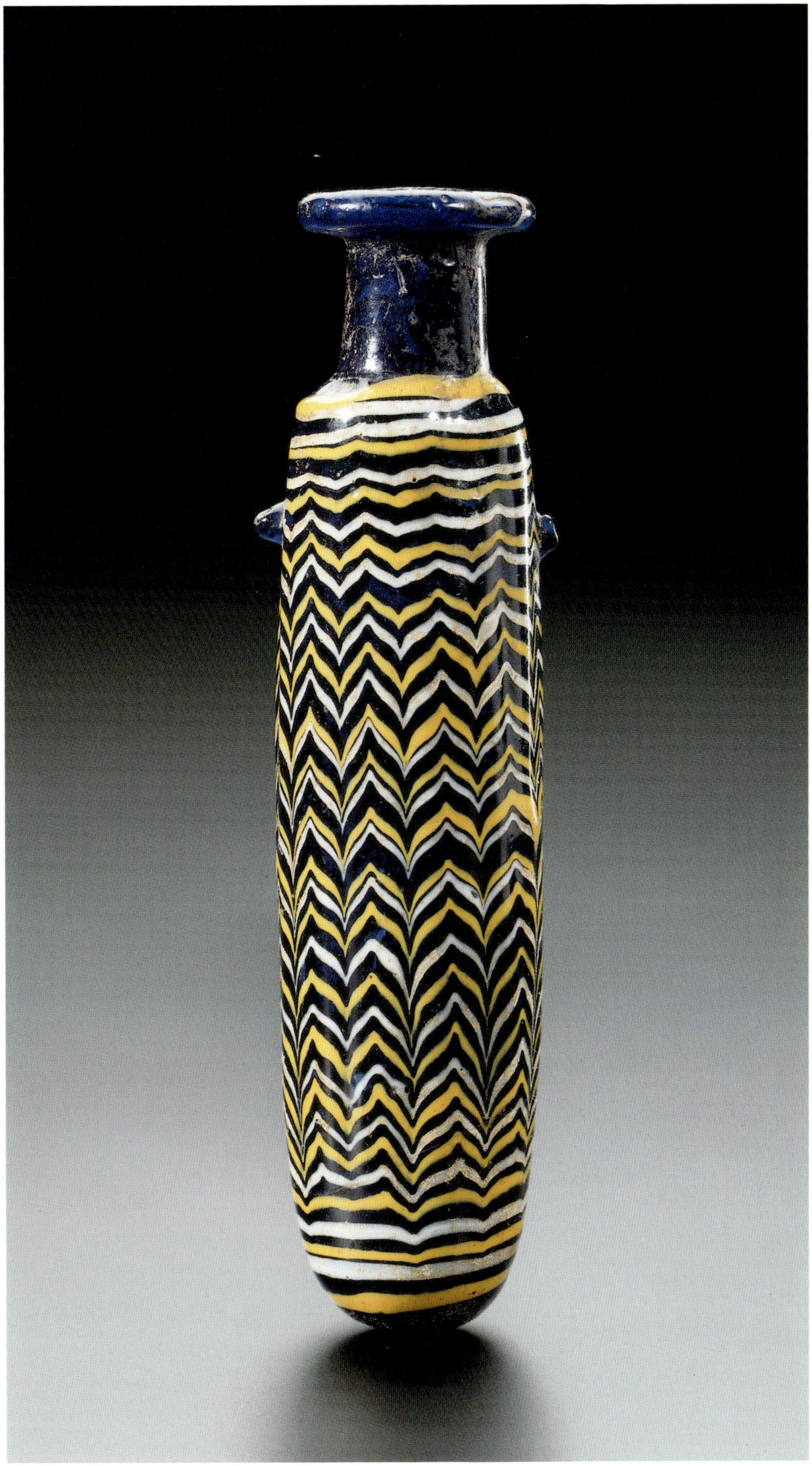

## Nr. 53 Oinochoe

Italisch
Mitte 4. Jahrhundert – erstes Viertel
3. Jahrhundert v. Chr.
Höhe mit Henkel 15,2 cm; Innendurchmesser Hals 1,5 cm; Durchmesser Körper 7,4 cm; Breite des Körpers mit Henkel 7,8 cm; Durchmesser Scheibenfuß 4,6 cm

Provenienz: Kunsthandel Zürich

Schwarzblaues Glas mit opakorangegelbem (10 YR 6/6) und opakweißem Dekor. Von wenigen großen, an der Oberfläche offenen Blasen durchsetzt. Kerngeformt; Rand, Fuß und Fadendekor aufgespult; Henkel angefügt; mit Werkzeug bearbeitet; feine, senkrechte Rillen vom Fadenausziehen reichen bis in den undekorierten Bereich; Zangenspuren um Einzug des Körpers an der Nahtstelle zwischen Körper und Scheibenfuß sowie an Fußkante. An glatter Innenwandung feine bräunliche Kernrelikte. Vollständig, aber in Schulterhöhe verbreiterter Ansatzpunkt des Glasfadens herausgefallen; stark verblaßte, gelbe und mattgrau veränderte weiße Fadenauflagen streckenweise nicht mehr erhalten; Oberfläche versintert und irisierend korrodiert.
Oinochoe. Kleeblattförmiger Rand; schmaler, langer, zylindrischer Hals; annähernd rechtwinkliger Übergang zur breiten, gerundeten Schulter; eiförmiger Körper nach unten verjüngt und über dem flachen Scheibenfuß eingezogen. Henkel aus kräftigem Glasstrang in der Farbe des Körpers in hohem Bogen von der Schulter über die Gefäßhöhe hinausgeführt und schmaler werdend an der Randkante festgeschmolzen. Feiner gelber Relieffaden an Randkante angeschmolzen. Abdruck eines gut achtmal um den gesamten Hals gewundenen, herausgefallenen Fadens unbekannter Farbe. Einem in Höhe der Schulter nach links in engem Abstand und in Unterbrechungen an die viermal um den Körper laufenden gelben Faden folgt ein weißer, etwa zehnmal um das Gefäß gespulter Faden, der überwiegend zu einem feinen Zickzackdekor ausgezogen ist; nach der unverzierten Körpermitte ist noch einmal ein gelber Faden nach links um den Körper gewunden, dem wiederum ein weißer in vielen Windungen folgt; Fadenzier zu einer Ebene mit der Wandung verschmolzen; feiner gelber Relieffaden um Fußkante gelegt.

Bemerkungen
Die viel stärker als die Wandung korrodierten und teilweise herausgefallenen Dekorfäden könnten auf Farbglas, das durch Farbzusätze ein unterschiedliches Wärmeausdehnungsverhalten hatte, hinweisen (Lierke 1993, S. 221–222).
Oinochoai stellen die zweite wichtige Form der großen mediterranen Gruppe II dar und verdeutlichen, daß die ersten Glashandwerker dieser Gruppe noch stark in der Tradition der großen mediterranen Gruppe I stehen. So geht das Zickzackmuster der Oinochoe der Sammlung Wolf eindeutig auf Vorbilder der früheren Gruppe I zurück. Es gehört zu einer Kategorie von Kannen mit kleeblattförmigem Rand und schmalem, zylindrischen Hals, der nach einem scharfen Knick in einen eiförmigen Körper mit Scheibenfuß übergeht. Innerhalb dieser Kategorie gehört die Kanne zu einer Untergruppe mit zwei Musterzonen, von denen die obere in Zickzackmuster übergeht.
Alle bekannten Fundorte dieser speziellen Untergruppe von Kannen liegen im zentralen und westlichen Mittelmeergebiet. Sie deuten auf eine Herkunft aus Italien hin (McClellan 1984, S. 116–117; S. 257 – Vergleichsstücke aus datierten Funden; S. 374–375 – Vergleichsstücke ohne gesicherten Fundort).
Vergleiche Beispiele in: London, BM, Nr. GR 1868.5-1.40, (Harden 1981, S. 117, Nr. 302); – Kopenhagen, Thorvaldsen Museum, Nr. 16 (Fossing 1940, S. 95 und 98, Abb. 68).
Klassifizierung: Mediterrane Gruppe II (Harden 1981, S. 101–102, Oinochoe Form 3; McClellan 1984, S. 115–117, Typus III. F.I – zweite Gruppe; Grose 1989, S. 128 und 131, Klasse II: A; Oinochoe Form II: 3).
Siehe oben S. 39, 43.

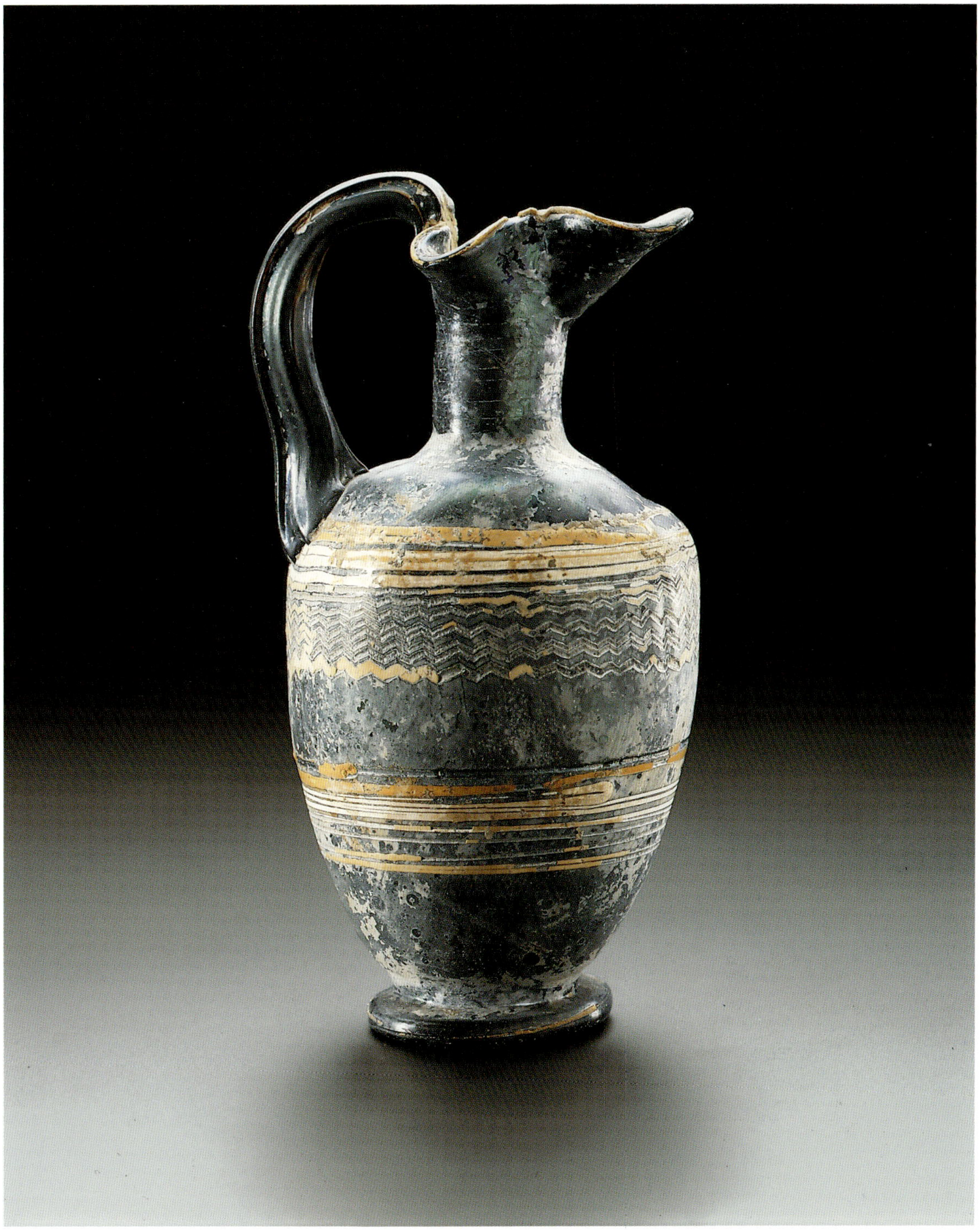

## Nr. 54 Hydriske

Abb. 27
Im Mittelmeergebiet hergestellt
Letztes Drittel 4. Jahrhundert v. Chr.
Höhe 5,7 cm; Durchmesser Rand 2,0 cm; Innendurchmesser Hals 0,9 cm; Durchmesser Körper 4,0 cm; Breite über den Seitenhenkeln 4,4 cm; Durchmesser Fuß: 1,7 cm

Provenienz: N. E. Landau, Paris

Opakdunkelbraunes Glas mit dunkelroten (10 R 3/4) Schlieren; Dekor opakweiß und opakgelb. Nicht homogen durchgeschmolzen; von einigen großen, an der Oberfläche offenen Blasen durchsetzt. Kerngeformt; Rand (vermutlich), Fuß und Muster aufgespult, Henkel angesetzt; mit Werkzeug bearbeitet. Auf Rand und Fuß lineare Werkzeugspuren, unterhalb des Fußes gegen den Uhrzeigersinn laufender Spiralfaden deutlich sichtbar. Hellbräunliche (10 YR 6/2) Kernspuren auf der porösen Innenwandung. Nahezu vollständig; Halsschulterhenkel und einer der beiden Schulterhenkel ergänzt. Oberfläche bis auf minimal versinterte Bereiche und einen Anflug von Iris im ursprünglichen Glanz erhalten.
Hydriske. Schmaler, horizontaler Tellerrand; langer, zylindrischer Hals mit rechtwinkligem Übergang zur waagerechten Schulter; Basis des rundlichen Körpers über dem kleinen Fuß eingezogen; Scheibenfuß mit abgerundeter Kante in der Farbe des Grundglases; von zwei sich gegenüberliegenden, quergestellten Schulterhenkeln ist einer aus einem Strang des Grundglases hergestellt, der andere ergänzt; zwischen ihnen sitzt ein ebenfalls korrekt ergänzter, von der Schulter zur Unterseite des Randes geführter Henkel. Im Bereich des Schulterknicks läuft ein weißer Spiralfaden zunächst nach links, dann erneut angesetzt eine kurze Strecke nach rechts. Es folgt teilweise über ihm liegend, wieder nach links geführt, ein gelber Faden in zahlreichen, engen Windungen, die in breiter Zone zu feinem, engem Federmuster auf- und abgezogen sind. Der gelbe Faden überquert im unteren Bereich des Körpers diagonal einen vierfach nach links um den Körper gespulten weißen Faden und endet oberhalb des Fußes in einer letzten Windung. Die hauchdünnen Fäden sind eben mit der Wandung verschmolzen, doch haben sich die Furchen von der Herstellung des Federmusters erhalten.

Bemerkungen
Der Name dieser Gefäßform ist von der griechischen »hydriske« (Plural: hydriskai) hergeleitet, der Verkleinerungsform von »hydria«, Wasserkrug. Die um einen Kern geformten Miniaturen aus Glas imitieren die Form der großen griechischen Wasserkrüge aus Keramik oder Metall, besonders der aus Bronze und Silber. Sie besitzen zwei quergestellte Schulterhenkel, mit denen der Krug auf den Kopf gehoben und zum Brunnenhaus hin- und her getragen werden konnte. Der lange senkrechte Henkel diente zum Ausgießen. Im Gegensatz zu den großen Vorbildern, die für ihren speziellen Gebrauch entworfen worden waren, benötigte die Hydriske keineswegs drei Henkel, da sie für einen ganz anderen Zweck, nämlich als kleiner kostbarer Behälter für Salben, parfümierte Öle, Kosmetika und dergleichen vorgesehen war. Die Hydriske ist eine von fünf neuen Formen, die erstmals in der mediterranen Gruppe II in den letzten Jahrzehnten des 4. Jahrhunderts v. Chr. auftauchen. (Hinweise zur Form EMS)
Diese spezielle Hydriske der Sammlung Wolf gehört zu einer Kategorie von Hydrisken der mediterranen Gruppe II, die sich neben den typischen Merkmalen durch schmale Tellerränder, eine scharf geknickte Halsschulterverbindung und ausgeprägte runde Schultern auszeichnet.
Die Funde dieser Hydriskai verteilen sich über die Ägäis, Mittelitalien, Nordafrika und Zypern, ohne daß sich spezielle Schwerpunkte herauskristallisieren (McClellan 1984, S. 110–112, 406; S. 254–255 – Vergleichsstücke aus datierten Funden; S. 374 – Vergleichsstücke ohne gesicherten Fundort).
Vergleiche Beispiele in: Washington, D. C., Freer Gallery of Art, Nr. 09.434, sehr ähnlich der Hydriske in der Sammlung Wolf (Ettinghausen 1962, S. 16, Abb. 25); – Merseyside, Merseyside County Museums, Nr. M 10162 (M. Warhurst in: Historic Glass from Collections in North West England, Ausstellungskatalog, Merseyside 1979, S. 6, Nr. A, 11).
Klassifizierung: Mediterrane Gruppe II (Harden 1981, S. 101–102, Hydriske Form 1; McClellan 1984, S. 110–112, Typus III. E.I; Grose 1989, S. 128, 132, Klasse II: A; Hydriske Form II: 1).
Siehe oben S. 39, 40, 44.

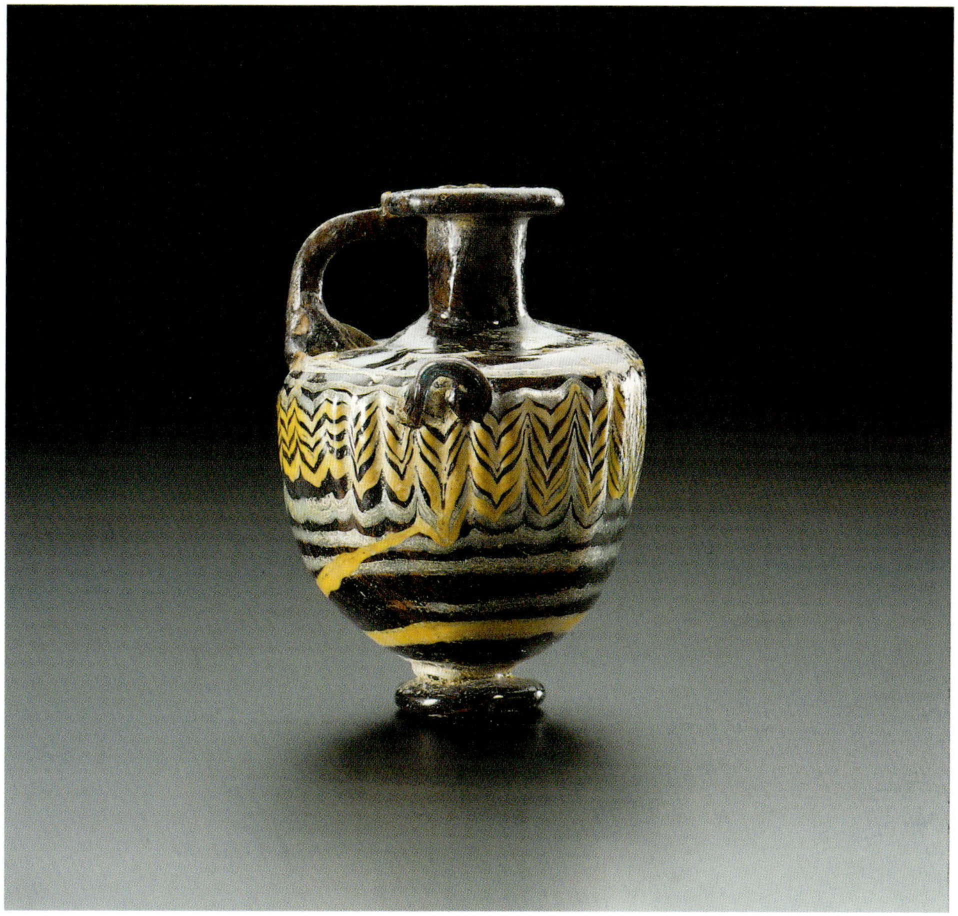

## Nr. 55 Hydriske

Abb. 31, 32
In Italien hergestellt
Letztes Viertel 4. – erstes Viertel
3. Jahrhundert v. Chr.
Höhe 8,1 cm; Durchmesser Rand 2,8 cm;
Innendurchmesser Hals 1,1 cm; Durchmesser
Körper 5,8 cm; Breite über Henkeln 6,2 cm;
Durchmesser Fuß 3,5 cm

Provenienz: Kunsthandel Zürich

Stark durchscheinendes, kobaltblaues Glas mit weißen Einschlüssen und opakorangegelbem, opakweißem und mittelblauem (5 B 5/6) Dekor. Glas von Blasen stark unterschiedlicher Größe durchsetzt. Kerngeformt; Rand (vermutlich), Fuß und Fadendekor aufgespult; mit Werkzeug bearbeitet; alte Flickstelle vom Herstellungsprozeß (siehe Bemerkungen). Poröse Innenwandung überwiegend mit flockenartigen, bräunlichen Kernspuren behaftet. Vollständig, aber gebrochen und aus großen Fragmenten zusammengesetzt; ausgesplitterte Stellen, insbesondere im mittleren Bereich des senkrechten Henkels; der größere der beiden Querhenkel ergänzt.

Hydriske. Kleiner, trichterförmig geöffneter Rand; kurzer, nach unten erweiterter Hals, der ohne markanten Absatz in den Körper übergeht; annähernd kugelförmiger Körper; breiter Scheibenfuß in der Farbe des Körpers, auf der flachen Unterseite nach links laufender Spiralfaden sichtbar; einer von zwei sich gegenüberliegenden, aus dem Grundglas hergestellten, quergestellten Schulterhenkeln ist angeflickt und größer als der andere; zwischen diesen Henkeln wurde ein langer Bandhenkel aus starken Glassträngen von der Schulter bis zur Unterseite des Randes in einem Bogen hochgezogen. Ein gelber, feiner Relieffaden umrundet den Rand, ein weiterer dreifach den Hals; alle folgenden Fäden laufen nach links: auf der Schulter ein mehrfach unterbrochener und mit breiten Ansatzstellen jeweils neu beginnender gelber Faden; darunter ein einmal umlaufender mittelblauer Faden, dessen Anfang und Ende von einem weit herausragenden Glasbatzen in der kobaltblauen Farbe des Körpers (alte Reparatur) verdeckt sind; darunter von noch unregelmäßigerer Breite ein mehrfach eng um den Körper gespulter und zu Zickzackmuster auf- und abgezogener weißer Faden; die anschließende, undekorierte Zone wird nur von einem feinen mittelblauen Faden überquert, der sich auf dem unteren Körperbereich fortsetzt und von gelben und weißen, äußerst unregelmäßig um den Körper gewundenen Fäden eingefaßt wird; ein gelber Faden umrandet die Fußkante. Fadendekor von Hals und Körper mit der Wandung zu einer Ebene verschmolzen, Körper geglättet.

Bemerkungen
Siehe Kat.-Nr. 54. Das Gefäß hinterläßt mit all seinen Unregelmäßigkeiten den Eindruck eines Anfängerstückes. Der Glashandwerker hat die Temperatur des Glases nicht beherrscht. So hat er die Fäden in höchst unregelmäßiger Breite geführt, teils sind sie abgerissen und neu angesetzt, was auf sehr unterschiedliche Hitzezufuhr zurückzuführen ist. In Höhe der größten Körperbreite wurde das Glas offensichtlich zu dünn oder riß gänzlich. Diesen Bereich hat er dann mit einem großen blauen Batzen des Grundglases verschlossen und diesen durch einen möglichst breiten Schulterhenkel kaschiert. Nach den Rissen, die durch diesen Aufsatz führen, scheint hier tatsächlich eine der seltenen antiken Reparaturen erhalten zu sein. Ein unpublizierter Amphoriskos in St. Louis, Missouri, The Saint Louis Art Museum, Nr. 239.1923, Mediterrane Gruppe I, weist eine ähnliche Ausbesserung während des Herstellungsprozesses auf.

Die Hydriske in der Sammlung Wolf gehört zu einer Kategorie von Hydriskai aus der Mediterranen Gruppe II, die sich durch einen trichterförmig geöffneten Rand, nach unten erweiterten Hals und kugelförmigen – »flaschenförmigen« (McClellan 1984, S. 112) – Körper mit breitem Scheibenfuß auszeichnet. Weiße Einschlüsse wie in dieser Hydriske finden sich im Glas vieler Beispiele dieser Kategorie. Sie lassen vermuten, daß die Gefäße in Italien hergestellt sind (Harden 1981, S. 103, 106, 112, 114–116). Das unterstreichen die bekannten Fundorte, auch wenn eine Hydriske in Südrußland ausgegraben worden ist und ein um einen Kern geformtes Gefäß in Nordgriechenland (Makedonien) entdeckt worden ist (McClellan 1984, S. 112–114; S. 256 – Vergleichsstücke aus datierten Funden; S. 374 – Vergleichsstücke ohne gesicherten Fundort).

Vergleiche Beipiele mit Henkeln unterschiedlicher Größe wie die der Hydriske der Sammlung Wolf in: Toledo, TMA, Nr. 1983.13, mit vergleichbarem, jedoch von einem erfahrenen Glaskünstler aufgelegten Fadendekor (Grose 1989, S. 165–166, Nr. 157); – Staatliche Museen Berlin, Nr. 11863.673, aus Südrußland, mit Federmuster (Fossing 1940, S. 100, Abb. 72).

Klassifizierung: Mediterrane Gruppe II (McClellan 1984, S. 113–114, Typus III. E.II; Grose 1989, S. 128, 132, Klasse II: A; Hydriske Form II: 2A).

Siehe S. 39, 40, 42, 44.

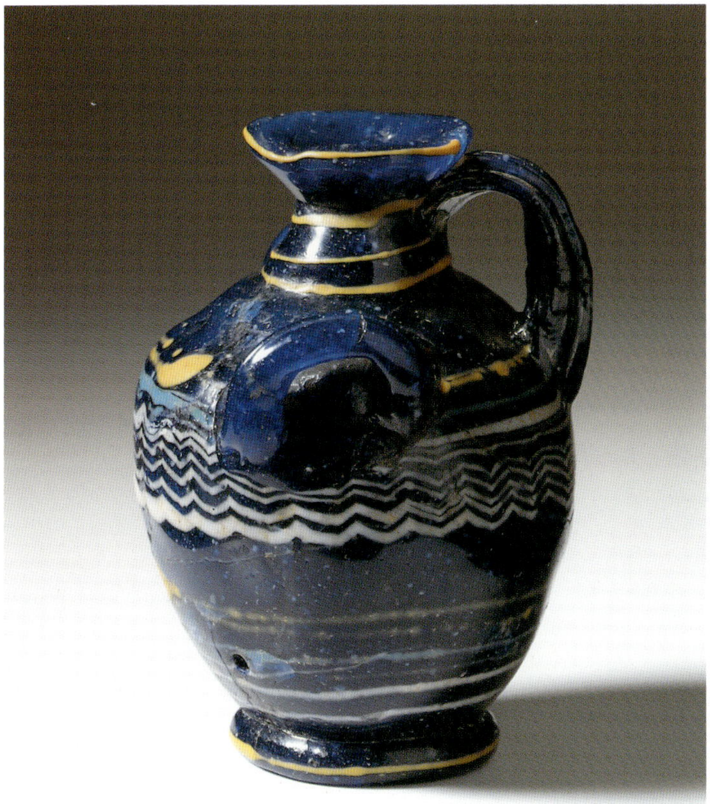
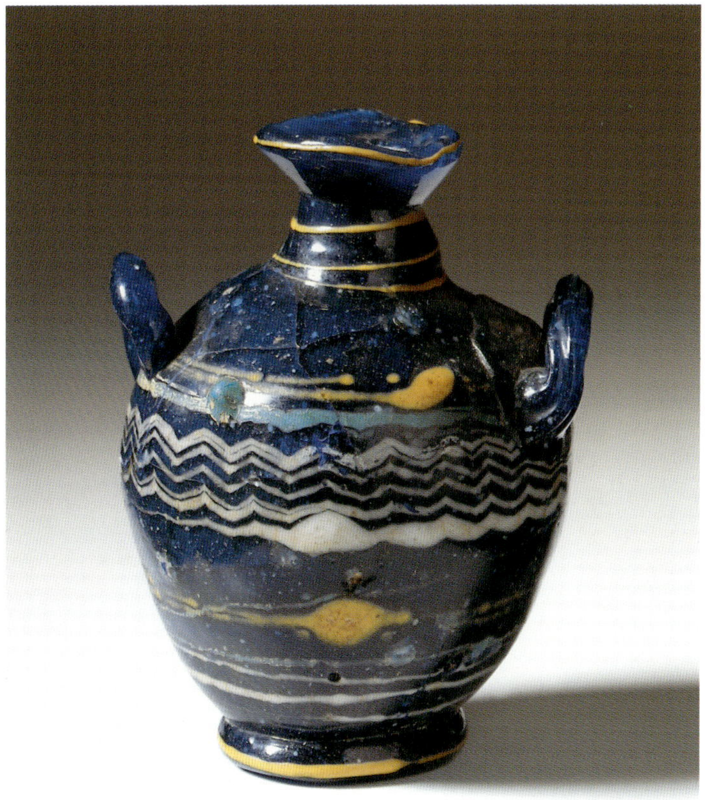

## Nr. 56 Unguentarium

**Im östlichen Mittelmeergebiet hergestellt**
**3. Jahrhundert v. Chr.**
**Höhe 14,1 cm; Durchmesser Rand 2,9 cm; Innendurchmesser Hals 1,1 cm; Durchmesser Körper 4,5 cm; Breite über Henkeln 5,7 cm; Durchmesser Fuß 3,1 cm**

**Provenienz: Kunsthandel Zürich**

Durchscheinendes, tiefkobaltblaues Glas mit opakorangegelbem (10 YR 6/6) und opakweißem Dekor. Bis auf vereinzelte größere Blasen Glas überwiegend gleichmäßig von Blasen durchsetzt. Kerngeformt; Rand und Fadendekor aufgespult; Henkel und Fuß mit Schaft angesetzt; mit Werkzeug bearbeitet. Schwache, spiralig nach außen weisende Zangenspuren auf der Oberseite des Randes, sehr markante auf den Unterseiten von Rand und Fuß; Körper ungenügend geglättet. Hellgraue bis hellbräunliche Sandkernrelikte fest an poröser Innenwandung haftend. Vollständig; mit Ausnahme grauer bis bräunlicher Verwitterungsspuren auf der Außenwandung hervorragend erhalten.

Unguentarium. Schmale, horizontale Randlippe; langer, zylindrischer Hals, der in stumpfem Winkel zur Schulter übergeht; eiförmiger Körper mit zugespitztem Boden; Fußteil mit hohem, zylindrischem Schaft und ausladender Standfläche. Unterhalb der Schulter sich gegenüberliegend zwei flache, zur Hälfte angeschmolzene und mit der anderen Hälfte nach oben hochgefaltete Glasstreifen als Henkel. Weißer, nach links verlaufender Relieffaden vom unteren Halsende in einigen weiten Windungen um Körper gespult. Dann in gleicher Richtung verlaufender gelber Faden um Rand geschmolzen und vom Rand in diagonal geführter, weitläufiger Spirale um Hals und Schulter, weiter zum Körper in abwechselnd etwa acht engen, einer weiten diagonal verlaufenden und schließlich noch annähernd drei engen Windungen gespult; Fäden in Henkelhöhe zu unregelmäßigem Zickzackmuster auf- und abgezogen. Fadenzier des Körpers zu einer Ebene mit der Wandung verschmolzen, doch senkrechte Furchen vom Fadenausziehen nicht genügend geglättet; diese Furchen ragen nach oben in die unverzierte Schulterzone hinein.

Bemerkungen

Das Unguentarium gehört zu einer Kategorie von Salbgefäßen der mediterranen Gruppe II, die sich durch schmalen Rand, langen Hals und massiven, hochstämmigen Fuß mit ausladender Standfläche auszeichnen. Die Henkel sind fest an den Seiten eingedrückte und häufig hochgebogene Glasstreifen. Das Muster besteht aus Glasfäden, die von der Randkante an bis zum unteren Teil des Körpers gespult sind und in Höhe der größten Körperausdehnung zu einem Zickzackmuster auf- und abgezogen wurden (Grose 1989, S. 121). Die Henkel sind in Glas ungewöhnlich, finden sich aber bei hellenistischen Hydriae aus Ton (Fossing 1940, S. 115–117). Auch der Form des Körpers liegen Keramikvorbilder zugrunde. Die gläsernen Unguentaria sind eng verwandt mit den Spindel-Unguentaria aus Keramik, die man jetzt für Entwicklungen des späten 4. und frühen 3. Jahrhunderts v. Chr. hält. Alle um einen Kern geformten Unguentaria aus datierten Kontexten gehören dem 3. Jahrhundert v. Chr. an (Grose 1989, S. 121–122; McClellan 1984, S. 123–128, 159–164). Deshalb wird das Unguentarium der Sammlung Wolf der mediterranen Gruppe II zugeordnet. Das geschieht in Übereinstimmung mit Groses revidierter Datierung der mediterranen Gruppen II und III.

Unguentaria dieses Typus fanden sich vorwiegend im östlichen Mittelmeergebiet von der Nordküste des Schwarzen Meeres bis zur Türkei, im syro-palästinischen Küstenbereich mit einem Schwerpunkt auf der Insel Zypern (McClellan 1984, S. 263, 289, 411; S. 377, 385 – Vergleichsstücke ohne gesicherten Fundort).

Vergleiche Beispiele in: London, Victoria and Albert Museum, Nr. 5158-01 (Fossing 1940, S. 117–118, Abb. 91); – Toledo, TMA, Nr. 1923.333 (Grose 1989, Nr. 159).

Klassifizierung: Mediterrane Gruppe II (McClellan 1984, S. 123–128, Typus III.G.I und S. 159–160 Typus IV.C.I; Grose 1989, S. 128 und 132, Klasse II:G; Unguentarium Form II:2).

Siehe oben S. 39, 42, 44.

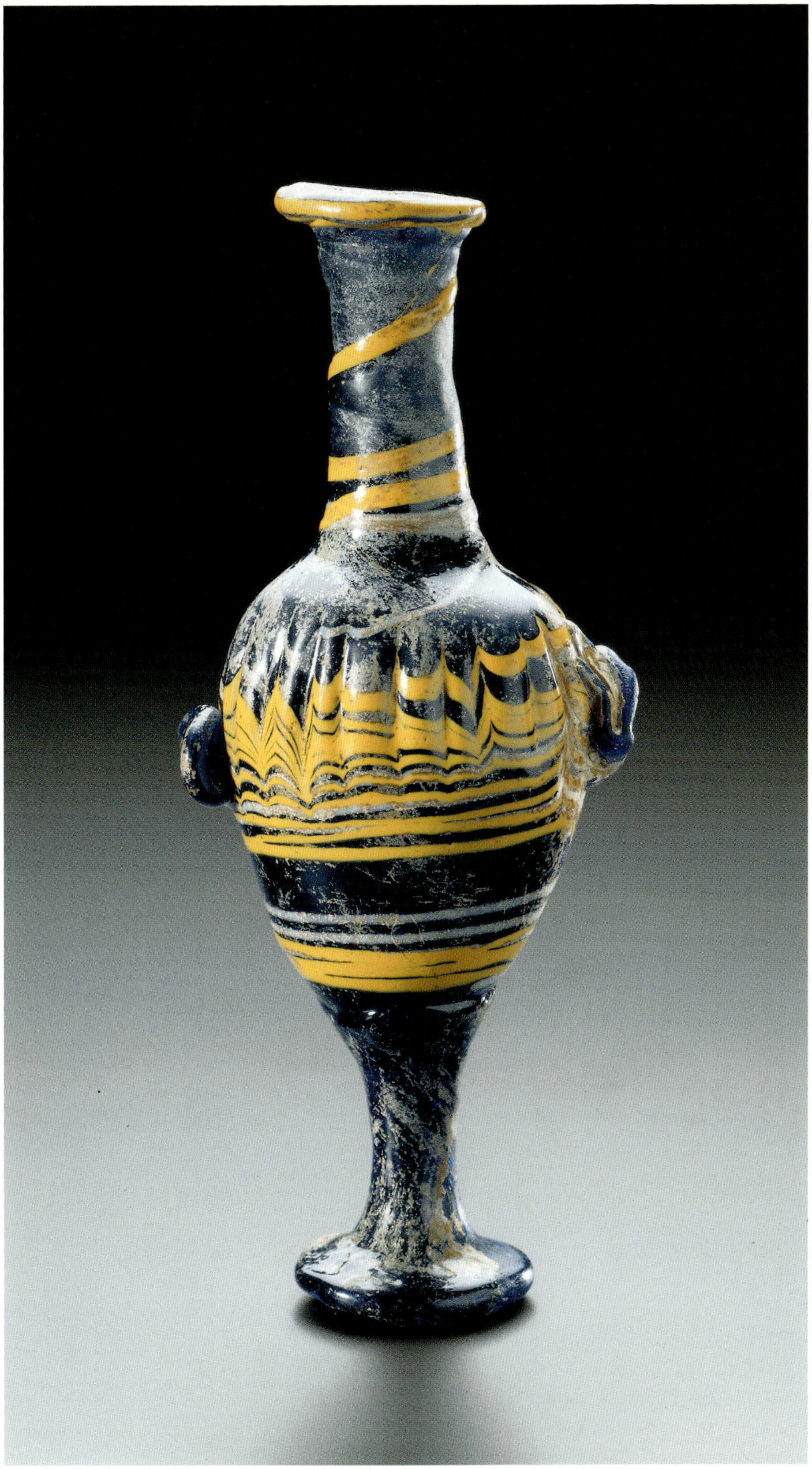

## Nr. 57 Alabastron

Zyprisch
Erste Hälfte 1. Jahrhundert v. Chr.
Höhe 13,0 cm; Durchmesser Rand 2,7 cm; Innendurchmesser Hals 0,9 cm; Durchmesser Körper 3,5 cm; Breite über Henkeln 2,8 cm

Provenienz: unbekannt

Durchscheinendes, schwarzblaues Glas mit opakweißem Dekor; Körper und Dekor von feinen Blasen gleichmäßig durchsetzt, nur wenige große, an der Oberfläche offene Blasen. Kerngeformt; Rand und Fadendekor aufgespult; Henkel angefügt; mit Werkzeug bearbeitet; Körper ungenügend geglättet, so daß Werkzeugspuren vom Auf- und Abziehen der Fäden noch sichtbar: flache Furchen der Aufwärtsbewegung und tiefe von der Abwärtsbewegung; unregelmäßige Zangenspuren auf dem Rand. An der Innenwandung des oberen Halsbereichs hügelige, rötlich dunkelbraune Kernrelikte, die nach unten heller werden; unteres Körperdrittel ohne jegliche Kernspuren. Vollständig und hervorragend erhalten; Oberfläche des blauen Grundglases bis auf wenige Spuren bräunlicher Korrosion glänzend, nur die oberste Schicht des weißen Dekors ist abgeschilfert und bräunlich korrodiert; Spuren von Irisierung.

Alabastron. Wenig ausladender, flach trichterförmiger Rand nach innen schräg abfallend; kurzer, zylindrischer Hals geradlinig nach unten verbreitert in Körper übergehend; Körper bis zur Höhe der Kielung erweitert, dann im letzten Drittel zur Basis hin zugespitzt. Zwei sich gegenüberliegende breite Ösenhenkel in der Farbe des Grundglases aus je einer waagerecht an der Wandung zusammengedrückt angeschmolzenen Glasspirale mit senkrechtem Innenloch. Ein einziger weißer Dekorfaden ist nach links verlaufend vom inneren Bereich des Randes aus um die Randkante, in weiten Windungen um den Hals und dann in engen Windungen bis zur größten Ausdehnung des Körpers gewunden, um dann zur Basis hin wieder in weitem Intervall zu laufen; Fäden im mittleren, sehr eng gespulten Bereich zu einem akkuraten Federmuster auf- und abgezogen. Vom Aufwärtskämmen sind leichte Furchen zurückgeblieben, von der Abwärtsbewegung tiefe, da der Glaskünstler hier die Spitze seines Werkzeugs so tief in den Körper drückte, daß er die Fäden durchtrennte und sich am unteren Ende kleine Fadenschlaufen zwischen der Fiederung bildeten.

Bemerkungen

Mit dem feinen, regelmäßigen Federmuster aus einem einzigen, aufgespulten Faden ist das Alabastron ein meisterhaft hergestelltes Beispiel aus der Kategorie der Alabastra der mediterranen Gruppe III. Sie zeichnen sich aus durch einen flach trichterförmigen Rand, der nach innen abfällt, durch einen Körper, der sich vom Hals an verbreitert, um dann nach seiner größten Ausdehnung im unteren Körperdrittel spitz zur leicht gerundeten Basis zuzulaufen, sowie durch zwei kleine Ösenhenkel. Das Muster bedeckt gewöhnlich das gesamte Gefäß vom Rand bis zur Basis. Es ist über der größten Körperausdehnung entweder zu Federmuster (McClellan 1984, Type IV. A.III), zu Girlanden (McClellan 1984, Type IV. A.IV) oder zu Arkaden ausgezogen. Offensichtlich hatte diese Gefäßform so großen Erfolg, daß in diesem seltenen Falle die Keramik von der Glaskunst inspiriert worden ist und einige Alabastra in Ton kopiert worden sind (Harden 1981, S. 125).

Nahezu die Hälfte aller bekannten Alabastra fand sich im Großraum von Zypern. Andere Fundplätze reichen von der Küste des Schwarzen Meeres bis nach Italien, doch die Anzahl der Funde verringert sich mit zunehmender Entfernung von Zypern (McClellan 1984, S. 135–139, 408; S. 268–272 – Vergleichsstücke aus datierten Funden; S. 379 – Vergleichsstücke ohne gesicherten Fundort). Zyprischer Ursprung dieser Gefäße wurde schon lange vermutet (Nolte 1964, S. 16; vergleiche Stern 1977, S. 22–25, mit Auflistung von Parallelen aus bekannten Fundorten und von datierten Beispielen). Vergleiche ein gut datiertes Alabastron mit Girlandenmuster, das 1976 von Jacques Cousteau bei Nachuntersuchungen der Fundstelle des Antikythera-Schiffswracks geborgen wurde, in: Athen, Archäologisches Nationalmuseum, Nr. 23726, 70–60 v. Chr. datiert (McClellan 1984, S. 314, Anm. 191; McClellan 1992, S. 92, Nr. 32; zum Antikythera-Wrack siehe auch unten Kat.-Nr. 86).

Vergleiche Beispiele ohne gesicherten Fundort in: Sammlung Oppenländer, Nr. 2139 (Nolte 1974, Nr. 192); – Toledo, TMA, Nr. 1923.350, dem Alabastron der Sammlung Wolf besonders ähnlich (Grose 1989, S. 168, Nr. 166); – Columbia, Museum of Art and Archaeology, University of Missouri, Nr. 81.131 (M. C. McClellan in: MUSE 19, 1985, S. 41, Abb. 12); – Paris, Institut Néerlandais, Sammlung Frits Lugt, Nr. 7062 (Stern 1977, S. 22–25, Tafel I,3).

Klassifizierung: Mediterrane Gruppe III (Harden 1981, S. 122–123, Alabastron Form 18: McClellan 1984, S. 135–137, Typus IV.A.III; Grose 1989, S. 128, 132, Klasse III:E; Alabastron Form III:5).

Siehe oben S. 39, 40, 42, 43.

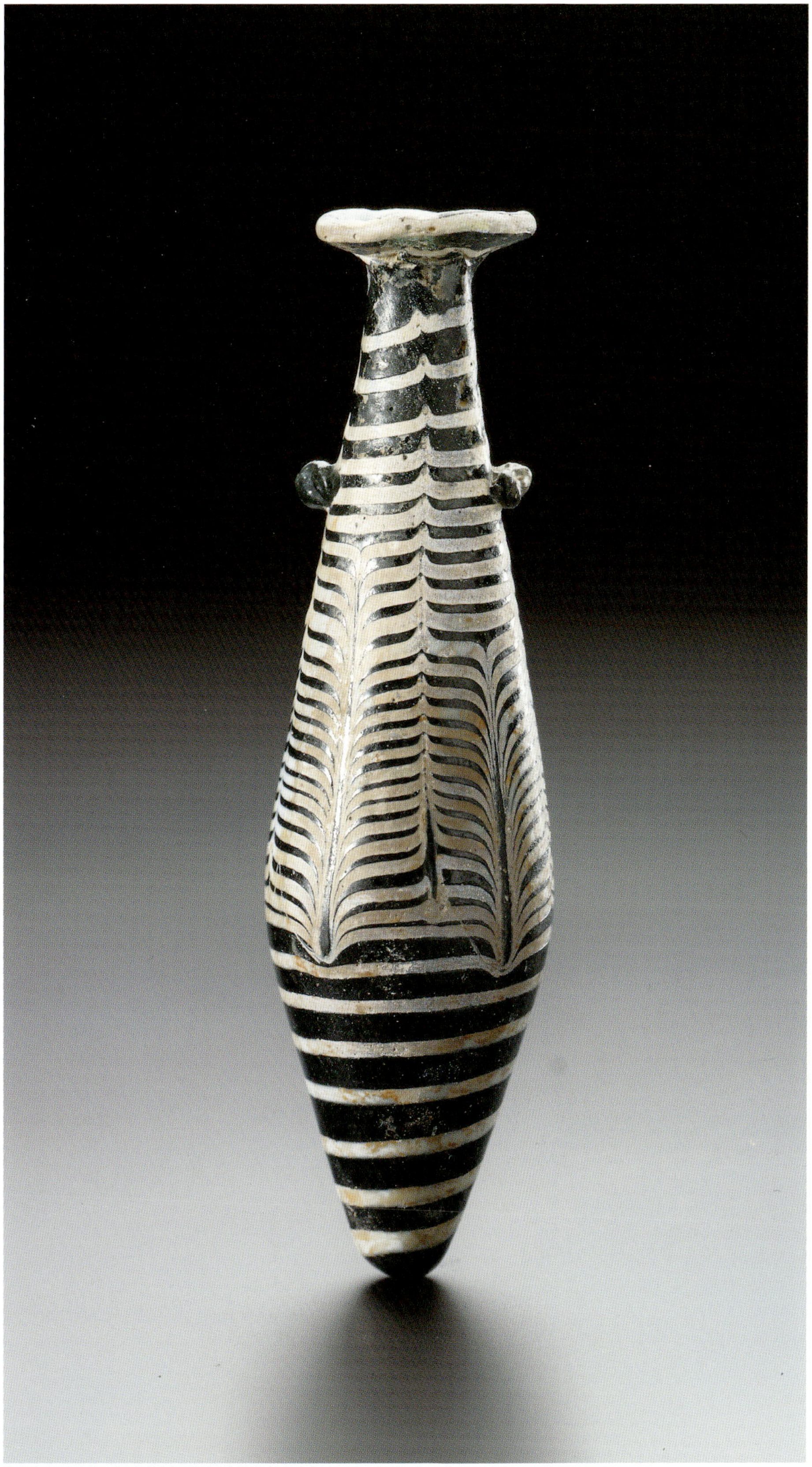

## Nr. 58 Amphoriskos

Wahrscheinlich zyprisch
1. Jahrhundert v. Chr. – ca. 10 n. Chr.
Höhe 13,7 cm; Durchmesser Rand 3,3 cm;
Innendurchmesser Mundöffnung 1,3 cm;
Durchmesser Körper 4,4 cm; Durchmesser
über Henkeln 5,9 cm

Provenienz: Kunsthandel Zürich

Tiefdunkelrotbraunes Glas, das im unteren Körperdrittel schwach durchscheinend wirkt, mit opakem, blaßgrünlichem Dekor (10 G 6/2); Henkel und Knopffuß stark durchscheinend dunkelolivbraun (10 YR 5/4). Homogen mit vereinzelten, großen, an der Oberfläche offenen Blasen. Kerngeformt; Henkel und Fuß angesetzt; mit Werkzeug bearbeitet; an der Nahtstelle von Anfang und Ende des auf- und abgezogenen Dekors im oberen Bereich tiefes Loch vom Herausziehen des spitzen Instrumentes; Körper geglättet; kaum Werkzeugspuren vom Ausziehen der Fäden erkennbar. Bräunliche Kernspuren an Innenwandung, die im unteren Körperdrittel fehlen. Vollständig erhalten; ein Henkel und der Knopffuß minimal abgesplittert; Oberfläche des Körpers rauh korrodiert; Henkel und Fuß irisierend.
Amphoriskos. Massiver, leicht trichterförmig nach außen aus der Halskante herausgekniffener und schräg nach innen abfallender Rand; zylindrischer Hals, der in stumpfem Winkel zur Schulter übergeht; gelängter, eiförmiger Körper mit zugespitztem Boden; plumper, annähernd tropfenförmiger Fuß angeschmolzen. Zwei sich gegenüberliegende Henkel aus einem Glasstrang gleicher Farbe von der Schulter bis in Randhöhe geführt und scharf nach unten und oben gebogen an Hals und Randunterseite angeschmolzen; einer der beiden Henkel verdeckt einen vom Rand in den Hals reichenden Riß aus der Zeit der Herstellung. Ein einziger blaßgrünlicher Faden nach links verlaufend in engem Abstand und nahezu horizontal von Rand bis Basis gespult; auf dem Körper mit spitzem Instrument zu feinem Federmuster auf- und abgezogen. Dabei hat sich das Rotbraun des Grundglases mit den blaßgrünlichen Spiralfäden vermischt, einige Fäden sind durchtrennt.

Bemerkungen
Keine Form ist in der großen mediterranen Gruppe III so stark vertreten wie der Amphoriskos (zur Form siehe Kat.-Nr. 46). Neu ist die Verwendung von stark durchscheinendem bis nahezu durchsichtigem Glas für die angesetzten Henkel und annähernd tropfenförmigen Füße. Solches Glas wurde gewöhnlich in der syro-palästinischen Küstenregion etwa für hellenistische, syro-palästinische Schliffrillenschalen und Rippenschalen (siehe Kat.-Nr. 79–83 und 84, 85), nicht aber schon früher für die um einen Kern geformten Gefäße verwendet.
Der Amphoriskos der Sammlung Wolf gehört zu einer Kategorie von Amphoriskoi der mediterranen Gruppe III. Sie zeichnen sich aus durch einen trichterförmigen, nach innen abfallenden Rand, nicht sehr langen Hals, annähernd zylindrischen Körper mit angesetztem Tropfenfuß und relativ kurze, geschwungene Henkel aus stark durchscheinendem Glas. Federmuster verziert die Körper. Amphoriskoi mit scharfwinklig gebogenen Henkeln haben gewöhnlich, wie dieses Beispiel, eiförmige Körper.
Amphoriskoi dieses Typus fanden sich in Athen und im syro-palästinischen Küstenbereich; nach ausgegrabenen verwandten Amphoriskoi stammen sie offensichtlich aus einem Glasgewerbe, das sich auf Zypern entwickelte (McClellan 1984, Typus IV.B.II und IV–VI; S. 140, 277, 409; S. 146–147, 277 – Beispiele aus datierten Funden; S. 361 – Beispiele ohne gesicherten Fundort). Vergleiche zwei Beispiele in: Leiden, Rijksmuseum van Oudheden, Nr. I 1891/12.1 – mit Girlandenmuster (McClellan 1984, Typus IV.B.IV) und Nr. I 1891/12.2 – Form und Dekor wie der Amphoriskos der Sammlung Wolf, beide aus einem Grab in Phokäa nahe Smyrna (W. C. Braat, The Glass Collection of the Rijksmuseum van Oudheden at Leiden, Oudheidkundige Mededelingen uit het Rijksmuseum van Oudheden te Leiden XLIV, 1963, S. 103–104, Tafel XXXI, 1a und 1b).
Vergleiche Beispiele ohne gesicherten Fundort in: Sammlung Oppenländer, Nr. 2073 (Nolte 1974, S. 78–79, Nr. 209): – Newark Museum, Nr. 50.1273, 50.1276, 50.1278 (S. Auth, Ancient Glass at the Newark Museum from the Eugene Schaefer Collection of Antiquities, Newark 1976, S. 191, Nr. 282–284); – London, BM, Nr. GR 1868.5–1.38 – mit Ausnahme der Henkel dem Beispiel der Sammlung Wolf auffallend ähnlich (Harden 1981, S. 131–132, Nr. 352; V. Tatton-Brown in: Tait [Hrsg.] 1991, S. 45, Abb. 49 rechts).
Klassifizierung: Mediterrane Gruppe III (Harden 1981, S. 122–123, Amphoriskos Form 7A; McClellan 1984, S. 145–147, Typus IV.B.III – zweite Gruppe; Grose 1989, S. 129 und 132, Klasse III:E; Amphoriskos Form III:2A).
Siehe oben S. 39, 40, 43, 44.

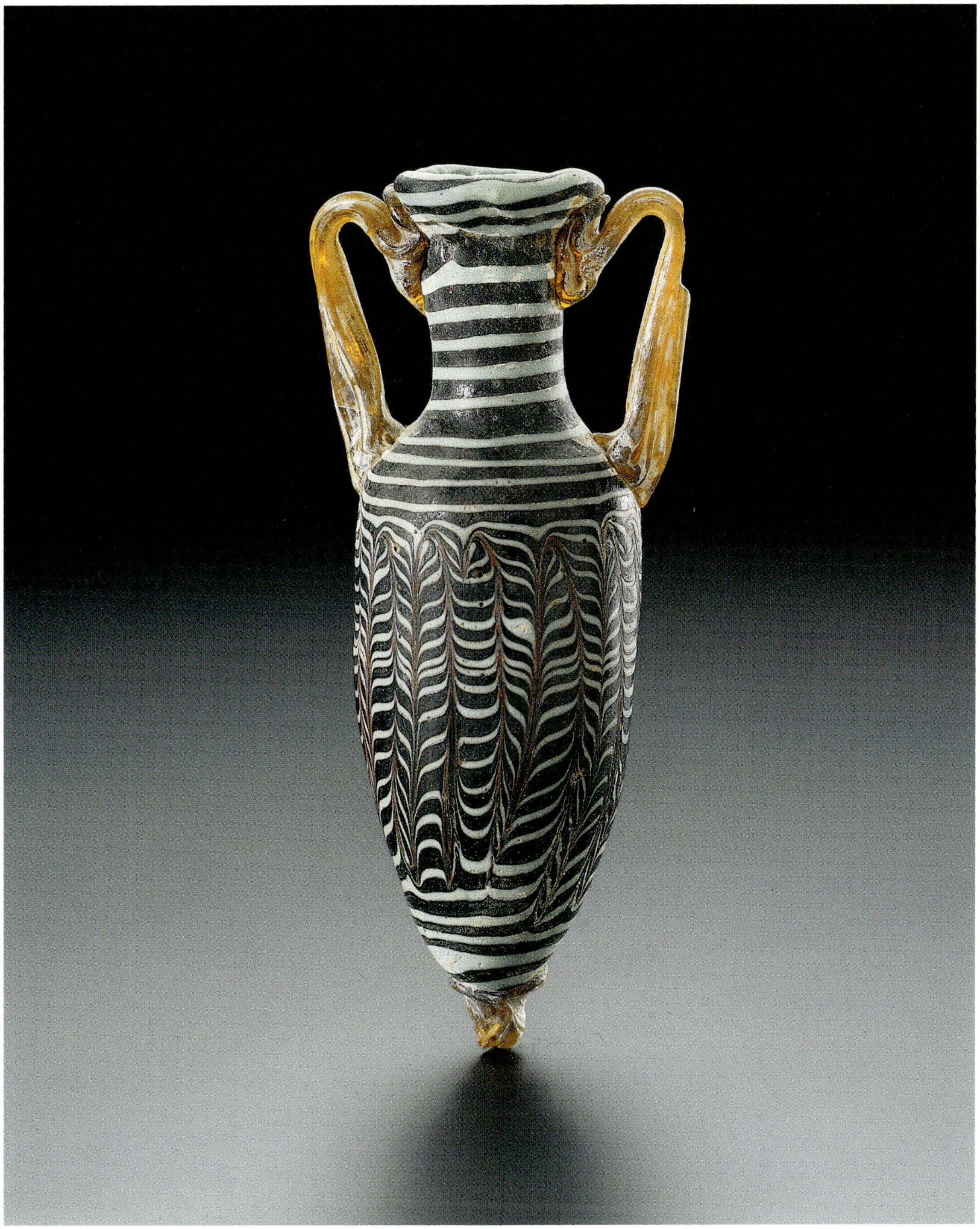

## Nr. 59 Amphoriskos

Wahrscheinlich zyprisch
1. Jahrhundert v. Chr. – ca. 10 n. Chr.
Höhe 15,9 cm; Durchmesser Rand 2,7 cm;
Innendurchmesser Hals 0,9 cm; Durchmesser
Körper 5,2 cm; Breite über Henkeln 6,2 cm

Provenienz: Kunsthandel Zürich

Durchsichtiges, blaßgrünliches Glas (annähernd 10 G 6/2) mit opakgelbem (annähernd 10 YR 6/6) und opakem, blaßblaugrünem (5 BG 7/2) Dekor; Henkel und Fuß durchsichtig grünlich gelb (10 Y 5/4). Homogen mit vereinzelten, an der Oberfläche offenen Blasen. Kerngeformt; Henkel und Fuß angesetzt; mit Werkzeug bearbeitet; auf Ober- und Unterseite des Randes spiralig nach außen weisende Zangenspuren; Körper geglättet, doch einige flache Furchen vom Abwärtsziehen der Fäden noch sichtbar. Auf unregelmäßiger, rauher Innenwandung feine hellbräunliche Kernschicht, die im durchsichtigen Bodenbereich fehlt. Vollständig erhalten, nur kleines Rand- und Halsfragment abgesplittert. Sinterspuren auf Henkeln, Fuß und einer Gefäßseite.
Amphoriskos. Schmaler, leicht schräg nach innen abfallender Rand; schmaler, zylindrischer Hals in sanfter Kurve zur wenig ausgeprägten Schulter übergehend; eiförmiger Körper mit zugespitztem Boden; annähernd tropfenförmiger Fuß angesetzt. Zwei aus kräftigen Glassträngen von der Schulter zur Höhe des Randes geführte und mit heruntergebogenen Enden am oberen Halsbereich angeschmolzene Henkel. Ein gelber, vom Bereich des Randes um den Hals nach links gespulter Faden in der Mitte des Halses gerissen und erneut angesetzt bis zum oberen Körperdrittel gespult; zweiter gelber Faden nach links verlaufend um unteres Körperviertel gewunden; opaker, blaßblaugrüner über den vorhandenen gelben Spiralfaden von der Schulter bis zur Basis gespult; Spiralfäden auf der Mitte des Körpers zu feinem Federmuster, darüber zu Girlanden und darunter zu Arkaden ausgezogen. Teils Instrument zur Herstellung des Federmusters so tief durch das Glas gezogen, daß die Fiederung getrennt und der Untergrund mit den farbigen Fäden zu einem rötlichen Braun vermischt wurde.

Bemerkungen
Siehe Kat.-Nr. 58. Der Amphoriskos gehört zu einer Kategorie der Amphoriskoi der mediterranen Gruppe III, die sich durch einen nach innen abfallenden Rand, langen, zylindrischen Hals, langgezogenen, eiförmigen Körper mit angesetztem, annähernd tropfenförmigem Fuß und Henkeln aus durchsichtigem Glas sowie Federmuster auf dem Körper auszeichnet. Vergleichbare Gefäße fanden sich auf Samothrake und im syro-palästinischen Küstenbereich, entstammen aber vermutlich einem Glasgewerbe, das sich in Zypern entwickelte (McClellan 1984, S. 140, 278, 409; S. 149, 278, 393 – Vergleichsstücke aus datierten Funden; S. 382 – Vergleichsstücke ohne gesicherten Fundort). Die einzige sicher datierte Parallele kommt aus einem Brandgrab in Samothrake aus der Zeit des römischen Kaisers Tiberius (14–37 n. Chr.) (E. B. Dusenbery, Ancient Glass from the Cemeteries of Samothrace, JGS 9, 1967, S. 37, Nr. 7, Abb. 8; McClellan 1984, S. 149). Vergleiche auch ein Beispiel in: Corning, CMG, Nr. 54.1.135 (Goldstein 1979, S. 130, Nr. 269).
Klassifizierung: Mediterrane Gruppe III (Harden 1981, S. 122–123, Amphoriskos Form 7B; McClellan 1984, S. 148–150, Typus IV.B.V; Grose 1989, S. 129, 132, Klasse III:E; Amphoriskos Form III:2B).
Siehe oben S. 39, 40, 43, 44.

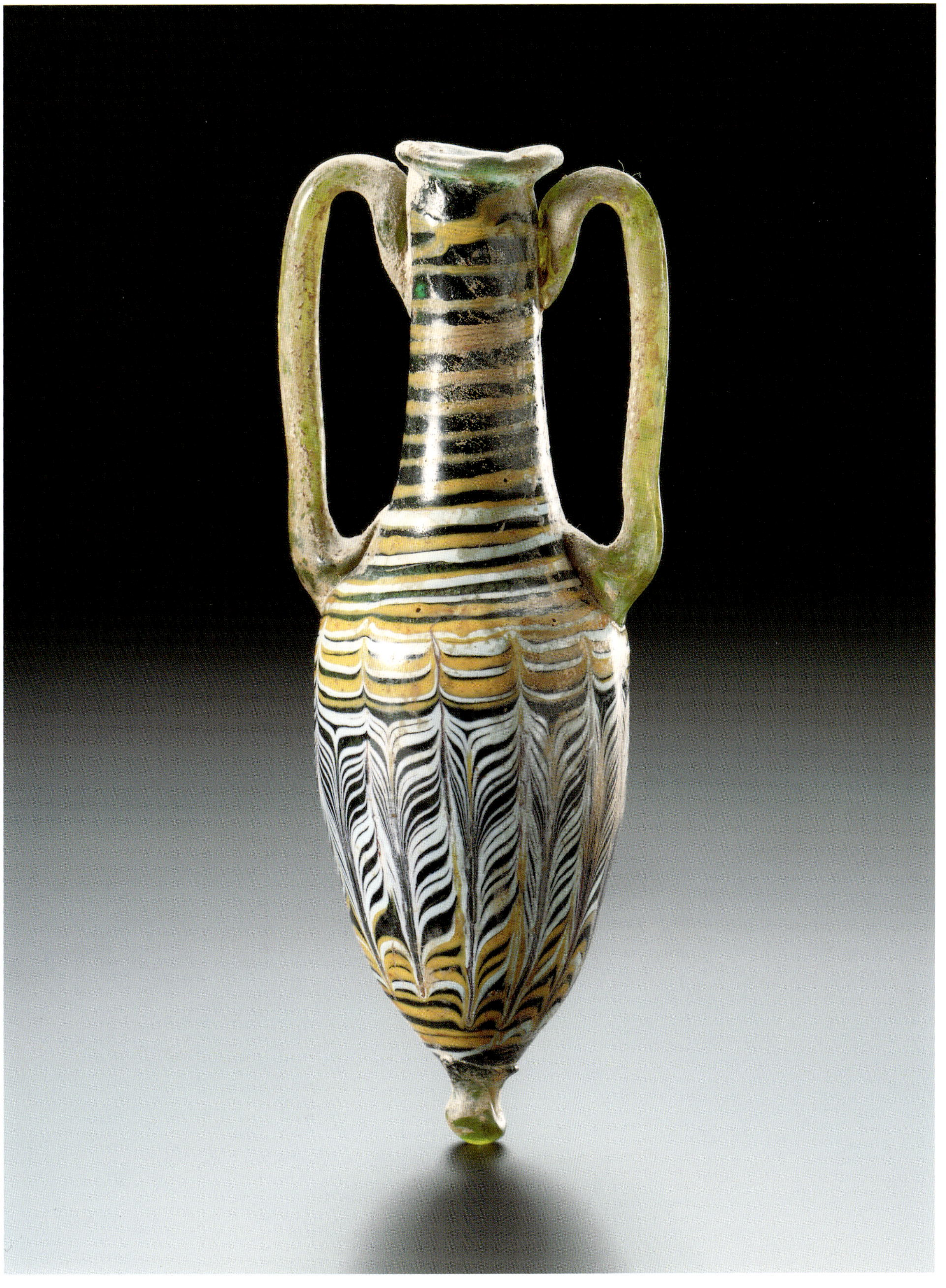

## Nr. 60 Amphoriskos

Wahrscheinlich zyprisch
1. Jahrhundert v. Chr. – ca. 10 n. Chr.
Höhe 15,5 cm; Durchmesser Rand 2,9 cm;
Innendurchmesser Hals 1,1 cm; Durchmesser
Körper 5,8 cm; Breite über Henkeln 6,0 cm;
Wandungsstärke 0,5 cm

Provenienz: Kunsthandel Zürich

Opakes, dunkelbraunes Glas mit opakorangegelbem (10 YR 6/6) und opakweißem Dekor; Henkel durchsichtig hellolivfarben (heller als 10 Y 5/4) und blaßmittelbraun (annähernd 5 YR 4/4), Fuß durchsichtig mittelbraun (annähernd 5 YR 4/4). Homogenes, von feinen Blasen gleichmäßig durchzogenes Glas mit einigen sehr großen, bis zu 0,5 cm Durchmesser, an der Oberfläche offenen Blasen. Kerngeformt; Henkel und Fuß angesetzt; mit Werkzeug bearbeitet; auf Ober- und Unterseite des Randes spiralig nach außen weisende Zangenspuren; Körper geglättet, Hals jedoch nicht. Auf glatter Innenwandung feine, hellgraubräunliche Kernschicht. Vollständig erhalten; Oberfläche rauh korrodiert und größtenteils von irisierender Verwitterungsschicht bedeckt.

Amphoriskos. Schmaler, leicht schräg nach innen abfallender Rand aus der Halskante herausgezogen; langer, zylindrischer Hals in sanfter Kurve zur Schulter übergehend; eiförmiger Körper mit zugespitztem Boden; annähernd tropfenförmiger Fuß aus durchsichtig mittelbraunem Glas angeschmolzen. Jeder der beiden sich gegenüberliegenden zweifarbigen Henkel aus je einem, durchsichtig hellolivfarbenen und einem durchsichtig mittelbraunen, der Länge nach aneinandergeschmolzenen Glasstrang; Henkel von der Schulter bis in Höhe des Randes geführt und nach unten gebogen an der oberen Halspartie angeschmolzen. Vom Rand an läuft nach links ein orangegelber Faden spiralig um den Körper, überquert unterhalb der Schulter ein freies Feld und endet im unteren Körperdrittel in engen Windungen; ihm folgt ab Schulterhöhe ein weißer Faden, der das freie Feld mit engen Windungen füllt, über den folgenden, eng gelb umspulten Bereich läuft und spiralig im unteren Drittel endet; Fäden auf der Mitte des Körpers zu feinem Girlandenmuster aufwärtsgezogen.

Bemerkungen
Der Amphoriskos ist aufgrund seiner starken Wandung unerwartet schwer. Vermutlich war er vor der Verwitterung durchsichtig, wie die Henkel es noch teilweise erkennen lassen. Eng verwandt mit dem Amphoriskos Kat.-Nr. 59, ist er jedoch mit einem Girlandenmuster statt mit Federdekor ausgestattet.
Vergleichbare Gefäße fanden sich im ganzen östlichen Mittelmeergebiet, im Schwarzmeerbereich und bis nach Algerien, mit einer deutlichen Konzentration auf Zypern (McClellan 1984, S. 150–152, 279–282 – Vergleichsstücke aus datierten Funden; S. 383–384 – Vergleichsstücke ohne gesicherten Fundort). Vergleiche Beispiele in: London, BM, Nr. GR 1894.11-1.162, GR 1894.11-1.137, beide aus Amathus, Zypern (Harden 1981, S. 133, Nr. 361 und 357; V. Tatton-Brown in: Tait [Hrsg.] 1991, S. 44–45, Abb. 49 links); – Toledo, TMA, Nr. 1923.126 und 1923.99 (Grose 1989, S. 170–171, Nr. 172 und 174); – Athen, Archäologisches Nationalmuseum, Nr. E 85/175 (McClellan 1992, S. 92–93, Nr. 33); – Cambridge, Fitzwilliam Museum, Nr. GR.93.1876 (Glass at the Fitzwilliam Museum, Ausstellungskatalog, Cambridge 1978, S. 21, Nr. 28b); – ehemals London, Kunsthandel (Antiquities, Auktionskatalog Sotheby's London, 8. Dezember 1986, S. 8, Nr. 11).
Klassifizierung: Mediterrane Gruppe III (Harden 1981, S. 122–123, Amphoriskos Form 7B; McClellan 1984, S. 150–152, Typus IV.B.VI – erste Gruppe mit einem schlankeren Körper; Grose 1989, S. 129, 132, Klasse III:E; Amphoriskos Form III:2B).
Siehe oben S. 39, 43, 44.

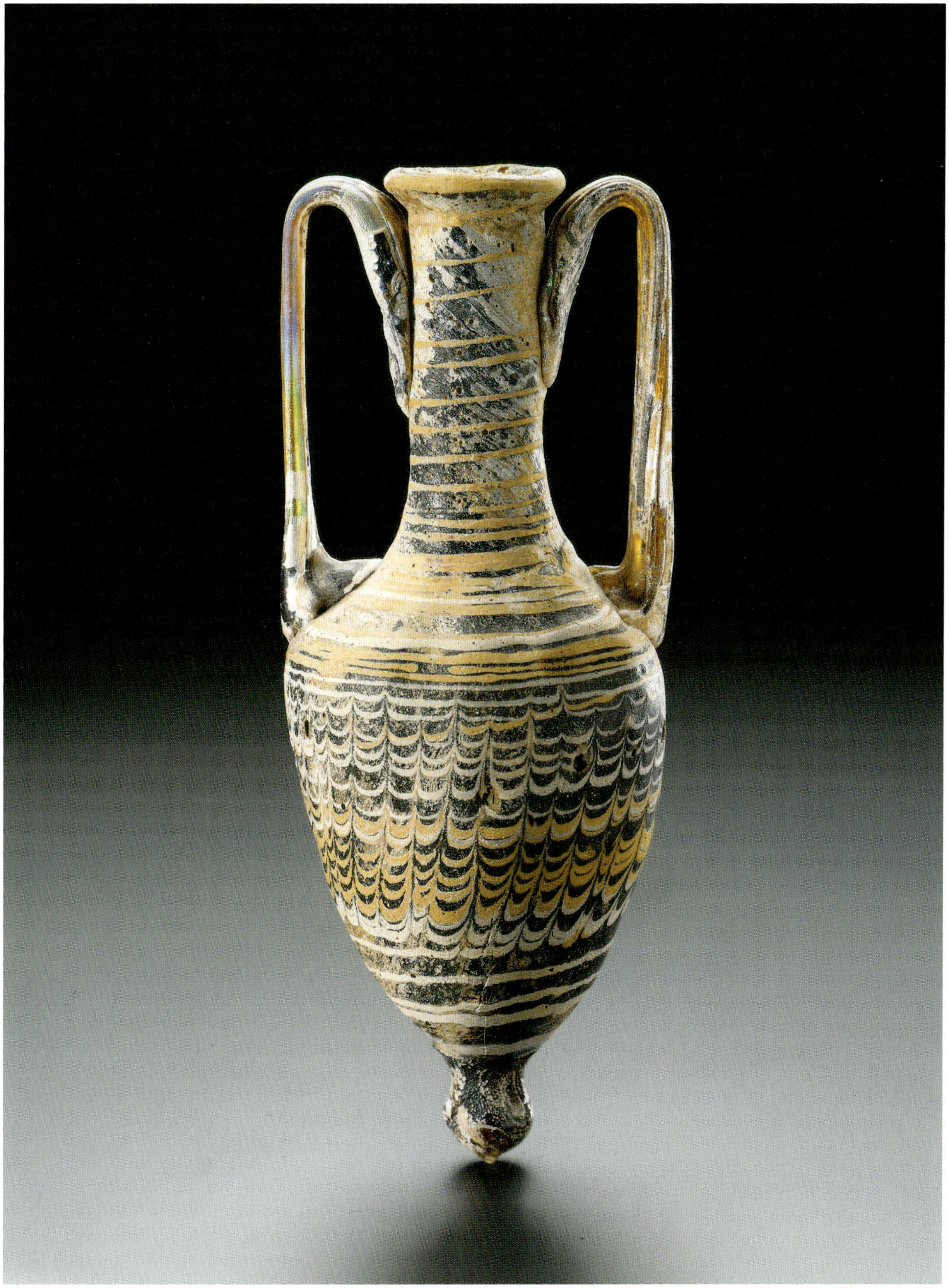

## Nr. 61 Amphoriskos

Wahrscheinlich zyprisch
1. Jahrhundert v. Chr.–ca. 10 n. Chr.
Höhe 15,5 cm; Durchmesser Rand 3,1 cm; Innendurchmesser Hals 1,1 cm; Durchmesser Körper 6,1 cm; Wandungsstärke 0,7 cm

Provenienz: Kunsthandel Zürich

Durchsichtiges, mattolivgrünes Glas (5 GY 3/2), im Gegenlicht hellolivgrün (10 Y 5/4), mit opakgelbem (5 Y 7/6) und opakem, blaßblaugrünem (5 BG 7/2) Dekor. Ursprüngliche Henkel durchsichtig hellolivbraun (5 Y 5/6); nachträglich angebrachter, erhaltener Henkel durchsichtig gelblichgrün (annähernd 5 GY 7/4); Fuß durchsichtig hellolivbraun (5 Y 5/6). Homogen mit etlichen größeren und vereinzelten sehr großen, bis zu 0,2 cm Durchmesser, an der Oberfläche offenen Blasen. Kerngeformt; Henkel und Fuß angesetzt; mit Werkzeug bearbeitet; auf Ober- und Unterseite des Randes spiralig nach außen verlaufende Zangenspuren; Körper geglättet, Hals jedoch nicht. Auf glatter Innenwandung feine, hellbräunliche Kernschicht, die im unteren Drittel des hier durchsichtigen Körpers fehlt. Bis auf einen abgebrochenen und nicht erhaltenen Henkel vollständig; hellbräunliche, irisierende Verwitterungsschichten im Randbereich, auf Henkel und Fuß.
Amphoriskos. Kleiner, leicht schräg nach innen abfallender Rand aus der Halskante herausgezogen; langer, zylindrischer Hals, der in sanfter Kurve zur betonten Schulter des sonst ausladend eiförmigen Körpers übergeht; Körper zum Boden zugespitzt; annähernd tropfenförmiger Fuß aus hellolivbraunem Glas angeschmolzen. Der erhaltene Henkel von zwei sich einst gegenüberliegenden Henkeln aus kräftigem, durchsichtig gelblichgrünem Glasstrang – über abgesplitterten, hellolivbraunen Relikten an Schulter und Hals – von der Schulter in leichtem Bogen zur oberen Halspartie hochgeführt und angeschmolzen. Von der Oberseite des Randes nach links zunächst ein gelber Faden in engem Abstand, nur im Bereich der Basis weit auslaufend um Hals und Körper gespult; darüber und meist parallel zu dem gelben Faden ein blaßblaugrüner Faden bis zur Basis gespult; auf der Mitte des Körpers Fäden zu feinem Girlandenmuster aufwärtsgezogen. Mit Ausnahme des hauchzarten Reliefs der Spiralfäden des Halses Wandung eben.

Bemerkungen
Wie der Amphoriskos Kat.-Nr. 60 ist auch dieser aufgrund seiner dicken Wandung sehr schwer. Henkel und Fuß waren ursprünglich wie üblich aus Glas derselben Schmelze hergestellt. Offensichtlich brachen die hellolivbraunen Henkel ab und wurden durch gelblichgrünes Glas ersetzt. Der erhaltene Henkel setzt mit einem außergewöhnlich starken Glasbatzen an, um die alten hellolivbraunen Splitterreste auf der Schulter weitgehend zu verdecken, die aber auch am Hals noch sichtbar sind.
Der Amphoriskos gehört zu derselben Kategorie von Amphoriskoi der Mediterranen Gruppe III wie Kat.-Nr. 60, hat jedoch einen breiteren Körper. Vergleiche Beispiele in: Bristol (Ancient Glass, The Bomford Collection of Pre-Roman and Roman Glass on loan to the City of Bristol Museum and Art Gallery, Bristol 1976, Nr. 18, abgebildet); – Sammlung Oppenländer, Nr. 2001, 2034, 2114 (Nolte 1974, S. 77–81, Nr. 207, 210); – Toledo, TMA, Nr. 1923.85, mit etwas kürzerem Hals (Grose 1989, S. 172, Nr. 176).
Klassifizierung: Mediterrane Gruppe III (Harden 1981, S. 122–123, Amphoriskos Form 7B; McClellan 1984, S. 150–152, Typus IV.B.VI – zweite Gruppe, mit einem kugelförmigeren Körper; Grose 1989, S. 129, 132, Klasse III:E; Amphoriskos Form III:2B).
Siehe oben S. 39, 40, 43.

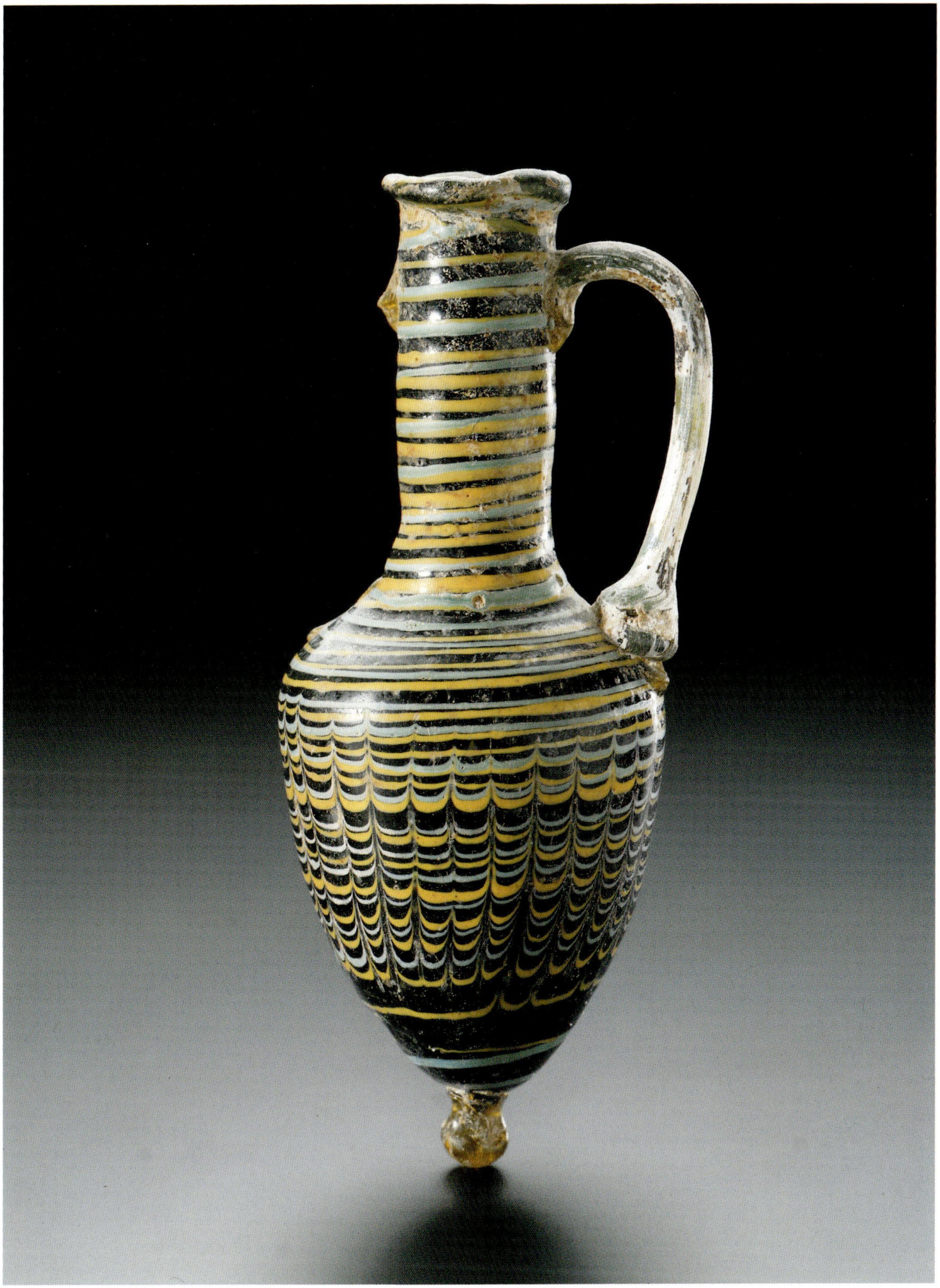

## Nr. 62 Amphoriskos

Zyprisch
1. Jahrhundert v. Chr.–ca. 10 n. Chr.
Höhe 14,6 cm; Durchmesser Rand 2,1 cm; Innendurchmesser Hals 0,9 cm; Durchmesser Körper 4,4 cm; Breite über Henkeln 6,3 cm

Provenienz: Kunsthandel Zürich

Durchsichtiges, blaßblaues Glas mit opakblaßgelbem (5 Y 7/6) und opakem, dunkelrotbraunem (10 R 3/4) Dekor; Henkel durchsichtig hellolivbraun (heller als 5 Y 5/6); Fuß aus dem gleichen Glas wie der Körper. Durchsichtiges und gelbes Glas von Blasen durchsetzt; Henkel reich an langgezogenen Blasen; rotbraunes Glas homogen. Kerngeformt; Henkel und Fuß angesetzt; mit Werkzeug bearbeitet; Körper ungenügend geglättet, vom Aufwärtsziehen des Fadendekors flache senkrechte Furchen, vom Abwärtsziehen tiefe senkrechte Furchen zurückgeblieben. Auf glatter Innenwandung feine, hellbräunliche Kernschicht. Bis auf die obere Hälfte des einen Henkels vollständig erhalten; Körper von einigen Rissen durchzogen; Oberfläche rauh und irisierend korrodiert.
Amphoriskos. Schmaler, horizontaler Rand aus der Halskante herausgezogen; enger zylindrischer Hals in sanfter Kurve in schmalovalen, sackförmigen Körper mit gerundetem Boden übergehend; kleiner angesetzter Scheibenfuß. Die beiden sich gegenüberliegenden Henkel bestehen aus je einem Glasstrang, der annähernd in Höhe der Gefäßmitte angeschmolzen, zum Rand hochgeführt und nach unten umgeschlagen an Rand und Hals festgeschmolzen ist; der mittlere Teil des Henkels wurde dann gegen die Halswandung gepreßt, so daß oben und unten je eine Schlaufe entstand. Der Ansatzpunkt des einen erhaltenen Henkels kaschiert einen Riß im Rand. Ein gelber Faden windet sich nach links von der Unterseite des Randes in regelmäßigem Abstand bis zum Boden, ein roter setzt auf der Randlippe an und folgt ihm parallel bis zum Boden; Fäden auf zwei Dritteln des Körpers zu einem kleinen Federmuster auf- und abgezogen; Fäden bei der Abwärtsbewegung teilweise durchgetrennt.

Bemerkungen
Der Amphoriskos gehört zu einer Kategorie von Amphoriskoi der mediterranen Gruppe III, die sich durch einen langen, schmalen, sackförmigen oder birnenförmigen Körper mit Scheibenfuß und große S-förmig gekrümmte Henkel auszeichnet und mit Feder- oder Girlandenmuster geschmückt ist. Die Form seines Körper ähnelt den Alabastra wie Kat.-Nr. 57. Mit jenen hat er auch den schmalen Innendurchmesser des Halses gemeinsam, der auf die Verwendung eines sehr dünnen Stabes bei der Herstellung schließen läßt (siehe oben: Technische Betrachtungen; Mediterrane kerngeformte Gefäße des 1. Jahrtausends v. Chr., Gruppe III). Auch die Fundverteilung dieser Amphoriskoi ist ähnlich der der Alabastra mit vereinzelten Exemplaren vom Nahen Osten bis zur nahen afrikanischen Küste mit einer Konzentration von Gefäßen auf Zypern (McClellan 1984, S. 157–158, 286–288; S. 385 – Vergleichsstücke ohne gesicherten Fundort). Kein Amphoriskos dieses Typus wurde in datiertem Kontext gefunden. Die Datierung basiert auf der der Alabastra. Vergleiche zwei Amphoriskoi in: Toledo, TMA, Nr. 1923.345 und 1923.347 (Grose 1989, S. 173–174, Nr. 180–181).
Klassifizierung: Mediterrane Gruppe III (McClellan 1984, S. 157–158, Typus IV.B.XI; Grose 1989, S. 129, 132, Klasse III:E; Amphoriskos Form III:4).
Siehe oben S. 39, 40, 44.

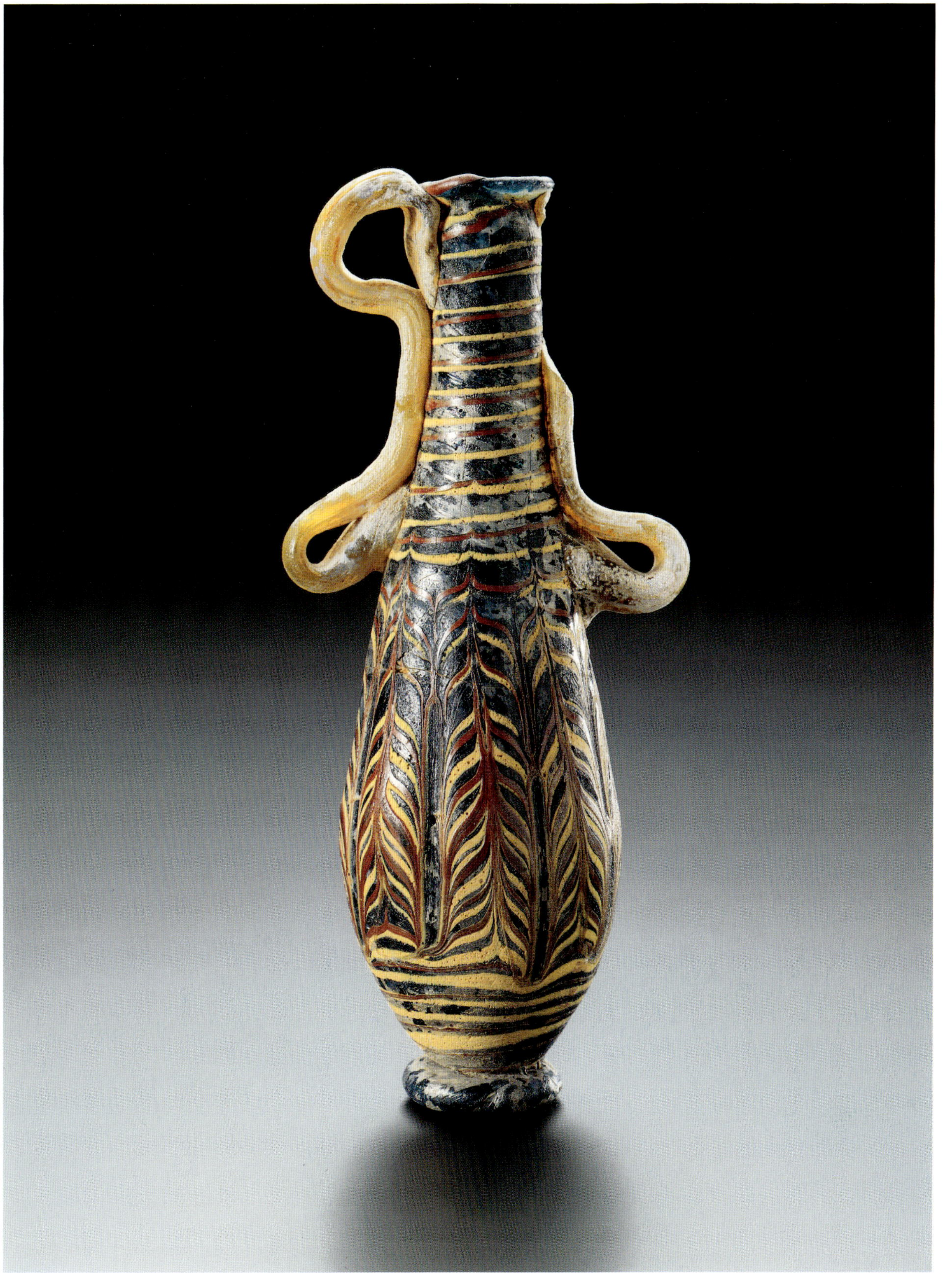

# IV
# HELLENISTISCHE ZEIT
# 330–30 v. Chr.

## Nr. 63 Hellenistische konische Schale

Abb. 181
Wahrscheinlich östlicher Mittelmeerraum
Angeblich aus Canosa, Italien
Mitte 2. – frühes 1. Jahrhundert v. Chr.
Höhe 9,0 cm; Durchmesser Rand 24,0–23,6 cm;
max. Stärke Rand 0,32 cm;
min. Stärke Rand 0,22 cm

Provenienz: Gawain McKinley, London

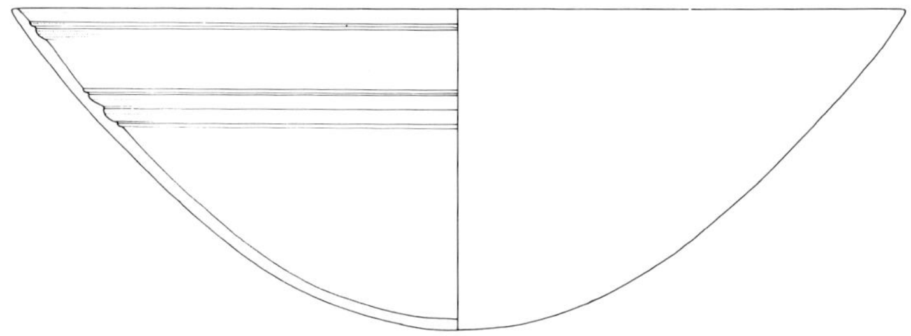

Klares farbloses Glas mit gelbgrauem Stich (5 Y 7/2). Wenige winzige und kleine, runde Blasen; davon einige größere Blasen (ca. 0,1–0,2 cm) leicht horizontal gedehnt im unteren Teil der Schale. Abgesenkt; innen Schliffrillen; umlaufende Kratzer innen und außen. Gebrochen und wieder zusammengesetzt; ungefähr 20% modern ergänzt; große Teile der ursprünglichen, glänzenden Oberfläche erhalten mit unregelmäßigen Kratzern außen auf dem Boden; außen stellenweise rauh, stellenweise milchigweiß und schwarz verwittert; innen kleine Überreste milchigweißer Verwitterung.
Konische Schale. Gerader Rand mit gerundeter Kante, schräg nach außen abfallend; gerade, sich nach unten verjüngende Wandung; gerundeter Boden. Auf der Innenseite vier umlaufende Schliffrillen: zwei unter dem Rand mit einem schmalen, flachen Steg dazwischen und zwei oberhalb der Wandungsmitte, die eine umlaufende plastisch geschliffene Schmuckleiste einschließen.

Bemerkungen
Vergleiche drei Schalen aus Canosa in Tarent, Nat. Arch. Mus., Nr. 40063, 40065, 40066, aus der Tomba degli Ori (Ori di Taranto 1989, Band I, S. 449, Nr. 43, 45–46).
Vergleiche zwei Schalen ähnlicher Größe und Form, beide durchscheinend dunkelblau mit einem breiten Mittelstreifen aus farblosem Glas in: New York, MMA, Nr. 17.194.2535, Durchmesser Rand 26,2 cm (Oliver 1967, S. 18, Abb. 8, 9); – Genf, Musée d'Art et Histoire, Nr. 18665, ehemals Sammlung Walter Fol, siehe oben Abb. 182 (J.-L. Maier, Coupe de verre à deux couleurs du Musée de Genève, Genavà N. S. 21, 1973, S. 281–286, Abb. 1–6). Aus derselben Werkstatt zwei zweifarbige Alabastra, das eine in Zypern ausgegraben, Nicosia, Museum, Nr. D 2035, das andere von unbekanntem Fundort in London, BM, Nr. GR 1851.3-31.9 (Oliver 1967, S. 18–20).
Die zweifarbigen Schalen in New York und Genf zeigen eine scharfe Trennlinie zwischen blauem und farblosem Glas. Diese konnte nicht durch das Verschmelzen von Kröseln erzielt werden. Die Schalen wurden aus vorfabrizierten kreisförmigen Rohlingen über einer Form abgesenkt. Eng verwandte, aber weniger raffinierte Glasschalen aus dickerem Glas wurden an der syro-palästinischen Küste durch derartiges Absenken hergestellt (Kat.-Nr. 79–83). Die außergewöhnlich dünne Wandung der Schale in der Sammlung Wolf und die klare Durchsichtigkeit des Glases legen nahe, daß dieses Gefäß nicht nur aus qualitätvollerem Glas hergestellt wurde, sondern daß man es bei einer höheren Temperatur absenkte. Bei einer Temperatur von ca. 850–900°C konnte das Glas leicht über die Form fließen und ganz durchsichtig werden.
Die umlaufenden Kratzer auf der Innen- und Außenseite der Schalen in der Sammlung Wolf und in Genf (siehe Abb. 48) entstanden nicht beim Polieren, sondern bei der Herstellung. Die Kratzer auf der Innenseite könnten während des Loslösens von der Form entstanden sein, die auf der Außenseite beim Schleifen auf der Töpferscheibe (siehe oben: Technische Betrachtungen; Steinbearbeitungstechniken, Umlaufende Kratzer).
Die Glasschalen imitieren die Form von Silberschalen wie beispielsweise in: Kansas City, Missouri, The Nelson-Atkins Museum of Art (Nelson Fund) Nr. 35–37/2, siehe oben Abb. 183 (Oliver 1977, S. 82–83, Nr. 45); – New York, Sammlung Guennol (Oliver 1977, S. 82–83, Nr. 46). Beide Silberschalen stammen angeblich aus demselben Fundkomplex in Mazanderan, Iran (Oliver 1977, loc. cit.). Eine dritte, kleinere Silberschale wurde in der Stadt Achtari an der Küste des Asowschen Meeres mit Münzen ausgegraben, die den Fund in das späte 2. oder frühe 1. Jahrhundert v. Chr. datieren (Oliver 1967, S. 18–19, mit Anm. 21). Anstatt der vergoldeten Schmuckleiste auf der Innenseite der Silberschalen zeigen die Glasschalen eine plastisch geschliffene Leiste.
Siehe oben S. 101, 110.

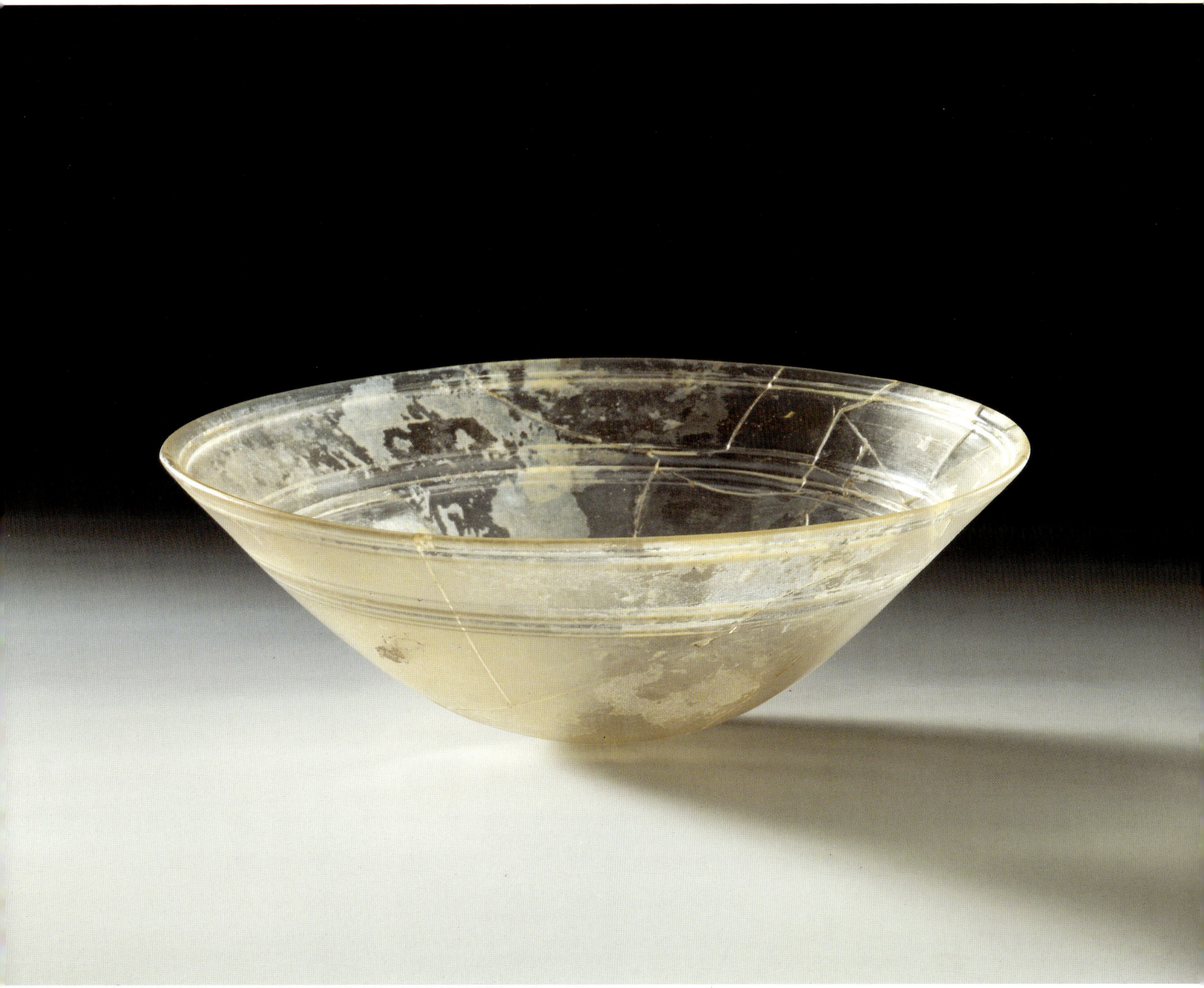

## Nr. 64 Hellenistische halbkugelige Schale

**Abb. 184**
**Wahrscheinlich östlicher Mittelmeerraum**
**Angeblich aus Canosa, Italien**
**Mitte 2. – frühes 1. Jahrhundert v. Chr.**
**Höhe 11,5 cm; Durchmesser Rand 19,7 cm;**
**max. Stärke Rand 0,59 cm;**
**min. Stärke Rand 0,5 cm**

**Provenienz: Gawain McKinley, London**

Klares farbloses Glas mit einem blaßolivfarbenen Stich (10 Y 6/2). Wenige kleine, unregelmäßige Blasen (am Boden senkrecht ausgedehnt). Wahrscheinlich abgesenkt oder möglicherweise geschmolzen in einer geschlossenen Form; umlaufende Kratzer außen und auf der Innenseite des Randes; innen Schliffrille. Vollständig, aber gebrochen und wieder zusammengesetzt; Oberfläche trüb; außen und innen korrodiert; große Teile silbrig und milchigweiß verwittert; darüber stellenweise schwarze Verwitterung.
Tiefe halbkugelige Schale. Vertikaler Rand mit gerundeter Kante, nach innen abfallend; gerundete Wandung; gerundeter Boden. Innen unter dem Rand eine umlaufende Schliffrille.

Bemerkungen
Sehr ähnlich Kat.-Nr. 65; beide Schalen stammen wahrscheinlich aus derselben Werkstatt.
Die Rille unter dem Rand liegt bei dieser Schale auf der Innenseite im Gegensatz zu den meisten aus Canosa stammenden Schalen, die die Schliffrillen entweder an der Außenseite zeigen oder glatte Wandungen haben. Das Glas ist gewöhnlich farblos durchsichtig oder durchscheinend blau.
Vergleiche Schalen in: Tarent, Nat. Arch. Mus., Nr. 40062 blau, mit zwei Schliffrillen außen unter dem Rand; Nr. 40064 violett, mit zwei Schliffrillen außen unter dem Rand; Nr. 40067 farblos, mit drei Rillen außen; Nr. 40068 grün, mit zwei Rillen außen und einem Fünfeckmuster; Nr. 40069 grün, mit zwei Rillengruppen auf der Außenseite, die eine aus zwei, die andere aus drei Rillen bestehend; alle fünf Schalen aus der Tomba degli Ori bei Canosa (Ori di Taranto 1989, Band I, S. 449, Nr. 42, 44, 47–49); – London, BM, Nr. GR 1871.5-18.5, aus Canosa, blau, ohne Rillen (Harden 1968, S. 27, Nr. 5, Abb. 16–17); – Naxos (Sizilien), Antiquarium, Nr. 1335, aus Naxos, West Nekropole, Grab 14, farblos, mit zwei Rillen außen (G. M. Bacci Spigo, Coppa vitrea ed oreficerie da sepolture di età ellenistica e romana a Naxos, Bolletino d'Arte 69, Nr. 25, 1984, S. 60–61, Nr. 1, Abb. 2, Tafel IIa); – Hamburg, MKG, Nr. 1975.63 B7, Durchmesser Rand 12,5 cm, farblos; Nr. 1975.63 B8, Durchmesser Rand 16,8 cm, violett; beide mit zwei Rillen außen (von Saldern 1975, S. 42, Nr. 7–8, Abb. 16–19).
Siehe oben S. 101.

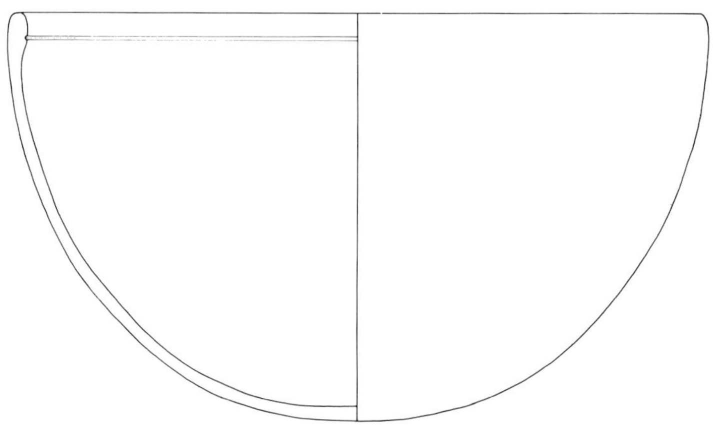

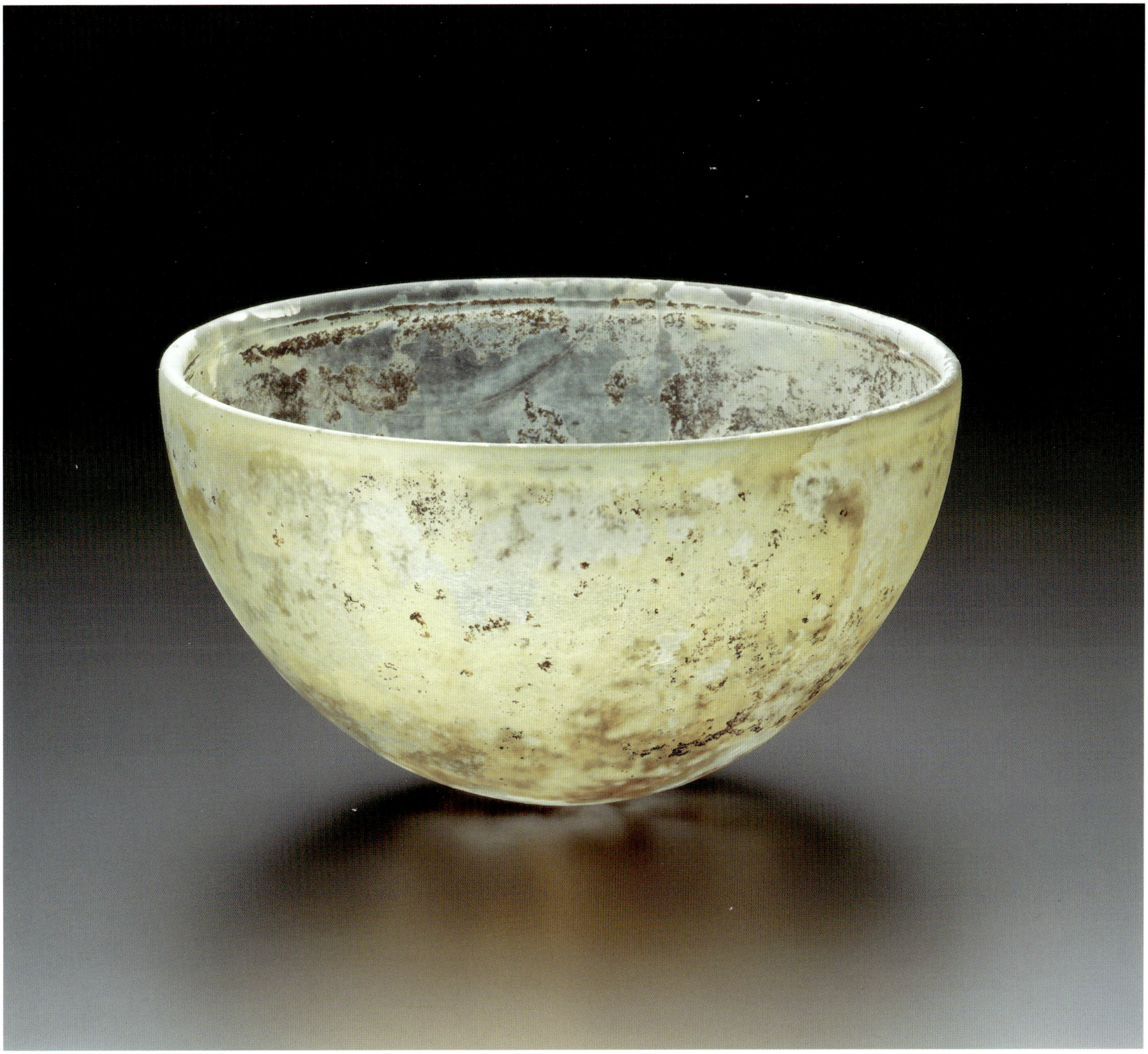

## Nr. 65 Hellenistische halbkugelige Schale

Wahrscheinlich östlicher Mittelmeerraum
Angeblich aus Canosa, Italien
Mitte 2. – frühes 1. Jahrhundert v. Chr.
Höhe 11,8 cm; Durchmesser Rand 19,2 cm;
max. Stärke Rand 0,62 cm;
min. Stärke Rand 0,53 cm

Provenienz: Gawain McKinley, London

Klares farbloses Glas mit einem blaßolivfarbenen Stich (10 Y 6/2). Wenige kleine, unregelmäßige Blasen. Wahrscheinlich abgesenkt oder möglicherweise geschmolzen in einer geschlossenen Form; keine umlaufenden Kratzer; innen Schliffrille. Vollständig, aber gebrochen und wieder zusammengesetzt; zwei winzige moderne Ergänzungen in der unteren Wandung; Oberfläche trüb; außen und innen korrodiert, große Teile silbrig und milchigweiß verwittert; darüber stellenweise schwarze Verwitterung.
Tiefe halbkugelige Schale. Vertikaler Rand mit gerundeter Kante, nach innen abfallend; gerundete Wandung; gerundeter Boden. Innen unter dem Rand eine umlaufende Schliffrille.

Bemerkungen
Siehe Kat.-Nr. 64.

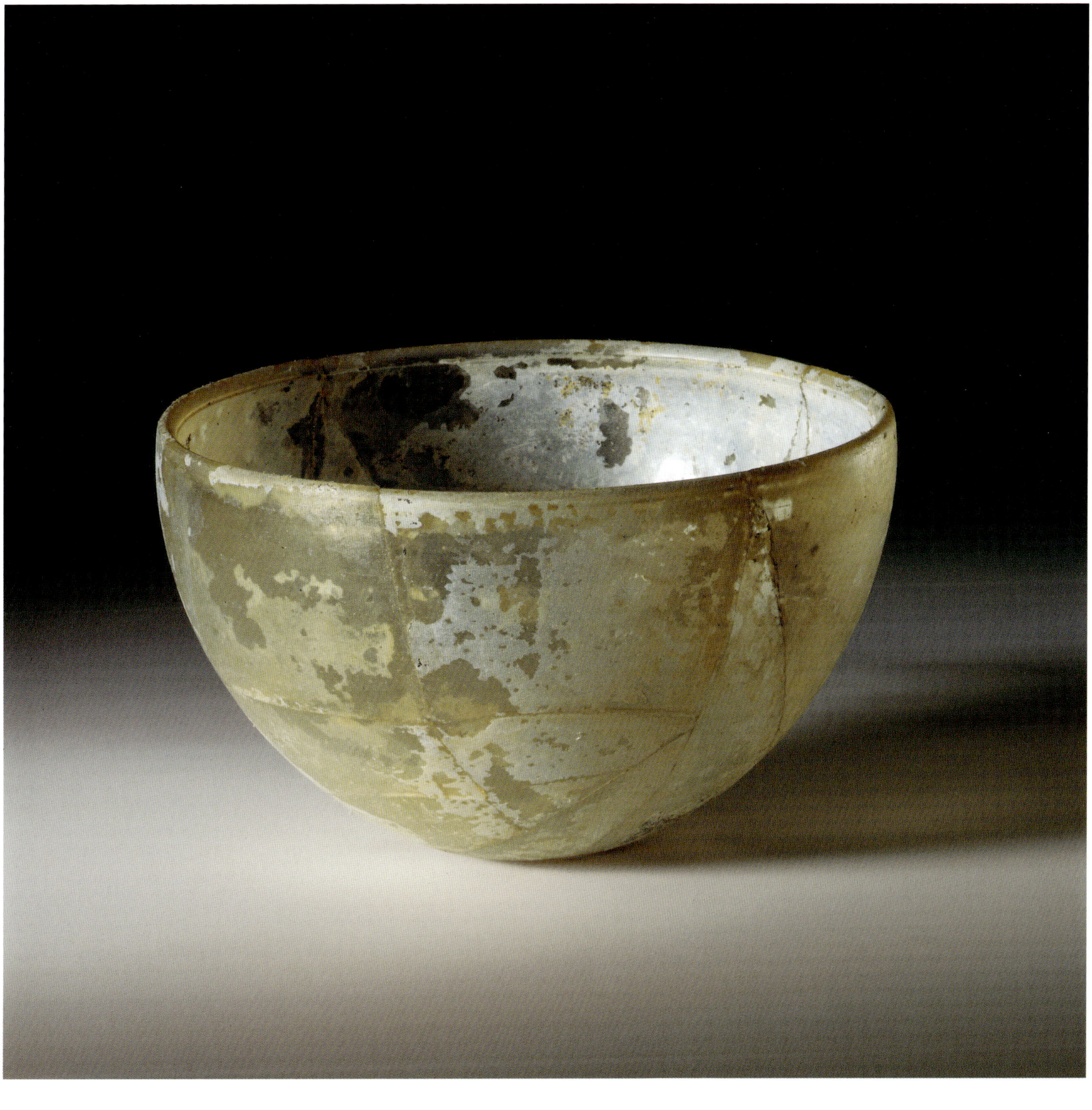

## Nr. 66 Hellenistische Zungenblattschale

**Abb. 185**
**Östlicher Mittelmeerraum, vielleicht griechisch**
**Angeblich aus Canosa, Italien**
**Mitte 2. – frühes 1. Jahrhundert v. Chr.**
**Höhe 9,7 cm; Durchmesser Rand 16,9 cm; Stärke Rand 0,28 cm**

**Provenienz: Gawain McKinley, London**

Durchsichtiges, blaßgelbgrünes Glas (nahe 10 GY 5/2). Sehr wenige winzige Blasen. Wahrscheinlich geschmolzen in einer geschlossenen Form oder möglicherweise abgesenkt; umlaufende Kratzer innen und auf dem Rand; außen geschnitten und geschliffen. Gebrochen und wieder zusammengesetzt; ungefähr 10% modern ergänzt; Oberfläche trüb; außen und innen korrodiert, hauchdünner, irisierender Schleier und milchigweiße Verwitterung; innen stellenweise schwarz verwittert.
Tiefe halbkugelige Schale. Vertikaler Rand mit gerundeter Kante; gerundete Wandung; gerundeter Boden. Auf der Außenseite unterhalb des Randes eine flache, 0,83 cm breite umlaufende Kehlung über einem schmalen umlaufenden Steg; darunter ein flaches, 1,17 cm breites Band, das die obere Begrenzung von 57 geschnittenen, verbundenen, konkav eingetieften Zungenblättern mit rundem Abschluß bildet; auf dem Boden ein von einer kreisförmigen Schliffrille begrenztes Medaillon: ein geschliffener achtstrahliger Stern aus zwei sich kreuzenden Radschliffen mit vier kurzen Schliffen dazwischen; um das Medaillon eine flache Hohlkehle zwischen zwei schmalen Schliffrillen.

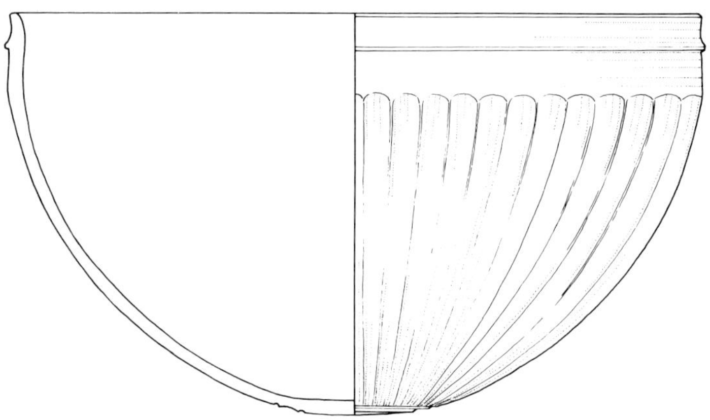

Bemerkungen
Diese Form ist nicht in den anderen canosinischen Fundkomplexen vertreten.
Die Schale der Sammlung Wolf ist ein außergewöhnlich fein gearbeitetes Beispiel einer kleinen Gruppe von Schalen, die meistens aus dickerem, bernsteinfarbenem Glas geformt sind. Sie tragen außen unterhalb des Randes umlaufende Schliffrillen und direkt darunter vorzüglich gearbeitete, geschnittene oder geschliffene Zungenblätter, die von einem auf dem Boden gravierten Medaillon – einem sechs- oder achtstrahligen Stern – ausgehen. Vergleiche Glasschalen in: Athen, Agora Museum, aus der Athener Agora (G. D. Weinberg, Hellenistic Glass Vessels from the Athenian Agora, Hesperia 30, 1961, S. 380–392, die Schalen mit Zungenblattdekor S. 380–389, Abb. 1, Tafel 91–94); – Athen, Nat. Arch. Mus., Nr. 14465, vielleicht aus Elis; Nr. 23715, aus dem Schiffsfund von Antikythera (Weinberg 1962, S. 102, Nr. 56; S. 105, Nr. 64–65); – Pylos, Arch. Mus., Nr. 501, aus einem Grab des späten 2. Jahrhunderts v. Chr. bei Tsopane Rache (G. A. Papathanasopoulou, Archaiologikon Deltion 21A, 1966, S. 187–192, Tafel 3, 4); – Delos, französische Ausgrabungen, zahlreiche Beispiele (Nenna 1993, S. 17, Abb. 7a, 8).
Nur wenige Glasschalen wurden außerhalb Griechenlands gefunden: in Ancona, Italien (L. Mercando, L'Ellenismo nel Piceno, in: Hellenismus in Mittelitalien, Kolloquium in Göttingen vom 5. bis 9. Juni 1974, Göttingen 1976, S. 165, 192, Abb. 34); – Sidi Khrebish, Libyen (J. Price, Late Hellenistic and Early Imperial Vessel Glass at Berenice: A Survey of Imported Tableware Found during Excavations at Sidi Khrebish, Benghazi, in: Cyrenaica in Antiquity, G. Barker, J. Lloyd, J. Reynolds [Hrsg.], BAR International Series 236, Oxford 1985, S. 290, Abb. 24.1, Nr. 13).
Die Glasschalen imitieren hellenistische Silberschalen, die sich ihrerseits von achämenidischen Vorbildern in Glas und Metall ableiten wie beispielsweise eine Bronzeschale der Sammlung Wolf mit gravierten Zungenblättern (siehe oben Abb. 186). Sehr ähnlich der Glasschale der Sammlung Wolf ist eine hellenistische Silberschale in Paris (L. Byvanck-Quarles van Ufford, Un bol d'argent hellénistique en Suède, BABesch 48, 1973, S. 121–123, Abb. 2, 3). Vergleiche Silberschalen mit etwas reicherem Dekor in: Berlin, Staatliche Museen, Antikensammlung, Nr. 31425, angeblich aus Nihawand, Iran, siehe oben Abb. 187 (Oliver 1977, S. 76, Nr. 41); – Stockholm, Medelhavsmuseet, Nr. MM 1974:37, von unbekanntem Fundort (Oliver 1977, S. 77, Nr. 42). Ähnliche hellenistische

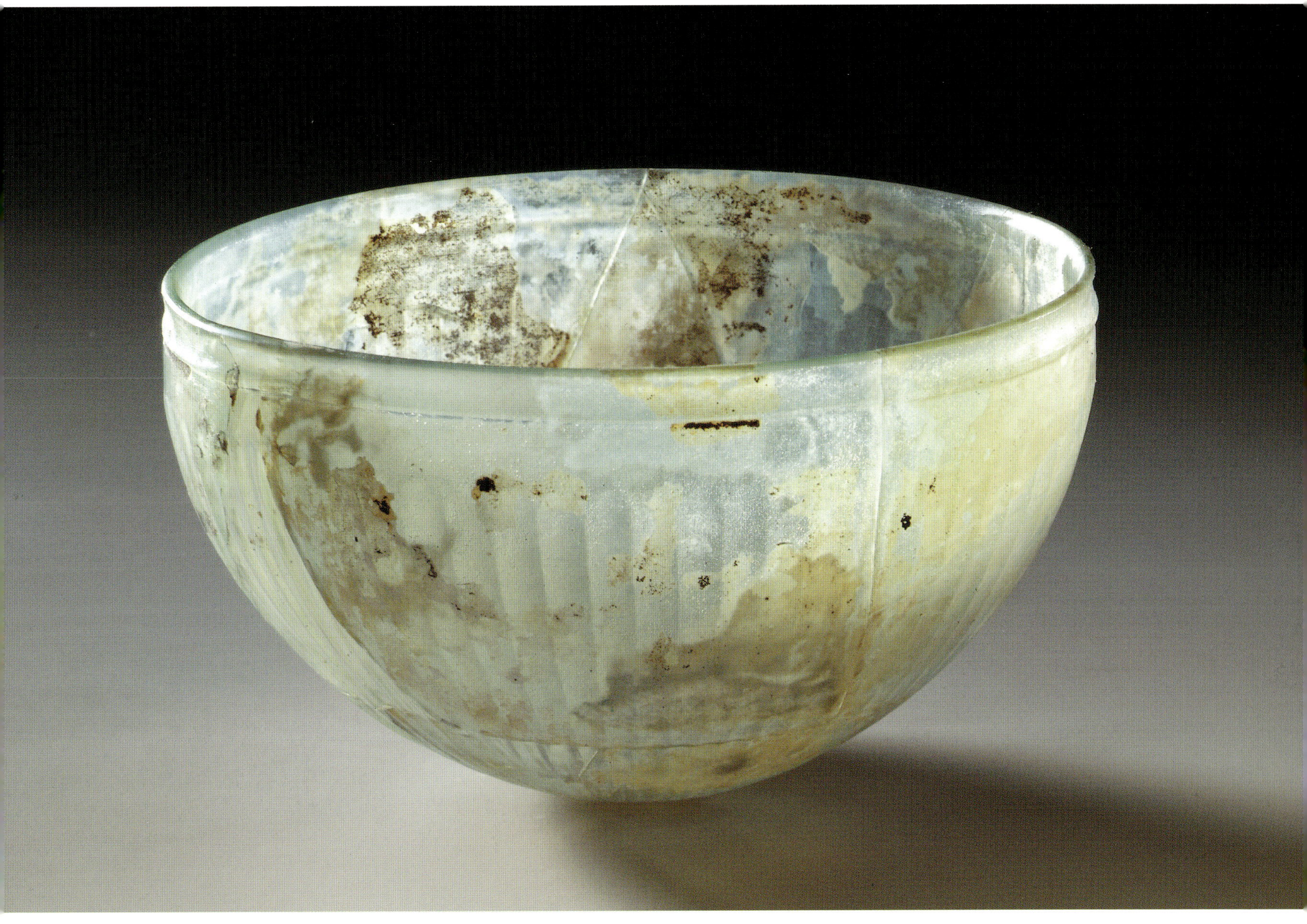

Silberschalen wurden auch in Ton kopiert, zum Beispiel von megarischen Bechern, aus Formen gewonnenen Gefäßen, die in der zweiten Hälfte des 2. und im frühen 1. Jahrhundert v.Chr. in Athen hergestellt wurden. Zahlreiche megarische Becher sowie Formschüsseln aus Ton kamen in der Athener Agora ans Licht (S.I. Rotroff, Hellenistic Pottery. Athenian and Imported Moldmade Bowls, The Athenian Agora, Band 22, Princeton, New Jersey, 1982, S. 83–84, Long-Petal Bowls, Nr. 321–335, Tafel 59, 60; S. 85–86, Formschüsseln für Long-Petal Bowls, Nr. 347–352, Tafel 63, 64).
Farbe und Qualität des Glases dieser Schale sehr ähnlich dem Verschluß eines Goldband-Alabastrons der Sammlung Wolf (Kat.-Nr. 88).
Zu diesem Typus: Weinberg 1961, op.cit., S. 380–389; Grose 1979, S. 60; Grose 1989, S. 194; Nenna 1993, S. 17.
Siehe oben S. 101, 102.

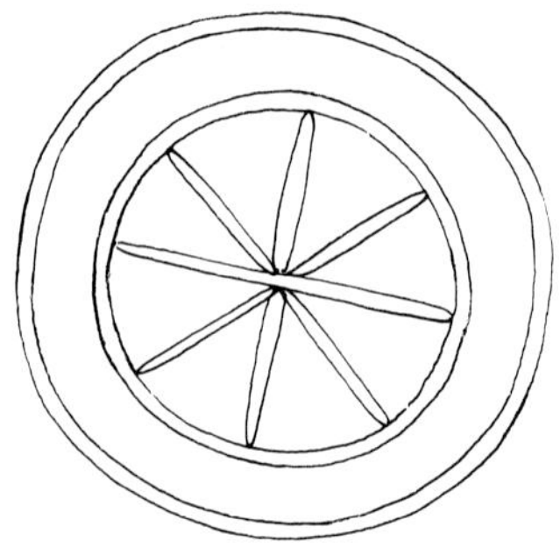

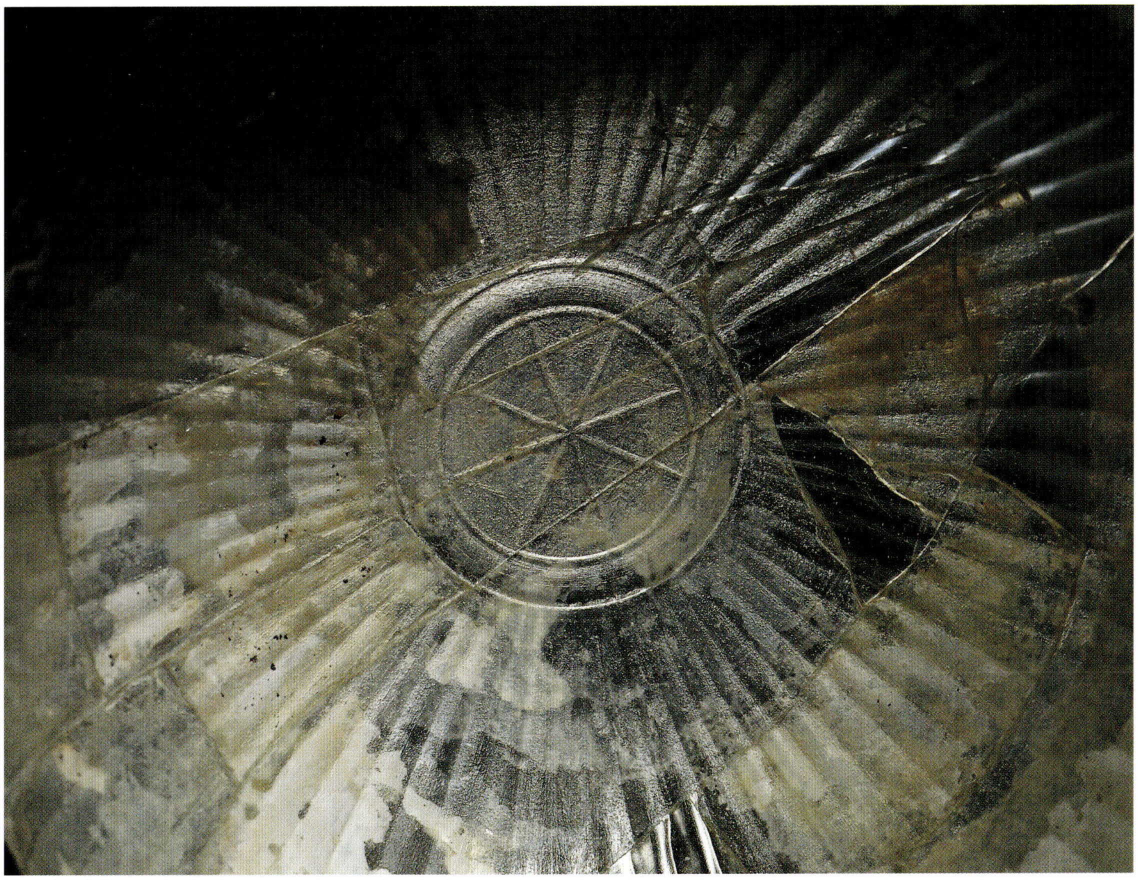

## Nr. 67 Große halbkugelige Schale

**Wahrscheinlich östlicher Mittelmeerraum**
**Angeblich aus Canosa, Italien**
**Wahrscheinlich 2., vielleicht 1. Jahrhundert v. Chr.**
**Erhaltene Höhe 13,2 cm; Durchmesser Rand 38,0 cm; max. Stärke äußere Kante 0,68 cm; min. Stärke Rand 0,4 cm; Stärke Wandung oben unterhalb des Randes 0,28 cm, Stärke Wandung in der Mitte 0,16 cm; Stärke Wandung unten 0,56 cm**

**Provenienz: Gawain McKinley, London**

Klares farbloses Glas mit einem graugelbgrünen Stich (nahe 5 GY 7/2). Wenige winzige Blasen. Formgeschmolzen; umlaufende Polierspuren auf der Innen- und Außenseite; oben auf dem Rand und innen Schliffrillen. Gebrochen und wieder zusammengesetzt; ungefähr dreiviertel des Randes und die Hälfte des Körpers erhalten; Oberfläche trüb; außen und innen korrodiert, stellenweise irisierende, milchigweiße und schwarze Verwitterung.
Dreiviertel vom Rand und der Wandung einer sehr großen, halbkugeligen Schale. Horizontal ausladender Rand mit gerundeter, nach innen schräg abfallender Kante; flacher, halbkugeliger Körper mit gerundeter Wandung. Oben auf dem Rand eine von Rillen eingefaßte Leiste, auf der Innenseite (1,4 cm unterhalb des Randes) eine tiefe umlaufende Schliffrille.

Bemerkungen
Vielleicht Fragment einer außergewöhnlich großen Schale auf hohem Fuß (vergleiche Kat.-Nr. 68).
Vergleiche das Fragment einer kleineren Schale aus klarem farblosem Glas mit horizontal ausladendem Rand in Tarent, Nat. Arch. Museum, Nr. 40072, aus Canosa, Tomba degli Ori, erhaltene Höhe 2,9 cm; Durchmesser Rand 18,6 cm, siehe oben Abb. 177 (Ori di Taranto 1989, Band I, S. 450, Nr. 52).

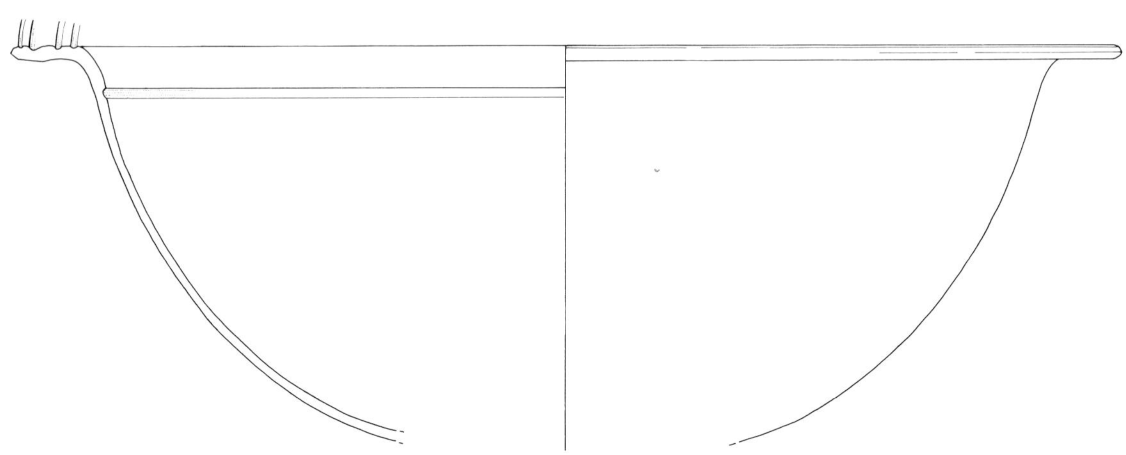

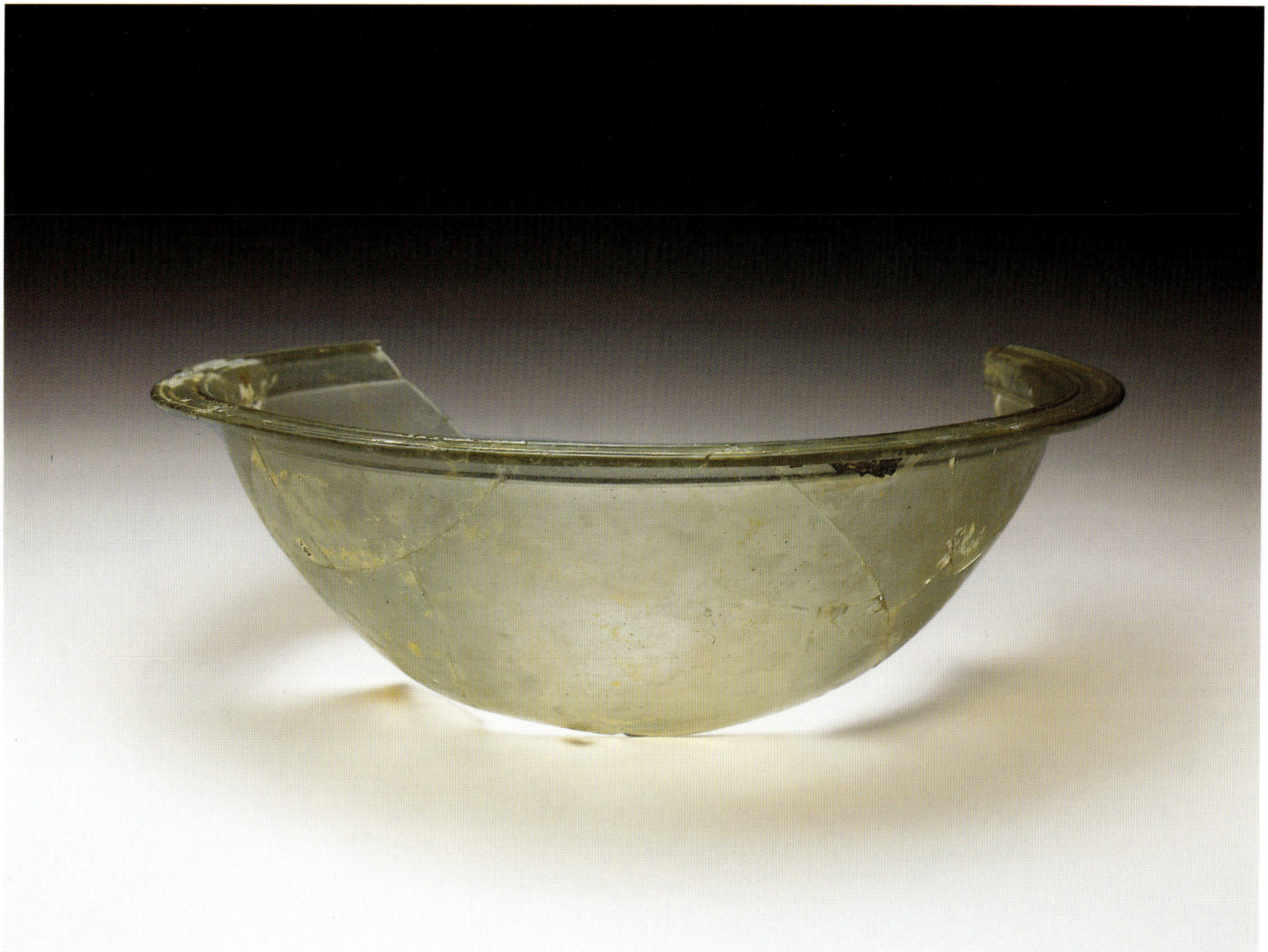

## Nr. 68 Halbkugelige Schale auf Fuß

Abb. 46, 189, 191, 208
Wahrscheinlich östlicher Mittelmeerraum
Angeblich aus Canosa, Italien
Zweite Hälfte 2. – zweite Hälfte 1. Jahrhundert v. Chr.
Höhe 15,8 cm; Höhe Kelch 11,4 cm; Höhe Stiel 1,6 cm; Höhe Fuß 2,8 cm; Durchmesser Rand 25,2 cm; Durchmesser Stiel 3,6 cm (oben) – 3,1 cm (unten); Durchmesser Unterseite 8,2 cm; max. Stärke Rand 0,58 cm; min. Stärke Rand 0,48 cm

Provenienz: Gawain McKinley, London
Abgebildet: Grose 1989, S. 186, Abb. 93

Durchsichtiges, blaßolivfarbenes Glas (nahe 10 Y 6/2), hell olivfarben (nahe 10 Y 5/4) in dem massiven Stiel. Von winzigen und kleinen runden Blasen durchsetzt, etwas dichter im unteren Teil des Kelches. Cuppa und Fuß wahrscheinlich in geschlossenen Formen gesondert geschmolzen und an der Nahtstelle von Stiel und Fuß verschmolzen; umlaufende Kratzer innen und außen; innen und außen Schliffrillen. Vollständig, aber gebrochen und wieder zusammengesetzt; neben den Brüchen zwei kleine Stellen modern ergänzt; Oberfläche trüb; schwarze Verwitterung auf der Unterseite des Fußes; außen rauh mit mikroskopisch kleiner, wurmförmiger, schwarzer Korrosion; gereinigt.
Große Schale auf hohem Fuß. Horizontal ausladender Rand mit geschliffener, schräger Kante; tiefe halbkugelige Cuppa; kurzer, massiver, sich leicht nach oben erweiternder, zylindrischer Stiel; niedriger, glockenförmiger, hohler Fuß mit nach außen gewölbter Kante und auf der Mitte der Unterseite eine unregelmäßige, spitz zulaufende (0,6 cm) Vertiefung (vielleicht Spur des Werkzeuges, mit dem der Fuß beim Verschmelzen gegen den Stiel gedrückt wurde), siehe oben Abb. 208. Auf der Außenseite des Gefäßes sechs umlaufende Schliffrillen: drei auf der Unterseite der Cuppa am Übergang zum Stiel, die erste mit einem Durchmesser von 6,6 cm; die zweite mit einem Durchmesser von 5,8 cm; und die dritte mit einem Durchmesser von 4,4 cm; die vierte um den Fuß an der Verbindung mit dem Stiel; die fünfte unten am glockenförmigen Fuß; die sechste um die Fußaußenkante. Stiel, Schliffrillen um den Kelch und Schliffrille unten auf dem Fuß sind alle in der gleichen Richtung verschoben (siehe Abb. 46, 191), der Stiel ist noch mehr aus der Gefäßachse geraten als die Rillen. Zwei Schliffrillen fassen den horizontalen Rand ein, eine dritte auf der Innenseite des Kelches 1,4 cm unterhalb des Randes.

Bemerkungen
Diese Form kann nicht mit Sicherheit in den älteren canosinischen Funden identifiziert werden; siehe Kat.-Nr. 67.
Die Form dieser Schale mit weit ausladendem horizontalem Rand und zylindrischem Stiel leitet sich vermutlich von hellenistischen Silbergefäßen ab. Eine genaue Entsprechung in einem unabhängig datierten Kontext wurde bisher nicht gefunden. In einem unversehrten Kammergrab in Ascoli Satriano, Süditalien, fanden italienische Ausgräber eine Glasschale auf hohem Fuß (siehe oben Abb. 192), deren Rand vertikal profiliert ist wie bei keramischen Schalen der augusteischen Zeit (27 v. Chr. – 14 n. Chr.) (M. Mazzei, La »Tomba delle coppe di vetro« di Ascoli Satriano. Nuovi elementi per lo studio della società e del commercio nella Daunia del 2. secolo a.C., AION, Annali sezione di Archeologia e Storia Antica, Istituto Universitario Orientale, Napoli 13, 1991, S. 190–191, Nr. 1, Abb. 32, 1; 33, 1). Die Glasschale aus Ascoli Satriano gelangte in der zweiten Hälfte des 2. Jahrhunderts v. Chr. oder später in das Grab. Vergleiche Glasschalen in: Trinitapoli, Süditalien, Sammlung, Nr. 86, aus Salapia (Mazzei 1991, op. cit., S. 198, Abb. 32, 5; 33, 5); – Corning, CMG, Nr. 69.1.7 (Goldstein 1979, S. 135, Nr. 279, Tafel 17, 38); – im Kunsthandel, durchscheinend blau (NFA Classical Auctions, New York, 11. Dezember 1991, Nr. 108).

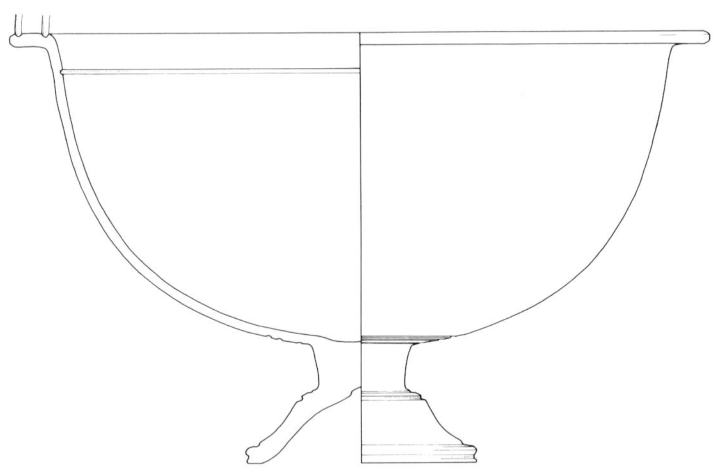

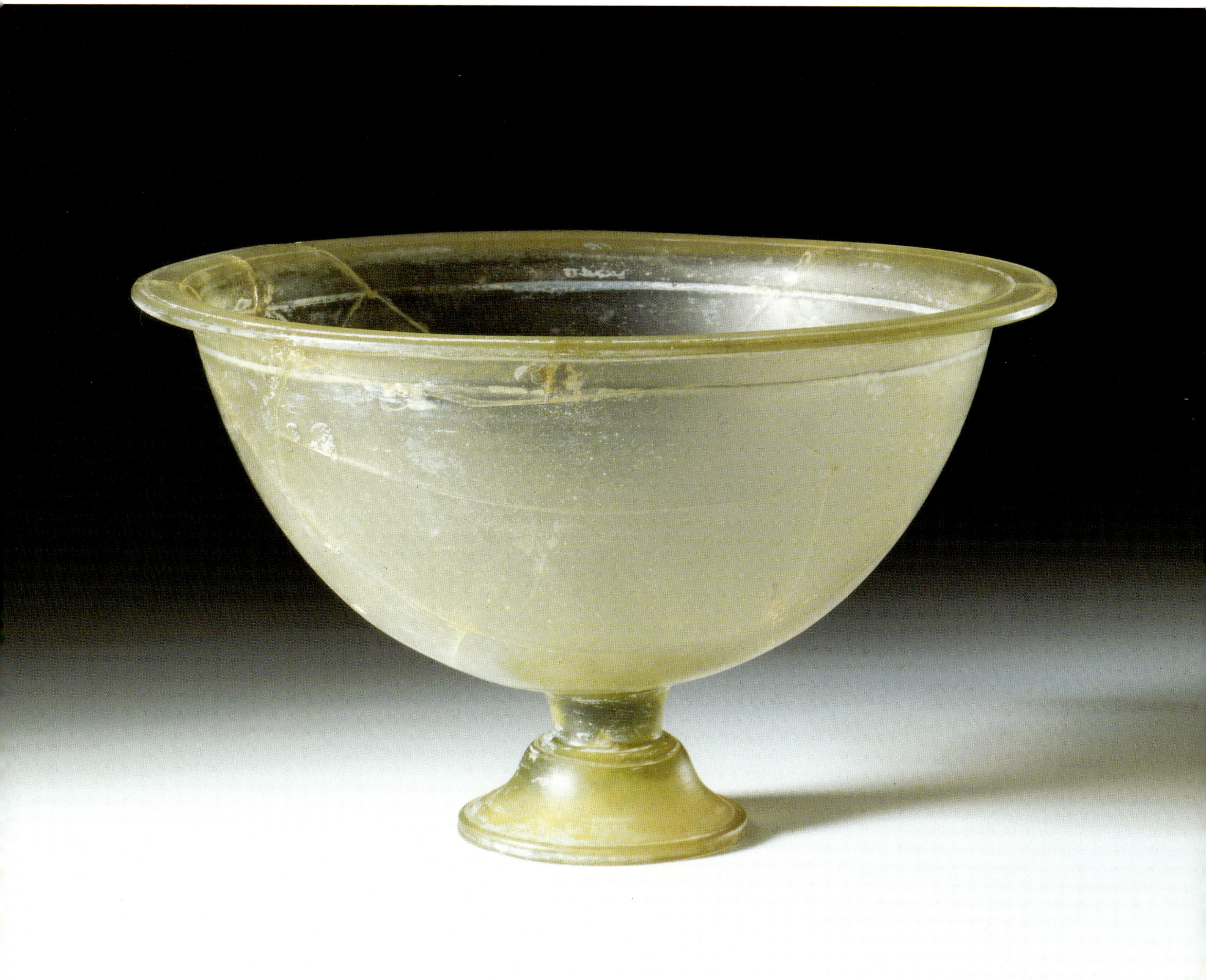

Ein zwischen Cuppa und Fuß eingeschobener zylindrischer Stiel kommt an zwei Silberschalen aus reichen späthellenistischen Gräbern in Ancona, Italien, vor (L. Mercando, L'Ellenismo nel Piceno, in: Hellenismus in Mittelitalien, Kolloquium in Göttingen vom 5. bis 9. Juni 1974, Göttingen 1976, S. 165, 197, Abb. 46, aus Grab VIII; S. 166–167, 202, Abb. 56, aus Grab XXXV, mit einem ca. 150 v.Chr. geprägten römischen As). Einen sehr ähnlichen Fuß mit massivem zylindrischem Stiel weisen auch der Glas-Skyphos aus dem Fundkomplex in der Sammlung Wolf auf (siehe oben Abb. 176) sowie die große Glasamphora in Berlin: Staatliche Museen, Antikensammlung, Nr. 30219, 254 (G. Platz-Horster, Antike Gläser, Antikenmuseum, Berlin 1976, S. 16–20, Nr. 16, Farbtafel Titelbild, dort Ende 2. – Anfang 1. Jahrhundert v.Chr. datiert).
Glasschalen auf hohem Fuß mit horizontal ausladendem Rand und zylindrischem Stiel wie in der Sammlung Wolf gibt es in: Toledo, TMA, Nr. 1980.1000, angeblich aus Canosa, Italien, und zu dem gleichen Grabfund gehörig wie die Schale der Sammlung Wolf, Höhe 17,7 cm, siehe oben Abb. 190 (Harden, op.cit. [unten], S. 17–25; Grose 1989, S. 198, Nr. 183); – Hamburg, MKG, Nr. 1975.63 B1 (von Saldern 1975, S. 40, Nr. 1, Abb. 5–6); – New York, MMA, Nr. 17.194.130, ehemals Sammlung Gréau, bernsteinfarben (Oliver 1967, S. 14–15, Abb. 1–2).
Zu diesem Typus: Oliver 1967, S. 14–15 (datiert zwischen 150 v.Chr. und 50 n.Chr.); D. B. Harden, Four Hellenistic Vessels, Museum News, The Toledo Museum of Art, 22.2, 1980, S. 17–25 (Mitte 3. Jahrhundert v.Chr. oder kurz danach); Grose 1989, S. 187–188 (Mitte bis spätes 3. Jahrhundert v.Chr.).
Siehe oben S. 103, 104, für eine eingehende Besprechung der Glasschale in der Sammlung Wolf; siehe auch S. 48, 110.

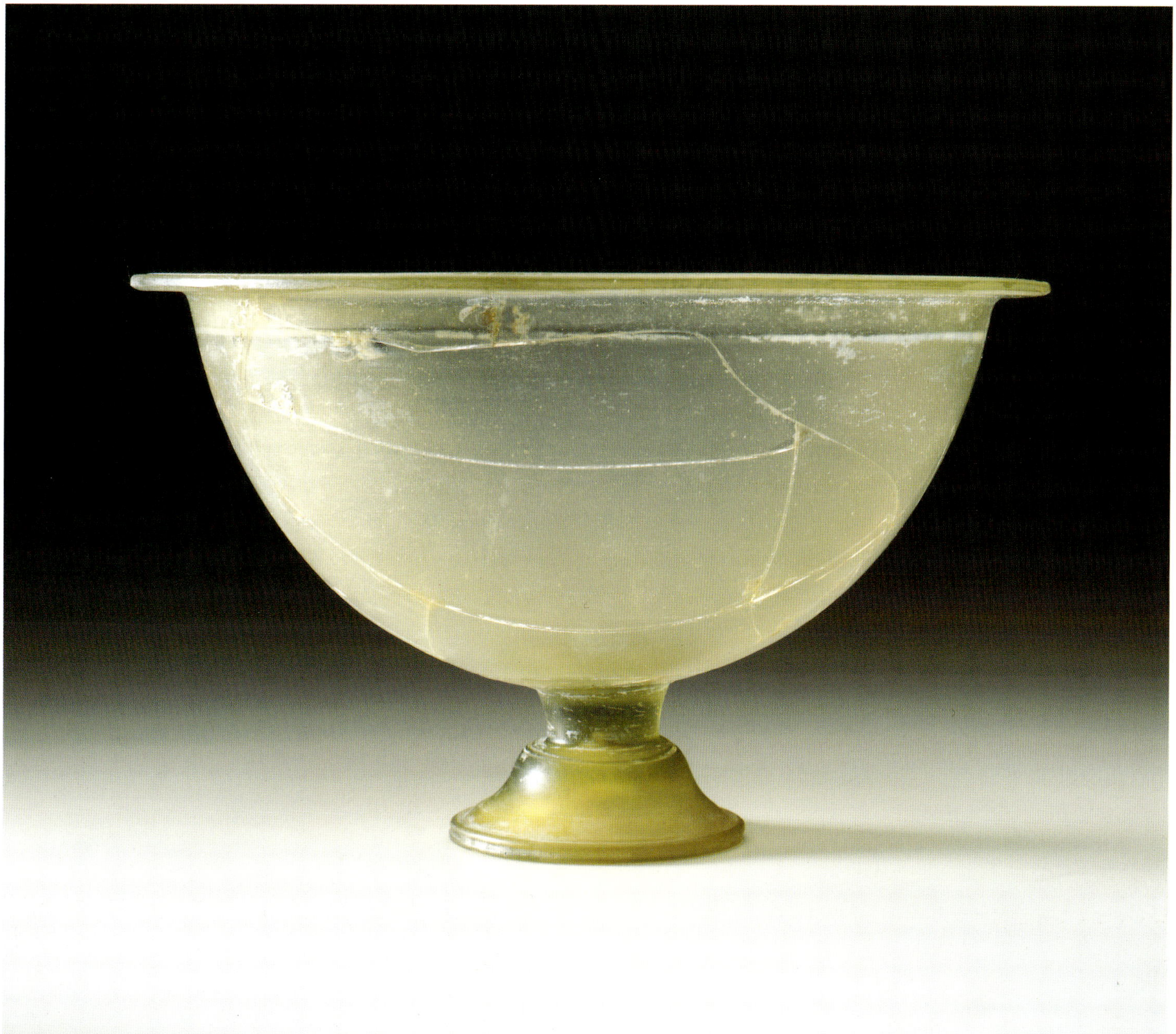

## Nr. 69 Bemalter und vergoldeter Teller

Abb. 193
Östlicher Mittelmeerraum
Angeblich aus Canosa, Italien
Wahrscheinlich 2. Jahrhundert v. Chr.
Höhe 3,7 cm; Durchmesser Rand 30,3 cm;
max. Stärke Rand 0,44 cm;
min. Stärke Rand 0,34 cm;
Durchmesser Steg auf der Unterseite 20,6 cm

Provenienz: Gawain McKinley, London
Abgebildet: Grose 1989, S. 186, Abb. 93

Durchsichtiges, blaßgelbgrünes Glas (nahe 10 GY 7/2). Wenige winzige und kleine runde Blasen. Geschmolzen in einer geschlossenen Form; vielleicht frei geschliffen, denn der äußere Rand ist nicht genau kreisförmig; innen und außen umlaufende Kratzer; auf der Außenseite bemalt und mit Blattgold hinterlegt. Vollständig, aber gebrochen und wieder zusammengesetzt; drei winzige moderne Ergänzungen in der Unterseite und der Wandung; Oberfläche trüb; innen und außen irisierend, stellenweise geringe, milchigweiße Verwitterung; auf der Innenseite mikroskopisch kleine, wurmförmige, schwarze Korrosion; Federriß.
Runder Teller. Weiter, nach außen geschwungener Rand mit gerundeter Kante; scharfer Knick zur Standfläche; Boden auf der Innenseite flach; die Unterseite des Bodens leicht gewölbt, von einem schmalen, niedrigen Steg umgeben (ähnlich einem Standring, auf dem der Teller jedoch nicht steht). Neben dem Steg auf der Unterseite des Tellers ein 1,0 cm breites Band Blattgold über einem gemalten Spalier mit Blüten, das ursprünglich nur von oben durch das Glas hindurch sichtbar war (eine mit der Hinterglasmalerei verwandte Maltechnik); Spalier und Blätter schwarz, Blüten rot.

Bemerkungen
Die Form des Tellers ist eng verwandt, aber nicht identisch mit Tellern aus klarem farblosem und einfarbigem Glas sowie aus Mosaikglas (siehe oben Abb. 210), die in Canosa und anderen Orten in Italien gefunden wurden (Oliver 1968, S. 50, mit einer Liste von Parallelen; Harden 1968, S. 28).
Die meisten Teller aus Canosa haben eine oder zwei Schliffrillen auf der Oberseite des Randes, ein Merkmal, das an diesem Teller fehlt; keiner der anderen Teller hat einen Bodensteg. Zwei Teller aus Canosa haben Spuren von Bemalung und Blattgold. Der eine ist in London, BM, Nr. GR 71.5-18.8, siehe oben Abb. 194 (Harden 1968, S. 28–29, Nr. 8, Abb. 23–25); der heutige Verbleib des anderen ist unbekannt. Er wurde 1895 in Canosa ausgegraben, Höhe 8,0 cm; Durchmesser Rand 27,0 cm (A. Oliver, The Reconstruction of Two Apulian Tomb Groups, Antike Kunst, Beiheft 5, 1968, S. 4, Grab B, Nr. 18).
Vergleiche Teller mit Spuren von Bemalung und Blattgold in: London, BM, Nr. GR 69.6-24.19, aus Cumae, Italien, farblos, mit einer von Sternen umgebenen ägyptischen Krone, Durchmesser Rand 17,0 cm (Grose 1989, S. 187, Abb. 95); – Ancona, mit Überresten einer gemalten und vergoldeten Landschaft, aus Ancona, Grab XXX (L. Mercando, L'Ellenismo nel Piceno, in: Hellenismus in Mittelitalien, Kolloquium in Göttingen vom 5. bis 9. Juni 1974, Göttingen 1976, S. 168, 206, Abb. 66).
Den meisten Tellern fehlen Spuren von Bemalung und Blattgold. Vergleiche Beispiele in: Ancona, Museum, Nr. 5442, aus Ancona (Oliver 1968, S. 50, Nr. 6, Abb. 6); – Hamburg, MKG, Nr. 1975.63 B2 und B3 (von Saldern 1975, S. 40–41, Abb. 7–10); – Neapel, Nat. Mus., Nr. 140305, 11573, 11580, aus der Umgebung von Cumae, Italien (L. Scatozza Höricht, Archäologischer Anzeiger 1990, S. 420–421, Abb. 2; ibid., Anm. 5).
Siehe oben S. 104–105, 111.

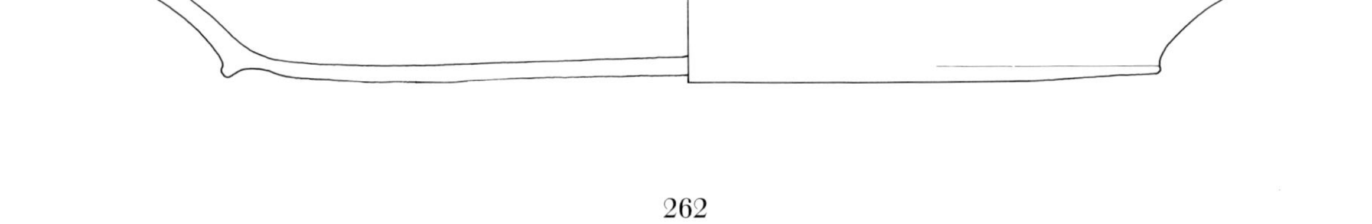

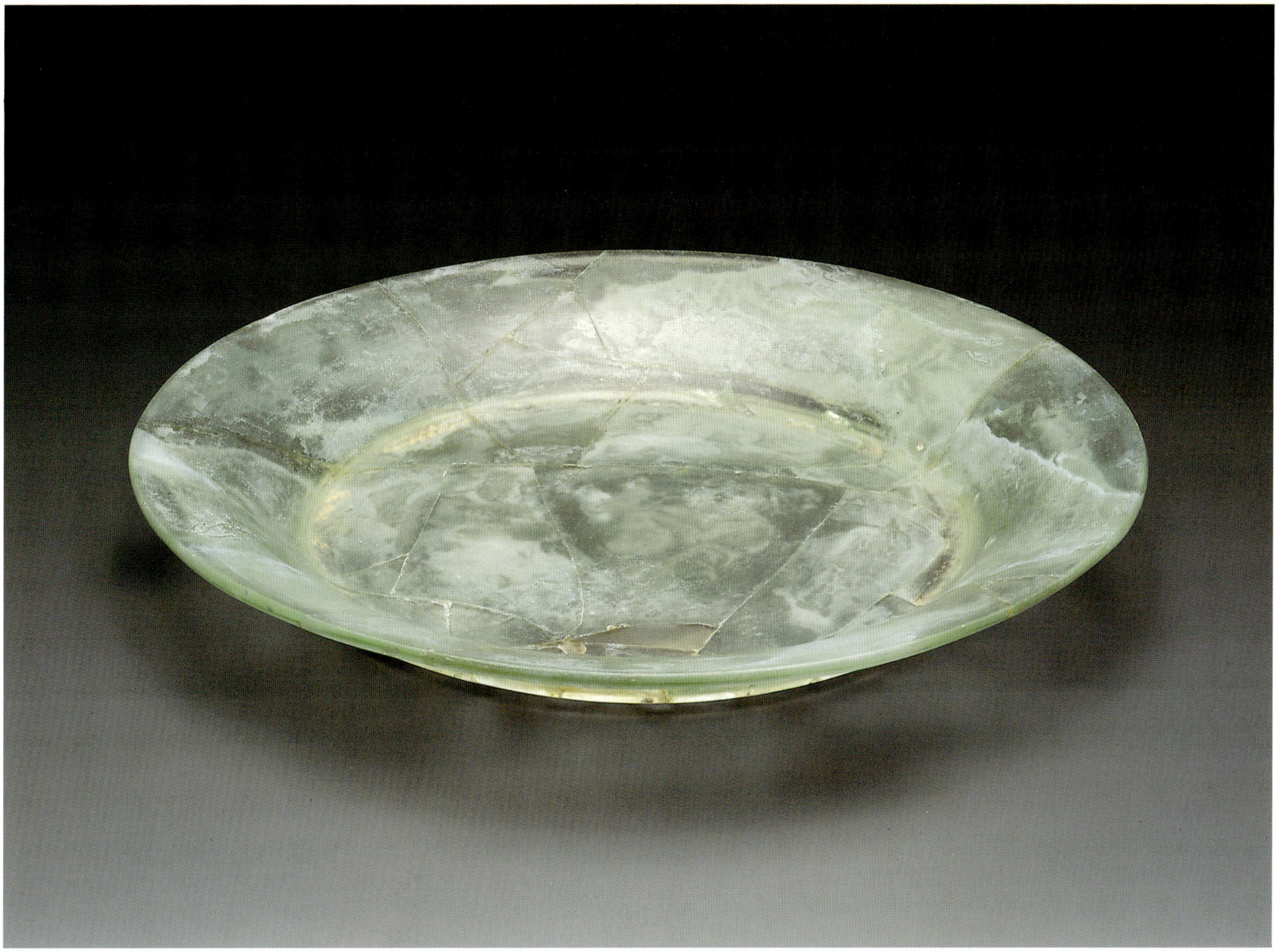

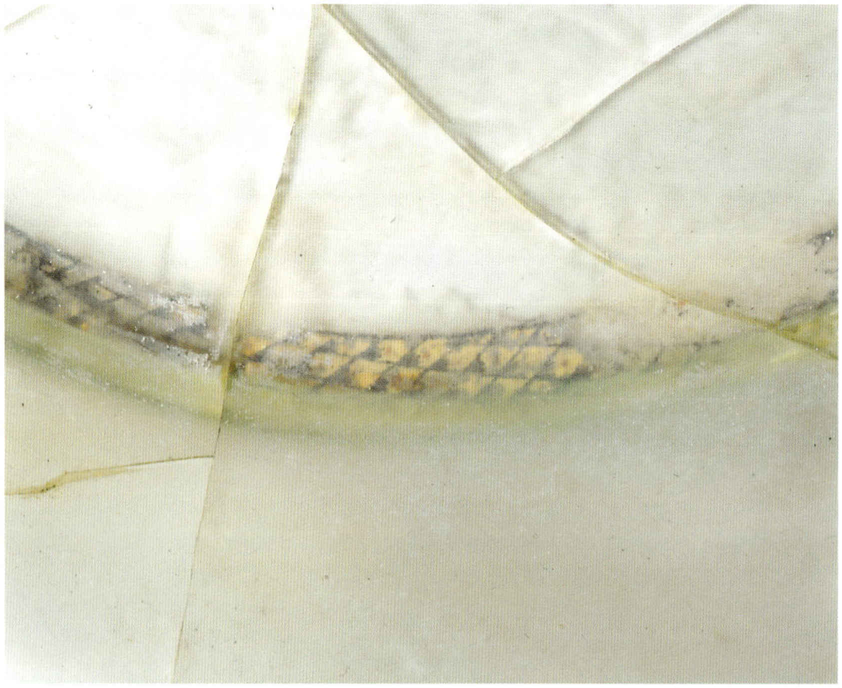

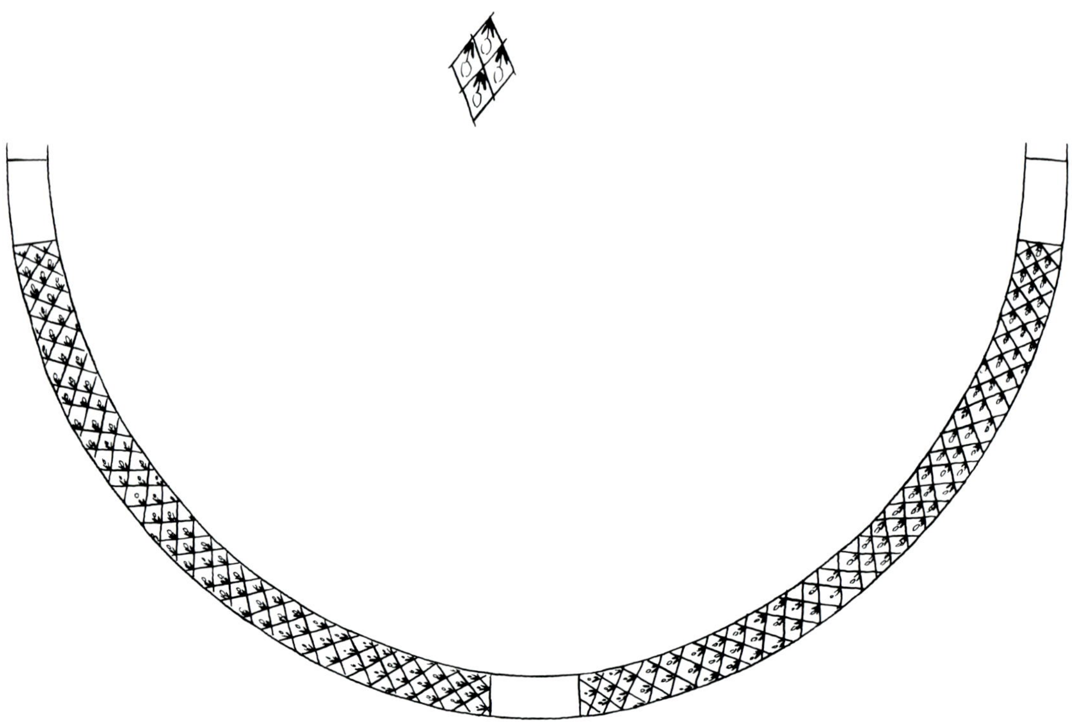

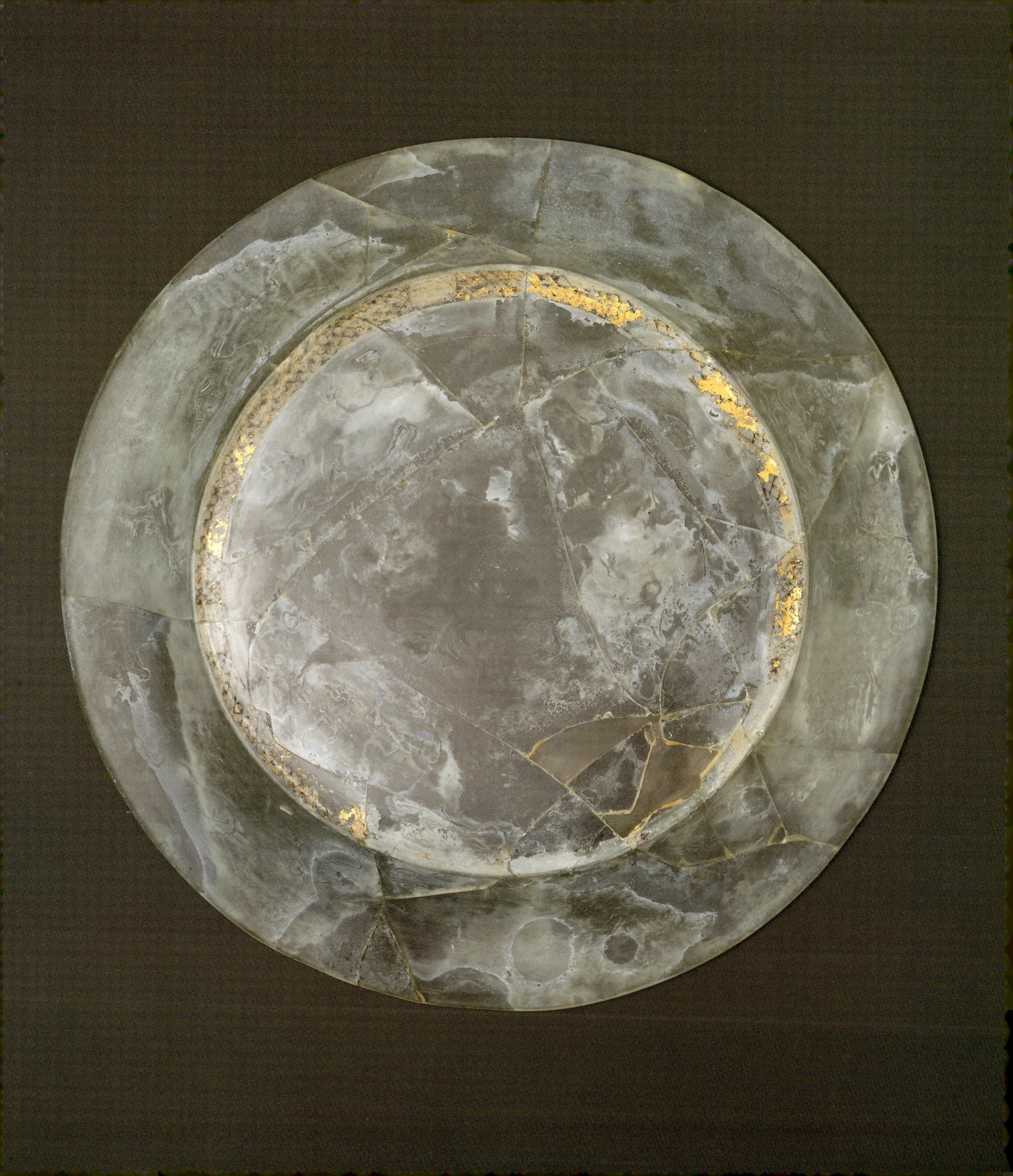

# Nr. 70 Bemalte Schale

Abb. 195
Wahrscheinlich östlicher Mittelmeerraum
Angeblich aus Canosa, Italien
Wahrscheinlich Mitte 1. Jahrhundert v. Chr. – Mitte 1. Jahrhundert n. Chr.
Höhe 4,7 cm; Durchmesser Rand 20,1–19,7 cm; max. Stärke Rand 0,55 cm; min. Stärke Rand 0,27 cm

Provenienz: Gawain McKinley, London
Abgebildet: Grose 1989, S. 186, Abb. 93

Durchsichtiges bis durchscheinendes, graugrünes Glas (5 G 5/2). Wenige winzige Blasen. Wahrscheinlich geschmolzen in einer geschlossenen Form; Rand geschliffen; keine umlaufenden Kratzer; auf der Innenseite bemalt. Vollständig, aber gebrochen und wieder zusammengesetzt; drei kleine, moderne Ergänzungen in Wandung und Boden; Oberfläche trüb; innen und außen korrodiert, große Teile beigefarben und milchigweiß verwittert; große Verluste in der Bemalung; rote und schwarze Farbe in der Randzone weitgehend übermalt (auch über korrodierten Partien).
Flache runde Schale. Vertikaler Rand mit horizontaler, geschliffener Kante; gerundete Wandung; leicht gewölbter Boden; auf der Innenseite schwarze Umrißzeichnung mit Details in Rot: in der Mitte des Bodens ein von schwarzen Wellenlinien gerahmtes Medaillon mit in schwarzen Umrißlinien gezeichneten Akanthusblättern(?), die sich strahlenförmig ausbreiten; darum ein doppelter Blattkelch: 16 breite, gerippte Blätter mit gerundeter Spitze und betonter, schwarz gefaßter roter Mittelrippe; die symmetrisch angeordneten, gebogenen Seitenadern in dünnen schwarzen Linien. Zwischen den Spitzen der Blätter 16 ähnliche, aber schmalere Blätter mit schwarzer Mittelrippe und schwarzen, gebogenen Seitenadern. In der Randzone zwischen den Spitzen der Blätter rot ausgefüllte Dreiecke (zum Teil leuchtend rot modern übermalt).

Bemerkungen
Ohne Bemalung ist diese Form in den canosinischen Fundkomplexen in London und Hamburg vertreten (siehe oben Abb. 178, 180).
Die Tatsache, daß sich die Bemalung der Schale in der Sammlung Wolf über das ganze Innere hinzieht und sie dadurch praktisch unbrauchbar machte, spricht für eine reine Grabbeigabe. Die übrigen canosinischen Gefäße dagegen hätten gut im täglichen Leben verwendet werden können.
Die Schale ist schwer zu datieren. Das einzige Vergleichsstück für diese Form aus einem datierbaren Zusammenhang stammt aus einem makedonischen Grab in Nordgriechenland, wo sie mit freigeblasenen Gefäßen des 1. Jahrhunderts n. Chr. gefunden wurde. Die Schale befindet sich heute in Athen, Nat. Arch. Mus., Nr. 2929 (Weinberg 1992, S. 112, Nr. 77; eine freigeblasene, opakrote, kugelige Flasche und fünf Unguentaria aus dem mittleren 1. Jahrhundert aus demselben Grab, ibid., Nr. 78, 79). Der gemalte doppelte Blattkelch auf der Schale der Sammlung Wolf zeigt gerundete Blätter mit gebogenen Blattadern, ein Motiv, das auf keramischen, aus Formschüsseln gewonnenen megarischen Bechern begegnet, die in Athen seit dem letzten Viertel des 3. und dem ersten Viertel des 2. Jahrhunderts v. Chr. hergestellt wurden (S. I. Rotroff, Hellenistic Pottery. Athenian and Imported Moldmade Bowls, The Athenian Agora, Band 22, Princeton, New Jersey, 1982, S. 28–29, 67–68, Nr. 193–194, Tafel 36, 37, 80, 94, 98).
Vergleiche Schalen ohne Spur von Bemalung in: Athen, Nat. Arch. Mus., Nr. 2929, aus einem makedonischen Grab des 1. Jahrhunderts n. Chr. (Weinberg 1992, S. 112, Nr. 77); – London, BM, Nr. GR 1871.5-18.10, aus Canosa (Harden 1968, S. 29, Nr. 10, Abb. 28–30); – Hamburg, MKG, Nr. 1975.63 B4, 1975.63 B5 (von Saldern 1975, S. 41, Nr. 4–5, Abb. 11–12).
Siehe oben S. 105, 106.

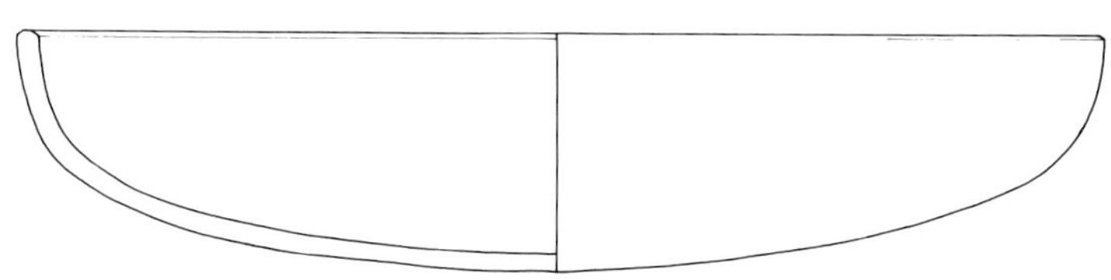

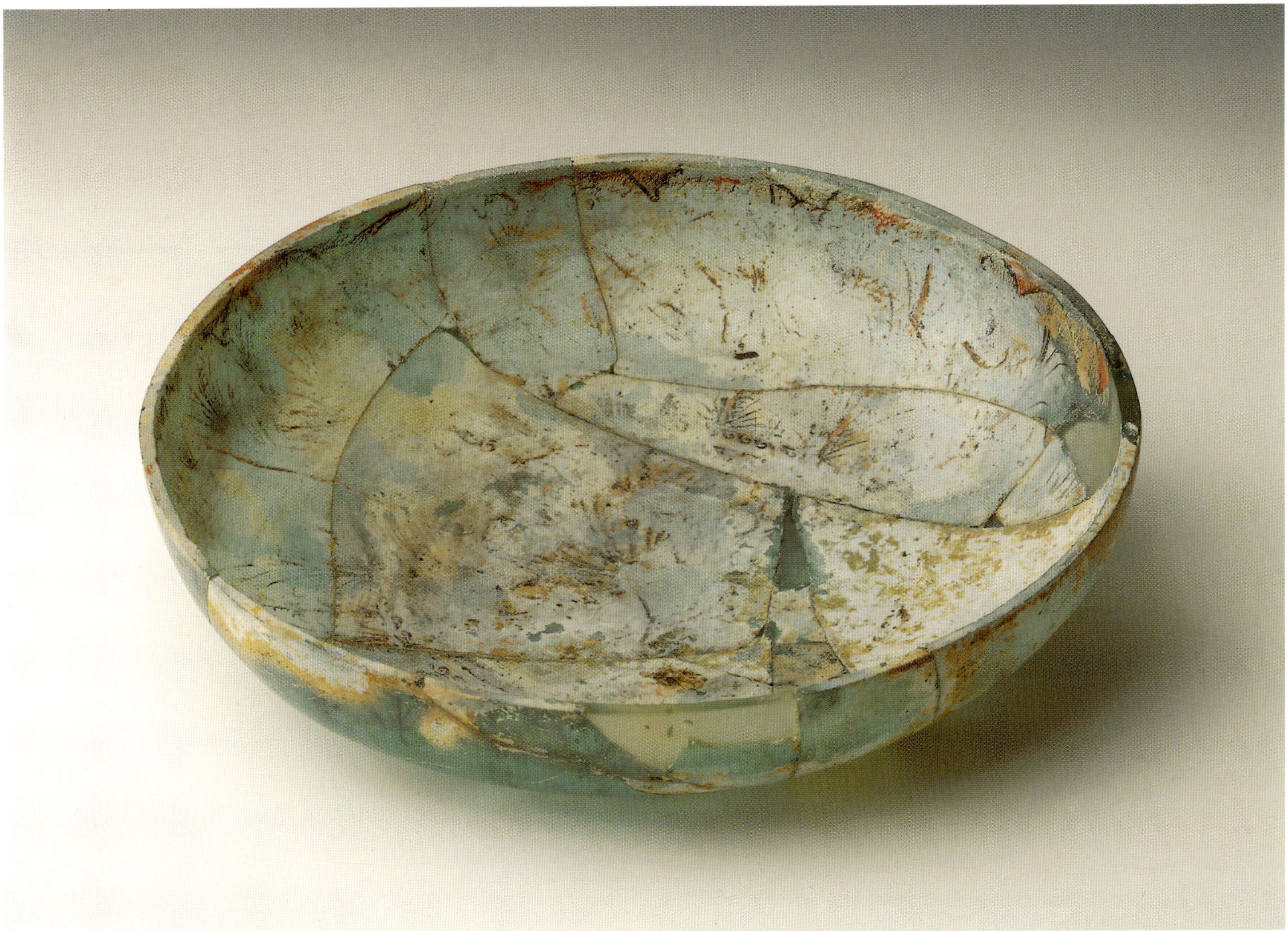

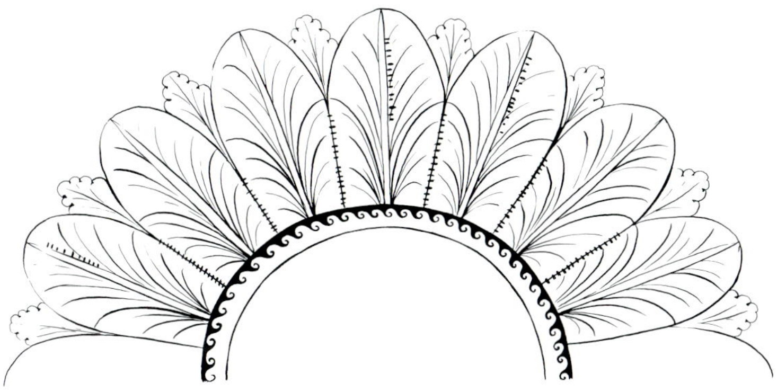

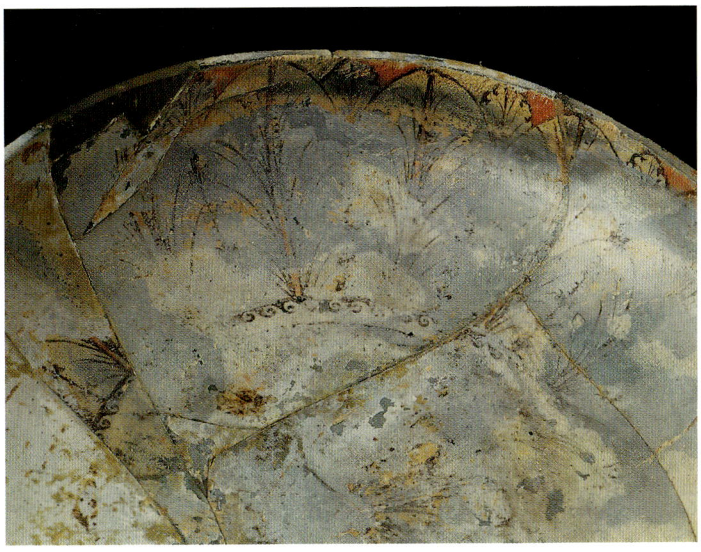

## Nr. 71 Schliffrillenschale mit Standfläche und aufgeschmolzenen Mosaikscheibchen

Abb. 188
Wahrscheinlich östlicher Mittelmeerraum
Angeblich aus Canosa, Italien
Spätes 1. Jahrhundert v. Chr. – frühes 1. Jahrhundert n. Chr.
Höhe 6,0 cm; Durchmesser Rand 14,0–13,9 cm; Stärke Rand ca. 0,09 cm; Durchmesser unten 4,25 cm

Provenienz: Gawain McKinley, London

Durchsichtiges, mangangefärbtes, purpurrotes Glas (nahe 5 R 3/4). Wenige winzige Blasen. Wahrscheinlich abgesenkt; Rand geschliffen und poliert; auf der Innenseite Schliffrillen; auf der Innenseite aufgeschmolzene Mosaikscheibchen; Spuren von umlaufenden Kratzern auf der Innen- und Außenseite. Gebrochen und wieder zusammengesetzt; ungefähr 10% modern ergänzt; außen und innen leicht korrodiert; auf der Innenseite über den aufgeschmolzenen Mosaikscheiben ein breites Band schwarzer Verwitterung mit silbrigen Stellen.
Halbkugelige Schale. Vertikaler Rand mit gerundeter Kante; gerundete Wandung; flacher Boden. Auf der Innenseite ca. 0,2 cm unterhalb des Randes eine umlaufende Schliffrille; auf halber Höhe ein Band mit Scheibchen von zwei sich abwechselnden Kompositstäben: der erste zeigt eine sechsblättrige Rosette mit opakgelbem Mittelpunkt und runden, opakweißen Blütenblättern, die jeweils mit einer dünnen Schicht durchsichtigen, purpurroten Glases überfangen sind (nahe 5 R 3/4); der zweite Kompositstab ist dem ersten ähnlich, aber mit etwas kleinerem Durchmesser und mit einem opakweißen Mittelpunkt sowie opakweißen Blütenblättern.

Bemerkungen
Schliffrillenschalen mit Standfläche werden in der englischen Fachliteratur »linear-cut bowls« genannt (siehe Kat.-Nr. 97). Die Schale der Sammlung Wolf ist bis heute die einzige bekannte Schale dieses Typus mit einem Band von aufgeschmolzenen Mosaikscheibchen.
Vergleiche Gefäße mit auf der Außenseite aufgeschmolzenen, aus Mosaikscheibchen vorgeformten Girlanden in: New York, MMA, Nr. 91.1.1402 (Oliver 1967, S. 17–18, Abb. 6, 7); – Tarent, Nat. Mus., Nr. 22730, aus einem spätaugusteischen Grab an der Via Dante, Tarent, Anfang 1. Jahrhundert n. Chr. (Ori di Taranto 1989, Band I, S. 352, Farbabb.; Oliver 1967, S. 18, Anm. 19).
Zu diesem Typus: Grose 1979, S. 56, 63–65, Gruppe D; Grose 1989, S. 247; siehe Kat.-Nr. 97. Zu Gefäßen mit aufgeschmolzenen Girlanden: Oliver 1967, S. 17–18.
Siehe oben S. 102, 106.

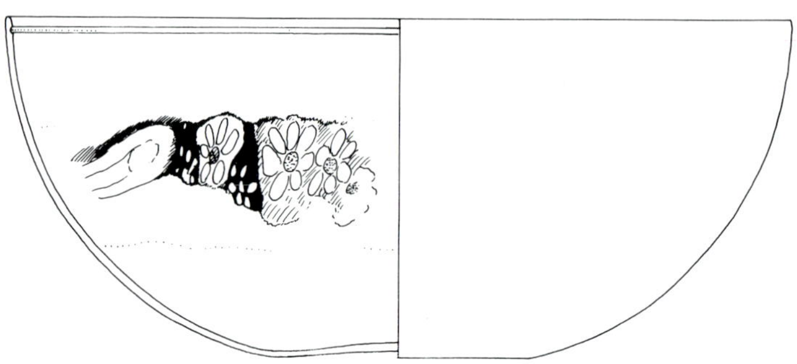

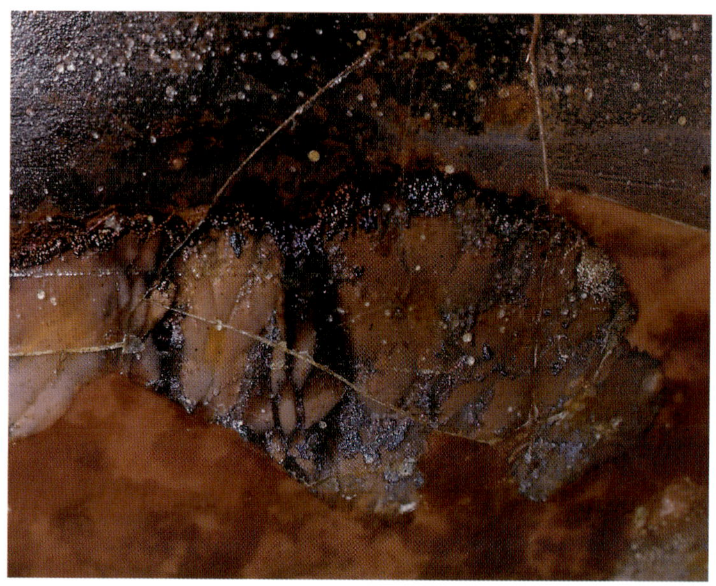

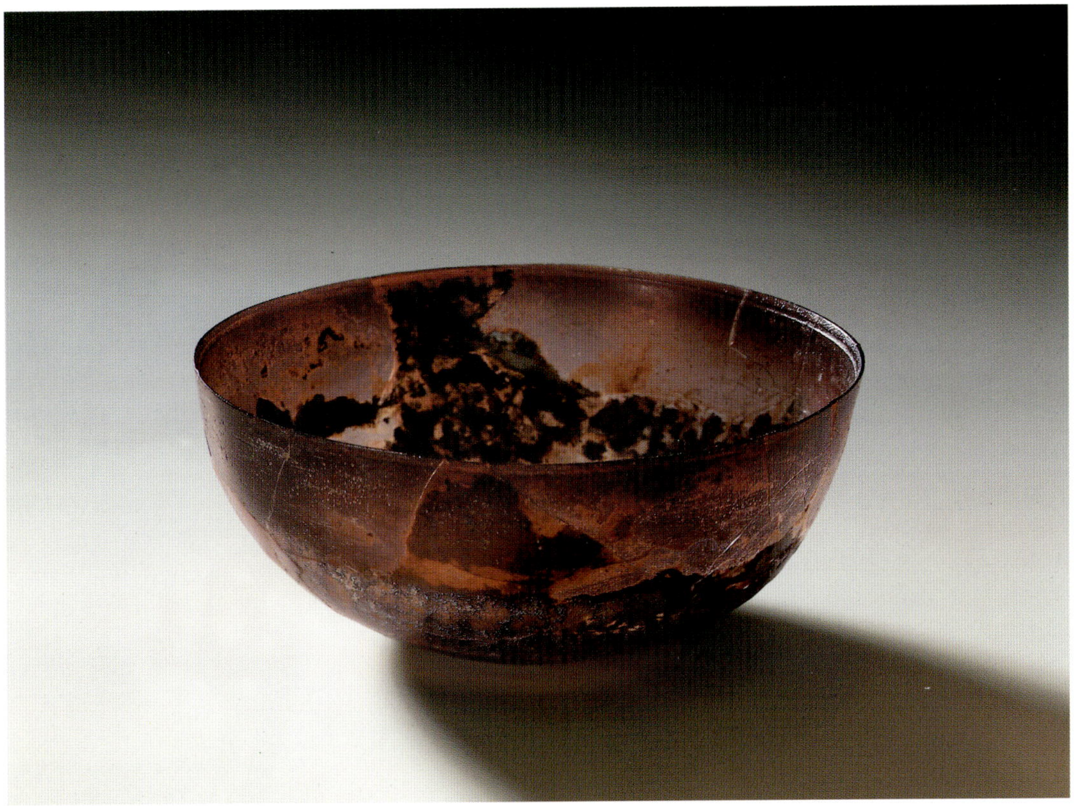

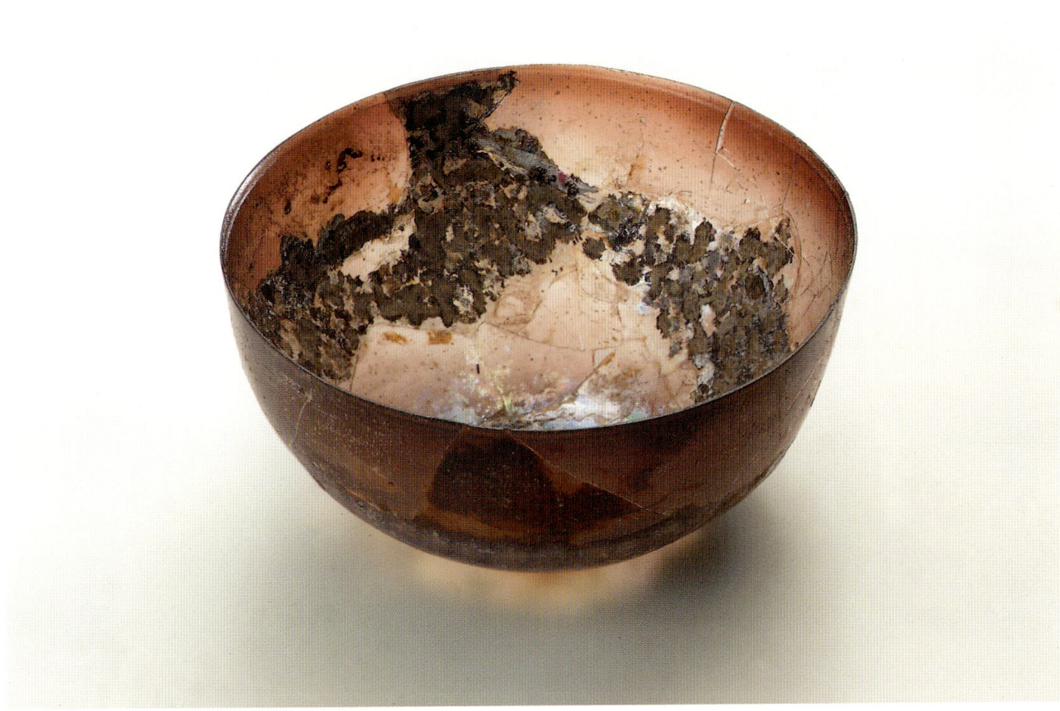

## Nr. 72 Zwei Waagschalen

Wahrscheinlich östlicher Mittelmeerraum
Angeblich aus Canosa, Italien
Wahrscheinlich 2. oder 1. Jahrhundert v. Chr.
Höhe 3,1 cm; Durchmesser Rand 12,55 cm;
max. Stärke Rand 0,4 cm; min.
Stärke Rand 0,32 cm
Gewicht: 118 g (Schale A) und 122 g (Schale B)

Provenienz: Gawain McKinley, London

Beide Schalen gleich. Klares farbloses Glas mit einem graugelbgrünen Stich (5 GY 7/2). Sehr wenige kleine, runde Blasen. In geschlossenen Formen geschmolzen; umlaufende Spuren innen und außen; gebohrt; auf der Außenseite Schliffrillen; Knopf geschliffen und poliert. Unversehrt; kleine Stelle mit ursprünglicher, blanker Oberfläche auf der Innenseite von Schale A; große Teile der ursprünglichen, blank polierten Oberfläche erhalten auf der Innenseite von Schale B; die übrigen Oberflächen trüb und rauh mit mikroskopisch kleiner, wurmförmiger, schwarzer Korrosion; stellenweise irisierende, weiße Verwitterungsschicht und braune Versinterung.
Jede Waagschale als flache konische Schale geformt. Horizontal ausladender Rand mit gerundeter Kante, schräg nach außen abfallend; Wandung mit einer kaum merklichen Wölbung sich nach unten verjüngend; flacher Knopf in der Mitte der Unterseite. Auf der Außenseite unterhalb des Randes eine flach geschliffene Kehle zwischen zwei Schliffrillen. Auf dem Rand jeweils vier sich gegenüberliegende, schräg nach oben und von außen nach innen gebohrte Löcher für die Aufhängung (Abstand untereinander 1,1–1,6 cm).

Bemerkungen
Gläserne Waagschalen sind äußerst selten. Formgeschmolzene Glaswaagschalen hatten gegenüber Waagschalen aus anderen Materialien den Vorteil, daß ihr Gewicht während der Herstellung durch das vorherige Wiegen der zu schmelzenden Krösel einfach bestimmt werden konnte. Der geringe Unterschied in dem Gewicht dieser beiden Schalen ist wahrscheinlich die Folge von nachträglichem Schleifen und Polieren. Der Knopf auf der Unterseite jeder Schale dürfte ein Überrest vom Gußkanal sein, der zum Füllen der Form benutzt wurde und vielleicht absichtlich nicht abgeschliffen, sondern belassen wurde, um die einzelne Schale während des Wiegens bei einem eventuellen Aufsetzen zu schützen.
Vergleiche eine Bronzewaage aus Canosa in: Canosa, Museum, Nr. 1.226, aus der Tomba degli Ori (Ori di Taranto 1989, Band I, S. 447, 451, Nr. 21, nicht abgebildet). Die Bronzewaage soll zur Zubereitung von kosmetischen Präparaten gedient haben; möglicherweise diente die Waage, zu der einst die beiden Glasschalen der Sammlung Wolf gehörten, einem ähnlichen Zweck. Der Gebrauch gläserner Waagschalen für pharmazeutische Zwecke ist in England im 18. Jahrhundert belegt (B. Kisch, Scales and Weights. A Historical Outline, New Haven und London, 2. Auflage 1966, S. 47). Zu antiken Waagschalen siehe auch: F. G. Skinner, Weights and Measures: their ancient origins and their development in Great Britain up to A. D. 1855, London 1967, S. 33, 39, 47–49, 72–73).

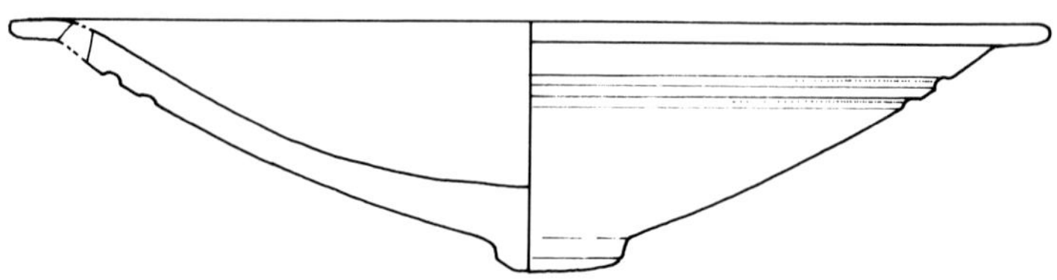

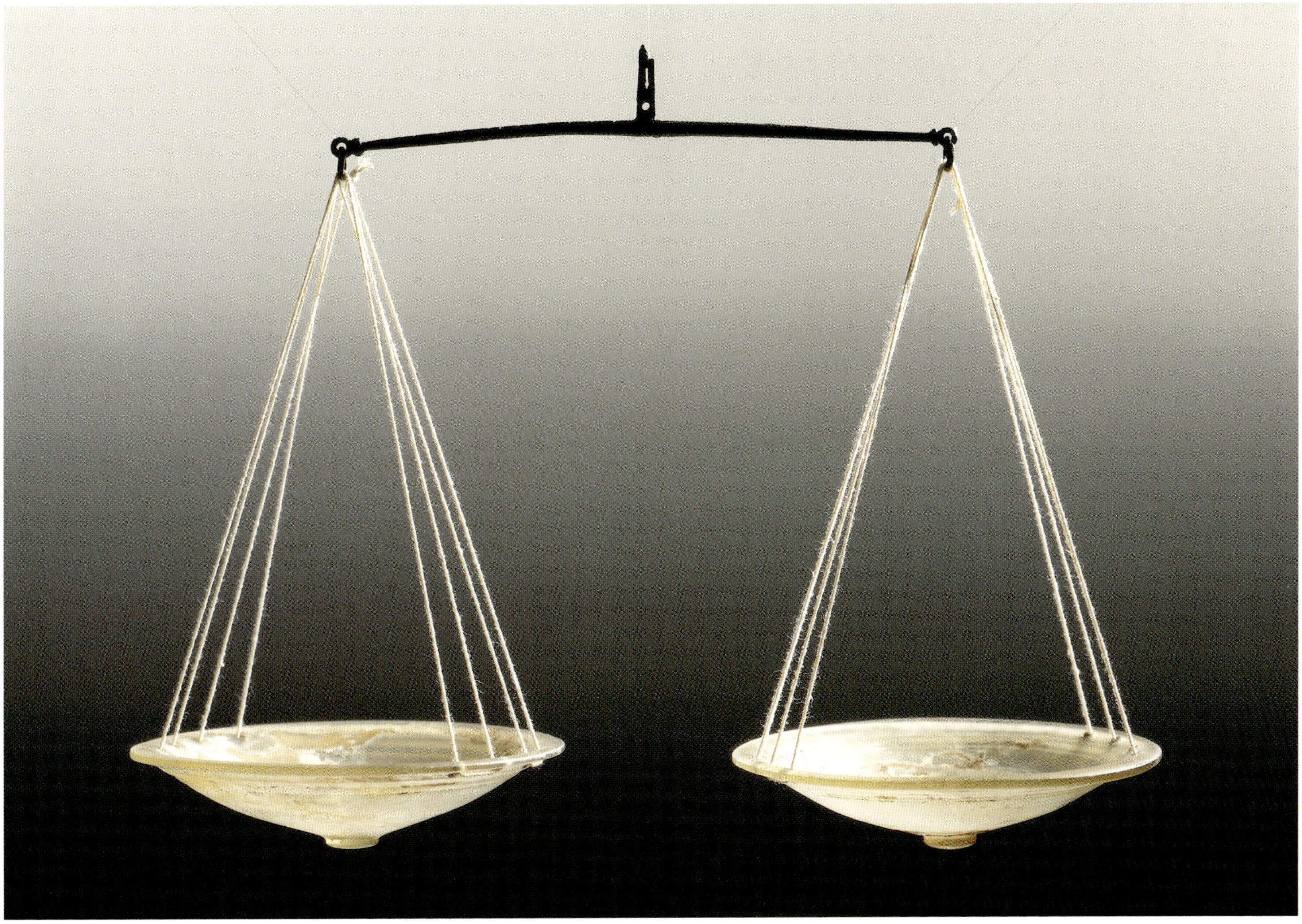

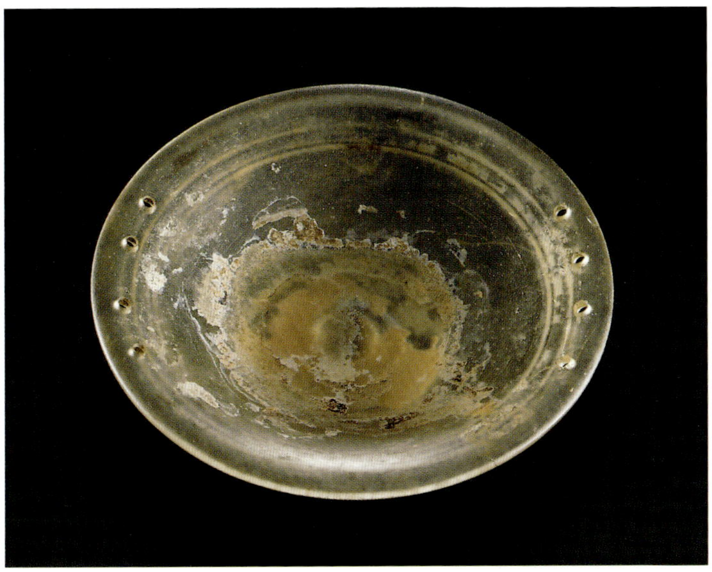

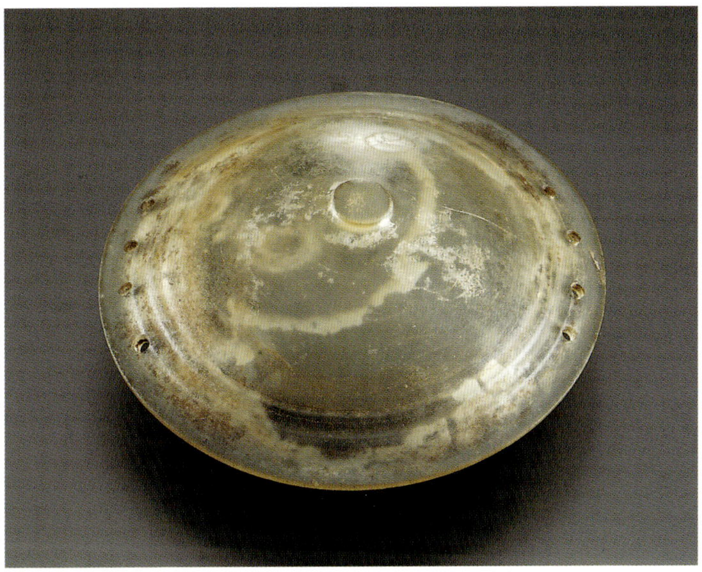

## Nr. 73 Spiralig aufgebaute Reticella-Schale

Abb. 124, 196
Wahrscheinlich östlicher Mittelmeerraum
Angeblich aus Canosa, Italien
Wahrscheinlich zweite Hälfte 2. Jahrhundert v. Chr.
Höhe 7,0 cm; Durchmesser Rand 12,8 cm;
max. Stärke Rand 0,3 cm;
min. Stärke Rand 0,24 cm

Provenienz: Gawain McKinley, London
Abgebildet: Grose 1989, S. 189, Abb. 100

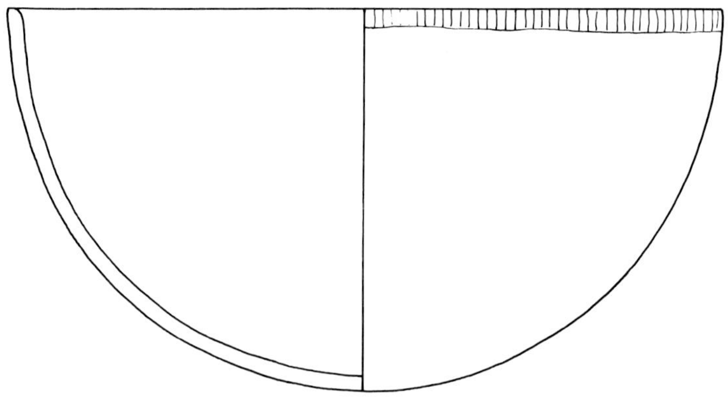

Klares farbloses Glas mit opakgelben und durchscheinenden, dunkelvioletten Fädchen. Auf der Töpferscheibe gesponnen; während des Spinnens brachen einige Fäden und wurden an verschiedenen Stellen neu angeschmolzen; angesetzter Rand. Gebrochen und wieder zusammengesetzt; ungefähr 15% modern ergänzt; Oberfläche stellenweise trüb; hauchdünner irisierender Schleier; Versinterungen größtenteils entfernt.
Halbkugelige Schale. Vertikaler Rand mit gerundeter Kante; gerundete Wandung; gerundeter Boden. Fünf in der gleichen Richtung gedrehte Reticella-Fäden spiralig um die Form gesponnen; drei Fäden aus farblosem Glas mit einem einzigen opakgelben Fädchen umwickelt, zwei Fäden aus farblosem Glas mit zwei opakgelben Fädchen umwickelt; die Fäden sind in der Randzone dünn und werden zum Boden hin dicker, wo sie teilweise übereinander liegen; der Rand ist mit einem angesetzten tordierten Faden aus durchscheinendem, dunkelviolettem und farblosem Glas geformt.

Bemerkungen
Spiralig aufgebaute Reticella-Schalen finden sich in drei canosinischen Fundkomplexen. Vergleiche Beispiele in: Tarent, Nat. Arch. Mus., Nr. 40070, aus der Tomba degli Ori (Ori di Taranto 1989, Band I, S. 450, Nr. 50); – London, BM, Nr. GR 1871.5-18.6, siehe oben Abb. 197 (Harden 1968, S. 27, Nr. 6, Abb. 18–19); – Hamburg, MKG, Nr. 1975.63, B6 (von Saldern 1975, S. 41–42, Nr. 6, Abb. 14).
Spiralig aufgebaute Reticella-Schalen sind in zwei Hauptvarianten bekannt. Die ersten sind große Schalen mit einem Durchmesser von 16,0 bis 19,5 cm; sie sind aus zwei in entgegengesetzter Richtung gedrehten Reticella-Fäden gesponnen, die ein Fischgrätenmuster ergeben. Vergleiche Beispiele in: London, BM, Nr. WAA 91524, aus Nimrud (Barag 1985, S. 85–86, Nr. 107); Nr. GR 1871.5-18.6, aus Canosa, siehe oben Abb. 197 (Harden 1968, S. 27, Nr. 6, Abb. 18–19); Nr. GR 1905.11-7.1, in Athen erworben (Oliver 1968, S. 49, Nr. 5, Abb. 3).
Die Schalen der zweiten Variante sind klein; sie haben einen Durchmesser von weniger als 10 cm und sind aus mehreren in gleicher Richtung gedrehten Reticella-Fäden gesponnen. Vergleiche ein Beispiel in: London, BM, Nr. GR 1896.6-30.2, aus Kreta, siehe oben Abb. 198 (Tait [Hrsg.] 1991, S. 48, Abb. 52). Die meisten kleinen Schalen haben einen angesetzten Standring. Sie werden erstes Viertel 1. Jahrhundert v. Chr. datiert, weil ähnliche Schalen aus einem Schiffsfund bei Antikythera stammen (Weinberg 1965, S. 38, Nr. 10, 11, Abb. 20–23; Weinberg 1992, S. 28–33, 109–111, Nr. 71–74). Zu dem Schiffsfund von Antikythera siehe Kat.-Nr. 86. Vergleiche Beispiele in: Köln, RGM, Nr. N 14, aus Köln, Severinstraße (O. Doppelfeld, Römisches und Fränkisches Glas in Köln, Köln 1966, Abb. 7); – Newark, The Newark Museum, Nr. 50.1301 (S. H. Auth, Ancient Glass at the Newark Museum, Newark, New Jersey, 1976, S. 54, Nr. 44).
Reticella-Schalen wie diese und die folgende, beide mit einem Durchmesser von ca. 13 cm und aus mehreren in der gleichen Richtung gedrehten Fäden gesponnen (siehe oben Abb. 125), stehen zwischen den beiden Hauptvarianten. Vergleiche Schalen in: Damaskus, Nat. Mus., Nr. und Fundort nicht erwähnt (M. A. Al'Ush, A. Joundi, B. Zouhdi, Catalogue du Musée National de Damas, Damaskus 1969, S. 100, Abb. 38); – Ancona, aus einem Grab in Ancona, Corso Mendola, möglicherweise mit Fischgrätenmuster (L. Mercando, L'Ellenismo nel Piceno, in: Hellenismus in Mittelitalien, Kolloquium in Göttingen vom 5. bis 9. Juni 1974, Göttingen 1976, S. 166, 200, Abb. 51).
Zu spiralig aufgebauten Reticella-Schalen: Harden 1968, S. 27; Oliver 1968, S. 49; Barag 1985, S. 85–86.
Siehe oben S. 54, 71, 105, 106, 111.

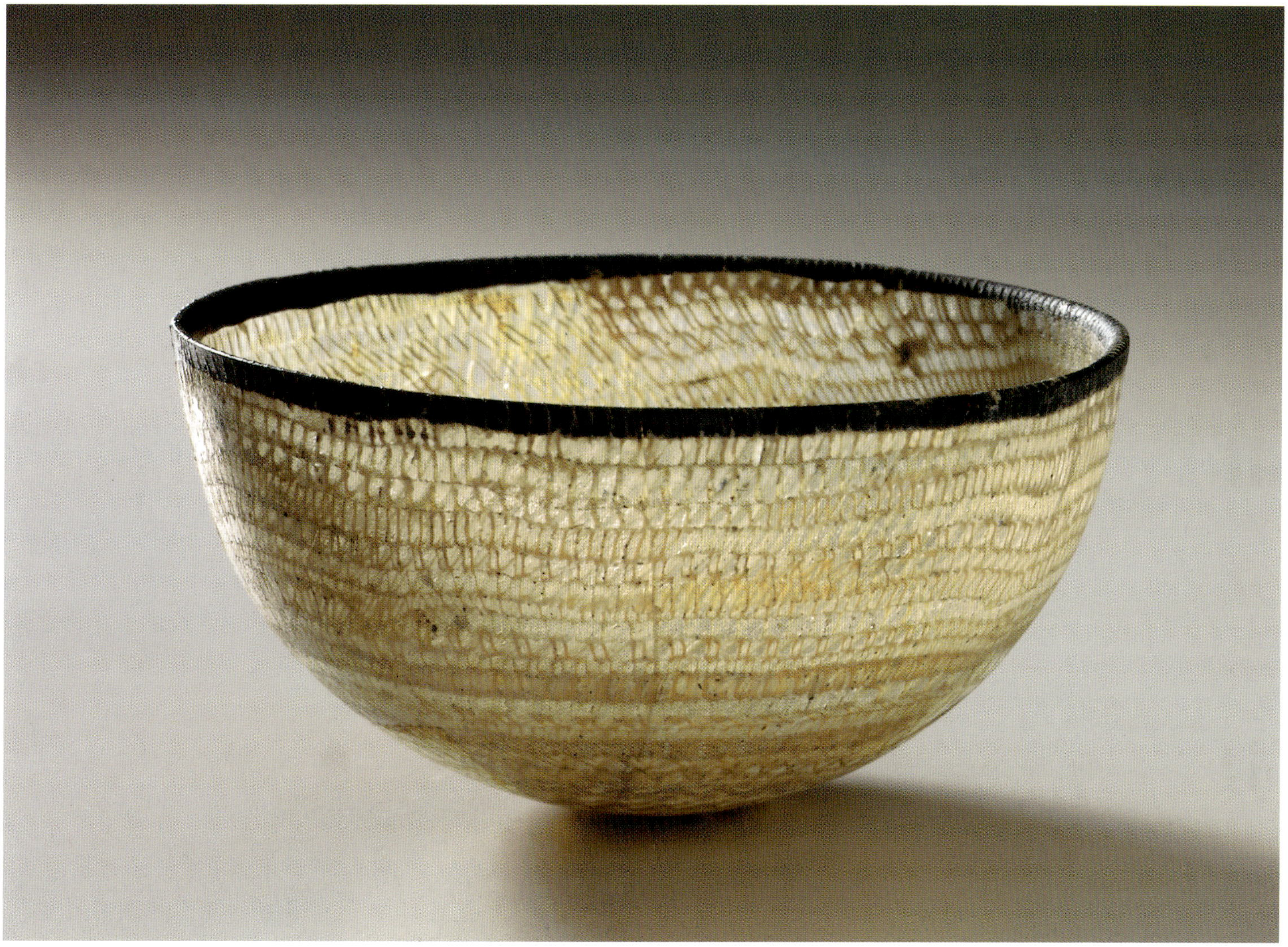

## Nr. 74 Spiralig aufgebaute Reticella-Schale

Wahrscheinlich östlicher Mittelmeerraum
Angeblich aus Canosa, Italien
Wahrscheinlich zweite Hälfte 2. Jahrhundert v. Chr.
Erhaltene Höhe 6,5 cm; Durchmesser Rand 13,0 cm; max. Stärke Rand 0,3 cm; min. Stärke Rand 0,2 cm; Stärke Wandung (unten) 0,2–0,15 cm

Provenienz: Gawain McKinley, London

Klares farbloses Glas mit opakgelben, durchscheinenden, dunkelblauen und opakweißen Fädchen. Auf der Töpferscheibe gesponnen; während des Spinnens brachen einige Fäden und wurden an verschiedenen Stellen neu angeschmolzen; angesetzter Rand. Gebrochen und wieder zusammengesetzt; ungefähr 60% erhalten; innen und außen irisierende, milchigweiße Verwitterung.
Halbkugelige Schale. Vertikaler Rand mit gerundeter Kante; gerundete Wandung; gerundeter Boden. Fünf in der gleichen Richtung gedrehte Reticella-Fäden spiralig um die Form gesponnen; alle Fäden aus farblosem Glas mit einem einzigen opakgelben Fädchen umwickelt; der Rand ist mit einem angesetzten, tordierten Faden aus durchscheinendem, dunkelblauem und opakweißem Glas geformt.

Bemerkungen
Siehe Kat.-Nr. 73.

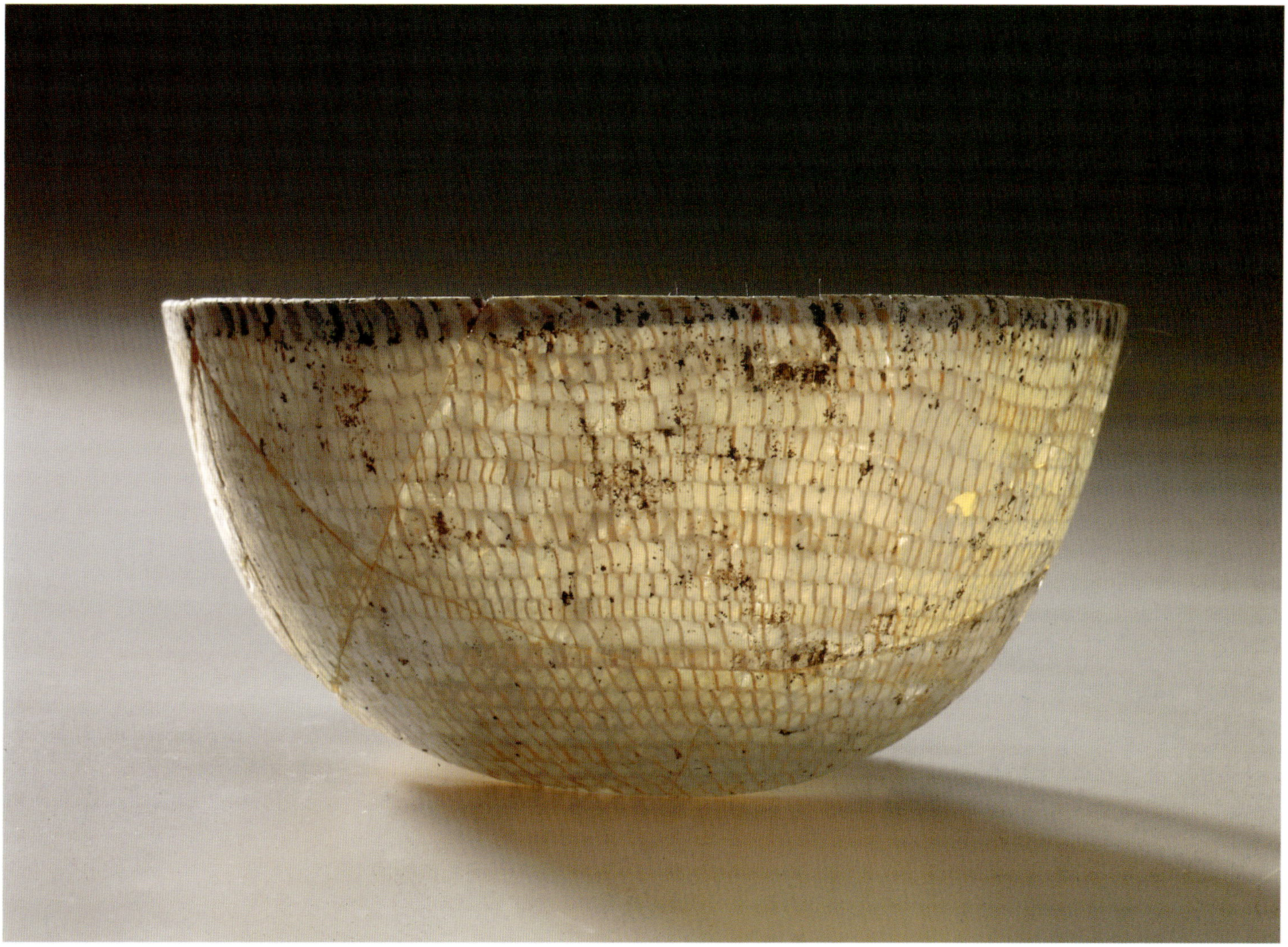

## Nr. 75 Hellenistische Mosaikglas-Schale

Abb. 119–121, 200
Wahrscheinlich östlicher Mittelmeerraum
Angeblich aus Canosa, Italien
Wahrscheinlich spätes 2. Jahrhundert v. Chr.
Höhe 7,2 cm; Durchmesser Rand 13,1 cm;
max. Stärke Rand 0,35 cm;
min. Stärke Rand 0,25 cm

Provenienz: Gawain McKinley, London

Aus einem mehrfarbigen, aus unregelmäßigen Scheibchen und Abschnitten von Mosaikstäben verschmolzenen Rohling; abgesenkt; angesetzter Rand; auf der Innenseite sowie auf der Ober- und Außenseite des Randes Spuren umlaufender Kratzer. Auf der Außenseite unterhalb des Randes in einem ca. 3,0 cm breiten Band horizontale Einkerbungen und Spuren von einem Werkzeug zum Glätten (siehe oben Abb. 121). Gebrochen und wieder zusammengesetzt; ungefähr 15% modern ergänzt; außen und innen leicht korrodiert; Überreste irisierender, milchigweißer Verwitterung.
Halbkugelige Schale. Vertikaler Rand mit gerundeter Kante; gerundete Wandung; gerundeter Boden. Mosaikmuster geformt aus polygonalen Scheiben eines einzigen runden Stabes mit einer opakweißen Spirale ausgehend von einem kreisrunden, opakgelben Mittelpunkt und eingebettet in durchscheinendem Dunkelblau; die Ränder der Spirale opakblaßblau verfärbt; mit einer geringen Anzahl unregelmäßig geformter, opakweißer Tesserae. Der angesetzte Rand ist mit einem Reticella-Faden aus dunkelblauem Glas geformt, das von drei dünnen, opakweißen Fädchen umwickelt ist.

Bemerkungen
Schalen dieses Typus kommen in den anderen canosinischen Fundkomplexen nicht vor.
Charakteristisch für diesen Typus hellenistischer Mosaikglas-Schalen sind der angesetzte Reticella-Faden als Rand und die eingestreuten Tesserae von einfarbigem Glas oder Mosaikglas (niemals Zwischengoldglas-Tesserae). Die am häufigsten vorkommenden Muster sind Spiralen und Sterne mit kurzen Strichstrahlen. Vergleiche Beispiele in: Toledo, TMA, Nr. 1967.10, angeblich aus Canosa, Italien (Grose 1989, S. 198–199, Nr. 184); – Pylos, Arch. Mus., Nr. 460, aus einem Grab des späten 2. Jahrhunderts v. Chr. in Tsopane Rache, Griechenland (G. A. Papathanasopoulou, Archaiologikon Deltion 21A, 1966, S. 192–195, Farbtafel 5, 6).
Ein Randfaden mit dreifacher Spirale ist selten. Einige Silberschalen, die in der Randzone ein mit Punkten abwechselndes, dreifach graviertes Band aufweisen, dürften von Glasschalen wie dieser inspiriert worden sein, zum Beispiel eine Silberschale in Berlin, Staatliche Museen, Antikensammlung, Nr. 31425, angeblich aus Nihawand, Iran, siehe oben Abb. 187 (Oliver 1977, S. 76–77, Nr. 41–42).
Zu dieser Gruppe: Oliver 1968, S. 58–63, mit einer Liste von 34 Beispielen.
Siehe oben S. 70, 106.

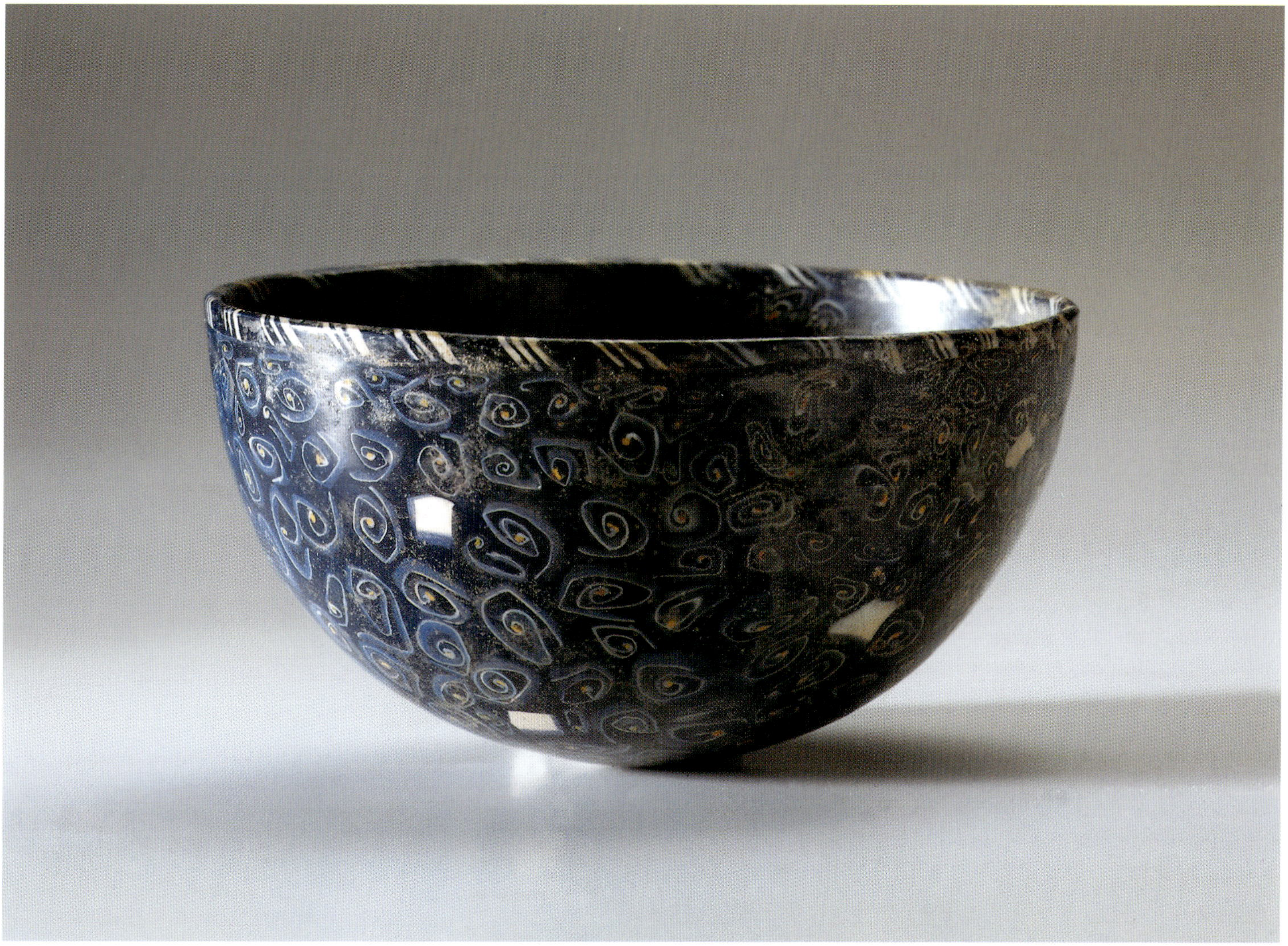

## Nr. 76 Hellenistische Mosaikglas-Schale

**Wahrscheinlich östlicher Mittelmeerraum**
**Angeblich aus Canosa**
**Wahrscheinlich spätes 2. Jahrhundert v. Chr., möglicherweise erste Hälfte des 1. Jahrhunderts v. Chr.**
**Höhe 7,5 cm; Durchmesser Rand 13,6 cm; max. Stärke Rand 0,33 cm; min. Stärke Rand 0,27 cm; Stärke Wandung (unten) 0,26–0,28 cm**

**Provenienz: Gawain McKinley, London**

Aus einem mehrfarbigen, aus unregelmäßigen Scheibchen und Abschnitten von Mosaikstäben verschmolzenen Rohling; abgesenkt; die Scheiben mit Spiralen sind in der Randzone am kleinsten und am wenigsten verzerrt, ein Hinweis, daß die Schale über der Form abgesenkt wurde; angesetzter Rand; keine Spuren umlaufender Kratzer. Gebrochen und wieder zusammengesetzt; ungefähr 60% erhalten; Außenseite trüb; außen und innen leicht korrodiert; irisierender Schleier auf dem violetten Glas.

Halbkugelige Schale. Vertikaler Rand mit gerundeter Kante; gerundete Wandung; gerundeter Boden. Mosaikmuster geformt aus polygonalen Scheiben von drei runden Stäben: der erste Stab mit einer opakgelben Spirale von einem durchsichtigen, klaren Mittelpunkt ausgehend und in ähnlich durchsichtigem, klarem Glas mit einem gelbgrauen Stich (5 Y 7/2) eingebettet; der zweite Stab mit einer opakweißen Spirale von einem opakroten, in Opakgelb eingebetteten Mittelpunkt ausgehend und in durchscheinendem Dunkelblau eingebettet; der dritte Stab mit kreisförmig angeordneten, in durchscheinendem Blaugrün eingebetteten Strahlen, jeder Strahlenstern mit 16 opakgelben Strahlen um einen opakweißen Mittelpunkt (von durchscheinendem Violett überfangen); mit einer geringen Anzahl eingestreuter unregelmäßiger Scheiben von drei weiteren Mosaikstäben: der erste mit einem opakweißen Mittelstreifen auf durchscheinendem, dunkelblauem Grund; der zweite mit einem opakweißen Mittelstreifen auf durchscheinendem, violettem Grund; der dritte einfarbig durchscheinend grünblau. Der angesetzte Rand ist mit einem Reticella-Faden aus durchscheinendem, dunkelblauem Glas geformt, das von einem opakweißen Fädchen umwickelt ist.

Bemerkungen

Siehe Kat.-Nr. 75.

Die Scheiben des dritten Mosaikstabes mit einem opakgelben Strahlenstern, der von einem opakweißen Mittelpunkt ausgeht, ist einem der Strahlensterne in Kat.-Nr. 77 (im zweiten Mosaikstab) sehr ähnlich. Dies könnte bedeuten, daß beide Schalen zeitgleich sind. Ob sie auch aus derselben Werkstatt stammen, muß offenbleiben, da Mosaikstäbe vermutlich auch gehandelt wurden.

Siehe oben S. 58, 106.

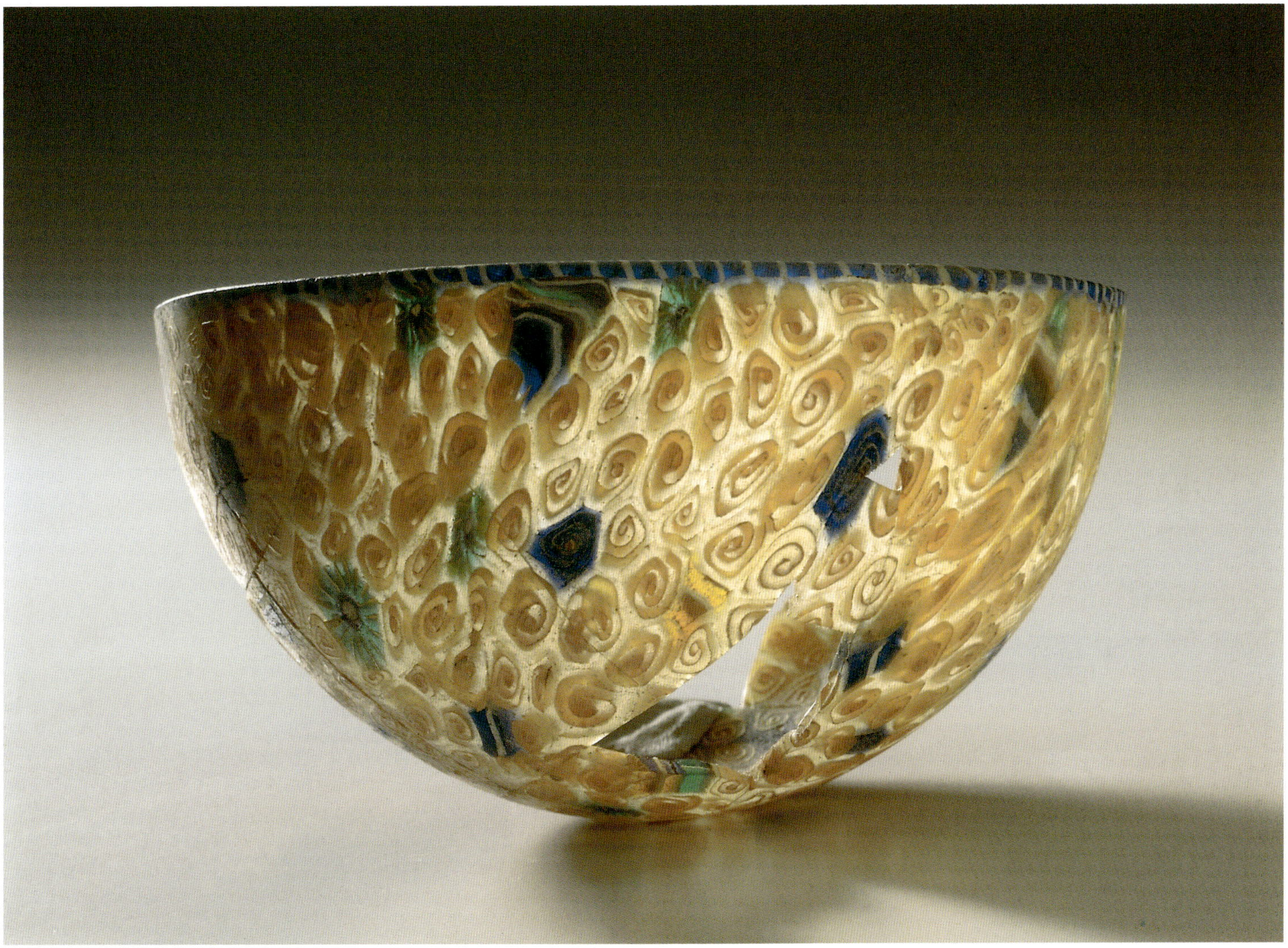

# Nr. 77 Hellenistische Mosaikglas-Schale

Abb. 199
Wahrscheinlich östlicher Mittelmeerraum
Angeblich aus Canosa, Italien
Wahrscheinlich erste Hälfte 1. Jahrhundert v. Chr., möglicherweise etwas später
Höhe 7,3 cm; Durchmesser Rand 16,5 cm;
max. Stärke Rand 0,22 cm;
min. Stärke Rand 0,18 cm

Provenienz: Gawain McKinley, London

Aus einem mehrfarbigen, aus unregelmäßigen Scheibchen und Abschnitten von Mosaikstäben verschmolzenen Rohling; abgesenkt; angesetzter Rand; keine umlaufenden Kratzer. Gebrochen und wieder zusammengesetzt; gereinigt; ungefähr 20% modern ergänzt; innen und außen stark korrodiert, kleine Überreste von beigefarbener Verwitterung, besonders auf dem opakgelben Glas.
Konische Schale. Gerader Rand mit gerundeter Kante; gerade, sich nach unten verjüngende Wandung; kleiner konkaver Boden. Mosaikmuster geformt aus polygonalen Scheiben von drei runden Stäben, jeder mit einem opakgelben Strahlenstern: der erste Stab mit 14 opakgelben Strahlen um einen durchscheinenden, dunkelblauen Mittelpunkt (dieser mit durchsichtigem bis durchscheinendem Blaßgrün überfangen), jeder Strahl mit durchscheinendem Blaugrün überfangen; der zweite Stab mit 15 opakgelben Strahlen um einen opakweißen Mittelpunkt (dieser mit durchscheinendem, mangangefärbtem Violett und durchsichtigem bis durchscheinendem Blaßgrün überfangen), jeder Strahl mit durchscheinendem Blaugrün überfangen; der dritte Stab mit 14 oder 15 opakgelben Strahlen um einen durchsichtigen bis durchscheinenden, blaßgrünen Mittelpunkt, jeder Strahl mit durchscheinendem Blaugrün überfangen; mit einer geringen Anzahl eingestreuter Einlagen, Tesserae, von unregelmäßiger Form: die meisten durchscheinend dunkelblau und durchscheinend dunkelblaugrün, einige opakweiß, einige durchscheinend dunkelblau mit opakweißen Streifen und einige durchsichtig bernsteinfarben. Der Rand ist mit einem angesetzten, doppelten Reticella-Faden aus durchsichtigem bis durchscheinendem, blaßgrünem Glas geformt, das mit einem opakweißen Fädchen umwickelt ist.

Bemerkungen
Mosaikglas-Schalen mit einem konkaven Boden sind selten; sie kommen nicht in den anderen canosinischen Fundkomplexen vor.
Das Mosaikmuster mit Strahlensternen ist eine Variante eines in hellenistischem Glas bekannten Sternmusters, das auch aus späteren Funden bekannt ist, beispielsweise eine Perlenkette aus durchbohrten Scheiben eines Mosaikstabes mit Strahlenstern: Krasnodar, Museum für Geschichte und Archäologie, Nr. KM 6513/1963–1981, aus Lenina, 1. Jahrhundert n. Chr. (Gold und Kunsthandwerk vom antiken Kuban. Neue archäologische Entdeckungen aus der Sowjetunion, Ausstellungskatalog [Mannheim 1989], Nr. 183; Art Treasures of Ancient Kuban, Ausstellungskatalog, Moskau 1987, S. 142, Nr. 183, Farbtafel S. 55, XLI, rechts oben). Die Stäbe für beide Muster wurden in der gleichen Weise hergestellt. Der Glasverarbeiter fing mit einem einfarbigen oder zweifarbig überfangenen Rundstab an, um welchen er die Strahlen anordnete. In der Schale der Sammlung Wolf herrscht der Strahlenstern vor, weil alle Strahlensterne und die Hälfte der Mittelpunkte in dem gleichen durchscheinenden, blaugrünen Glas eingebettet sind. Infolgedessen scheinen die Strahlensterne wie Kränze zu schweben.
Vergleiche eine konische Schale mit kreisförmig angeordneten Strahlen und eingestreuten Goldglas-Tesserae in London, BM, Nr. GR 1847.11-1.25, angeblich aus Vulci, Italien (Oliver 1968, S. 49, Nr. 4, nicht abgebildet).
Zwischengoldglas-Tesserae gelten als eine Besonderheit der Werkstatt, in welcher die meisten in Canosa gefundenen Mosaikglas-Schalen entstanden (Oliver 1968, S. 51), siehe oben Abb. 210. Die bernsteinfarbenen Tesserae der Schale der Sammlung Wolf scheinen solche Zwischengoldglas-Einlagen nachzuahmen, ein Hinweis dafür, daß die Werkstatt, die diese Schale herstellte, keinen Zugang zu Zwischengoldglas-Tesserae hatte und daß sie wohl aus etwas späterer Zeit als die Schalen mit echten Zwischengoldglas-Einlagen stammt.
Eine relativ späte Entstehungszeit für die Schale der Sammlung Wolf ist auch wegen des konkaven Bodens anzunehmen, eines in Mosaikglas selten vorkommenden Details. Drei halbkugelige Mosaikglas-Schalen mit konkavem Boden werden »Ende 1. Jahrhundert oder in den unmittelbar darauf folgenden Jahren« datiert (Oliver 1968, S. 64), aber ein so später Ansatz scheint für diese Mosaikglas-Schale nicht zwingend. Sie unterscheidet sich von den halbkugeligen Mosaikglas-Schalen nicht nur durch ihre konische Form, sondern auch durch das hellenistische Strahlensternmuster und die Pseudo-Zwischengoldglas-Tesserae. Die halbkugeligen Mosaikglas-Schalen dagegen haben ein Spiralmuster ohne Tesserae. Eine Datierung in die erste Hälfte des 1. Jahrhunderts v. Chr. legt auch die Ähnlichkeit der Strahlensterne im zweiten Stab dieser Schale mit denen in der Mosaikglas-Schale Kat.-Nr. 76 nahe. Siehe oben S. 106.

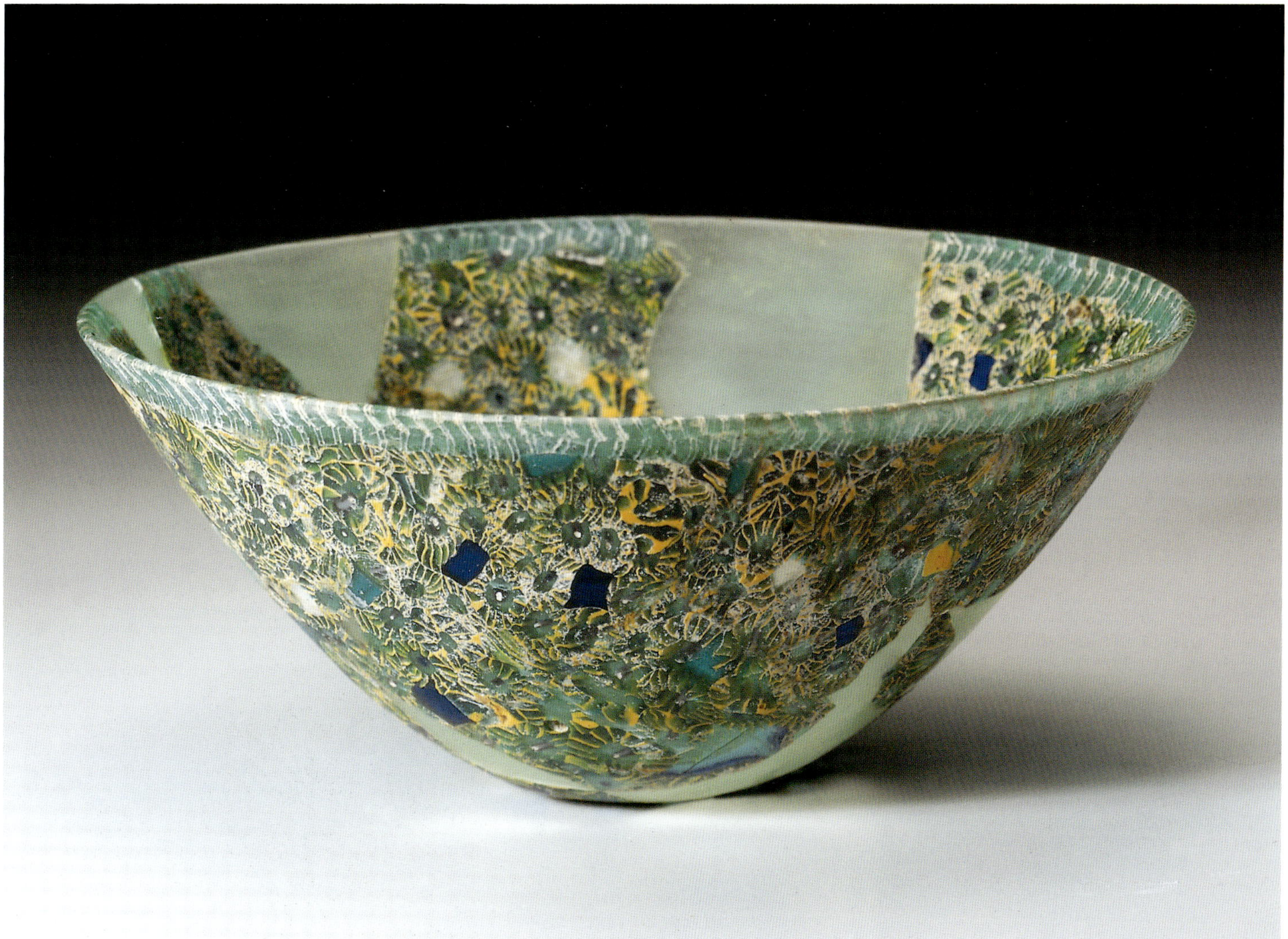

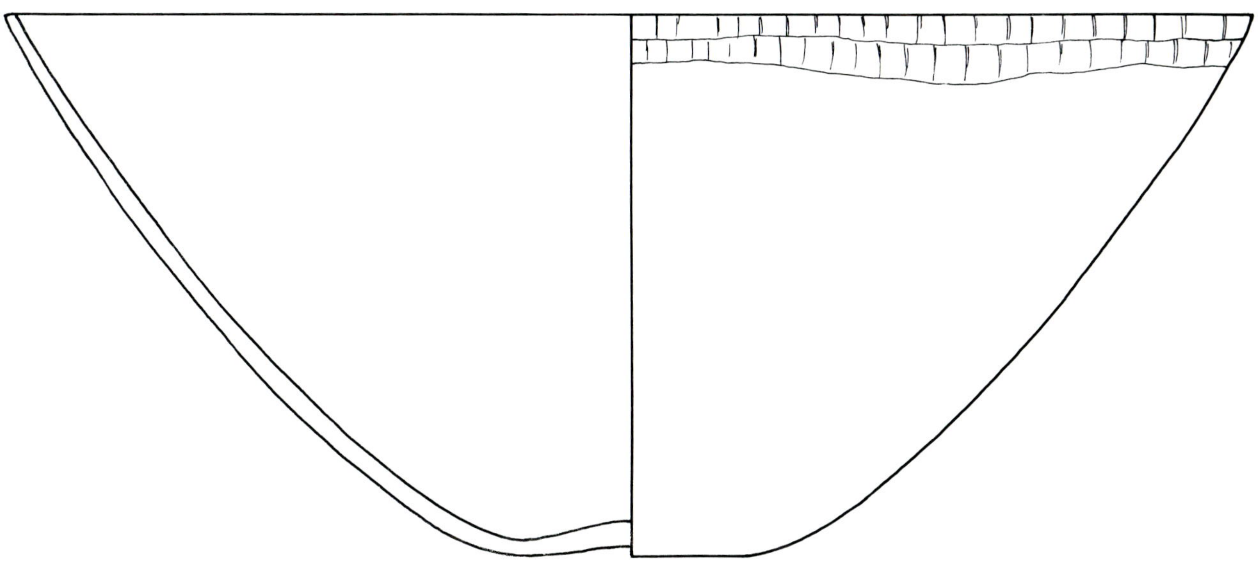

## Nr. 78 Zylindrischer Behälter mit Deckel (Kretische Pyxis)

Abb. 45, 145
Griechisch, in Südwest-Kreta hergestellt
Wahrscheinlich spätes 2. Jahrhundert v. Chr., vielleicht früher
Pyxis: Höhe mit Deckel 5,3 cm; Höhe ohne Deckel 3,5 cm; Durchmesser Rand 5,7 cm; Durchmesser unten 9,4 cm;
Stärke Wandung 0,6 cm;
Deckel: Höhe 1,9 cm; Durchmesser 9,4 cm

Angeblich zusammen mit der hellenistischen Schliffrillenschale Kat.-Nr. 82 gefunden
Provenienz: Kunsthandel Zürich

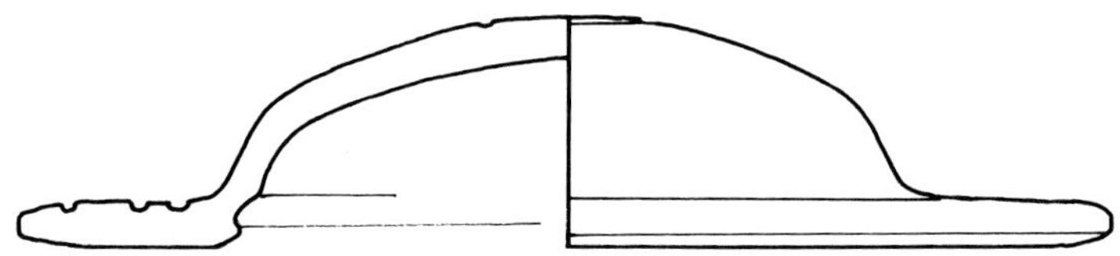

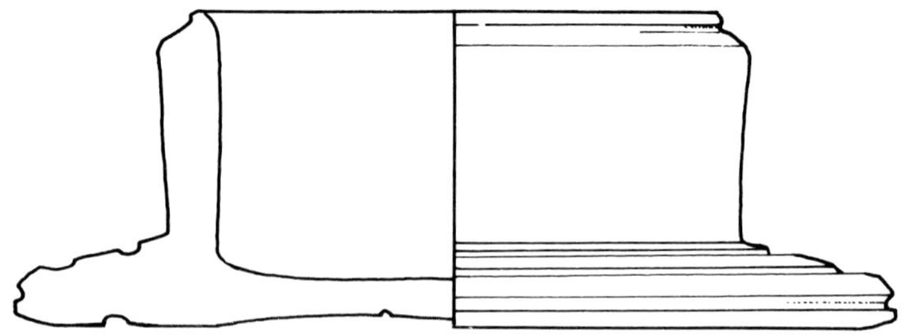

Dickes, durchsichtiges bis durchscheinendes, gelbgrünes Glas, das sich wie Seife anfühlt (nahe 5 GY 5/2). Viele winzige und kleine runde Blasen. Pyxis wahrscheinlich auf der Töpferscheibe hergestellt, Deckel aus einem scheibenförmigen Rohling abgesenkt; umlaufende Kratzer auf der Innen- und Außenseite; eine in das heiße Glas eingetiefte Rille auf der Außenseite der Pyxis, Schliffrillen auf der Außenseite von Pyxis und Deckel; in der Mitte der Boden-Innenseite eine nahezu kreisförmige rauhe Stelle (Durchmesser ca. 1,0 cm), siehe oben Abb. 45. Vollständig, aber am Rand bestoßen; stellenweise ursprüngliche Oberfläche auf der Pyxis und der Innenseite des Deckels erhalten, aber der größte Teil der Oberfläche ist trüb und gelblich verfärbt; auf der Unterseite der Pyxis stellenweise beigefarbene und braune Versinterung und schwarze Verfärbung.
Spulenförmige Pyxis mit Deckel. Rand der Pyxis abgestuft zur Auflage des Deckels, Deckel entsprechend gekehlt. Die Pyxis hat eine niedrige, dicke, zylindrische Wandung und einen breiten Kragrand am Boden; die Unterseite des Bodens ist fast eben mit einer leicht erhöhten Mitte. Vier konzentrische Schliffrillen (leicht aus der Gefäßachse verschoben): auf der Unterseite eine in der Mitte um die Erhöhung, eine zweite nahe der Außenkante; die dritte Schliffrille markiert die Kante des Boden-Kragrandes, und die vierte betont den Übergang vom Boden zur Wandung. Eine merkwürdige Rille auf der Oberseite des Boden-Kragrandes hat auffallend weiche, gerundete Konturen, die aussehen, als wären sie eingetieft worden, als das Glas noch heiß und weich war (siehe oben Abb. 45). Der gewölbte Deckel hat einen horizontal ausladenden Kragrand, der dem breiten Kragrand am Boden entspricht. Die Außenseite ist mit vier konzentrischen Schliffrillen verziert: drei auf der Oberseite des Kragrandes und eine vierte um die Mitte.

Bemerkungen
Ungewöhnlich sorgfältige Arbeit zeichnet diese Büchse (griechisch: Pyxis) aus, die mit ihrem Deckel erhalten ist. Sie gehört zu einer kleinen Gruppe von Glaspyxiden, die alle die gleiche, spulenförmige Gestalt haben und üblicherweise ziemlich grob gearbeitet sind. Bisher nahm man allgemein an, daß sie im Wachsausschmelzverfahren in Formen geschmolzen wurden. Die unregelmäßige Wandstärke und krumme Wandung könnten jedoch ein Hinweis sein, daß diese Gefäße auf der Töpferscheibe entstanden, siehe oben: Technische Betrachtungen; Auf der Töpferscheibe bearbeiten (Kretische Pyxiden).
Vergleiche Beispiele in: London, BM, Nr. GR 1879.7-15.1, Pyxis mit Deckel (Tait [Hrsg.] 1991, S. 58–59, Farbabb. 68 links); – Corning, CMG, Nr. 59.1.68 a, b, Pyxis mit Deckel, ehemals Sammlung R. W. Smith (Smith 1957, Nr. 172; Goldstein 1979, S. 133, Nr. 276); – Boston, MFA, Nr. 81.345, Pyxis (von Saldern 1968, Nr. 9); – Athen, Nat. Arch. Mus., Nr. 12523, Pyxis mit Deckel; Nr. 3074, Pyxis (Weinberg 1992, S. 95, Nr. 39–43, Farbtafel S. 55); – ehemals Sammlung Gréau (Gréau 1903, Nr. 1067, Tafel 179, 1).

Die Glaspyxiden sollen in einer Werkstatt in der Nähe von Rhodovani, der antiken Stadt Elyros, in Südwest-Kreta hergestellt worden sein. Aus derselben Gegend stammen spulenförmige Marmorpyxiden. Beide sind schwer zu datieren. Die Form wurde mit rotfigurigen süditalischen keramischen Pyxiden, die sicher in das 4. Jahrhundert v. Chr. datiert werden, verglichen (Weinberg 1992, S. 22) und mit attisch rotfigurigen Pyxiden, deren Produktion etwa bis 350 v. Chr. reicht (Pyxiden Typus C, bis ca. 350 v. Chr, siehe S. R. Roberts, The Attic Pyxis, Chicago, Illinois, 1978, S. 169–175, Abb. 17d), aber die keramischen Pyxiden haben einen Standring, der bei den Glasgefäßen fehlt.

Die Form scheint während eines sehr langen Zeitraums hergestellt worden zu sein, so daß sie sich nur schwer datieren läßt. In Griechenland reicht die Geschichte der spulenförmigen Pyxiden bis in das 3. Jahrtausend v. Chr. hinauf, wie Marmorpyxiden von den Kykladen zeigen, vergleiche eine Marmorpyxis in Malibu, The J. Paul Getty Museum, Nr. 91.AA.65, ca. 2700–2400 v. Chr. (The J. Paul Getty Museum Journal 20, 1992, S. 141, Nr. 2, Abb. 2). Die Form scheint unverändert bis in das späte 2. oder frühe 1. Jahrhundert v. Chr. beliebt gewesen zu sein, vergleiche fünf Marmorpyxiden aus einem unversehrten Grab des späten 2. Jahrhunderts v. Chr. (Archaiologikon Deltion 24, 1969, S. 419–420, Tafel 428a, aus Heraklion, Kreta [Hinweis Zoi Kotitsa]). Eine spulenförmige Silberpyxis in Basel, Antikenmuseum, Nr. BS 608, enthielt angeblich Münzen des syrakusanischen Königs Hieron II. (306–215 v. Chr.) (Oliver 1977, S. 61, zu Nr. 27). Eines der spätesten Exemplare ist wohl die Glaspyxis aus spiralig aufgebauten Reticella-Fäden in London (siehe oben Abb. 146), die angeblich, wie die einfarbigen Glaspyxiden, aus Kreta stammt (London, BM, Nr. GR 1896.6-30.3: Tait [Hrsg.] 1991, S. 58–59, Farbabb. 68, Mitte). Die Fäden sind in der gleichen Richtung umwickelt. Gefäße, die aus mehreren, in der gleichen Richtung umwickelten Reticella-Fäden aufgebaut sind, werden Ende 2. – frühes 1. Jahrhundert v. Chr. datiert, siehe Kat.-Nr. 73. Die Reticella-Pyxis stammt deshalb wohl aus der gleichen Zeit. Ein ähnliches oder etwas früheres Datum erscheint angemessen für die einfarbigen Glaspyxiden aus Kreta.

Zu den kretischen Pyxiden: G. D. Weinberg, Glass Manufacture in Ancient Crete, JGS 1, 1959, S. 10–21; Weinberg 1992, S. 21–22 (datiert spätes 4. Jahrhundert v. Chr.).

Siehe oben S. 48, 79–81.

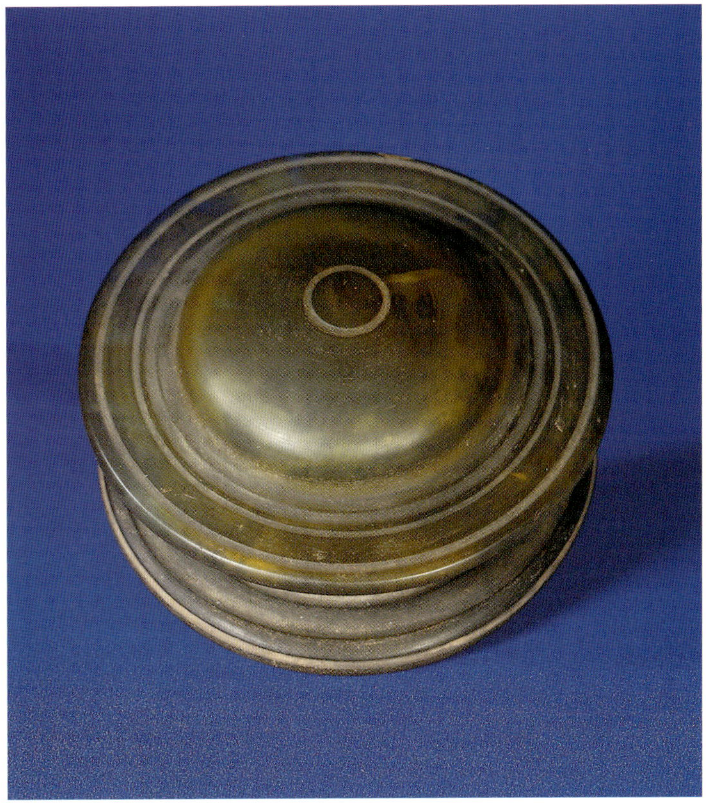

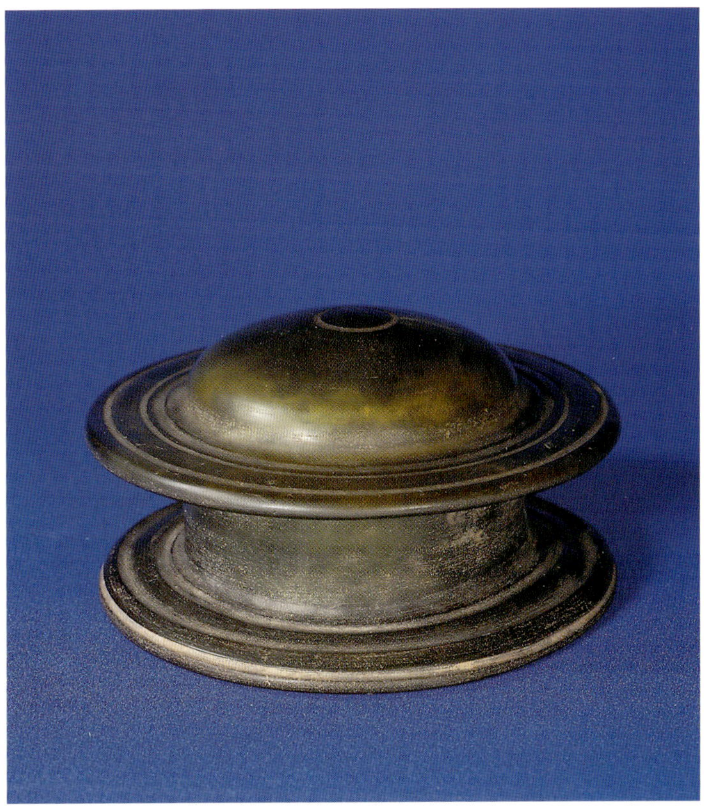

# Nr. 79 Hellenistische Schliffrillenschale

Abb. 116
Östlicher Mittelmeerraum, wahrscheinlich syro-palästinisch
Mitte 2. – frühes 1. Jahrhundert v. Chr.
Höhe 9,9 cm; Durchmesser Rand 15,4 cm; durchschnittliche Stärke Wandung 0,6 cm

Provenienz: W. Henrich, Frankfurt am Main

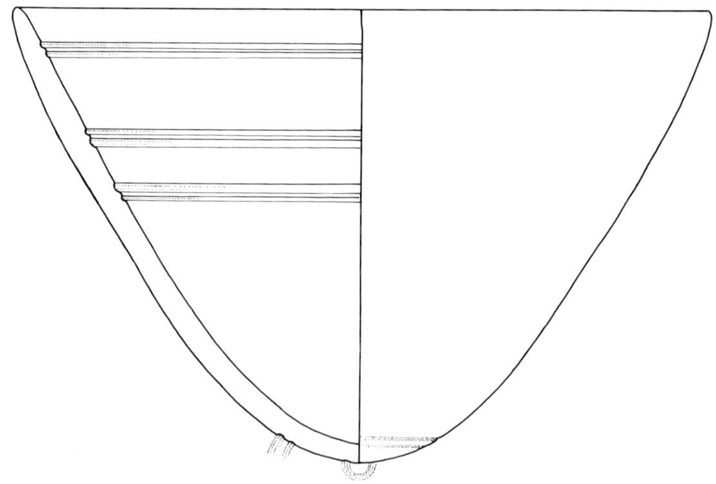

Durchscheinendes, naturfarbenes, olivgrünes Glas (nahe 10 Y 5/4). Wenige winzige Blasen. Aus einem einfarbigen Rohling; abgesenkt; Schliffrillen innen und außen; Spuren von umlaufenden Kratzern auf der Innenseite, auf dem Rand und auf der oberen Hälfte der Außenseite. Vollständig; zwei kleine Risse zwischen den Rillen; auf der Innenseite große Fläche mit irisierender, beigefarbener Verwitterung.
Konische Schale. Rand mit gerundeter Kante, schräg nach außen abfallend; gerade, sich nach unten verjüngende Wandung; gerundeter Boden. Auf der Innenseite sechs umlaufende Schliffrillen in drei Bändern mit je zwei Rillen auf der oberen Hälfte der Wandung; auf der Außenseite ein Band mit zwei Rillen um den Boden und eine kleine kreisförmige Rille um die Mitte.

Bemerkungen
Diese Schale gehört zu einer charakteristischen Gruppe von hellenistischen Gefäßen, die in der englischen Fachliteratur »grooved bowls« genannt werden (Grose 1979, S. 54–59), hier Schliffrillenschalen genannt. Sie wurden vom mittleren 2. bis zum frühen 1. Jahrhundert v. Chr. in Werkstätten an der syro-palästinischen Küste hergestellt. Die weitaus größte Konzentration von Funden (Fragmente von über sechstausend Schliffrillenschalen) kamen in Tel Anafa in Nord-Israel ans Licht (G. D. Weinberg, Hellenistic Glass from Tel Anafa in Upper Galilee, JGS 12, 1970, S. 17–27; Grose 1989, S. 194; die endgültige Publikation wird vorbereitet von D. Grose). Fragmente von Schliffrillenschalen sind an zahlreichen Fundstätten im ganzen Mittelmeergebiet – und darüber hinaus – zum Vorschein gekommen, von Dura Europos, Syrien, im Osten (C. W. Clairmont, The Excavations at Dura-Europos, Final Report IV, part V: The Glass Vessels, New Haven, Connecticut, 1963, S. 27–28, Nr. 108, 109, Tafel IV) bis Griechenland (G. D. Weinberg, Hellenistic Glass Vessels from the Athenian Agora, Hesperia 30, 1961, S. 389–390, Nr. 9–16, Abb. 3, Tafel 95, aus der Agora in Athen; Weinberg 1992, S. 100, Nr. 52, 53, aus Melos; S. 105, Nr. 63, aus dem Schiffsfund von Antikythera), Nord-Afrika (J. Price, Late Hellenistic and Early Imperial Vessel Glass at Berenice: A Survey of Imported Tableware found during Excavations at Sidi Khrebish, Benghazi, in: G. Barker, J. Lloyd und J. Reynolds [Hrsg.], Cyrenaica in Antiquity, Society for Libyan Studies Occasional Papers, I, BAR International Series 236, Oxford 1985, S. 290–291, Abb. 24.1, Nr. 10–12), Spanien (Price 1985, S. 63, Abb. 1, Nr. 2, 3, aus Badalona und Tarragona, an der Nordostküste Spaniens) bis zur Normandie (Grose 1989, S. 194, Anm. 34).
Schliffrillenschalen sind eng mit drei anderen Gruppen von Schalen verwandt, die ebenfalls aus Werkstätten an der syro-palästinischen Küste stammen sollen: Riefelschalen, im Englischen »fluted bowls« genannt, Rippenschalen »ribbed bowls« (Kat.-Nr. 84, 85) und Schliffrillenschalen mit Standfläche »linear-cut bowls« (Kat.-Nr. 97).
Die frühesten datierbaren hellenistischen Schliffrillenschalen stammen zum einen aus der Agora in Athen, kurz vor 150 v. Chr. datiert (Weinberg 1961, loc. cit.), und zum anderen aus Aschdod, Israel (D. Barag, The Glass Vessels from Ashdod, in: Ashdod I, Atiqot Engl. Series 7, Jerusalem 1967, S. 36–37, 72–73, Nr. 1, 2, 4, 6–8, 10; D. Barag, The Glass Vessels, in: Ashdod II–III, Atiqot Engl. Series 9–10, Jerusalem 1971, S. 202, Abb. 105, Tafel 98). Die Produktion von hellenistischen Schliffrillenschalen ging in der ersten Hälfte des 1. Jahrhunderts v. Chr. zu Ende, vermutlich weil die Rippenschalen sie vom Markt verdrängten (siehe oben: Technische Betrachtungen S. 72–73).
Die Glasschalen ahmen hellenistische Trinkschalen aus Silber nach (D. E. Strong, Greek and Roman Gold and Silver Plate, Ithaca, New York, 1966, S. 108 f., Abb. 24; Oliver 1977,

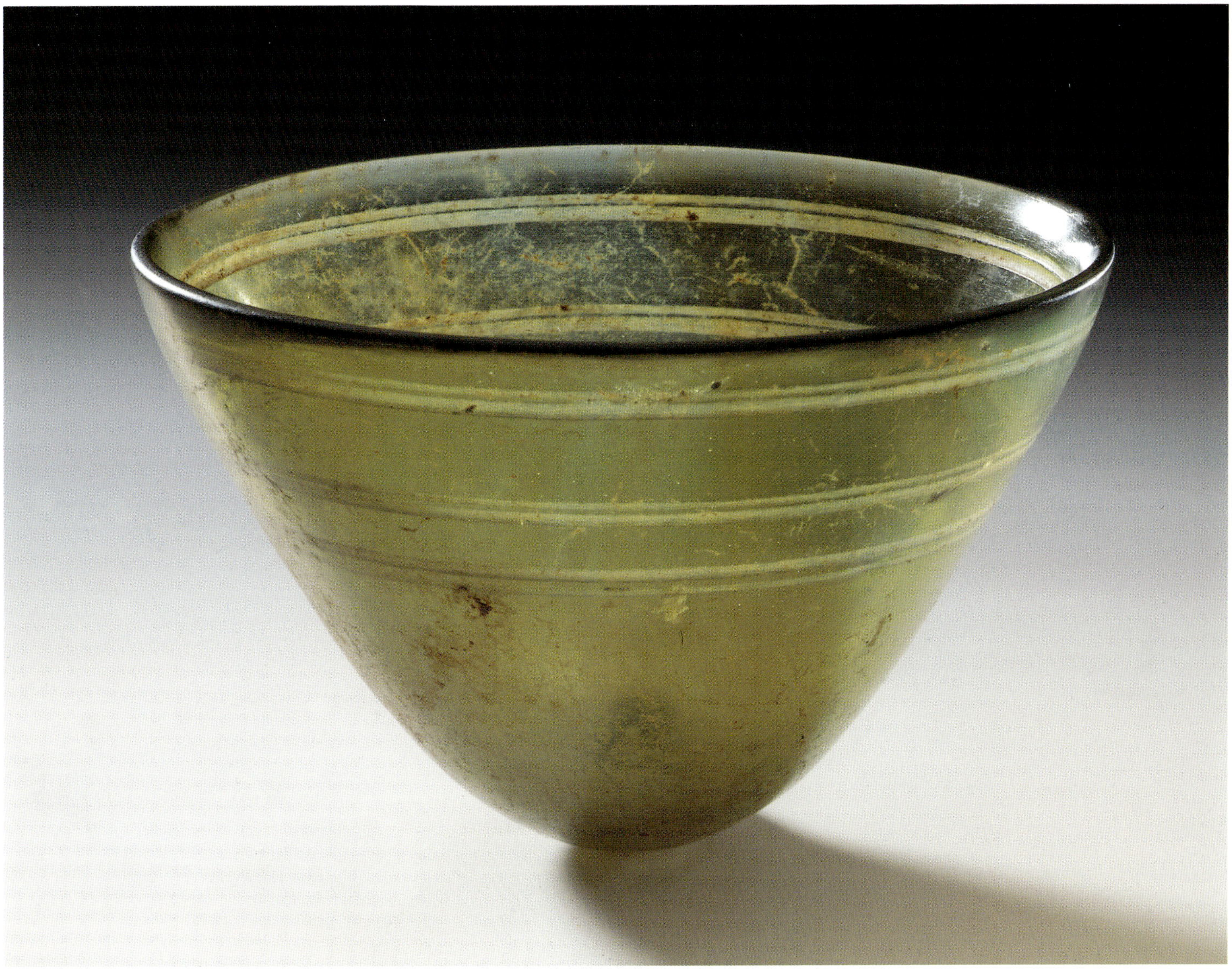

S. 84–85, Nr. 47; J. W. Salomonson, Der hellenistische Töpfer als Toreut, BABesch 57, 1982, S. 164–175, besonders 171). Die gleiche Form kommt auch in syro-palästinischer Keramik vor (S. Weinberg, A Syro-Palestinian Bowl Type, MUSE 22, 1988, S. 64–74). Die Glasschalen hatten wie die Silberschalen eine weite Verbreitung, während die keramischen vorwiegend an der syro-palästinischen Küste gefunden wurden. Zu einer importierten syro-palästinischen keramischen Schale in Athen: S. I. Rotroff, Hellenistic Pottery. Athenian and Imported Moldmade Bowls, The Athenian Agora, Band 22, Princeton, New Jersey, 1982, S. 92, Nr. 405, Tafel 69.
Zu den hellenistischen Schliffrillenschalen: Grose 1979, S. 54–59, Gruppe A.
Siehe oben S. 68–69.

## Nr. 80 Hellenistische Schliffrillenschale

Östlicher Mittelmeerraum, wahrscheinlich syro-palästinisch
Mitte 2. – frühes 1. Jahrhundert v. Chr.
Höhe 7,5 cm; Durchmesser Rand 12,75 cm; durchschnittliche Stärke Wandung 0,46 cm

Provenienz: Kunsthandel Zürich

Durchscheinendes, königsblaues Glas. Kleine runde Blasen. Aus einem einfarbigen Rohling; abgesenkt; auf der Innenseite Schliffrille. Vollständig, aber alle Oberflächen stark korrodiert; irisierend; auf der Innenseite Überreste einer mechanisch entfernten schwarzen Verwitterungsschicht.
Konische Schale. Rand mit gerundeter Kante, schräg nach außen abfallend; gerade, sich nach unten verjüngende Wandung; gerundeter Boden. Auf der Innenseite eine schmale umlaufende Schliffrille 0,7 cm unterhalb des Randes.

Bemerkungen
Siehe Kat.-Nr. 79.

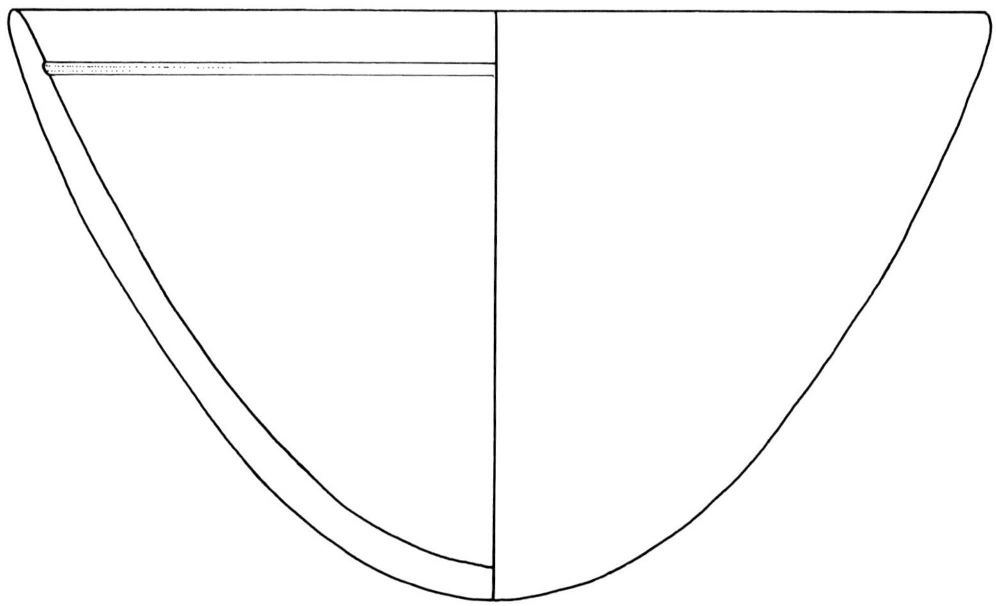

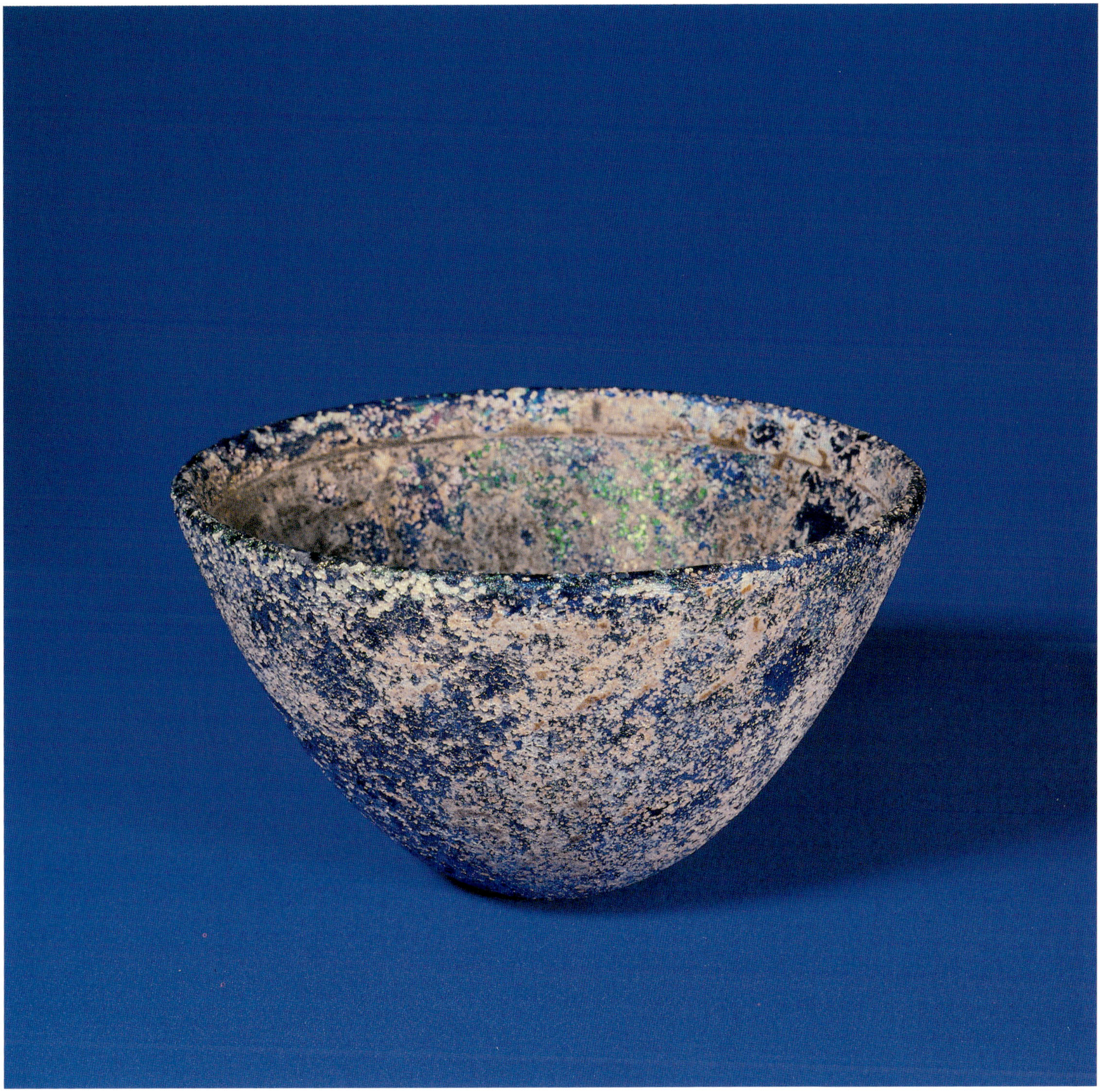

## Nr. 81 Konische Schliffrillenschale aus Stein

Wahrscheinlich östlicher Mittelmeerraum
Mitte 2. – frühes 1. Jahrhundert v. Chr.
Höhe 4,75 cm; Durchmesser Rand 8,5 cm;
durchschnittliche Stärke Wandung 0,43 cm

Provenienz: unbekannt

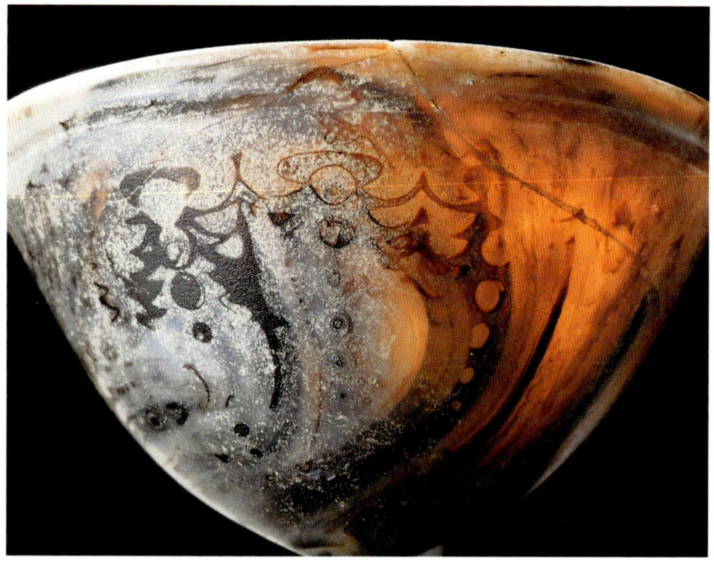

Stein (nicht determiniert), durchscheinend in durchgelassenem Licht. Gebohrt, geschliffen und poliert (keine Polierspuren); auf der Innenseite Schliffrillen; bemalt. Vollständig, aber gebrochen und wieder zusammengesetzt.
Konische Schale. Rand mit gerundeter Kante, schräg nach außen abfallend; gerade, sich nach unten verjüngende Wandung; gerundeter Boden. Auf der Außenseite zwei schmale umlaufende Schliffrillen unterhalb des Randes. Gemalte Kreise und Wellenlinien in glänzendem Schwarz folgen der Maserung des Steins und betonen sie.

Bemerkungen
Zur Form siehe Kat.-Nr. 79. Kein genaues Vergleichsstück bei H.-P. Bühler, Antike Gefäße aus Edelsteinen, Mainz 1973.

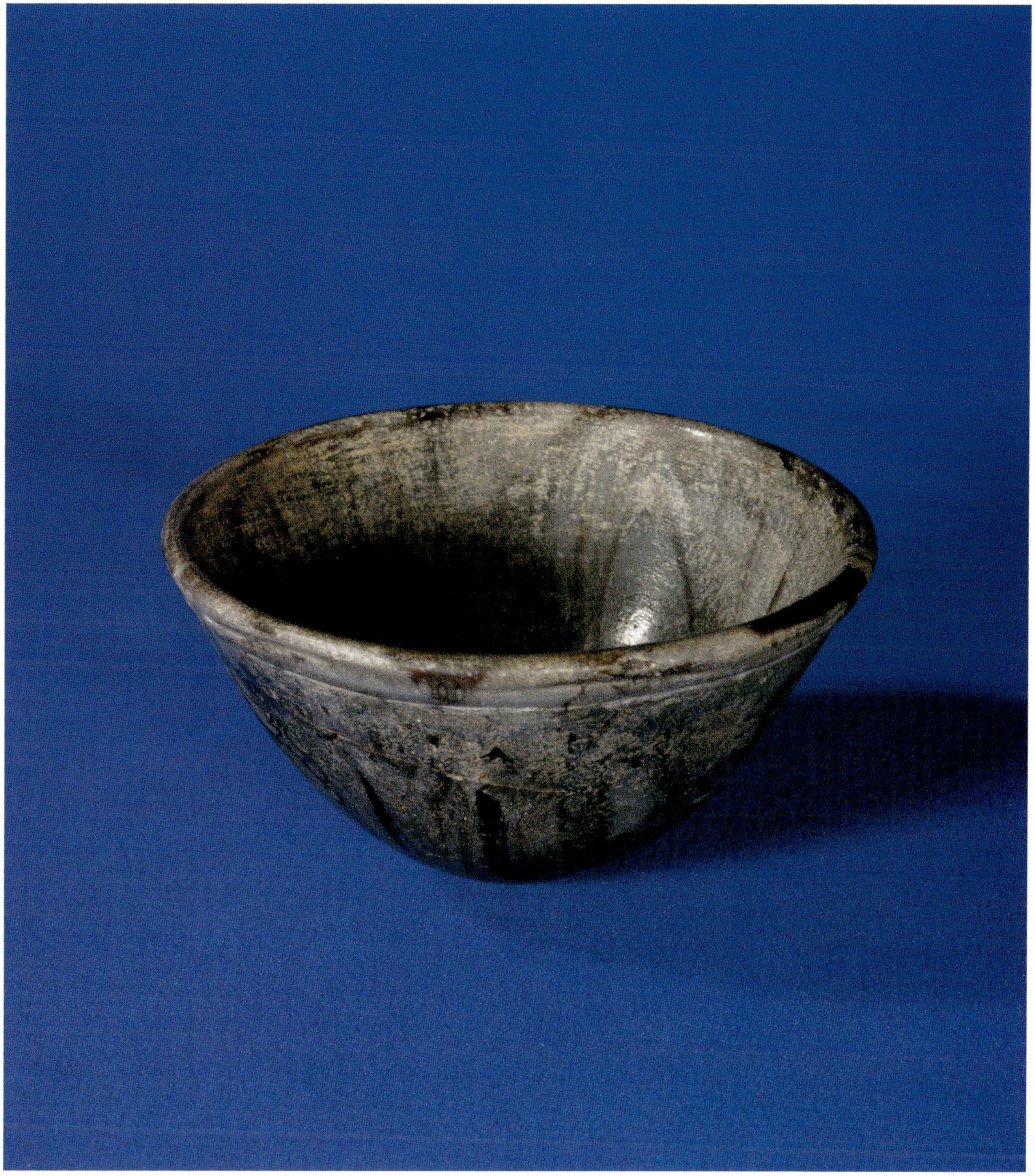

## Nr. 82 Hellenistische Schliffrillenschale

Abb. 47
Syro-palästinisch
Mitte 2. bis frühes 1. Jahrhundert v. Chr.
Höhe 6,4 cm; Durchmesser Rand 15,3 cm;
durchschnittliche Stärke Wandung 0,67 cm

Angeblich gefunden zusammen mit der kretischen Pyxis Kat.-Nr. 78
Provenienz: Kunsthandel Zürich

Durchscheinendes, naturfarbenes, olivgrünes Glas (nahe 10 Y 5/4). Wenige winzige Blasen. Aus einem einfarbigen Rohling; abgesenkt; auf der Innen- und Außenseite Schliffrillen; auf der Außenseite geritzt; umlaufende Kratzer auf der Innenseite sowie auf der Ober- und Außenseite des Randes. Zahlreiche kleine vorstehende Unebenheiten auf der Innenseite (siehe unten). Vollständig; außen und innen rauh; Irisierung.
Flache, halbkugelige Schale. Dicker Rand mit fast spitzer Kante, schräg nach innen und nach außen abfallend; gerundete Wandung; gerundeter Boden. Auf der Innenseite zwei tiefe, breite, umlaufende Schliffrillen in einem Band unterhalb des Randes; auf der Außenseite zwei schmale konzentrische Schliffrillen um den Boden, ein kreisförmiges Band von flachen Ritzungen um die Mitte des Bodens.

Bemerkungen
Zahlreiche unregelmäßige, kleine, vorstehende Unebenheiten auf der Innenseite (siehe oben Abb. 47) sehen wie Glas-Krösel aus, die versehentlich in die noch heiße Schale hineingefallen und mit der Oberfläche verschmolzen sind; eine andere Erklärung wäre, daß die Oberfläche der Halbform, über welche der Rohling abgesenkt wurde, rauh und gerissen war und daß das Glas während des Absenkens in die Unebenheiten der Form geflossen ist.
Halbkugelige Schliffrillenschalen wurden in den gleichen Werkstätten hergestellt wie konische Schliffrillenschalen; beide Formen wurden in Fundzusammenhängen gleichen Datums in dem gleichen Verbreitungsgebiet gefunden.
Vergleiche Kat.-Nr. 79.
Siehe oben S. 48.

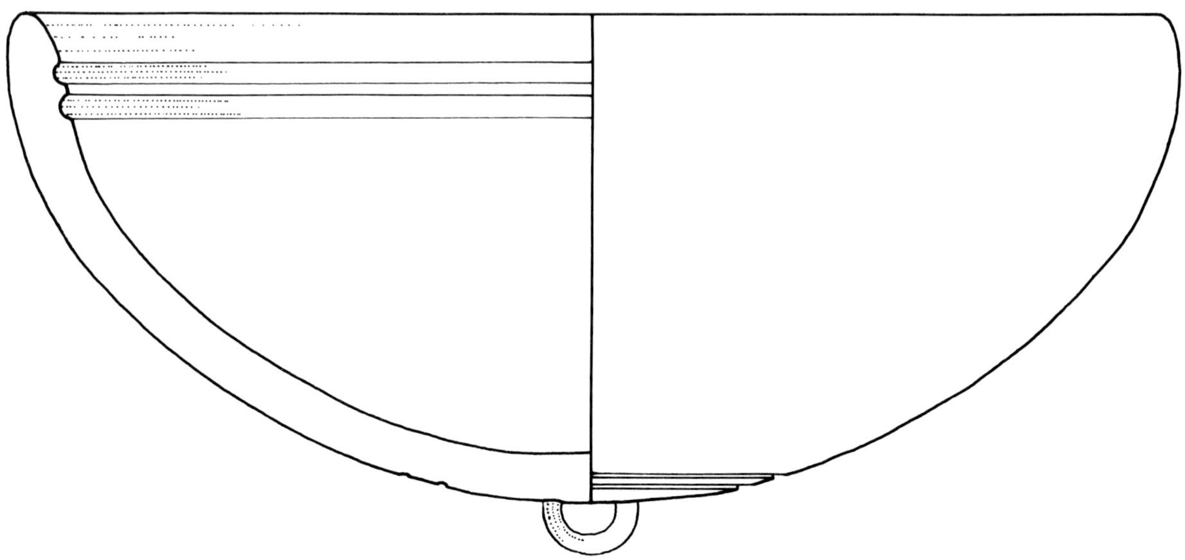

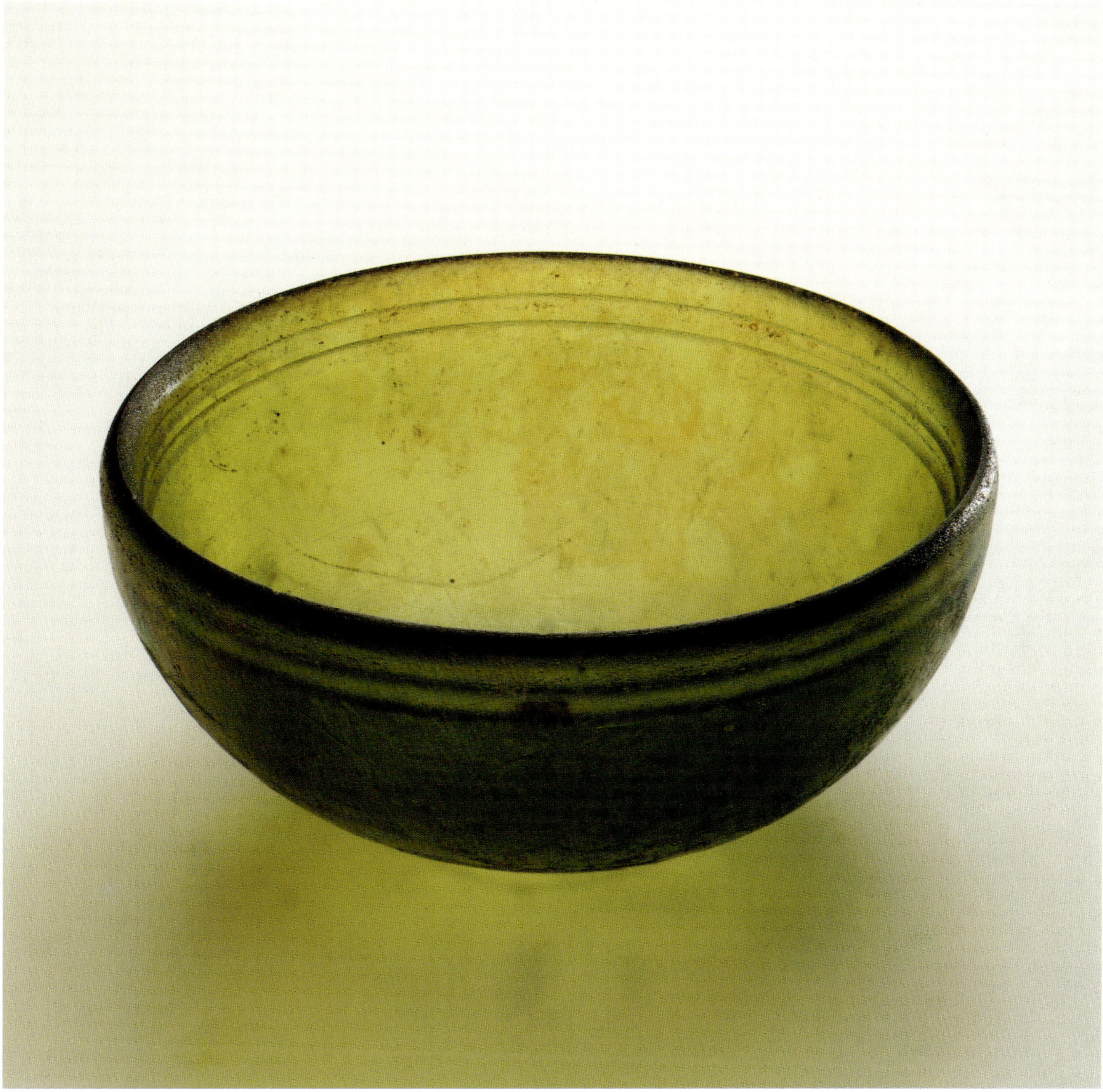

## Nr. 83 Hellenistische Schliffrillenschale

**Abb. 122, 123, 127**
**Syro-palästinisch**
**Mitte 2. – frühes 1. Jahrhundert v. Chr.**
**Höhe 6,1 cm; Durchmesser Rand 14,7–14,4 cm; durchschnittliche Stärke Wandung 0,55 cm**

**Provenienz: unbekannt**

Durchscheinendes, bernsteinfarbenes Glas (nahe 5 Y 5/6). Wenige winzige Blasen. Aus einem einfarbigen Rohling; abgesenkt; auf der Innen- und Außenseite Schliffrillen; auf der Außenseite geritzt; Spuren von umlaufenden Kratzern auf der Innenseite sowie auf der Ober- und Außenseite des Randes. Vollständig; innen und außen rauhe, leicht korrodierte Oberfläche nach Entfernung von großen Partien einer irisierenden Verwitterungsschicht; außen ursprüngliche Oberfläche zum Teil erhalten.
Flache, halbkugelige Schale. Dicker Rand mit gerundeter Kante, schräg nach außen abfallend; gerundete Wandung; gerundeter Boden. Auf der Innenseite zwei umlaufende Schliffrillen in einem Band unterhalb des Randes; auf der Außenseite drei umlaufende Bänder mit Ritzungen: zwei um den Boden und eins um die Mitte der Wandung.

Bemerkungen
Siehe Kat.-Nr. 82. Der Rand der Schale ist ungleichmäßig. Auf der Außenseite an der weitesten Stelle befinden sich gegenüberliegende Werkzeugspuren vom Ablösen der Schale von der Form (siehe oben Abb. 122); an diesen beiden Stellen ist der Rand der Schale etwas dicker und ausgedehnt (siehe oben Abb. 123).
Siehe oben S. 70, 71, 72, 78.

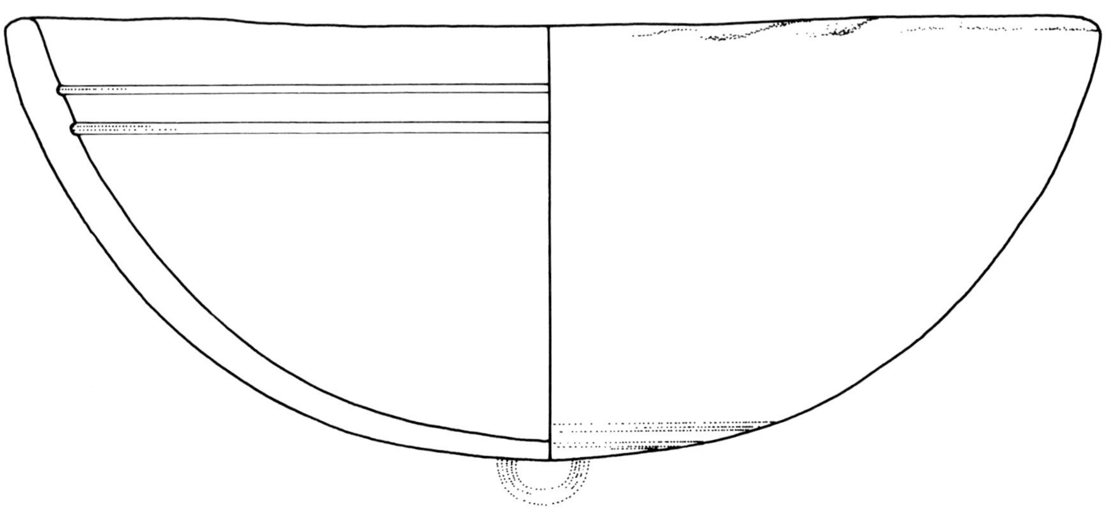

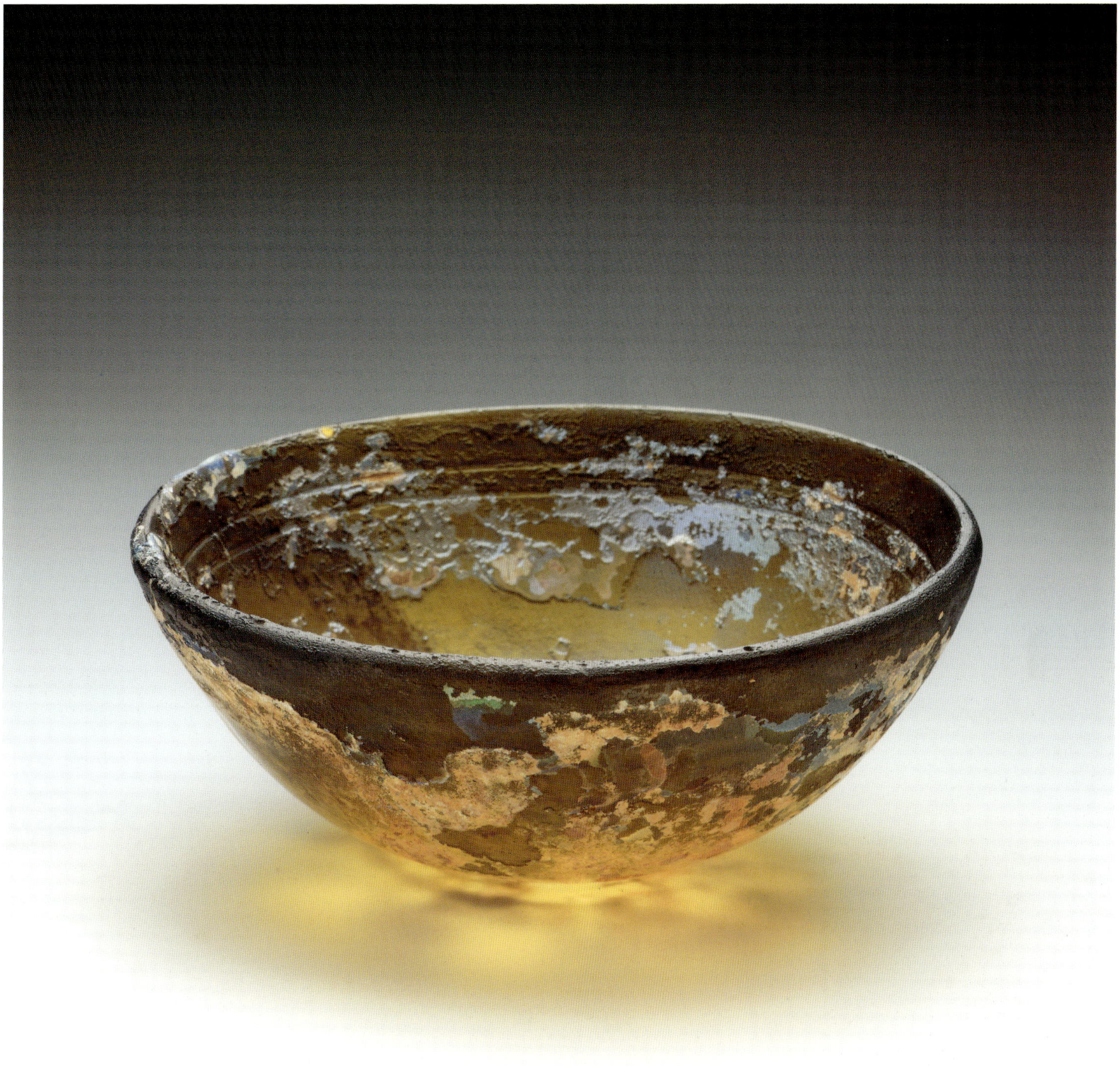

# Nr. 84 Hellenistische Rippenschale

**Abb. 126, 135**
**Syro-palästinisch**
**Zweites Viertel – Ende 1. Jahrhundert v. Chr.**
**Höhe 6,4–6,2 cm; Durchmesser Rand 13,2 cm;**
**max. Stärke Rand 0,5 cm;**
**min. Stärke Rand 0,34 cm**

**Provenienz: Kunsthandel Zürich**

Durchscheinendes, bernsteinfarbenes Glas. Wenige kleine runde und ovale Blasen. Aus einem einfarbigen Rohling; abgesenkt und auf der sich langsam drehenden Töpferscheibe bearbeitet; Außenseite des Randes mit einem Werkzeug geglättet (horizontale Werkzeugspuren), siehe oben Abb. 135; umlaufende Kratzer auf der Innenseite und auf der Oberseite des Randes; auf der Innenseite Schliffrillen. Vollständig; Sprung im Boden; kreisförmiger Sprung oberhalb des Bodens; Rand bestoßen; innen und außen irisierende, silbrige und beigefarbene Verwitterung zum Teil entfernt; beginnende Oberflächenkorrosion.
Tiefe Schale. Dicker, leicht nach außen ausladender Rand mit gerundeter Kante; gewölbte Wandung; konkaver Boden, leicht gewölbt auf der Innenseite. Auf der Innenseite drei schmale umlaufende Schliffrillen: eine unter der Kante des Randes und die beiden anderen in einem Band um die Mitte der Schale. Auf der Außenseite 19 lange, sich nach unten verjüngende Rippen; einige Rippen reichen bis in die Randzone, wo sie in schwachen Werkzeugeindrücken enden (siehe oben Abb. 135); alle Rippen verlaufen leicht schräg von oben rechts bis unten links und setzen sich auf der Unterseite der Schale fort, wo sie zur Mitte hin verschwinden; die Länge der einzelnen Rippen und die Abstände zwischen ihnen sind sehr unterschiedlich.

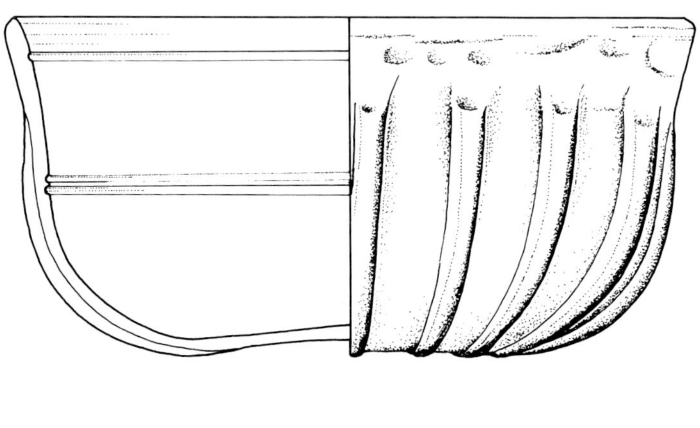

Bemerkungen
Bei der Rippenschale der Sammlung Wolf sieht man auf der Unterseite, wo der Handwerker mit langen Rippen begonnen und den verbleibenden Platz am Ende der Reihe mit zwei kurzen Rippen gefüllt hat (Farbtafel).
Hellenistische Rippenschalen waren die Vorläufer von römischen Rippenschalen (siehe Kat.-Nr. 89). Im allgemeinen sind die hellenistischen Rippenschalen weniger perfekt geformt als die römischen; die Rippen sind weniger regelmäßig und weniger kräftig, und sie reichen oft, wie bei dieser Schale, bis in die Randzone, wo sie in schwachen Werkzeugeindrücken enden. Die Außenseite des Randes ist durchweg geglättet, aber meistens nicht geschliffen. Das Glas und die Werkzeugspuren auf dem Rand erinnern an hellenistische syro-palästinische Schliffrillenschalen (Kat.-Nr. 79–83). Zu den frühesten datierbaren Rippenschalen gehören diejenigen, die in Tel Anafa, Nord-Israel, in Schichten von 95 bis 80 v. Chr. ausgegraben wurden (G. D. Weinberg, Hellenistic Glass from Tel Anafa in Upper Galilee, JGS 12, 1970, S. 17–27, Profilzeichnungen 31–33) sowie Schalen von der griechischen Insel Delos, die aus der Zeit vor der Plünderung der Insel durch die Römer (88 und 69 v. Chr.) stammen (Nenna 1993, S. 11, 18–19, Abb. 10 b, c).
Undatierbare Fragmente von Rippenschalen aus Hagoshrim in Nord-Israel vertreten ein frühes Versuchsstadium in der Produktion dieses Typus, siehe oben Abb. 130 (G. D. Weinberg, Notes on Glass from Upper Galilee, JGS 15, 1973, S. 35–51).
Rippenschalen sind eine der ersten Formen, die zuerst in Glas geschaffen wurden und erst später in anderen Materialien imitiert wurden, wie zum Beispiel in Keramik, siehe oben Abb. 128.
Zu dieser Gruppe: Grose 1979, S. 56, Gruppe C.
Zur Technik: siehe oben S. 72–79.
Siehe oben S. 72, 75.

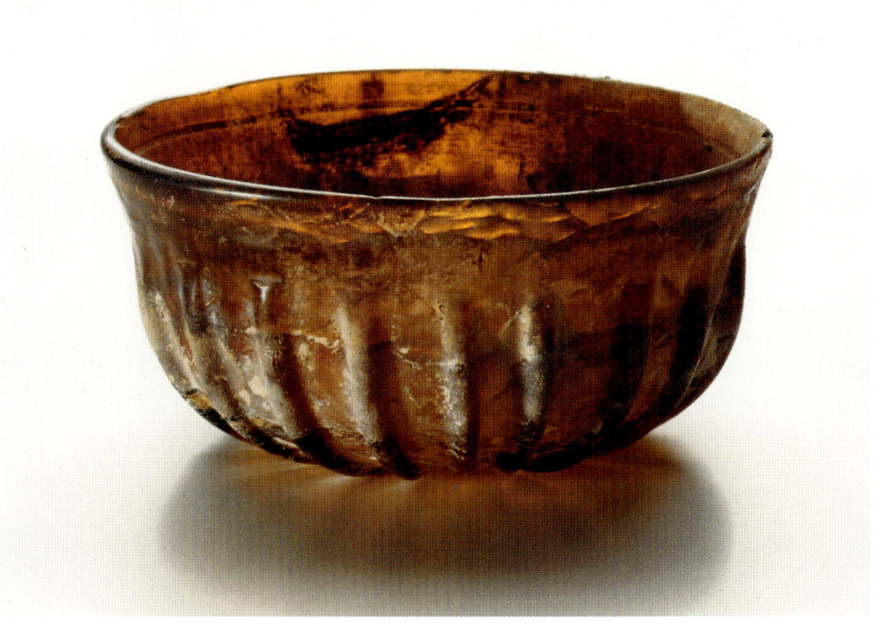

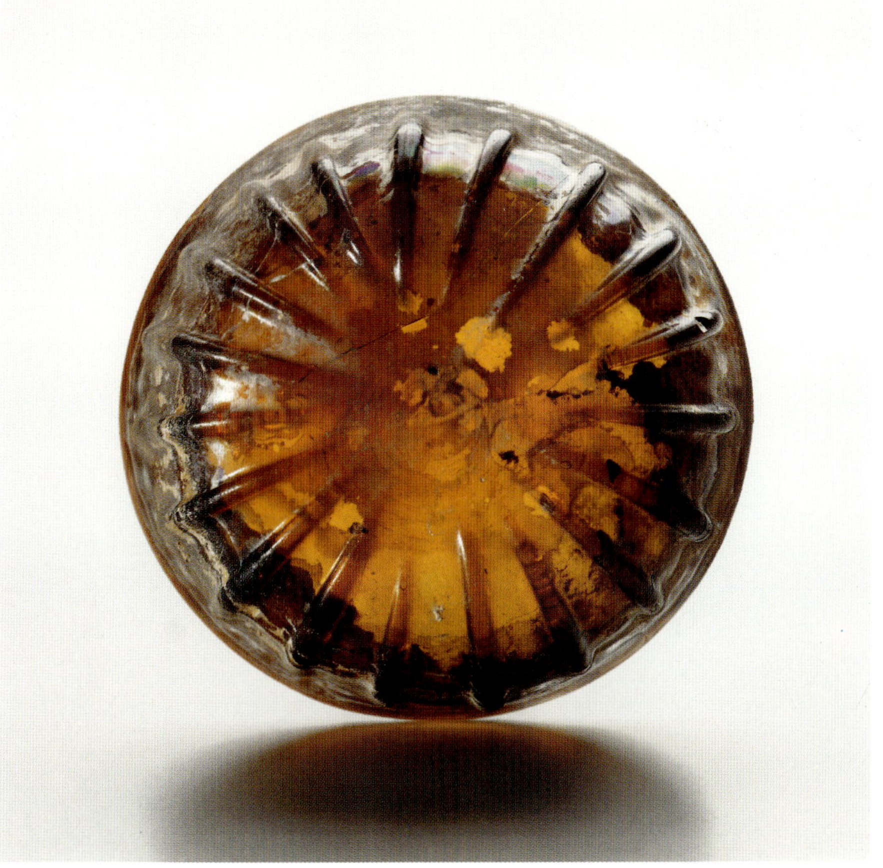

## Nr. 85 Hellenistische Rippenschale

Abb. 136
Syro-palästinisch
Zweites Viertel – Ende 1. Jahrhundert v. Chr., möglicherweise später
Höhe 5,36 cm; Durchmesser Rand 12,44–12,15 cm; max. Stärke Rand 0,5 cm; min. Stärke Rand 0,27 cm

Provenienz: Kunsthandel Zürich

Durchscheinendes, naturfarbenes, blaugrünes Glas (10 G 6/2). Wenige kleine runde und ovale Blasen. Aus einem einfarbigen Rohling; abgesenkt und auf der sich langsam drehenden Töpferscheibe bearbeitet; Außenseite des Randes mit einem Werkzeug geglättet (horizontale und schräge Werkzeugspuren, siehe oben Abb. 136); keine umlaufenden Kratzer. Vollständig; innen und außen stellenweise beigefarbene Verwitterung und Irisierung.
Flache Schale. Gerader, aufrechtstehender Rand mit gerundeter Kante; gewölbte Wandung; leicht gewölbter Boden. Auf der Außenseite 15 sich nach unten verjüngende Rippen unterschiedlicher Länge und Dicke; die oberen Enden der Rippen wurden gleichmäßig abgeflacht (es entstanden dabei schräge, dreieckförmige Oberflächen), als der Rand geglättet wurde; die meisten Rippen verlaufen leicht schräg von oben rechts nach unten links und setzen sich auf der Unterseite der Schale fort, wo sie zur Mitte hin verschwinden; die Abstände zwischen den Rippen sind unregelmäßig.

Bemerkungen
Siehe Kat.-Nr. 84.
Siehe oben S. 75, 78.

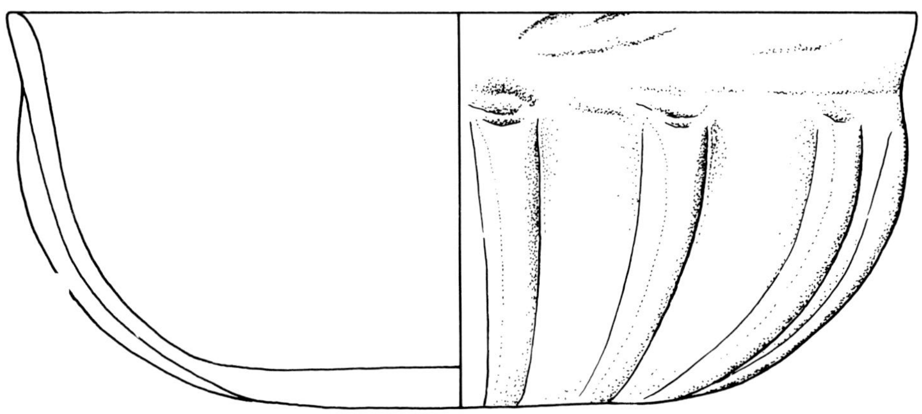

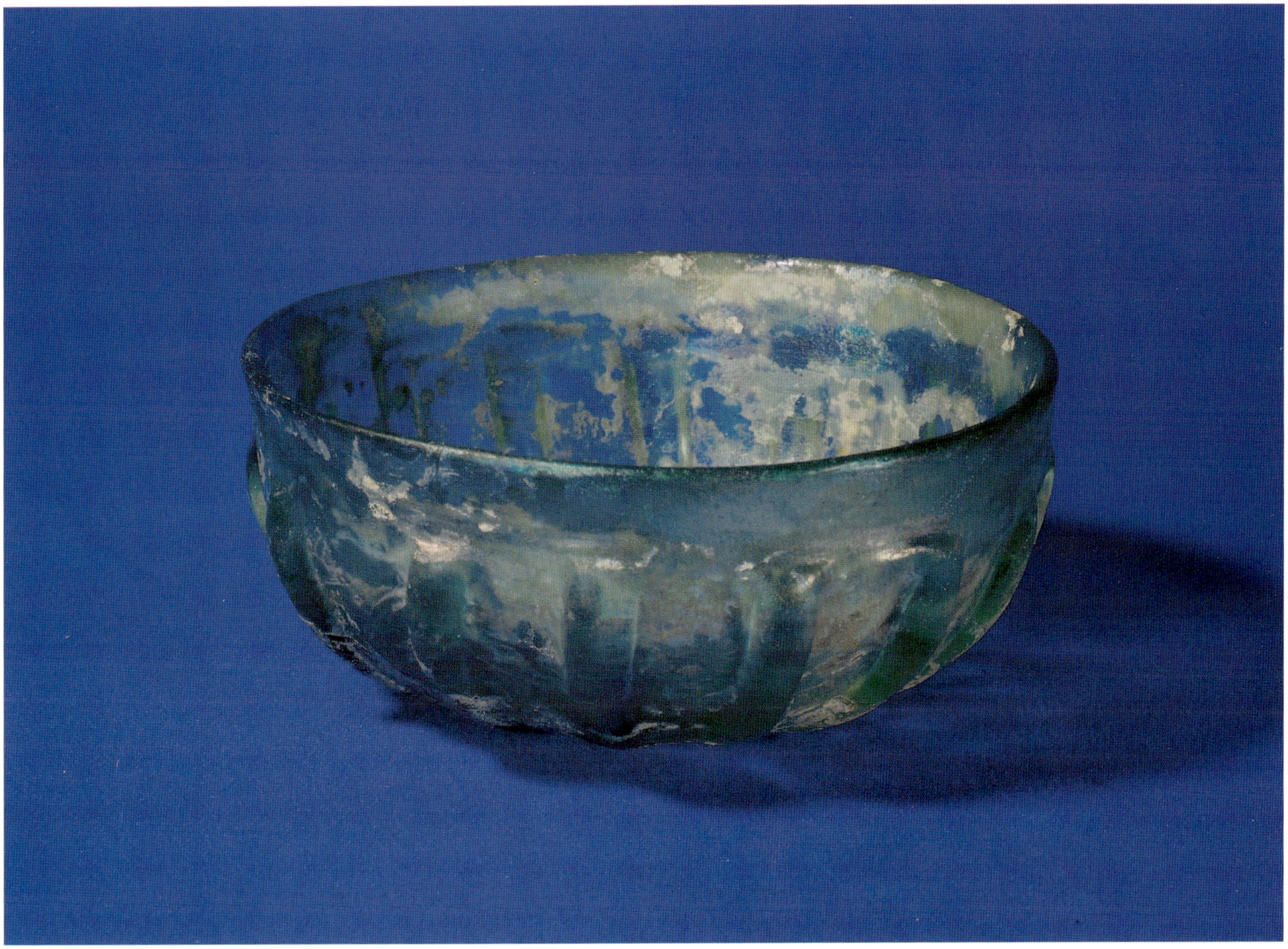

## Nr. 86 Hellenistische Mosaikglas-Schale auf hohem Standring

Abb. 101
Wahrscheinlich östlicher Mittelmeerraum
Erstes Viertel 1. Jahrhundert v. Chr.
Höhe 5,4–5,15 cm; Durchmesser Rand 9,1–9,0 cm; Durchmesser Standring 5,35 cm; durchschnittliche Stärke Wandung 0,36 cm

Provenienz: Kunsthandel Zürich

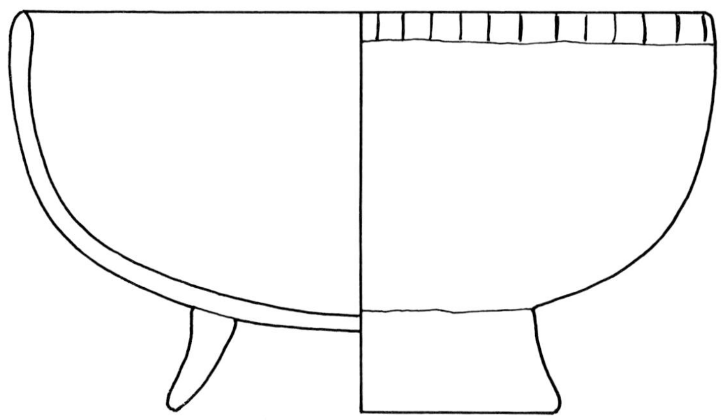

Aus einem mehrfarbigen, aus unregelmäßigen Scheibchen und Abschnitten von Mosaikstäben verschmolzenen Rohling; abgesenkt; Rand und Standring angesetzt; keine Polierspuren. Vollständig, aber gebrochen und wieder zusammengesetzt; Brüche verstrichen; innen und außen stark korrodiert; beigefarbene, verwitterte Vertiefungen im Randfaden, wo eine ursprünglich farbige(?) Spirale korrodiert ist.
Halbkugelige Schale auf hohem Standring. Aufrechtstehender Rand mit gerundeter Kante; gerundete Wandung; Bodeninnenseite konkav, Unterseite entsprechend gewölbt; hoher, konischer Standring (leicht aus der Gefäßachse angesetzt). Streifenmosaik-Design geformt aus unregelmäßigen Abschnitten, Scheibchen und Bröckchen von fünf Mosaikstäben; das Design besteht aus zwei alternierenden Streifen; der erste Streifen ist ein Abschnitt des ersten Stabes mit einem opakweißen Streifen, der von durchscheinendem, halbdunklem, blaugrünem Glas (5 BG 3/2), das in reflektiertem Licht schwarz erscheint, überfangen ist; der zweite Streifen, ein Kompositstreifen, ist zusammengesetzt aus den übrigen Stäben: kurze Abschnitte und viereckige Scheiben des zweiten Stabes aus opakem Gelb, von farblosem Glas überfangen; Scheiben des dritten Stabes mit einem durchscheinenden, blaßblauen Mittelpunkt (nahe 5 B 5/1), der von sechs Farbringen überfangen ist, von innen nach außen: dünnes opakes Weiß, durchscheinendes Gelb (nahe 5 Y 7/6), farbloses Glas, durchscheinendes Gelb (wie vorher), wiederum farbloses Glas und durchscheinendes Blaugrün (nahe 5 BG 5/2); Scheiben des vierten Stabes mit einer von einem opakweißen Mittelpunkt ausgehenden, dünnen opakgelben Spirale, die von durchscheinendem Gelbgrün (nahe 10 GY 4/4) überfangen ist; unregelmäßige Abschnitte und Scheiben des fünften Stabes mit einem opakgelben Mittelpunkt, der von acht Farbringen überfangen ist, von innen nach außen: opakes Blaßblau, opakes Dunkelblau, opakes Blaßgrünblau, opakes Dunkelblau, opakes Blaßblau, opakes Dunkelblau, opakes Grünblau und opakes Dunkelblau; dazu einige kleine Bröckchen von durchscheinendem, mangangefärbtem Rotviolett (nahe 5 R 5/4); Standring aus Abschnitten des ersten, dritten und fünften Stabes; der Rand aus einem angesetzten durchscheinenden, mangangefärbten violetten Reticella-Faden, der in reflektiertem Licht schwarz erscheint und von einem sehr dünnen Fädchen (vielleicht opakweiß) umwickelt ist.

Bemerkungen
Einer der wichtigsten geschlossenen Funde von hellenistischen Gläsern stammt aus einem Schiffswrack vor der griechischen Insel Antikythera, auf halber Strecke zwischen Kreta und der Peloponnes (G. D. Weinberg [Hrsg.], The Antikythera Shipwreck Reconsidered, Transactions of the American Philological Society 55, Part 3, Philadelphia 1965; Weinberg 1992, S. 28–33). Dieser aufsehenerregende Fund ist deshalb so bedeutend, weil er einen der wenigen Fixpunkte für die Datierung hellenistischer Gläser bietet: nämlich zwischen 70 und 60 v. Chr. (N. Yalouris, The Shipwreck of Antikythera: New Evidence of Its Date after Supplementary Investigation, in: EUMOSIA Ceramic and Iconographic Studies in Honour of A. Cambitoglou, Sydney 1990, S. 135–136; vergleiche D. De Solla Price, Gears from the Greeks: The Antikythera Mechanism, A Calendar Computer from ca. 80 B. C., Transactions of the American Philological Society 64, Part 7, Philadelphia 1974). Die Ladung des Schiffes bestand hauptsächlich aus Bronze- und Marmor-Statuen (P. C. Bol, Die Skulpturen des Schiffsfundes von Antikythera, Athenische Mitteilungen, Supplement 2, Berlin 1972). Die Glasfunde umfassen ein- und mehrfarbige Gefäße; die mehrfarbigen sind durchweg kleine, flache Schalen mit verschiedenen Mustern wie Streifenmosaik, Spiralen und spiralig aufgebaute Reticella-Schalen.
Typisch für die mehrfarbigen Glasgefäße der Antikythera-Gruppe ist der angesetzte konische Standring. Er kommt bei fünf der zehn Schalen vor. Eine dieser Schalen ist eine

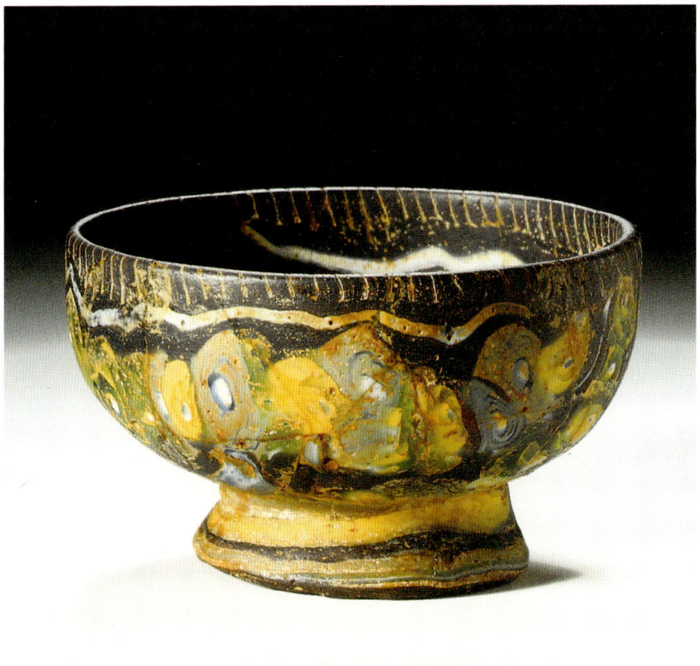

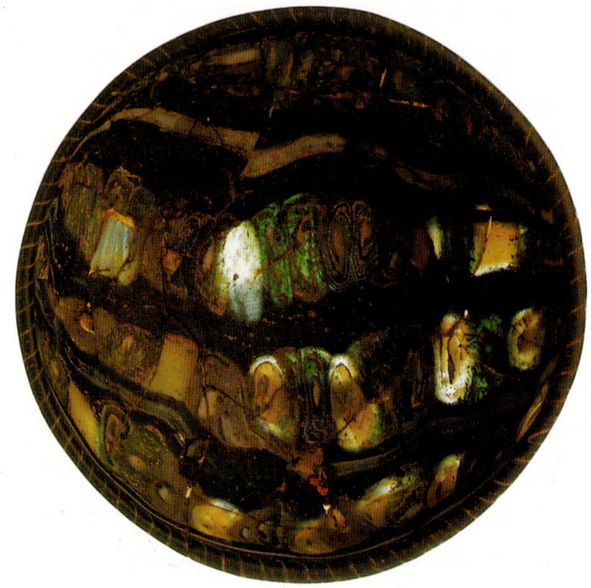

Streifenmosaik-Schale mit einem Design, das aus alternierenden Streifen besteht (darunter ein Kompositstreifen) wie bei der Schale der Sammlung Wolf. Vergleiche Glasschalen mit Standring in: Athen, Nat. Arch. Mus., Nr. 23723, aus dem Schiffsfund von Antikythera, Streifenmosaik-Schale mit einem Kompositstreifen (Weinberg 1965, op.cit., S. 37–38, Nr. 9, Abb. 18, 19; Weinberg 1992, S. 110–112, Nr. 75, Farbtafel S. 64); Nr. 23718, 23722, aus dem Schiffsfund von Antikythera, zwei Mosaikglas-Schalen aus Scheiben von Stäben mit einem Spiralmuster (Weinberg 1965, op.cit., S. 36–37, Nr. 7, 8, Abb. 15–17; Weinberg 1992, S. 108, Nr. 69, 70); Nr. 23725, 23724A, B, C, aus dem Schiffsfund von Antikythera, zwei spiralig aufgebaute Reticella-Schalen (Weinberg 1965, op.cit., S. 38, Nr. 10, 11, Abb. 20–23; Weinberg 1992, S. 108–110, Nr. 71–74); – ehemals Sammlung R.W. Smith, im Libanon erworben, Streifenmosaik-Schale (Smith 1957, Nr. 147, Abb.); – Köln, RGM, Nr. N 14, ehemals Sammlung Niessen, aus Köln, Severinstraße, spiralig aufgebaute Reticella-Schale (Grose 1989, S. 196, Abb. 111).
Ein Streifenmosaik-Design, das Streifen aus Abschnitten einzelner Stäbe mit Kompositstreifen kombiniert, begegnet an einer Standringschale mit ausladendem Rand (der gleichen Form wie Kat. Nr. 87) in London, BM, Nr. GR 1896.12-15.2, angeblich von den griechischen Inseln (Tait [Hrsg.] 1991, S. 56, Farbabb. 65).
Glasschalen mit Streifenmosaik-Design wurden bis in das frühe 1. Jahrhundert n. Chr. hergestellt. Die meisten datierten Streifenmosaik-Schalen stammen aus der augusteischen Zeit von 27 v. Chr. bis 14 n. Chr. (S. M. E. van Lith, Glas aus Asciburgium, Rheinische Ausgrabungen 23, Beiträge zur Archäologie des Rheinlandes IV, 1983, S. 221–222; I. P. P. Publicatie 329, Amsterdam 1983, S. 221–222). Diese späteren Schalen haben keinen Standring. In der augusteischen Zeit wurden auch Streifenmosaik-Designs in Kreuzform beliebt (siehe oben Abb. 102).
Siehe oben S. 57, 58, 65.

## Nr. 87 Hellenistische Mosaikglas-Schale auf hohem Standring

**Wahrscheinlich östlicher Mittelmeerraum**
**Erste Hälfte 1. Jahrhundert v. Chr.,**
**um 70–60 v. Chr.**
**Höhe 4,96 cm; Durchmesser Rand 9,7 cm;**
**Durchmesser Standring 5,2–4,95 cm;**
**Stärke Rand 0,37–0,33 cm**

**Provenienz: Kunsthandel Zürich**

Aus einem mehrfarbigen, aus unregelmäßigen Bröckchen, Abschnitten und ovalen Scheibchen von Mosaikstäben verschmolzenen Rohling; abgesenkt; Rand und Standring angesetzt; keine Polierspuren. Vollständig, aber gebrochen und wieder zusammengesetzt; Brüche verstrichen; korrodiert.
Schale auf hohem Standring. Horizontal ausladender Rand mit gerundeter Kante; gerade, sich nach unten verjüngende Wandung, zum Boden hin leicht gerundet; Bodeninnenseite konkav, Unterseite eher flach; hoher konischer Standring (leicht aus der Gefäßachse angesetzt). Mosaikmuster geformt aus Abschnitten, ovalen Scheiben und unregelmäßigen Bröckchen von zwei Mosaikstäben: der erste mit einem durchscheinenden, blaugrünen Mittelpunkt (nahe 5 BG 4/6), der überfangen ist von durchscheinendem Mittelgelb (nahe 5 Y 6/4) und durchscheinendem, farblosem Glas (mit einem gelben Stich); der zweite Mosaikstab (nur im Boden der Schale) mit einem opakgelben Mittelpunkt, der von durchscheinendem Blaugrün (wie vorher), durchscheinendem Mittelgelb (wie vorher) und durchscheinendem farblosem Glas (mit einem gelben Stich wie vorher) überfangen ist; im Schalenboden ein Bröckchen von durchscheinendem, mangangefärbtem Rotviolett (nahe 5 R 5/4); Standring aus einem Abschnitt des ersten Stabes; der Rand aus einem angesetzten, durchscheinenden, blaugrünen Reticella-Faden (nahe 5 BG 4/6), der von einem dünnen opakweißen Fädchen umwickelt ist.

Bemerkungen
Diese Gefäßform kommt in Mosaikglas selten vor, wurde aber um 70–60 v. Chr. hergestellt, denn drei der zehn mehrfarbigen Gefäße aus dem Schiffsfund von Antikythera hatten diese Form. Zum Schiffsfund von Antikythera siehe Kat.-Nr. 86.
Vergleiche Schalen in: Athen, Nat. Arch. Mus., Nr. 23719, 23720, 23721, aus dem Schiffsfund von Antikythera, alle drei anscheinend aus Scheibchen von mehrfarbigen Spiralstäben mit eingestreuten, einfarbigen Glasbröckchen (Weinberg 1992, S. 108, Nr. 66–68, Farbtafel S. 63); – London, BM, Nr. GR 1896.12-15.2, angeblich von den griechischen Inseln, Streifenmosaikglas (Tait [Hrsg.] 1991, S. 56, Farbabb. 65).

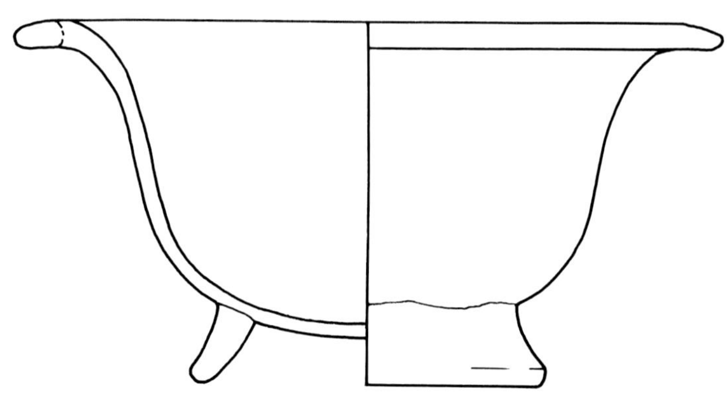

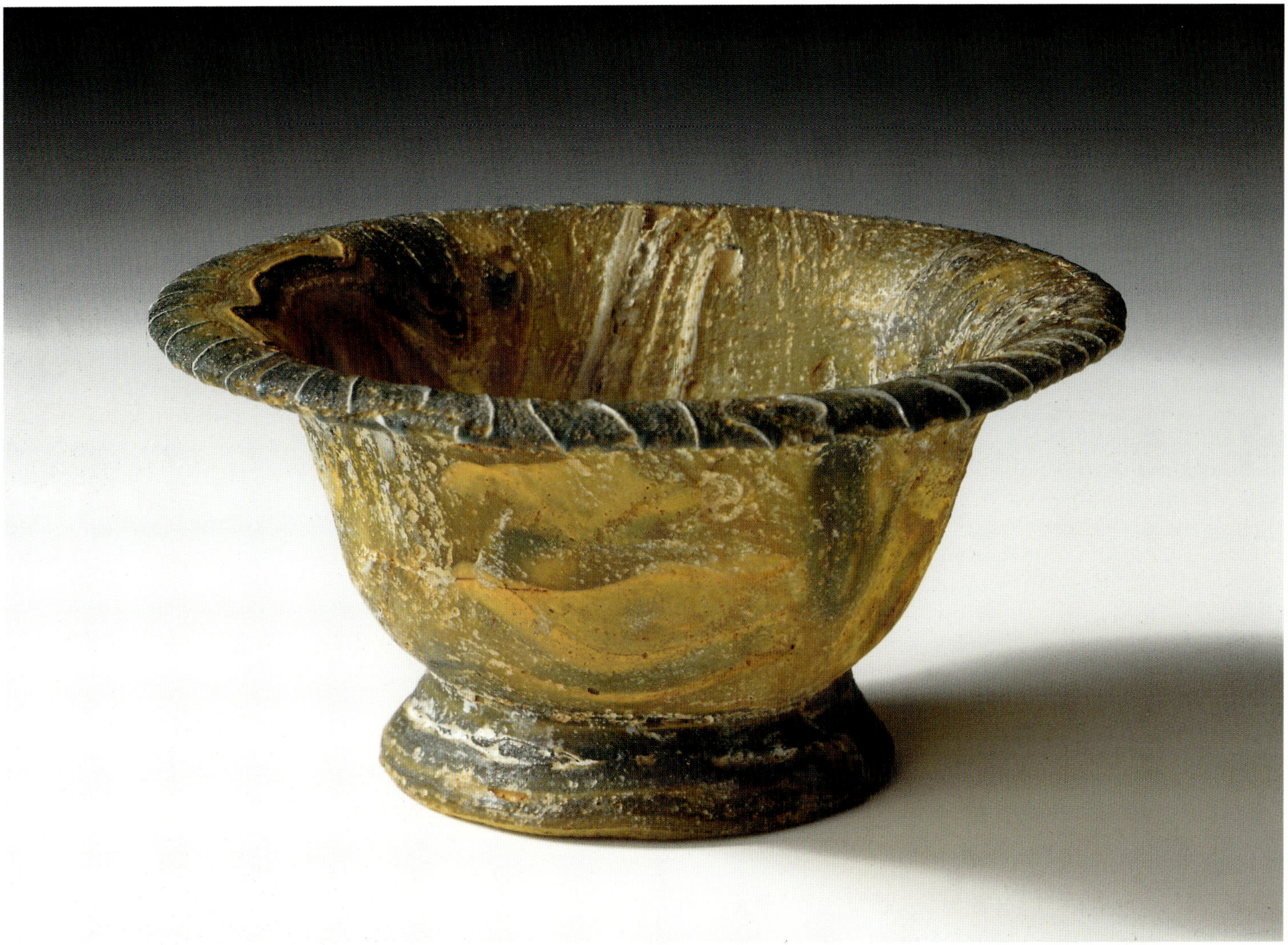

## Nr. 88 Goldband-Alabastron

**Im östlichen Mittelmeerraum hergestellt**
**1. Jahrhundert v. Chr.**
**Gefäß: Höhe 10,9 cm; Durchmesser 2,5 cm; Innendurchmesser Halsöffnung 1,1 cm; Wandungsstärke 0,25 cm**
**Aufsatz: Höhe 3,8 cm; Durchmesser Rand 3,1 cm; Innendurchmesser Öffnung 0,7 cm; Wandungsstärke: 0,1–0,2 cm**

**Provenienz: Gawain McKinley, London**

Hals-Aufsatz aus durchsichtigem, blaßgelblichgrünem Glas (10 GY 5/2). Technik noch zu klären, vermutlich um einen Stab geformt und poliert. Größtenteils von irisierender Verwitterungsschicht überzogen.
Gefäß aus Goldband-Mosaikglas: blaugrünes (5 BG 5/2 und 5 BG 4/6), kobaltblaues, opakweißes, amethystfarbenes, hellbraunes (5 YR 4/1) Glas und Goldbandglas – Goldfolie zwischen farblosen Glasschichten. Um einen Stab geformt. Vollständig erhalten; Boden leicht bestoßen; hellbraunes und amethystfarbenes Glas irisierend.
Alabastron mit abnehmbarem Hals-Aufsatz. Der Hals-Aufsatz hat einen weit ausladenden, horizontalen Tellerrand und einen engen zylindrischen Hals mit einer ringförmigen Verdikkung am unteren Ende, die verhindert, daß der Hals mehr als nur wenige Millimeter in den Hals des Alabastrons hineinreicht.
Das Gefäß hat einen waagerechten, flachen Randabschluß und einen langen, zylindrischen Körper mit gerader, nach unten sanft verbreiterter Wandung, die sich im unteren Körperbereich zur Basis zuspitzt. Die Wandung besteht aus fünf langen, parallelliegenden, in sich gewellten Abschnitten von Stäben: der erste blaugrün, der zweite kobaltfarben mit weißem Mittelstreifen, der dritte dunkelamethystfarben mit weißem Mittelstreifen, der vierte hellbraun mit weißem Mittelstreifen, der fünfte durchsichtig mit einem Streifen stark zerrissener Goldfolie zwischen den beiden durchsichtigen Lagen. Dieses Streifenmuster wiederholt sich dreimal.

Bemerkungen
Zur Herstellung der Goldband-Alabastra scheinen die Techniken des Schmelzens und Stabformens kombiniert worden zu sein. Vorfabrizierte Mosaikstäbe und Streifen von Goldbandglas wurden der Länge nach um einen beschichteten(?) Stab gerollt. Noch heiß konnte die zähe Glasmasse dann mit einer quer zum Stab gehaltenen, breiten Zange, durch Hin- und Herwalzen auf einer gewölbten Unterlage oder in anderer Manier zu Wellenmuster verzogen werden. Durch die Bewegung des Glases riß die starre Goldfolie je nach Dehnungsgrad mehr oder weniger. Das an der Basisspitze zusammenlaufende, überflüssige Bandmosaik konnte mit einer Zange abgekniffen, das Gefäß in die gewünschte Form gemärbelt werden. Einige Goldband-Alabastra haben eine innere Glaswandung meist durchsichtigen Glases, die die Herstellung vereinfacht haben mag. W. Gudenrath rekonstruiert die Technik mit einem glasummantelten Kern (W. Gudenrath in: Tait [Hrsg.] 1991, S. 217–218, Ab. 22–35; K. Cummings, The Technique of Glass Forming, London 1980, S. 41, Abb. 44, 1–7).
Goldband-Alabastra stellen die höchste Kostbarkeit unter dem Mosaikglas des Altertums dar. Nur eines, in einem Grab auf der griechischen Insel Samothrake gefunden, läßt sich bislang genau datieren und stammt aus der augusteischen Zeit um 27 v. Chr. – 14 n. Chr. (E. B. Dusenbery, Ancient Glass from the Cemeteries of Samothrace, JGS 9, 1967, S. 38, Nr. 8, Abb. 9). Wie andere Luxusgläser dieser Zeit finden sich die Goldband-Alabastra weit über das östliche Mittelmeergebiet bis nach Italien verstreut. Diese Fundverteilung ist eher typisch für hellenistisches Glas als für römisches Glas und spricht für eine Datierung in das 1. Jahrhundert v. Chr. Bislang ist nicht bekannt, wo diese Alabastra hergestellt worden sind.

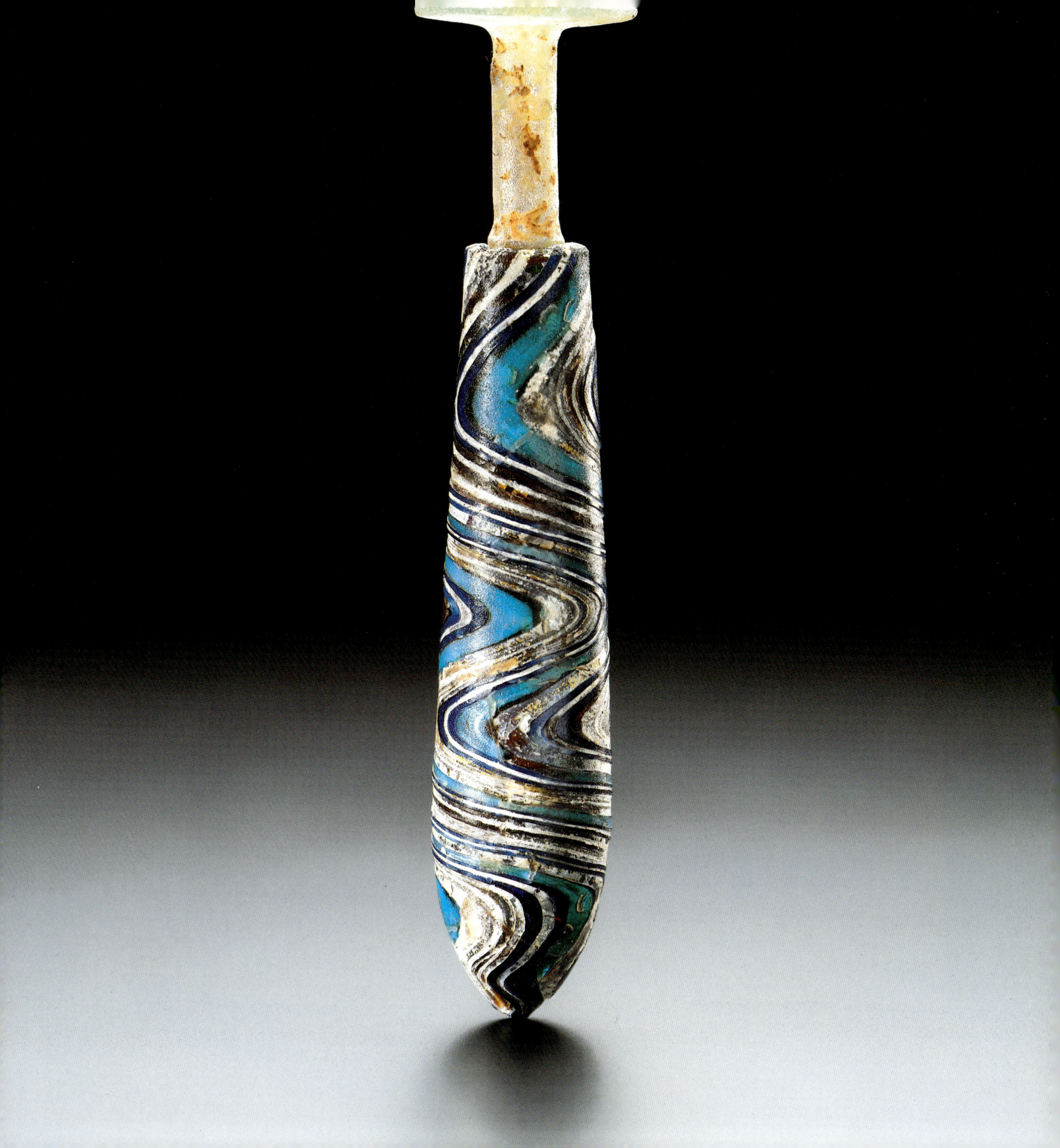

Die meisten Goldband-Alabastra weisen ein dreifaches Mosaikmuster in den Farben des Gefäßes der Sammlung Wolf auf. Ihre Hals-Aufsätze, wenn überhaupt erhalten, sind monochrom. Vermutlich waren sie mit Pech befestigt. Sie paßten sich in den Hals des Alabastrons ein wie ein Verschluß, doch sie sind keine richtigen Verschlüsse, da sie innen hohl und an beiden Seiten offen sind. So konnten sie gleichermaßen als Sprinkler und als Applikatoren dienen. Goldband-Alabastra lassen sich in zwei Hauptgruppen einteilen (Oliver 1967, S. 2–23). Gruppe A verfügt über einen langen, schlanken Körper mit kaum merklicher Erweiterung zum Boden des Körpers; Gruppe B ist kleinformatiger und stärker erweitert, die farbigen Bänder sind schmäler, zahlreicher und enger gewunden. Das Alabastron der Sammlung Wolf gehört der Gruppe B an.
Vergleiche weitere Goldband-Alabastra in: Warschau, National Museum, Nr. 147830, aus Edfu, Ägypten (B. Filarska, Szkla Starozytne, Warschau 1952, S. 73, Nr. 31, Tafel 6, 5); – Corning, CMG, Nr. 55.1.9 und 76.1.46, beide ehemals Sammlung R. W. Smith (Goldstein 1979, S. 207–208, Nr. 584–585); – ehemals Sammlung Kofler-Truniger (B. Rütti in: Luzern 1981, S. 68, Nr. 194; Kofler-Truniger 1985, S. 92, Nr. 159); – Toledo, TMA, Nr. 51.406 (Grose 1989, S. 208, Nr. 225); – London, BM, Nr. WAA 1895.6-21.1, angeblich aus Sidon, mit erhaltenem Hals-Aufsatz (V. Tatton-Brown in Tait [Hrsg.] 1991, S. 57, Abb. 66 Mitte); – ehemals Sammlung Constable-Maxwell (Gawain McKinley Ltd., Ancient Glass and Glazed Wares, Verkaufskatalog, Uxbridge o.J., Titelseite; The Constable-Maxwell Collection of Ancient Glass, Auktionskatalog Sotheby Parke Bernet & Co. London, 4. Juni 1979, London 1979, S. 27, Nr. 21).
Zu Goldband-Alabastra: Oliver 1967, S. 20–23, mit einer Liste der Parallelen; Grose 1989, S. 196–197 (Text von BSN).

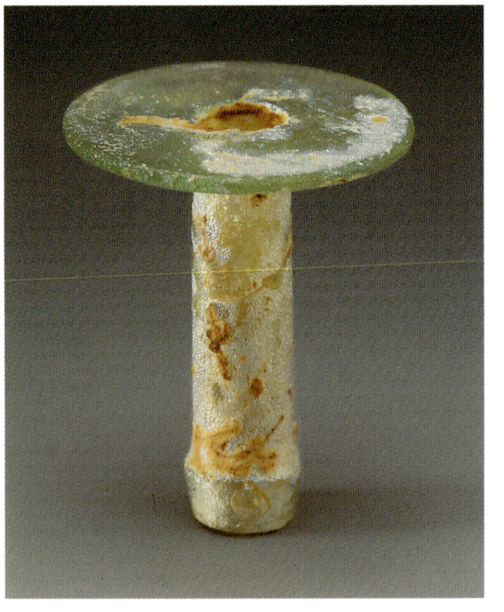

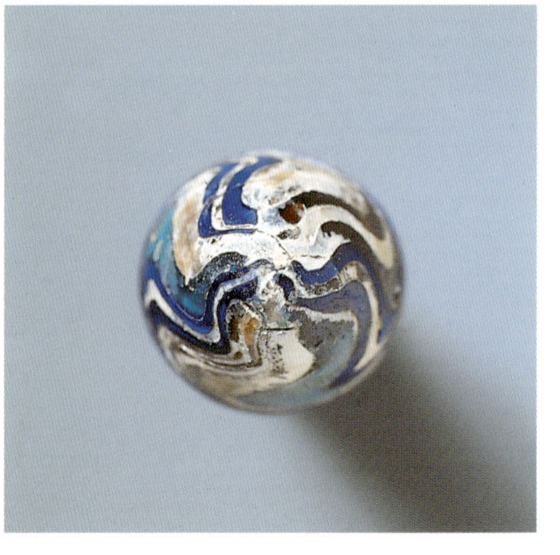

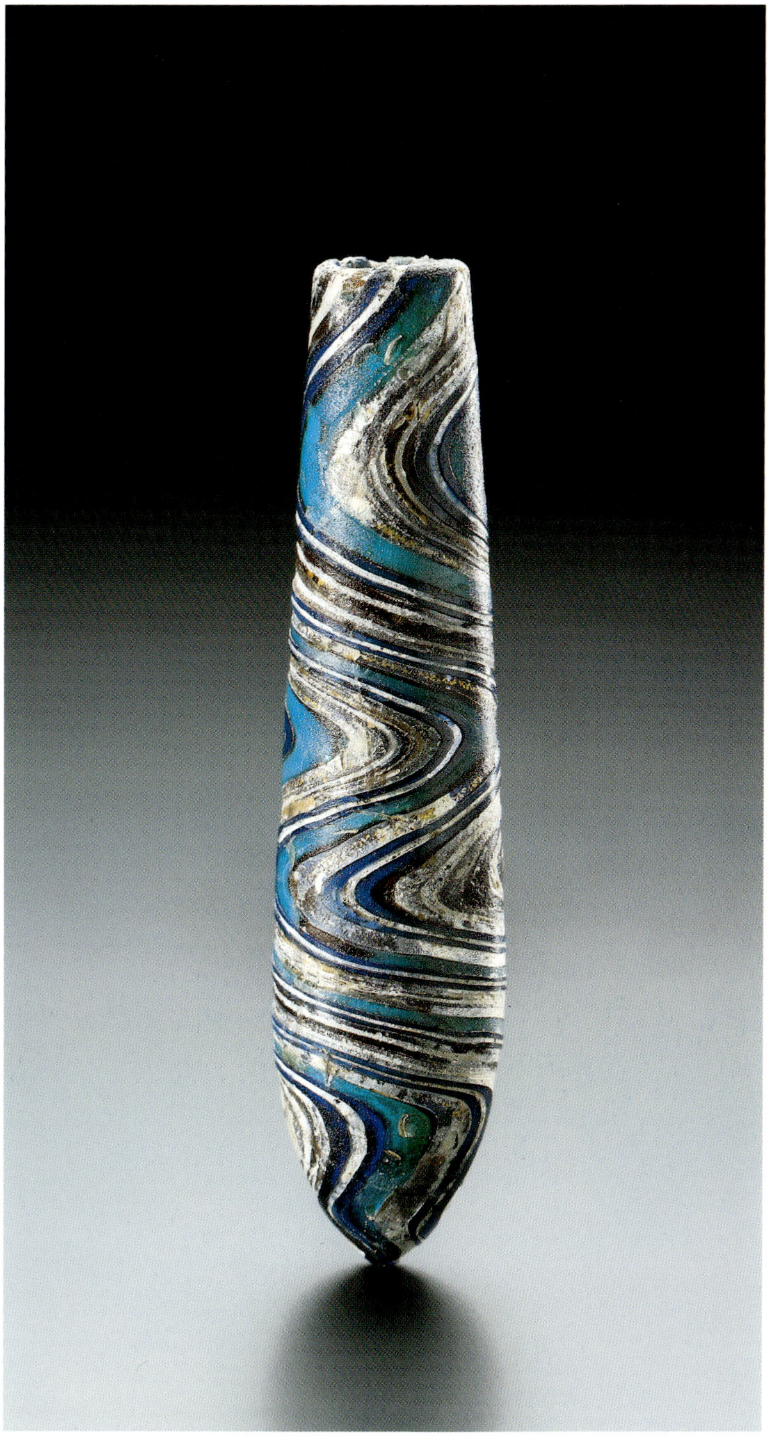

# V
# FRÜHE RÖMISCHE KAISERZEIT
# 30 v. Chr. – 70 n. Chr.

## Nr. 89 Römische Rippenschale

Abb. 201
Wahrscheinlich in Italien hergestellt, möglicherweise syro-palästinisch
Angeblich aus Canosa, Italien
Spätes 1. Jahrhundert v. Chr. – Mitte 1. Jahrhundert n. Chr.
Höhe 9,1 cm; Durchmesser Rand 19,7 cm; max. Stärke Wandung 0,36 cm; min. Stärke Wandung 0,25 cm; Stärke unten 0,29 cm

Provenienz: Gawain McKinley, London
Abgebildet: Grose 1991, Tafel Vb

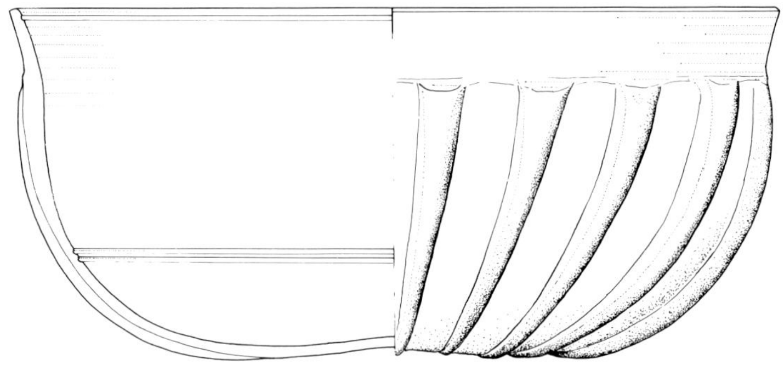

Durchscheinendes, dunkelviolettblaues Glas. Wenige winzige Blasen. Aus einem einfarbigen Rohling; abgesenkt und auf der sich langsam drehenden Töpferscheibe bearbeitet; Außenseite des Randes mit einem Werkzeug geglättet, geschliffen und poliert; die Oberseiten von etwa der Hälfte der Rippen geschliffen und poliert. Umlaufende Kratzer auf der Innenseite, oben und auf der Außenseite des Randes; auf der Innenseite Schliffrillen. Gebrochen und wieder zusammengesetzt, etwa 60% erhalten; große Teile der ursprünglich blanken Oberfläche erhalten; innen und außen beginnende Korrosion, irisierende silbrige Verwitterung mit stellenweise schwarzer Verwitterungsschicht und sandiger Versinterung.
Tiefe Schale. Leicht nach außen ausladender Rand mit gerundeter Kante; gerundete Wandung; konkaver Boden, innen leicht gewölbt. Auf der Innenseite drei schmale umlaufende Schliffrillen: eine unterhalb des Randes, die beiden anderen in einem Band unterhalb der Wandmitte. Auf der Außenseite 27 lange, stark vorstehende, sich nach unten verjüngende Rippen; zusammen mit dem Rand wurden die oberen Enden der Rippen abgeschliffen, die daher schräge, dreieckförmige Oberflächen mit einem gewölbten Bogen zwischen den Rippen haben; alle Rippen verlaufen leicht schräg von oben rechts nach unten links und setzen sich auf der Unterseite der Schale fort, wo sie zur Mitte hin verschwinden; die rechte Seite jeder Rippe ist steil und vertikal, die linke Seite fällt flach ab; die Abstände zwischen den Rippen sind leicht unregelmäßig.

Bemerkungen
Diese Schale stammt angeblich aus Canosa, wo sie zusammen mit einem Komplex von hellenistischen Glasgefäßen (Kat.Nr. 63–77) und zwei anderen römischen Glasgefäßen gefunden wurde (Kat.-Nr. 98, 103). Zu dem Fund siehe oben S. 97–115.
Römische Rippenschalen entwickelten sich aus hellenistischen syro-palästinischen Vorläufern aus Glas wie Kat.-Nr. 84. Die Unterschiede zwischen beiden Arten sind graduell, und es ist oft nicht möglich zu entscheiden, ob eine Schale hellenistisch oder römisch ist. Anders als hellenistische Schalen, die selten nachgeschliffen wurden, wurden römische oft, aber nicht immer, am Rande nachgeschliffen, wobei die oberen Enden der Rippen zu abfallend dreieckförmigen Oberflächen abgeschliffen wurden. Auf sorgfältig gearbeiteten römischen Schalen stehen die Rippen oft mehr vor als auf hellenistischen Rippenschalen, und die Abstände zwischen den Rippen sind weniger unregelmäßig, aber nie ganz regelmäßig. Es gibt aber auch viele grob und unregelmäßig gearbeitete römische Rippenschalen, die nicht nachgeschliffen wurden.
Römische Rippenschalen gehören zu den gebräuchlichsten Glasgefäßen des 1. Jahrhunderts v. und n. Chr. Sie begegnen in drei Hauptformen: flache Schalen, tiefe Schalen und Schalen auf hohem Standring. Der Typus wurde sowohl im östlichen Mittelmeerraum wie in Italien hergestellt, aber wahrscheinlich nicht in Ägypten (Stern 1995, S. 30). In Italien hergestellte Schalen sind oft aus Glas, das mit Zusätzen gefärbt ist, in dunkelblauen oder violetten Tönungen oder in natürlichen Tönungen wie Blau, Grün und Bernsteinfarben; die Schalen aus dem östlichen Mittelmeerraum sind vorwiegend aus naturfarbenem, blaugrünem oder bernsteinfarbenem Glas. Rippenschalen aus Mosaikglas scheinen nur in Italien und im Westen hergestellt worden zu sein, siehe Kat.-Nr. 95.
Römische Rippenschalen wurden gelegentlich in anderen Materialien nachgeahmt. Vergleiche eine Schale aus Ton aus Nijmegen, Niederlande (siehe oben Abb. 128).
Vergleiche eine Glasschale in: Corning, CMG, Nr. 67.1.21, durchscheinendes Kobaltblau (Goldstein 1979, S. 154–155, Nr. 331).
Zu diesem Typus: Isings 1957, S. 17–21, Form 3a–c; Berger 1960, S. 18–23, Nr. 23–29, Tafel 2, 18; van Lith 1977,

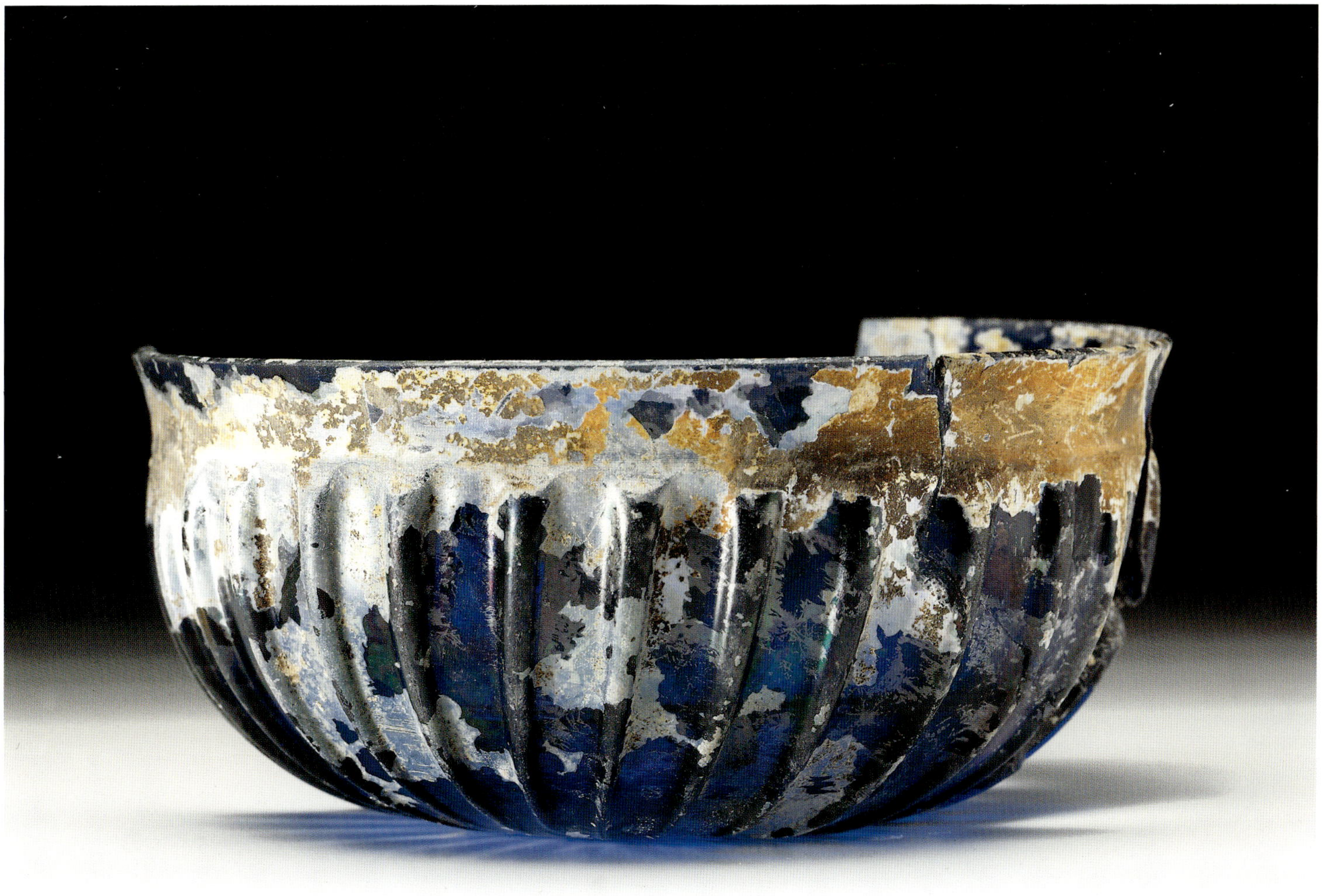

S. 16–22, Tafel 1, 2; Stern 1977, S. 25–30, Nr. 4a–b, Tafel 3; Czurda-Ruth 1979, S. 26–34, Nr. 59–316, Tafel 1, 12, 114; S. Fünfschilling, Beobachtungen zu Rippenschalen von Schweizer Fundorten, AnnAIHV 10, 1985, S. 81–108; B. Rütti, Beiträge zum römischen Oberwinterthur – Vitudurum 4: Die Gläser, Zürich 1988, S. 22–29; Grose 1989, S. 244–249; S. Biaggio-Simona, I vetri romani provenienti dalle terre dell'attuale Cantone Ticino, Locarno 1991, Band 1, S. 60–62, Tafel 2–3, Abb. 2, 35.
Zur Technik, siehe oben: Technische Betrachtungen S. 75–79.
Siehe oben S. 106.

## Nr. 90 Fragment einer römischen Rippenschale

Wahrscheinlich in Italien hergestellt,
möglicherweise syro-palästinisch
Spätes 1. Jahrhundert v. Chr. – Mitte 1. Jahrhundert n. Chr.
Erhaltene Höhe 6,5 cm;
Durchmesser Rand ca. 18,0 cm;
durchschnittliche Stärke Rand 0,3 cm

Provenienz: Kunsthandel Zürich

Durchscheinendes, mangangefärbtes, dunkelrotviolettes Glas (5 RP 2/2). Winzige Blasen. Aus einem einfarbigen Rohling; abgesenkt und auf der sich langsam drehenden Töpferscheibe bearbeitet; Außenseite des Randes mit einem Werkzeug geglättet, nachgeschliffen und poliert; die oberen Enden der erhaltenen Rippen nur mit einem Werkzeug abgeflacht; umlaufende Kratzer auf der Innenseite. Fragment; innen und außen stellenweise irisierender Film und silbrige Verwitterung, von einer schwarzen Verwitterungsschicht bedeckt.
Randfragment einer tiefen Schale. Leicht ausladender Rand mit gerundeter Kante; gerundete Wandung. Auf der Außenseite fünf stark vorstehende, sich nach unten verjüngende Rippen unterschiedlicher Dicke erhalten; die Rippen verlaufen von oben rechts nach unten links; der Abstand zwischen den Rippen ist leicht unregelmäßig.

Bemerkungen
Siehe Kat.-Nr. 89.

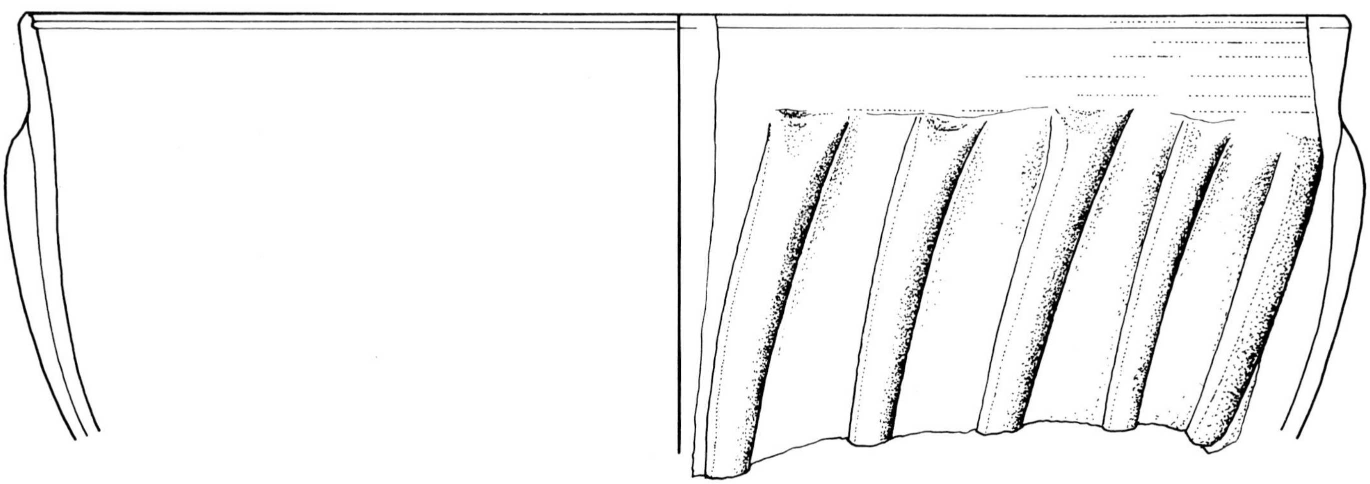

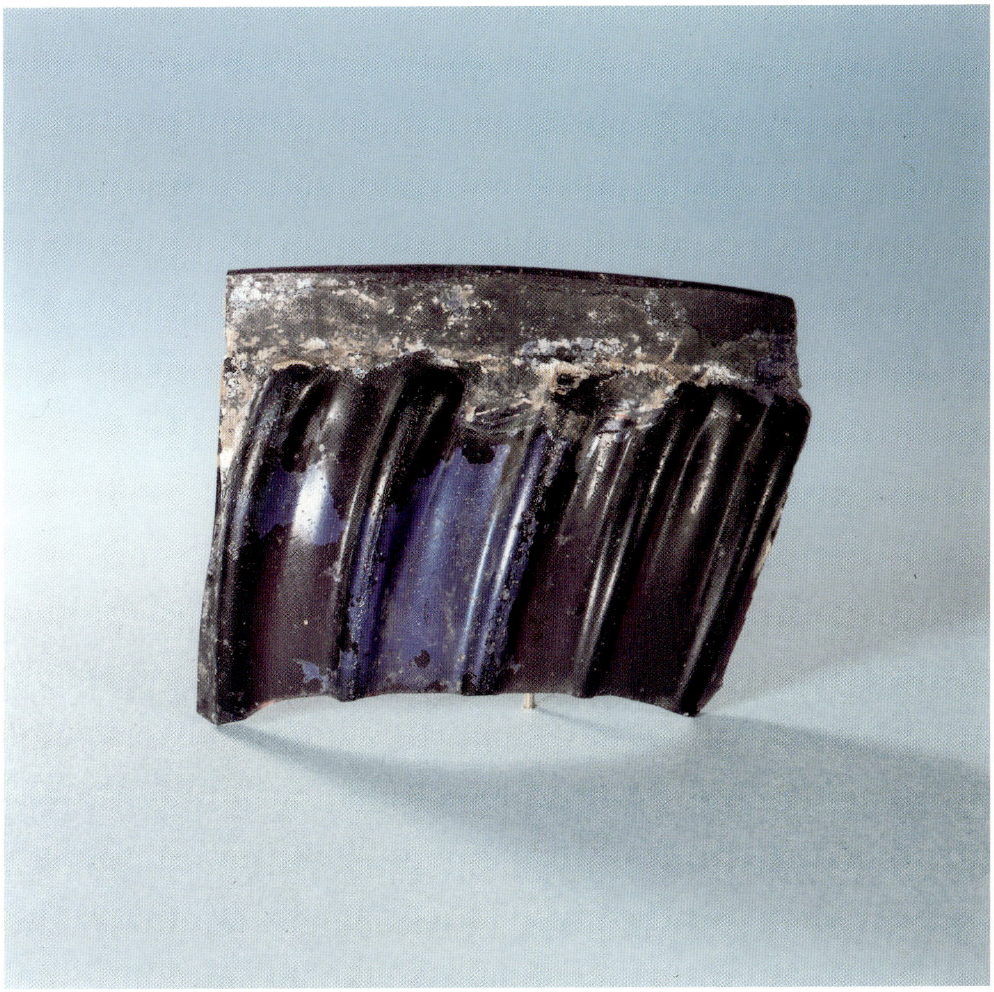

## Nr. 91 Römische Rippenschale

Wahrscheinlich in Italien hergestellt, möglicherweise syro-palästinisch
Spätes 1. Jahrhundert v. Chr. – Mitte 1. Jahrhundert n. Chr.
Höhe 5,1 cm; Durchmesser Rand 13,7 cm; max. Stärke Rand 0,4 cm; min. Stärke Rand 0,3 cm

Provenienz: Kunsthandel Zürich

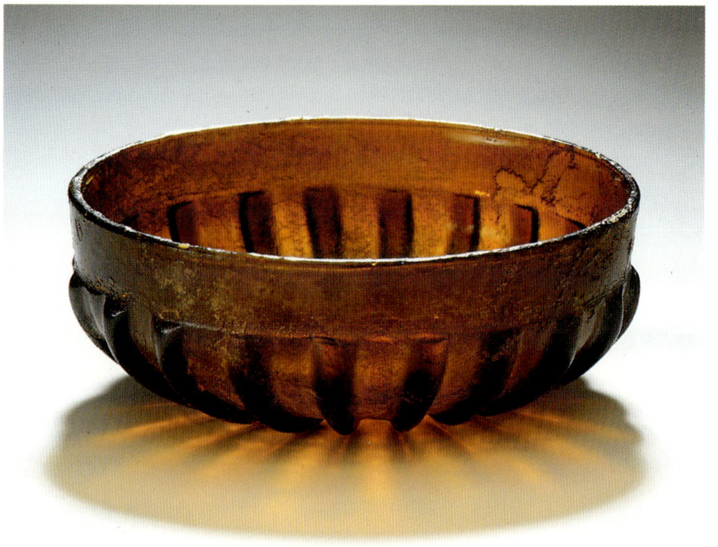

Durchscheinendes, bernsteinfarbenes Glas. Wenige winzige Blasen. Aus einem einfarbigen Rohling; abgesenkt und auf der sich langsam drehenden Töpferscheibe bearbeitet; Außenseite des Randes mit einem Werkzeug geglättet, nachgeschliffen und poliert; die oberen Enden von den meisten Rippen geschliffen und poliert; Spuren umlaufender Kratzer auf der Innenseite; auf der Innenseite geritzt, Schliffrillen. Vollständig; Rand bestoßen; innen und außen stellenweise stark korrodiert. Flache Schale. Leicht ausladender Rand mit gerundeter Kante; gewölbte Wandung; leicht konkaver Boden, auf der Innenseite flach. Auf der Innenseite drei schmale umlaufende Schliffrillen: eine unter dem Rand, die beiden anderen in einem Band am Übergang zwischen Wandung und Boden; Reste von vier konzentrischen Kreisen mit Einritzungen in der Mitte des Schalenbeckens. Auf der Außenseite 20 lange, stark vorstehende, sich nach unten verjüngende Rippen; die oberen Enden der Rippen haben schräge, dreieckförmige Oberflächen mit einem geraden, horizontalen Abschluß zwischen den Rippen; alle Rippen verlaufen leicht schräg von oben rechts nach unten links und setzen sich auf der Unterseite des Bodens fort, wo sie bis zur Mitte hin verschwinden; die rechte Seite jeder Rippe hat eine gerade Kante, die linke Seite fällt schräg ab; die Abstände zwischen den Rippen sind etwas unregelmäßig.

Bemerkungen
Siehe Kat.-Nr. 89.
Siehe oben S. 75.

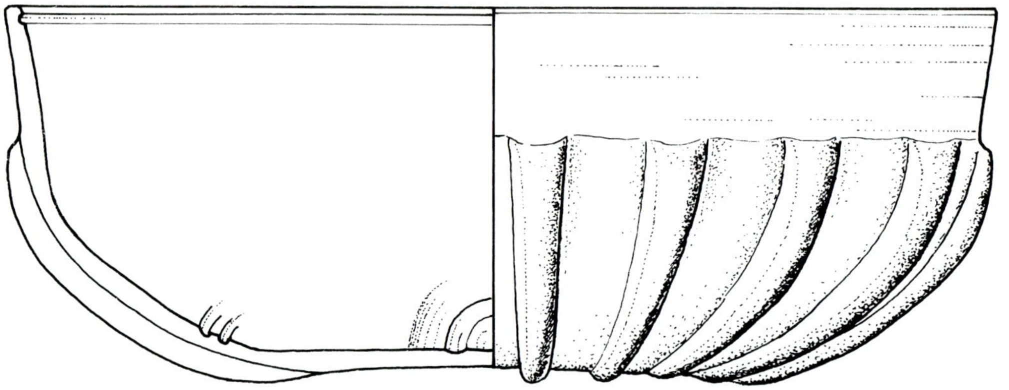

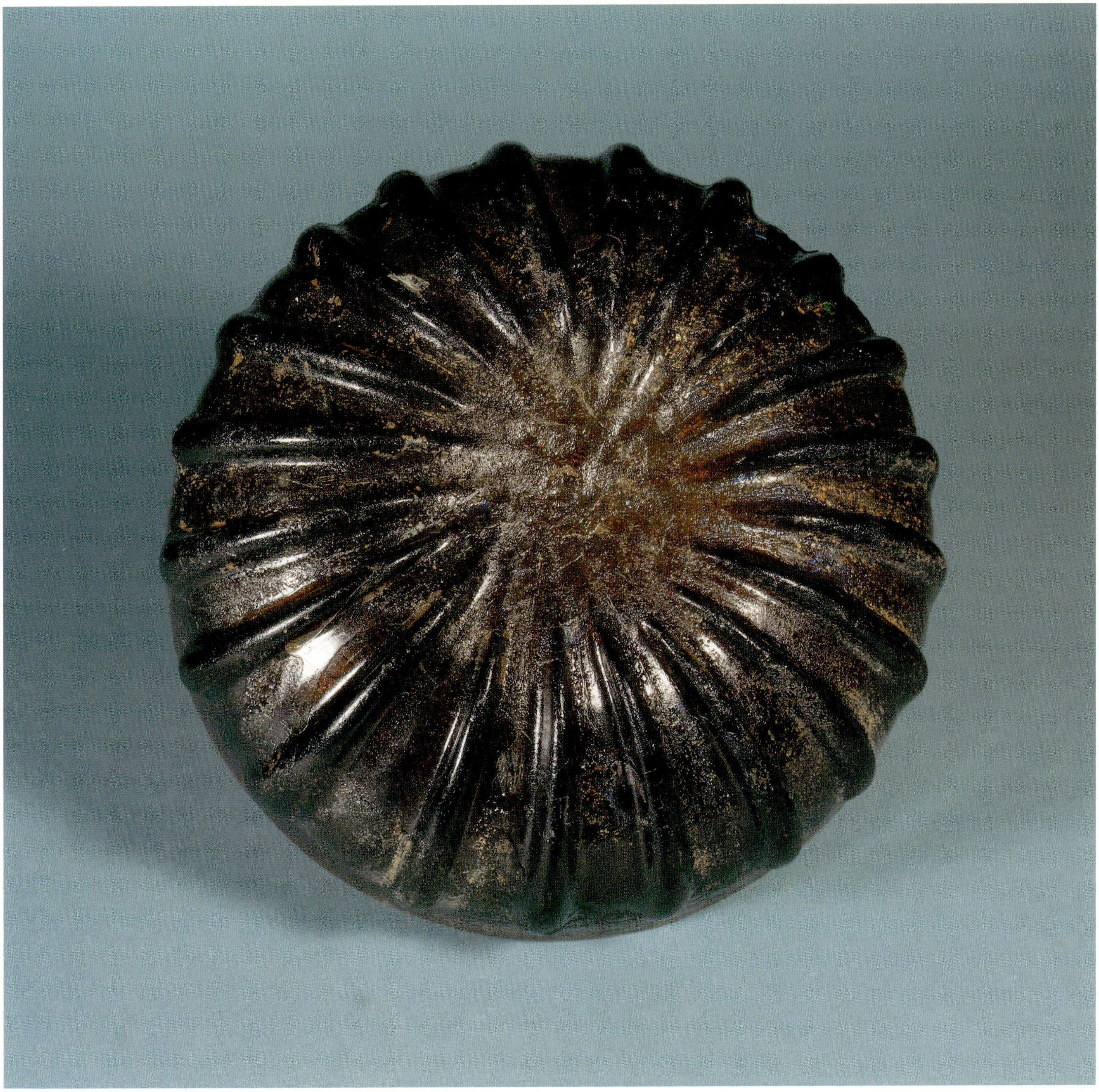

Nr. 92 **Römische Rippenschale**

Abb. 131–133
Wahrscheinlich in Italien hergestellt, möglicherweise syro-palästinisch
Spätes 1. Jahrhundert v. Chr. – Mitte 1. Jahrhundert n. Chr.
Höhe 4,6–4,3 cm; Durchmesser Rand 12,7–12,5 cm; Stärke Rand 0,3–0,2 cm

Provenienz: Kunsthandel Zürich

Durchscheinendes, naturfarbenes, blaugrünes Glas (nahe 10 G 6/2). Wenige winzige Blasen. Aus einem einfarbigen Rohling; abgesenkt und auf der sich langsam drehenden Töpferscheibe bearbeitet; Außenseite des Randes sorgfältig mit einem Werkzeug geglättet (keine Werkzeugspuren), nicht nachgeschliffen; keine umlaufenden Kratzer; auf der Innenseite geritzt. Vollständig; innen und außen irisierender Film.
Flache Schale. Aufrechtstehender Rand mit gerundeter Kante; gewölbte Wandung; flacher Boden. Auf der Innenseite zwei umlaufende Bänder mit flachen Ritzlinien: eines am Übergang von der Wand zum Boden, das andere in der Mitte des Bodens. Auf der Außenseite 22 lange, stark vorstehende, sich nach unten verjüngende Rippen unterschiedlicher Länge; die oberen Enden der Rippen wurden beim Glätten des Randes gleichmäßig geglättet und haben schräg abfallende, dreieckförmige Oberflächen; alle Rippen verlaufen leicht schräg von oben rechts nach unten links und setzen sich auf der Unterseite des Bodens fort, wo sie zur Mitte hin verschwinden; die rechte Seite von einigen Rippen ist unterschnitten; die Abstände zwischen den Rippen sind unregelmäßig.

Bemerkungen
Siehe Kat.-Nr. 91.
Siehe oben S. 75.

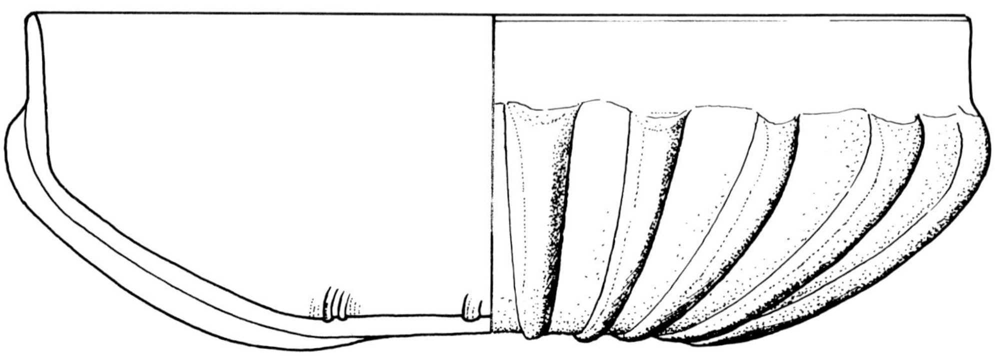

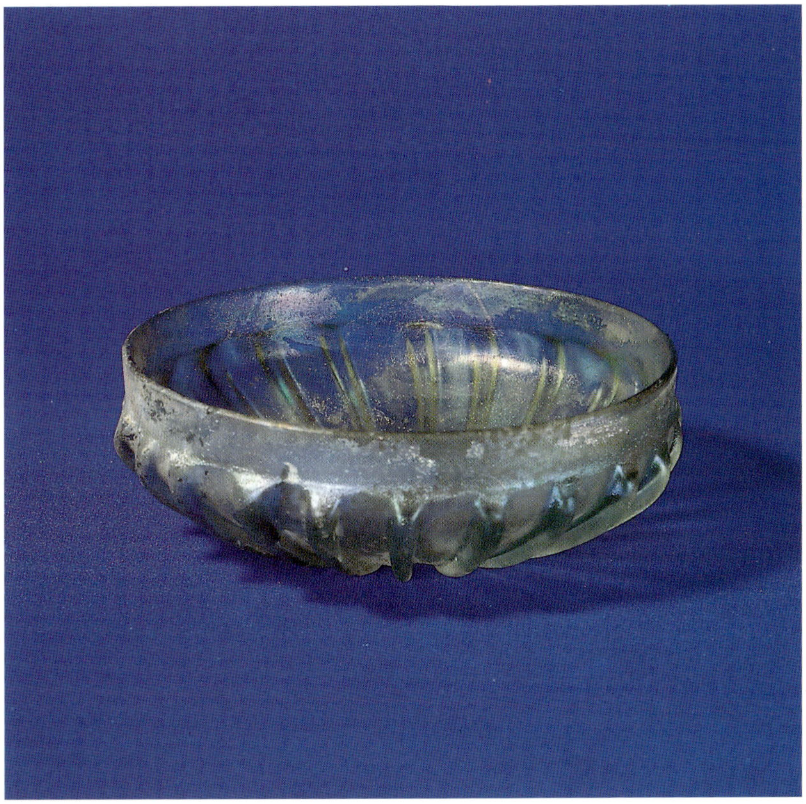

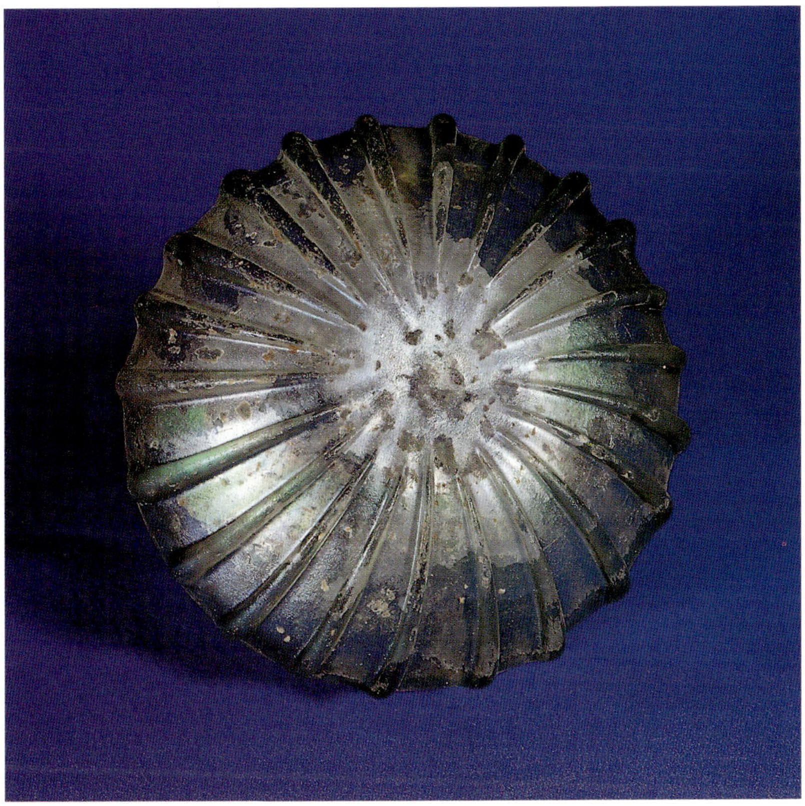

## Nr. 93 Fragmente einer römischen Rippenschale aus Mosaikglas mit Standring

**In Italien hergestellt, vielleicht stadtrömisch**
**Spätes 1. Jahrhundert v. Chr. – frühes 1. Jahrhundert n. Chr.**
**Durchmesser Rand ca. 16,0 cm; durchschnittliche Stärke Rand ca. 0,4 cm; Durchmesser Standring ca. 6,0 cm**

**Provenienz: N. E. Landau, Paris**

Aus einem mehrfarbigen, aus Abschnitten von Mosaikstäben verschmolzenen Rohling; abgesenkt und auf der sich langsam drehenden Töpferscheibe bearbeitet; Außenseite des Randes mit einem Werkzeug geglättet (horizontale Werkzeugspur); umlaufende Kratzer auf der Innenseite des Randes; angesetzter Standring. Fragmente von Rand, Wandung, Boden und Standring erhalten; beigefarbene Verwitterungsschicht über dem weißen und blauen Glas.
Vier nicht anpassende Fragmente einer tiefen Schale. Ausladender Rand mit gerundeter Kante; gerundete Wandung; hoher, nach außen geschwungener Standring mit gerundeter Kante. Auf der Außenseite Überreste von einigen dünnen, flachen Rippen; die oberen Enden der Rippen laufen in schwachen Werkzeugeindrücken unterhalb des Randes aus. Mosaikmuster geformt aus Abschnitten von drei Mosaikstäben: der erste Stab aus durchscheinendem, bernsteinfarbenem Glas, dem abwechselnd dünne opakweiße und dünne, durchscheinende, dunkelblaue Streifen in Längsrichtung auf der Außenseite aufgeschmolzen sind; der zweite Stab aus durchscheinendem, bernsteinfarbenem Glas, dem dünne opakweiße Streifen in Längsrichtung auf der Außenseite aufgeschmolzen sind; der dritte Stab aus durchscheinendem, bernsteinfarbenem Glas, das von einer dünnen opakweißen Schicht und einer zweiten bernsteinfarbenen überfangen ist, die so dünn ist, daß sie opak-grüngelbbraun erscheint.

Bemerkungen
Rippenschalen mit Standring haben gewöhnlich einen angesetzten Standring aus dem gleichen Mosaikstab wie der Körper. Da die Herstellung mehr Zeit in Anspruch nahm als bei gewöhnlichen Rippenschalen ohne Standring und der Handwerker sich daher beeilen mußte, das Gefäß fertigzustellen, bevor das Glas abkühlte und erstarrte, reichen die Rippen dieses Typus selten höher als bis zur Mitte der oberen Wandung, und der Abstand zwischen den Rippen ist weiter als normal; die Rippen selbst verlaufen eher vertikal, verjüngen sich kaum nach unten und sind dünn und rund im Querschnitt. Anders als bei fußlosen Rippenschalen laden die Ränder meistens weit aus; Werkzeugspuren auf den Rändern zeigen, wo die Schalen von der Form abgenommen wurden.
Nur wenige Rippenschalen auf hohem Standring sind vollständig erhalten. Die wenigen bekannten Fundorte liegen vorwiegend in Rom und Italien, aus dem östlichen Mittelmeerraum sind bislang keine Funde bekannt. Das Verbreitungsgebiet ist ein Hinweis, daß die Schalen in Italien hergestellt wurden, vielleicht in der Stadt Rom. Sie wurden wahrscheinlich nur in einer Werkstatt angefertigt, vermutlich in der augusteischen Periode, ca. 27 v. Chr. – 14 n. Chr. Vergleiche Beispiele in: New York, MMA, Nr. 17.194.262 (Grose 1989, S. 248, Abb. 122); – Worms, Museum der Stadt Worms, von unbekanntem Fundort (H. Bernard, Römische Gläser in Worms, Worms 1979, S. 10, Abb. 4).
Zwei Haupt-Mosaikmuster, beide Nachahmungen von Onyx, sind mit dieser Schalenform verbunden: das erste ist ein Streifenmuster, aus längeren Abschnitten von Stäben gebildet, wie bei der Schale der Sammlung Wolf; das zweite ist ein großes Spiralenmuster wie in Kat.-Nr. 94 aus (manchmal schräg) abgeschnittenen Scheiben von sehr dicken Stäben. Onyxmosaikmuster wurden vorwiegend vom späten 1. Jahrhundert v. Chr. bis zum ersten Drittel des 1. Jahrhunderts n. Chr. hergestellt (Czurda-Ruth 1979, S. 31), aber die Rippenschalen auf hohem Standring gehören wahrscheinlich zu den frühen Beispielen. Fragmente von Mosaikglas-Schalen auf hohem Standring wurden in einem tiberisch datierten Zusammenhang (14–37 n. Chr.) in Vindonissa in der Schweiz ausgegraben (Berger 1960, S. 16, Nr. 22).
Zu diesem Typus: Grose 1989, S. 248–249.

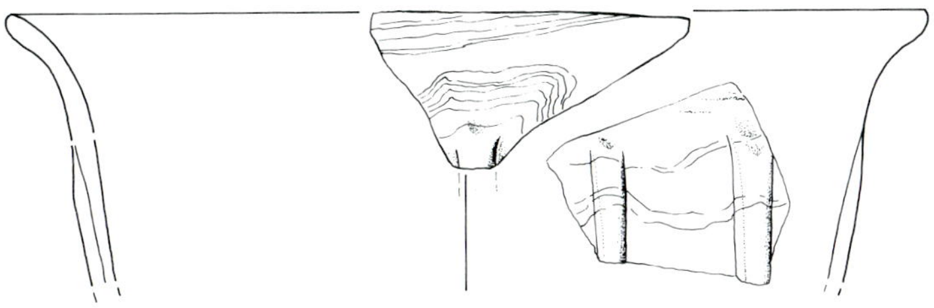

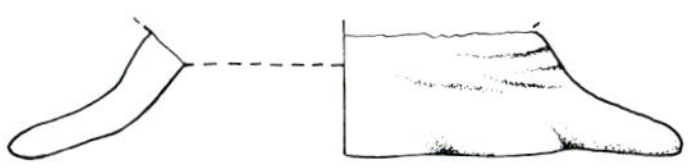

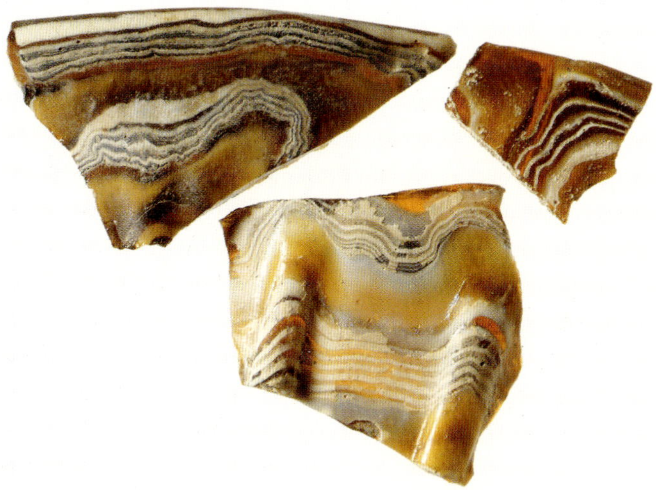

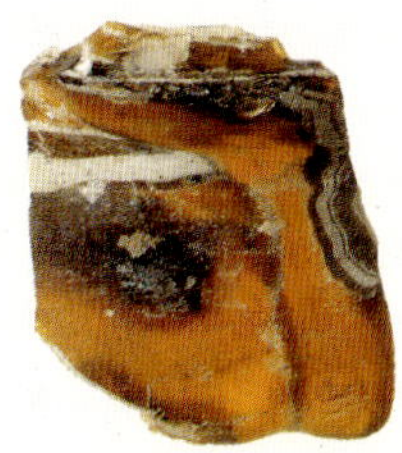

## Nr. 94 Fragmente einer römischen Rippenschale aus Mosaikglas auf hohem Standring

Abb. 129
In Italien hergestellt, vielleicht stadtrömisch
Spätes 1. Jahrhundert v. Chr. –
frühes 1. Jahrhundert n. Chr.
Maße des größten Fragments: 8,4 x 4,9 cm

Provenienz: N. E. Landau, Paris

Aus einem mehrfarbigen, aus Scheiben von einem einzigen Mosaikstab verschmolzenen Rohling; abgesenkt und auf der sich langsam drehenden Töpferscheibe bearbeitet; keine umlaufenden Kratzer auf der Innenseite. Fragmente von Wandung und Boden erhalten; beigefarbene Verwitterungsschicht über dem weißen und blauen Glas.
Drei nicht anpassende Fragmente einer tiefen Schale auf hohem Standring. Gerundete Wandung; gerundeter Boden. Auf der Außenseite Reste von zwölf dünnen, flachen, sich leicht verjüngenden Rippen. Onyxmosaikmuster geformt aus Scheiben eines sehr dicken Mosaikstabes mit parallelen, spiralig angeordneten, opakweißen und durchscheinenden, dunkelblauen Streifen, die mit bernsteinfarbenem Glas überfangen sind (Innenseite siehe oben Abb. 129).

Bemerkungen
Siehe Kat.-Nr. 93.
Siehe oben S. 73.

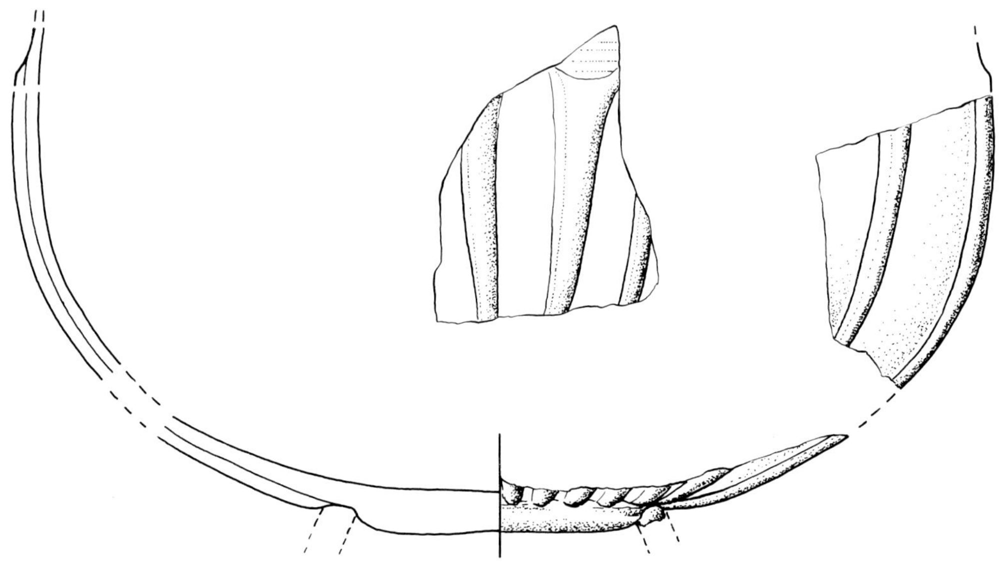

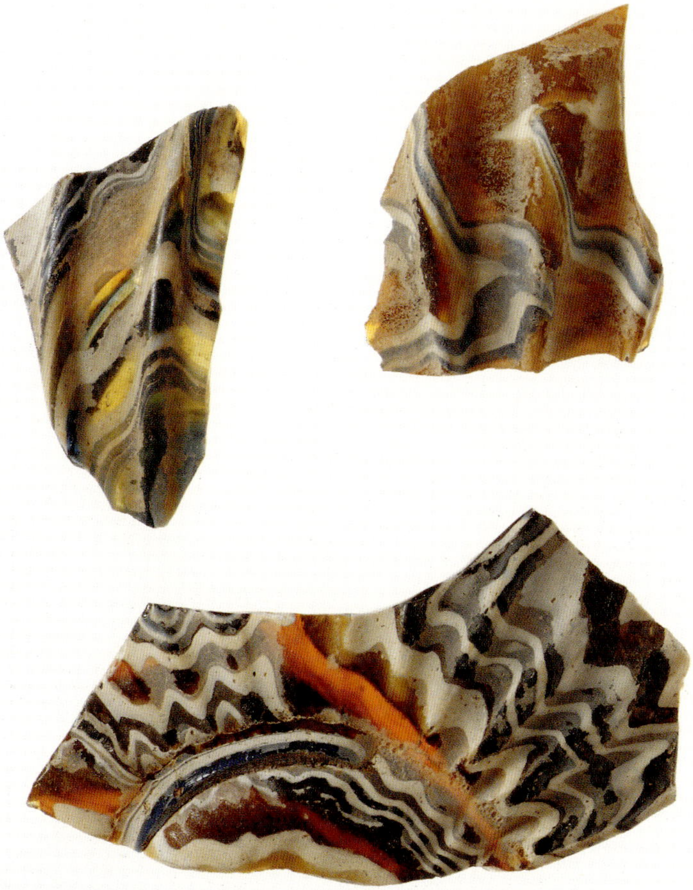

## Nr. 95 Römische Rippenschale aus Mosaikglas

**In Italien hergestellt**
**Erste Hälfte 1. Jahrhundert n. Chr.**
**Höhe 5,4–5,2 cm; Durchmesser Rand 10,1 cm;**
**max. Stärke Rand 0,3 cm;**
**min. Stärke Rand 0,2 cm**

**Provenienz: Auktion Paris (80er Jahre)**

Aus einem mehrfarbigen, aus Scheiben von einem einzigen Mosaikstab verschmolzenen Rohling; abgesenkt und auf der sich langsam drehenden Töpferscheibe bearbeitet; Außenseite des Randes mit einem Werkzeug geglättet, nachgeschliffen und poliert; umlaufende Kratzer auf der Innenseite, oben und auf der Außenseite des Randes. Vollständig, aber gebrochen und wieder zusammengesetzt; Rand bestoßen; die Oberflächen des opakweißen Glases leicht korrodiert.
Tiefe Schale. Aufrechtstehender Rand mit gerundeter Kante; gerundete Wandung; flacher Boden. Auf der Außenseite 16 lange, dünne, sich nach unten verjüngende, vertikale Rippen sehr unterschiedlicher Länge; das obere Ende der meisten Rippen reicht gerade bis zum Rand, einige laufen in schwachen Werkzeugeindrücken aus; die rechte Seite der Rippen fällt schräg ab, die linke Seite ist steil; etwa die Hälfte der Rippen setzt sich auf der Unterseite des Bodens fort, wo sie zur Mitte hin verschwinden; die Abstände zwischen den Rippen sind unregelmäßig. Achat nachahmendes Mosaikmuster, geformt aus Scheiben eines einzigen Stabes mit einer opakweißen Spirale, die von durchscheinendem, bernsteinfarbenem Glas überfangen ist, das neben dem Weiß opak-dunkelgelborange erscheint (10 YR 6/6). Die Spiralen sind am größten im Gefäßboden und am kleinsten in der Nähe des Randes.

Bemerkungen
Rippenschalen aus Mosaikglas sind vorwiegend im westlichen Teil des römischen Kaiserreiches ausgegraben worden. Die meisten wurden vermutlich in Italien hergestellt.
Siehe oben S. 78.

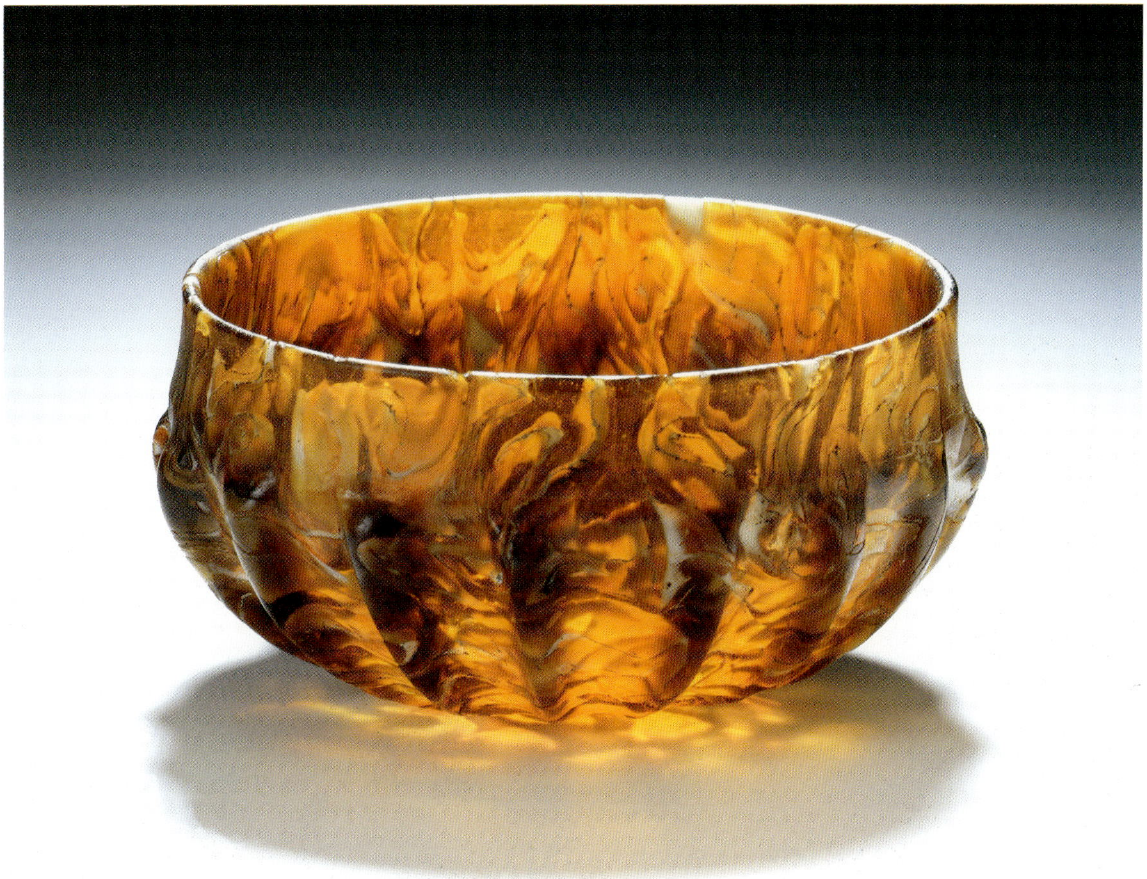

## Nr. 96 Römische Rippenschale aus Mosaikglas

**Abb. 134**
**In Italien hergestellt**
**Mitte 1. Jahrhundert n. Chr.**
**Höhe 5,8–5,3 cm; Durchmesser Rand 11,5–11,4 cm; max. Stärke Rand 0,44 cm; min. Stärke Rand 0,3 cm**

**Provenienz: W. Henrich, Frankfurt am Main**

Aus einem mehrfarbigen, aus Scheiben und Bröckchen von einem einzigen Kompositstab verschmolzenen Rohling; abgesenkt und auf der sich langsam drehenden Töpferscheibe bearbeitet; Außenseite des Randes mit einem Werkzeug geglättet (horizontale Werkzeugspuren, siehe oben Abb. 134); umlaufende Kratzer auf der Innenseite, oben und auf der Außenseite des Randes. Vollständig, aber gebrochen und wieder zusammengesetzt; innen stellenweise trüb.
Tiefe Schale. Aufrechtstehender Rand mit gerundeter Kante; nur wenig gewölbte, sich steil nach unten verjüngende Wandung; kleiner, flacher Boden. Auf der Außenseite 16 lange, dünne, sich nach unten verjüngende Rippen sehr unterschiedlicher Länge; das obere Ende von einigen Rippen setzt sich auf dem Rand fort, wo es in einem schwachen Werkzeugeindruck ausläuft; die meisten Rippen verlaufen von oben links nach unten rechts; etwa die Hälfte der Rippen setzt sich auf der Unterseite des Bodens fort, wo sie zur Mitte hin verschwinden; die Abstände zwischen den Rippen sind sehr unregelmäßig. Serpentin nachahmendes Mosaikmuster, geformt aus Scheiben eines einzigen Kompositstabes, zusammengesetzt aus gebündelten, zweifarbigen Überfangstäben mit einer opakweißen Mitte, die mit durchscheinendem, blaugrünem Glas (zwischen 5 BG 4/6 und 5 B 5/6) überfangen sind; der Überfang ist dort, wo das opakweiße Glas durchscheint, opakblaßgrün verfärbt.

Bemerkungen
Siehe Kat.-Nr. 95.
Vergleiche Mosaikglas-Schalen dieser Form in: Maastricht, Niederlande, Servatiuskirche, mit einem Serpentin-Muster aus Überfangstäben mit einer opakweißen Mitte, die mit durchscheinendem Violett überfangen sind (Th. E. Haevernick, Die Millefiori Rippenschale des Hl. Servatius in Maastricht, JGS 17, 1975, S. 71–73 [= Haevernick 1981, S. 291–293]): – Bern, Historisches Museum, Nr. 14840, vielleicht aus Breganzona, Tessin, mit einem Onyxmosaikmuster (S. Biaggio-Simona, I vetri romani provenienti dalle terre dell'attuale Cantone Ticino, Locarno 1991, Band 1, Tafel 2; Band 2, Nr. 037.1.001).
Siehe oben S. 70, 75, 78.

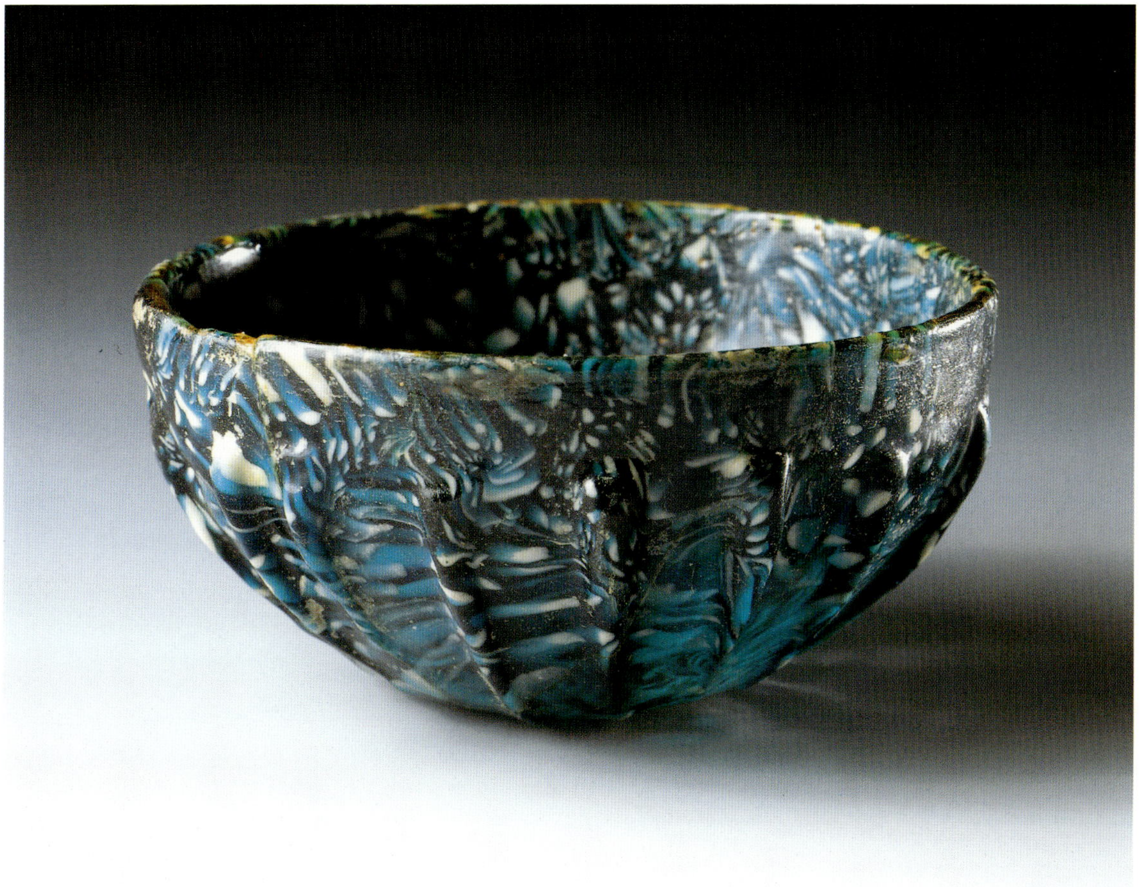

Nr. 97 **Tiefe Schliffrillenschale mit Standfläche**

Syro-palästinisch oder in Italien hergestellt
Spätes 1. Jahrhundert v. Chr. – frühes 1. Jahrhundert n. Chr.
Höhe 5,88 cm; Durchmesser Rand 10,9 cm;
max. Stärke Rand 0,36 cm;
min. Stärke Rand 0,26 cm

Provenienz: unbekannt

Durchscheinendes bis durchsichtiges, bernsteinfarbenes Glas. Winzige Blasen. Aus einem einfarbigen Rohling; abgesenkt; auf der Innenseite Schliffrillen; keine umlaufenden Kratzer. Unversehrt; innen und außen stellenweise dicke opakweiße Verwitterungsschicht, darunter beginnende Oberflächenkorrosion.
Tiefe Schale. Leicht ausladender Rand mit gerundeter Kante; fast vertikale Wandung mit einem deutlichen Knick zur sich straff verjüngenden Wandung im unteren Bereich; flacher Boden als Standfläche. Auf der Innenseite drei schmale umlaufende Schliffrillen: die eine unterhalb des Randes, die beiden anderen in einem Band, das den Knick in der Gefäßkontur betont.

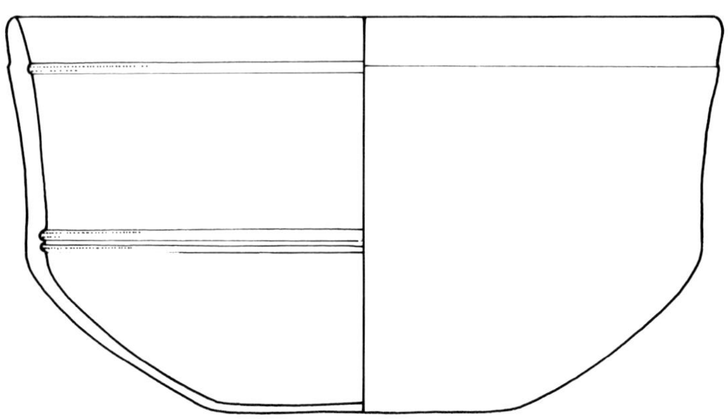

Bemerkungen
Schliffrillenschalen mit Standfläche werden in der englischen Fachliteratur »linear-cut bowls« genannt (Grose 1979, S. 54–67; Grose 1989, S. 193–194). Da die Schliffrillen bei den Grooved bowls (siehe Kat.-Nr. 79) und den Linear-cut bowls gleich sind und die Schalen in der gleichen Weise gefertigt wurden, werden hier beide Gruppen »Schliffrillenschalen« genannt. Die Linear-cut bowls unterscheiden sich von den Grooved bowls dadurch, daß sie statt eines gerundeten Bodens eine flache Standfläche haben. Um die beiden Gruppen sprachlich voneinander zu trennen, werden die Linear-cut bowls hier »Schliffrillenschalen mit Standfläche« und die Grooved bowls einfach »Schliffrillenschalen« genannt.
Die meisten Schliffrillenschalen mit Standfläche sind naturfarben grün, blau oder bernsteinfarben, aber einige sind mit Zusätzen tiefblau und manganviolett gefärbt. Schalen aus klarem, entfärbtem Glas kommen häufig im östlichen Mittelmeerraum vor (D. P. Barag, The Glass, in: A. Ben Tor und Y. Portugali, Tell Qiri, A Village in the Jezreel Valley, Qedem 24, Jerusalem 1987, S. 34–35). Die Schliffrillenschale mit Standfläche der Sammlung Wolf (Kat.-Nr. 71) ist die bisher einzige bekannte mit einer Verzierung von aufgeschmolzenen Mosaikscheiben.
Schliffrillenschalen mit Standfläche kamen bei Ausgrabungen im ganzen römischen Reich zum Vorschein von der syro-palästinischen Küste und der griechischen Ägäis bis nach Nordafrika, Italien, Südfrankreich und Spanien. Gestapelte Schalen in der Ladung des Tradelière-Schiffswracks sind ein Beweis, daß sie für den Fernhandel produziert wurden (A. Pollino, L'épave de la Tradelière, in: L'exploitation de la mer, VIe Rencontres Internationales d'Archéologie et Histoire, Antibes 1985, Antibes 1986, S. 171–189). Schliffrillenschalen mit Standfläche wurden wahrscheinlich sowohl an der syro-palästinischen Küste als auch in Italien hergestellt. Vergleiche eine Schale in Toledo, TMA, Nr. 23.504 (Grose 1989, S. 269, Nr. 249).
Zu diesem Typus: Grose 1979, S. 56, 63–65, Gruppe D; Grose 1989, S. 247.

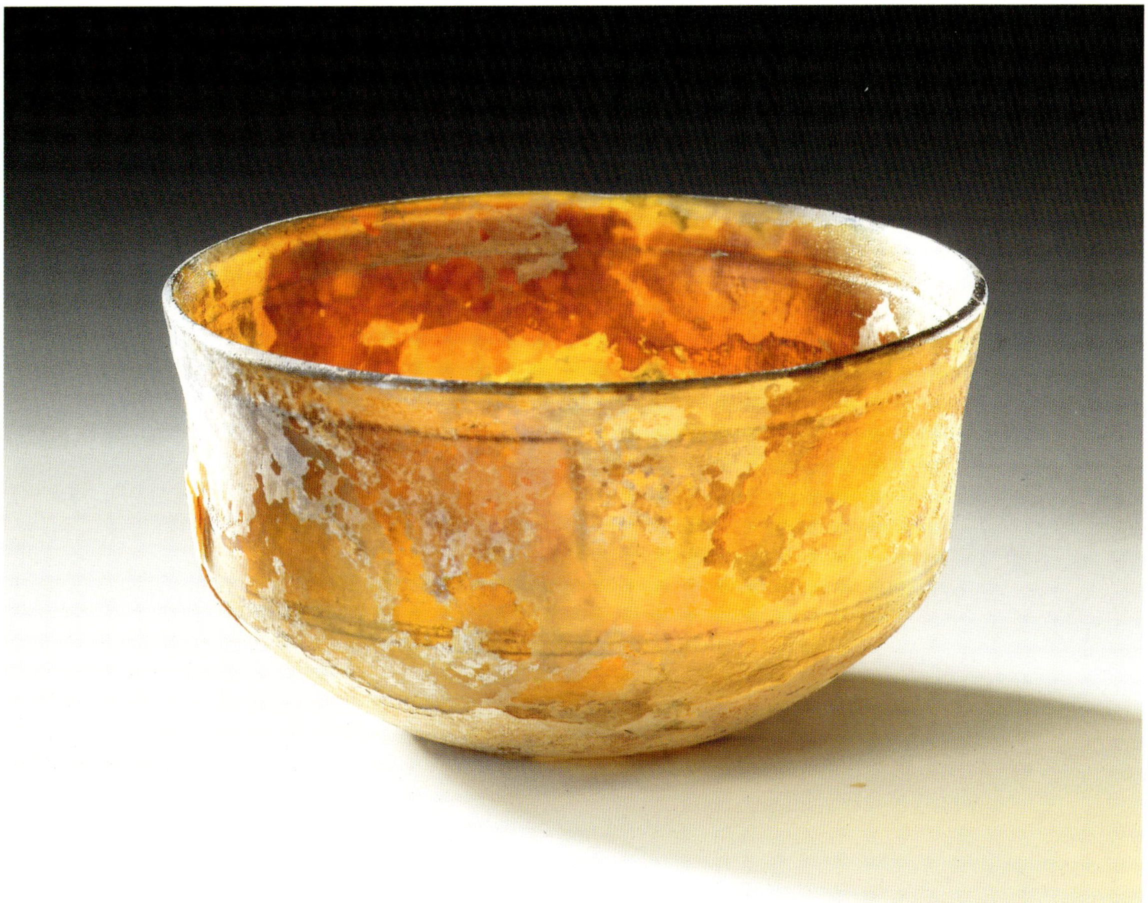

## Nr. 98 Rechteckiges Tablett

Abb. 202
Wahrscheinlich in Italien hergestellt
Angeblich aus Canosa, Italien
Erste Hälfte 1. Jahrhundert n. Chr.
Höhe 1,7 cm; Länge mit Henkeln 23,5 cm;
Breite 11,5 cm; durchschnittliche Stärke
Rand 0,25 cm

Provenienz: Gawain McKinley, London
Abgebildet: Grose 1991, Tafel III c

Durchscheinendes, mittelblaugrünes Glas (5 BG 4/6). Kleine runde Blasen. Formgeschmolzen in einer geschlossenen Form; gerade Kratzer in der Längsrichtung innen und außen. Vollständig, aber gebrochen und wieder zusammengesetzt; zwei Stellen in Boden und Wandung modern ergänzt; Oberfläche etwas trüb; außen und innen leicht korrodiert, silbrig irisierend, mit stellenweise milchigweißer und schwarzer Verwitterung.
Flaches, rechteckiges Tablett. Kurzer, gerader, leicht ausladender Rand mit horizontaler, geschliffener Kante; außen gerundete Ecke zum flachen Boden; an beiden kurzen Seiten ein schmaler, horizontal ausladender, geschwungener Rand, der in der Mitte jeweils in eine rechteckige Griffplatte übergeht, deren Seiten konkav ausgeschnitten sind und die von kleinen, halbrunden und kalottenförmigen Fortsätzen gerahmt werden.

Bemerkungen
Dieses Tablett wurde angeblich in Canosa zusammen mit einem Komplex hellenistischer Gläser (Kat.-Nr. 63–77) und zwei weiteren römischen Gefäßen (Kat.-Nr. 89, 103) gefunden. Zu dem Fund, siehe oben S. 97–115.
Vergleiche Beispiele aus Ausgrabungen in: Cosa, Italien, Deposit VII, ein smaragdgrünes, rechteckiges Tablett, vor 50–55 n. Chr. datiert (Grose 1991, S. 10, Cosa, Nr. 6); – Pasaje Cobos, Spanien, Fragmente von zwei rechteckigen Tabletts aus einem in das zweite Viertel des 1. Jahrhunderts n. Chr. datierten Fundzusammenhang (Price 1985, S. 67–68, Abb. 2, Nr. 7); – Fréjus, Frankreich, wo das meiste Glas aus der Zeit der augusteisch-claudischen Besatzung stammt, Fragmente (Price 1985, S. 68, Anm. 23); – Córdoba, Spanien, Fragment eines dunkelblauen Tabletts, aus einem Fund des frühen 1. Jahrhunderts n. Chr. (A. Garcia y Bellido, Los hallazgos ceramicos del area del templo Romano de Córdoba, Madrid 1970, S. 59, Abb. 59, 2); – Beas (Jaén), jetzt Barcelona, Sammlung Macaya, dunkelblau, auf der Innenseite verziert mit einem eingeschnittenen Fisch (Price 1985, S. 68, Anm. 22); – Luni, Italien, ein blaues, rechteckiges Tablett (A. Frova et al., Scavi di Luni, Band 2, Rom 1977, S. 276, Nr. CM 7392/3, Tafel 154, 7). Fragmente unpublizierter rechteckiger Tabletts befinden sich in Rom, Antiquarium Comunale (Grose 1991, S. 11).
Vergleiche Fragmente rechteckiger Tabletts von unbekannten Fundorten in: Corning, CMG, Nr. 59.1.657 i–k (Goldstein 1979, S. 152, Nr. 322–324); – Sarasota, Florida, The John and Mable Ringling Museum of Art, ehemals Sammlung Gréau (Gréau 1903, S. 59, Tafel 42, 1, Nr. 388, Hinweis Joan Mertens); – ehemals Sammlung Gréau (Gréau 1903, S. 56, 59, Tafel 40, 8; 42, 3; Nr. 365, 390; S. 153, Tafel 193, 5, Nr. 1111).
Zu römischen einfarbigen, schwach durchscheinenden Feinwaren: Grose 1991, S. 2–11.
Siehe oben S. 106.

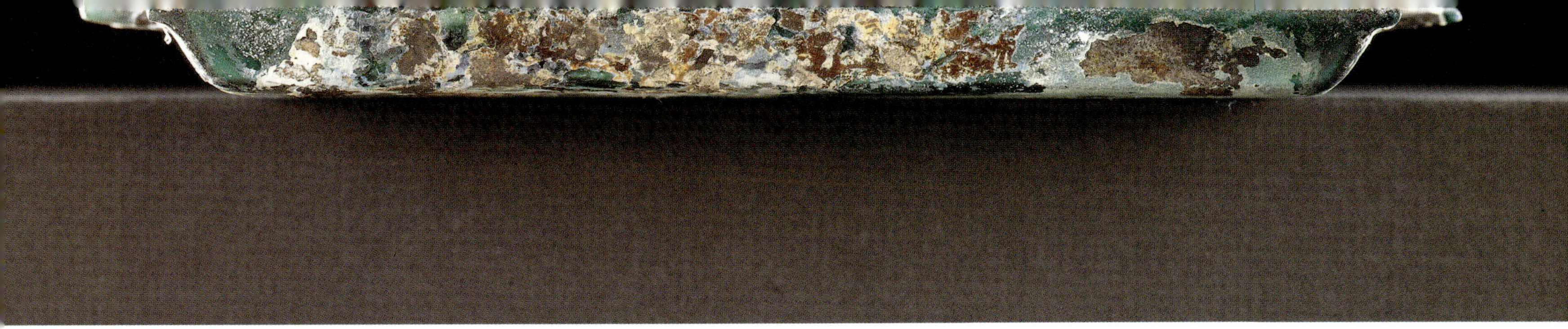

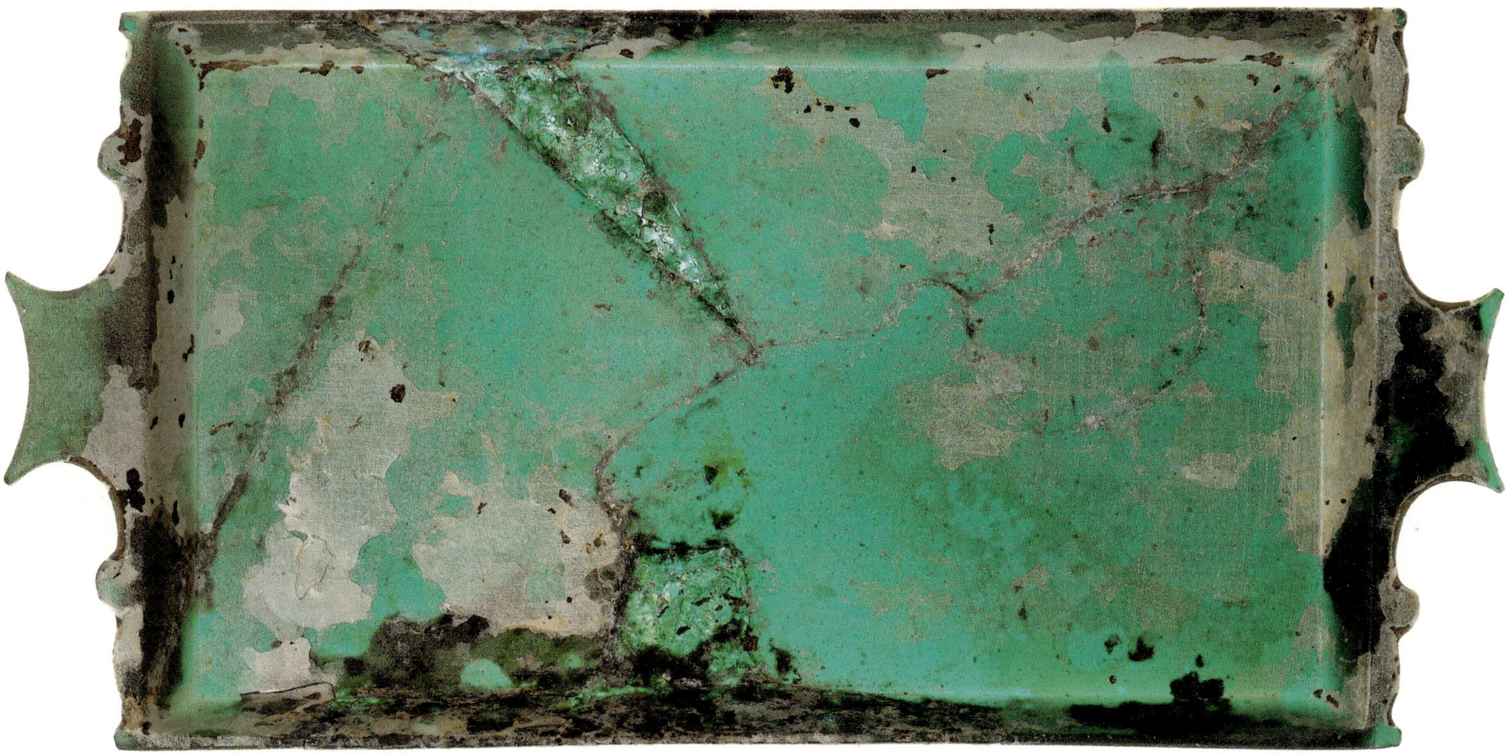

## Nr. 99 Doppelt geschweiftes Schälchen

Abb. 100
Im östlichen Mittelmeerraum oder in Italien hergestellt
Erste Hälfte 1. Jahrhundert n. Chr.
Höhe 5,85–5,5 cm; Durchmesser Rand 13,1 cm; Durchmesser Standring ca. 5,4 cm

Provenienz: Kunsthandel Zürich

Opakes, hellrotes Glas (5 R 4/6). Vielleicht geschmolzen in einer wiederverwendbaren, zweiteiligen Form; Standring aus derselben Masse wie der Gefäßkörper; auf der Innenseite Schliffrillen; auf der Innenseite Spuren von umlaufenden Kratzern. Vollständig, aber gebrochen und wieder zusammengesetzt; kleine moderne Ergänzungen; Brüche verstrichen; korrodiert; beigefarbene und durchscheinende, dunkelgrüne Verwitterung; gereinigt.
Doppelt geschweiftes Schälchen (Isings 1957, Form 2). Rand fast horizontal mit gerundeter Kante; doppelt geschweifte Wandung; Innenseite des Bodens konkav, Unterseite entsprechend gewölbt; niedriger, ausladender Standring mit gerader Kante. Auf der Innenseite am Knick zwischen Rand und Wandung eine schmale Schliffrille.

Bemerkungen
In der Fachliteratur werden Schälchen dieser Form oft »Patella« oder »Acetabulum« genannt (zum Beispiel Goldstein 1979, S. 184–186, Nr. 491 ff.; Grose 1989, S. 304–307, Nr. 412 ff.), aber die lateinische Bezeichnung ist nicht gesichert (W. Hilgers, Lateinische Gefäßnamen, Düsseldorf 1969, S. 239–241, Nr. 279, s.v. Patella) und wird hier deshalb nicht verwendet.
Dieser Typus vertritt eine der häufigsten Formen frührömischer Gefäße; sie kommen sowohl in einfarbigem, opakem Glas und in Mosaikglas (siehe Kat.-Nr. 100) vor als auch – etwas später – in einfarbigem, schwach durchscheinendem Glas. Die Schälchen wurden im östlichen Mittelmeerraum und auch in Italien hergestellt.
Vergleiche opakrote Schälchen aus: Meroe, Sudan, nun in Boston, MFA, Nr. 16-2-103+114 und 16-2-114A (E. M. Stern, Hellenistic Glass from Kush (Modern Sudan), AnnAIHV 8, 1979, S. 38, 55–56, Nr. 17–18, Abb. 2, 17–18); London, University College, Nr. 30157, Sammlung Wellcome (Stern 1979, op. cit., Nr. 18 A); – Tanis, Nildelta, nun London, BM, Nr. EA 22520 (Cooney 1976, S. 43, Nr. 376, ohne Abb.); – »Syrien«, nun Mainz, RGZM, Nr. O.37554 (Mainzer Zeitschrift 26, 1931, Tafel 6, 2); – Luxusvillen gegenüber Konstantinopel, nun Köln, RGM, Nr. 67,245 (P. LaBaume, Glas der antiken Welt, I, Römisch-Germanisches Museum Köln, Köln 1973, Nr. C 6, 4); – Haltern, Deutschland (G. Kropatscheck, Ausgrabungen bei Haltern, Nr. 4, Die Fundstücke der Jahre 1905–1907 [mit Ausnahme der keramischen Funde], Mitteilungen der Altertums-Kommission für Westfalen, Nr. 5, 1909, S. 371, Nr. 3, Abb. 16); – Vindonissa, Schweiz (Berger 1960, S. 28, Nr. 41, Tafel 17, Nr. 22); – Magdalensberg, Österreich, Fragmente von drei Schälchen, die vor 45 n. Chr. datiert werden (Czurda-Ruth 1979, S. 71, Tafel 3, Nr. 535–537).
Die Form ist üblich in Terra sigillata aus Südgallien, wo sie als Dragendorff-Form 27 bekannt ist. Es wird oft behauptet, daß die Glasschälchen diese keramische Form nachahmen (zum Beispiel Goldstein 1979, S. 185, zu Nr. 491), aber die Form scheint in Glas früher vorzukommen als in Keramik. Die frühesten datierten Beispiele aus Glas sind Fragmente von Schälchen aus: Meroe, Sudan, die beiden oben genannten opakroten Schälchen in Boston, MFA, aus einem ca. 20 v. Chr. datierten königlichen Grab (Stern 1979, op. cit., S. 38, 55–56, Nr. 17–18, Abb. 2, 17–18); – Haltern, Deutschland, aus einem römischen Legionslager, das nach der römischen Niederlage 9 n. Chr. geräumt wurde, zwei Schälchen, das oben genannte opakrote (Kropatscheck 1909, op. cit., S. 371, Nr. 3, Abb. 16) und das andere, aus Mosaikglas (van Lith 1977, S. 13, Anm. 61).
Entscheidend für die Datierung ist das Verhältnis von der Höhe der oberen Wölbung zur Gesamthöhe des Gefäßes. Die relativ hohe Einschnürung der Wandung des Schälchens der Sammlung Wolf ist ein Hinweis, daß es nicht vor dem zweiten Viertel des 1. Jahrhunderts n. Chr. hergestellt wurde.
Opakrotes Glas läßt sich sehr schwer herstellen, weil es sich schwarz oder grün verfärbt, wenn es in einer oxidierenden Atmosphäre geschmolzen wird (Brill 1970, S. 119–121; Bimson und Freestone 1987, Beiträge von M. Cable und J. W. Smedley, S. 151–164; M. Bimson, S. 165–172; I. C. Freestone, S. 173–191).
Zu diesem Typus: Kropatscheck 1909, loc. cit.; Isings 1957, Form 2; Berger 1960, S. 25; E. M. Stern, A Glass Bowl from the Tomb of an Ethiopian Candace, Oudheidkundige Mededelingen uit het Rijksmuseum van Oudheden te Leiden 58, 1977, S. 63–72, Tafel 6; van Lith 1977, loc. cit.; Czurda-Ruth 1979, loc. cit.
Siehe oben S. 64.

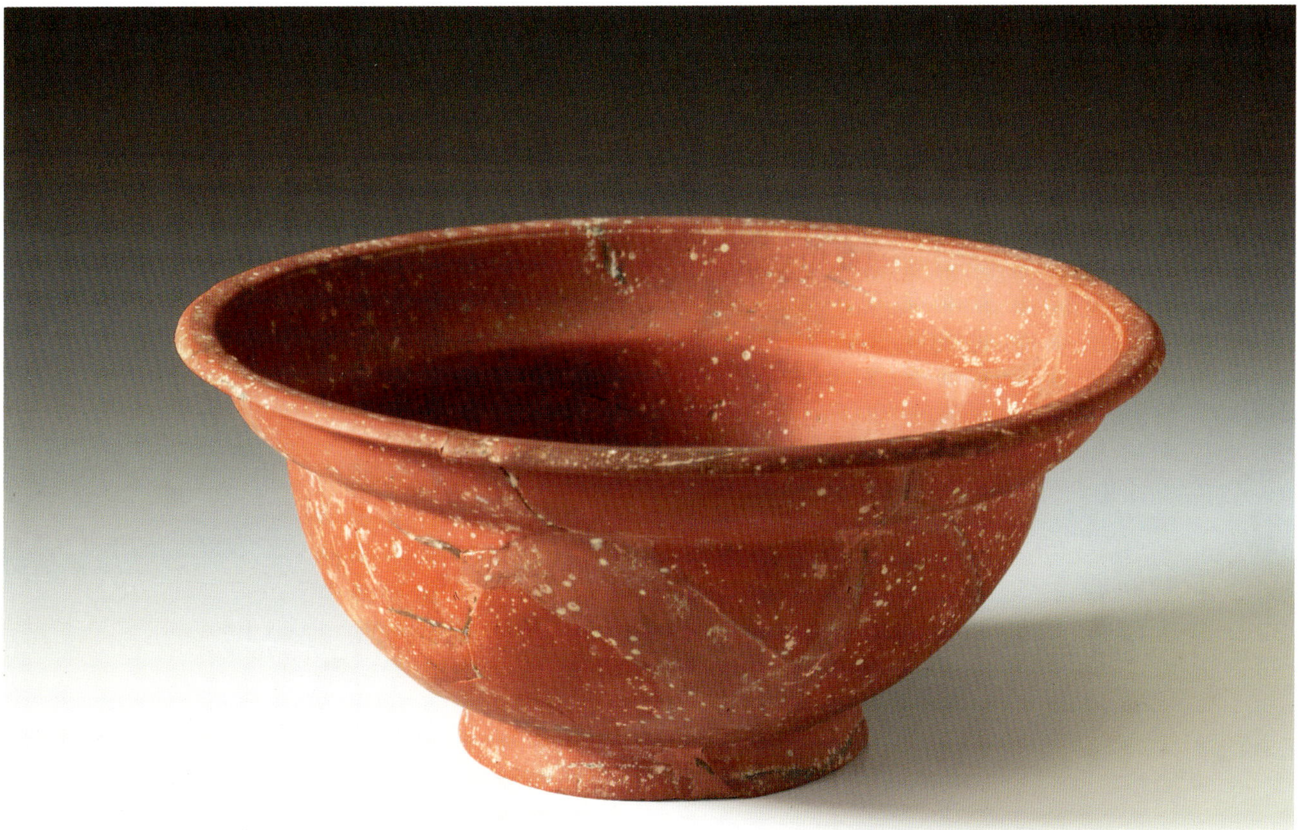

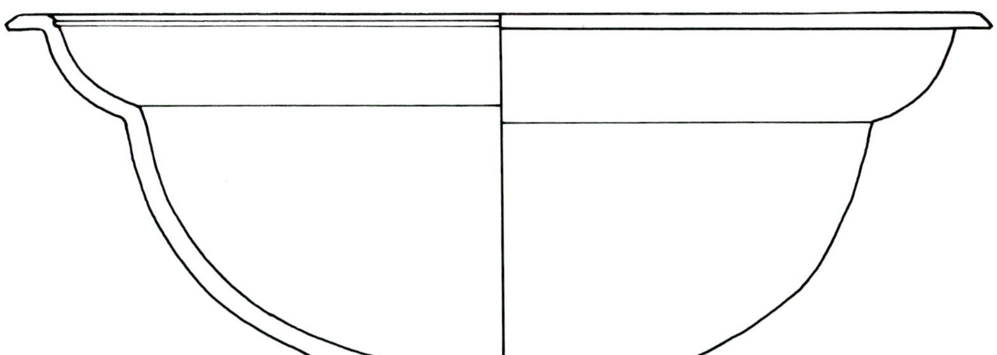

## Nr. 100 Doppelt geschweiftes Mosaikglas-Schälchen

Abb. 87
Im östlichen Mittelmeerraum oder in Italien hergestellt
Erste Hälfte 1. Jahrhundert n. Chr.
Höhe 4,3 cm; Durchmesser Rand 9,7 cm;
Durchmesser Standring 4,5–4,6 cm

Provenienz: Kunsthandel Zürich

Aus Scheiben und Abschnitten von Mosaikstäben zusammengesetzt und verschmolzen; vielleicht abgesenkt; angesetzter Standring; keine Spuren von umlaufenden Kratzern. Vollständig, aber gebrochen und wieder zusammengesetzt; Brüche verstrichen; innen und außen stark korrodiert.
Doppelt geschweiftes Schälchen (Isings 1957, Form 2). Rand fast horizontal mit gerundeter Kante; doppelt geschweifte Wandung; Oberseite des Bodens konkav, Unterseite entsprechend gewölbt; niedriger, ausladender Standring mit gerundeter Kante. Mosaikmuster geformt aus polygonalen Scheiben und einigen gebrochenen Abschnitten von zwei runden Kompositstäben: der erste Stab ist zusammengesetzt aus ca. 20 zweifarbigen, gebündelten Überfangstäben, von denen jeder eine opakweiße Mitte und einen dicken, durchscheinenden, amethystfarbenen Überfang hat; der zweite Stab ist zusammengesetzt aus ca. 18 zweifarbigen, zu einer Punkt-Rosette angeordneten Überfangstäben, von denen jeder eine durchscheinende, gelbgrüne Mitte (nahe 10 GY 4/4) und einen dünnen, opakgelben Überfang hat; gewickelter Standring aus durchscheinendem Blaßgrün.

Bemerkungen
Zu diesem Typus siehe Kat.-Nr. 99. Mosaikglas-Schälchen dieser Form wurden ausgegraben in: Heis, Somalia (E. M. Stern, Early Roman Glass from Heis on the North Somali Coast, AnnAIHV 10, 1985, S. 26, Abb. 3.4 und 4.5; Stern 1993, S. 48–50, Nr. 25); – Meroe, Sudan (E. M. Stern, Hellenistic Glass from Kush [Modern Sudan], AnnAIHV 8, 1979, S. 38, Nr. 19, Abb. 2.19); – Dura Europos (N. P. Toll, The Excavations at Dura-Europos, Preliminary Report of the Ninth Season of Work, 1935–1936, Teil II: The Necropolis, New Haven, Connecticut, 1946, S. 56, Nr. 8, Tafel 46, aus Grab 24, Locus 14); – in zahlreichen Fundorten Nordwest-Europas (van Lith 1977, S. 13, mit vielen Beispielen; Czurda-Ruth 1979, S. 69–70, mit vielen Beispielen).
Siehe oben S. 59, 64, 69.

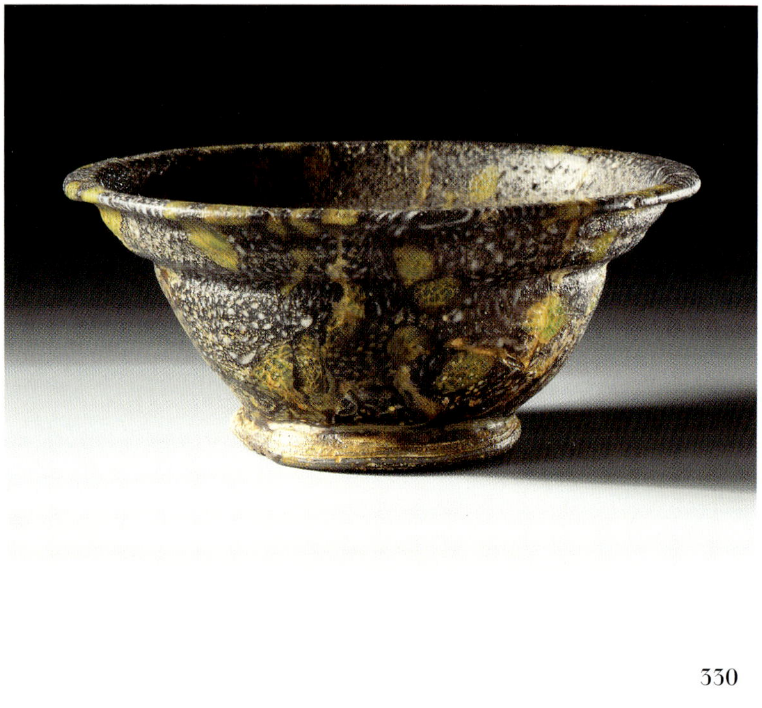

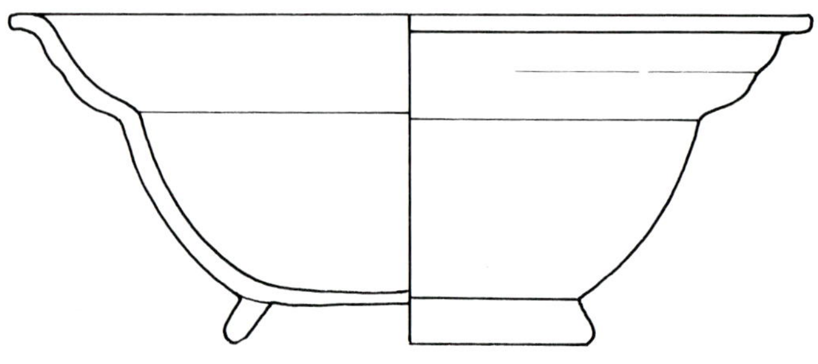

# Nr. 101 Doppelt geschweiftes Mosaikglas-Schälchen

Abb. 74
Im östlichen Mittelmeerraum oder in Italien hergestellt
Erste Hälfte 1. Jahrhundert n. Chr.
Höhe 5,2–5,0 cm; Durchmesser Rand 10,9 cm; Durchmesser Standring 4,6 cm

Provenienz: Kunsthandel Zürich

Aus polygonalen Scheiben von runden Mosaikstäben zusammengesetzt und verschmolzen; angesetzter Standring; umlaufende Kratzer auf der Außen- und Innenseite. Vollständig, aber gebrochen und wieder zusammengesetzt; kleine moderne Ergänzung am Boden; angesetzter Standring modern(?); Brüche verstrichen; innen und außen stark korrodiert.
Doppelt geschweiftes Schälchen (Isings 1957, Form 2). Rand fast horizontal mit gerundeter Kante; doppelt geschweifte Wandung; Oberseite des Bodens konkav, Unterseite entsprechend gewölbt; niedriger, ausladender Standring mit gerundeter Kante. Mosaikmuster geformt aus polygonalen Scheiben von vier runden Stäben, von denen die ersten zwei vorherrschen: der erste ist ein Überfangstab mit konzentrischen Kreisen um eine durchscheinende, blaugrüne Mitte (nahe 5 BG 4/6), darum Farbringe (von innen nach außen) aus dünnem opakem Gelb, durchscheinendem Amethyst, dünnem opakem Weiß und durchscheinendem Amethyst (das in reflektiertem Licht schwarz erscheint); der zweite ist ein Kompositstab aus dreizehn zweifarbigen Überfangstäben, von denen jeder eine opakgelbe Mitte und einen durchscheinenden, blaugrünen Überfang hat (nahe 5 BG 4/5), diese Stäbe bilden ein kreisförmiges Muster mit vier ein Viereck bildenden Stäben in der Mitte, gerahmt von den übrigen neun Stäben; der dritte ist ein Überfangstab mit konzentrischen Kreisen um eine große, opakrote Mitte, darum Farbringe (von innen nach außen) aus dünnem opakem Weiß, durchscheinendem Blaugrün (wie vorher), dünnem opakem Gelb und durchscheinendem Dunkelamethyst (wie vorher); der vierte ist ebenfalls ein Überfangstab mit konzentrischen Kreisen um eine große, opakrote Mitte, darum Farbringe (von innen nach außen) aus dünnem opakem Gelb, durchscheinendem Blaugrün (wie vorher), dünnem opakem Weiß und durchscheinendem Dunkelamethyst (wie vorher).

Bemerkungen
Siehe Kat.-Nr. 100.
Siehe oben S. 56, 64.

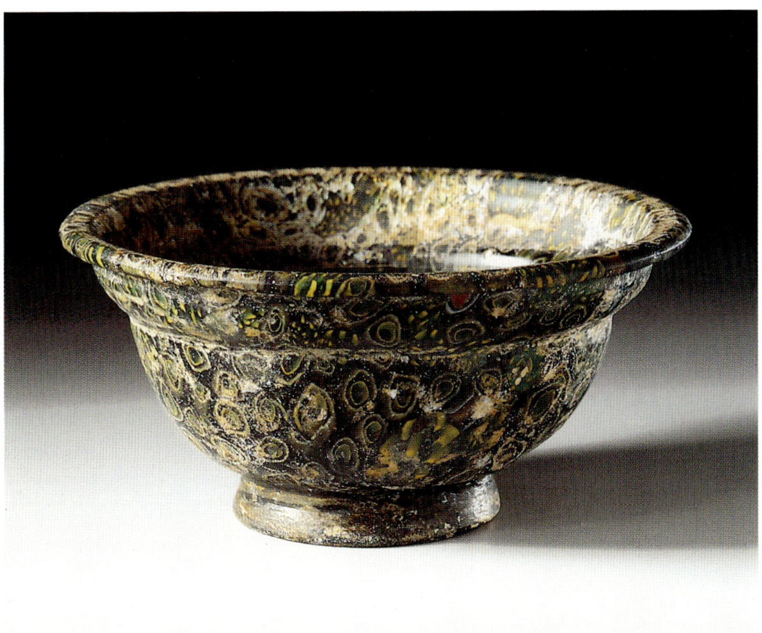

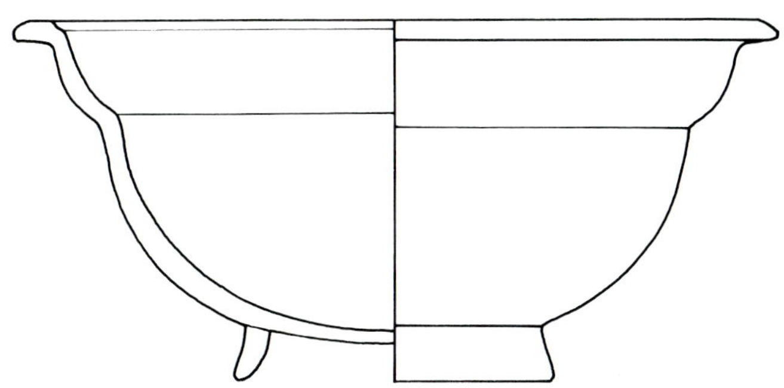

## Nr. 102 Mosaikglas-Teller mit doppelt geschweiftem Rand

Abb. 97
Wahrscheinlich im östlichen Mittelmeerraum oder in Italien hergestellt
Wahrscheinlich spätes 1. Jahrhundert v. Chr. – frühes 1. Jahrhundert n. Chr.
Höhe 2,2 cm; Durchmesser Rand 15,9 cm; Durchmesser Standring 8,2 cm; Stärke Rand 0,4–0,3 cm

Provenienz: unbekannt

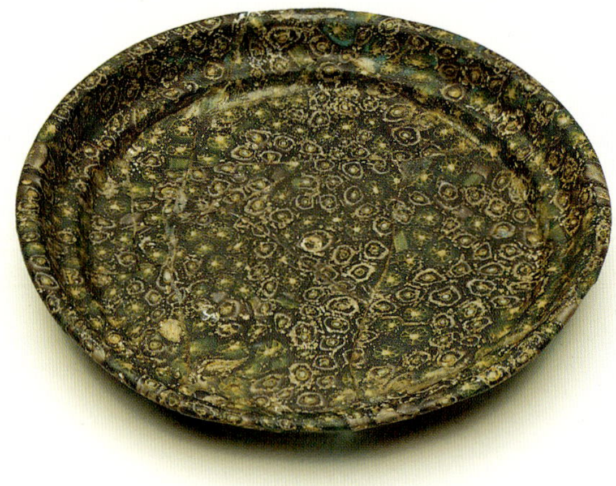

Wahrscheinlich aus einem mehrfarbigen, aus Scheiben und Abschnitten von Mosaikstäben verschmolzenen Rohling; wahrscheinlich abgesenkt; gewickelter Standring; auf der Innenseite Schliffrillen; keine umlaufenden Kratzer. Vollständig, aber gebrochen und wieder zusammengesetzt; Brüche verstrichen; korrodiert.
Kreisrunder Teller. Doppelt geschweifter Rand mit gerundeter Kante; flacher Boden; niedriger, dünner, im Querschnitt runder, gewickelter Standring. Auf der Innenseite Überreste von zwei konzentrischen Schliffrillen in der Mitte des Bodens, 1,6 und 1,9 cm im Durchmesser. Mosaikmuster geformt aus polygonalen Scheiben (in Konglomeraten angeordnet) von zwei runden Stäben: der erste ist ein Kompositstab mit einem schwach durchscheinenden, blaugrünen Grund (in reflektiertem Licht opakdunkelblau erscheinend, nahe 5 BG 4/6), der den äußeren Überfang einer aus gebündelten Stäben zusammengesetzten dichten Rosette formt; die Rosetten haben eine opakweiße Mitte und acht schwach durchscheinende, blaugrüne Blätter, eingebettet in dünnem opakem Gelb; der zweite ist ein Überfangstab mit einer opakweißen Mitte, darum Farbringe (von innen nach außen) aus schwach durchscheinendem Blaugrün (wie vorher), dünnem opakem Gelb, schwach durchscheinendem, mangangefärbtem Rotviolett (nahe 5 R 5/4), dünnem opakem Weiß und schwach durchscheinendem Rotviolett (wie vorher), das in reflektiertem Licht dunkelviolett erscheint; einige kurze Abschnitte des ersten Stabes sind Scheiben, die auf der Seite liegen; aus diesen geht hervor, daß die Stärke der Scheiben ursprünglich zwischen 0,7 und 0,4 cm schwankte. Gewickelter Standring aus einem schwach durchscheinenden, gelbgrünen Faden (nahe 5 GY 7/2).

Bemerkungen
Form und Größe ähneln einem Teller in Toledo, TMA, Nr. 1923.1397, für den eine Herstellung in Italien vorgeschlagen wurde (Grose 1989, S. 309, Nr. 442). Achtblättrige dichte Rosetten auf einem grünen Grund mit opakweiß überfangenen, grünen Blättern um eine opakrote Mitte sind auf dem Fragment eines vor 45 n. Chr. datierten Tellers mit doppelt geschweiftem Rand aus Magdalensberg, Österreich, zu sehen (Czurda-Ruth 1979, S. 71, Nr. 529, Farbtafel 19).
Vergleiche das in Konglomeraten von Scheiben mit einem hellenistischen Stern angeordnete Mosaikmuster einer tiefen, halbkugeligen Schale in Corning, CMG, Nr. 55.1.2 (Goldstein 1979, S. 178, Nr. 463, Farbtafel 23).
Siehe oben S. 63.

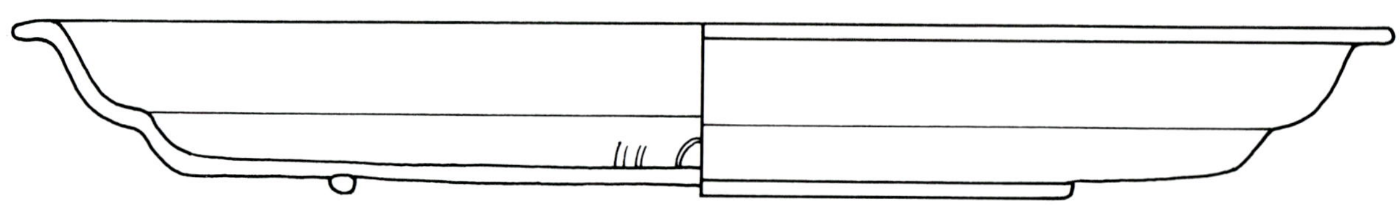

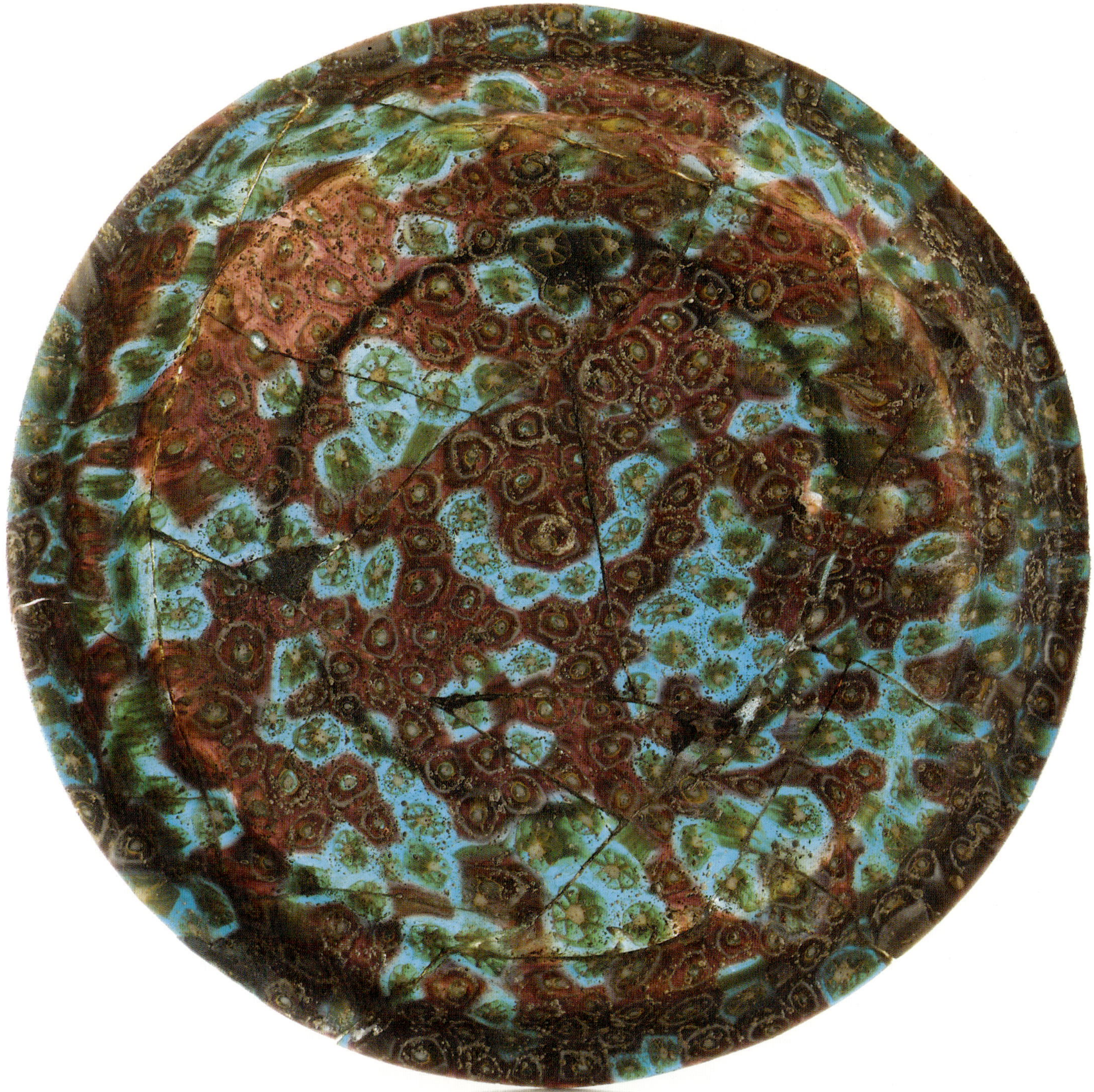

## Nr. 103 Runder Teller mit Facettenschliff

Abb. 203
Wahrscheinlich in Italien hergestellt, möglicherweise im östlichen Mittelmeerraum
Angeblich aus Canosa, Italien
Letztes Viertel 1. Jahrhundert n. Chr., möglicherweise vor 79 n. Chr.
Höhe 3,44–3,29 cm; Durchmesser Rand 25,8 cm, mit Henkeln 31,0 cm; Stärke Rand (an der Bruchstelle) 0,36 cm; Stärke Wandung (auf halber Höhe) 0,34 cm; Stärke Henkel 0,38 cm

Provenienz: Gawain McKinley, London
Abgebildet: Grose 1991, Tafel V a

Klares, farbloses Glas mit einem graugelben Stich (nahe 5 GY 7/2). Sehr wenige winzige Blasen. Geschmolzen in einer geschlossenen Form; umlaufende Polierspuren auf der Innenseite; auf der Außenseite Facettenschliff; auf der Innenseite Schliffrillen. Gebrochen und wieder zusammengesetzt; ungefähr 85% erhalten; Oberfläche trüb; innen Irisierung, mikroskopisch kleine, wurmförmige, schwarze Korrosion, Oberfläche rauh.

Runder Teller mit zwei Griffen. Breiter, ausladender Rand mit überhängender, nach unten geneigter Kante; leicht gewölbte Wandung; Unterseite flach mit niedrigem Standring. Einander gegenüberliegend zwei horizontal auskragende, flache Griffplatten mit geschweiftem Umriß; in der Mitte der Griffe ein sechseckiger Durchbruch mit zwei kleineren, runden Durchbrüchen zu beiden Seiten. Auf der Innenseite zwei geschliffene, erhabene Stege: der erste betont den Knick zwischen Rand und überhängender Kante, der zweite den Knick zwischen Rand und Wandung. Auf der Oberseite der überhängenden Kante kurze, vertikale Facetten. Die ganze Außenseite mit Facetten bedeckt: auf der Unterseite der Griffe zwei Reihen zum Rand zeigender ovaler Facetten; auf der Unterseite des Randes eine Reihe nach außen zeigender, langer, spitzovaler Facetten oder Schliffoliven; auf der Wandung zwei Reihen kurzer Schliffoliven, die ein Fischgrätenmuster formen; auf der Unterseite des Bodens acht Reihen zu den Griffen zeigender, langer Schliffoliven, von einem einfachen Kreis langer Schliffoliven um die Innenkante des Standringes umrahmt, die fünfte und längste Reihe mit 24 Schliffoliven; der Raum zwischen der achten Reihe und dem rahmenden Facettenkreis mit vier langen Schliffoliven gefüllt; auf der Außen- und Innenkante des Standringes kleine runde Facetten. In der Mitte der Oberseite des Bodens eine kreisförmige Schliffrille (Kreisdurchmesser 1,3 cm) um einen vertieften Punkt.

Bemerkungen
Dieser Teller wurde angeblich bei Canosa zusammen mit einem Komplex von hellenistischen Gläsern (Kat.-Nr. 63–77) und zwei weiteren römischen Gefäßen (Kat.-Nr. 89, 98) gefunden. Zu dem Fund, siehe oben S. 97–115.

Farbloses Glas ist besonders zum Facettenschliff geeignet, ein charakteristisches Glas-Dekor, das in flavischer Zeit (69–96 n. Chr.) beliebt wurde.

Vergleiche Glasteller in: Adria, Museum, Nr. unbekannt, aus Adria, Canal Bianco, Grab 346, siehe oben Abb. 204 (G. Fogolari und B. M. Scarfì, Adria Antica, Venedig 1970, S. 83, Nr. 61, Farbtafel 61); – Herculaneum, Museum, Nr. E 918, aus der Casa dei Due Atri in Herculanum (VI, 29), runder Teller ohne Facettenschliff (Scatozza Höricht 1986, S. 32, Nr. 16, Tafel V, XXV); – Murano, Museo Vetrario, aus den Gräberfeldern bei Zadar, ein runder, facettgeschliffener Teller ohne Griffe und ein ovaler, facettgeschliffener Teller mit zwei durchbrochenen Griffen (G. Mariacher, Glass from Antiquity to the Renaissance, London 1970, S. 53, Farbtafel 20, ovaler Teller; G. Mariacher, Vetri di Zara restaurati, Bollettino dei Musei Civici Veneziani, 1966, S. 9, Abb. 9, ovaler Teller; Abb. 10, runder Teller).

Ovale Teller und Schalen scheinen im 2. Jahrhundert n. Chr. und später üblich gewesen zu sein (Isings 1957, S. 117–118, Form 97 c). Vergleiche ovale Teller ohne Facettenschliff in: Leiden, Rijksmuseum van Oudheden (W. C. Braat, Glas uit de Oudheid. Verres de l'Antiquité, Ausstellungskatalog Nr. 5, Leiden 1962, Nr. 60, Abb. 1); – ehemals Sammlung Löffler (P. LaBaume und J. W. Salomonson, Römische Kleinkunst Sammlung Karl Löffler, Wissenschaftliche Kataloge des Römisch-Germanischen Museums Köln 3, Köln o. J. [1976], S. 67, Nr. 230, Tafel 33, 1); – Wheaton College, Nr. G 39 (E. Dusenbery, Ancient Glass in the Collections of Wheaton College, JGS 13, 1971, S. 11–12, Nr. 7, Abb. 4).

Ein vollständiges 17teiliges Silber-Service von runden Tellern und Schalen mit flachen Griffen wurde in der Casa del Menandro, Pompeji, ausgegraben (D. E. Strong, Greek and Roman Silver Plate, Ithaca, New York, 1966, S. 148–149, Tafel 40 A, B). Die früheste Nachahmung dieser Form in Glas kann ebenfalls vor 79 n. Chr. datiert werden, weil es in Herculaneum gefunden wurde.

Zu römischen farblosen, formgeschmolzenen Feinwaren: Grose 1991, S. 12–18.

Siehe oben S. 107.

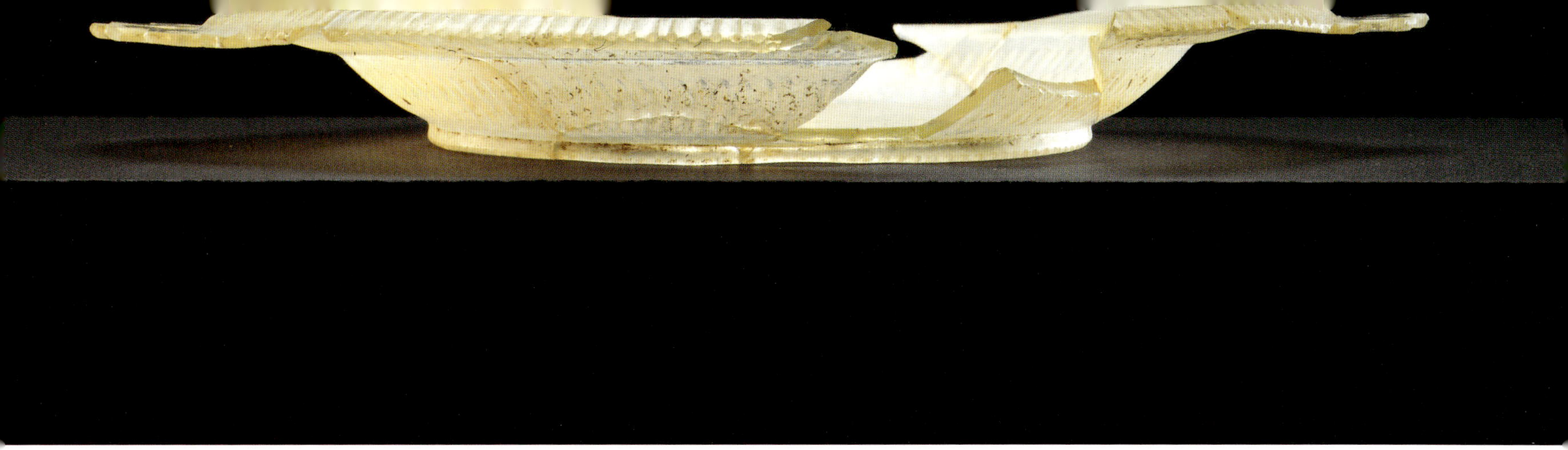

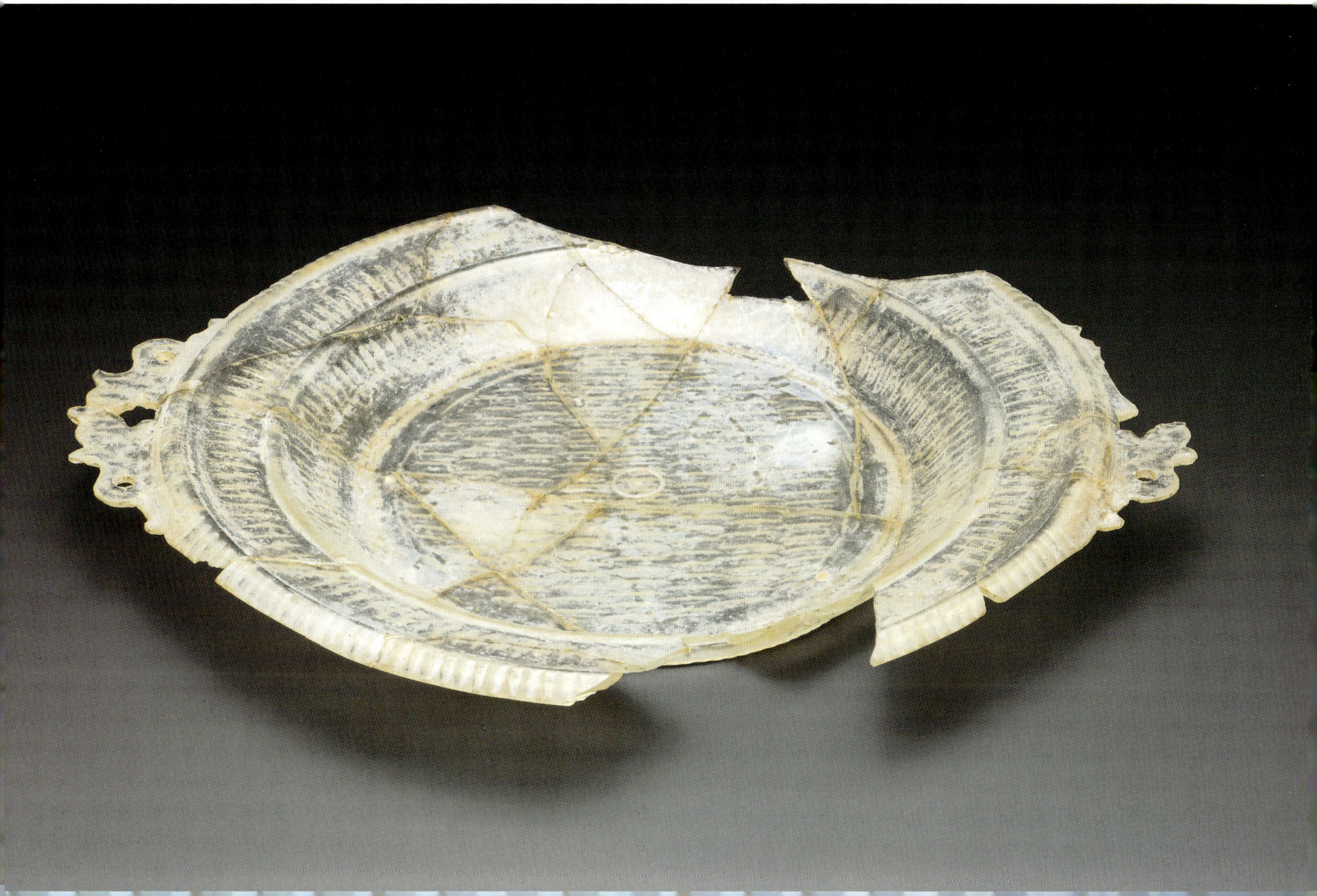

# VI
# HELLENISTISCHE UND FRÜHKAISERZEITLICHE GLASGEGENSTÄNDE
ca. 330 v. Chr. – 50 n. Chr.

## Nr. 104 Spielknöchel (Astragal)

Abb. 69
Hellenistisch, wahrscheinlich griechisch
Wahrscheinlich 3.–1. Jahrhundert v. Chr.
Länge 1,74 cm; Breite 1,1 cm; Höhe 0,8 cm

Provenienz: N. E. Landau, Paris

Klares, farbloses Glas mit leichtem Grünstich (5 G 6/1). Wenige winzige Blasen. Geschmolzen in einer geschlossenen, zweiteiligen Form (durchlaufende Formnaht auf den beiden flachen Seiten und auf den kurzen Seiten).
Astragal, wie ein Schafs- oder Ziegen-Knöchel gebildet.

Bemerkungen
Es gab in der Antike verschiedene Orakel- und Kinderspiele, bei denen Knöchel als Würfel verwendet wurden. Jede der vier Seiten hatte einen verschiedenen Wert (R. Hampe, Die Stele aus Pharsalos, 107. Berliner Winckelmann Programm, 1951, S. 18; Eva Schmidt, Spielzeug und Spiele der Kinder im klassischen Altertum, Meiningen 1971; Regine Schmidt, Die Darstellung von Kinderspielzeug und Kinderspiel in der griechischen Kunst, Wien 1977, S. 44–56; vergleiche Hesperia 16, 1947, S. 241 mit der Beschreibung eines modernen Knöchelspiels; die sechs »Würfe«, ibid., Tafel 61, Abb. 20). Schon der griechische Dichter Homer (Ilias 13.88) erwähnt das Knöchelspiel.
Auf der griechischen Insel Delos wurden durchbohrte Tierknöchel gefunden, die mit Blei gefüllt waren, damit sie auf eine bestimmte Seite fielen (siehe unten), aber die durchbohrten Knöchel aus athenischen Kindergräbern dienten wohl als Amulette (E. M. Stern in: Castrum Peregrini 132–133, Amsterdam 1978, S. 36, Anm. 19). Üblicherweise verwendete man echte Tierknöchel, aber Nachahmungen aus Glas, Elfenbein, Stein, Ton, Blei und Bronze sind ebenfalls bekannt.

Vergleiche Glasknöchel aus hellenistischen und frühkaiserzeitlichen Funden in: Rhodos, in einem Kontext des späten 3. – frühen 2. Jahrhunderts v. Chr. (G. D. Weinberg, Glass Manufacture in Hellenistic Rhodes, Archaiologikon Deltion 24, 1969, S. 146, Tafel 80 A); – Korinth, ca. 250 v. Chr. (G. R. Davidson, Corinth, Band 12: The Minor Objects, Princeton, New Jersey, 1952, S. 222, Nr. 1754, Tafel 100); – Delos, vor 88 v. Chr. (P. Bruneau et al., L'ilot de la Maison des Comédiens, Explorations archéologiques de Délos, Band 27, Paris 1970, S. 236, Nr. C 343–344, Tafel 39; siehe auch W. Deonna, Le mobilier Délien, Explorations archéologiques de Délos, Band 18, Paris 1938, S. 334, Tafel 103, Abb. 821; Tafel 104, Abb. 825); – Samothrake, drei Glasknöchel aus einem augusteischen Grab (E. Dusenbery, Ancient Glass from the Cemeteries of Samothrace, JGS 9, 1967, S. 49, Abb. 53); – Myrina und Kyme, Kleinasien (E. Pottier und S. Reinach, La nécropole de Myrina, Paris 1887, S. 95, 508); – Sidon, aus einem in das 1. Jahrhundert n. Chr. datierten Sarkophag (M. Meurdrac und L. Albanèse, A travers les nécropoles Gréco-Romaines de Sidon, BullMusBeyrouth 2, 1938, S. 85, Abb. 5); – Kharayeb, südlich von Sidon, fünf Glasknöchel aus einem Tempel (B. Kaoukabani, Rapport préliminaire sur les fouilles de Kharayeb, 1969–1970, BullMusBeyrouth 26, 1973, S. 42, Tafel II.3); – Nimrud, mittleres 3. – zweite Hälfte 2. Jahrhundert v. Chr., nun in London, BM, Nr. WAA N.848 (Barag 1985, S. 88, Nr. 115, Tafel 13).
Vergleiche Glasknöchel aus unbekannten Fundorten in: Istanbul, Türkiye Şişe ve Cam Fabrikaları Collection, Nr. 58 (Üzlifat Canav, Cam Eserler Koleksiyonu (Ancient Glass Collection), Istanbul 1985, S. 35, Nr. 11); – Newark, The Newark Museum, Nr. 50.1354 und 50.1355 (S. H. Auth, Ancient Glass at the Newark Museum, Newark, New Jersey, 1976, S. 157, Nr. 212); – New York, MMA, Nr. 17.1940.564–571 und 81.10.161 (nach Auth, loc. cit.); – Stuttgart, Württembergisches Landesmuseum, Antikensammlung, Nr. 3.188 und 3.189 (Publikation in Vorbereitung von M. Honroth).
Siehe oben S. 54.

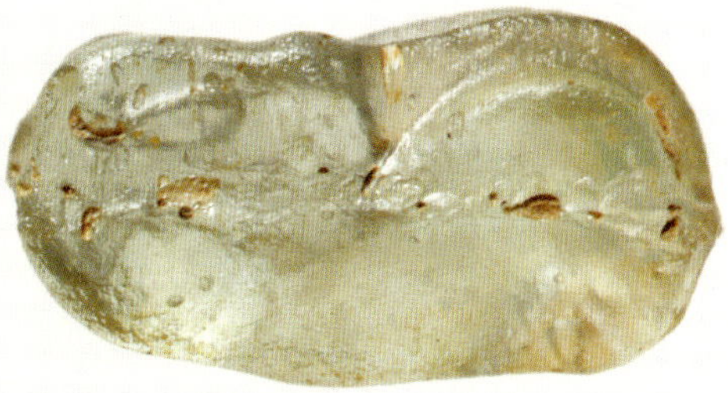

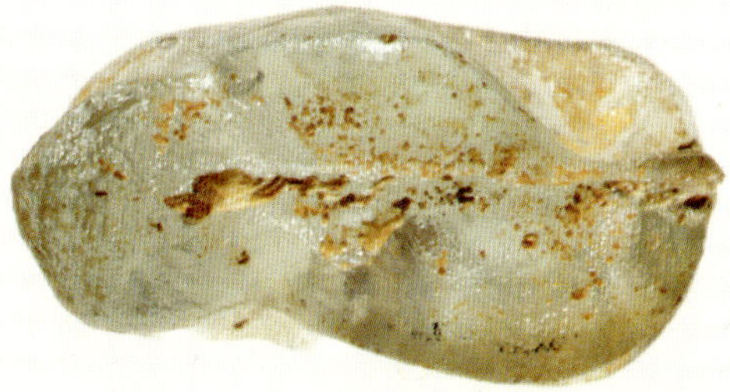

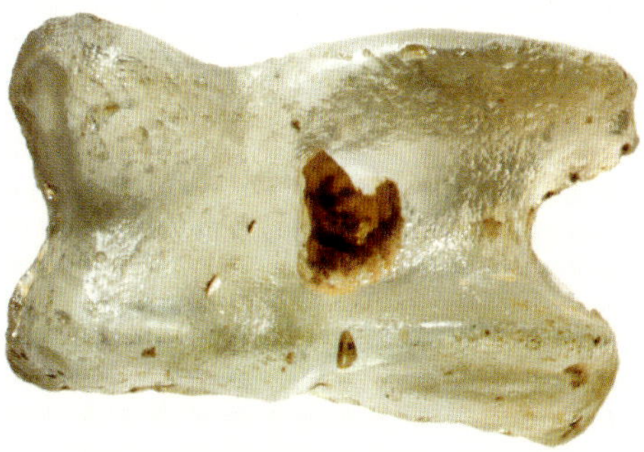

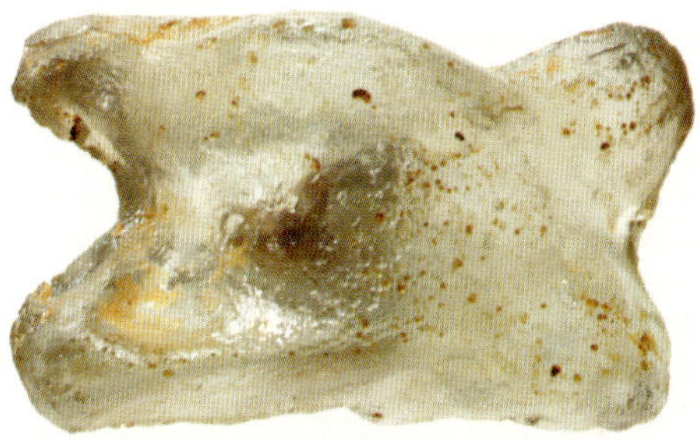

# Nr. 105 Gesichtseinlage eines Reliefs

In Ägypten hergestellt
30. Dynastie – frühe Ptolemäerzeit,
4.–3. Jahrhundert v. Chr.
Höhe 3,2 cm; Breite 2,6 cm; Tiefe 1,0 cm

Provenienz: Kunsthandel Zürich

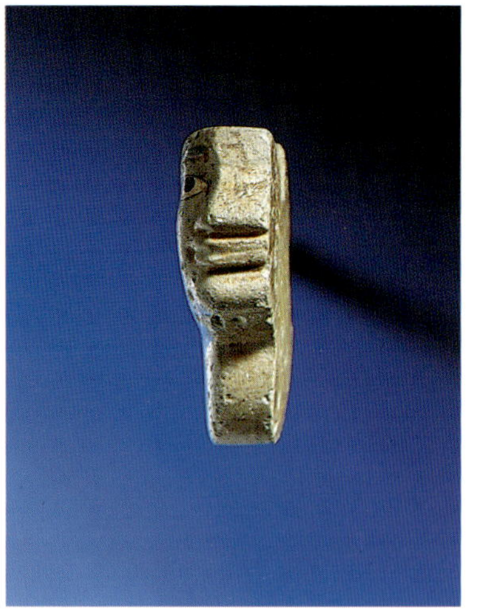

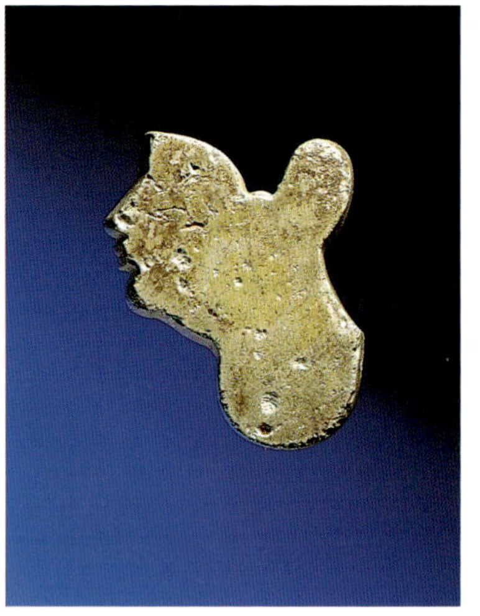

Blaßolivgrünes (10 Y 6/2), wohl einst rotes Glas mit Einlagen in opakem Weiß, opakem Mittelblau und opakem Schwarzblau. Von zahlreichen winzigen und einigen sehr großen, an der Oberfläche offenen Blasen durchsetzt. Mit der Vorderseite nach unten in offenen, einteiligen Formen geschmolzen; formgeschmolzene Augenbraue und Mosaikglas-Einlage des Auges einzementiert; Oberfläche poliert; Seiten und Rückseite geschliffen. Vollständig erhalten; Oberfläche und Rand minimal ausgesplittert; das blaßolivgrüne Glas ist vermutlich korrodiertes rotes Glas.
Männliches Gesicht. Kopf und Hals im Profil nach rechts gewandt; annähernd senkrechte Ränder, nur leicht zur flachen Unterseite hin eingezogen. Gesichtszüge in Relief modelliert und abgeformt. Ausdrucksvolles Gesicht mit markantem Profil: Stirn und Nasenbein deutlich voneinander abgesetzt, zierliche Nase, volle Lippen und Doppelkinn; Braue zurückgesetzt, Kinn von Hals und Wange abgehoben, Mundwinkel eingetieft, möglicherweise ausgebohrt; breite, aufgedunsene Wange; großes, realistisch gestaltetes Ohr; breiter Hals mit halbkreisförmigem Ende. Zu schmaler, sich zum Ende gleichmäßig zuspitzender Brauenbogen aus opakmittelblauem Glas in die – für eine ausdrucksvollere Braue angelegte – ringsum breitere Vertiefung eingesetzt; die mandelförmige Augeneinlage mit schwarzblauer Iris am oberen Rand des weißen, von feinen mittelblauen Lidrändern eingefaßten Augapfels ist eine Scheibe vom gewölbten Ende eines Mosaikstabes und paßt sich exakt der Aussparung an.

Bemerkungen
Die 30. Dynastie begann 380 v. Chr. und war die letzte Epoche einheimischer, ägyptischer Herrscher. Die Könige stammten aus Sebennytos im östlichen Nildelta. Ihre glanzvolle Herrschaft endete, als die Perser Ägypten zum zweiten Male unterjochten, bevor Alexander der Große (332 v. Chr.) das Land eroberte und sein griechischer General Ptolemäus (305 v. Chr.) die drei Jahrhunderte währende ptolemäische Dynastie gründete. Das ägyptische Kunstschaffen erreicht in der 30. Dynastie einen letzten Höhepunkt. Zur Legitimierung ihres Herrschaftsanspruches gegenüber dem ägyptischen Volke und im Wissen um die Bildkraft ägyptischer Kunst sehen sich die ptolemäischen Herrscher gezwungen, die ägyptische Kunst und mit ihr das ägyptische Zeremoniell zu übernehmen. Nach der ungebrochenen Kunsttradition von der 30. Dynastie bis zu den ersten ptolemäischen Herrschern kann die Kunst dieser Epoche als sebennytisch-ptolemäisch bezeichnet werden. Erst nach dieser Zeit beginnen sich griechische Stilelemente einzunisten.
Verschiedene stilistische Elemente der Einlage in der Sammlung Wolf sind charakteristisch für den sebennytisch-ptolemäischen Stil: die zurückgesetzte Braue, der ausdrucksvolle Mund mit geschürzten Lippen, das abgesetzte, golfballförmige Kinn, der lange Nacken, der breite, unten abgerundete Hals. Die Datierung in das 4. bis 3. Jahrhundert v. Chr. wird durch die Verwendung einer Mosaikstab-Scheibe für das Auge unterstrichen. Zwei Mosaikstäbe mit ebensolchem Augenmuster und gleichfalls hoch am Lidrand sitzender Iris befinden sich in: Corning, CMG, Nr. 74.1.10 und 74.1.1 (Goldstein 1979, S. 88, Nr. 164, S. 227, Nr. 659). Die beiden Enden des erstgenannten Stabes sind dem Augapfel entsprechend leicht gewölbt gestaltet und poliert, also bereit, um als Augeneinlagen abgesprengt zu werden. Es ist einfacher, ein Stabende abzurunden und zu polieren, als eine bereits abgetrennte Scheibe.
Bislang galt die Meinung, Glaseinlagen sebennytisch-ptolemäischen Stils seien nicht mit Einlagen ausgestattet worden. Nach Publikation alter Funde aus Tebtynis am südlichen Fajjumrand wurden solche Einlagen doch in dieser Zeit hergestellt. Ausgrabungen nahe dem Tempel brachten zahlreiche Glaseinlagen einer Werkstatt ptolemäischer Zeit zutage. Die Funde umfassen zwei Gesichtseinlagen in Hellblau und Rot

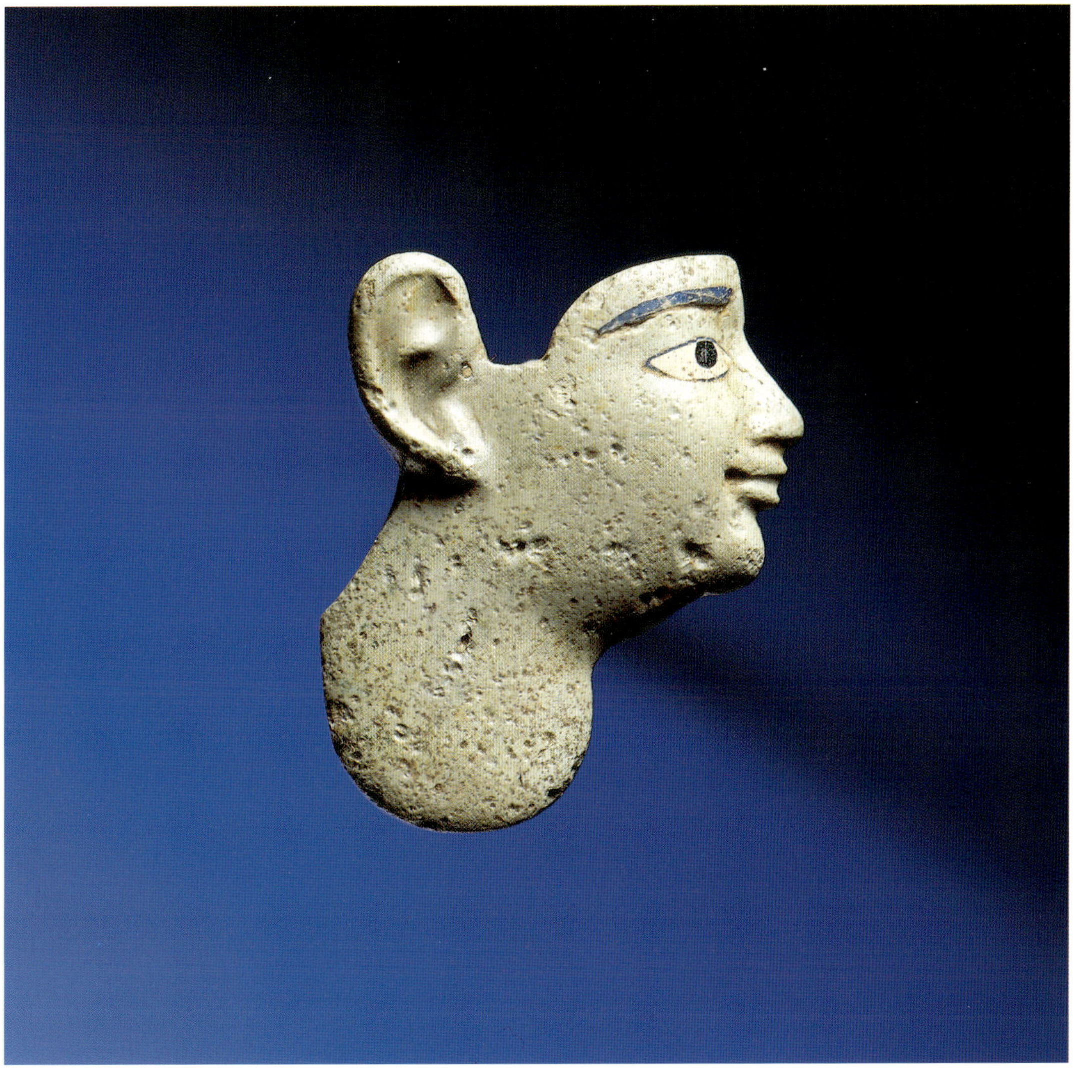

mit eingelegten Augen aus Scheiben von Mosaikstäben. Vermutlich am Orte hergestellt, wurden sie hier in hölzerne Schreine und in Unterlagen aus Gips eingelassen (E. Valtz, Italian excavations at Tebtynis 1930–1935: the objects at Egyptian Museum, Torino, in: Sesto congresso internazionale di egittologia I, Turin 1992, S. 625–628, Tafel XI, 4). Vergleiche Gesichtseinlagen in: Kairo, Ägyptisches Museum, Nr. JE 55943, aus Tebtynis (A. Lucas in: Annales du Service des Antiquités de l'Égypte 39, 1939, S. 229, Tafel. XXXV); – ehemals Kunsthandel, London, ursprünglich mit Einlagen (Per-neb I 1992, Nr. 30, Abb. S. 21 links oben). Vergleiche die außergewöhnlich fein modellierten Gesichter in: Cleveland, CMA, Nr. 66.370, eine rote Einlage (Bianchi 1983 a, S. 32–34: a »paradigma for the Sebennytic-Ptolemaic type«; J. D. Cooney, Intaglios, Cameos and Related Works, Bulletin of the Cleveland Museum of Art, April 1968, S. 117–118, Abb. 6, schreibt die Einlage einem König der Zeit um 350–300 v. Chr. zu); – New Haven, Yale University Art Gallery, Nr. YAG 1955.6.347 (G. D. Scott, III, Ancient Egyptian Art at Yale, New Haven 1986, S. 148, Nr. 82).

Zu Verwendung und Funktion von Einlagen als Teile von zusammengesetzten Reliefs siehe Kat.-Nr. 11. Einlagen sebennytisch-ptolemäischen Stils wurden nicht in einzeln für sie ausgehobenen Gruben, die einen Rahmen um sie bildeten, sondern ohne trennenden Steg Seite an Seite angrenzend mit den anderen Teilen der Figur zu einem zusammengesetzten Relief verarbeitet. Nicht aneinandergeschmolzen, bedurften die Glaseinlagen eines besonderen Untergrundes, in den sie gut festsitzend eingelassen werden konnten, wie Gesso, Gips und Kartonage. Vermutlich sind sie in eben jener Zeit in Mode gekommen, als diese Werkstoffe eine Wiederbelebung in Ägypten erfuhren (Bianchi 1983 a, S. 33–34).

## Nr. 106 Gesichtseinlage eines Reliefs

In Ägypten hergestellt
30. Dynastie–frühe Ptolemäerzeit,
4.–3. Jahrhundert v. Chr.
Höhe 2,2 cm; Breite 1,5 cm; Tiefe 0,6 cm

Provenienz: unbekannt

Opakkobaltblaues Glas. Stark von teils sehr großen, an der Oberfläche offenen Blasen durchsetzt. Mit der Vorderseite nach unten in einer einteiligen offenen Form geschmolzen; Kanten und Rückseite geschliffen. Vollständig erhalten; ursprüngliche Oberfläche unter Hinterlassung tiefer Poren ringsum vergangen; bräunliche Relikte der Verwitterungsschicht in den Vertiefungen und auf der Rückseite.
Männliches Gesicht. Kopf im Profil nach rechts gewandt; annähernd senkrechte Seiten zur flachen Rückseite hin sich leicht verjüngend. Gesichtszüge in weichem Relief modelliert und abgeformt. Profil mit gerundeter Nase, vollen, geschürzten Lippen und einem kleinen, runden Kinn; von der Nase abgerückte Braue und Lidränder in feinlinigem, erhabenem Relief; Kinn kaum merklich vom Hals abgesetzt; Mundwinkel hochgezogen; große aufgedunsene Wangen; wenig detailliertes Ohr; breiter, fleischiger Hals mit halbkreisförmig abgerundetem Ende.

Bemerkungen
Nach zurückgesetzter Braue, geschürzten Lippen, kleinem, golfballförmigem Kinn und breitem Hals mit halbkreisförmigem Ende gehört die Inkrustation zum sebennytisch-ptolemäischen Einlagentypus für Darstellungen mit aneinandergrenzenden Inkrustationselementen (Bianchi 1983a, S. 32–34), siehe Kat.-Nr. 105.

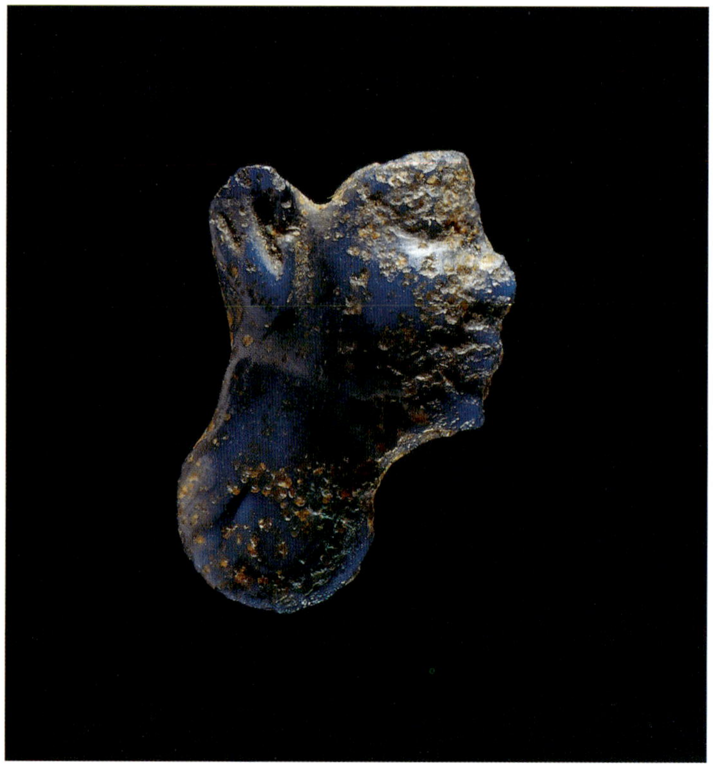

# Nr. 107 Gesichtseinlage mit Perücke

Abb. 51, 52
In Ägypten hergestellt
30. Dynastie–frühe Ptolemäerzeit,
4.–3. Jahrhundert v. Chr.
Höhe 2,4 cm; Breite 2,4 cm; Tiefe 0,8 cm;
Tiefe der Unterlage 0,2 cm

Provenienz: Kunsthandel New York

Opakes, blaßgrünes Glas. Von sehr kleinen Blasen und einigen größeren, an der Oberfläche offenen Blasen durchsetzt. Mit der Vorderseite nach unten in einer einteiligen, offenen Form geschmolzen; mit gleichfarbigem, dünnem Glasplättchen gleichen Umrisses unterlegt; Profilseite dieses Plättchens zur Rückseite hin abgeschliffen; Rückseite dieses Plättchens uneben und von Spuren flacher Spatel, mit denen die zähflüssige Masse in die Form gedrückt wurde, bedeckt. Mit Ausnahme des abgesprungenen Halsendes unversehrt. Perücke aus Silber. Gut erhalten.
Männliches Gesicht mit Silberperücke. Kopf im Profil nach rechts gewandt, Profilkante in Relief ausgearbeitet. Gesichtszüge in Relief modelliert und abgeformt. Wohlgenährtes Gesicht mit weichen Konturen; Stirn und profilbetonender Nasenrücken beschreiben eine sanft gebogene Linie; Brauenbogen, Lidränder und verlängerter Schminkstrich in feinem Relief; Mundwinkel nach oben gezogen; unter dem sehr kleinen, runden Kinn beginnt der fleischige Hals; zierliches, kaum detailliertes Ohr. Gesicht mit gleichfarbiger Glasplatte hinterlegt und deren Profil sich nach hinten verjüngend abgeschliffen. Fein gesträhnte Metallperücke mit dem Gesicht zu einer festen Einheit zusammengefügt. Außenrand der flachen Rückseite abgestuft, so daß die Einlage hier in eine kleinere Grube eingelassen werden konnte.

Bemerkungen
Die Einlage gehört zum sebennytisch-ptolemäischen Einlagentypus für Darstellungen mit aneinandergrenzenden Inkrustationselementen, siehe Kat.-Nr. 105. Einzigartig ist ihre Ausstattung mit einer Silberperücke, die sie aus der Vielzahl vergleichbarer Einlagen hervorhebt. Nach stilistischen Kriterien wie Art des Profiles, fleischiges Gesicht und unscharf modellierte Details entstand die Einlage vermutlich eher in der Ptolemäerzeit (3. Jahrhundert v. Chr.) als in der 30. Dynastie. Doch läßt sich bis heute der Stil der Zeit Nektanebos' II. (360–342 v. Chr.) kaum von dem der Zeit Ptolemäus' II. und Ptolemäus' III., die von 282–222 v. Chr. regierten, unterscheiden (B. V. Bothmer et al., Egyptian Sculpture of the Late Period 700 B. C. to A. D. 100, Ausstellungskatalog, The Brooklyn Museum, 1960, Tafel 75–93; C. Favard-Meeks, Le temple de Behbeit el-Hagara. Essai de reconstruction et d'interprétation, Studien zur Altägyptischen Kultur, Hamburg, Beiheft 6, 1991). Vergleiche Gesichtseinlagen aus Glas in: Brooklyn, The Brooklyn Museum, Nr. 49.61, von dem Relief einer Königsfigur, die der Ptolemäerzeit zugeschrieben wird (Riefstahl 1968, S. 77, Nr. 76); – Corning, CMG, Nr. 66.1.216 b, mit eingelegten Augen und Teil einer Figur der Ptolemäerzeit (Goldstein 1979, S. 242–243, Nr. 702); – Kairo, Ägyptisches Museum, hellblaues Gesicht, Teil einer Hockfigur (A. Lucas, Glass Figures, in: Annales du Service des Antiquités de l'Égypte 39, 1939, Tafel XXXV, oben rechts); – Cleveland, CMA, Nr. 66.370, feine rote Gesichtseinlage (J. D. Cooney, Intaglios, Cameos and Related Works, Bulletin of the Cleveland Museum of Art, April 1968, S. 117–118, Abb. 6); – New Haven, Yale University Art Gallery, Nr. YAG 1955.6.347, opakrote Gesichtseinlage (G. D. Scott, III, Ancient Egyptian Art at Yale, New Haven 1986, S. 148, Nr. 82). Die Einlagen aus Cleveland und New Haven zitiert Bianchi (Bianchi 1983 a, S. 32–34) als Beispiele des sebennytisch-ptolemäischen Typus.
Siehe oben S. 49.

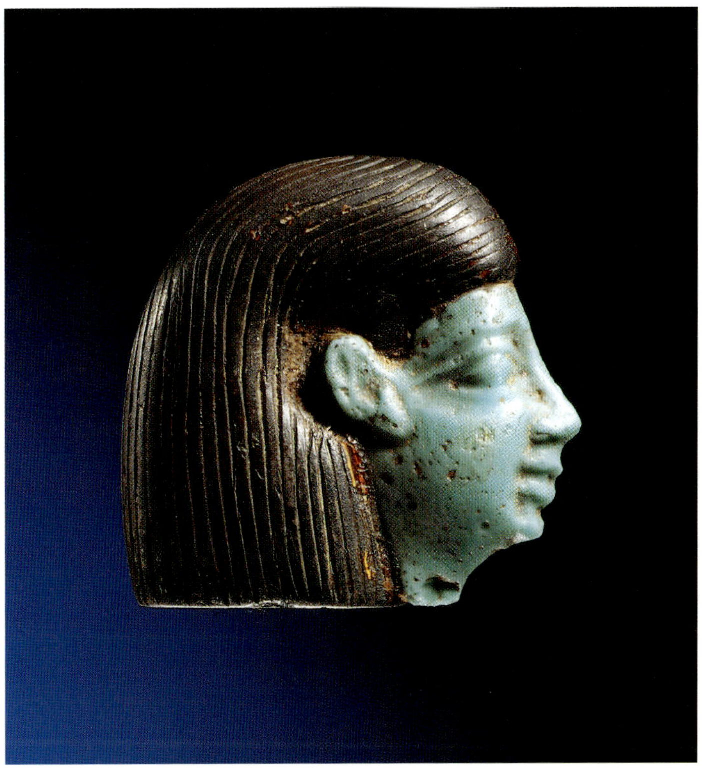

## Nr. 108 Gesichtseinlage eines Reliefs

**In Ägypten hergestellt**
**Vermutlich 30. Dynastie – Ptolemäerzeit,**
**4.–3. Jahrhundert v. Chr.**
**Höhe 2,2 cm; Breite 1,8 cm; Tiefe 0,7 cm**

**Provenienz: unbekannt**

Opakblaßblaues Glas (5 B 6/2). Winzige, gleichmäßig verteilte und einige an der Oberfläche offene Blasen. Mit der Vorderseite nach unten in einer einteiligen, offenen Form geschmolzen; Seiten und Rückseite geschliffen. Mit Ausnahme der abgebrochenen Ohrpartie gut erhalten.
Männnliches Gesicht. Kopf im Profil nach rechts gewandt; Seiten zur flachen Rückseite hin abgeschrägt. Alle Gesichtszüge modelliert und abgeformt. Rückseite des Halses in schräg verlaufender Linie endend. Wohlgenährtes Gesicht mit sanft gebogener Nase; leicht zurückgesetzte Braue; hervortretendes, mandelförmiges Auge zum Nasenbein hin verschoben; Brauenbogen, Lidränder und Schminkstrich der Augenpartie in reliefierten Linien wiedergegeben; schmale Lippen mit abwärts gewandtem Mundwinkel; aufgedunsene Wange; kleines rundes Kinn von der sanft gebogenen Konturlinie des fleischigen Halses abgesetzt.

Bemerkungen
Die Augenpartie blieb unfertig, während Nasenrücken und Kinn schon Schleifspuren von Überarbeitung zeigen. Nach stilistischen Kriterien wie linearer Reliefierung von Brauenbogen, Lidrändern und Schminkstrich – soweit erkennbar –, aufgedunsener Wange und kleinem, vom Hals abgesetzten Kinn könnte das Gesicht dem sebennytisch-ptolemäischem Einlagentypus angehören, siehe Kat.-Nr. 105. Vergleiche ähnlich unfertige Gesichtseinlagen mit zur Nase hin verschobenen Augenpartien auf der erhaltenen Wand eines vergoldeten Holzschreines in Turin, Ägyptisches Museum, Nr. Suppl. 18155, ausgegraben in Tebtynis am südlichen Fajjumrand, Ägypten (E. Leospo in: Le vie del vetro. Egitto e Sudan, Ausstellungskatalog, Pisa, Palazzo Lanfranchi, 28. Mai bis 12. Juni 1988, Pisa 1988, S. 93, Nr. 8). Die Einlagen des Schreines gleichen nach Stil und Qualität den Glasintarsien des Sarges von Petosiris in Kairo, Ägyptisches Museum, Nr. JE 46592, und sind in die späte zweite Hälfte des 4. Jahrhunderts v. Chr. zu datieren (M. Saleh und H. Sourouzian, Die Hauptwerke im Ägyptischen Museum Kairo, Mainz 1986, Nr. 260; S. Nakaten in: Lexikon der Ägyptologie IV, Wiesbaden 1982, Spalte 995–998, Anm. 11; G. Lefèbvre, Le tombeau de Petosiris, I, Kairo 1923, S. 12). Das läßt eine Datierung ins späte 4. Jahrhundert v. Chr. für den Schrein von Tebtynis vermuten (B. Schlick-Nolte in: H. W. Müller, Göttliches Gold. Goldschmiedekunst im Reich der Pharaonen, in Vorbereitung). Verschiedene andere Einlagen dieses Schreines sind aus ebensolchem opakblaßblauen Glas hergestellt wie die Gesichtseinlage in der Sammlung Wolf. Farbe und Qualität dieses Glases erinnern auch an Fadenmuster der über einen Kern geformten Gefäße dieser Zeit. Je weiter die Zeit fortschreitet, desto homogener wird das Glas der häufig in sehr hellen, bläulichen und grünlichen Pastelltönen erscheinenden Fadenmuster (Kat.-Nr. 58, 61).

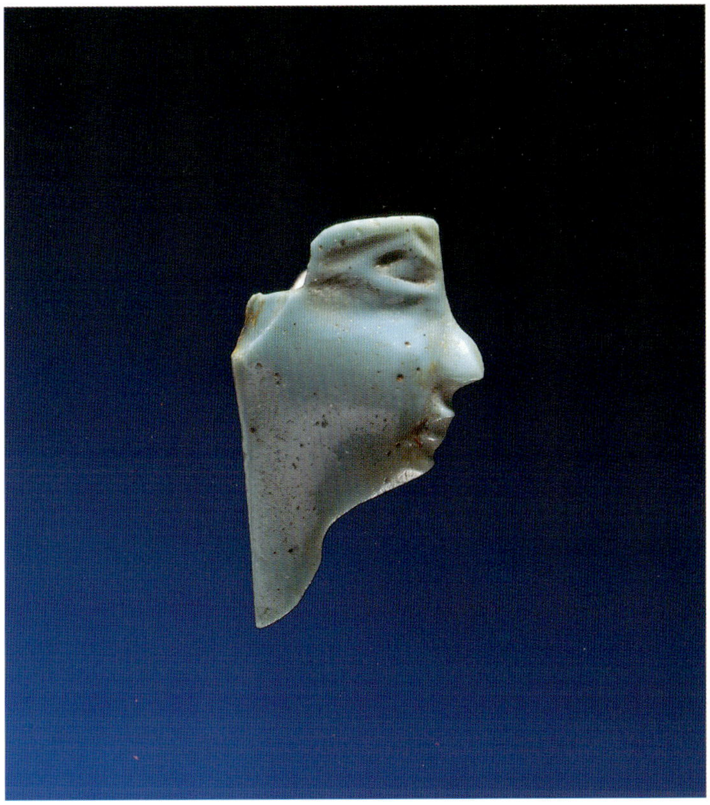

## Nr. 109 Körpereinlage eines Reliefs

**In Ägypten hergestellt**
**Frühe Ptolemäerzeit,**
**spätes 4. Jahrhundert v. Chr.**
**Höhe 10,8 cm; Breite 8,8 cm; Tiefe 1,7 cm;**
**Tiefe der Aussparungen für Einlagen 0,3 cm**

**Provenienz: Blumka, New York, ehemals**
**The Minneapolis Institute of Arts**

Opakbraunrotes (10 R 3/4) Glas. Stark von kleinen Blasen durchsetzt. Mit der Vorderseite nach unten und den Vertiefungen für Einlagen in einer einteiligen, offenen Form geschmolzen; Flache Vertiefungen für Halskragen und Oberarmreif nachgeschliffen; Fingerteilung nachgeschliffen; Seiten und Rückseite geschliffen. Ausgenommen des von Knie bis Fuß ergänzten Teiles und der fehlenden Einlagen vollständig; Ober- und Unterarm gebrochen und wieder zusammengesetzt; Oberfläche rauh korrodiert und gesprungen; Brüche verfüllt.
Männlicher Körper. Nackte, nach links gerichtete Sitzfigur; Seiten in Höhe des Brust- und Bauchbereichs, des Oberarms und Rückens im unteren Drittel zur flachen Rückseite hin abgeschliffen. Halbkreisförmiger Halsausschnitt. Kräftig plastisch durchmodellierter Körper; Arm vor der Brust angewinkelt; Knie rechtwinklig abgebeugt.

Bemerkungen
Zu Einlagen von zusammmengesetzten Reliefs allgemein siehe Kat.-Nr. 11, 105. Diese Inkrustation stellt einen nackten Kindgott wie Horus, bei den Griechen als Harpokrates bekannt, oder den jungen Sonnengott dar. Mit beiden identifiziert sich auch der König, der in dieser Erscheinung ewige Verjüngung erlangen möchte. Der rechte, als separate Einlage gearbeitete und nicht erhaltene Arm ist bei Figuren solcher Kindgötter mit einem ausgestreckten Lutschfinger zum Mund geführt. Vergleiche eine ähnliche Einlage in: Bristol, in die Spätzeit nach 380 v. Chr. datiert (Ancient Glass, The Bomford Collection of Pre-Roman and Roman Glass on loan to the City of Bristol Museum and Art Gallery, Bristol 1976, Nr. 21, Abb.). Stehend hat sich der nackte, aus mehreren aneinandergrenzenden Glasintarsien zusammengesetzte Kindgott auf einer mit Stuck überzogenen und vergoldeten Schreinwand erhalten. Sie stammt aus einer ptolemäischen Werkstatt für farbige Glasuren oder Fayencen und vermutlich auch Glaseinlagen in Tebtynis am südlichen Fajjumrand, Ägypten (E. Leospo in: Le vie del vetro. Egitto e Sudan, Ausstellungskatalog, Pisa, Palazzo Lanfranchi, 28. Mai bis 12. Juni 1988, Pisa 1988, S. 93, Nr. 8). Der Schrein ist in das späte 4. Jahrhundert v. Chr. zu datieren (siehe oben Kat.-Nr. 108).
Die Körpereinlage der Sammlung Wolf gehört zum sebennytisch-ptolemäischen Typus (siehe Kat.-Nr. 105). Sie war vermutlich mit einem vielfarbigen Halskragen aus Mosaikglas eingelegt wie die Horusfigur auf der Schreinwand aus Tebtynis und das Relief einer Königsfigur aus angrenzenden Glasintarsien sebennytisch-ptolemäischen Typus in: Brooklyn, The Brooklyn Museum, Nr. 49.61 (Riefstahl 1968, S. 77, Nr. 76, Farbtafel XI).

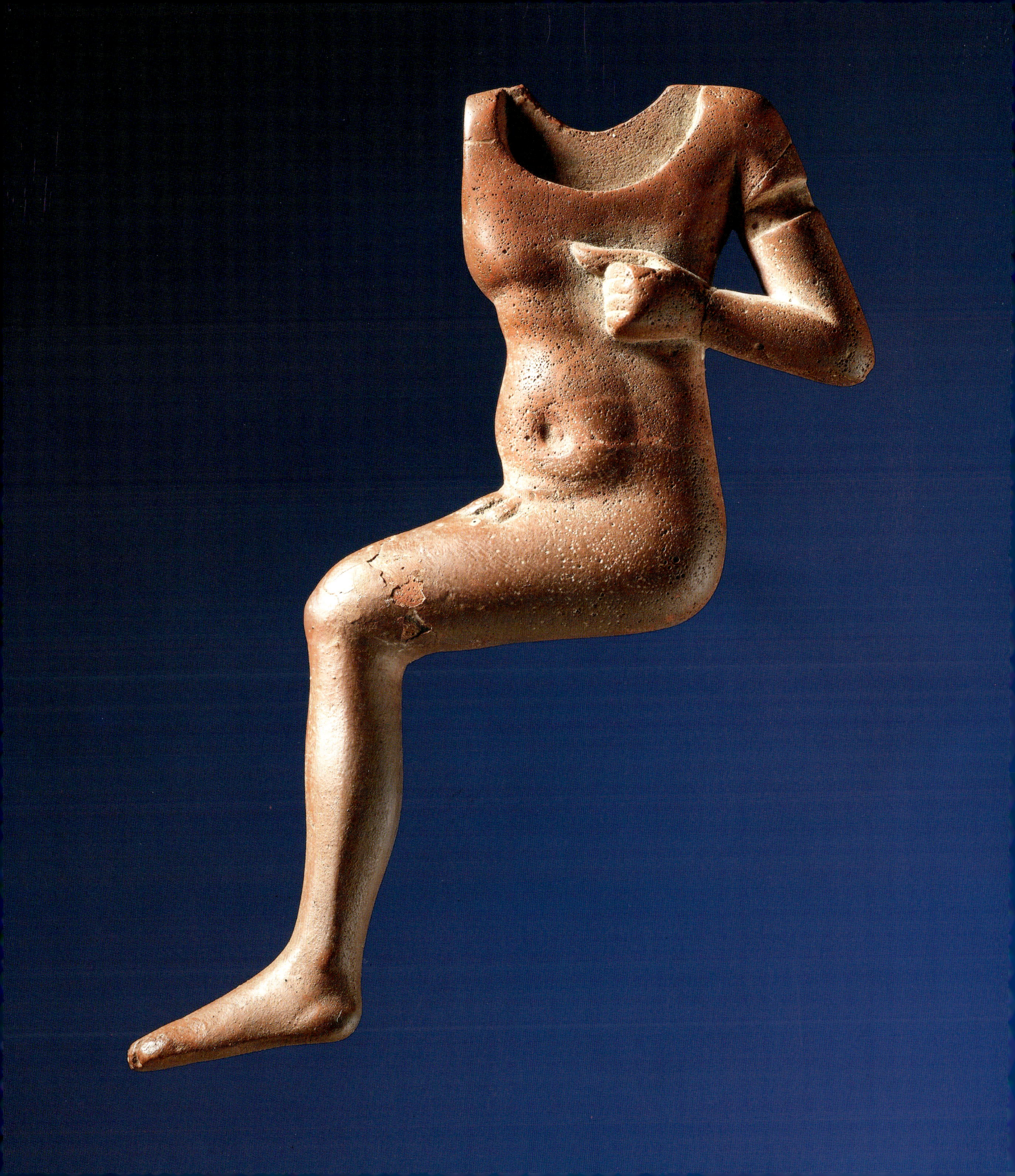

## Nr. 110 Amulett in Gestalt des Horussohnes Hapi

**In Ägypten hergestellt**
**Vermutlich Ende Spätzeit–**
**frühe Ptolemäerzeit, 4. Jahrhundert v. Chr.**
**Höhe 8,3 cm; Breite 2,8 cm; Tiefe 0,6 cm**

**Provenienz: N. E. Landau, Paris**

Grünblaue glasartige Fayence. Sehr homogen, nur wenige größere Blasenlöcher. Mit der Vorderseite nach unten aus einer flachen, fein detaillierten Form genommen; Kreuzbänder eingeritzt; Fadenlöcher gebohrt; gebrannt. Hervorragend erhalten.
Amulett in Gestalt einer Erscheinungsform des ägyptischen Gottes Hapi. Paviansköpfige Mumie im Profil nach links gewandt, abgerundete Seiten; Unterseite flach. Details in fein gezeichnetem, flachem Relief abgeformt: menschliches Ohr, fein gesträhnte Perücke, von stegförmigen Lidrändern eingefaßtes Auge, Nase und Mundspalte; zweireihiger Halskragen aus Röhrenperlen mit Perlenanhängern; überkreuzt um den Körper geschlungene Bänder eingeritzt. Drei von den Seiten her schräg bis zur Rückseite durchgebohrte feine Fadenlöcher im Bereich von Kalotte, vorderen Haarsträhnen und Gesäß; zwei weitere feine Bohrlöcher sind zwischen Fußsohle und schmalem Basisstreifen von der Vorderseite bis zur Rückseite senkrecht durchgebohrt.

Bemerkungen
Glasartige Fayence ist ein Material, das nach seiner Zusammensetzung dem Glas näher steht als der Fayence (Lucas und Harris 1962, S. 164–165; A. Kaczmarczyk und R. E. M. Hedges, Ancient Egyptian Faience, Warminster 1983, S. 212–213). Es zeichnet sich wie das Amulett in der Sammlung Wolf durch apfelgrüne oder hellgrünlichblaue Farbe und matte Oberfläche aus. Die Bezeichnung »glasartige Fayence« (glassy faience) ist nicht zufriedenstellend. Statt ihrer wurde auch »imperfektes Glas« vorgeschlagen. Die Masse kann, noch ungebrannt, wie Ton geknetet und abgeformt werden. Aus der Form genommen, läßt sich das Objekt in beliebiger Weise überarbeiten. Details wie die über dem Oberkörper gekreuzten Bänder dieses Amuletts lassen sich vor dem Brennvorgang einfach einritzen (Cooney 1960, S. 32–39). Handwerker produzierten glasartige Fayence in Ägypten über ein Jahrtausend lang. Die frühesten Zeugnisse sind aus der 22. Dynastie, die spätesten aus der Zeitenwende bekannt.
Das Amulett repräsentiert Hapi, einen der vier Horussöhne, Schutzgötter der Eingeweide, die den Verstorbenen vor Hunger und Durst bewahren sollten. Jede der Gottheiten war für ein anderes Organ verantwortlich. Hapi galt als Wächter der Lunge. Vor der Mumifizierung des Körpers wurden die Eingeweide entnommen und in vier separaten Krügen aufbewahrt. Auf ihren Deckeln waren die Köpfe der Götter dargestellt: ein Menschenkopf für Amset, ein Pavianskopf für Hapi, ein Schakalskopf für Duamutef und ein Falkenkopf für Kebehsenuef. Im 1. Jahrtausend v. Chr. ist darüber hinaus der Brauch entstanden, zusätzlich Amulette dieser Götter auf die Leinenumwicklung der Mumie zu nähen oder sie in ein Perlennetz, das die Mumie bedeckte (siehe Kat.-Nr. 143), zu integrieren. Diesem Zweck dienten die Durchbohrungen der Amulette. Solche Amulette aus Glas oder Gold waren kostbare Kleinodien, die sich nur das Königshaus oder hohe Würdenträger für ihre reichen Bestattungen leisten konnten.
Wenn auch keine direkte Parallele bekannt wurde, ist der Horussohn doch dem Hapi in einem Satz von Amuletten aus Fayence verwandt, der aufgrund der dicken Glasur der spätptolemäischen bis frührömischen Zeit entstammt: The Brooklyn Museum, Nr. 51.223.4 (Riefstahl 1968, S. 81, Nr. 81). Von wesentlich feinerer Qualität, dürfte das Amulett in der Sammlung Wolf früher als dieser Satz datiert werden. Sicherlich ist er nicht später als im 4. Jahrhundert v. Chr. entstanden, als die ägyptische Kunst eine letzte Blüte erlebte, die sich auch auf die Kleinkunst auswirkte und in die Ptolemäerzeit ausstrahlte.

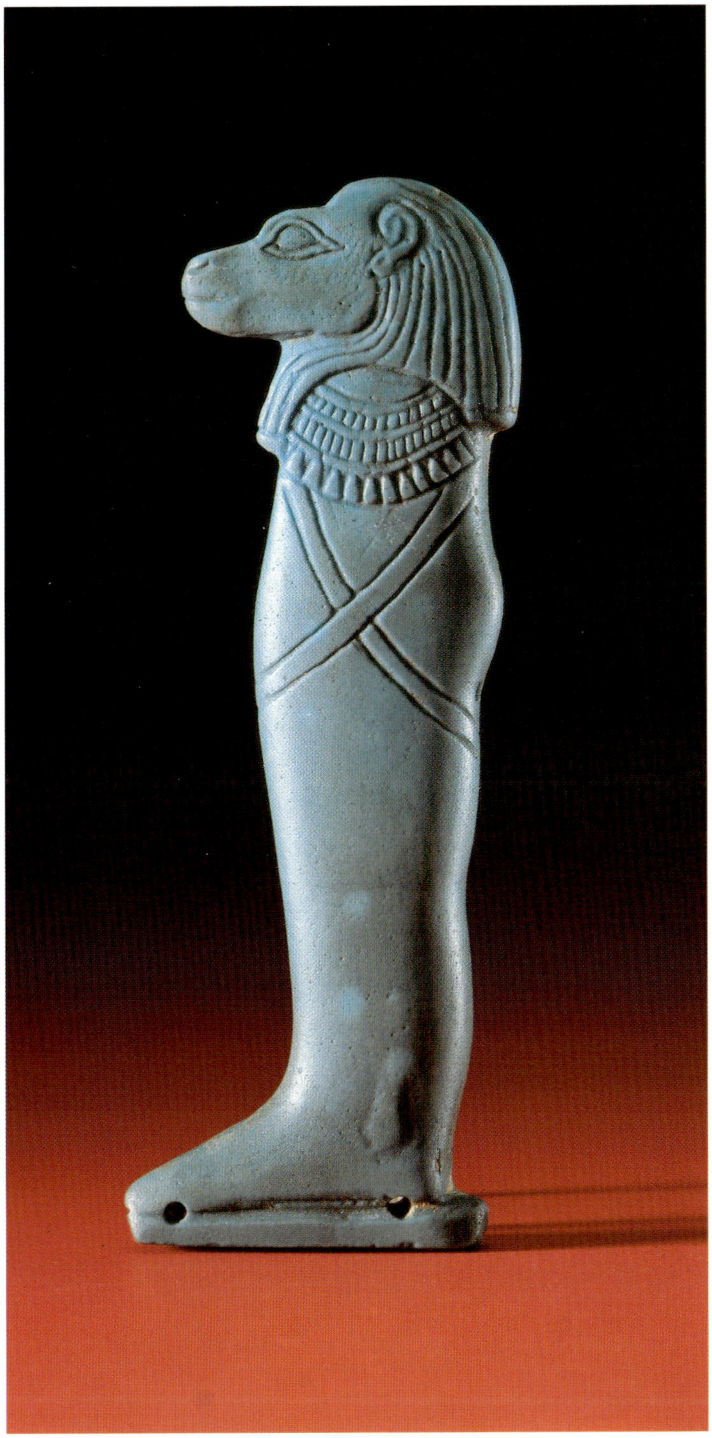

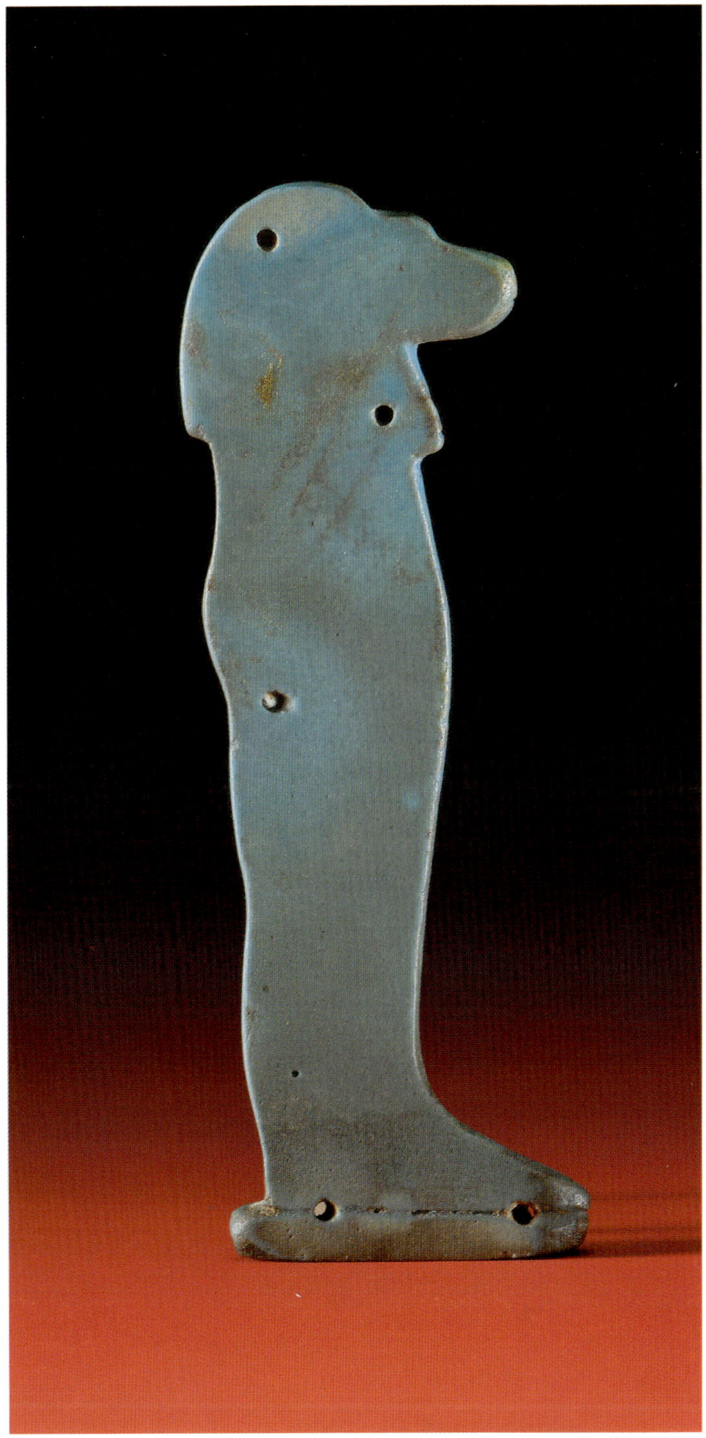

## Nr. 111 Amulett in Gestalt des Horussohnes Hapi

**In Ägypten hergestellt**
**Vermutlich Ptolemäer- – frühe Römerzeit,**
**3. Jahrhundert v. Chr. – 1. Jahrhundert n. Chr.**
**oder später**
**Höhe 7,5 cm; Breite 1,6 cm; Tiefe 0,75 cm**

**Provenienz: N. E. Landau, Paris**

Opakbraunrotes Glas. Von feinen und einigen großen, an der Oberfläche offenen Blasen durchsetzt. Mit der Vorderseite nach unten in einer einteiligen, offenen Form geschmolzen; Details eingeschliffen. Vollständig erhalten; Oberfläche von dunkelgrün korrodierten Partien durchzogen; von der Oberkante des Kopfes eine 0,5 mm starke Korrosionsschicht abgeplatzt.
Amulett in Gestalt einer Erscheinungsform des ägyptischen Gottes Hapi. Paviansköpfige Mumie im Profil nach rechts gewandt; abgerundete Seiten; Rückseite flach. Mit den Ohren in weichem Relief modelliert und abgeformt. Alle anderen Details eingeschliffen: Schnauze mit Nase und Maulspalte sowie Auge und senkrechte Mulde des Ohres.

Bemerkungen
Zur Bedeutung des Horussohnes Hapi und der Verwendung von Amuletten dieser Art siehe Kat.-Nr. 110. Da nicht mit Bohrlöchern zum Annähen oder Auffädeln ausgestattet, konnte das Amulett nicht an Mumienbinden festgenäht oder in Mumiennetze integriert werden. So dürfte es nur in Mumienbinden eingewickelt oder als Sargdekoration in Gipsschichten eingelassen gewesen sein. Einfarbige und wenig gegliederte Glasamulette kommen von der 30. Dynastie bis zur frühen Römerzeit vor. Doch gibt es auch eine Reihe von ägyptisierenden Amuletten vom Ende des 19. und Anfang des 20. Jahrhunderts (Grose 1989, S. 376–377, Nr. 685–689). Als Sargelemente verwendet, sind sie eher aus verschiedenfarbigem Glas aneinandergrenzend zusammengesetzt wie die Horussöhne auf einer römischen Mumienumhüllung aus Kartonage und Gips im Kunsthandel (Bianchi 1983b, S. 14–16, 25, Abb. 6). Die Götterfiguren sind unterhalb der angewinkelt vor der Brust liegenden Arme in den Gips eingelassen.

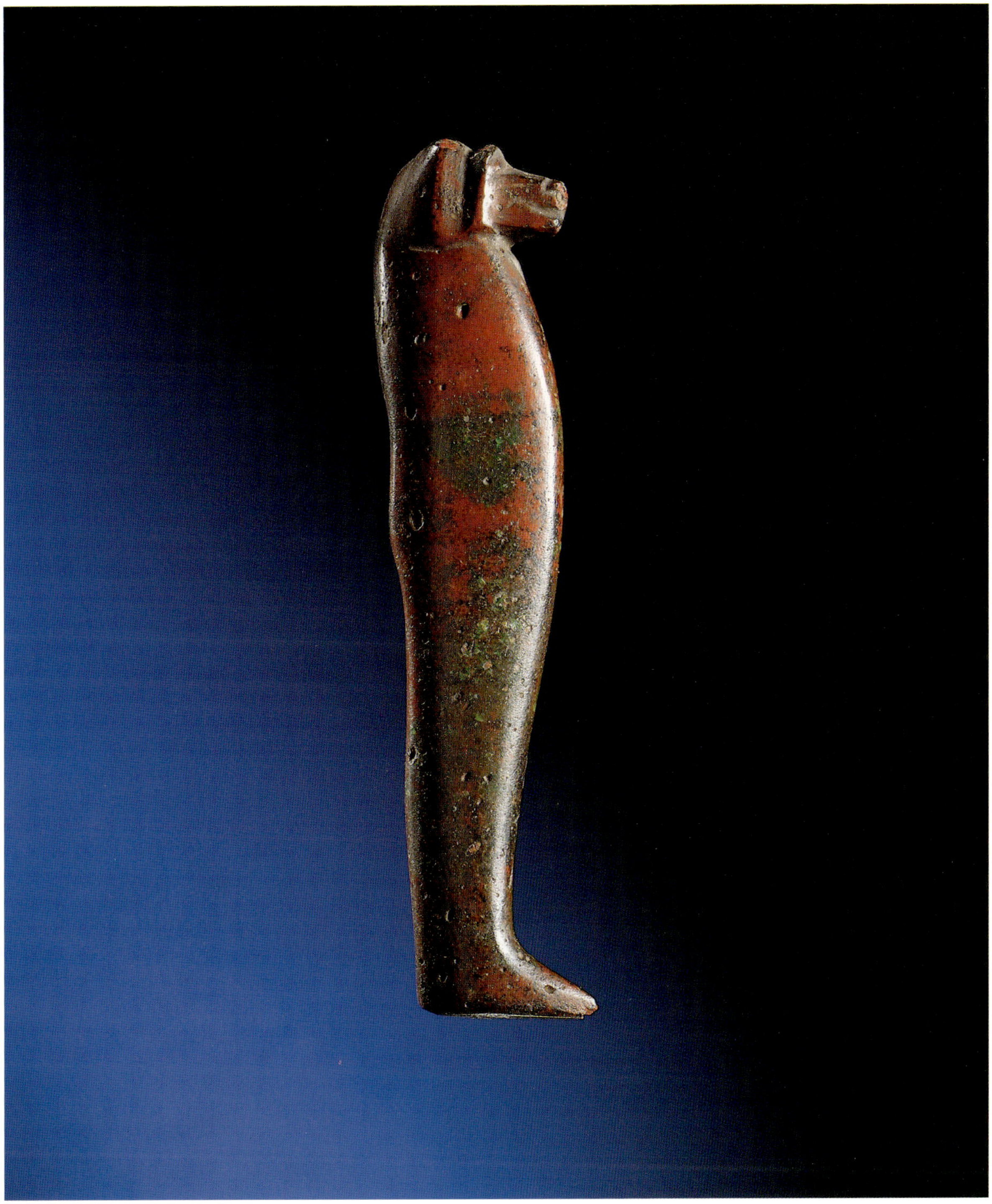

## Nr. 112 Gesicht des Gottes Bes

**In Ägypten hergestellt**
**Ptolemäisch-römisch,**
**1. Jahrhundert v. Chr. – 1. Jahrhundert n. Chr.**
**Höhe 8,6 cm; Breite 8,7 cm; Tiefe 3,2 cm**

**Provenienz: unbekannt**

Opakes, hellblaues Glas (5 B 5/6). Homogen mit vereinzelten sehr großen Blasen. Mit der Vorderseite nach unten in einer einteiligen, offenen Form geschmolzen; Oberfläche der Schmelze unregelmäßig, Abdrücke von Werkzeug; rundes Bohrloch vertikal vom Scheitel her einige Millimeter in das Glas getrieben. Mit Ausnahme des fehlenden linken Gesichtsrandes und des rechten, bestoßenen Ohres gut erhalten; oberer Teil der Rückseite mit einer Hälfte des Bohrloches abgesplittert; Oberfläche bis auf kleine Bereiche, die den ursprünglichen Glanz wiedergeben, matt korrodiert.
Gesicht des ägyptischen Gottes Bes. Frontalansicht eines gnomhaften Gesichtes, Seiten abgerundet. Alle Details in weichkonturigem, ausdrucksvollem Relief modelliert und abgeformt; zu Schachbrettmuster stilisierte Stirnfalten; schräg hochgezogene, wulstige Brauenbögen; schräg sitzende, mandelförmige Augen mit ausgeprägten Augenwimpern; markante Wangenknochen; unter der kurzen, breiten Sattelnase das Philtrum, die obere Reihe der Zähne und die weit aus dem Mund heraushängende Zunge; Backenbart mit spiralig gelockten Zottelenden bis zu den Löwenohren hochgezogen. Rechtes Ohr summarisch ausgeführt.

Bemerkungen
Dargestellt ist das Gesicht des volkstümlichen, zwergengestaltigen Gottes Bes, der häufig mit Mähne und Ohren eines Löwen ausgestattet ist. Das Attribut dieses gutmütigen und humorvollen Gottes ist eine hohe Federkrone mit steil aufragenden Straußenfedern, die bei Gesang und Tanz munter wippen sollten. Eine solche, jedoch separat gearbeitete Krone, bekrönte auch das Bes-Gesicht der Sammlung Wolf. Darauf weist heute nur noch das Bohrloch für den Befestigungsstift hin. Der Gott Bes sollte die Menschen vor nächtlichen Gefahren schützen. Er gehörte zum Mythenkreis um die Göttin Hathor und galt als Beschützer der Geburt und der neugeborenen Kinder. In zahlreichen Variationen schmücken seine Abbilder neben Schutzsymbolen Möbel und Geräte des Schlafgemachs und des Haushalts. In Ägypten spielte er seit alters her eine bedeutende Rolle. Seine größte Verehrung erfuhr er im Verlaufe des ersten Jahrtausends v. Chr. bis in griechisch-römische Zeit, als sich Amulette mit seiner Gestalt – hin und wieder auch aus Glas – über den gesamten Mittelmeerraum verbreiteten (H. Bonnet, Reallexikon der ägyptischen Religionsgeschichte, Berlin 1953, S. 101–109; G. Hölbl, Ägyptisches Kulturgut im phönikischen und punischen Sardinien I–II, Études préliminaires aux religions orientales dans l'Empire romain 102, Leiden 1986, S. 85–86, 114–116, Tafel 24–27).
Aus der großen Zahl der Bes-Darstellungen aus ägyptischer Fayence, Bronze und Keramik hebt sich dieses Gesicht des Materials wegen und aufgrund der schachbrettartigen Stirnfalten hervor. Ein solches Muster ziert seit der Zeit des Neuen Reiches gewöhnlich nur das auf den Rücken herabfallende Haar dieses Gottes und findet in die Stirn gezogen nur eine einzige Parallele in einer, in die 26.–27. Dynastie (664 – ca. 404 v. Chr.) datierten Bes-Figur der ehemaligen Sammlung Brummer (The Ernest Brummer Collection of Egyptian and Near Eastern Antiquities and Works of Art, Auktionskatalog Sotheby's London, 16. November 1964, Nr. 31). Nach den niedrigen Brauenbögen, den schrägen Augen, den sichtbaren Zähnen und der Gestaltung von Zunge und Bart, die am besten mit Terrakottafiguren der griechisch-römischen Zeit verglichen werden können, ist dieses Gesicht wesentlich später einzuordnen, vergleiche Beispiele in: Berlin, Ägyptisches Museum, Nr. 9433, 10322, 11630, 19586 (W. Weber, Die ägyptisch-griechischen Terrakotten, Mitteilungen aus der Ägyptischen Sammlung 2, Berlin 1914, Tafel 25, 257–258, 262, 261, 264); – Moskau, Puschkin Museum, Nr. 4272 (V. Pavlov, Egipetskaia, Moskau 1949, Abb. 56a); – Odessa Nr. 20402 (Kobylina, Divinités orientales, 1976, S. 49, Nr. 20, Tafel XLIV); – Seattle, Seattle Art Museum, Nr. 47.86 (E. Teeter, Egyptian Art in the Collection of the Seattle Art Museum, Seattle 1988, S. 25 Nr. 16). Vergleiche auch eine gute stilistische Parallele aus Bronze in: Kairo, Ägyptisches Museum, Nr. JE 36557, Applikation aus Bronze (unpubliziert).

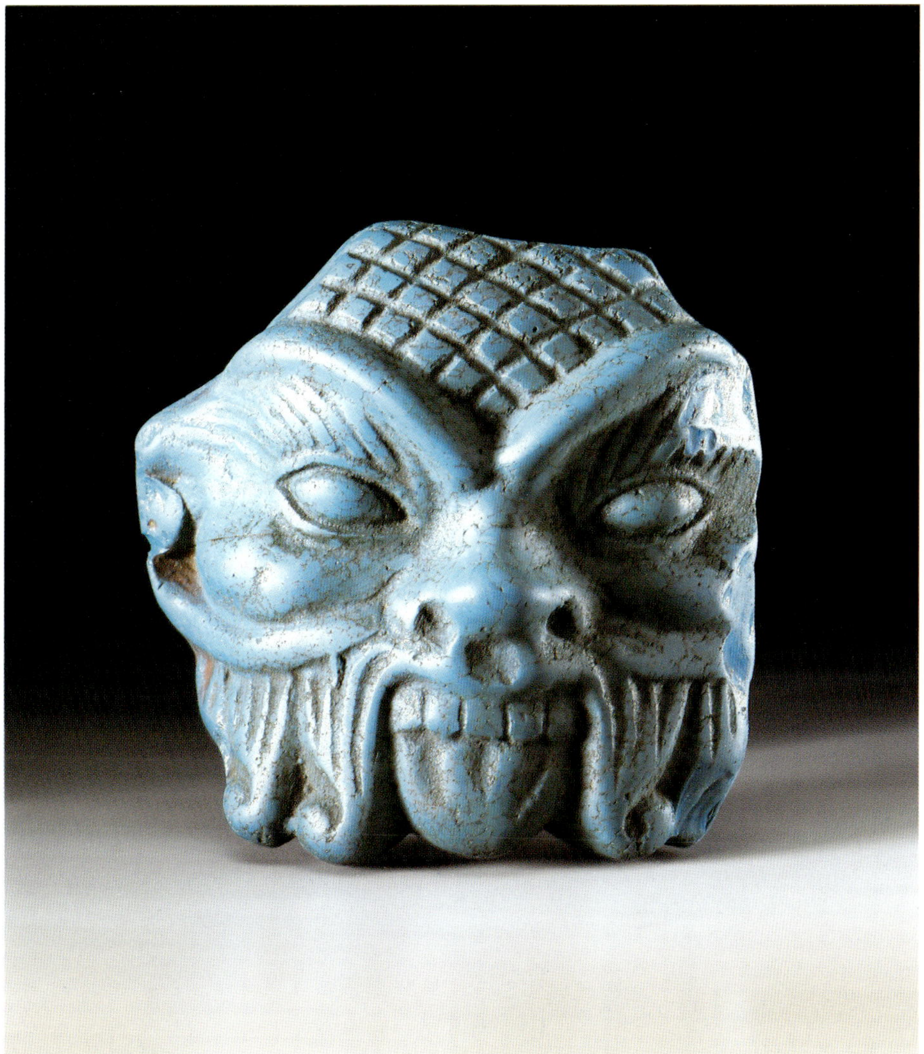

# Nr. 113 Gesicht der Göttin Hathor

Abb. 50
In Ägypten hergestellt
Vermutlich Ptolemäerzeit,
3.–1. Jahrhundert v. Chr.
Höhe 4,0 cm; Breite 4,9 cm; Tiefe 1,1 cm

Provenienz: Wilhelm Henrich,
Frankfurt am Main

Opakes, blaßgraugrünes Glas (10 GY 5/2 Oberseite, 5 GY 5/2 Rückseite). Homogen mit vereinzelten größeren Blasen und Einschlüssen von durchscheinendem, blaugrünem Glas. Mit der Vorderseite nach unten und unzureichender Menge Glases, um die Form zu füllen, in einer einteiligen, offenen Form geschmolzen; Oberkanten von Brauenbögen und Lidrändern sowie Details der Kuhohren eingeritzt; Seitenränder geschliffen. Rückseite faltig wie Elephantenhaut gerieft (Abb. 50); Vollständig erhalten; Vorderseite stellenweise braun korrodiert.
Kopf der ägyptischen Göttin Hathor. Frontalansicht des Kopfes mit geraden, zur flachen, gerieften Rückseite hin eingezogenen Seiten. Breites, dreieckiges Frauengesicht mit Kuhohren. Gesichtszüge in Relief modelliert und abgeformt: Brauenbögen und Lidränder mit verlängerten Schminkstrichen erscheinen als feine Stege; lange dreieckige Nase; kleiner Mund mit geschürzten Lippen; kleines, rundliches Kinn; zierlicher Hals; weiche, volle Wangen; stilisierte Kuhohren ragen waagerecht aus den Seiten des Gesichtes heraus; von der das Gesicht der Hathor üblicherweise umrahmenden großvolumigen Perücke legt sich hier nur ein schmaler Streifen eng um den Kopf, der im unteren Bereich gerade noch den Ansatz der nach außen gedrehten Haarvoluten erkennen läßt.

Bemerkungen
Dieses ist eine der äußerst selten in Glas hergestellten Darstellungen des kuhohrigen Gesichtes der Göttin Hathor, einer Göttin, die auch in reiner Menschen- oder Kuhgestalt verehrt wurde. Die abgeschliffenen Seitenkanten und die flache Rückseite sprechen dafür, daß das Gesicht als Einlage verwendet werden sollte. Hathorköpfe dienen häufig als dekorative Elemente von Rasselinstrumenten, »Sistren«, und als Schmuck von Spiegeln, die gleichermaßen im Kult der Göttin verwendet wurden. Das Fragment eines Kopfes von einem Sistrum hat sich aus leuchtend blauem Glas in einer Privatsammlung erhalten und wird in das Neue Reich (1550–1075 v. Chr.) datiert: Privatsammlung Deutschland (S. Schoske und D. Wildung, Gott und Götter im alten Äypten, Ausstellungskatalog, Mainz 1992, S. 132, Nr. 91).
Die blaßgraugrüne Farbe des Glases und stilistische Züge des Hathorkopfes der Sammlung Wolf scheinen eine Datierung in die Ptolemäerzeit nahezulegen. So schmücken Einlagen aus vergleichbarem blaßblaugrünen Glas die Wand eines Schreines aus dem späten 4. Jahrhundert v. Chr., der in Tebtynis am südlichen Fajjumrand in Ägypten ausgegraben wurde (E. Leospo in: Le vie del vetro. Egitto e Sudan, Ausstellungskatalog, Pisa, Palazzo Lanfranchi, 28. Mai bis 12. Juni 1988, Pisa 1988, S. 93, Nr. 8; zu diesem Schrein siehe auch oben Kat.-Nr. 108). Die weichen, leicht aufgedunsenen Wangen, die geschürzten Lippen und das kleine Kinn sprechen ebenfalls für eine Datierung in die Ptolemäerzeit. Vergleiche einen lapislazuliblauen Hathorkopf mit elaboriert gestalteter, an den Enden spiralig nach außen umgeschlagener Perücke in: London, BM, Nr. EA 22964, opakes, lapislazulifarbenes Glas, von Cooney ohne Angabe von Gründen der Spätzeit zugewiesen (Cooney 1976, S. 6, Nr. 53).
Siehe oben S. 49.

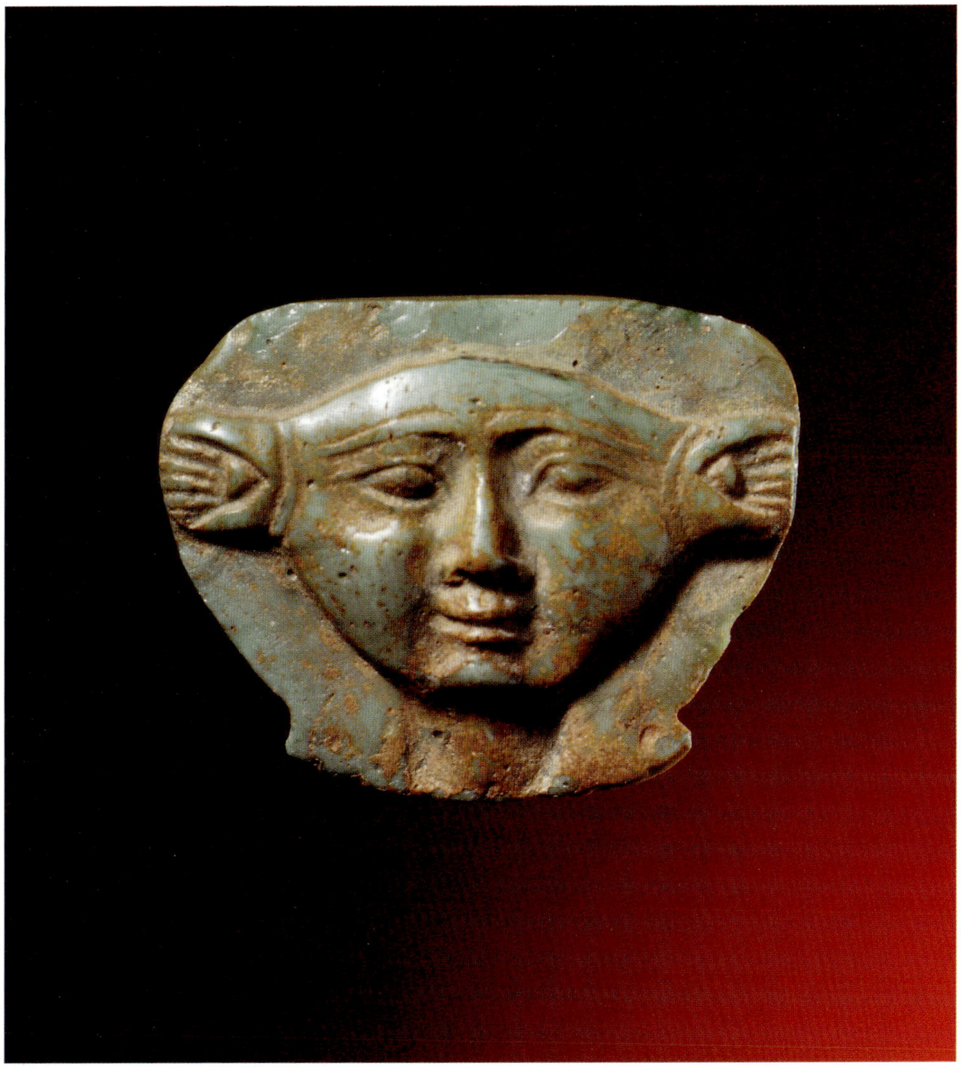

## Nr. 114 Mumiengestaltige Einlage

**In Ägypten hergestellt**
**Ende Spätzeit–Ptolemäerzeit,**
**Zweite Hälfte 4. Jahrhundert v. Chr.–**
**Zeitenwende**
**Höhe 3,6 cm; Breite 0,9 cm; Tiefe 0,6 cm**

**Provenienz: Privatbesitz Paris**

Perücke und Körper: opakes, dunkelblaues Glas mit bräunlichen und silbrigen Einschlüssen. Von Blasen unterschiedlicher Größe durchsetzt. Gesicht: opakes, grünlichgelbes Glas (5 GY 7/2); Halskragen: blaßblaugrünes (5 BG 7/2), opakes, rotes und rötlichblaues Glas. Alle Teile formgeschmolzen; Ränder geschliffen; Gesicht eingeritzt; rückseitig unbearbeitet. Alle Oberflächen matt korrodiert; neuzeitlich aus alten Elementen zusammengesetzt.
Mumienförmige Figur im Profil nach rechts gewandt. Seiten von Perücke, Gesicht, Körper und eingelegtem Halskragen zur flachen Unterseite hin verjüngt. Alle Elemente einzeln und mit Ausnahme des Gesichts in gut durchmodelliertem Relief abgeformt. Brauenbogen, Auge, Nase und Mund des winzigen Gesichts grob eingeritzt, Profil senkrecht zur Rückseite geschliffen. Im Schulterbereich Vertiefung zur Aufnahme des Mosaikkragens eingeschliffen. Kragen aus dem Abschnitt eines gestreiften Mosaikglasstabes in einer entsprechenden Form erhitzt und in die Vertiefung des Körpers eingepaßt.

Bemerkungen
Die Einzelteile dieser Einlage waren zwar alle zum Zusammensetzen von Reliefs gefertigt, sicherlich aber nicht für dieselbe Figur bestimmt. So ist die Perücke dünner, das Gesicht aber dicker als der Körper gestaltet. Auch stimmt die summarische Behandlung des Gesichtes nicht mit der übrigen Ausführung überein.
Zu zusammengesetzten Figuren allgemein siehe Kat.-Nr. 11. Klein wie sie ist, könnte die Figur als Hieroglyphe in der Inschrift eines Sarges eingelassen gewesen sein. Eine vergleichbare Einlage mit ebenso gestreiftem Halskragen, wenn auch einem Gesicht mit Götterbart, ist Teil der Beschriftung des Sarges von Petosiris in: Kairo, Ägyptisches Museum, aus Mittelägypten und in die späte zweite Hälfte des 4. Jahrhunderts v. Chr. datiert (F. Daumas in: J. Leclant, Ägypten III, Spätzeit und Hellenismus, München 1981, S. 78–79, Abb. 57; M. Saleh und H. Sourouzian, Die Hauptwerke im Ägyptischen Museum Kairo, Mainz 1986, Nr. 260). Miniaturfiguren dieser Art konnten aber auch zum Satz der vier Horussöhne, den Schutzgöttern der Eingeweide (siehe Kat.-Nr. 110), gehören und den menschenköpfigen Gott Amset, den Beschützer der Leber, darstellen. Ein solcher Satz gläserner Einlagen ist noch original in dem Pektoral einer mit Gips überzogenen und vergoldeten Mumienmaske der Zeitenwende eingelassen (G. Grimm, Die römischen Mumienmasken aus Ägypten, Wiesbaden 1974, Tafel 17, Abb. 1; Bianchi 1983b, S. 14 und 24, Abb. 5). Wie die Einlagen des sebennytisch-ptolemäischen Stils (siehe Kat.-Nr. 105) sind all diese Inkrustationen aus einzelnen, Seite an Seite nebeneinandergesetzten Glaselementen zusammengefügt und mit Gesso, Gips oder ähnlichem Untergrund in Position gehalten.

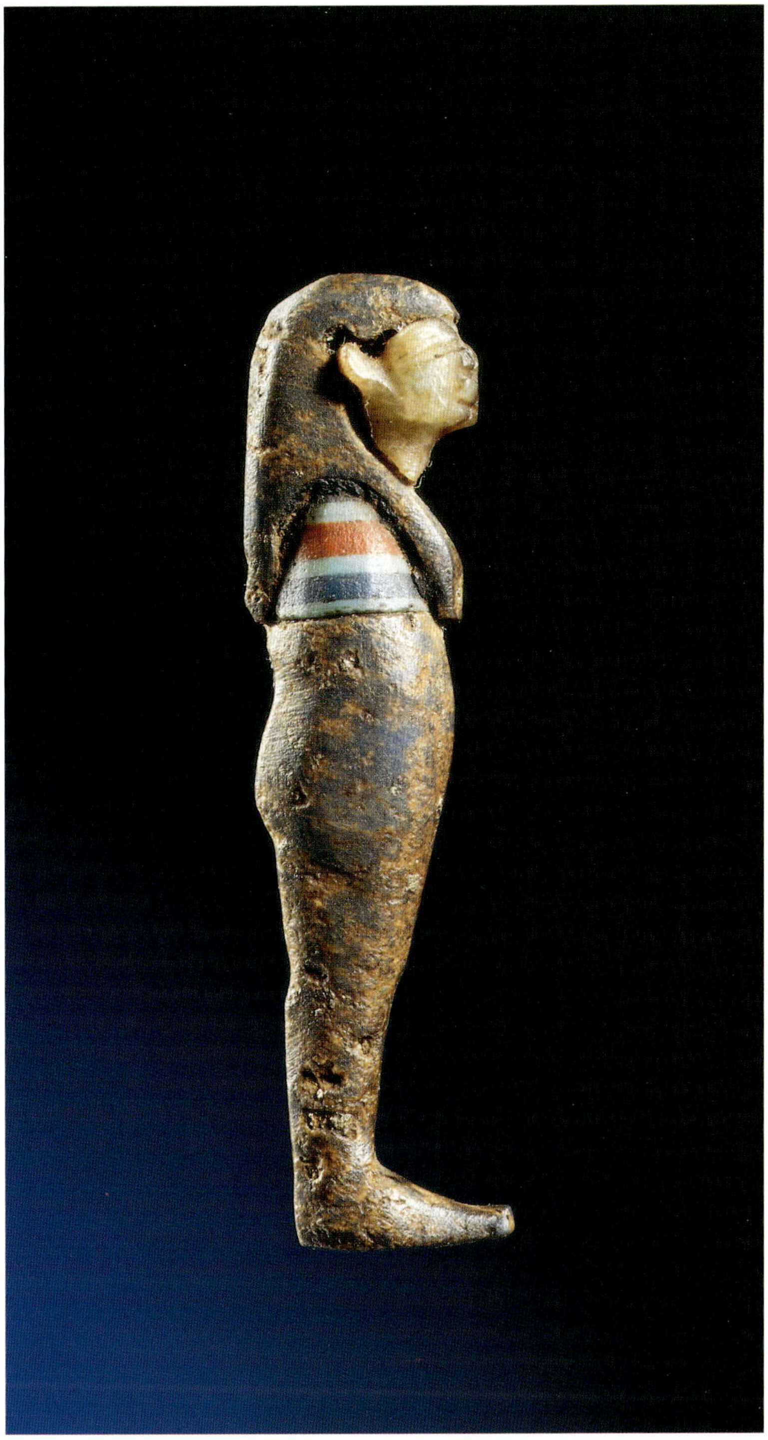

## Nr. 115 Körpereinlage einer hockenden Götterfigur

In Ägypten hergestellt
Vermutlich Ptolemäerzeit – Römerzeit,
4. Jahrhundert v. Chr. – 1. Jahrhundert n. Chr.
Höhe 5,7 cm; Breite 4,5 cm; Tiefe 1,0 cm

Provenienz: Blumka, New York, ehemals
The Minneapolis Institute of Fine Arts

Opakbraunrötlich (10 R 3/4) und dunkelbraun gesprenkeltes Glas. Von winzigen und einigen sehr großen, an der Oberfläche offenen Blasen durchsetzt. Mit der Vorderseite nach unten in einer einteiligen, offenen Form geschmolzen; poliert; geschmirgelt; Seiten geschliffen; eingelegt mit schwarzblauem Glas und Gold. Bis auf zwei Aussplitterungen und zwei fehlende Einlagestreifen gut erhalten.
Hockender Gott. Hockender Körper im Profil nach rechts gewandt, abgerundete Seiten in Brust- und Beinhöhe, alle anderen Seiten senkrecht; Rückseite flach. Figur in kräftigem Relief modelliert und abgeformt; Konturen der Gliedmaßen durch Nachschleifen betont. Mit dem Gesäß auf dem Boden hockende Figur, die Füße fest an den Körper gepreßt, so daß die Knie vorstehen; rechter Arm angewinkelt auf dem Oberschenkel ruhend. Im Schulterbereich vertiefte Fläche zur Aufnahme des Halskragendekors herausgeschliffen. Hier noch vier schwarzblaue und ein goldener waagerechter Dekorstreifen erhalten, Goldstreifen möglicherweise neuzeitliche Zutat.

Bemerkungen
Gesicht, Perücke und Hand dieser Figur waren separat gefertigte Einlagen und sind nicht erhalten. Die Pose dieser Figur ist gewöhnlich Göttern mit menschlichem Gesicht oder mit Falkengesicht vorbehalten. Nicht selten ist der jugendliche Sonnengott gemeint. Die älteste Figur dieser Art mit einem Halskragen in Mosaiktechnik ist eine Miniaturhieroglyphe auf dem Sarg des Petosiris in: Kairo, Ägyptisches Museum, aus der späten zweiten Hälfte des 4. Jahrhundert v. Chr. (M. Saleh und H. Sourouzian, Die Hauptwerke im Ägyptischen Museum Kairo, Mainz 1986, Nr. 260). Von größeren Glaseinlagen, etwa von der Größe des Beispiels in der Sammlung Wolf, haben sich nur zwei hockende Götterfiguren in situ erhalten. Als sie zuletzt in den siebziger Jahren im Kunsthandel gesehen wurden, waren sie in einen mit dicker Gipsschicht überzogenen, römischen Kartonagesarg zu beiden Seiten der Brust zusammen mit anderen, über den Körper verteilten Glasinkrustationen eingelassen (Bianchi 1983b, S. 15 Anm. 23, Abb. 6). Von keiner der anderen Glaseinlagen dieser Gestalt ist eine Herkunft bekannt, und nur selten sind sie vollständig mit all ihren Kompositelementen erhalten. Vergleiche Beispiele in: Kairo, Ägyptisches Museum, Nr. 21.12.26,18 (2) (A. Lucas, Glass Figures, Annales du Service des Antiquités de l'Égypte 39, 1939, S. 229, Tafel XXXV oben; C. Desroches-Noblecourt in: J. Leclant, Ägypten III., Spätzeit und Hellenismus, München 1981, S. 198, Abb. 180–181); – Würzburg, Sammlung Kiseleff, Nr. K 549 (Schlick-Nolte in Vorbereitung); – ehemals Kunsthandel London, opakrotes Glas und engste Parallele zur Figur der Sammlung Wolf, doch keine Attribute erhalten (Perneb I 1992, S. 20, Nr. 29). Eine opakrote, zusammen mit Kopf und Hand in einem Stück abgeformte hockende Götterfigur der Ptolemäer- bis Römerzeit befindet sich in: Frankfurt am Main, Liebieghaus, Nr. 2238 (B. Schlick-Nolte und V. von Droste zu Hülshoff, Skarabäen, Amulette und Schmuck. Liebieghaus – Museum alter Plastik, Frankfurt am Main. Ägyptische Bildwerke I, Melsungen 1990, S. 282–283, Nr. 262).

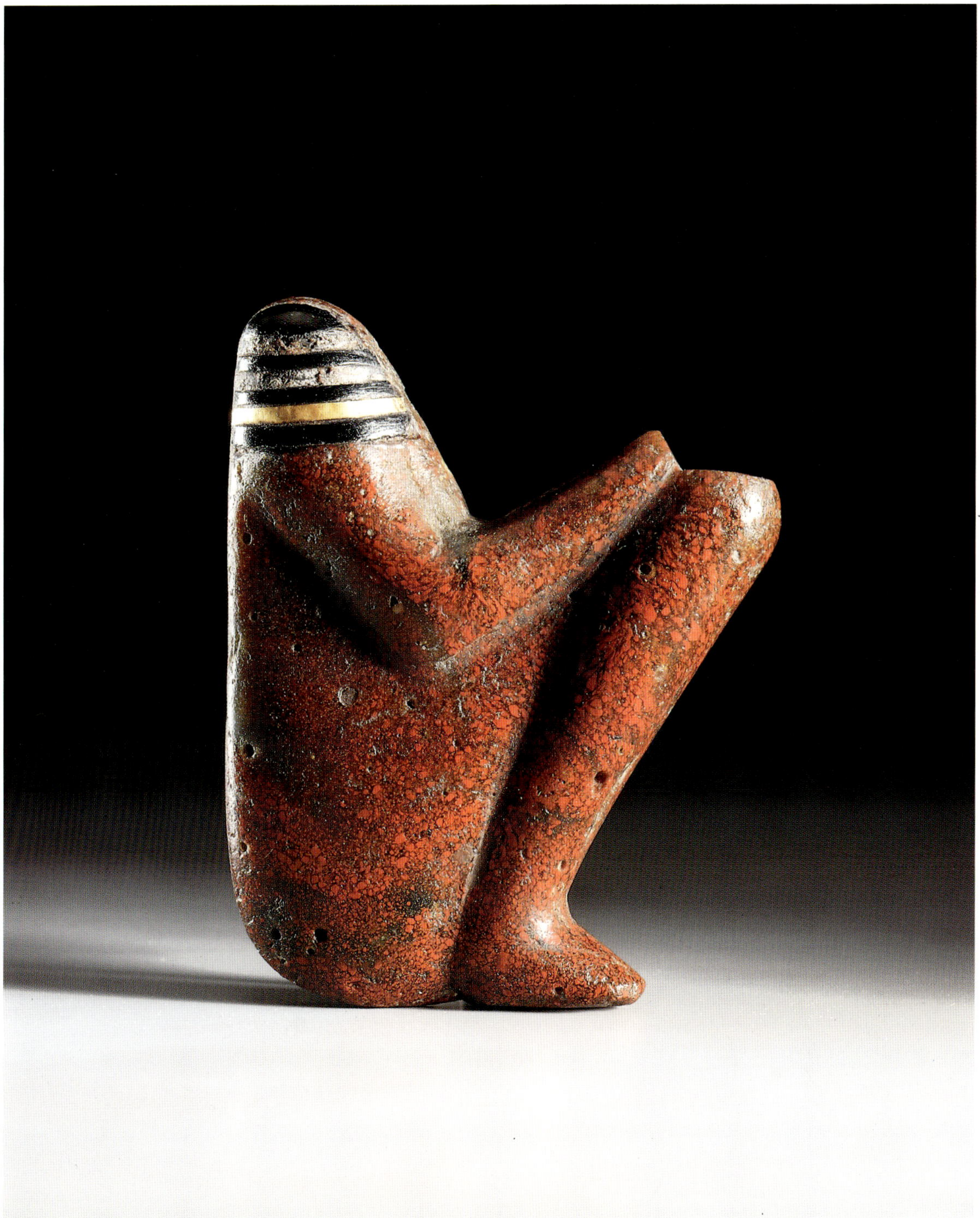

## Nr. 116 Körpereinlage eines Reliefs

**In Ägypten hergestellt**
**Frühe Ptolemäerzeit, 4.–3. Jahrhundert v. Chr.**
**Höhe 4,0 cm; Breite 1,8 cm; Tiefe 0,7 cm**

**Provenienz: Kunsthandel Zürich**

Mosaikglas; bis auf durchscheinend olivfarbenes und graublaues Glas alle Farben opak. Von Blasen unterschiedlicher Größe durchsetzt, eine von 0,35 cm Durchmesser. Aus Scheiben von Mosaikstäben in einteiliger, offener Form zusammengefügt und aneinandergeschmolzen; Oberfläche poliert. Mit Ausnahme des nicht erhaltenen unteren Beinbereichs vollständig.
Mumienförmige Einlage. Körper der mumienförmigen Gestalt im Profil nach links gewandt, Randzone bis hin zur scharfen Kante der flachen Rückseite abgerundet. Weich reliefierter Körper durch Wiedererhitzen von nebeneinanderliegenden Mosaikglas-Scheiben in einer Form modelliert. Wenig ausgeprägtes Gesäß. Halskragen und Mumienbinden der Körperumhüllung in Mosaikmuster wiedergegeben, das durch die Einlage hindurchgeht, aber rückseitig verzerrt ist. Breiter Halskragen durch waagerechte, schmale Glasstreifen in durchscheinend Dunkelolivgrau (5 Y 3/2), opakem Gelb (10 YR 8/6), Rot und kräftigem Orange in vier Reihen unterteilt. Jede Reihe besteht aus je einer Scheibe eines flachen, breiten Mosaik-Kompositstabes, der aus zusammengeschmolzenen, vorfabrizierten Mosaikstäben hergestellt worden ist: der ersten Reihe liegen zwei Mosaikstäbe zugrunde, der erste Stab aus abwechselnd dünnen opakgelben und durchscheinend dunkelolivgrauen Streifen, der zweite mit opakgelber Mitte überfangen von durchscheinendem Olivgrau; der zweiten Reihe liegen Abschnitte eines Mosaikstabes mit einer Lotusblüte aus opakweißem und opakrotem Glas vor durchscheinend blaugrauem Grund (5 PB 5/2) zugrunde; die dritte Reihe gleicht der ersten, doch sind Scheiben eines viereckigen Überfangstabes mit opakweißer, runder Mitte eingeschlossen in Opakrot eingestreut; die vierte Reihe baut sich aus Scheiben von drei Mosaikstäben viereckigen Querschnitts auf: im Zentrum ein Viereck aus durchscheinend olivgrauen Blütenblättern mit opakgelben Rändern vor opakrotem Grund; zu beiden Seiten je ein Viereck mit opakweißem, opakrotem und opakgelbem Schachbrettmuster und einfarbig mittelblaue Vierecke (5 B 5/6). Die Mumienumhüllung besteht aus Scheiben von schachbrettartig zusammengesetzten Mosaikstäben, die ihrerseits zu einem großen Muster aus opakroten Rauten mit opakgelben Mitten und opakgelben, »schwarz« umrandeten Seiten zusammengefügt sind; die einzelnen kleinen Vierecke sind olivgelb (5 Y 4/4), durchscheinend mitteloliv bis dunkelolivgrau, (schwarz erscheinend), opakorangefarben (5 YR 5/6) bis rot.

Bemerkungen
Nach der mumienförmigen Gestalt zu urteilen, ist vermutlich einer der vier Horussöhne (siehe Kat.-Nr. 110, 114) dargestellt. Halskragen dieser Art haben sich in vielen Variationen eingebunden in zusammengesetzten Reliefs und einzeln erhalten. Das Lotusblütenmuster der Einlage in der Sammlung Wolf findet sich verblüffend ähnlich in den Halskragen des Königs und des ägyptischen Gottes Harpokrates auf der vergoldeten Schreinwand in Turin aus der früheren Ptolemäerzeit (siehe Kat.-Nr. 109) wieder. Demnach dürfte die Datierung der Einlage in der Sammlung Wolf in diesem Umkreis zu suchen sein. Das Schachbrettmuster des Körpers gibt in verfeinerter Form stilisiert die Mumienbinden wieder, die sich in ptolemäischer Zeit in immer elaborierteren Dekors höchst kunstvoll überkreuzen. Das verdeutlicht eine ebenfalls aus Mosaikglas gestaltete Mumienumhüllung des ägyptischen Gottes Osiris: ehemals Kunsthandel, London (Per-neb II 1993, S. 60–61, Nr. 168).
Zum Herstellungsprozeß von Mosaik-Kompositstäben, siehe oben: Technische Betrachtungen Seite 59–61.

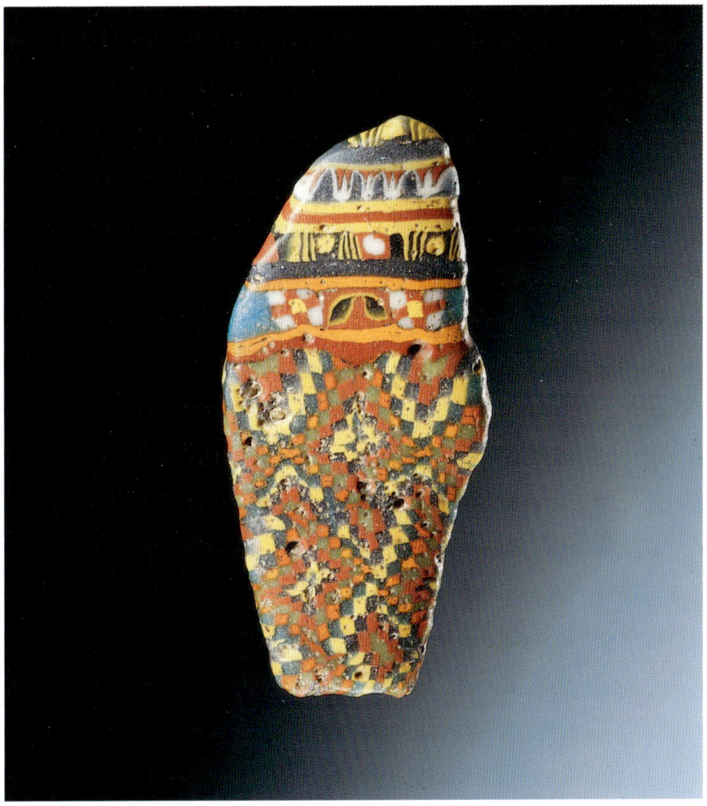

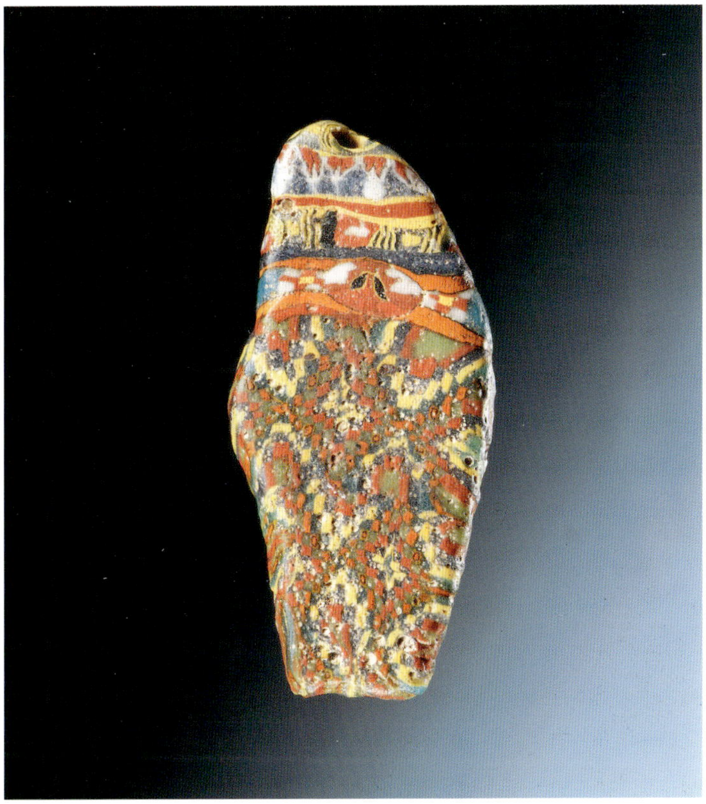

## Nr. 117 Körpereinlage eines Reliefs

In Ägypten hergestellt
Frühe Ptolemäerzeit,
spätes 4.–3. Jahrhundert v. Chr.
Höhe 3,5 cm; Breite 2,4 cm; Tiefe 0,75 cm

Provenienz: Kunsthandel Zürich

Mosaikglas; opakes und durchscheinendes Glas. Von Blasen unterschiedlicher Größe durchsetzt. Aus Scheiben von Mosaikstäben in einteiliger, offener Form zusammengefügt und aneinandergeschmolzen; Oberfläche poliert. Körperfragment; Torso von Hüftbereich bis Oberschenkel erhalten.
Mumienförmige Einlage. Fragment des Torsos einer nach links gewandten, mumienförmigen Gestalt, Randzone bis hin zur scharfen Kante der flachen Rückseite abgerundet. Weich reliefierter Körper durch Wiedererhitzen von nebeneinanderliegenden Mosaikglas-Scheiben in einer Form modelliert. Gesäßbereich und Oberschenkel in rundlich modelliertem Relief. Gewand eng um die Hüften geschlungen, eine flache Stoffbahn fällt in zurückgesetztem Relief vor dem Körper herab. Gewandfalten in Mosaikmuster wiedergegeben, das durch die Einlage hindurchreicht, aber auf der Rückseite stark verzerrt erscheint; gelbe Streifen teils nicht sichtbar, teils auffallend breit. Quergestreiftes, von einem breiten senkrechten, mit gelben Streifen eingefaßten Musterstreifen durchzogenes Gewand; die Horizontalstreifen bestehen aus abwechselnd einfarbig gelben und mehrfarbigen Streifen; jeder Musterstreifen besteht aus der Scheibe eines flachen, breiten Mosaikkompositstabes mit repetierendem Motiv: der erste mit dreifarbigen Lotusblüten aus opakweißem, durchscheinend dunkelblauem und opakgelbem Glas in opakbraunrotem Grund; der zweite mit dreifarbigen Überfangstäben mit gelber, durchscheinend dunkelblau gefaßter Mitte in durchscheinend olivgrauem (5 Y 3/2) Grund; der dritte mit Überfangstäben mit opakbraunroter, gelb gefaßter Mitte, die olivgrau, opakgelb und durchscheinend dunkelblau überfangen ist; der vierte mit grünblauen Blumen mit feinen gelben Blütenblättchen in blauem Grund; der fünfte mit opakgelbem Zickzackmuster zwischen durchscheinend olivgrauen und durchscheinend dunkelblauen Dreiecken; der sechste, als senkrechter Zierstreifen eingesetzt, baut sich aus Überfangstäben mit gelber oder roter Mitte, umgeben von opakbraunroten, opakgelben und durchscheinend dunkelblauen Kreisen auf.

Bemerkungen
Diese Einlage gehört vermutlich zur Darstellung einer der vier Horussöhne (siehe Bemerkungen zu Kat.-Nr. 110, 114). Auch wenn sie meistens in schlichte Mumienbinden eingehüllt sind (siehe Kat.-Nr. 116), tragen diese Schutzgötter lebensnotwendiger innerer Organe insbesondere von der Ptolemäerzeit an (4. Jahrhundert v. Chr.) immer häufiger schmückende Schärpen, Faltenwürfe oder Stoffbahnen, die vor ihrem mumiengestaltigen Körper in unterschiedlicher Länge herabfallen (V. von Droste zu Hülshoff in: B. Schlick-Nolte und V. von Droste zu Hülshoff, Skarabäen, Amulette und Schmuck. Liebieghaus – Museum alter Plastik, Frankfurt am Main, Ägyptische Bildwerke I, Melsungen 1990, S. 240, Nr. 207–208, S. 246–247, Nr. 214–215).
Buntgestreifte Gewandmuster charakterisierten von alters her in Ägypten fremdländische Gesandte und Gefangene, bis sie schließlich auch im eigenen Land in Mode kamen. Auf einer vergoldeten und mit Glaseinlagen geschmückten Schreinwand frühptolemäischer Zeit ist eine Königin in ein gestreiftes Gewand mit senkrechtem Mittelstreifen gehüllt: Turin, Ägyptisches Museum, Nr. Suppl. 18155 (E. Leospo in: Le vie del vetro, Egitto e Sudan, Ausstellungskatalog, Pisa, Palazzo Lanfranchi, 28. Mai bis 12. Juni 1988, Pisa 1988, S. 93, Nr. 8, Abb. 8). Aus derselben Werkstatt wie die Einlage der Sammlung Wolf dürfte die Körpereinlage eines ausschreitenden Mannes stammen, der ein enganliegendes Gewand mit nahezu identischem Mosaikmuster mit dem gleichen senkrechten Mittelstreifen trägt: ehemals Kunsthandel, London (Per-neb II 1993, S. 60–61, Nr. 167; unter Nr. 161 und 163 weitere Fragmente von Gewändern ähnlicher Art).
Zum Herstellungsprozeß von Mosaikkompositstäben, siehe oben: Technische Betrachtungen; Mosaikstäbe. Vergleiche einen Mosaikstab mit Lotusblüten (Kat.-Nr. 138).

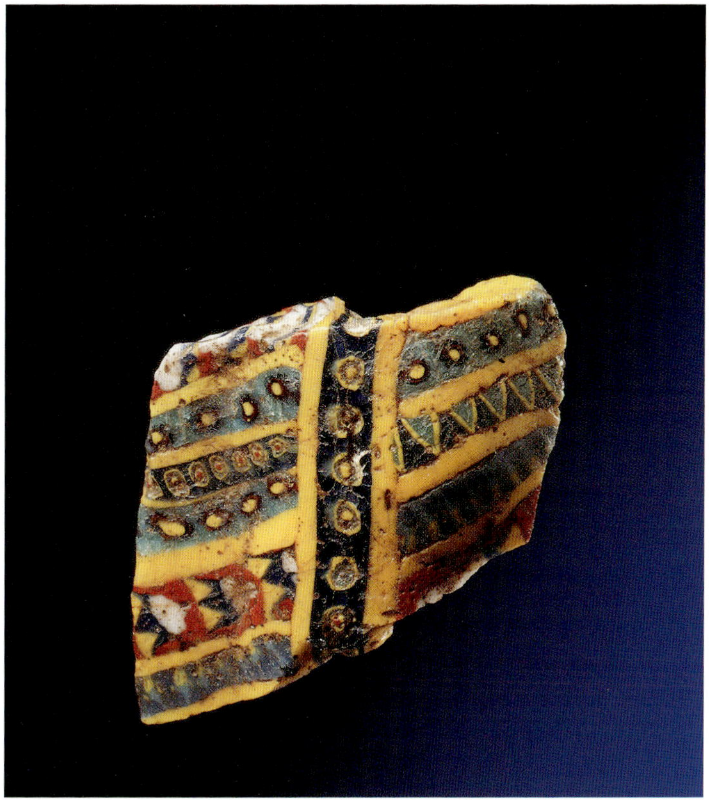

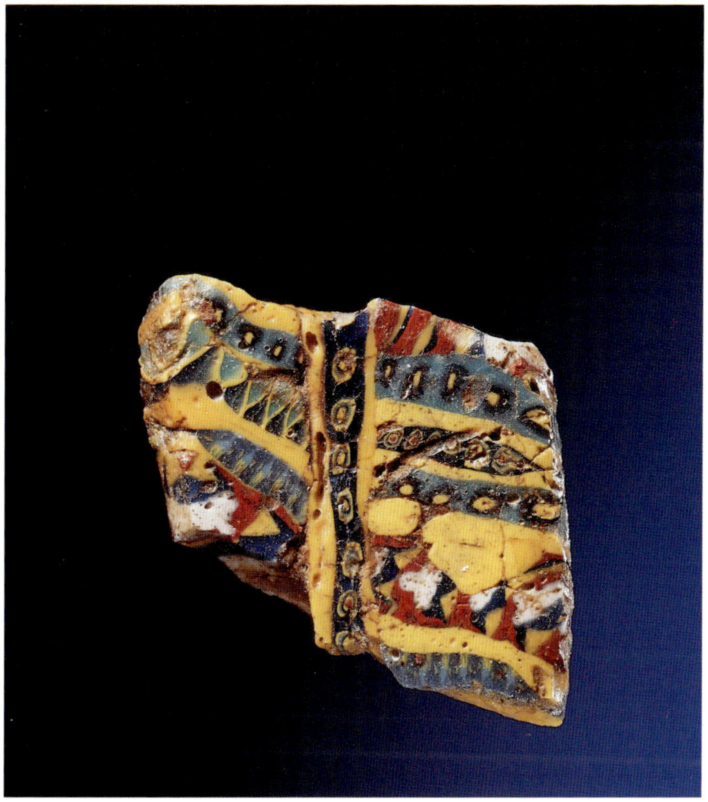

## Nr. 118 Einlage in Form einer Pseudokartusche

In Ägypten hergestellt
Spätptolemäisch-römisch, Mitte 1. Jahrhundert v. Chr. – Mitte 1. Jahrhundert n. Chr.
Länge 1,2 cm; Breite 1,0 cm; Tiefe 0,4 cm

Provenienz: Auktion Paris

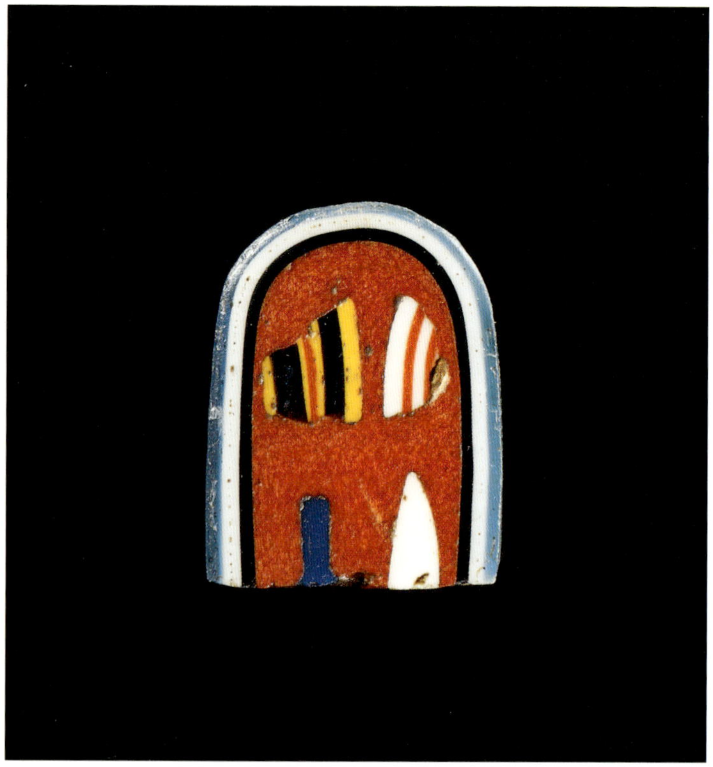

Opakbraunrotes Glas mit opakem weißen, gelben, roten, dunkelblauen und blaßblauen Dekor. Sehr feine und einige größere, an der Oberfläche offene Blasen. Geschmolzen; eingelegt mit Elementen aus Mosaikglas und einfarbigem Glas; eingerahmt mit einem Mosaikstab; Vorderseite abgeschliffen und poliert; Seiten geschliffen; Rückseite unbearbeitet. Großes Fragment; quer gebrochen.

Pseudokartusche. Schmale, ovale Kartusche mit flacher Vorderseite und einem abgerundeten Ende; Seiten sich zur unebenen Rückseite hin verjüngend. Opakrotbrauner Grund eingerahmt von einem langen Abschnitt eines in opakem Dunkelblau, Weiß, Blaßblau gestreiften Mosaikstabes; Streifen diagonal beim Schleifen der Seiten durchtrennt. Die rotbraune Mitte ist eingelegt mit zwei Splittern von gestreiften Mosaikstäben und zwei monochromen Einlagen; der erste Splitter besteht aus einem dünnen opakroten Mittelstreifen, zu beiden Seiten gleichermaßen von dünnen orangegelben (10 YR 6/6), dicken dunkelblauen und dünnen orangegelben Streifen eingefaßt; der zweite Splitter besteht aus abwechselnd opakweißen und opakroten Streifen; eine der einfarbigen Einlagen ist dunkelblau und rechteckig, die andere weiß und wie ein schmales Segment geformt.

Bemerkungen

Die Namen von Königen werden in Ägypten gewöhnlich von ovalen Ringen, den Kartuschen, umrundet, die den unendlichen Kreislauf der Sonne darstellen, in den der Pharao einbezogen ist. Die Hieroglyphen des Namens sind in dieser Kartusche hier durch ornamentale Glasfragmente ersetzt. Das dürfte in einer Zeit geschehen sein, in der die Hieroglyphen nur noch von wenigen verstanden wurden und das einst so mächtige Symbol für viele nicht mehr als Ornamentcharakter hatte. So könnte die Pseudokartusche in spätptolemäischer Zeit bis frührömischer Zeit entstanden sein. Abschnitte von gestreiften Mosaikstäben wie sie in ähnlicher Weise die Pseudokartusche in der Sammlung Wolf umrahmen, weist auch eine fragmentarische Glaseinlage in Washington, D. C. auf. Sie trägt zwei Kartuschen, die anstelle des Königsnamens nur den Königstitel »Pharao« (Großes Haus) einschließen: Freer Gallery of Art, Nr. 09.502, der Zeit vom 1. Jahrhundert v. Chr. – 1. Jahrhundert n. Chr. zugewiesen (Ettinghausen 1962, S. 18–19, Abb. 41). Vergleiche Kartuschen aus Mosaikglas, die den Titel »Großes Haus« einschließen und aus dem Tempel von Dendara stammen sollen in: Corning, CMG, Nr. 76.1.58 und 74.1.46 (Goldstein 1979, S. 225–226, Nr. 653–654; Perneb II 1993, S. 38, Nr. 87).

## Nr. 119 Siegelring

In Ägypten hergestellt
Ptolemäerzeit, 2.–1. Jahrhundert v. Chr.
Länge der Zierplatte 2,4 cm; Breite 1,1 cm;
Max. Ringdurchmesser 2,6 cm;
Innendurchmesser des Reifs 2,1 cm

Provenienz: unbekannt

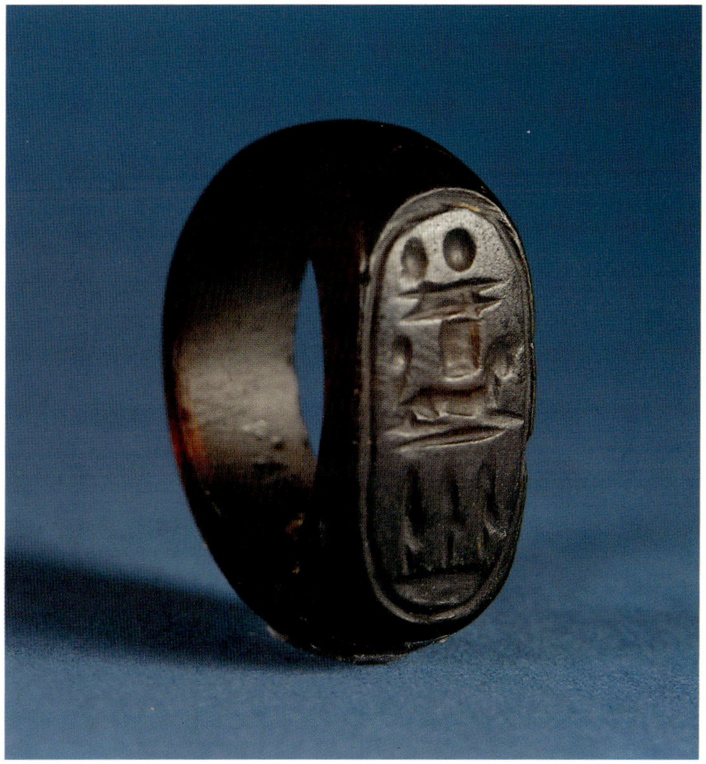

Durchscheinend olivbräunliches Glas mit sehr feinen Blasen. Formgeschmolzen im Wachsausschmelzverfahren; Zierfläche geschliffen; Inschrift eingeritzt oder eingeschliffen (Rillen von dreieckigem Querschnitt) und ausgebohrt; Oberflächen poliert. Vollständig erhalten, aber nahe Zierfläche durchgehender Sprung im Reif; Ränder leicht abgesplittert.
Siegelring. Massiver Ring in Hufeisenform mit zylindrischem Fingerloch; D-förmig im Querschnitt; flache, ovale Zierplatte. Lineare Elemente eingeritzt; runde Hieroglyphen ausgebohrt. Die Inschrift gibt in fehlerhaften Hieroglyphen Namen und Epitheton eines nicht näher zu bestimmenden Ptolemäerkönigs wieder: »Ptolemäus, geliebt von Re«.

Bemerkungen
Durchscheinendes, olivbräunliches Glas kam in der Mitte des 2. Jahrhunderts v. Chr. in Mode. Es wurde in großem Umfange in Glaswerkstätten an der syro-palästinischen Küste, die auf Schliffrillenschalen und Rippenschalen (Kat.-Nr. 79–85) spezialisiert waren, verwendet. Ebenso ist es von den kerngeformten Gefäßen der mediterranen Gruppe III bekannt, deren Henkel und tropfenförmige Füße aus diesem Glas bestehen (Kat.-Nr. 58, 62). Die Qualität des Glases scheint mit dem Lauf der Jahre ständig verbessert worden zu sein und wurde zunehmend homogener und durchsichtiger. Dieses neue Glas scheint in Ägypten in der Ptolemäerzeit eingeführt worden zu sein. Es hatte vielleicht einen niedrigeren Schmelzpunkt als früheres ägyptisches Glas und ließ sich gut in einer geschlossenen Form aus Kröseln schmelzen. Ringe vergleichbarer Form wurden im Wachsausschmelzverfahren in Bronze gegossen (J. Ogden, Ancient Jewellery, British Museum, London 1992, S. 50, Abb. 35, Metallring). (Siehe oben: Technische Betrachtungen; Formschmelzen).
Der eingeschliffene Name datiert den Ring der Sammlung Wolf in die Ptolemäerzeit (J. von Beckerath, Handbuch der ägyptischen Königsnamen, Münchner Ägyptologische Studien 20, 1984, S. 164–165). Die Fehlerhaftigkeit seiner Inschrift spricht für die spätere Zeit dieser Epoche, in der die Hieroglyphen mehr und mehr von anderen Schriften verdrängt werden. Einer Datierung in das 2. bis 1. Jahrhundert v. Chr. entspricht auch das durchsichtige Glas des Ringes.
Siehe oben S. 47, 48, 50.

## Nr. 120 Amulett mit Skarabäus

In Ägypten hergestellt
Ptolemäisch-römisch,
1. Jahrhundert v. Chr. – 1. Jahrhundert n. Chr.
Länge 2,6 cm; Breite 2,0 cm; Tiefe 1,9 cm

Provenienz: unbekannt

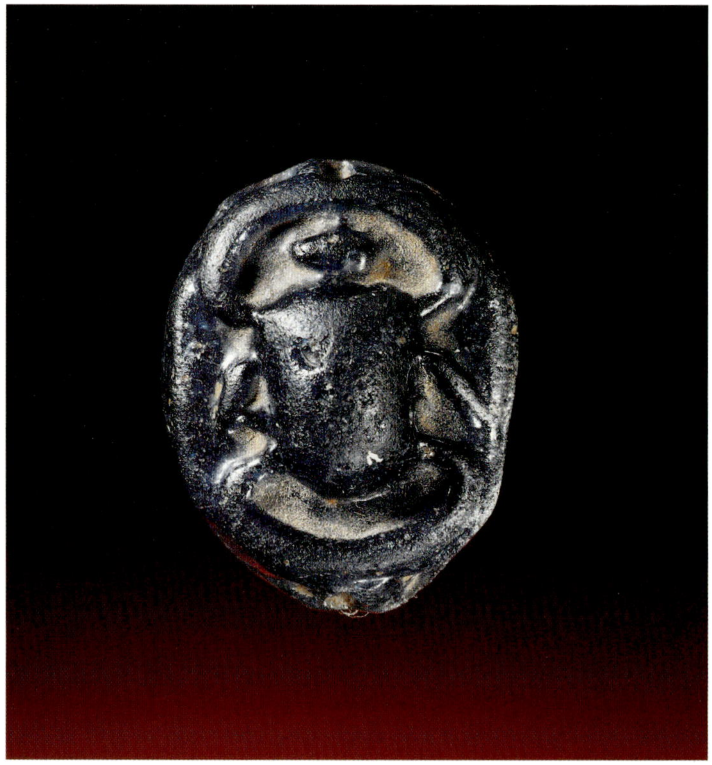

Stark durchscheinendes, kobaltblaues Glas. Von feinen und einigen an der Oberfläche offenen, großen Blasen durchsetzt. Mit dem Rücken nach unten in einer einteiligen, offenen Form geschmolzen; längslaufende Perforation durch Einlage eines Stiftes mitgeformt. Intakt.
Amulett mit der Darstellung eines Skarabäus. Ovale Basisplatte mit einem stilisierten Skarabäus; abgerundete Ränder; Unterseite leicht konkav. Käfer in hohem Relief auf der Platte modelliert: kleiner Kopf; rundlicher Rücken; geschlossenes Vorder- und Hinterbeinpaar; kleine, kurze Seitenbeine; Fadenloch in Längsrichtung durch die Mitte der flachen Basisplatte geführt.

Bemerkungen
Der Skarabäus, eine Nachbildung des Mistkäfers, auch »Chepri«, »der von selbst entstand«, genannt, wurde in Ägypten als Erscheinungsform des Sonnengottes verehrt. Gleich der Sonne, die allmorgendlich nach der ägyptischen Vorstellungswelt aus der Unterwelt auftauchte, um am Osthorizont aufzugehen, sah der Ägypter die jungen Mistkäfer aus der Erde schlüpfen und dem Himmel entgegenfliegen. Es war ihm entgangen, daß das Weibchen ihr Ei in einer birnenförmigen, in der Erde versteckten Mistkugel abgelegt hatte. Mit der Kraft des Amulettes in Käferform hoffte er, unsterblich wie die Sonne in den nie endenden, zyklischen Kreislauf der Natur eingebunden zu sein. Wenn auch die Flut dieser Amulette gegen Ende der 26. Dynastie, im auslaufenden 6. Jahrhundert v. Chr., mehr und mehr versiegte, so hat der Skarabäus doch auch in der Römerzeit seine Anziehungskraft nicht gänzlich verloren.
Flache, in offenen Formen geschmolzene Amulette mit weichem und oft nur summarisch modelliertem Relief sind charakteristisch für die Ptolemäerzeit, vergleiche Beispiele in: Cambridge, Fitzwilliam Museum (B. Schnitzer et al., Glass at the Fitzwilliam Museum, Ausstellungskatalog, Cambridge 1978, S. 18, Abb. 20); – Corning, CMG, zahlreiche Beispiele (Goldstein 1979, Nr. 343–422, Tafel S. 161). Bei einer charakteristischen Gruppe ist das Glas über den Rand der Form hinausgelaufen, aber nicht abgeschliffen worden. So wirken die Ränder wie dünne, flache Basisplatten. Sie folgen dem Umriß des Reliefs oder haben eine ovale Kontur. Diese Amulette gibt es in matten und leuchtenden Farben meist undurchsichtigen, aber auch durchscheinend bis fast durchsichtigen Glases. Vergleiche Beispiele in: Kairo, Ägyptisches Museum, Nr. CG 13354, CG 13406, CG 13555, CG 13587 (G. A. Reisner, Amulets, Kairo 1958, S. 106, 112, 127, 131, Tafel XVI, XXX–XXXI); – London, Petrie Museum, Nr. UC 22278, durchscheinend violettes Amulett in Gestalt des Horussohnes Duamutef, einer ägyptischen Schutzgottheit (W. M. F. Petrie, Glass, unvollendetes Manuskript, Nr. 76; zu Duamutef, siehe oben Kat.-Nr. 110) ). In enger Beziehung zu diesen Amuletten stehen Glasskarabäen aus durchsichtigem, kobaltblauem bis dunkelblauem Glas in: Corning, CMG, Nr. 56.1.13 und 56.1.14 (Goldstein 1979, S. 160–161, Nr. 369–370); – London, Petrie Museum, Nr. UC 22565, UC 22566, noch ohne Nummer, UC 22567, UC 22568, UC 22569, noch ohne Nummer (W. M. F. Petrie, Amulets, London 1914, S. 23, Nr. 89 p – u, uu, Tafel VII und XLIV). Die letzten beiden sind mit ihren geschlossenen Vorder- und Hinterbeinpaaren enge Parallelen des Skarabäus der Sammlung Wolf (Petrie 1914, op. cit., Nr. 89 u, uu). In der Reduzierung ihrer Form auf das Wesentliche haben sie sich von ihren älteren ägyptischen Vorbildern entfernt. Auch unter Berücksichtigung des homogenen, durchsichtigen, blauen Glases sind diese beiden Skarabäen im Petrie Museum und der Skarabäus in der Sammlung Wolf vermutlich erst im letzten Jahrhundert v. Chr. oder im ersten nachchristlichen Jahrhundert geschaffen worden.
Siehe oben S. 49.

## Nr. 121 Skarabäus

**In Ägypten hergestellt**
**Ptolemäisch-römisch,**
**1. Jahrhundert v. Chr. – 1. Jahrhundert n. Chr.**
**Länge 5,9 cm; Breite 3,9 cm; Höhe 0,7 cm**

**Provenienz: Casa Serodine, Ascona, ehemals Sammlung Kofler-Truniger Nr. K 9649**

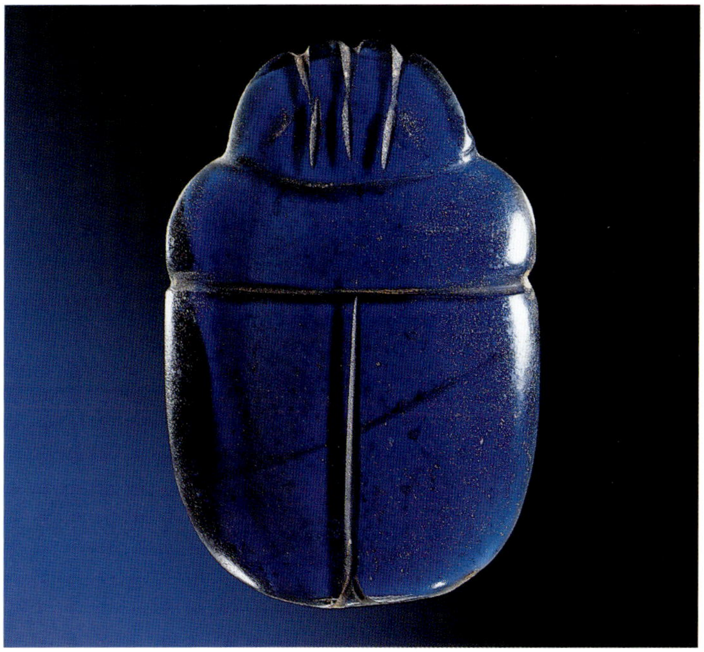

Stark durchscheinend kobaltblaues Glas und opakweißes Glas. Blaues von winzigen, an der Oberfläche offenen Blasen gleichmäßig durchsetzt, weißes von Blasen unterschiedlicher Größe durchzogen, die größeren an der Oberfläche offen. Mit dem Rücken nach unten in einer einteiligen, offenen Form geschmolzen; die Unterlage besteht aus einer dünnen Schicht opakweißen Glases; lineare Details eingeschliffen. Vollständig erhalten; bis auf winzige Sprünge Oberfläche des blauen Glases glänzend; Oberfläche des weißen Glases rauh und faltig wie Elefantenhaut und ausgenommen einige Absplitterungen im Randbereich, an denen das weiße Glas sichtbar ist, bräunlich korrodiert.
Skarabäus. Stilisierter Skarabäus auf dünner, weißer, an den Rändern nicht gänzlich deckender Unterlage; Seiten gerundet; Unterseite flach. Körper des Käfers in Relief modelliert und abgeformt: kleiner Kopf mit drei Rillen versehen, die das Mittelhorn andeuten und die seitlich eingetieften, großen runden Augen abtrennen; schmale, glatte Seitenlappen; Schild (clypeus) mit dreifach gerillter Zahnung; Kopf leicht vom schwach gewölbten Körper abgesetzt; Ritzlinien trennen Schulterbereich (pronotum) von Flügelpartie und die Flügeldecken (elytra); die Ritzlinie zwischen den Flügeln gabelt sich am Ende.

Bemerkungen
Seiner Größe nach und ohne Durchbohrung gehört dieser Skarabäus nicht zu den meist viel kleineren, durchbohrten und an Ketten getragenen Skarabäen (vergleiche Kat.-Nr. 120). Er läßt sich vielmehr mit den größeren Herzskarabäen vergleichen, die dem Verstorbenen zum Schutz auf das Herz, den Sitz der Lebenskraft, oder in dessen Nähe gelegt wurden. Oft sind diese Skarabäen auch in Pektorale integriert und von dem Sinnbild des Sonnengottes nicht zu unterscheiden (vergleiche Kat.-Nr. 29). Viele von ihnen tragen auf der Rückseite einen Spruch mit der Bitte, das Herz möge im Totengericht nicht gegen den Verstorbenen aussagen. Der Brauch, die Mumie mit solch großformatigen Skarabäen auszustatten, manchmal auch nur in die Mumienbinden eingewickelt, hält sich bis in die Ptolemäerzeit (M. Malaise, Les scarabés de cœur dans l'Égypte ancienne, Monographies Reine Élisabeth 4, Brüssel 1978, S. 70–71). Der Skarabäus soll möglichst aus einem Stein von grüner Farbe hergestellt sein, die Farbe der grünenden Natur, der Regeneration. Doch die Herzskarabäen sind ebenso in Lapislazuliblau, vergleichbar dem Skarabäus der Sammlung Wolf, und in vielen Grautönen bis Schwarz überliefert. Großformatige, unbeschriftete Skarabäen konnten aber auch anderen Zwecken dienen. So wurden sie beispielsweise als tiergestaltige Manifestation des Sonnengottes auf kleinen Tiersärgen mit den Gebeinen eines solchen Käfers befestigt (B. Schlick-Nolte und V. von Droste zu Hülshoff, Skarabäen, Amulette und Schmuck, Liebieghaus – Museum alter Plastik, Frankfurt am Main, Ägyptische Bildwerke, Band I, Melsungen 1990, S. 184–186). Vielleicht diente der Skarabäus der Sammlung Wolf auch als Hieroglyphe »cheper« und bildete mit anderen Hieroglyphen aus Glas ein Inschriftband auf der Wand eines heiligen Schreines oder Tempels.
Vergleiche ein dem Skarabäus der Sammlung Wolf sehr ähnliches Beispiel aus ebenfalls kobaltblauem Glas, mit den gleichen runden Augenvertiefungen und der gleichen Gabelung der Flügeltrennlinie: ehemals Kunsthandel, London (Ancient Egyptian Glass and Faience from the 'Per-neb' Collection, III, Auktionskatalog Christie's London, 8. Dezember 1993, London 1993, S. 79, Nr. 246). Die Rillen zur Andeutung von Mittelhorn und Abtrennung der Augenpartie finden sich ähnlich stilisiert auf einem Herzskarabäus in London, Petrie Museum (W. M. F. Petrie, Amulets, London 1914, S. 24, Nr. 90 s, Tafel VIII–IX).
Vergleichbare weiße Glaslagen decken nicht selten die Rückseiten von Einlagen aus Scheiben von Mosaikstäben ab, die in die ptolemäisch-römische Übergangszeit datiert werden. Zu ihnen zählt auch ein Beispiel in der Sammlung Wolf aus dem 1. Jahrhundert v. Chr. bis 1. Jahrhundert n. Chr. Es ist mit einer dünnen Schicht weißen Glases und einer kräftigen Auflage durchscheinend graublauen Glases unterlegt (Kat.-Nr. 125).

## Nr. 122 Quadratische Mosaikglas-Einlage mit Ibis

**In Ägypten hergestellt**
**1. Jahrhundert v. Chr. – 1. Jahrhundert n. Chr.**
**Höhe noch 1,6 cm; Breite 2,0 cm;**
**Tiefe 0,6 – 0,9 cm**

**Provenienz: Sammlung Momelian, Paris**

Scheibe eines Mosaikkompositstabes. Homogen mit vereinzelten großen, an der Oberfläche offenen Blasen. Das »schwarze« Glas ist gleichmäßig durchscheinend dunkelblau. Schräg vom Stab abgetrennt; Oberseite abgeschliffen, Unterseite und geriefte Kanten leicht uneben. Fragment etwa diagonal vom unteren linken Bereich bis zur oberen rechten Ecke gebrochen und etwa zur Hälfte erhalten; Oberfläche matt; Bruch glänzend; Kanten leicht bestoßen, annähernd diagonal verlaufender Bruch; original erhaltene, geriefte Kanten bräunlich korrodiert.
Unterer Teil eines nahezu quadratischen Plättchens mit Ibis-Motiv. Oberseite plan; Unterseite uneben; Ecken abgerundet. Von einem im Querschnitt quadratischen Stab mit einem hochbeinigen, im Profil nach rechts schreitenden Ibis. Dekor gleichmäßig von Ober- bis Unterseite durchgängig. Gelblichgrüner Grund (10 GY 6/4) mit einem Ibis aus viereckigen Mosaikstäben in hellgrünem Grund (10 G 6/2). Schnabel, Hals, Brust, Beine und Füße sowie Konturen von Körper, Flügeln und Oberschenkel »schwarz«. Federkleid opakweiß, Schenkel blaßgelb (5 Y 6/4).

Bemerkungen
Zur Verwendung von Mosaikglas-Einlagen zum Schmuck von Möbeln, Schreinen, Kästen und Räumen besonderer Art, siehe Bemerkungen zu Kat.-Nr. 125.
Im Ibis glaubten die Ägypter eine Erscheinungsform des Gottes Thot zu erkennen. Zuvorderst als Mondgott, aber auch als Gott der Weisheit und Erfinder der Rechen- und Schreibkunst sowie Schutzgott der Ärzte verehrt, war Thot auch der Magie mächtig. Verbunden mit dem griechischen Gott Hermes überlebte Thot den Untergang Ägyptens um Jahrhunderte. Der Ibis der Einlage der Sammlung Wolf zählt zu den vollendetsten und feinsten Darstellungen ägyptischer Motive in Mosaikglas. Er kann sich durchaus mit dem Motiv des Apis-Stiers messen, das nach stilistischen und technischen Details zu urteilen vermutlich in derselben Werkstatt, die höchste Handwerkskunst beherrschte, hergestellt wurde (zu Apis-Stieren siehe Kat.-Nr. 27). Beide Motive zeichnen sich durch »schwarze« Konturlinien in durchscheinend dunkelblauem Glas aus. Vergleiche Einlagen von hoher Qualität mit einem Apis-Stier in: Corning, CMG, Nr. 59.1.97 (Goldstein 1979, S. 235 – 236, Nr. 684, Tafel 32); – Paris, Louvre, Nr. E 11066, Abschnitt eines Mosaikkompositstabes aus dem Fajjum, Länge 4,0 cm (unpubliziert); – Washington, D. C., Freer Gallery of Art, Nr. 09.530 (Ettinghausen 1962, S. 18 – 19, Abb. 53); – ehemals Sammlung Kofler-Truniger (Müller 1964, Nr. A 211; – Kunsthandel, London (Per-neb I 1992, S. 17, Nr. 23).
Die unterschiedlichen Grünschattierungen vom Hintergrund der Einlage in der Sammlung Wolf lassen den Aufbau des Mosaikkompositstabes aus einzelnen Mosaikstäben deutlich erkennen. Dem Kopf des Vogels, dem Körper und der Beinpartie liegen individuelle, heißgeformte Mosaikstäbe zugrunde. Eine vollständige Einlage desselben Mosaikstabs, von dem die Einlage in der Sammlung Wolf stammt, wurde in Ägypten erworben: ehemals Sammlung R. W. Smith (Smith 1957, S. 70 – 71, Nr. 101). Auch sie wurde so fertiggestellt, daß der Ibis nach rechts schreitet. Zudem weist sie den gleichen Diagonalbruch auf wie die Einlage in der Sammlung Wolf. Der einzige Unterschied besteht in anders verteilten Blasen. Zwei weitere Einlagen dieses Mosaikstabes sind bekannt; eine von ihnen ist nicht nur diagonal, sondern noch zusätzlich im Beinbereich gebrochen (Per-neb II 1993, S. 51, Nr. 137).
Vergleiche eng verwandte Mosaikglas-Einlagen mit einem Ibis in: Washington, D. C., Freer Gallery of Art, Nr. 08.66, mit noch deutlicher sichtbaren Trennungslinien zwischen den einzelnen grünen Feldern der Mosaikstäbe des Mosaikkompositstabes (Ettinghausen 1962, S. 18 – 19, Abb. 46); – Kunsthandel, London (Antiquities, Auktionskatalog Sotheby's London, 10. Juli 1989, London 1989, S. 148, unter Nr. 290, Abb. 290 obere Reihe, 2. von rechts).
Eine exquisite Mosaikglas-Einlage mit einem winzigen Ibis in grünem Grund hat sich als Scheibe eines runden Mosaikkompositstabes mit einem Durchmesser von nur 0,7 cm erhalten: Amsterdam, Allard Pierson Museum, Nr. 7716 (R. A. Lunsingh Scheurleer, Glas onder de loupe, Vereniging van Vrienden van het Allard Pierson Museum, Mededelingenblad Nr. 28, Oktober 1983, S. 6 – 8, Abb. 2; R. A. Lunsingh Scheurleer in: W. van Haarlem, Allard Pierson Museum Amsterdam, Selection from the Collection I, Corpus Antiquitatum Aegyptiacarum, Mainz 1986, S. 98). Auch auf 18 cm vergrößert hat er nichts von seiner Feinheit eingebüßt, sondern läßt jetzt erst Einzelheiten wie die rote Iris mit blauer Pupille erkennen, die mit bloßem Auge am Originalstück nicht wahrzunehmen ist. Wie bei den größeren Ibis-Motiven, sind auch bei dieser Parallele Vogelkopf und Vogelkörper aus viereckigen Mosaikstäben mit grünem Grund gemacht.
Siehe oben S. 61.

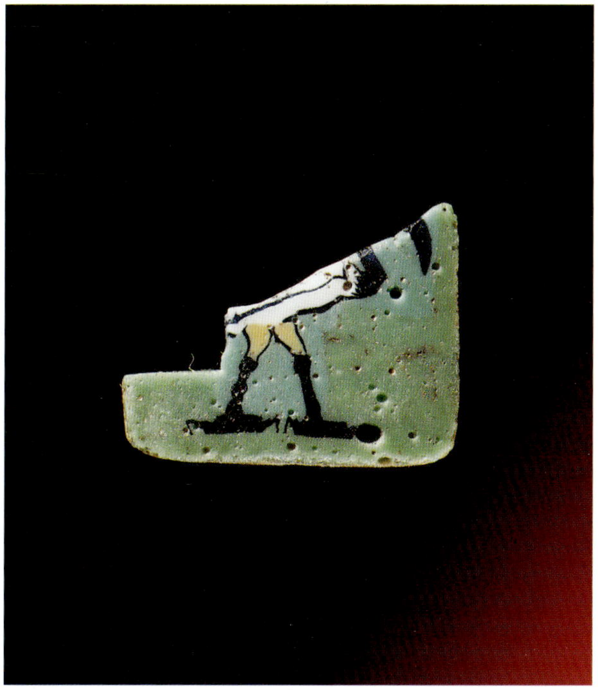

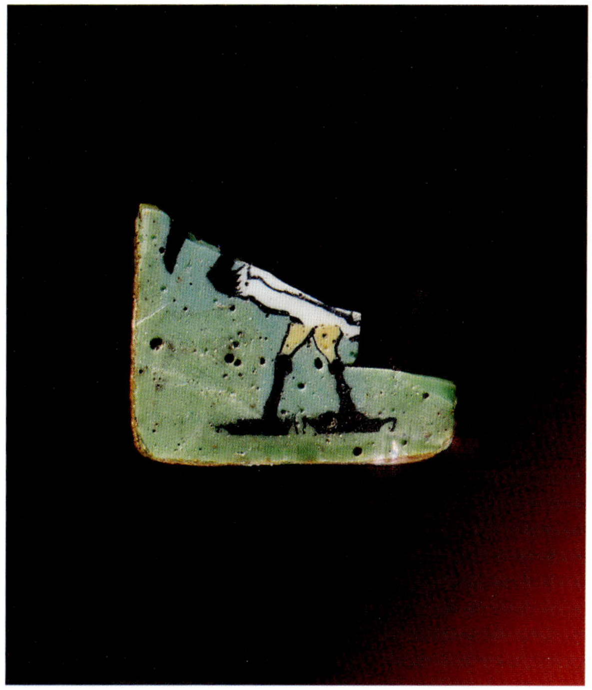

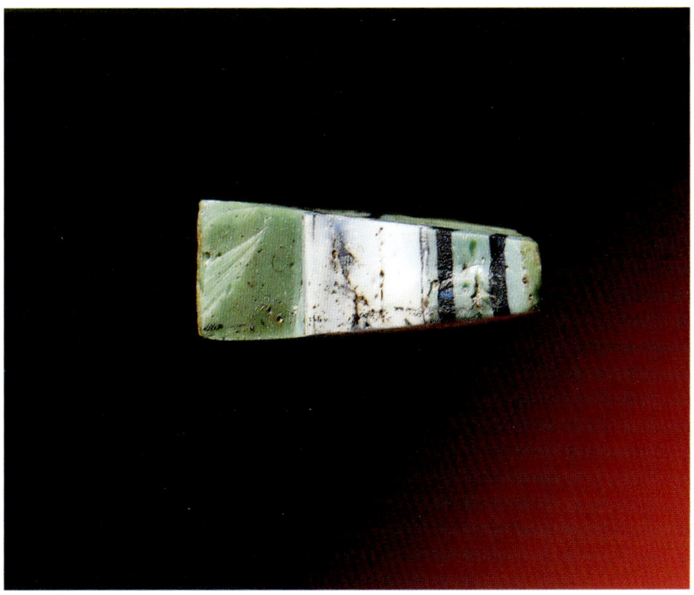

## Nr. 123 Quadratische Mosaikglas-Einlage mit Hieroglyphen

**In Ägypten hergestellt**
**1. Jahrhundert v. Chr. – 1. Jahrhundert n. Chr.**
**Höhe 1,2 cm; Breite 1,1 cm; Tiefe 0,2 cm**

**Provenienz: Kunsthandel Zürich**

Zwei identische Scheiben eines Mosaikstabes zu einem Plättchen zusammengeschmolzen. Glas homogen mit vereinzelten, größeren, an der Oberfläche offenen Blasen. Das »schwarze« Glas ist gleichmäßig durchscheinend dunkelblau. Ober- und Unterseite sowie Kanten geschliffen; Unterseite und Kanten matt, Oberseite vermutlich neuzeitlich poliert.
Quadratisches Plättchen mit einem symmetrischen Muster von drei Hieroglyphen. Alle Seiten plan; Seitenkanten senkrecht. Beide Hälften von einem hochrechteckigen Mosaikkompositstab mit einer halben und einer vollständigen Hieroglyphe im Querschnitt. Dekor gleichmäßig von Ober- bis Unterseite durchgängig. Jede der beiden Hälften enthält in opakem blaßkobaltblauem Grund am Außenrand eine Uas-Hieroglyphe (»Herrschaft, Heil«), ein Zepter mit dem Kopf des Seth-Fabeltieres und gegabeltem Fuß, und am Innenrand eine halbe Anch-Hieroglyphe (»Leben«). Uas-Zeichen opakweiß, nur Ohrbehaarung und Konturen des menschlichen Auges blau; Maulkonturen durchsichtig blau; im Genick ein gelber Punkt (5 Y 7/6). Das Lebens-Zeichen besteht aus opakweißem und durchsichtig blauem Glas und hat eine rot gefüllte Schlaufe; opakgelb (5 Y 5/6) im Querbalken.

Bemerkungen
Die Hieroglyphen des aus zwei symmetrischen Hälften zusammengefügten Bildfeldes verstehen sich als Heilszeichen und sind »Heil, Leben, Heil« zu lesen, eine Zeichenfolge, wie sie in Ägypten seit dem 2. Jahrtausend v. Chr. als Schmuck- und Schutzelement Verwendung fand. Vergleiche eindrucksvolle Beispiele in Kairo, Ägyptisches Museum, Nr. CG 51118, Schmuckkästchen der Tuja (M. Saleh und H. Sourouzian, Die Hauptwerke im Ägyptischen Museum Kairo, Mainz 1986, Nr. 146); Kairo, Ägyptisches Museum, JE 61458, JE 61446, Truhen Tutanchamuns (C. Desroches-Noblecourt, Leben und Tod eines Pharao. Tut-ench-Amun, Berlin 1963, Tafel XLIX und L).
Dieses Schriftbild fand bald Eingang in die Kunst des Glasmosaiks und ist in zahlreichen Parallelen und Varianten erhalten, die nicht selten in größere Mosaikmuster integriert sind wie beispielsweise in die Darstellung eines Thronsitzes: ehemals Sammlung Kofler-Truniger, Nr. K 9601 D (Müller 1964, Nr. A 200).
Vergleiche Varianten des Schriftbildes aus mehreren Scheiben von sehr schmalen, im Querschnitt hochrechteckigen Mosaikkompositstäben zusammengesetzt: im Kunsthandel, London (Per-neb II 1993, S. 36, Nr. 78 und 81, sowie S. 37, Nr. 85, Abb. vergrößert und im Gegenlicht photographiert). Varianten aus einer viereckigen Scheibe mit einem kompletten Lebens-Zeichen, flankiert von zwei hochrechteckigen Scheiben mit Uas-Zeichen: ehemals Sammlung Kofler-Truniger, Nr. K 9601 D und K 9624 U (Müller 1964, Nr. A 200 und A 202 c = Müller in: Luzern 1981, S. 10 und 39, Nr. 22 = Kofler-Truniger 1985, S. 128–129, Nr. 245 und 246 h); – London, BM, Nr. EA 64274, EA 64275 (Cooney 1976, S. 140, Nr. 1724 und 1726); – ehemals Kunsthandel London (Per-neb II 1993, S. 36, Nr. 79–80). Varianten aus zwei Hälften wie das Plättchen der Sammlung Wolf, doch hält das Lebens-Zeichen mit kleinen Armen die Uas-Zeichen fest, in: Washington, D.C., Freer Gallery of Art, Nr. 09441 (Ettinghausen 1962, S. 20, Abb. 50 und 55); – Kunsthandel London (Per-neb II 1993, S. 36, Nr. 82–83). Mosaikkompositstab hochrechteckigen Querschnitts mit Uas-Zeichen: ehemals Kunsthandel London (Per-neb I 1992, S. 18, Nr. 25).
Die Verwendung durchsichtigen Glases, wie es zum Glasblasen verwendet wird, rückt die Mosaikeinlage der Sammlung Wolf in die Nähe der Zeitenwende.

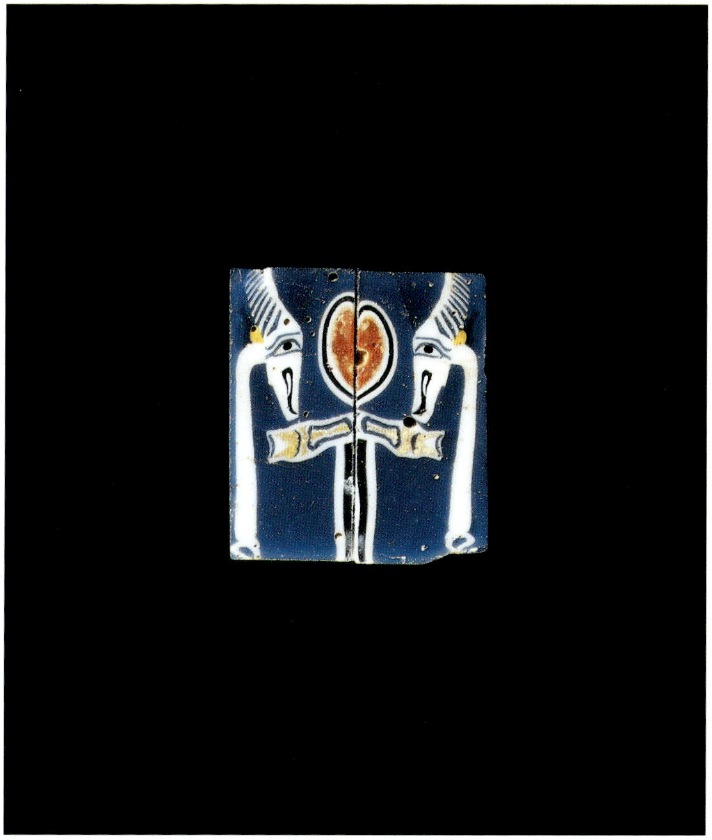 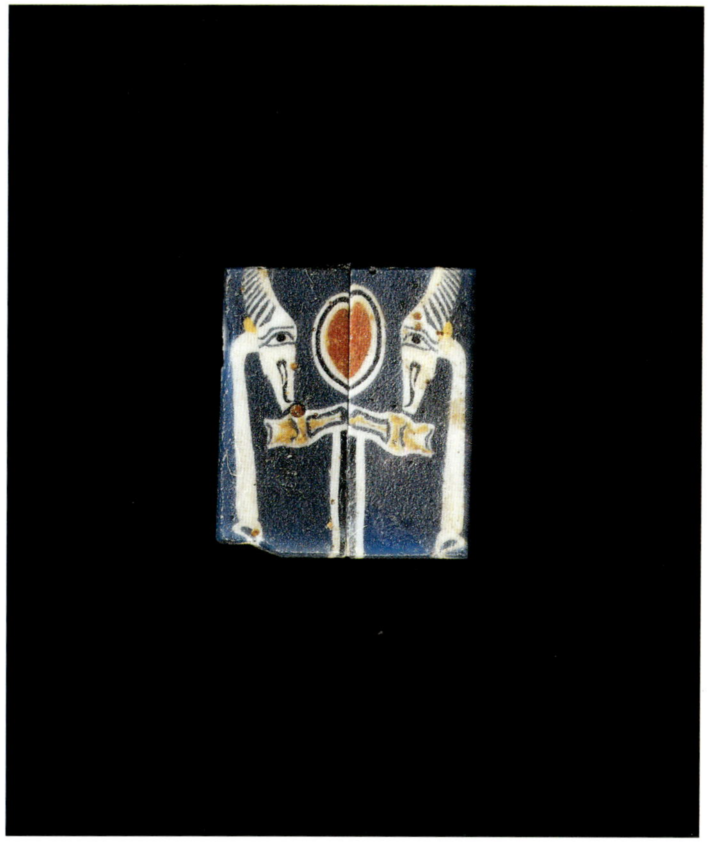

## Nr. 124 Quadratische Mosaikglas-Einlage mit Udjat-Auge

In Ägypten hergestellt
1. Jahrhundert v. Chr. – 1. Jahrhundert n. Chr.
Höhe 1,7 cm; Breite 1,7 cm; Tiefe 0,2 cm

Provenienz: Kunsthandel Zürich

Scheibe eines Mosaikkompositstabes. Homogenes Glas mit etlichen großen, an der Oberfläche offenen Blasen. Das »schwarze« Glas ist teils stark durchscheinendes, manganгefärbtes Violett, teils stark durchscheinendes Blau. Ober- und Unterseite geschliffen; Oberseite poliert; geriefte Seitenkanten unbearbeitet. Vollständig und gut erhalten; einige Risse in der Unterseite.
Quadratisches Plättchen mit dem Motiv eines Udjat-Auges. Ober- und Unterseite flach; senkrechte Seitenkanten. Von einem im Querschnitt quadratischen Stab mit Udjat-Auge. Dekor gleichmäßig von Ober- bis Unterseite durchgängig. Durchscheinend mittelblauer Grund mit Udjat-Auge: nahezu segmentförmig geformter Augapfel mit großer, runder, schwarzer (stark durchscheinend violetter) Iris am oberen Lidrand; dünne schwarze (stark durchscheinend blaue) Lidränder; schwarze (stark durchscheinend blaue) Wimpern in opakweißem Grund; opakroter Brauenbogen; opakroter Anhang unterhalb des Auges von dünner schwarzer (stark durchscheind violetter) und dünner, stark durchscheinender, graugelber Umrandung eingefaßt; auf der rechten Seite des Anhangs ein opakweißes Dreieck; sichelförmiger Fortsatz von feiner, opakweißer und winziger, schwarzer (stark durchscheinend bläulicher) Fiederung eingeschlossen.

Bemerkungen
Das Udjat-Auge ist die Verschmelzung vom menschlichen Auge mit Elementen des Falkengesichtes. So ist der Fortsatz unterhalb des Auges von der dunklen Federfärbung des Falkengesichtes (siehe Kat.-Nr. 140) geborgt. Dem Udjat-Auge (das »geheilte« Auge) wohnen viele Bedeutungen inne (C. Müller-Winkler, Die ägyptischen Objekt-Amulette, Orbis Biblicus et Orientalis, Series Archaeologica 5, Freiburg, Schweiz, und Göttingen 1987, S. 95–96 und Anm. 90). Es kann als Mond- oder Sonnenauge des oft falkengestaltig aufgefaßten Himmelsgottes Horus gelten. Durch das allmähliche Schwinden und sich wieder Füllen des Mondes und das Auf- und Untergehen von Mond und Sonne wird es Symbol von Werden und Vergehen. Zugleich symbolisiert es das Auge, das – nach dem bekannten Osiris-Mythos – der Gott Horus im Kampf gegen Seth, Mörder seines Vaters Osiris, verlor. Das Auge soll von dem ägyptischen Gott Thot wieder geheilt worden sein (siehe zu Thot auch Kat.-Nr. 122). So galt es auch als machtvolles, heilbringendes Symbol.
Die Art der Wimpern und das eingefügte Seitendreieck in der Einlage der Sammlung Wolf sind typisch für ptolemäerzeitliche Amulette in Form des Udjat-Auges (C. Müller-Winkler, op. cit., S. 161, 166 und 171). Die Verwendung stark durchsichtigen Glases rückt die Mosaikscheibe zumindest in die Zeit des 1. Jahrhunderts v. Chr. oder in noch spätere Zeit, in der durchsichtiges Glas dem opaken mehr und mehr den Rang abläuft (siehe Bemerkungen Kat.-Nr. 123, 143). Die Stilisierung der Falkenelemente haben sich so weit von der klassisch ägyptischen Form entfernt, daß die Einlage sogar erst aus dem 1. Jahrhundert n. Chr. stammen könnte, einer Zeit, als Ägypten Teil des römischen Reiches war. Daß das Udjat-Auge noch im römischen Reich ein mächtiges Symbol war, läßt sich an einem Udjat-Auge aus Mosaikglas mit verlängertem inneren Augenwinkel ablesen: ehemals Sammlung R. W. Smith (Smith 1957, S. 74–75, Nr. 113). Der römischen Zeit zugeschriebene gläserne Augenumrandungen haben gleichfalls verlängerte innere Augenwinkel (canthi), die die kleine rote Stelle des Auges, den Karbunkel, umrunden, vergleiche Augenumrandungen in: Corning, CMG, Nr. 76.1.70 (Goldstein 1979, S. 172, Nr. 456); – ehemals Kunsthandel (Bianchi 1983 b, S. 25, Abb. 6).
Eine Scheibe desselben Mosaikstabes, von dem die Einlage der Sammlung Wolf stammt, erschien kürzlich im Kunsthandel (Per-neb II 1993, S. 34, Nr. 75, mittlere Abb.; vergleiche eng verwandte Einlagen S. 34, Nr. 71 und 74, Abb. mittlere Reihe). Vergleiche weitere eng verwandte Einlagen in: Corning, CMG, Nr. 76.1.66 (Goldstein 1979, S. 227–228, Nr. 661); – ehemals Sammlung Kofler-Truniger (Müller 1964, Nr. A 215c = Müller in: Luzern 1981, S. 10 und S. 39, Nr. 22 = Kofler-Truniger 1985, S. 128–129, Nr. 247c); – ehemals Kunsthandel (Ancient Egyptian Glass and Faience from the 'Per-neb' Collection, III, Auktionskatalog Christie's London, 8. Dezember 1993, London 1993, S. 36–37, Nr. 84–85).

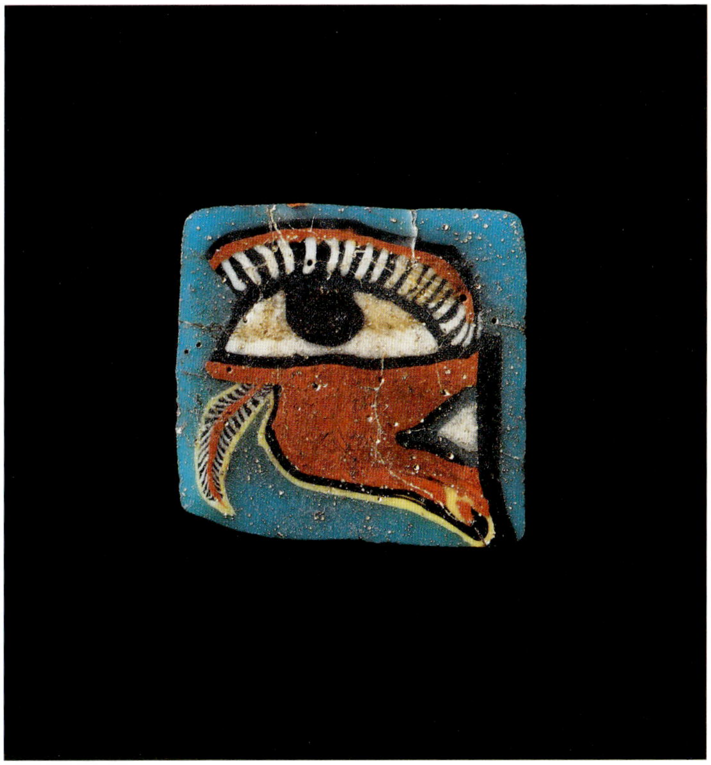

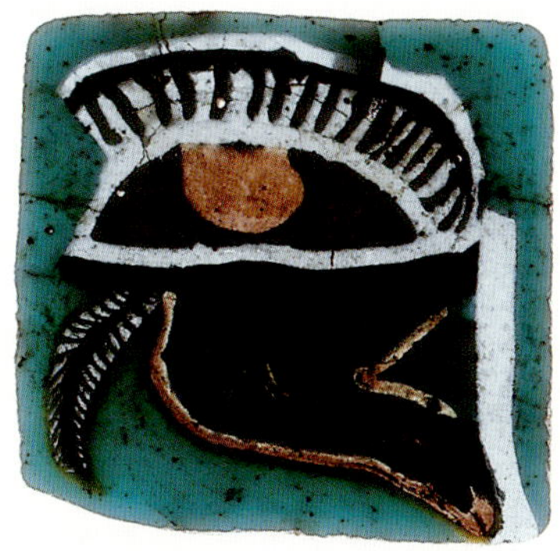

## Nr. 125 Rechteckige Mosaikglas-Einlage mit Nillandschaft

In Ägypten hergestellt
1. Jahrhundert v. Chr. – 1. Jahrhundert n. Chr.
Höhe 2,6 cm; erhaltene Breite 4,0 cm;
Tiefe 1,6 cm; Tiefe der Unterlagen: 0,5 cm

Provenienz: Kunsthandel Zürich

Vermutlich aus mehreren Scheiben von Mosaikkompositstäben mit der Vorderseite nach unten zusammengeschmolzen (siehe Kat.-Nr. 142, 145); möglicherweise Scheibe eines einzigen Mosaikkompositstabes. Glas homogen mit einigen bis zu 0,3 cm großen Blasen. Unterlage aus einer dünnen, opakweißen Glasschicht (0,01 cm) und einer starken, durchscheinend graublauen Glasschicht (0,4 cm). Oberseite und Seitenkanten plangeschliffen und poliert; längsgeriefte Unterseite unbearbeitet. Großes Fragment, über die Hälfte erhalten; rechterhand in einem nahezu rechten Winkel abgebrochen; Bruchkante und einige Randabsplitterungen hoch glänzend; ansonsten gut erhaltene Oberfläche, matt vom Polieren.

Linke Hälfte eines querrechteckigen Plättchens mit Nillandschaft. Ober- und Unterseite plan; Seitenkanten plan und zur Unterseite hin abgeschrägt; Ecken gerundet. Dekor gleichmäßig von Ober- bis Unterseite durchgängig. Nillandschaft mit Rahmen aus umlaufendem Leitermuster mit beidseitig weiß eingefaßten Feldern aus abwechselnd durchscheinend dunkelblauen Rechtecken und Scheiben von gestreiften Mosaikstäben mit einem opakroten Mittelstreifen, zwischen opakweißen, hellgelbgrünen und weißen Streifen; im Mittelfeld stilisierte Nillandschaft in opakbraunrotem Grund; über der mit opakem Hellgelbgrün umrandeten Kanal-Hieroglyphe mit durchscheinend kobaltblauen und opakweißen zickzackförmigen Wasser-Hieroglyphen erheben sich polychrome Wasserpflanzen: drei Lotusknospen in opakem Weiß mit opaker, hellgelbgrüner Spitze und durchscheinend dunkelkobaltblauem Stengel; zwischen den Knospen über einem opaken, hellgelbgrünen Stengel eine geöffnete Lotusblüte mit zwei opakweißen und drei durchscheinend kobaltblauen Blütenblättern; sowie eine große Papyruspflanze mit gestreiften Voluten in Opakweiß, durchscheinendem Dunkelkobaltblau und opakem Orangegelb (10 YR 6/6), die oben mit opakroten Streifen zwischen zwei opakgelben Streifen abschließen und einem dicken opakgraugrünen Stamm entwachsen.

Bemerkungen
Leichte Verfärbungen im opakbraunroten Grund lassen erkennen, wie die Nillandschaft aus einzelnen Stäben und/oder Mosaikscheiben zusammengesetzt ist (siehe oben: Technische Betrachtungen S. 61).

Dargestellt ist die üppig grünende Vegetation des Urozeans, des Gewässers, aus dem sich wie am ersten Schöpfungstag jeden Morgen erneut die Lotusblumen erheben und ihre Blüten der Sonne entgegen öffnen, um sie abends mit den schwindenden Strahlen der Sonne wieder zu schließen. Ein solches Schmuckelement, das den immerwährenden Kreislauf der Natur bannt, kann nur für einen heiligen Schrein oder Einrichtungen eines Tempels bestimmt gewesen sein. Vermutlich schmückte es einen Sockel gleich den aus dem Urozean aufsteigenden Wasserpflanzen in den Reliefs der Sockelzonen ptolemäisch-römischer Tempel (S. Sauneron und H. Stierlin, Die letzten Tempel Ägyptens, Lausanne 1986, S. 139–141, Abb. Isistempel, Philae). Die ursprüngliche Breite der Einlage in der Sammlung Wolf läßt sich an einer unversehrten Mosaikeinlage ablesen: London, BM, Nr. EA 64224, Breite 8,4 cm, mit einem ebenfalls gerahmten, aber anderen Motiv (Cooney 1976, S. 111, Nr. 1143, Tafel IV). Diese war in einem Keramikgefäß mit einem Schatz Mosaikglas in der Krypta des von Domitian bis Trajan (81–117 n. Chr.) errichteten Hathor-Tempels von Dendara verborgen. Das Glas stammt von zwei vergoldeten, über und über mit farbigem Glas bedeckten Schreinen, die vermutlich einst ein Kultbild der Göttin Hathor umschlossen. Die Mosaikplatte der Sammlung Wolf dürfte nach 100 v. Chr. entstanden sein, einer Zeit, in der ägyptische Stilmerkmale in der hellenistischen Kunst wieder überwiegen (G. Grimm in: Alexandrien, Kulturbegegnungen dreier Jahrtausende im Schmelztiegel einer modernen Großstadt, Aegyptiaca Treverensia 1, 1981, S. 21) und in die Kunst der Römerzeit übergehen. So ist nur die Papyruspflanze mit ihrem filigranen Blattwerk unägyptisch. Ähnlich kommt sie in Kompositkapitellen griechisch-römischer Tempel vor (S. Schoske, B. Kreißl und R. Germer, »Anch«, Blumen für das Leben, Pflanzen im alten Ägypten, Ausstellungskatalog, München 1992, S. 200, Nr. 127). Vergleiche Papyruspflanzen in: Paris, Louvre, Glaseinlagen eines ptolemäerzeitlichen Totenhalskragens (C. Desroches-Noblecourt in: J. Leclant, Ägypten III, Spätzeit und Hellenismus, München 1981, S. 197, Abb. 179); – Washington, D.C., Freer Gallery of Art, Nr. 09.482, Scheibe eines viereckigen Mosaikstabes, Darstellung auch als Wasserlilienblüte gedeutet, dem 1. Jahrhundert v. Chr. – 1. Jahr-

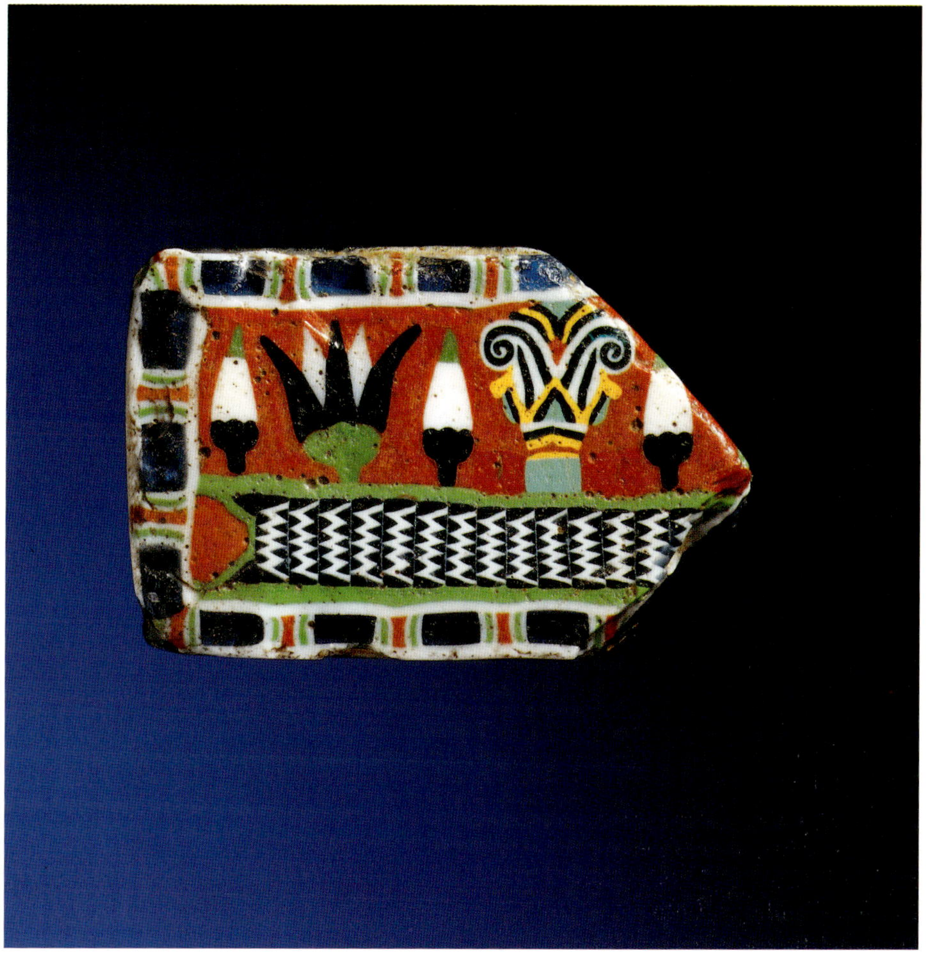

hundert n. Chr. zugeschrieben (Ettinghausen 1962, S. 18–19, Abb. 33). Beispiele von Lotusblüten kommen weit häufiger vor (Kat.-Nr. 138). Vergleiche die umrahmte Darstellung einer Lotusblüte über Gewässer, ehemals Sammlung R. W. Smith, Nr. 446 (Smith 1957, S. 74–75, Nr. 115, Abb.). Vergleiche Beispiele von gerahmten Nillandschaften in: ehemals Kunsthandel, zwei Fragmente (Per-neb II 1993, S. 41, Nr. 93, Abb. links, Nr. 94); – ehemals Sammlung R. W. Smith, Nr. 550, unversehrte Einlage (Smith 1957, Nr. 109 Abb.); – ehemals Sammlung Kofler-Truniger, Nr. K 9632 J, K 9632 H, in das 1. Jahrhundert n. Chr. datiert (Müller 1964, Nr. A 206 c–d = Müller in: Luzern 1981, S. 39 unter Nr. 22, Farbtafel F 2).
Siehe oben S. 58, 61.

## Nr. 126 Rechteckige Mosaikglas-Einlage mit Dionysos-Maske

**Wahrscheinlich in Ägypten hergestellt**
**1. Jahrhundert v. Chr. – 1. Jahrhundert n. Chr.**
**Erhaltene Höhe 2,7 cm; Breite 1,4 cm; durchschnittliche Tiefe 0,3 cm**

**Provenienz: Sammlung Momelian, Paris**

Fragment einer Mosaikkompositstab-Scheibe. Winzige Blasen. Das »schwarze« Glas ist zum Teil durchscheinendes, mangangefärbtes Violett und zum Teil durchscheinendes, blasses Blaugrau (das Haar). Oberseite und Kanten geschliffen und poliert, Ecke glänzend (vielleicht ursprüngliche Außenseite des Mosaikkompositstabes). Ungefähr zwei Drittel der Scheibe erhalten; auf der Oberseite willkürliche Kratzer, auf beiden Seiten leicht korrodiert.
Oberer Teil einer Halbmaske. Die Oberseite ist flach, die Unterseite uneben und blank, die Kanten sind senkrecht und die Ecken leicht gerundet. Von einem rechteckigen Mosaikkompositstab mit der Halbmaske des griechischen Gottes Dionysos (als linke Hälfte gefertigt). Die Darstellung ist durchgängig. Durchscheinender, graublauer Grund mit einem opakweißen Gesicht und einer hohen, zweizipfligen Perücke aus winzigen, in opakem Rot eingebetteten, schwarzen (durchscheinenden, blaßblaugrauen) Spiralen über der Stirn und Korkenzieherlocken aus in opakem Rot eingebetteten, schwarzen (blaßblaugrauen, wie vorher), sichelförmigen und senkrechten Strichen zur Seite des Gesichts; Augenbraue, Auge und Nase sind mit Dunkelgrau umrissen; das mandelförmige Auge ist opakweiß mit schwarzer (durchscheinender, violetter) Iris; im Haar ein Kranz von vier dreilappigen Efeublättern aus durchscheinendem Blaugrün (mit opakem Gelb umrandet) und einer Efeublütendolde (Korumbe) aus opakgelben Kreisen, eingebettet in durchscheinendem Blaugrün; eine Binde aus einem von gelben und schwarzen (mangangefärbten, violetten) Streifen gerahmten, dünnen, durchscheinenden, blaugrünen Streifen säumt die Perücke über der Stirn.

Bemerkungen
Antike Theatermasken bedeckten nicht nur das Gesicht des Schauspielers, sondern den ganzen Kopf mitsamt den Haaren. Vergleiche zum Beispiel eine süditalische Tonscherbe mit der Darstellung eines Schauspielers, der seine Maske in der Hand hält: Würzburg, Martin-von-Wagner-Museum der Universität, Nr. L 832 (E. Simon, Das Antike Theater, 2. Auflage, Freiburg und Würzburg 1981, Tafel 4, 3; G. Beckel, H. Froning, E. Simon, Werke der Antike im Martin-von-Wagner-Museum der Universität Würzburg, Mainz 1983, S. 142–143, Nr. 64, Farbtafel). So war die Darstellung eines Gesichts ohne Hals die griechische und römische Konvention, eine Theatermaske abzubilden.
Masken wie diese stellen wahrscheinlich Dionysos, den griechischen Gott des Theaters dar. Für die Deutung ist vor allem die Stirnbinde wichtig, die nicht von den ihm folgenden verzückten Frauen (Maenaden) getragen wurde. Die Stirnbinde war neben Thyrsos und Efeukranz mit Korumben das eigentliche Kennzeichen des Gottes, das fast keinem seiner Bilder fehlte (H. Brandenburg, Studien zur Mitra. Beiträge zur Waffen- und Trachtgeschichte der Antike, Münster 1966, S. 136–137). Das füllige Haar mit langen Korkenzieherlocken sowie das weiße Gesicht passen ebenfalls zum jugendlichen Dionysos, der ebenso wie Apollon oft mit weiblichen Zügen dargestellt wurde (Lexicon Iconographicum Mythologiae Classicae, Band III. 2, Zürich und München 1986, s.v. Dionysos, S. 305 ff., Nr. 120–121, 123–125; S. 319 ff., Nr. 195, 200–203; s.v. Dionysos in periferia orientali, S. 410, Nr. 36). Vergleiche Plättchen mit ähnlichen Masken in: Corning, CMG, Nr. 54.1.153 (Goldstein 1979, S. 238, Nr. 691); – Sammlung Oppenländer (von Saldern et al. 1974, S. 126, Nr. 335b, Farbtafel S. 121); – Kunsthandel (Per-neb II 1993, Nr. 23, 38, 39). Siehe auch Kat.-Nr. 127.
Zwei Plättchen mit einer Halbmaske, die eine als linke Hälfte gefertigt und die andere als rechte, konnten eine ganze Maske bilden. Solche Mosaikglas-Plättchen mit Masken wurden als Verzierung in die Oberfläche von Kästen, Truhen und Möbeln eingelegt (E. M. Stern, Early Roman Glass from Heis on the North Somali Coast, AnnAIHV 10, 1985, S. 29–31; Stern 1993, S. 23, 31, Nr. 1, Farbtafel Va). Vergleiche Einlagen, deren Unterlage aus Holz noch erhalten ist, in: London, BM, Nr. EA 29396 (Cooney 1976, S. 136, Nr. 1682, Farbtafel V; Tait [Hrsg.] 1991, S. 52, Farbabb. 59); – aus der Oase Charga, Ägypten (J. Gascou et collaborateurs, Douch, rapport préliminaire des campagnes de fouilles de l'hivers 1978–1979 et de l'automne, Bulletin de l'Institut Français d'Archéologie Orientale du Caire 80, 1980, S. 295, Tafel LXXX A).

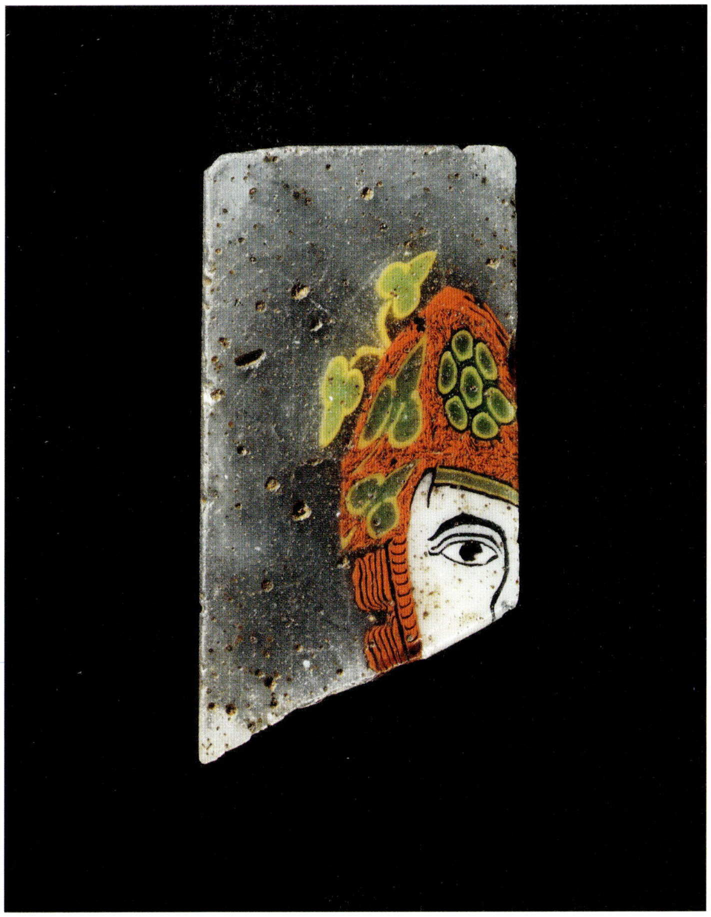

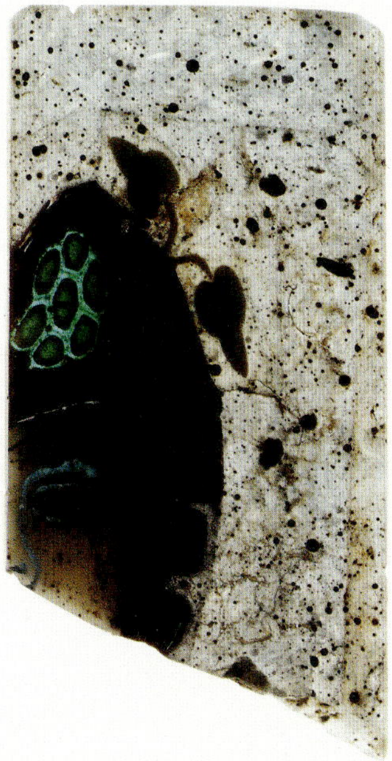

# Nr. 127 Rechteckige Mosaikglas-Einlage mit Dionysos-Maske

**Wahrscheinlich in Ägypten hergestellt**
**1. Jahrhundert v. Chr. – 1. Jahrhundert n. Chr.**
**Erhaltene Höhe 2,6 cm; Breite 1,67 cm;**
**durchschnittliche Tiefe 0,4 cm**

**Provenienz: Sammlung Momelian, Paris**

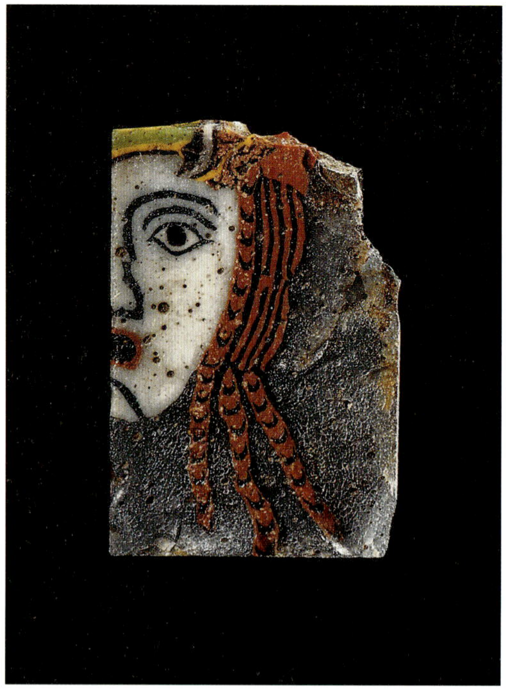

Fragment einer Mosaikkompositstab-Scheibe. Winzige Blasen; Grund nicht homogen durchgeschmolzen. Das »schwarze« Glas ist zum größten Teil durchscheinendes, mangangefärbtes Violett, das Haar durchscheinendes, blasses Blaugrau. Oberseite und Kanten geschliffen und poliert. Ungefähr zwei Drittel der Scheibe erhalten; Oberseite bestoßen, willkürliche Kratzer; auf beiden Seiten leicht korrodiert.
Unterer Teil einer Halbmaske. Die Oberseite ist flach, die Unterseite uneben und blank, die Kanten sind senkrecht. Von einem rechteckigen Mosaikkompositstab mit der Halbmaske des griechischen Gottes Dionysos (als rechte Hälfte gefertigt). Die Darstellung ist durchgängig. Durchscheinender, fleckiger, graublauer Grund mit einem opakweißen Gesicht und einer Perücke mit Korkenzieherlocken aus in opakem Rot eingebetteten, schwarzen (durchscheinenden, blaßblaugrauen) sichelförmigen und senkrechten Strichen zur Seite des Gesichts bis weit unter Kinnhöhe; Augenbraue, Auge, Nase und Kinn sind mit Dunkelblau umrissen, der offene Mund ist schwarz (mangangefärbtes Violett) mit opakroten Lippen; das mandelförmige Auge ist opakweiß mit schwarzer (durchscheinender, violetter) Iris; eine Binde aus einem von opakgelben und schwarzen (durchscheinenden, violetten) Streifen gerahmten, durchscheinenden, gelbgrünen Streifen säumt die Perücke über der Stirn.

Bemerkungen
Siehe Kat.-Nr. 126. Die kleinen farblosen Stellen im Grund sind die Folge von unvollständigem Schmelzen des Farbzusatzes. Der Bruch in der Nasenlinie zeigt, daß das Gesicht aus zwei Mosaikstäben zusammengesetzt wurde. Vergleiche Kat.-Nr. 129, wo die untere und obere Hälfte des Gesichts außerdem aus verschiedenen Weißtönen besteht.
Auf der Kante des Plättchens steht in roter Tinte geschrieben: M 10270 VIII 501.

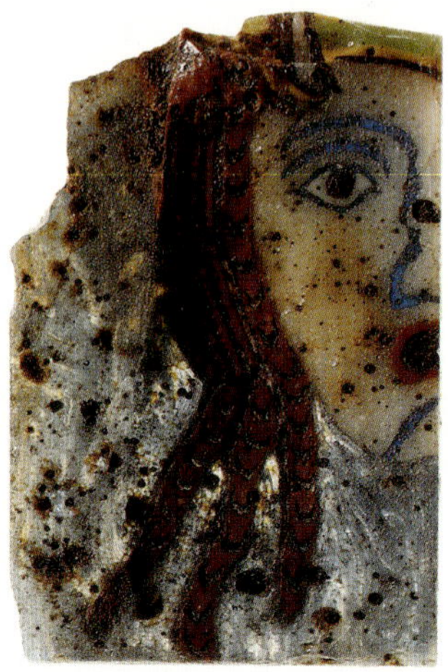

## Nr. 128 Rechteckige Mosaikglas-Einlage mit Isis-Maske

**Wahrscheinlich in Ägypten hergestellt**
**1. Jahrhundert v. Chr. – 1. Jahrhundert n. Chr.**
**Höhe 3,35 cm; Breite 1,88 cm; Tiefe 0,35 cm**

**Provenienz: Sammlung Momelian, Paris**

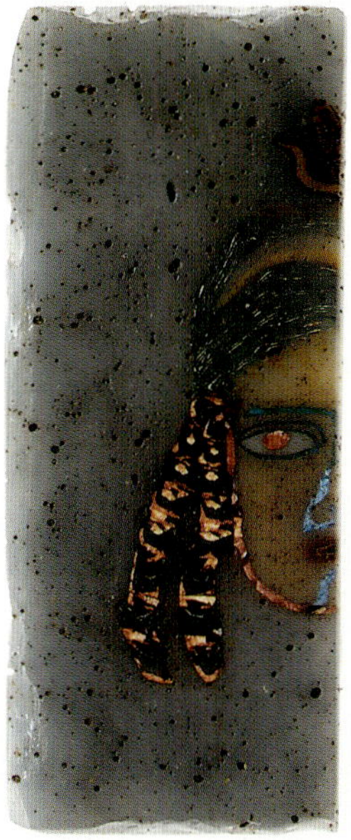

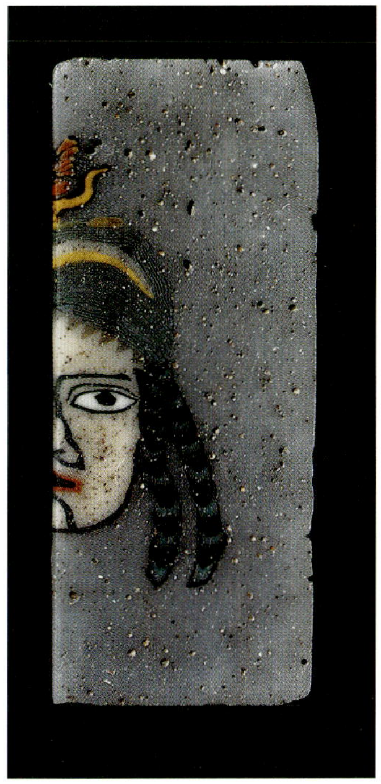

Scheibe eines Mosaikkompositstabes. Winzige Blasen. Das »schwarze« Glas ist überall durchscheinendes bis durchsichtiges, mangangefärbtes Violett und Rosa. Oberseite und Kanten nachgeschliffen und poliert. Vollständig; Kanten leicht bestoßen; auf beiden Seiten leicht korrodiert.
Halbmaske. Die Oberseite ist flach, die Unterseite uneben, die Kanten sind senkrecht. Von einem rechteckigen Mosaikkompositstab mit der Halbmaske der ägyptischen Göttin Isis (als rechte Hälfte gefertigt). Die Darstellung ist durchgängig. Durchscheinender, blaugrauer Grund mit einem opaken, cremeweißen Gesicht und einer Perücke mit durchscheinenden, grünblauen Strähnen über der Stirn und zwei langen Korkenzieherlocken aus in Schwarz (durchsichtigem Hellrosa) eingebetteten, sichelförmigen, durchscheinenden, grünblauen Strichen zur Seite des Gesichts bis weit unter Kinnhöhe; Augenbraue, Auge, Nase und Kinn sind mit durchscheinendem Grünblau umrissen, die Wange mit Schwarz (durchsichtigem Hellrosa); der offene Mund ist schwarz (durchscheinendes Violett) mit opakroten Lippen; das mandelförmige Auge ist opakweiß mit schwarzer (durchscheinender, violetter) Iris; das Kuhhorn der Göttin ist aus einem opakgelben und einem opakweißen Streifen gebildet; sie trägt eine Kompositkrone mit Kuhgehörn und Straußenfedern: das doppeltgekrümmte, goldene Kuhhorn ist opakgelb mit schwarzer (violetter) Umrandung, die Fiederung der Straußenfeder besteht aus ovalen Scheiben von Überfangstäben mit einer opakroten Mitte, darum Farbringe aus opakem Gelb und Schwarz (Violett).

Bemerkungen
Die durchscheinende, rosa Umrißlinie um die Wange ist ein typisches Merkmal, das auch Kat.-Nr. 129, 130 auszeichnet und vielleicht darauf hindeutet, daß diese drei Plättchen aus derselben Werkstatt stammen.
Die ägyptischen Götter sind an den Attributen, die sie als Kopfputz tragen, zu erkennen. Isis wurde in der ägyptischen Mythologie schon im mittleren 2. Jahrtausend v. Chr. mit Hathor gleichgesetzt, weil beide als Mutter-Göttinnen verehrt wurden. Das heilige Tier der Hathor war die Milch und Leben spendende Kuh, weshalb diese Göttin oft mit den Ohren und Hörnern einer Kuh dargestellt wurde. Als Isis in der hellenistischen Zeit mit Aphrodite, der griechischen Göttin der Liebe, gleichgesetzt wurde, hatte sie längst die Kuhhörner von Hathor als Attribut übernommen. Die Straußenfeder zwischen den Hörnern war ein allgemeines Symbol für Heiligkeit (O. Behrens in: Lexikon der Ägyptologie VI, Wiesbaden 1986, S. 78–81, s.v. Straußenfeder). In der hellenistischen Zeit wird Isis meistens mit Korkenzieherlocken dargestellt (Angaben zu Isis von BSN).
Darstellungen von Theatermasken der Isis mit Krone sind selten. Die Masken beziehen sich wahrscheinlich auf Aufführungen von Mysterienspielen im Isiskult, der in der hellenistischen Zeit aus Ägypten in die römische Welt übernommen wurde. Zu Isis in Theateraufführungen: K. Schefold, Zur hellenistischen Theologie Alexandrias, in: Antidoron, Edgar Salin zum 70. Geburtstag, 1962, S. 167–181, besonders S. 179 (= K. Schefold, Wort und Bild, Basel 1975, S. 105–109, 212 f.). Siehe oben S. 21.

## Nr. 129 Rechteckige Mosaikglas-Einlage mit Isis-Maske

Abb. 92
Wahrscheinlich in Ägypten hergestellt
1. Jahrhundert v. Chr. – 1. Jahrhundert n. Chr.
Erhaltene Höhe 1,47 cm; Breite 1,44 cm;
durchschnittliche Tiefe 0,3 cm

Provenienz: Sammlung Momelian, Paris

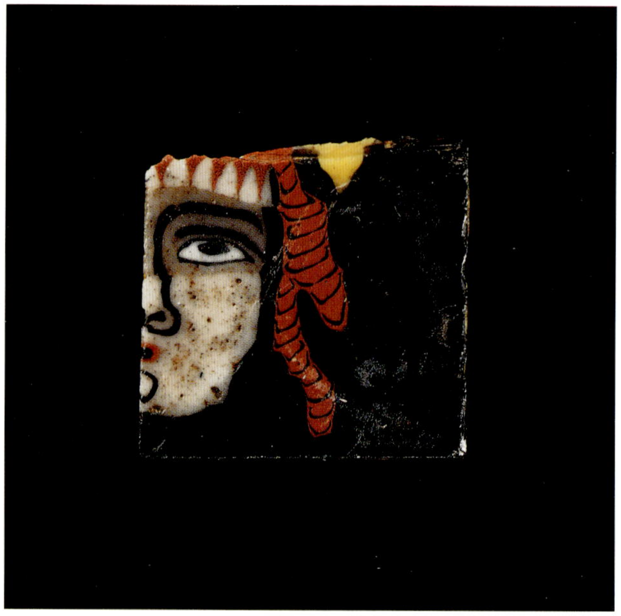

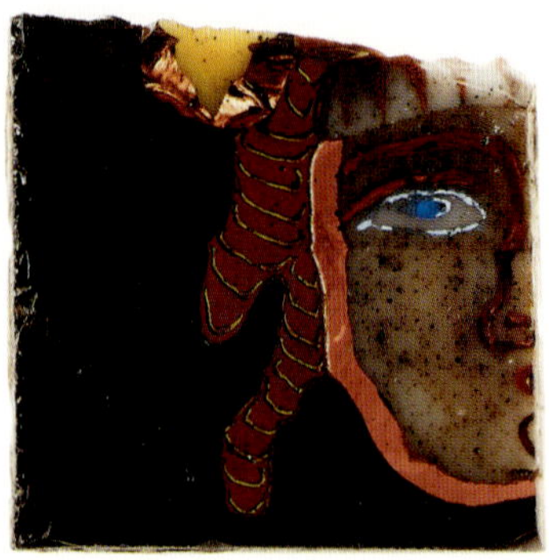

Fragment einer Mosaikkompositstab-Scheibe. Winzige Blasen. Das »schwarze« Glas ist zum größten Teil durchsichtiges bis durchscheinendes, mangangefärbtes Violett und Rosa, aber die Iris ist durchscheinendes Blau. Oberseite und Kanten nachgeschliffen und poliert. Ungefähr zwei Drittel der Scheibe erhalten; die Oberseite ist leicht korrodiert mit willkürlichen Kratzern; die Unterseite ist glänzend ohne Verwitterungsspuren, siehe oben Abb. 92 (in neuerer Zeit von einem längeren Stababschnitt abgespalten?).
Unterer Teil einer Halbmaske. Die Oberseite ist flach, die Unterseite uneben und glänzend, die Kanten sind senkrecht. Von einem rechteckigen Mosaikkompositstab mit der Halbmaske der ägyptischen Göttin Isis (als rechte Hälfte gefertigt). Die Darstellung ist durchgängig. Schwarzer Grund (durchscheinendes, sehr dunkles, mangangefärbtes Violett) mit einem opaken, cremeweißen Gesicht und einer Perücke mit zwei Korkenzieherlocken, die eine reicht bis Kinnhöhe, die andere bis Ohrhöhe; beide Locken bestehen aus sichelförmigen, schwarzen (durchsichtigen, rosa) Strichen eingebettet in opakem Rot; Augenbraue, Nase, Kinn und Wange sind mit Schwarz (durchsichtigem Hellrosa) umrissen, das Auge mit durchscheinendem Blaßblau; der kleine, offene Mund ist schwarz (violett) mit opakroten Lippen; das mandelförmige Auge ist opakweiß mit schwarzer (durchscheinender, blauer) Iris; ein Band stilisierter Lotusblüten aus abwechselnd opakweißen und opakroten Dreiecken säumt die Stirn; über den Korkenzieherlocken ist der Zipfel einer breiten Schleife aus opakem Gelb mit schwarzen (durchscheinenden, hellrosa) Rändern erhalten.

### Bemerkungen

Vielleicht aus derselben Werkstatt wie Kat.-Nr. 128 und 130, deren Wangen ebenfalls die typische, schwarz erscheinende Umrandung aus durchsichtigem Hellrosa aufweisen. Die Verwendung verschiedener Farben zur Wiedergabe von Schwarz zeigt, daß die Handwerker wußten, daß es mehrere Möglichkeiten gab, den Anschein von Schwarz zu erzeugen.
Aus der dunkleren Farbe der oberen Gesichtshälfte und der helleren der unteren Hälfte geht hervor, daß das Gesicht aus zwei Mosaikstäben besteht. Wo diese aneinandergeschmolzen wurden, bildete sich eine nicht beabsichtigte, durchgehende Linie, die den Umriß der Nase unterbricht.
Obwohl auf dieser Einlage weder das Kuhhorn noch die Kompositkrone der Göttin Isis erhalten sind (siehe Kat.-Nr. 128), identifizieren die Korkenzieherlocken und das Lotusblütendiadem die Darstellung als Isis-Maske.
Siehe oben S. 21, 61.

## Nr. 130 Rechteckige Mosaikglas-Einlage mit Isis-Maske

Wahrscheinlich in Ägypten hergestellt
1. Jahrhundert v. Chr. – 1. Jahrhundert n. Chr.
Erhaltene Höhe 1,1 cm; Breite 1,1 cm;
durchschnittliche Tiefe 0,34 cm

Provenienz: Sammlung Momelian, Paris

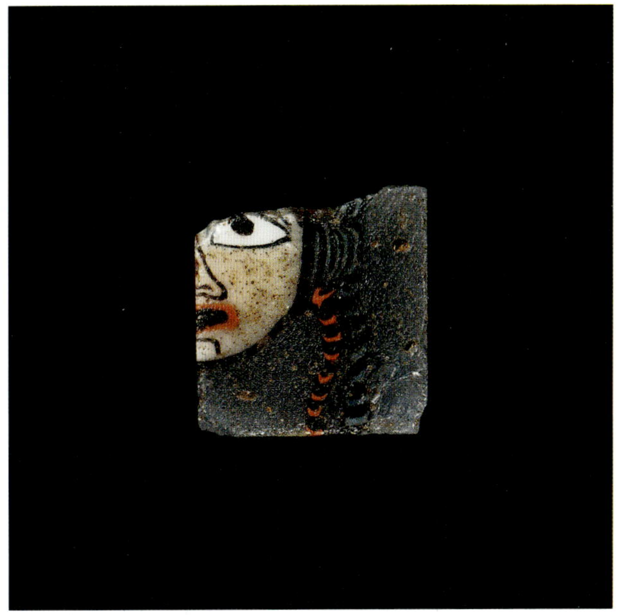

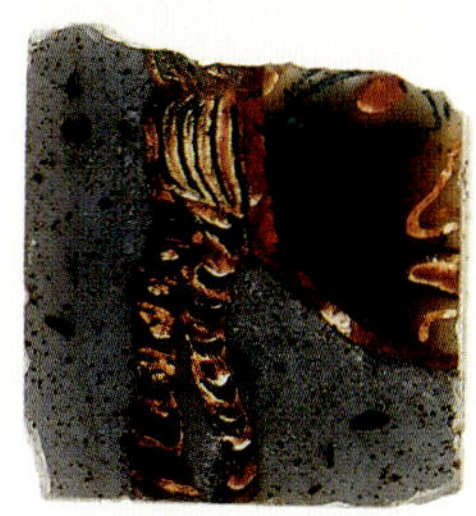

Fragment einer Mosaikkompositstab-Scheibe. Winzige Blasen. Die »schwarzen« Umrißlinien von Auge und Augenbraue sind aus durchscheinendem, blauem Glas, die übrigen »schwarzen« Details sind durchsichtige bis durchscheinende, mangangefärbte Rosatöne. Oberseite und Kanten geschliffen und poliert. Ungefähr die Hälfte der Scheibe ist erhalten; auf der Oberseite willkürliche Kratzer; auf beiden Seiten leicht korrodiert.
Unterer Teil einer Halbmaske. Die Oberseite ist flach, die Unterseite uneben und zum Teil glänzend, die Kanten sind senkrecht. Von einem rechteckigen Mosaikkompositstab mit der Halbmaske der ägyptischen Göttin Isis (als rechte Hälfte gefertigt). Die Darstellung ist durchgängig. Durchscheinender, dunkelgraublauer Grund (der fast schwarz erscheint, wenn kein Licht von hinten auftrifft) mit einem opaken, cremeweißen Gesicht und einer Perücke mit zwei langen Korkenzieherlocken bis unter Kinnhöhe, beide bestehend aus sichelförmigen, in Schwarz (durchsichtigem Hellrosa) eingebetteten Strichen, die in der einen Locke opakrot und in der anderen durchscheinend graublau sind; Augenbraue und Auge schwarz (durchscheinend, blau) umrissen; Nase, Kinn und Wange ebenfalls schwarz umrissen, aber aus durchsichtigem, mangangefärbtem Hellrosa; der kleine, offene Mund ist schwarz (durchsichtig, rosa) mit opakroten Lippen; das mandelförmige Auge ist opakweiß mit einer fast kreisrunden, schwarzen Iris (durchsichtig, rosa).

Bemerkungen
Siehe Kat.-Nr. 128.

## Nr. 131 Rechteckige Mosaikglas-Einlage mit der Maske eines Pornoboskos

Wahrscheinlich in Ägypten hergestellt
1. Jahrhundert v. Chr. – 1. Jahrhundert n. Chr.
Höhe 2,9 cm; Breite 1,24 cm;
durchschnittliche Tiefe 2,8 cm

Provenienz: Sammlung Momelian, Paris

Scheibe eines Mosaikkompositstabes. Winzige Blasen. Das »schwarze« Glas ist zum Teil farblos, zum Teil durchsichtiges, mangangefärbtes Rosa, zum Teil durchscheinendes Dunkelgrün. Oberseite und Kanten geschliffen; Oberseite poliert. Vollständig; auf der Oberseite willkürliche Kratzer; auf beiden Seiten leicht korrodiert.
Halbmaske. Die Oberseite ist flach, die Unterseite uneben und glänzend, die Kanten sind senkrecht. Auf der Unterseite ist die lange Außenkante des Plättchens zum Einlegen vorbereitet (mit einer ca. 0,3 cm breiten und 0,02 cm tiefen Stufe). Von einem rechteckigen Mosaikkompositstab mit der Halbmaske eines Pornoboskos (als linke Hälfte gefertigt). Die Darstellung ist durchgängig. Durchscheinender, graublauer Grund mit einem opakgelben Gesicht und einem langen, halbrunden Bart, der am Ohr ansetzt und das ganze Kinn bedeckt; Bart und Schnurrbart mit dünnen, sichelförmigen, in opakem Beige eingebetteten Locken aus schwarzem (klarem, farblosem) Glas; die einzelnen Strähnen des Bartes bestehen aus Korkenzieherlocken, die durch dünne, schwarze (ebenfalls farblose) Linien getrennt sind; auf dem fast kahlen Kopf liegt ein Kranz mit fünf dreilappigen Efeublättern aus durchscheinendem Blaugrün an einer gleichfarbigen Ranke; die Augenbraue und der Haarkranz oberhalb des Ohrs bestehen aus kurzen, abwechselnd opakweißen und klaren, farblosen Streifen; Ohr, Auge und Nase sind mit Dunkelbraun umrissen (durchscheinendem, mangangefärbtem Rosa); das mandelförmige Auge ist opakrot mit einer schwarzen (durchsichtigen, rosa) Pupille und einer graublauen Iris, die mit Schwarz (durchsichtigem Rosa) und opakem Weiß umrandet ist; der große, offene Mund ist schwarz (durchscheinendes, sehr dunkles Grün) mit grinsenden, dicken Lippen aus opakem Rot.

Bemerkungen
Möglicherweise stammen diese und die folgende Einlage (Kat.-Nr. 132) aus derselben Werkstatt, denn beide haben einige typische stilistische Merkmale gemeinsam: rote Augen mit dreifarbiger Iris sowie Bart, Haar und Schnurrbart aus opakweißem und klarem, farblosem Glas.
Männliche Theatermasken wie diese stellen den Bordellwirt (griechisch: Pornoboskos) dar, eine Standardfigur in der Neuen Komödie, dessen bekanntester Autor der griechische Dichter Menander ist (342–290 v. Chr). Laut einer antiken Beschreibung grinste die Maske des Pornoboskos leicht mit den Lippen, zog die Brauen zusammen, hatte einen langen Bart und eine kahle Stirn oder war völlig kahl (Pollux, Onomastikon, IV 145; vergleiche T. B. L. Webster, Monuments Illustrating New Comedy, University of London, Bulletin Supplement Nr. 24, London 1969, S. 15, Nr. 8; S. 175, Nr. EG 4; L. Bernabò Brea, Menandro e il teatro greco nelle terrecotte liparesi, Genua 1981, S. 152–153, Maske Nr. 8, Abb. Nr. 242, Farbtafel XXIII). Aus farbigen Mosaikglas-Einlagen geht hervor, daß die Maske sowohl mit einem gelben wie mit einem roten Antlitz vorkam. Die Maske des Pornoboskos trug wahrscheinlich der Labrax in Aufführungen von Plautus' Komödie »Rudens.« Je nach dem Inhalt des Schauspiels konnte der Bordellwirt seine Glatze mit einem mächtigen Blumenkranz verdecken.
Eine fragmentarische Einlage mit dem oberen Teil einer eng verwandten Maske wurde im Sudan ausgegraben (Dows Dunham, The Royal Cemeteries of Kush, Band IV: Royal Tombs at Meroë and Barkal, Boston 1957, S. 126, Abb. 83). Vergleiche Einlagen mit verwandten Masken in: Corning, CMG, Nr. 59.1.95, ehemals Sammlung R. W. Smith (Goldstein 1979, S. 237, Nr. 689, Farbtafel 32; Smith 1957, S. 69, Nr. 98, Tafel III); – Sammlung Loeffler (P. LaBaume und J. W. Salomonson, Römische Kleinkunst. Sammlung Karl Löffler, Wissenschaftliche Kataloge des Römisch-Germanischen Museums Köln, Band 3, Köln o. J. [1976], Nr. 216–217, Tafel 31.1,2); – Kunsthandel (Per-neb I 1992, Nr. 10; Per-neb II 1993, Nr. 37).
Siehe oben S. 21.

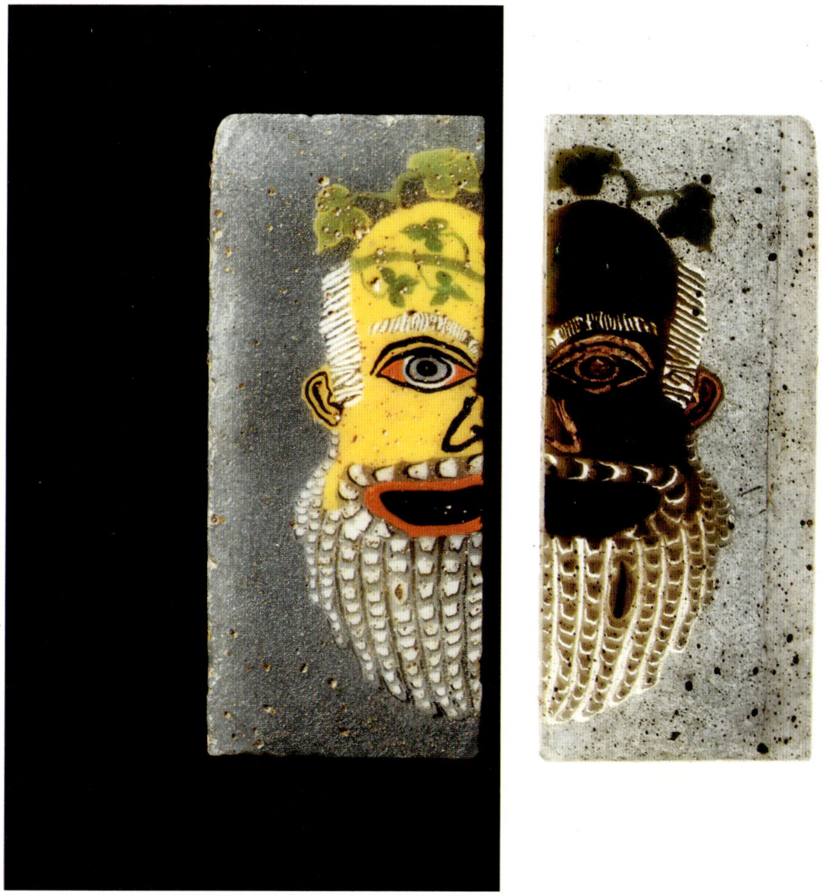

## Nr. 132 Rechteckige Mosaikglas-Einlage mit der Maske eines alten Dieners

**Wahrscheinlich in Ägypten hergestellt**
**1. Jahrhundert v. Chr. – 1. Jahrhundert n. Chr.**
**Höhe 2,8 cm; Breite 1,3 cm;**
**durchschnittliche Tiefe 0,36 cm**

**Provenienz: Sammlung Momelian, Paris**

Scheibe eines Mosaikkompositstabes. Winzige Blasen. Das »schwarze« Glas ist zum Teil farblos, zum Teil durchsichtiges bis durchscheinendes, mangangefärbtes Hellrosa. Oberseite und Kanten geschliffen; Oberseite poliert. Vollständig; auf der Oberseite willkürliche Kratzer; auf beiden Seiten leicht korrodiert.

Halbmaske. Die Oberseite ist flach, die Unterseite uneben und glänzend, die Kanten sind senkrecht. Von einem rechteckigen Mosaikkompositstab mit der Halbmaske eines alten Mannes (als linke Hälfte gefertigt). Die Darstellung ist durchgängig. Durchscheinender, dunkelgrüner Grund mit einem herzförmigen, opakgelben Gesicht und einer herzförmigen Perücke aus kleinen, opakweißen und kleinen, klaren, farblosen Dreiecken; die Perücke ist außen mit einem dicken, opakweißen Streifen umrandet und endet in senkrechten, abwechselnd opakweißen und klaren, farblosen Strähnen, die bis unter Kinnhöhe reichen; der lange Bart aus abwechselnd opakweißen und klaren, farblosen Strähnen schließt unten waagerecht ab; die hochgezogene Augenbraue und der Schnurrbart bestehen aus kurzen, abwechselnd opakweißen und klaren, farblosen Streifen; Auge und Nase sind dunkelbraun umrissen (durchscheinendes, mangangefärbtes Rosa); das mandelförmige Auge ist opakrot mit schwarzer (durchsichtiger, rosa) Pupille und opakgelber Iris, die mit Schwarz (durchsichtigem Rosa) und opakem Weiß umrandet ist; der offene, rechteckige Mund ist schwarz (durchscheinendes Rosa) mit opakroten Lippen; auf der Wange drei dünne Falten aus opakem Rot (durchsichtigem Rosa!).

Bemerkungen

Die Maske der Sammlung Wolf ähnelt keinem der von Pollux (180–192 n. Chr.) als alten Mann gekennzeichneten freien Bürger (Pollux, Onomastikon, IV 143–145). Sie stellt wahrscheinlich den alten Diener (griechisch: Pappos) dar, eine in vielen Theaterstücken der Neuen Komödie vorkommende Figur (siehe Kat.-Nr. 131). Der Pappos war unter den Dienern der einzige, der grauhaarig war (Pollux, Onomastikon, IV 149). Pollux läßt sich über die Länge der Haare des Pappos nicht aus, bemerkt aber, daß seine Maske ihn als Freigelassenen bezeichnet, was sich vielleicht auf die langen Haare bezieht, die er in allen Fällen zu einer Haarrolle (griechisch: Speira) um den Kopf gelegt hat. Der Glaskünstler hat die Speira als ein steifes Band mit drei Reihen kleiner weißer Dreiecke stilisiert. Aus Darstellungen geht hervor, daß der Pappos ein runzeliges Gesicht hatte. Die Maske des Pappos trug der Onesimos bei Aufführungen von Menanders Komödie »Das Schiedsgericht« (Pauly-Wissowa, Realenzyklopädie, XIV 2, 1930, Spalte 2099, Nr. 1 [M. Bieber]; vergleiche T. B. L. Webster, Monuments Illustrating New Comedy, University of London, Bulletin Supplement Nr. 24, London 1969, S. 43, Nr. 21; L. Bernabò Brea, Menandro e il teatro greco nelle terrecotte liparesi, Genua 1981, S. 198–199, Abb. Nr. 322–327).

Vergleiche (von demselben Mosaikstab?) zwei Plättchen, die eine ganze Maske bilden: Kunsthandel London (Per-neb I 1992, Nr. 11; Per-neb II 1993, Nr. 35); – Corning, CMG, Nr. 66.1.78, ehemals Sammlung Sangiorgi, mit einer eng verwandten Maske (Goldstein 1979, S. 237, Nr. 688, Farbtafel 32).

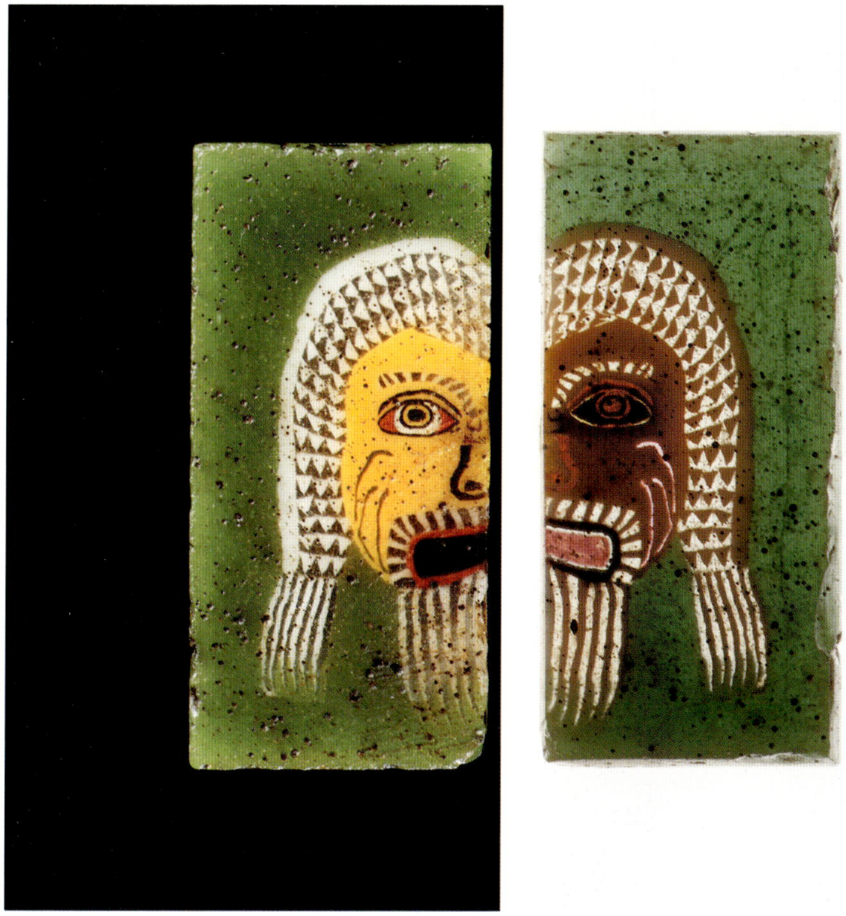

## Nr. 133 Quadratische Mosaikglas-Einlage mit Lilien und Palmetten

**Wahrscheinlich in Ägypten hergestellt, möglicherweise in Italien**
**Wahrscheinlich 1. Jahrhundert n. Chr.**
**Seiten 2,9 x 2,8 cm; durchschnittliche Tiefe 0,4 cm**

**Provenienz: Sammlung Momelian, Paris**

Wahrscheinlich Scheibe eines einzigen Mosaikkompositstabes. Zahlreiche kleine Blasen. Das »schwarze« Glas ist durchscheinendes, mangangefärbtes Violett. Ober- und Unterseite und alle Kanten geschliffen und poliert. Vollständig; eine Kante bestoßen; auf beiden Seiten leicht korrodiert.
Lilien und Palmetten. Ober- und Unterseite flach, zwei Kanten senkrecht und zwei Kanten nach innen abgeschrägt; eine Kante zum Einlegen vorbereitet (mit einer ca. 0,3 cm breiten und 0,02 cm tiefen Stufe). Von einem quadratischen Mosaikkompositstab mit Lilien und Palmetten. Die Darstellung ist durchgängig. »Schwarzer« Grund mit vier opakgelben Lilien (jede hat ein spitzes Mittelblatt und zwei runde Seitenblätter) und in den Ecken vier luftige Palmetten, die von opakgelben Voluten aufsteigen; jede Palmette hat ein opakgelbes Mittelblatt und sechs gestreifte Seitenblätter (von innen nach außen: opakes Weiß, opakes Rot und opakes Gelb); in der Mitte des Plättchens eine Kreuzblüte mit vier herzförmigen Blütenblättern, die von einer winzigen braunen, in opakem Gelb eingebetteten Kreuzmitte ausgehen; jedes Blütenblatt ist innen opakweiß mit einem Rand aus dünnem, opakem Blau und breitem, opakem Rot.

Bemerkungen
Mosaikglas-Einlagen dieser Art wurden oft mit schmaleren Elementen gerahmt (siehe Kat.-Nr. 136) und zur Verzierung von Kästchen und Möbeln aus Holz verwendet (siehe Kat.-Nr. 126).
Die einzelnen Stäbe, die das Lilienpalmetten-Motiv bilden, sind bei diesem Plättchen gut zu erkennen. Die zentrale Kreuzblüte besteht aus vier kleineren, gut verschmolzenen quadratischen Stäben, von denen jeder zwei halbe Blütenblätter auf der Außenseite birgt. Um diese herum arrangierte der Handwerker zwölf weitere Kompositstäbe: vier rechteckige Stäbe mit Voluten (jede Volute ist aus zwei heiß gebildeten Mosaikstäben mit einer Spirale zusammengesetzt), vier kleine quadratische Stäbe mit einer Lilie und vier größere quadratische Stäbe mit einer Palmette. Jeder der einzelnen Stäbe, aus denen der Mosaikkompositstab für diese Einlage zusammengesetzt ist, wurde mit mangangefärbtem, dunkelviolettem Glas überfangen, das den »schwarzen« Grund des Motivs bildet. Zum Schluß bekamen die kalt gebündelten Stäbe auch noch einen dunkelvioletten Überfang. Dann wurde der ganze Stab erhitzt und gedehnt.
Die Kreuzblüte in der Mitte des Plättchens ist ein sehr altes ägyptisches Motiv, das in Mosaikglas besonders von romano-ägyptischen floralen Einlagen bekannt ist (Kat.-Nr. 146, 147). Die gelben Blüten mit runden Blütenblättern werden meistens Lotus genannt (und die Einlagen »Lotuspalmetten-Plättchen«), aber sie sehen genauso aus wie die große schwarze Lilie auf der Einlage Kat.-Nr. 137. Das Motiv der Blüten und Palmetten war in der römischen Wandmalerei und Stuckdekoration beliebt (R. Ling, Stucco-Decoration in Pre-Augustan Italy, Papers of the British School at Rome 40, 1972, S. 11, Tafel II).
Obwohl Lilienpalmetten-Plättchen in vielen Sammlungen erhalten sind, wurden nur sehr wenige bei kontrollierten Ausgrabungen gefunden. Ein fragmentarisches viereckiges Plättchen, dessen Blüten mehr einer Lotusblüte ähnlich sehen, das aber sonst dem Plättchen der Sammlung Wolf gleicht, wurde in Augst, Schweiz, in einem Kontext des 1.–3. Jahrhunderts n. Chr. ausgegraben (S. Fünfschilling, Ein Lotuspalmetten-Plättchen aus Augst, Jahresberichte aus Augst und Kaiseraugst 11, 1990, 145–146, Abb. 1). Ein viel kleineres vierecki-

ges Plättchen mit einem eng verwandten Motiv stammt aus Karanis im ägyptischen Fajjum, wo es in einem Haus des späten 3. – frühen 4. Jahrhunderts n. Chr. gefunden wurde (D. B. Harden, Roman Glass from Karanis, Ann Arbor, Michigan, 1936, S. 300, Nr. 957, Tafel XXII; zur Datierung des Hauses, ibid., S. 31). Die Kontexte dieser Funde sind zwar viel später, als man für die Herstellung der Lilienpalmetten-Plättchen allgemein annimmt, aber sie hätten als Einlagen in wertvollen Gegenständen noch lange aufbewahrt werden können. Die floralen Einlagen mit Kreuzblüten (Kat.-Nr. 146, 147) werden in das 1. Jahrhundert n. Chr. datiert, und eine ähnliche Datierung ist wohl ebenfalls für die Einlagen, die die Kreuzblüte mit kreuzförmig angeordneten Lilien und Palmetten kombinieren, anzunehmen.

Vergleiche Lilienpalmetten-Plättchen von Mosaikkompositstäben mit viereckigem, kreisrundem und sechseckigem Querschnitt gefunden in: Ägypten, Mallawi, Mittel-Ägypten, Ägyptisches Museum (unpubliziert); angeblich aus Ägypten (Per-neb II 1993, S. 29, Abb. Nr. 50–53, 56); – Italien, angeblich aus Rom, quadratisch (G. Sangiorgi, Collezione di vetri antichi dalle origini al quinto secolo d.C., Rom 1914, Nr. 256, Tafel 49); – Türkei, angeblich aus Antalya, rund (W. Hornbostel, Jahrbuch Hamburger Kunstsammlungen 20, 1975, S. 150–151).

Vergleiche Einlagen aus unbekannten Fundorten in: Alexandria, Griechisch-Römisches Museum, Nr. 24856, Geschenk des Königs Faruk, 1936, quadratisch (Götter und Pharaonen, Ausstellungskatalog, Mainz 1978, Nr. 133:13); – Neapel, Nat. Arch. Mus., ohne Nr., rund (F. Bastet und M. de Vos, Il Terzo Stile; proposta per una classificazione del Terzo Stile Pompeiano, Archeologische Studiën, Nederlands Instituut te Rome, 4, Rom 1979, Tafel 59, 110); – London, BM, Nr. EA 64142, Geschenk von P. E. Newberry (Cooney 1976, S. 138, Nr. 1708); – Corning, CMG, Nr. 66.1.81 (Goldstein 1979, S. 223, Nr. 646); – ehemals Sammlung Kofler-Truniger (Kofler-Truniger 1985, S. 122, Nr. 238b, quadratisch; S. 130, Nr. 248a, sechseckig; Nr. 248e, quadratisch); – ehemals Sammlung R. W. Smith, in Ägypten erworben (Smith 1957, S. 75–76, Nr. 116); – Brooklyn, The Brooklyn Museum, Nr. 59.35.2, sechseckig (Riefstahl 1968, S. 83, Nr. 84, Farbtafel 12).

Siehe oben S. 61.

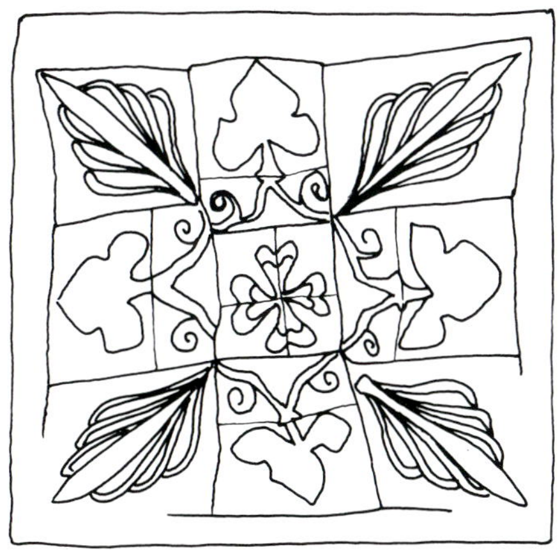

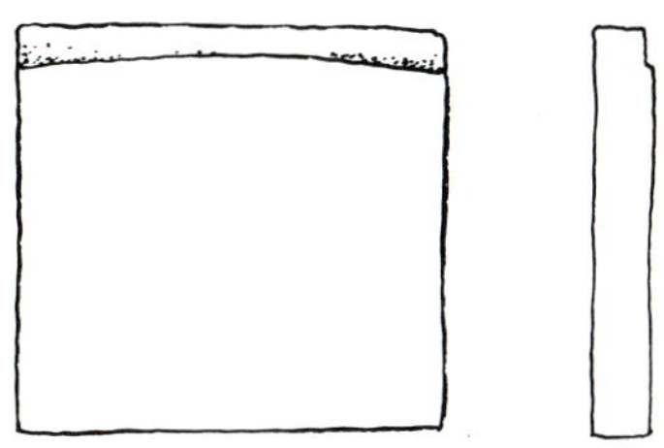

## Nr. 134 Quadratische Mosaikglas-Einlage mit Lilien und Palmetten

Wahrscheinlich in Ägypten hergestellt,
möglicherweise in Italien
Wahrscheinlich 1. Jahrhundert n.Chr.
Seiten 2,9 x 2,9 cm;
durchschnittliche Tiefe 0,32 cm

Provenienz: Sammlung Momelian, Paris

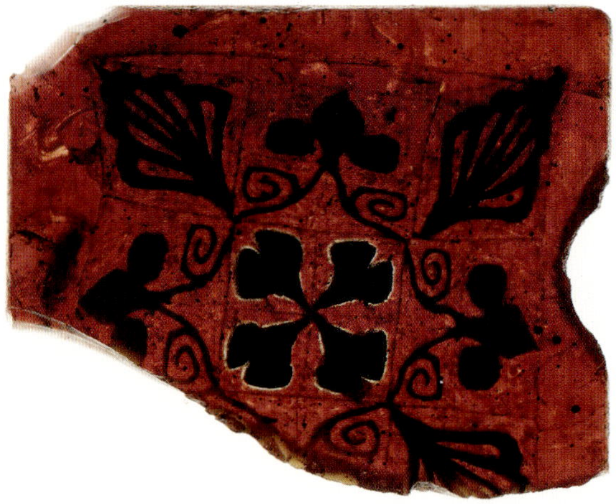

Fragmentarische Scheibe eines Mosaikkompositstabes. Zahlreiche kleine Blasen. Das »schwarze« Glas ist durchscheinendes, mangangefärbtes Dunkelviolett. Oberseite und alle Kanten geschliffen und poliert. Ungefähr dreiviertel der Scheibe erhalten; Ecken bestoßen; auf beiden Seiten leicht korrodiert.
Lilien und Palmetten. Die Oberseite ist flach, die Unterseite uneben und glänzend, die Kanten sind senkrecht; eine Kante zum Einlegen vorbereitet (mit einer ca. 0,4–0,3 cm breiten und 0,02 cm tiefen Stufe). Von einem quadratischen Mosaikkompositstab mit Lilien und Palmetten. Die Darstellung ist durchgängig. Schwarzer (durchscheinender, dunkelvioletter) Grund mit vier dreiblättrigen Lilien aus opakem Gelb (jede hat ein spitzes Mittelblatt und zwei runde Seitenblätter) und in den Ecken vier luftige Palmetten, die von opakgelben Voluten aufsteigen; jede Palmette hat ein opakgelbes Mittelblatt und sechs gestreifte Seitenblätter (von innen nach außen: dünnes, opakes Gelb, etwas breiteres, opakes Rot und dünnes, opakes Gelb); in der Mitte des Plättchens eine Kreuzblüte mit vier herzförmigen, bunten Blütenblättern (von innen nach außen opakes Gelb, opakes Blau und opakes Weiß) mit einem breiten, opakroten Rand.

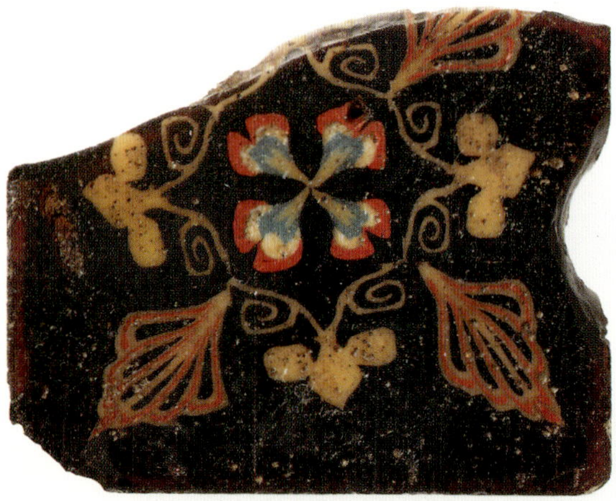

Bemerkungen
Siehe Kat.-Nr. 133. Die einzelnen Elemente sind bei dieser Einlage besser aneindergeschmolzen.

Nr. 135 **Quadratische Mosaikglas-Einlage mit Lilien und Palmetten**

Wahrscheinlich in Ägypten hergestellt, möglicherweise in Italien
Wahrscheinlich 1. Jahrhundert n. Chr.
Seiten 2,2 cm; durchschnittliche Tiefe 0,4 cm

Provenienz: Sammlung Momelian, Paris

Fragmentarische Scheibe eines Mosaikkompositstabes. Zahlreiche kleine Blasen. Das »schwarze« Glas ist zum Teil durchscheinendes, mangangefärbtes Dunkelviolett, zum Teil schlieriges, entfärbtes Glas. Oberseite und alle Kanten geschliffen und poliert. Etwas mehr als die Hälfte der Scheibe erhalten; Ecken bestoßen; auf beiden Seiten leicht korrodiert.
Lilien und Palmetten. Die Oberseite ist flach, die Unterseite uneben und glänzend, die Kanten sind senkrecht. Von einem quadratischen Mosaikkompositstab mit Lilien und Palmetten. Die Darstellung ist durchgängig. Schwarzer (durchscheinender, dunkelvioletter und schlieriger, entfärbter) Grund mit vier dreiblättrigen Lilien aus opakem Gelb (jede hat ein spitzes Mittelblatt und zwei runde Seitenblätter) und in den Ecken vier luftige Palmetten, die von opakgelben Voluten aufsteigen; allen Palmetten fehlt das Mittelblatt; sie haben sechs gestreifte Seitenblätter (von innen nach außen: dünnes, opakes Gelb, etwas breiteres, opakes Rot und dünnes, opakes Gelb); in der Mitte des Plättchens eine Kreuzblüte mit vier herzförmigen, bunten Blütenblättern (von innen nach außen opakes Gelb, Schwarz [durchscheinendes Dunkelviolett] und opakes Weiß mit einem breiten, opakroten Rand).

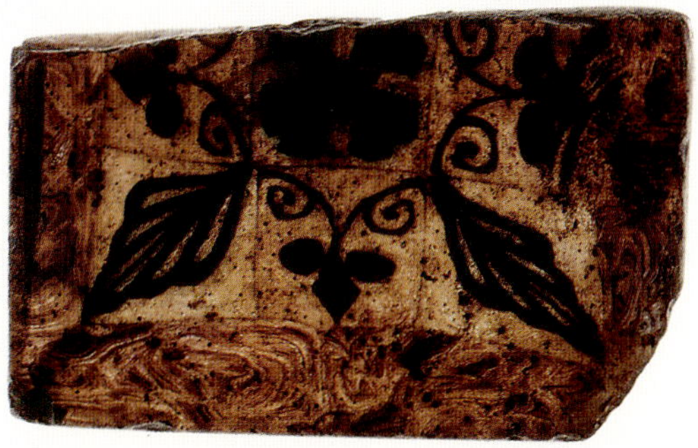

Bemerkungen
Siehe Kat.-Nr. 133.
Obwohl der Grund dieses Plättchens in reflektiertem Licht einheitlich schwarz erscheint, besteht er in Wirklichkeit aus zwei verschiedenen Farben, nämlich aus durchscheinendem, mangangefärbtem Violett und mit Mangan entfärbtem Glas. Letzteres ist bei durchgelassenem Licht deutlich zu erkennen, denn rosa Schlieren verraten das Vorhandensein von Mangan im farblosen Glas. In diesem Fall wurde das Glas aus Versehen entfärbt, weil man zu wenig Mangan beigemischt hatte. Durch solche und ähnliche Werkstattfehler könnten ägyptische Glasverarbeiter endeckt haben, daß Glas sich mit Mangan sowohl färben als entfärben läßt, je nachdem wieviel Mangan man hinzufügt. Bei der Vorbereitung der Einlagen machten sie außerdem die Erfahrung, daß farbloses Glas schwarz erscheinen kann, wenn von hinten kein Licht auftrifft.
Siehe oben S. 21.

## Nr. 136 Quadratische Mosaikglas-Einlage mit Lilien und Palmetten

Wahrscheinlich in Ägypten hergestellt, möglicherweise in Italien
Wahrscheinlich 1. Jahrhundert n. Chr.
Seiten 2,24 x 2,24 cm;
durchschnittliche Tiefe 0,45 cm

Provenienz: Sammlung Momelian, Paris

Scheibe eines Mosaikkompositstabes, der Rahmen möglicherweise nachträglich an die Scheibe angeschmolzen. Zahlreiche kleine Blasen. Ober- und Unterseite und alle Kanten geschliffen und poliert. Vollständig; eine Ecke bestoßen; auf beiden Seiten stark korrodiert. Oberseite in jüngerer Zeit nachpoliert.

Lilien und Palmetten. Die Ober- und Unterseiten sind flach, die Kanten senkrecht. Von einem quadratischen Mosaikkompositstab mit Lilien und Palmetten. Die Darstellung ist durchgängig. Das Quadrat in der Mitte hat einen schwach durchscheinenden, fast opaken, dunkelblauen Grund; in den Ecken vier Palmetten, die von opakgelben Voluten aufsteigen; jede Palmette hat sieben opakrote Blätter mit opakgelben Rändern; zwischen den Palmetten jeweils eine von opakgelben Spiralvoluten gerahmte Blüte mit herzförmigem Umriß aus opakem Gelb; in der Mitte des Plättchens eine Kreuzblüte mit blauer Mitte und vier herzförmigen, opakgelben Blütenblättern mit breiten, opakroten Rändern. Der Rahmen besteht aus Streifen, die vielleicht nicht Teil des Mosaikkompositstabes sind: jeder Streifen hat einen opakblauen Grund mit abwechselnd opakroten und durchscheinenden, dunkelblauen Kreuzblüten.

Bemerkungen

Siehe Kat.-Nr. 133. Die einzelnen Elemente sind gut miteinander verschmolzen.

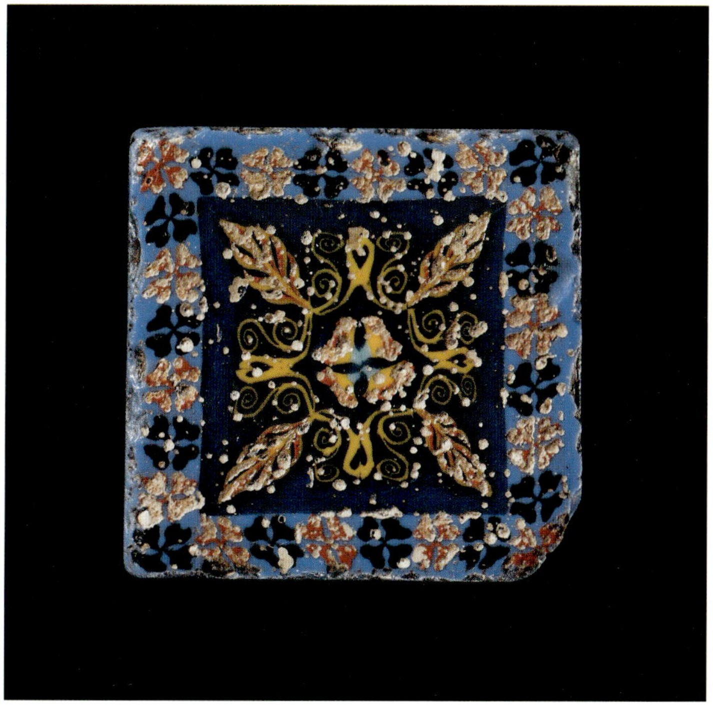

## Nr. 137 Mosaikglas-Einlage mit heraldischem Greif und Amphora

Vielleicht in Rom hergestellt, möglicherweise in Ägypten
Vielleicht 1. Jahrhundert n. Chr., möglicherweise später
Erhaltene Höhe 2,4 cm; erhaltene Länge 2,2 cm; Tiefe 0,5 cm

Provenienz: Auktion Paris (um 1986)

Wahrscheinlich als einzelne Scheibe von einem dicken Kompositstab abgespalten. Zahlreiche kleine Blasen. Das »schwarze« Glas ist durchscheinend (dunkel)blau. Ober- und Unterkante abgekröselt (gezielt abgebrochen). Teil einer rechteckigen Platte unbekannter Länge (eine Seite gebrochen); auf der Ober- und Unterseite leicht korrodiert; auf der Unterseite ist ein großer Teil des blauen Grunds durch Verwitterung cremeweiß verfärbt. Ober- und Unterseite in jüngerer Zeit(?) nachgeschliffen und poliert; Seitenkante nachgeschliffen.
Rechteckige Platte. Ober- und Unterseite flach, Kanten senkrecht. Opaker, blaßblaugrauer Grund (nahe 5 B 6/2) mit dem Vorderteil eines Greifen in Seitenansicht und einer halben Deckelamphora. Die Darstellung ist durchgängig. Der Greif blickt starren Auges auf die Amphora, die er mit der erhobenen Vorderpranke berührt. Sein opakgelber Körper ist mit Haarbüscheln in dünnen »schwarzen« Umrißlinien bedeckt; eine kräftige, »schwarze« Linie begrenzt die Brust; Beine und Tatzen sind von doppelten »schwarzen« Linien umrissen, einer kräftigen Linie außen und einer dünneren innen; das Ohr ist aufmerksam nach vorn gespitzt; die dicke, opakrote Zunge hängt aus dem halbgeöffneten Schnabel; das fast kreisrunde, grimmig blickende Auge hat eine graublaue Pupille und eine mit opakem Rot umrandete, weiße Iris; die Amphora ist mit kräftigen »schwarzen« Umrissen gezeichnet, Hals und Henkel sind ebenfalls »schwarz«, der Deckel opakrot; der durchscheinende, königsblaue Körper der Amphora ist mit einer großen, opakweißen Lilie verziert, von der die Hälfte des Mittelblattes und ein geschwungenes Außenblatt, beide mit dünnen, opakroten Adern gemustert, sichtbar sind; zwischen dem Greif und der Amphora wächst eine große, »schwarze« Lilie auf einem geschwungenen Stiel empor.

Bemerkungen
Die Darstellung war ursprünglich wohl symmetrisch gedacht mit einem zweiten Plättchen, das das gleiche Motiv zeigte, so daß sich zwei Greifen zu beiden Seiten der Amphora als Wächter gegenüberstanden. Die Kompositionsweise ist von den Mosaikglas-Einlagen mit Theatermasken bekannt (siehe Kat.-Nr. 126). Für diese Darstellung gibt es keine genaue Parallele in Mosaikglas. Vergleiche eine Einlage mit einem Greif, die sich zur Zeit im Kunsthandel befindet (Per-neb I 1992, Nr. 22). Die opakgelbe Körperfarbe und die doppelten Umrißlinien des Greifen sind stilverwandt mit einer Einlage, die einen Adler zeigt und angeblich in Rom gefunden wurde (G. Sangiorgi, Collezione di vetri antichi dalle origini al quinto secolo d.C., Rom 1914, S. 67, Nr. 246, Tafel 49).
Siehe oben S. 63.

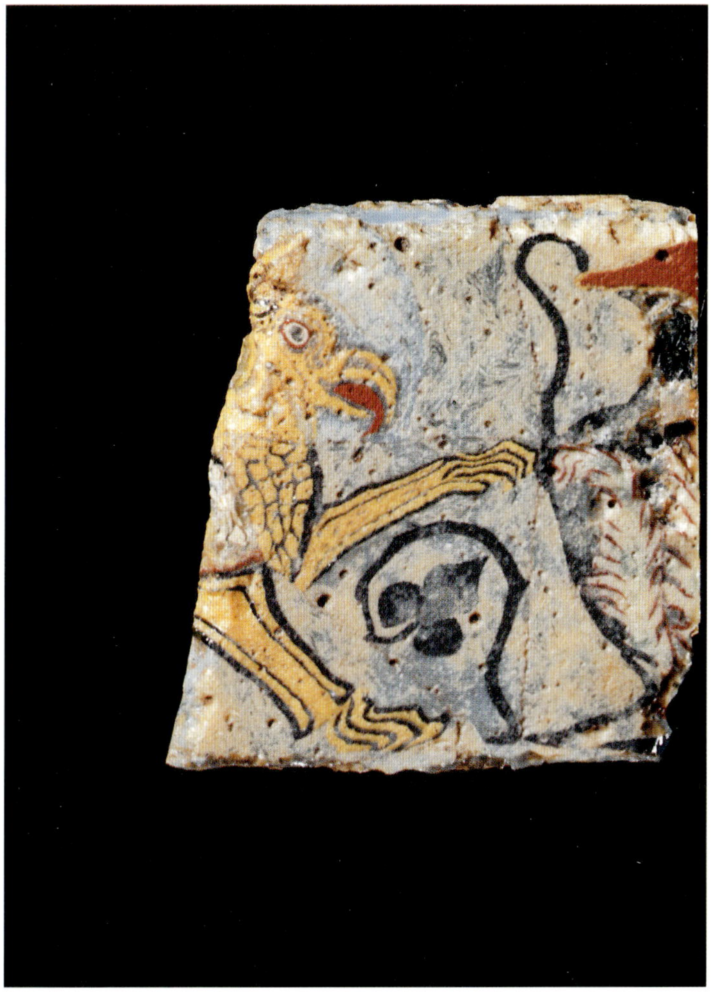

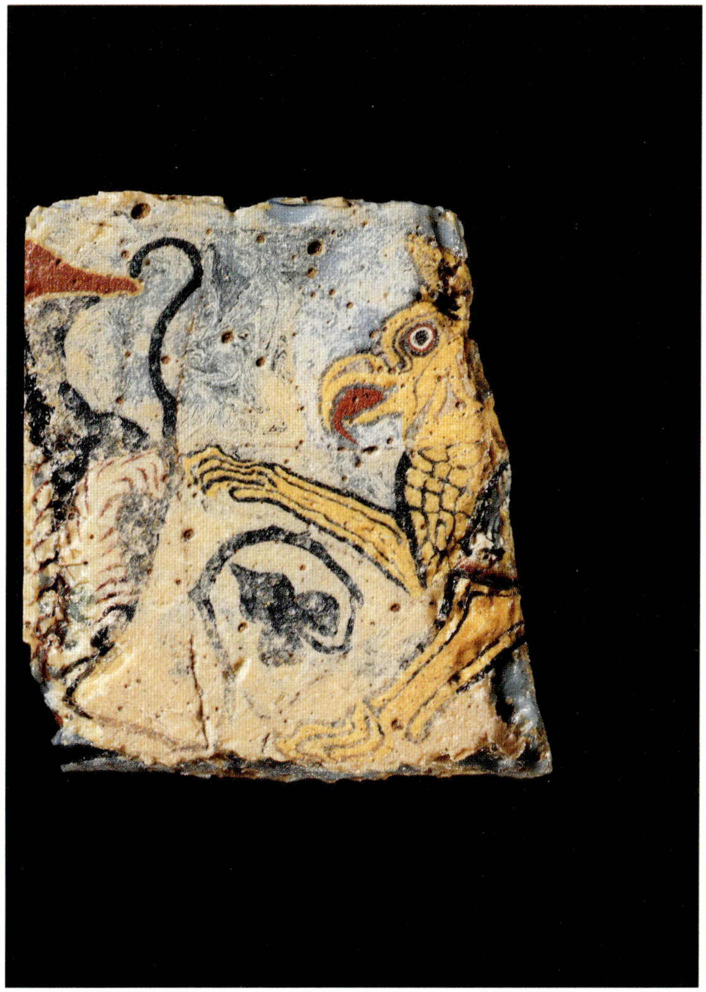

## Nr. 138 Mosaikstab und Scheibe mit Lotusblüte

**In Ägypten hergestellt**
**1. Jahrhundert v. Chr. – 1. Jahrhundert n. Chr.**
**Erhaltene Länge des Mosaikstabes 3,4 cm; Höhe 1,6–1,7 cm; Breite 1,6–1,7 cm; Höhe Scheibe 1,7 cm; Breite 1,7 cm; Tiefe 0,4 cm**

**Provenienz: Sammlung Kofler-Truniger**
**Publiziert: Müller 1964, S. 158, Nr. A 223 e; Geschenk des Nils, Ägyptische Kunstwerke aus Schweizer Besitz, Ausstellungskatalog, Basel 1978, Nr. 388 = Le Don du Nil, Ausstellungskatalog, Basel 1978, Nr. 388; Müller in: Luzern 1981, S. 40, Abb. 31 unten; Kofler-Truniger 1985, S. 124–125, Nr. 240 f.**

Heißgeformter Mosaikstab mit Scheibe. Nicht homogen durchgeschmolzen und von Schlieren durchzogen; von Einschlüssen und einigen großen, an der Oberfläche offenen Blasen durchsetzt. Seiten des Stabes längsgerieft. Gut erhalten; die Seiten und das kleinere Ende leicht verwittert; Oberfläche des breiteren Endes hochglänzend, da hier zwischen 1964 und 1978 die beigefügte, allseitig hochglänzend polierte Scheibe abgetrennt wurde.
Langer Abschnitt eines Mosaikstabes von quadratischem Querschnitt. Seiten zum kleineren Ende hin leicht verjüngt. Ober- und Unterseite uneben, Ecken leicht gerundet (ursprüngliche Außenseite des Stabes). Heißgeformter Mosaikstab mit Lotusblüte. Die Darstellung ist gleichmäßig durchgängig durch den Stababschnitt. Abgetrennte Scheibe mit flacher Vorder- und Rückseite und senkrechten Seiten. In opakbraunrotem Grund eine Lotusblüte mit opakweißem Stengel und Kelch, drei durchscheinend bis durchsichtigen, kobaltblauen, zwei opakhellblauen und vier opakgelben Blütenblättern. Die Blattspitzen reichen bis in den Rand hinein und erscheinen an der Außenwandung des Stabes als farbige Längsstreifen.

Bemerkungen
Nach den spitzen Blättern ist der blaue Lotus, Nymphaea caerulea Sav., dargestellt (S. Schoske, B. Kreißl und R. Germer, »Anch« Blumen für das Leben, Pflanzen im alten Ägypten, Schriften aus der Ägyptischen Sammlung 6, München 1992, S. 10 und 170). Die Lotusblüte galt in Ägypten als Symbol sich täglich erneuernden Lebens (siehe Kat.-Nr. 125). Mosaikscheiben mit Lotusblüten dieser Art finden sich in vielen Sammlungen, vergleiche Beispiele in: Corning, CMG, Nr. 59.1.94 i, zusammen mit Mosaikglas von einem Schrein oder Sarg erworben (Goldstein 1979, S. 220, Nr. 636); – ehemals Kunsthandel (Per-neb II 1993, S. 59, Nr. 158, 159). Das Motiv ist auch von Bildkompositionen bekannt. So weist die Einlage mit Nillandschaft (Kat.-Nr. 125) eine Lotusblüte der gleichen Form auf, selbst die Farbe der lichtdurchlässigen kobaltblauen Blätter und der rote Grund stimmen überein. Da die Mosaikstäbe beliebig lang zu immer dünneren Glasstäben ausgezogen werden konnten, haben sich auch winzige Lotusblüten erhalten. Meist wurden mehrere solcher Mosaikstäbe nebeneinander zu langen Blütenreihen zusammengeschmolzen. Die abgetrennten Scheiben dieser Mosaikkompositstäbe bilden Schmuckelemente und Bordüren der aus Mosaikglas kunstvoll zusammengefügten Gewänder von Königs- und Götterfiguren, wie das Gewand einer ägyptischen Gottheit in der Sammlung Wolf (Kat.-Nr. 117). Sie zieren Schreine, Kästen und Särge, vergleiche Beispiele in: London, BM, Nr. EA 22468, EA 22469, von einem Sarg römischer Zeit aus der Nähe von Tanis (Cooney 1976, S. 135, 136, Nr. 1674, 1675 = J. H. Taylor in: Gold of the Pharaohs, Catalogue of the Exhibition of Treasures from Tanis, City of Edinburgh Art Center, 1988, S. 97, Nr. 89); – Toledo, TMA, Nr. 1923.295 (Grose 1989, S. 360–361, Nr. 622).
Siehe oben S. 58.

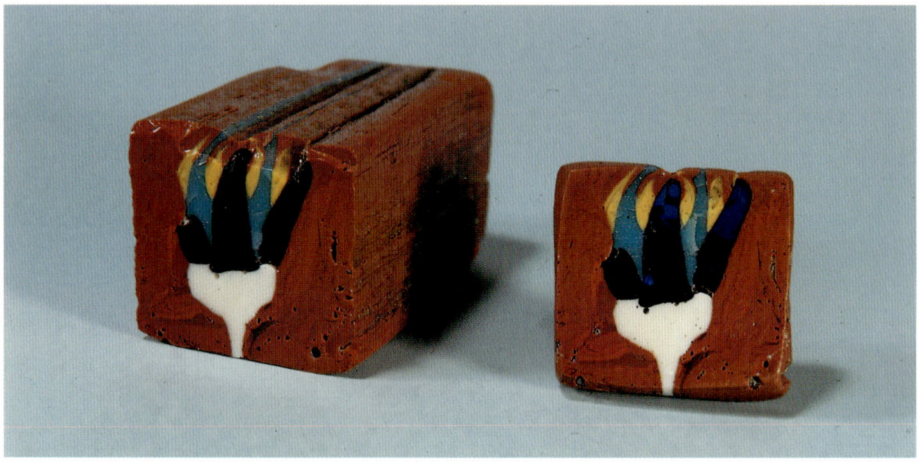

## Nr. 139 Mosaikstab mit geometrischem Dekor

Wahrscheinlich in Ägypten hergestellt
1. Jahrhundert v. Chr. – 1. Jahrhundert n. Chr.
Länge 3,4 cm; Höhe 1,4 cm; Breite 1,5 cm

Provenienz: Sammlung Kofler-Truniger
Publiziert: Müller in: Luzern 1981, S. 40, Abb. 31 oben links; Kofler-Truniger 1985, S. 124–125, Nr. 242 g

Mosaikkompositstab. Zusammengesetzt aus einem heißgeformten Mosaikstab rechteckigen Querschnitts und zwei kleineren heißgeformten Mosaikstäben quadratischen Querschnitts. Homogenes Glas mit einigen größeren, an der Oberfläche offenen Blasen, die an den Seiten in die Länge gezogen sind. Seiten minimal längsgerieft. Oberfläche ringsum matt mit Ausnahme der einen, neuzeitlich polierten Schnittfläche. Ecken teilweise abgesplittert. Von einer Seitenfläche fehlt ein Fragment.
Langer Abschnitt eines Mosaikkompositstabes von nahezu quadratischem Querschnitt. Leicht konvex gewölbte Seiten mit scharfen Eckkanten. Poliertes Ende senkrecht abfallend, das andere stark abgeschrägt. Mosaikstab mit geometrischem Dekor. Das Muster ist durchgängig durch den Stababschnitt. Leicht durchscheinender, kobaltblauer Grund; eine Hälfte und ein Viertel der Schnittfläche von je einem opakweißem Diagonalstreifen durchzogen; das letzte Viertel mit einem opaken, gelborangen (10 YR 6/6) Viereck mit braunrotem Aufsatz ausgestattet.

Bemerkungen
Eine neuzeitlich abgetrennte Scheibe dieses Kompositmosaikstabes (Müller, op. cit., Abb. 31 oben links; Kofler-Truniger 1985, Nr. 242 g, Abb. S. 125) gelangte nicht in die Sammlung Wolf.
Die verwendeten Glasschmelzen fügen sich harmonisch in den Farbreigen spätptolemäischen und frührömischen Mosaikglases ein. Das Ornament hingegen ist wenig charakteristisch und bislang nicht von anderem Glas dieser Zeit bekannt.
Siehe oben S. 58.

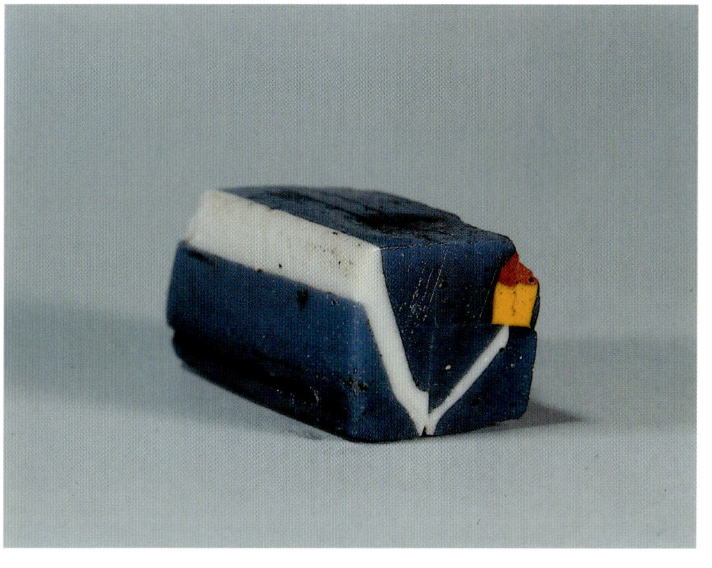

## Nr. 140 Abschnitt eines Mosaikstabes mit Vogelkopf

Abb. 75
Ägyptisch
Wahrscheinlich 1. Jahrhundert n. Chr.
Höhe 1,2 cm; Breite 2,0 cm;
erhaltene Länge des Stabes 1,2 cm

Provenienz: unbekannt

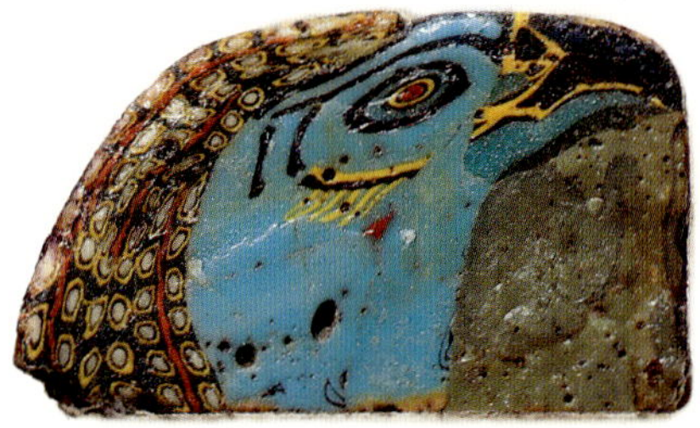

Mosaikkompositstab. Kleine Blasen. Das »schwarze« Glas ist durchscheinendes Dunkelblau. Untere linke Ecke bestoßen; einige Abplatzungen; Ober- und Unterseite leicht korrodiert. Oberseite wohl in jüngerer Zeit leicht nachgeschliffen und poliert.
Kurzer Abschnitt eines Mosaikkompositstabes mit unregelmäßigem Querschnitt. Ober- und Unterseite uneben und glänzend, eine Ecke gerundet (ursprüngliche Außenseite des Stabes). Von einem Mosaikkompositstab mit dem Kopf eines Vogels in Seitenansicht. Die Darstellung ist durchgängig durch den Stababschnitt. Durchscheinender, grüngrauer Grund (nahe 5 GY 5/2); der Kopf aus durchscheinendem Grünblau (nahe 5 B 5/6) trägt ein buntes Nackengefieder aus winzigen Überfangstäben mit einer opakweißen Mitte umgeben von opakem Gelb und »Schwarz«; das Weiß in der Mitte ist neben dem opaken Gelb grüngrau verfärbt und erweckt dadurch den Anschein eines weiteren Farbringes; drei opakrote Streifen unterteilen das Gefieder in der Längsrichtung; das ovale Auge besteht aus einem Überfangstab mit einer opakroten Mitte (der Pupille), darum sechs Farbkreise, von innen nach außen: sehr dünnes »Schwarz«, opakes Gelb, etwas kräftigeres »Schwarz«, durchscheinendes Grünblau (wie vorher), dickes »Schwarz«, breites Grünblau (wie vorher); die Wangenmarkierungen sind »schwarz« mit kurzen opakgelben Querstrichen; eine weitere, dreieckförmige Wangenmarkierung ist opakrot; der kräftige, gekrümmte Schnabel ist »schwarz« mit opakgelben Umrißlinien und einer zusätzlichen dreieckförmigen Markierung, ebenfalls in gelbem Umriß, auf dem oberen Teil; am Halsansatz ein opakgelbes Band.

Bemerkungen
Den Vogelkopf kann man als den eines Halsbandfrankolins (Francolinus francolinus) oder eines Falken deuten. (Für vogelkundliche Hinweise danke ich Hans-Joachim Böhr, Wiesbaden.) Für beide Vogelarten sind der kräftige Hakenschnabel und die Wangenzeichnung in Form eines »Bartstreifs« typisch (beim Frankolin weiß, beim Falken dunkel). Auf den Frankolin, einen ehedem in Ägypten verbreiteten jagdbaren Hühnervogel, weisen die ockerfarbenen Flecken und die rötlichen Streifen auf schwarzem Grund im Kopf- und Nackenbereich hin sowie die Andeutung eines Halsbandes am unteren Rand des Stabes. Für den Falken spricht der sogenannte Falkenzahn, die nach unten gerichtete spitze Ausbuchtung des Oberschnabels, ein Kennzeichen der Gattung. Allerdings wurde der Falke in der ägyptischen Kunst anders stilisiert (vergleiche Per-neb II 1993, S. 53, Nr. 148; S. 58, Nr. 157).
Vergleiche zum Stil eine Mosaikglas-Einlage mit der Darstellung eines Krokodils in Corning, CMG, Nr. 66.1.76, ehemals Sammlung Sangiorgi (Goldstein 1979, S. 236, Nr. 685).
Siehe oben S. 56.

## Nr. 141 Scheibe eines Mosaikstabes mit weiblicher Büste

Wahrscheinlich in Ägypten hergestellt
1. Jahrhundert n. Chr.
Erhaltene Höhe 1,43 cm;
erhaltene Breite 1,0 cm; Tiefe 0,4–0,28 cm

Provenienz: unbekannt

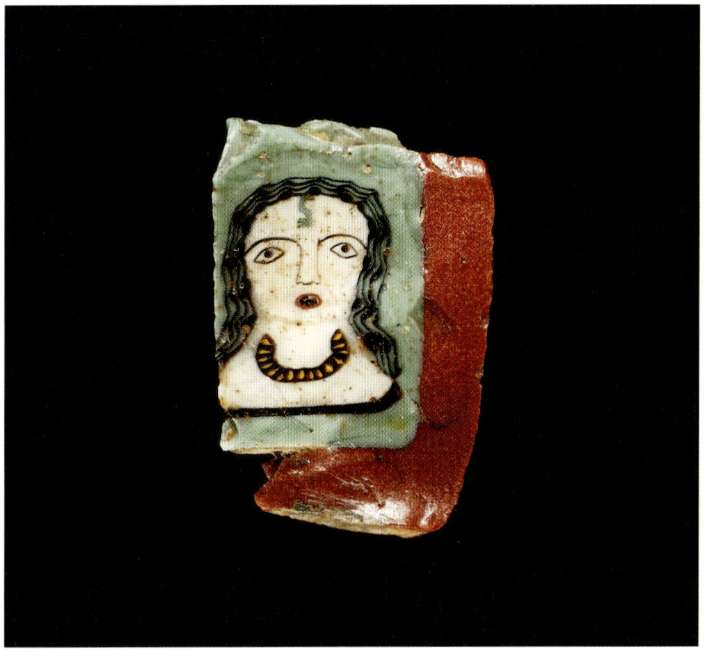

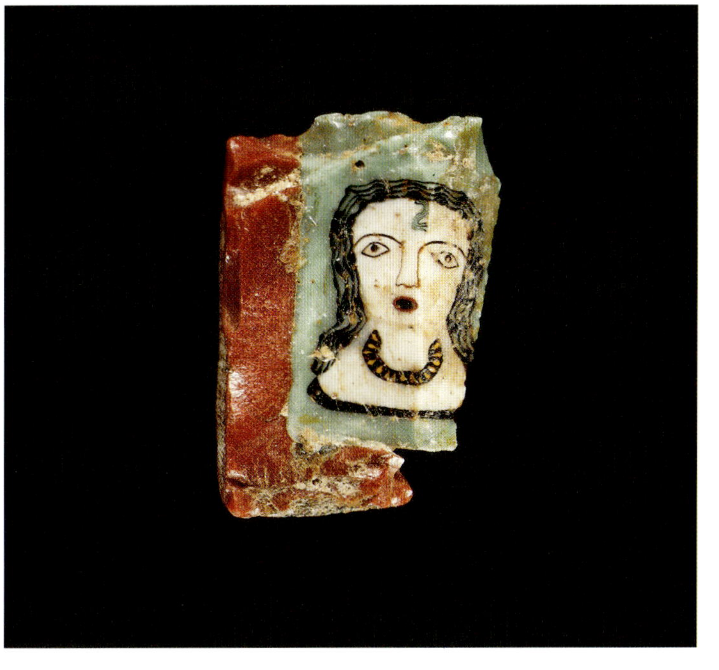

Scheibe eines rechteckigen oder quadratischen Mosaikkompositstabes. Kleine Blasen. Das »schwarze« Glas ist zum Teil durchscheinendes Dunkelblau, zum Teil durchscheinendes, mangangefärbtes Violett. Ober- und Unterseiten uneben und glänzend. Ungefähr dreiviertel der Scheibe erhalten (die ganze Büste und etwa die Hälfte des Rahmens) mit zwei ursprünglichen Kanten; Oberfläche verkratzt; Ober- und Unterseite leicht korrodiert.
Rechteckiger Abschlag. In der Mitte eine weibliche Büste in Frontalansicht auf opakem, dunkelgraugrünem Grund (5 G 5/2), überfangen mit einer dicken Schicht opakroten Glases (nahe 5 R 3/4). Die Darstellung ist durchgängig durch den Abschlag. Die opake, grauweiße Büste (nahe N 8) hat ein sich nach unten verjüngendes Gesicht und eine kräftige, dreieckförmige Schulterpartie. Das Haar besteht aus langen Strähnen von dünnem Schwarz (durchscheinendem Dunkelblau) und opakem Graugrün (5 G 5/2), die das Gesicht umrahmen und Hals und Schulter bedecken; die mandelförmigen Augen sind opakweiß mit kleiner, »schwarzer« Iris; Augen, Augenbrauen und Nase sind mit Braunrot umrissen; der kleine, offene Mund ist schwarz (durchscheinendes Dunkelblau) mit opakroten Lippen; ein S-förmiges Schmuckstück aus durchscheinendem Grün, das in einem dreigeteilten Schwanz endet, hängt in der Mitte der Stirn vom Scheitel herab; um den Hals schmiegt sich ein schwerer halbkreisförmiger Schmuck aus abwechselnd schwarzen (durchscheinenden, violetten) und opakweißen Dreiecken, die in Schwarz (durchscheinendem Violett) gefaßt sind; eine kräftige schwarze (durchscheinende, violette) Linie am unteren Abschluß der Büste.

Bemerkungen
Diese Scheibe ist ein wellenförmiger Glasabschlag, obwohl weder Schlagbuckel noch Schlagwellen zu erkennen sind.
Ähnliche Scheiben mit Büsten wurden auch als Verzierung von Mosaikglas-Perlen verwendet (Kat.-Nr. 149). Vergleiche weibliche Büsten mit langem Haar und einem schweren Halsschmuck in: – Corning, CMG, Nr. 66.1.45, eine würfelförmige Perle; CMG, Nr. 55.1.82, ein Schälchen aus Mosaikglas (Goldstein 1979, S. 274, Nr. 822; S. 186–187, Nr. 497, Farbtafel 24).

## Nr. 142 Mosaikglas-Einlage mit floralem Schachbrettmuster

**Wahrscheinlich in Ägypten hergestellt**
**Spätptolemäisch-frührömisch,**
**1. Jahrhundert v. Chr. – 1. Jahrhundert n. Chr.**
**Höhe 4,0 cm; Breite 2,7 cm; Tiefe 0,6 cm**

**Provenienz: Kunsthandel Zürich**

Aus langen, rechteckigen Scheiben von Kompositmosaikstäben aneinandergeschmolzen; Oberseite und Seiten geschliffen. Glas von winzigen Blasen durchsetzt. Parallel zur längeren Seite verlaufende unregelmäßige Bruchkante; auf Seiten und Rückseite ein Hauch bräunlicher Korrosion.
Schachbrettmuster mit Blüten. Oberseite flach, Rückseite uneben, Kanten zur Rückseite hin sich verjüngend abgeschrägt, Ecken leicht gerundet. Teil einer ursprünglich rechteckigen oder quadratischen Platte. Die Darstellung ist zwar durchgängig, aber auf der Unterseite leicht verzerrt. Das Muster setzt sich schachbrettartig aus aneinandergeschmolzenen Mosaikstäben zweier unterschiedlicher Sorten zusammen. Zum einen sind es runde Stäbe mit einer leicht grünlichweißen achtblättrigen Sternblüte in durchscheinend dunkelgrünlichem Grund, zum anderen viereckige Stäbe mit einer braunroten vierblättrigen, gelblich geränderten Kreuzblüte in durchscheinend dunkelblauem Grund. Da kein Mosaikabschnitt nach Größe und Muster exakt dem anderen gleicht, ist das Gesamtdekor zur einen Ecke hin leicht verzogen.

Bemerkungen
Auf der nicht geschliffenen Unterseite dieser Einlage läßt sich nach den klar geschiedenen Rändern der einzelnen Elemente gut beobachten, daß hier runde und eckige Mosaikstäbe nebeneinander verarbeitet worden sind. Beide Muster kommen oft vor. Insbesondere wurden auch Zylinderperlen mit ihnen verziert: London, BM, Nr. EA 24368 (Cooney 1976, S. 136, Nr. 1679). Die vierblättrige Blüte hat eine lange, ins Neue Reich (zweite Hälfte 2. Jahrtausend v. Chr.) zurückreichende Tradition und scheint auf ein Sternenmotiv zurückzugehen (siehe Kat.-Nr. 143).

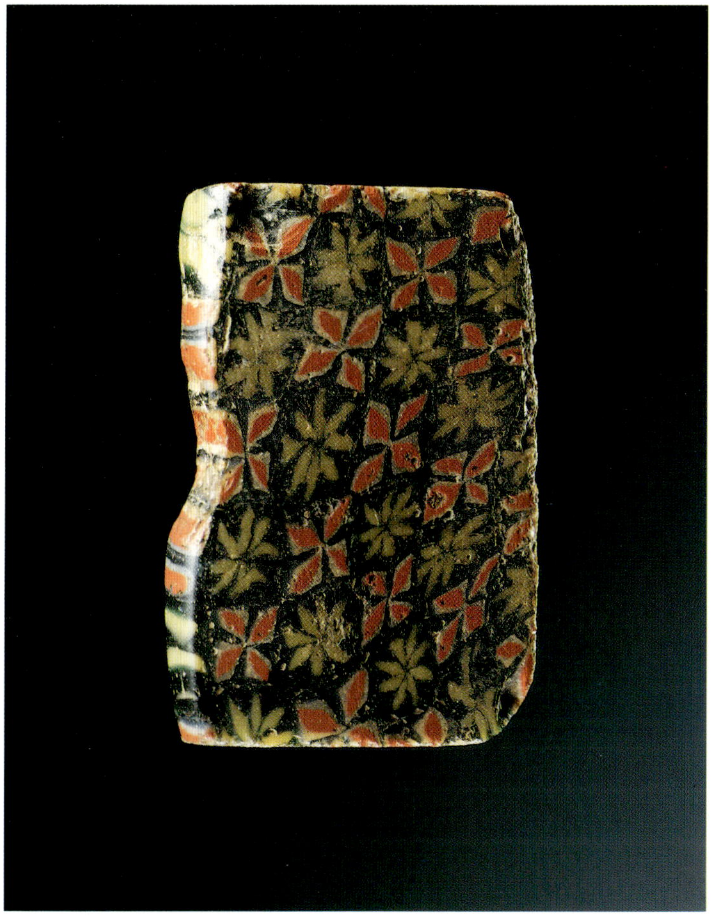

## Nr. 143 Hexagonale Mosaikglas-Einlage

In Ägypten hergestellt
Ptolemäisch-frührömisch,
spätes 1. Jahrhundert v. Chr. – 1. Jahrhundert n. Chr.
Höhe 4,6 cm; Breite 5,1 cm; Tiefe 0,6 cm

Provenienz: Kunsthandel Zürich

Aus Scheiben von Mosaikkompositstäben aneinandergeschmolzen; allseitig geschliffen; Ober- und Unterseite poliert. Rotbraunes Glas leicht schlierig und von kleinen Blasen durchsetzt; weißes und durchsichtiges Glas von winzigen Blasenlöchern gleichmäßig durchsetzt. Vollständig; abgesehen von winzigen Absplitterungen an den Kanten hervorragend erhalten.
Hexagonale Kachel mit Kreuzblütenmuster. Ober- und Unterseite flach, Seiten senkrecht mit scharfen Kanten. Zusammengeschmolzen aus quadratischen Scheiben von zwei Mosaikkompositstäben aus je sechzehn kaltgebündelten Überfangsstäben mit jeweils einem Blütenblatt. Durch Verwendung von zwei Überfangsstäben leicht unterschiedlicher Stärke und leicht unterschiedlicher Farben ist das Muster nicht ganz regelmäßig: opaker, rotbrauner Grund mit Kreuzblüten aus jeweils vier opakweiß umrandeten Blütenblättern; die einen sind durchsichtig blaßkobaltfarben, die anderen durchscheinend blaßgraublau. Das Muster ist zwar durchgängig, aber auf der Unterseite stark verzerrt; einige Partien sind mit unregelmäßigen Abschlägen der gleichen Mosaikstäbe hinterlegt (hier undurchsichtig).

Bemerkungen
Einlagen dieser und ähnlicher Art konnten für Wand-, Boden- und Möbeldekorationen wie auf heiligen Schreinen verwendet und in beliebiger Größe exakt passend zugeschliffen werden. Eine identische Einlage befindet sich in Bristol (Ancient Glass, The Bomford Collection of Pre-Roman and Roman Glass on loan to the City of Bristol Museum and Art Gallery, Bristol 1976, S. 16, Nr. 23 = K. Cummings, The Technique of Glass Forming, London 1980, S. 22, Abb. 15).
Das Kreuzblütenmuster hat eine lange Tradition. In den Pektoralen des Königs Tutanchamun (1333–1323 v. Chr.) tragen die Göttinnen Isis und Nephthys Gewänder mit eben diesem Dekor, jedoch in feinster Cloisonné-Arbeit. Goldene Stege schließen rote Glaseinlagen als Grund und blaue als Blattfüllungen ein. Doch scheinen nicht Blüten, sondern Sterne gemeint, die die himmlische Sphäre der Göttinnen wiedergeben (B. Schlick-Nolte in: H. W. Müller, Göttliches Gold. Goldschmiedekunst im Reich der Pharaonen, in Vorbereitung, Pektoral der Metamorphosen; das Pektoral ist abgebildet in: C. Aldred, Die Juwelen der Pharaonen, München-Wien-Zürich 1972, Abb. 98). Immer sind es Götter, menschen- wie mumiengestaltig, die mit Bekleidungen dieses Dekors gewandet sind. Große Ähnlichkeit haben auch die filigranen Perlennetze, die im 1. Jahrtausend v. Chr. über den Mumien ausgebreitet werden (B. Schlick-Nolte und V. von Droste zu Hülshoff, Skarabäen, Amulette und Schmuck, Ägyptische Bildwerke I, Liebieghaus – Museum alter Plastik, Frankfurt am Main, Melsungen 1990, S. 176–177). Die Perlennetze symbolisieren vielleicht ein Sternenzelt, denn der Verstorbene möchte zu den unvergänglichen Sternen gelangen. In der Ptolemäerzeit und frühen Römerzeit wird dieses alte Muster dann en détail in den gleichen Farben in Mosaikglas umgesetzt, nur die goldenen Stege werden durch weißes Glas ersetzt. Zwei Mosaikstababschnitte mit diesem Muster befinden sich in der unteren Halskragenreihe des Horussohnes Amset (Kat.-Nr. 116). Vergleiche Gewänder als Teil von Kompositreliefs in: ehemals Sammlung Kofler-Truniger (Müller 1964, S. 140, Nr. A 199 b, c); – Amsterdam, Allard Pierson Museum (R. A. Lunsingh Scheurleer, Glas voor het hiernamaals, Vereniging van Vrienden. Allard Pierson Museum Amsterdam, Mededelingenblad 33, Juni 1985, S. 7, Abb. 11); – Brooklyn, The Brooklyn Museum, Nr. 66.66.1, besonders vollständige mumienförmige Einlage, Körper eines Horussohnes, dem späten 1. Jahrhundert v. Chr. – 1. Jahrhundert n. Chr. zugeschrieben (Riefstahl 1968, S. 82, Nr. 83). Die Blütenmuster einiger Einlagen haben sogar einen gelben Mittelpunkt, der auf den goldenen Mittelstift der Cloisonné-Arbeiten vergangener Tage zurückgeht. Vergleiche Beispiele in: Corning, CMG, Nr. 52.115, 52.116 (Goldstein 1979, Nr. 627, 630); – ehemals Sammlung Kofler-Truniger (Müller 1964, S. 144, Nr. A 199 a). Der rote Untergrund kann auch mit dem himmlischen Blau vertauscht werden, wie bei einer Einlage in Amsterdam, Allard Pierson Museum (Lunsingh Scheurleer 1985, op. cit., S. 9, Abb. 17).
Siehe oben S. 63, 64.

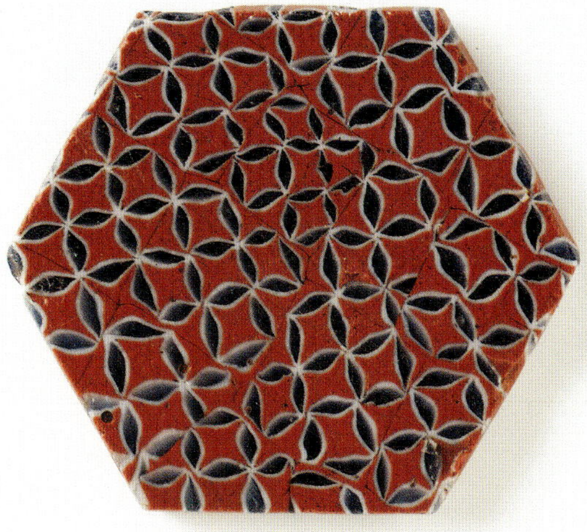

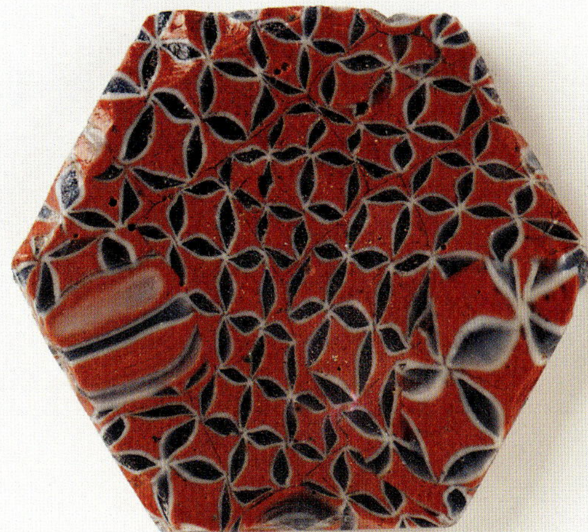

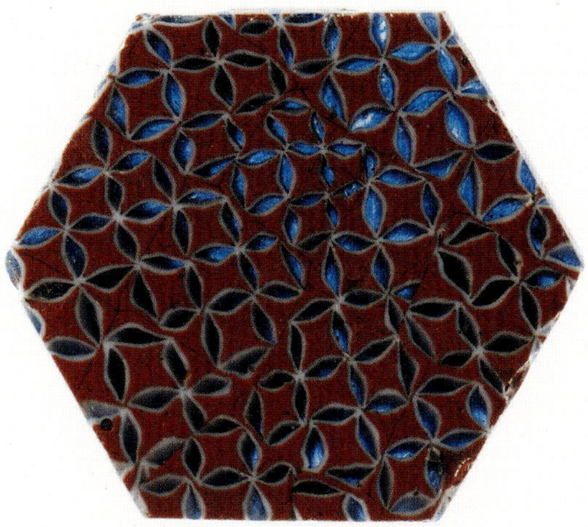

## Nr. 144 Quadratische Mosaikglas-Einlage mit gerahmtem Schachbrettmuster

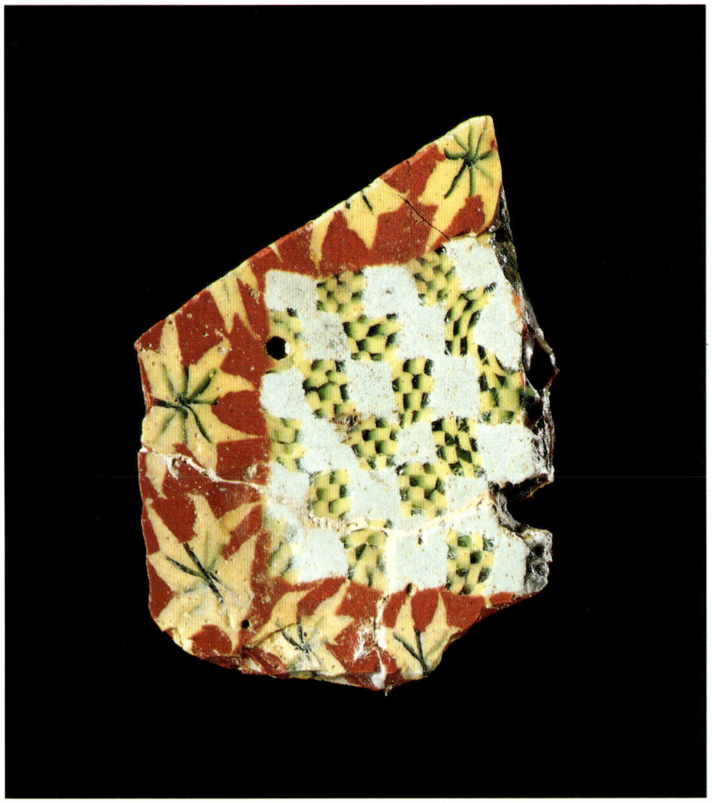

Wahrscheinlich in Ägypten hergestellt, möglicherweise in Italien
Wahrscheinlich 1. Jahrhundert n. Chr.
Max. erhaltene Maße 3,4 x 2,6 cm; durchschnittliche Tiefe 0,47 cm

Provenienz: Kunsthandel Zürich

Aus Scheiben von Kompositstäben aneinandergeschmolzen; Ränder abgekröselt. Kleine Blasen. Das »schwarze« Glas ist durchscheinend dunkelgrün. Fast vollständig erhalten (das ganze Schachbrettmuster und dreiviertel des Rahmens); auf beiden Seiten Reste von Korrosion; die Oberseite wurde in neuerer Zeit nachgeschliffen und poliert.
Von Blüten gerahmtes Schachbrettmuster. Die Oberseite ist flach, die Unterseite uneben und glänzend. Schachbrettmuster und Rahmen aus Scheiben von verschiedenen Kompositstäben aneinandergeschmolzen. Das Muster ist zwar durchgängig, aber auf der Rückseite stark verzerrt. Schachbrettmuster aus einfarbigen Feldern von durchscheinendem, fast opakem, blassem Blaugrün (nahe 5 BG 7/2), die mit zweifarbigen Feldern aus sechzehn kleineren, opakgelben und »schwarzen« Quadraten abwechseln. Der Rahmen besteht aus Streifen, die aus quadratischen Kompositstäben mit einer opakgelben Blüte auf rotem Grund zusammengesetzt sind; jede Blüte hat eine quadratische, aus opakgelben Dreiecken geformte Mitte mit einem achtstrahligen, schwarzen Stern (gebildet von den dünnen schwarzen Linien, die jeweils an einer Seite der Dreiecke verlaufen), darum vier große, doppelspitzige, opakgelbe Blütenblätter, die jeweils aus zwei opakgelben Dreiecken geformt sind.

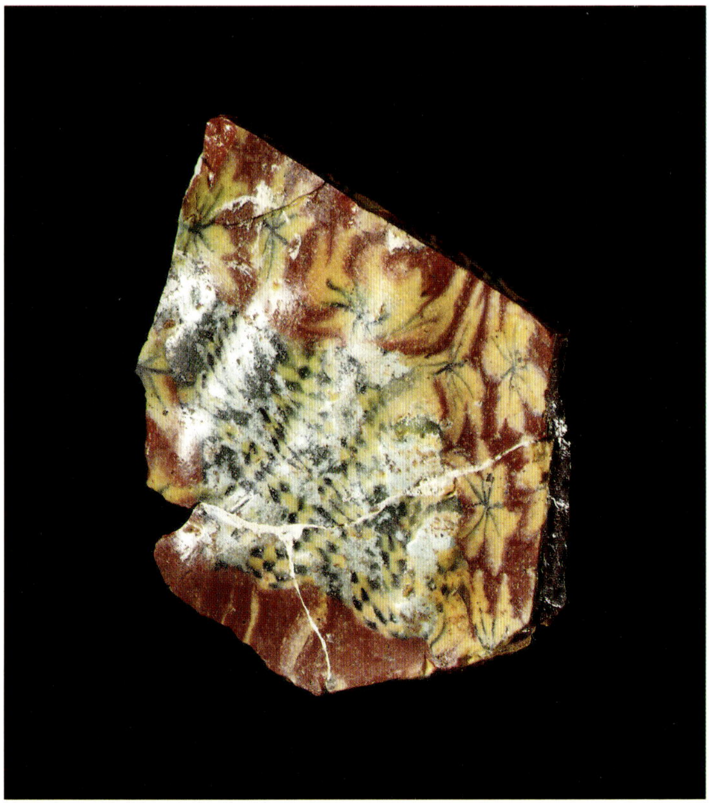

Bemerkungen
Das Schachbrettmuster ahmt ein Korbgeflecht nach. Ähnliche Schachbrettmuster wurden deshalb oft als Teile von segmentförmigen Neb(= Korb)-Hieroglyphen aus Mosaikglas verwendet. Vergleiche Beispiele in: London, BM, Nr. EA 22536 aus San el-Hagar, dem antiken Tanis im Nildelta (Cooney 1976, S. 136, Nr. 1677); – Corning, CMG, Nr. 76.1.75, ehemals Sammlung R. W. Smith (Goldstein 1979, S. 224–225, Nr. 651).
Siehe oben S. 63.

## Nr. 145 Rechteckige Mosaikglas-Einlage mit floralem Schachbrettmuster

**Wahrscheinlich in Ägypten hergestellt, möglicherweise in Italien**
**Wahrscheinlich 1. Jahrhundert n. Chr.**
**Höhe 3,4 cm; erhaltene Breite 0,9 cm; durchschnittliche Tiefe 0,6 cm**

**Provenienz: unbekannt**

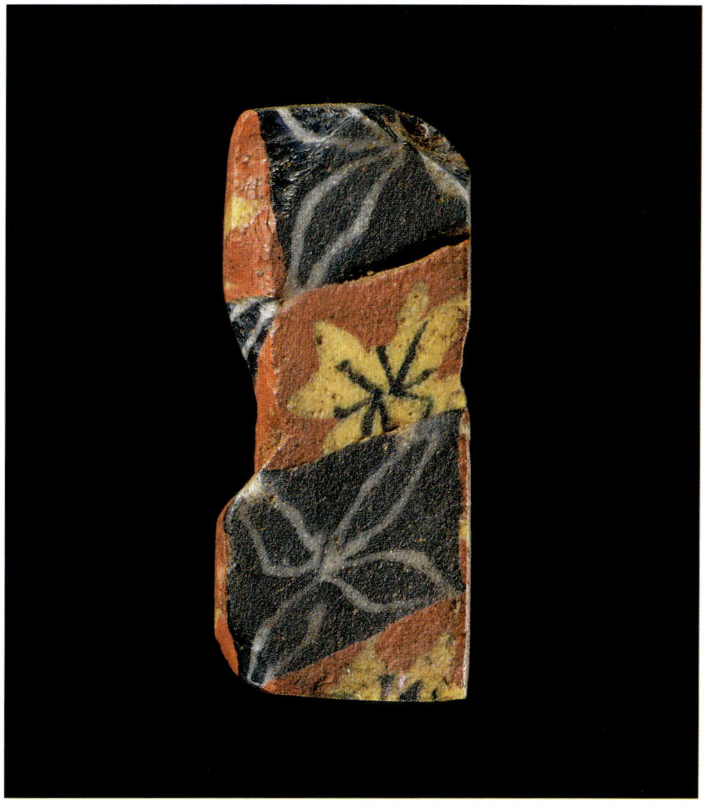

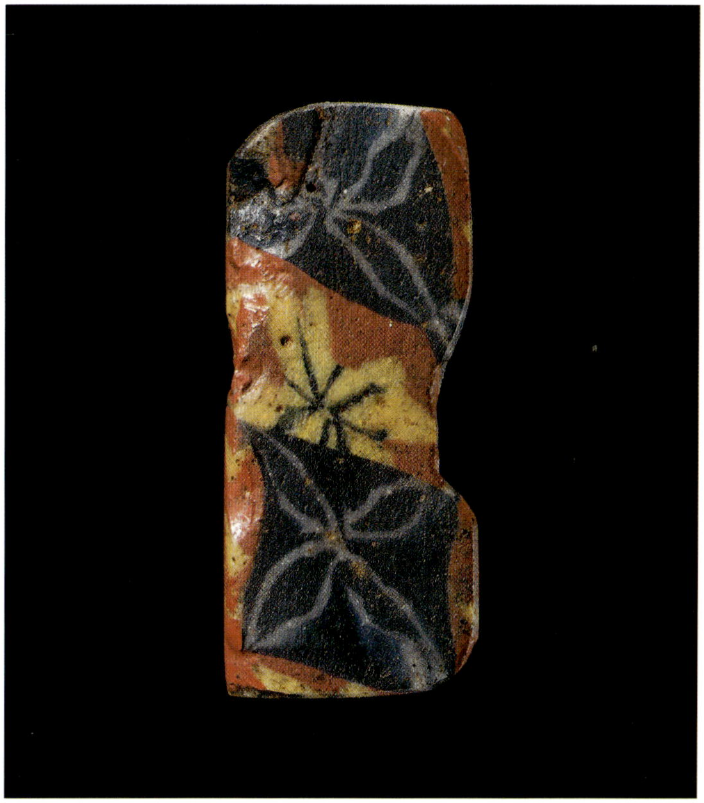

Aus langen, rechteckigen Scheiben von Kompositstäben aneinandergeschmolzen. Zahlreiche kleine Blasen. Das »schwarze« Glas ist durchscheinend dunkelblau und durchscheinend dunkelgrün. Eine Ecke bestoßen; Abplatzung an einer Längsseite; beide Seiten leicht korrodiert. Ober- und Unterseite und Kanten wohl in jüngerer Zeit nachgeschliffen und poliert.
Schachbrettmuster mit Blüten. Ober- und Unterseite flach, Kanten senkrecht. Von einer ursprünglich wohl rechteckigen oder quadratischen Einlage. Die Darstellung ist zwar durchgängig, aber auf der Rückseite leicht verzerrt. Schachbrettmuster aus schwarzen (durchscheinenden, dunkelblauen) und opakroten Feldern, deren jedes eine Blüte aufweist; die Blüten der »schwarzen« Felder sind Kreuzblüten mit jeweils vier Blütenblättern, die nur in opakweißen Umrissen gezeichnet sind; die Blüten der roten Felder dagegen haben eine quadratische, aus opakgelben Dreiecken geformte Mitte mit einem achtstrahligen, schwarzen Stern (gebildet von den dünnen schwarzen [durchscheinend grünen] Linien, die jeweils an einer Seite der Dreiecke verlaufen), umgeben von vier großen, zweispitzigen, opakgelben Blütenblättern, die jeweils aus zwei opakgelben Dreiecken geformt sind.

Bemerkungen
Die roten Feldern mit gelben Blüten sind dem Blütenrahmen von Kat.-Nr. 144 sehr ähnlich; das Kreuzblütenmotiv der schwarzen Felder ist ein altes ägyptisches Motiv, das bis in das 14. Jahrhundert v. Chr. zurückreicht. Vergleiche die sechseckige Mosaikglas-Einlage (Kat.-Nr. 143), wo die ursprüngliche Bedeutung des Motivs als Sterne dargelegt wird.
Siehe oben S. 21.

## Nr. 146 Einlage mit floralem Muster

In Ägypten hergestellt
Spätes 1. Jahrhundert v. Chr. –
1. Jahrhundert n. Chr.
Höhe 5,0 cm; Breite 4,3 cm; Tiefe 0,5 cm

Provenienz: Kunsthandel Zürich

Aus Scheiben und Abschnitten von Mosaikstäben und Kröseln aneinandergeschmolzen. Oberseite geschliffen und poliert. Hintergrund stark durchscheinendes, blaßkobaltblaues Glas; nicht homogen durchgeschmolzen; von unzähligen Blasen und Unreinheiten durchsetzt. Opakes Glas der Mosaikscheibchen gleichmäßig von feinen Blasen durchsetzt, ihr Überfang aus wenig homogenem, durchsichtigem, bläulich getöntem Glas. Unvollständig; etwa ein Drittel der Gesamtfläche erhalten; an den geraden Seiten sind die Randstreifen abgebrochen (siehe Kat.-Nr. 147); diagonaler Bruch an einer Seite.
Einlage mit floralem Dekor. Ober- und Unterseite flach, Seiten senkrecht mit scharfen Kanten, Unterseite glatt und sanft wellig. Teil einer einst etwas breiteren und etwa dreimal so hohen rechteckigen floralen Einlage. Die Ähren, die Narzisse links unten und die gelbe Blume rechts unten gehen durch bis zur Unterseite, die anderen Mosaikmuster sind weniger tief und werden rückseitig von Mosaikglasabfällen verdeckt. Buntes Blumengebinde zusammengeschmolzen aus Scheiben und Abschnitten von Mosaikstäben mit ovalem und rundem Querschnitt. Im Zentrum unten drei runde gelbe Blüten mit dunkelpurpurfarbener, in blasses Purpurrot (5 RP 6/2) gebetteter Kreuzmitte, überfangen von gelbem und graugelbem Glas; darüber drei Ähren mit hellgelben, dunkelblau gerahmten und weißen, gelb und dunkelblau gerahmten Körnern sowie höchst feinen, gelben, durch blasses Purpurrot voneinander geschiedenen Grannen; links und rechts zwei gelbe »Tulpen« mit roten Blütenblättern. Das Glas der grün überfangenen, gelben (10 YR 6/6) Stengel und Blätter von Ähren und Tulpen vermischt sich stellenweise mit dem Hintergrund. Das Blumenbouquet wird ergänzt von vier weißen sechsblättrigen Narzissen (Narcissus poeticus) mit gelber, rot gepunkteter Mitte. Ähren und Tulpen bilden jeweils die Mitte von ovalen, die Narzissen von runden Kompositstabscheiben von durchsichtigem, bläulich getöntem Glas, das sich im Gegenlicht deutlich vom weniger durchsichtigen blaßkobaltblauen Hintergrund abhebt.

Bemerkungen
Einlagen wie diese sind mit elf verschiedenen Pflanzen und Blüten verziert. Es gibt zwei Gruppen von Einlagen. Die erste zeichnet sich durch durchscheinend kobaltblauen oder dunkelblauen Grund und klare Muster aus. Zu ihr gehört diese Einlage. Die Einlagen der zweiten Gruppe sind in größerer Zahl erhalten. Oft sind sie dicker, haben einen stark durchscheinenden bis durchsichtigen grünlichblauen Grund und unregelmäßigere Muster mit weniger exakten Konturen (Kat.-Nr. 147). Die Muster beider Gruppen sind durchgängig, sind aber auf der Rückseite manchmal von Mosaikglasabfällen verdeckt. Die Einlagen haben eine flache oder leicht konvex gebogene und geschliffene Oberseite. Sie erreichen knapp eine Höhe von 15 cm und eine Breite von 6–7 cm, doch hat sich keines der vielen Beispiele komplett erhalten. Die nicht gewünschte Durchsichtigkeit, die Einsichten in den Herstellungsprozeß vermittelt, blieb in der Antike verborgen, da die Einlagen vermutlich als Schmuck von Bauteilen oder Möbeln verwendet wurden, so daß kein Licht von hinten auftraf. Keine Einlage wurde jedoch an ihrer ursprünglichen Stelle gefunden.
Die Einlagen sind in Mittelägypten vom Ende des 1. Jahrhunderts v. Chr. bis zum 1. Jahrhundert n. Chr. hergestellt worden. Dies geht aus der Geschichte der Fundorte hervor sowie aus der Rückenschicht mit Mosaikglasabfällen (Müller 1964, S. 162; Stern 1993, S. 48, Anm. 75; Schlick-Nolte in Vorbereitung, Sammlung Kiseleff, Inv.-Nr. K 857, K 858, K 863, K 871, K 872, K 1361). Die meisten stammen aus Mittelägypten, aber sie fanden sich von Alexandria im Norden bis Dendara im Süden, vergleiche Beispiele aus: Alexandria, aus den Nekropolen von Schatbi und Moharrem Bey (E. Breccia, La necropoli di Sciatbi, Catalogue général des antiquités égptiennes, Kairo 1912, S. 104–106, Nr. 337–345, Abb. 70–77); – Antinoopolis im Fajjum (Cooney 1976, Nr. 1642–1643); – Assiut (Cooney 1976, Nr. 1661); – Behnasa, das antike Oxyrhynchos: Alexandria, Griechisch-römisches Museum, Nr. 25153, frühe Kaiserzeit (G. Grimm in: Götter – Pharaonen, Ausstellungskatalog, Essen 1978, Nr. 133, 9–10; Müller 1964, S. 162; B. Schnitzer et al., Glass at the Fitzwilliam Museum, Cambridge 1978, S. 27–28, Nr. 44a; Antiquities, Auktionskatalog Sotheby's London, 10. Juli 1992, Nr. 398); – Dendara (unpubliziert). Viele wurden in Ägypten erworben (Cooney 1976, S. 132–134; M. Cool Root [Hrsg.], Wondrous Glass: Reflections on the World of Rome, Ausstellungskatalog, Kelsey Museum of Ancient and Medieval Archaeology, Ann Arbor, Michigan, 1982, S. 17). Außerhalb Ägyptens wurden nur wenige gefunden, in: Galiläa, Israel, ein atypisches Fragment (G. D. Weinberg, Notes on Glass from Upper Galilee, JGS 15, 1973, S. 46–50); – Rabseleja Var, Slowenien, in einem Kontext der Mitte des 1. Jahrhunderts v. Chr. bis Mitte des 1. Jahrhunderts n. Chr., heute im Museum Ptuj (Paola Korosec, Egipcanske najdbe iz Rabelcje vasi v Ptuju, Arheoloski Vestnik, Acta

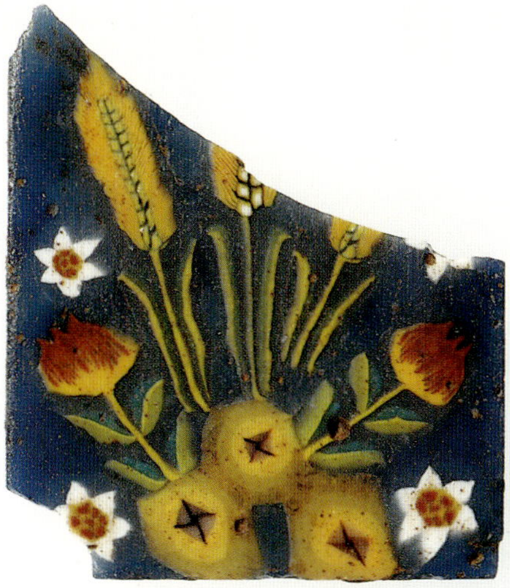
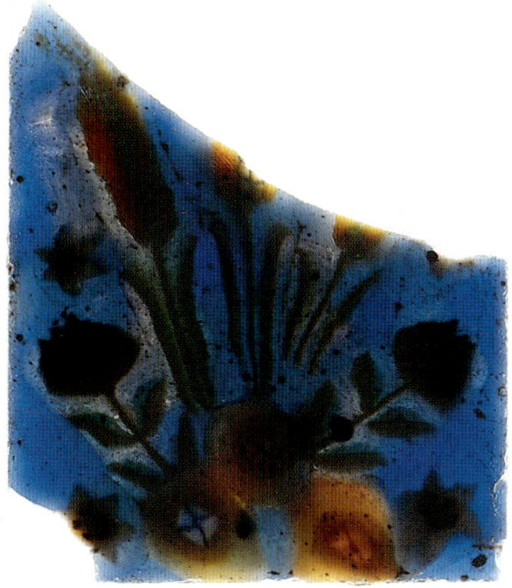
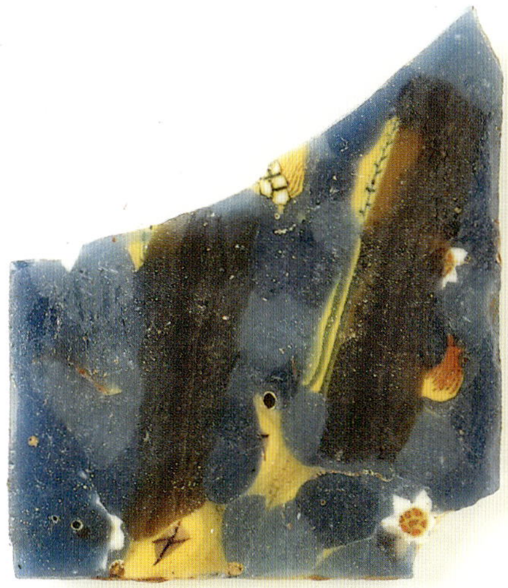

Archaeologica, Ljubljana, Nr. 33, 1982, S. 33–39, Tafel S. 39, Nr. 3: Hinweis EMS).
Weitere Fragmente befinden sich in: Corning, CMG, zahlreiche Beispiele (Goldstein 1979, S. 254–257, Nr. 758–776); – Kairo (C. Desroches-Noblecourt in: J. Leclant, Ägypten III. Spätzeit und Hellenismus, München 1981, Abb. 184); – Toledo, TMA, zahlreiche Beispiele (Grose 1989, S. 355–356, Nr. 646–653); – Würzburg, Sammlung Kiseleff, zahlreiche Beispiele (Schlick-Nolte in Vorbereitung, Inv.-Nr. K 857, K 858, K 863, K 871, K 872, K 1361); – in süddeutschem Privatbesitz (S. Schoske und D. Wildung, Entdeckungen. Ägyptische Kunst in Süddeutschland. Ausstellungskatalog, München 1985, S. 167, Nr. 145); – Kunsthandel London (Perneb I 1992, S. 11, Nr. 7–8: 22 Stücke; Per-neb II 1993, S. 11–12, Nr. 9–10: 36 Stücke).
Die einzelnen Blüten sind bei Grose (Grose 1989, S. 355, Abb. 167) in Umzeichnung abgebildet. Die Motive wurden im 19. Jahrhundert in Murano wieder aufgegriffen (G. Platz-Horster, Antike Gläser, Ausstellungskatalog, Antikenmuseum Berlin, 1976, S. 99, Nr. 203). Zu diesem Typus: Müller 1964, S. 162; Grose 1989, S. 355–356.
Siehe oben S. 63, Abb. 96, Zeichnung des Mosaikaufbaus.

## Nr. 147 Einlage mit floralem Muster

**In Ägypten hergestellt**
**Ende 1. Jahrhundert v. Chr. – 1. Jahrhundert n. Chr.**
**Höhe 7,9 cm; Breite 6,2 cm; Tiefe 0,5–0,6 cm**

**Provenienz: Kunsthandel Zürich**

Aus Scheiben und Abschnitten von Mosaikstäben und Kröseln aneinandergeschmolzen. Oberseite geschliffen und poliert. Hintergrund stark durchscheinendes, grünlichblaues Glas mit einigen nahezu farblosen Partien; nicht homogen durchgeschmolzen; von unzähligen Blasen und Unreinheiten durchsetzt. Opakes Glas der Mosaikscheibchen gleichmäßig von feinen Blasen durchsetzt. Unvollständig; nahezu die Hälfte der Gesamtfläche erhalten; an der geraden oberen und rechten Seite sind die Randstreifen abgebrochen; diagonaler Bruch an der unteren Seite; auf der Oberseite bräunliche Korrosionsspuren.
Einlage mit floralem Dekor. Ober- und Unterseite flach, Seiten senkrecht mit scharfen Kanten; Unterseite matt. Teil einer einst etwas breiteren und etwa zweimal so hohen rechteckigen floralen Einlage. Links und rechts an den Rändern vorgefertigte Glasstreifen (Rahmen), die an unterschiedlichen Farbnuancen gut zu erkennen sind (siehe oben: Technische Betrachtungen; Mosaikglas-Einlagen aus aneinandergeschmolzenen Scheiben von Mosaikstäben); der linke Streifen ist so gut wie unversehrt erhalten, vom rechten ist nur noch ein Teil vorhanden; die Streifen lassen sich hier auch ihrer Struktur nach erkennen. Die beiden oberen Narzissen der rechten Seite gehen bis zur Rückseite durch; der übrige Teil der Rückseite kreuz und quer von Mosaikglasabfällen verdeckt. Buntes Blumengebinde zusammengeschmolzen aus Scheiben und Abschnitten von Mosaikstäben. Unten zentral drei runde gelbe Blüten aus Scheiben von Überfängstäben mit dunkelpurpurfarbener, in blasses Purpurrot eingebetteter Kreuzmitte. Links und bruchstückhaft erhalten auch rechts neben ihnen je eine Kreuzblüte mit gelber Mitte und vier weißlichen (5 Y 6/1), rot gefaßten, herzförmigen Blättern. Über ihnen paarweise zwei schmale Blüten mit gelbem, braun akzentuiertem Unterteil und weiß auslaufenden Spitzen. Oben drei »Tulpen« gleich Kat.-Nr. 146, doch Blätter zusätzlich mit braunen Akzenten versehen. Vorwiegend als Randborte noch neun Narzissen gleich Kat.-Nr. 146. Konturen der Dekors überwiegend verschwommen.

Bemerkungen
Zu Arten, Verwendung und Herkunft solcher Einlagen siehe Kat.-Nr. 146. Diese florale Einlage gehört mit ihrem grünlichblauen durchsichtigen Untergrund, den weit weniger exakt ausgeführten Mustern und ihren verwischten, mit dem Grundglas vermischten Konturen zu der zweiten, größeren der beiden bekannten Gruppen der floralen Einlagen. Zum Aufbau der Tulpen waren Scheiben unterschiedlicher Kompositstäbe erforderlich. Zur Herstellungstechnik eines Mosaikstabes mit Kreuzblüte siehe Kat.-Nr. 133. Vergleiche Einlagen mit ähnlichen Randstreifen unterschiedlicher Farbnuancen in: London, BM, Nr. EA 29374 (Cooney 1976, S. 133, Nr. 1646, Farbtafel II Mitte); – New York, MMA, Nr. 26.7.1249 (Grose 1989, S. 355, Abb. 166).
Siehe oben S. 63, Abb. 96, Zeichnung des Mosaikaufbaus.

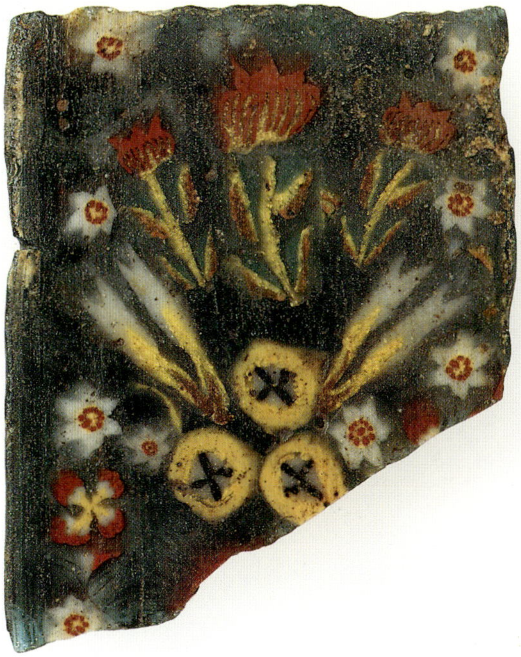

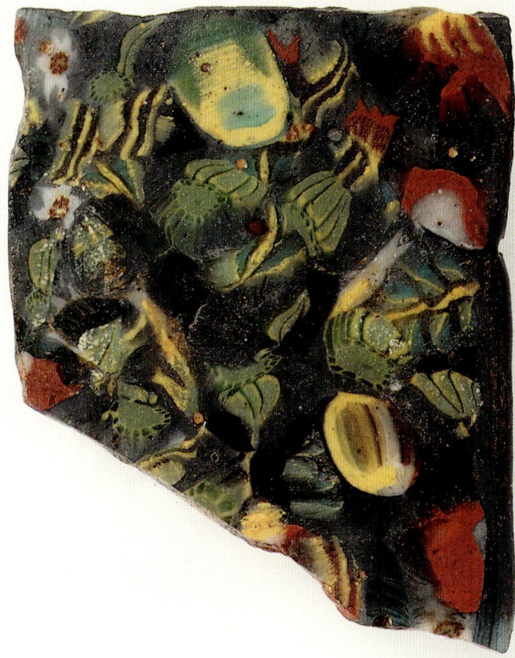

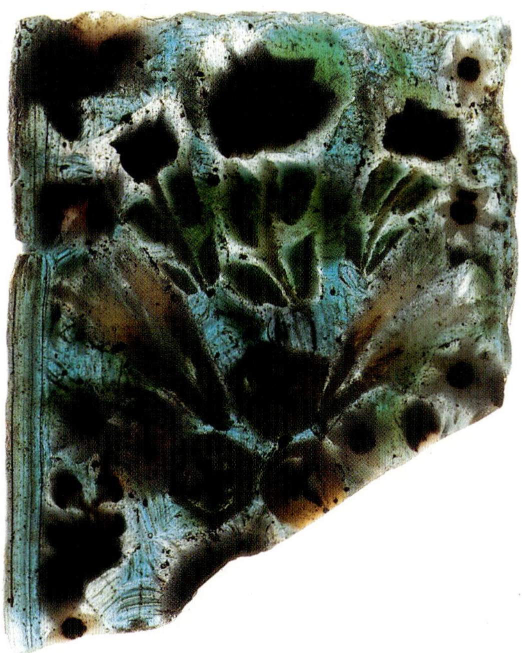

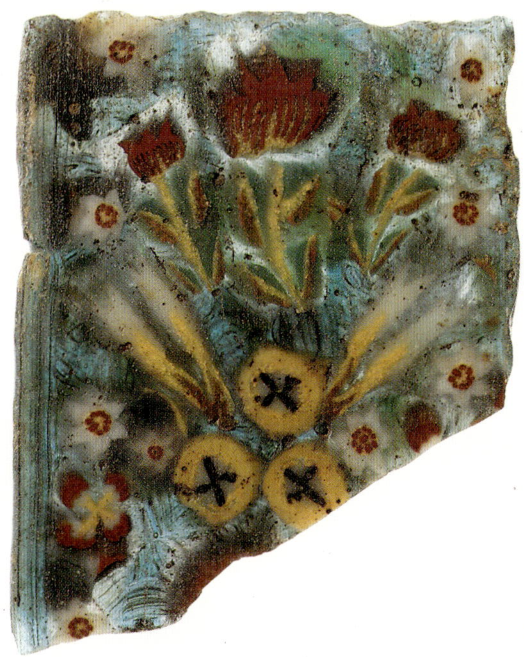

## Nr. 148 Fragment einer Fisch-Einlage aus Mosaikglas mit eingeschmolzenen Details

**Vielleicht in Italien hergestellt, möglicherweise in Ägypten**
**Wahrscheinlich 3. Jahrhundert n. Chr., möglicherweise früher**
**Erhaltene Länge ca. 5,6 cm; erhaltene Breite ca. 4,0 cm; durchschnittliche Tiefe 0,4 cm**

**Provenienz: Kunsthandel Zürich**

Aus Scheiben und Längsabschnitten von Mosaikstäben verschmolzen mit eingeschmolzenen Oberflächendetails. Zahlreiche kleine Blasen, an der Oberfläche geplatzt. Das »schwarze« Glas ist zum Teil durchscheinendes Grün, zum Teil durchscheinendes Blaßgrau. Erhalten sind der Vorderteil des Körpers und der Kopf bis zum Auge; das blaue Glas ist stellenweise weiß verfärbt.

Fragment von Kopf und Körper eines nach links gerichteten Fisches in Seitenansicht. Oberseite flach, Unterseite uneben, aber glatt und glänzend. Die Darstellung ist größtenteils durchgängig. Der Fisch ist zusammengesetzt aus Längsabschnitten zweier sich abwechselnder Stäbe: der erste aus einfarbigem, durchscheinendem Blaugrün (nahe 5 BG 5/2); der zweite ein Mosaikstab mit dünnen Streifen aus opakem Rot, durchscheinendem Blaugrün (wie vorher) und schwach durchscheinendem, fast opakem Weiß (das Rot ist oft dunkelbräunlich oder schwärzlich verfärbt, wo es neben dem Weiß liegt); Auge, Kiemendeckel und Brustflosse sind in die Oberfläche eingeschmolzen: das mehrfarbig gefaßte Auge mit einer großen, kreisrunden, schwarzen Pupille hat einen opakweißen Lichtreflex in der oberen Hälfte; es besteht aus der Scheibe eines Überfangstabes mit einer schwarzen (durchscheinenden, grünen) Mitte, in der ein opakweißer Stab in der Längsrichtung eingebettet war (der Lichtreflex), von Farbringen (von innen nach außen) aus dünnem, opakem Gelb, dickem, opakem Rot und dünnem Schwarz (durchscheinendem Blaßgrau) umschlossen; der Kiemendeckel ist opakrot; die gestreifte Brustflosse besteht aus dem Längsabschnitt eines Mosaikstabes mit abwechselnden Streifen von dünnem, opakem Rot und dünnem, opakem Weiß; die Einlage ist von zwei einfarbigen Stäben gerahmt, am Rücken des Fisches entlang aus durchscheinendem Blaugrau, am Bauch entlang aus opakem Weiß.

Bemerkungen

Diese fragmentarische Einlage ist mit römischen Fischdarstellungen verwandt, die gewöhnlich mit einer andersfarbigen Glasschicht hinterfangen sind, so daß das Hauptmuster nicht bis auf die Unterseite durchgeht. Typisch für die Gruppe ist das Einschmelzen von Details der Binnenzeichnung in die Oberfläche. Wie bei der Hinterglasmalerei begann man mit der späteren Vorderseite und legte die Details (mit der Vorderseite nach unten) in die Form. Dann bedeckte man sie mit Abschnitten von Mosaikstäben, aus denen das Hauptmotiv gebildet werden sollte. Beim Erhitzen sanken die größeren Abschnitte nach unten und bildeten mit den Details eine durchgehende Oberfläche (die Vorderseite), die nach dem Abkühlen poliert werden mußte.

Durch ihre eingeschmolzenen Details unterscheiden sich die Fisch-Einlagen von den Mosaikglas-Einlagen des 1. Jahrhunderts. Die Technik dürfte eine Neuerung des 3. Jahrhunderts n. Chr. gewesen sein. Das einzige Beispiel einer Fisch-Einlage aus einem datierbaren Kontext kam in Athen in den Trümmern eines Hauses, das 267 n. Chr. zerstört wurde, ans Licht; sie war in die Oberfläche eines türkisblauen Mosaikglas-Tellers eingeschmolzen (G. D. Weinberg, An Inlaid Glass Plate in Athens, Part I, JGS 4, 1962, S. 29–36; R. Brill, An Inlaid Glass Plate in Athens, Part II, JGS 4, 1962, S. 37–48). Die Fisch-Einlage der Sammlung Wolf zeigt keine Spuren von nachträglichem Einschmelzen oder sonstiger Bearbeitung; es ist nicht bekannt, wie sie ursprünglich verwendet wurde.

Mehrere Fischarten sind auf den Einlagen dieser Gruppe(n) dargestellt, darunter Papageifische (Weinberg 1962, S. 32, Anm. 10), Hechte, Delphine und Lachse (Kofler-Truniger 1985, S. 118, Nr. 226). Die leuchtenden Farben der Fisch-Einlage der Sammlung Wolf sprechen für einen Salzwasserfisch des Mittelmeers, möglicherweise das Blaumaul (Helicolenus dactylopterus, aus der Familie der Scorpaenidae).

Die unterschiedlichen Stile der Fisch-Einlagen lassen vermuten, daß sie in verschiedenen Werkstätten hergestellt wurden, aber die Lokalisierung ist nicht geklärt. Außer dem oben genannten Teller aus Athen sollen noch drei Fragmente von Fisch-Einlagen aus Rom stammen (G. Sangiorgi, Collezione di vetri antichi dalle origini al quinto secolo d.C., Rom 1914, S. 77 und Tafel 56). Aber von den meisten Fisch-Einlagen ist der Fundort unbekannt.

Vergleiche Fragmente in: Corning, CMG, Nr. 59.1.539; 65.1.7, von Fisch-Einlagen oder von Tellern mit Fischeinlagen (Goldstein 1979, S. 195–196, Nr. 532–533, Farbtafel 29) und CMG, Nr. 61.1.6; 59.1.540; 59.1.101; 64.1.213; 76.1.18a, Fisch-Einlagen (Goldstein 1979, S. 264–265, Nr. 792–796, Farbtafel 35–36); – ehemals Sammlung Kofler-Truniger, 28 Fragmente von Fisch-Einlagen (Kofler-Truniger 1985, S. 118, Nr. 226, Farbabb.); – Toledo, TMA, Nr. 23.239; 23.243; 23.329, Fisch-Einlagen (Grose 1989, S. 367–368, Nr. 654–656).

Siehe oben S. 21, 58.

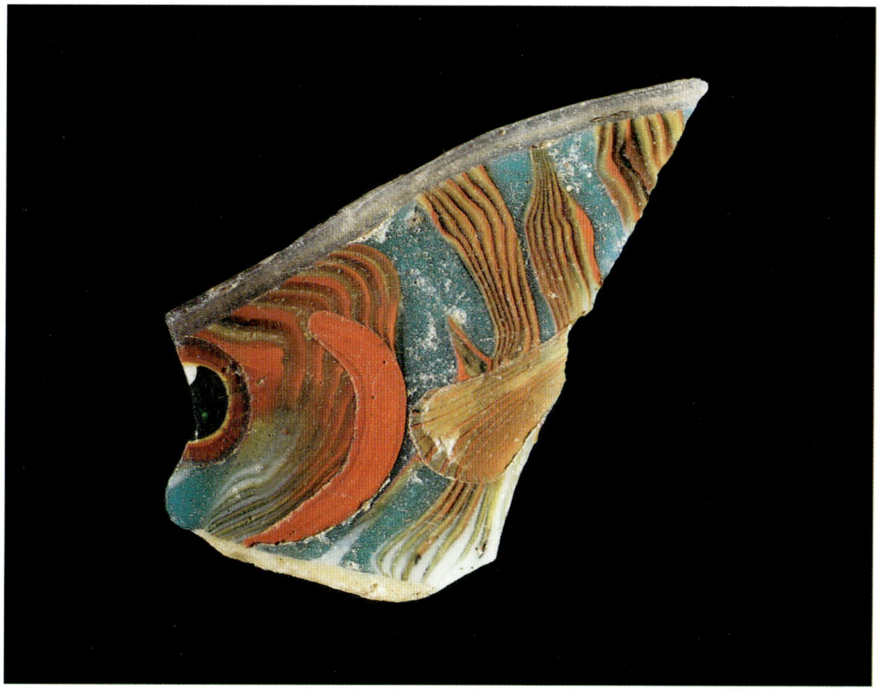

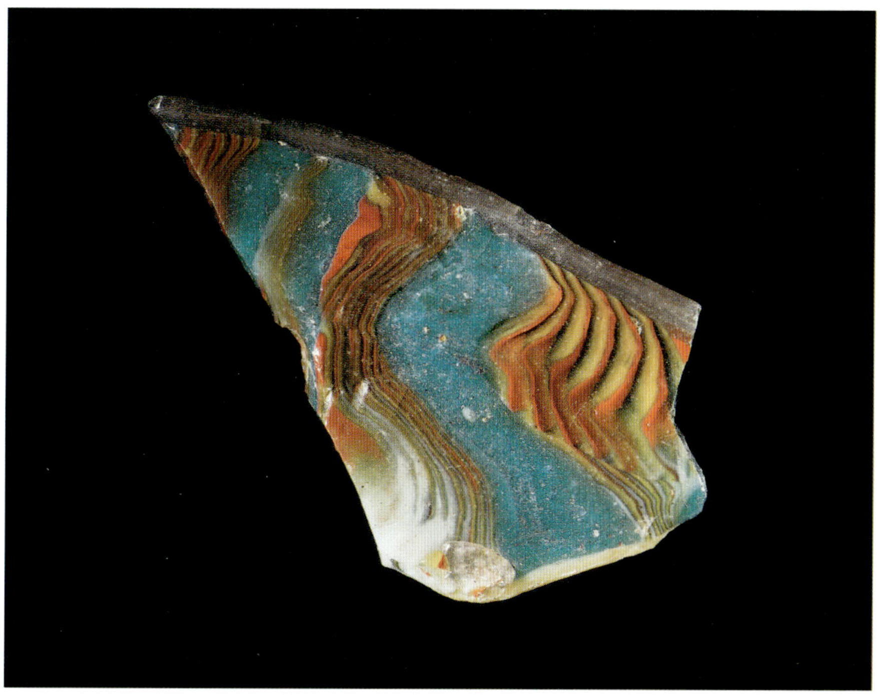

## Nr. 149 Kugelige Gesichtsperle aus Mosaikglas

Vielleicht in Ägypten hergestellt
1. Jahrhundert n. Chr.
Höhe 1,25 cm; Durchmesser 1,4 cm; Durchmesser Fadenloch (oben) 0,46 – (unten) 0,4 cm

Provenienz: unbekannt

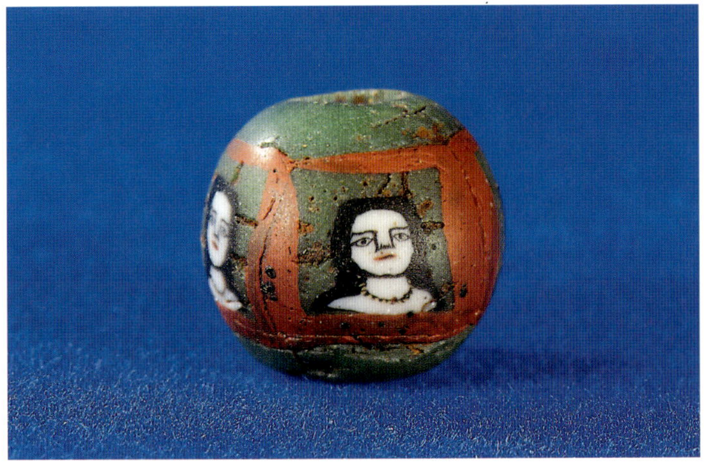

Schwach durchscheinendes, fast opakes, grünes Glas (zwischen 10 GY 4/4 und 5 G 5/2) mit eingeschmolzenen Scheiben von einem Mosaikstab. Winzige Blasen. Das »schwarze« Glas ist durchscheinendes, mangangefärbtes Violett. Um einen konischen Metallstab gewunden. Vollständig; außen leicht korrodiert; im Fadenloch braune Versinterungen.
Unregelmäßige, kugelige Perle mit senkrechtem, leicht sich nach unten verjüngendem Fadenloch. Um die Mitte der Perle vier gleiche, quadratische Mosaikglas-Einlagen von einem Mosaikkompositstab mit einer weiblichen Büste; der Grund der mit opakem Rot (nahe 5 R 4/6) gerahmten Büste ist aus dem gleichen, schwach durchscheinenden, grünen Glas wie die Perle selbst; jede Büste ist opakweiß mit »schwarzem« Haar, das sich um Gesicht und Schultern schmiegt; das Gesicht ist fast quadratisch, der Hals verbreitert sich leicht zur weit ausladenden Schulterpartie hin; Augen, Nase, Kinn und Mund sind »schwarz« umrissen; der Mund ist geschlossen; die opakroten Lippen sind durch einen dünnen, »schwarzen« Strich getrennt; um den Hals eine Kette aus nach unten zeigenden »schwarzen« Dreiecken mit einem nach oben zeigenden »schwarzen« Dreieck in der Mitte.

Bemerkungen
Die kugeligen Gesichtsperlen aus Mosaikglas werden in zwei Gruppen geteilt: eine frühe Gruppe, die im 1. Jahrhundert n. Chr. hergestellt wurde und ein einziges Band von Gesichtern oder Büsten zeigt (Stout 1986, S. 22–29, 285–288) und eine späte Gruppe, die in das 4.–5. Jahrhundert datiert wird; diese unterscheidet sich von der früheren durch die Gliederung der Verzierung in drei Bändern von Gesichtern, Schachbrettmustern und Sternen (Stout 1986, S. 47–111, 296–303). Die vier kugeligen Perlen der Sammlung Wolf (Kat.-Nr. 149–152) gehören zu der frühen Gruppe.
Frühe Gesichtsperlen wurden in Kontexten des 1. Jahrhunderts n. Chr. gefunden in: Schweden (Stout 1986, S. 286, Nr. 7); – Polen (Stout 1986, S. 285, Nr. 4, 5, 6); – Schweiz (B. Rütti, Beiträge zum römischen Oberwinterthur – Vitudurum 4: Die Gläser, Zürich 1988, S. 92, 195, Nr. 1908, Tafel 26, Farbtafel 31, aus Vitudurum; E. Rhea, Der Römische Schmuck aus Augst und Kaiseraugst, Augst 1990, Nr. 1170, S. 83, 158, Tafel 36, aus Augst, in einem gemischten Kontext des 1.–3. Jahrhunderts n. Chr.); – Deutschland (Stout 1986, S. 287, Nr. 14); – Österreich (Czurda-Ruth 1979, S. 196–199, Nr. 2065, Farbtafel 23, aus Magdalensberg); – Italien (Stout 1986, S. 285, Nr. 2, aus der Umgebung Roms, nun in Berlin, Staatliche Museen, Antikensammlung, Nr. 30891 M, zitiert von G. Platz-Horster, Antike Gläser, Antikenmuseum, Berlin 1976, Nr. 40); – Sudan (Dows Dunham, The Royal Cemeteries of Kush, Band IV: Royal Tombs at Meroë and Barkal, Boston 1957, S. 121, Nr. 21-3-57b, Abb. 80, Tafel 66 M, aus Meroë, Grabpyramide Beg. N 1; S. 133, Nr. 21-12-129b-2 und S. 135, Nr. 21-12-130d, beide Abb. 89 und Tafel 67 B, aus Meroë, Grabpyramide Beg. N. 15); – Fundstätten an der Nordküste des Schwarzen Meeres (E. M. Alekseeva, Antichnye Busy Severnowo Prichernomorja (Antike Perlen von der Nordküste des Schwarzen Meeres), Akademie der Wissenschaften, USSR, Moskau 1982, Farbtafel 48, Nr. 27–28).
Die meisten Perlen des 1. Jahrhunderts zeigen nur Gesichter oder Masken (Kat.-Nr. 150–152), aber auf einigen sind weibliche Büsten zu sehen, wie auf dieser Perle. Vergleiche die Perle aus Meroë, Sudan, Beg. N. 15 (Dunham 1957, op. cit., S. 133, Nr. 21-12-129b-2, Abb. 89 und Tafel 67 B); – vier röhrenförmige Perlen, ehemals Sammlung Kofler-Truniger (Kofler-Truniger 1985, S. 133, Nr. 252, Mitte).
Eine unbearbeitete, fragmentarische Mosaikglas-Scheibe, vielleicht zum Einlegen in eine Perle, befindet sich in der Sammlung Wolf (Kat.-Nr. 141).
Die Perlen-Werkstätten wurden noch nicht lokalisiert. Möglicherweise wurden Perlen mit Scheiben von importierten Mosaikstäben dekoriert, aber die Perle in der Sammlung Wolf entstand wahrscheinlich in derselben Werkstatt wie der für die Dekoration verwendete Mosaikstab, da in beiden die gleiche grüne Farbe vorkommt.
Zu Gesichtsperlen aus Mosaikglas: Beck 1927, S. 34, Abb. 28; Selling 1942, S. 23–48; Stout 1986, passim.
Zur Technik siehe oben: Technische Betrachtungen S. 44–45.
Siehe oben S. 45.

## Nr. 150 Kugelige Maskenperle aus Mosaikglas

Vielleicht in Ägypten hergestellt
1. Jahrhundert n. Chr.
Höhe 1,3 cm; Durchmesser 1,48 cm;
Durchmesser Fadenloch (oben) 0,36 – (unten) 0,29 cm

Provenienz: unbekannt

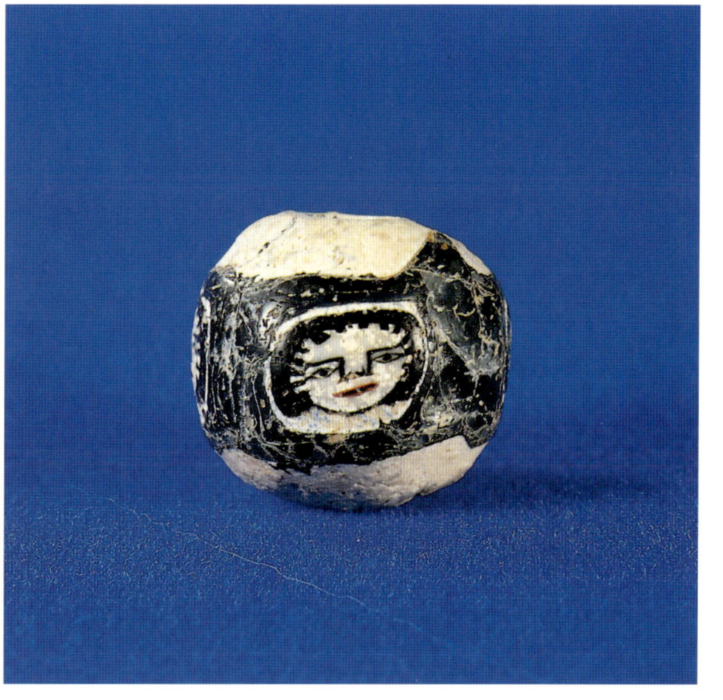

Opakweißes Glas mit eingeschmolzenen Scheiben von einem Mosaikkompositstab. Winzige Blasen. Das »schwarze« Glas ist durchscheinendes, mangangefärbtes Violett. Um einen konischen Metallstab gewunden. Vollständig; das weiße Glas weitgehend zu einem spröden Cremeweiß verwittert; Oberfläche korrodiert.
Unregelmäßige, kugelige Perle mit senkrechtem, sich nach unten leicht verjüngendem Fadenloch. Um die Mitte der Perle vier gleiche, quadratische Mosaikglas-Einlagen von einem Mosaikkompositstab mit einer fast kreisrunden, stilisierten weiblichen Maske, die aus dem gleichen opakweißen Glas wie die Perle gebildet ist; dreiviertel des Gesichts ist mit einem Kranz von kleinen »schwarzen« Quadraten umrahmt; eine dünne »schwarze« Umrißlinie begrenzt das Kinn; die Binnenzeichung des Gesichtes besteht zum größten Teil aus »schwarzen« Umrißlinien: eine rechteckförmige Nase, deren Enden sich oberhalb der Nasenwurzel nach außen biegen und im rechten Winkel in die geraden Augenbrauen übergehen; darunter kleine spitzovale Augen mit winzigen kreisrunden Pupillen; der leicht geöffnete Mund ist »schwarz« mit opakroten Lippen; um die Maske ein schmaler, opakweißer Rahmen (wiederum aus demselben Glas wie das Gesicht und die Perle selbst), darum ein breiter, quadratischer Rand aus durchscheinendem, blaugrünem (fast schwarz erscheinendem) Glas.

Bemerkungen
Siehe Kat.-Nr. 149. Die Perle wurde wahrscheinlich in derselben Werkstatt hergestellt wie der für die Dekoration verwendete Mosaikstab, da in beiden die gleiche opakweiße Farbe vorkommt.
Das unnatürliche, häßlich gestaltete Gesicht stellt vermutlich die Maske der Medusa dar. Die merkwürdigen kleinen schwarzen Quadrate, die das Gesicht umrahmen, sind die stilisierten Köpfe der Schlangen, die aus ihrem Haar wuchsen. Da nach dem griechischen Mythos der Anblick der Medusa jeden Gegner versteinerte, galt ihre Maske als besonders wirksamer Schutz gegen Unheil; sie war ein beliebtes Motiv auf Amuletten und Perlen. Eine ähnlich stilisierte Medusamaske ist auch auf einer scheibenförmigen Mosaikglas-Perle der Sammlung Wolf zu sehen (Kat.-Nr. 153).

Zur Darstellung von Masken in der griechischen und römischen Kunst, siehe Bemerkungen zu Kat.-Nr. 126.
Vergleiche Maskenperlen in: Augst, Schweiz, aus Augst (E. Rhea, Der Römische Schmuck aus Augst und Kaiseraugst, Augst 1990, Nr. 1170, S. 83, 158, Tafel 36, aus Augst, in einem gemischten Kontext des 1.–3. Jahrhunderts n. Chr.); – Corning, CMG, Nr. 62.1.25 (Goldstein 1979, S. 273, Nr. 817); – ehemals Sammlung Kofler-Truniger (Kofler-Truniger 1985, S. 133, Nr. 252).
Siehe oben S. 45.

## Nr. 151 Kugelige Maskenperle aus Mosaikglas

Vielleicht in Ägypten hergestellt
1. Jahrhundert n. Chr.
Höhe 1,36 cm; Durchmesser ca. 1,5 cm;
Durchmesser Fadenloch (oben) 0,44 – (unten) 0,37 cm

Provenienz: unbekannt

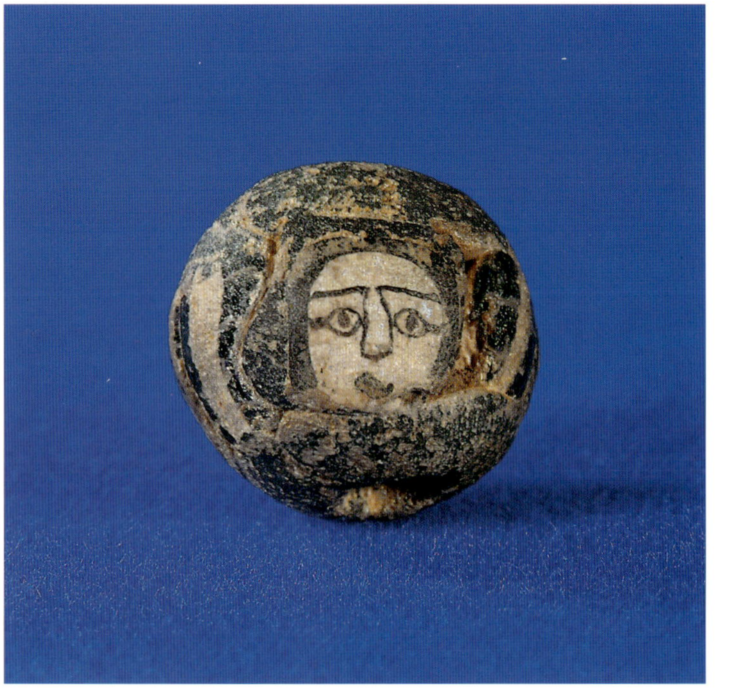

Schwach durchscheinendes, fast opakes, graublaugrünes Glas (nahe 5 BG 5/2) mit eingeschmolzenen Scheiben von zwei Mosaikstäben. Winzige Blasen. Das »schwarze« Glas ist zum Teil durchscheinendes, mangangefärbtes Rosa, zum Teil durchscheinendes Dunkelgrün. Um einen konischen Metallstab gewunden. Vollständig, aber an der Oberfläche korrodiert.
Unregelmäßige, kugelige Perle mit senkrechtem, sich nach unten leicht verjüngendem Fadenloch. Um die Mitte der Perle sechs ungefähr quadratische Mosaikglas-Einlagen; es alternieren drei Scheiben von einem gestreiften Mosaikstab (aus durchscheinendem Graublaugrün mit einem opakweißen Mittelstreifen) mit drei Scheiben von einem Mosaikkompositstab, der eine weibliche Maske zeigt; die opakweißen Gesichter sind in durchscheinendem, dunkelblaugrünem (fast schwarz erscheinendem) Glas gefaßt, das Grund und Rahmen zugleich bildet und sich kaum von dem Glas der Perle abhebt; jedes Gesicht ist leicht oval mit langem, schwarzem (durchscheinendem, dunkelgrünem) Haar, das den Kopf bis in Wangenhöhe wie eine enganliegende Kappe umgibt; die großen, runden Augen mit kleinen, schwarzen Pupillen und die lange, gerade, nach unten etwas breiter werdende Nase sind schwarz umrissen (durchscheinendes Rosa); der schief geratene, offene Mund ist ebenfalls schwarz (durchscheinendes Rosa); die Angabe der Lippen fehlt.

Bemerkungen
Siehe Kat.-Nr. 149. Das Gesicht auf dieser Perle könnte vielleicht eine Medusa-Maske darstellen. Zur Medusa, siehe Kat.-Nr. 150.
Vergleiche ähnliche Masken auf quadratischen Mosaikglas-Einlagen aus dem Friedhof Ras el-Tin in Alexandria, Ägypten: Griechisch-Römisches Museum, Alexandria, Nr. 20834 (Götter und Pharaonen, Ausstellungskatalog, Mainz 1978, Nr. 133, 8, Farbtafel; M.-D. Nenna, Eléments d'incrustation en verre des nécropoles alexandrines, AnnAIHV 12, Wien 1991 [publ. 1993], S. 49–50, Abb. 3 b). Die Funde aus Ras el-Tin werden in das 1. Jahrhundert n. Chr. datiert.
Siehe oben S. 45.

## Nr. 152 Kugelige Maskenperle aus Mosaikglas

Vielleicht in Ägypten hergestellt
1. Jahrhundert n. Chr.
Höhe 1,66 cm; Durchmesser 1,74 cm;
Durchmesser Fadenloch (oben) 0,35 – (unten) 0,52 cm

Provenienz: unbekannt

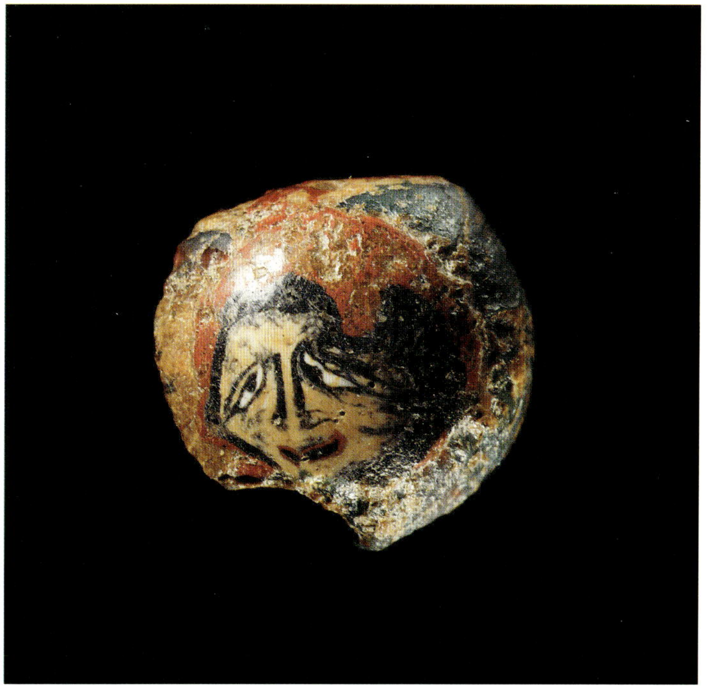

Opakes, graublaugrünes Glas (nahe 5 BG 5/2) mit eingeschmolzenen Scheiben von einem Mosaikkompositstab. Winzige Blasen. Das »schwarze« Glas ist durchscheinendes, mangangefärbtes Violett. Um einen konischen Metallstab gewunden. Parallel zum Fadenloch durch die Mitte gebrochen und zur Hälfte erhalten; korrodiert.
Fragmentarische, unregelmäßige, kugelige Perle mit senkrechtem, sich leicht nach oben(!) verjüngendem Fadenloch. Auf mittlerer Höhe zwei gleiche, in opakem Rot gefaßte, kreisrunde Mosaikglas-Einlagen mit einer weiblichen Maske, die eine auf der Außenseite der Perle, die andere innen in der Bruchfläche; das Gesicht auf der Außenseite ist fast senkrecht ausgerichtet, während das Gesicht innen auf der Seite liegt; die Masken sind cremeweiß mit »schwarzem« Haar, das bis zu den Wangen herabhängt; beide Gesichter sind verzerrt, das auf der Innenseite stärker als das auf der Außenseite; die schräg geratenen, schielenden Augen und die lange gerade Nase sind »schwarz« umrissen; die Augen sind opakweiß mit »schwarzen« Pupillen; der grinsende offene Mund ist »schwarz« mit opakroten Lippen.

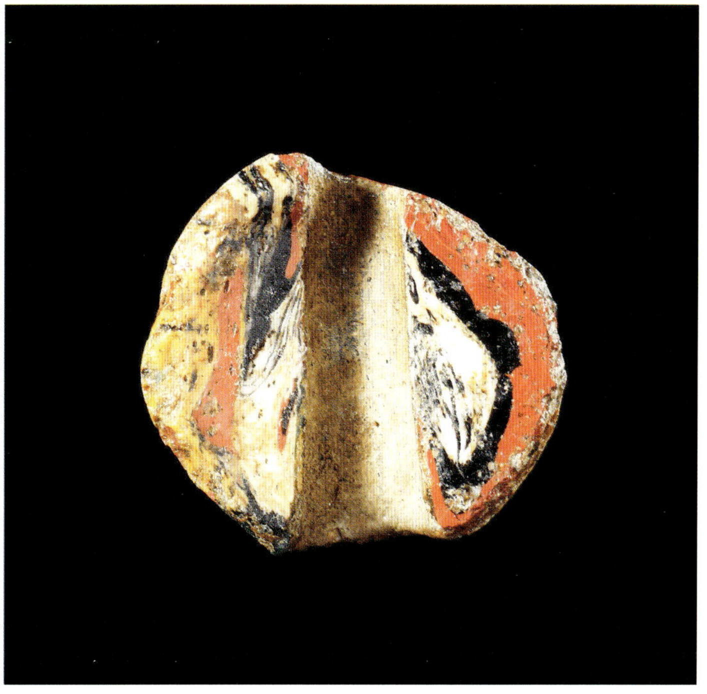

Bemerkungen
Siehe Kat.-Nr. 149. Die Maske stellt vielleicht das mythische Ungeheuer Medusa dar. Zur Medusa siehe Kat.-Nr. 150. Die Verjüngung des Fadenloches nach oben zeigt, daß diese Perle umgekehrt gearbeitet wurde (vergleiche Kat.-Nr. 38).
Siehe oben S. 45.

# Nr. 153 Runde scheibenförmige Maskenperle aus Mosaikglas

Vielleicht in Ägypten hergestellt
1. Jahrhundert n. Chr.
Höhe 1,7 cm; Breite 1,55 cm;
durchschnittliche Tiefe 0,5 cm;
Durchmesser Fadenloch 0,1–0,15 cm

Provenienz: unbekannt

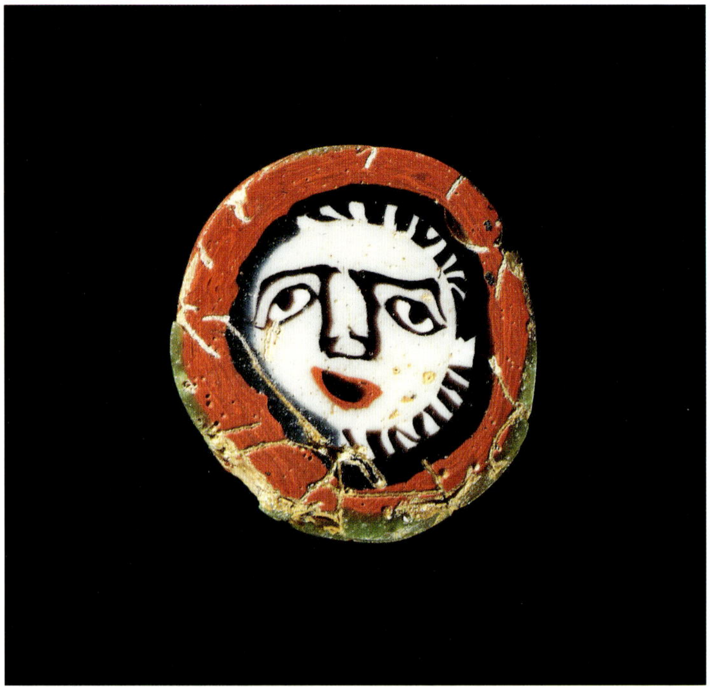

Scheibe eines fast kreisrunden Mosaikkompositstabes. Kleine runde Blasen. Das »schwarze« Glas ist durchscheinendes, mangangefärbtes Violett. Fadenloch gebohrt; Ober- und Unterseite (nach?)geschliffen und poliert. Unversehrt; beide Seiten leicht korrodiert.
Flache, kreisförmige Perle mit senkrechten Kanten und einem liegenden Fadenloch, das von beiden Seiten gebohrt wurde. Die fast kreisrunde weibliche Maske ist umrandet mit Schichten von »Schwarz«, opakem Rot und zum Teil mit durchscheinendem Grün (das Grün ist vielleicht eine Verwitterungsschicht des opakroten Glases). Die Darstellung ist durchgängig. Das cremeweiße Gesicht ist zu zwei Dritteln von einem Haarkranz aus kurzen »schwarzen« und weißen Streifen gerahmt; die Gesichtszüge sind bewußt häßlich gebildet mit schräggestellten, nach außen schielenden Augen, eckigen Brauen und einer breiten, rechteckigen Nase, die alle mit »Schwarz« umrissen sind; die spitzovalen Augen sind opakweiß mit »schwarzen« Pupillen; der leicht schräg geratene, offene Mund ist »schwarz«, die Lippen sind opakrot.

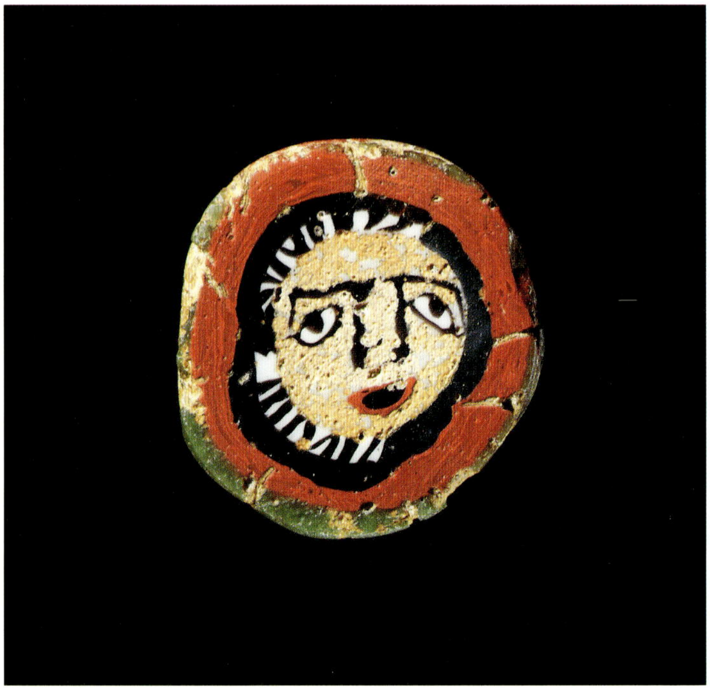

Bemerkungen
Masken wie diese mit einem Kranz von gestreiften Haaren, die wohl stilisierte Schlangenköpfe darstellen, sind Masken der Medusa, siehe Kat.-Nr. 150. Vergleiche eng verwandte Maskenperlen in: – Corning, CMG, Nr. 54.1.154 (Goldstein 1979, S. 274, Nr. 820); – ehemals Privatbesitz (F. Neuburg, Antikes Glas, Darmstadt 1962, S. 57, Farbtafel VI a, links oben).
Scheibenförmige Perlen mit weiblichen Gesichtern und Masken kamen aus Kontexten des 1. Jahrhunderts n. Chr. zum Vorschein in: – Vitudurum, Schweiz (B. Rütti, Beiträge zum römischen Oberwinterthur – Vitudurum 4: Die Gläser, Zürich 1988, S. 91, 195, Nr. 1905–1907, Tafel 26, Farbtafel 31); – Herculaneum, Italien (National Geographic 165.5, Mai 1984, Abb. S. 563); – an der Nordküste des Schwarzen Meeres (E. M. Alekseeva, Antichnye Busy Severnowo Prichernomorja [Antike Perlen von der Nordküste des Schwarzen Meeres], Akademie der Wissenschaften, USSR, Moskau 1982, Farbtafel 48, Nr. 33–42).
Zu dieser Form: Beck 1927, S. 3, Gruppe XVI, der sie als »circular tabular bead« klassifiziert; das Fadenloch kann sowohl liegend als auch senkrecht angebracht sein.

## Nr. 154 Runde scheibenförmige Maskenperle aus Mosaikglas

Wahrscheinlich in Ägypten hergestellt
1. Jahrhundert n. Chr.
Durchmesser 1,04 cm;
durchschnittliche Tiefe 0,4 cm

Provenienz: unbekannt

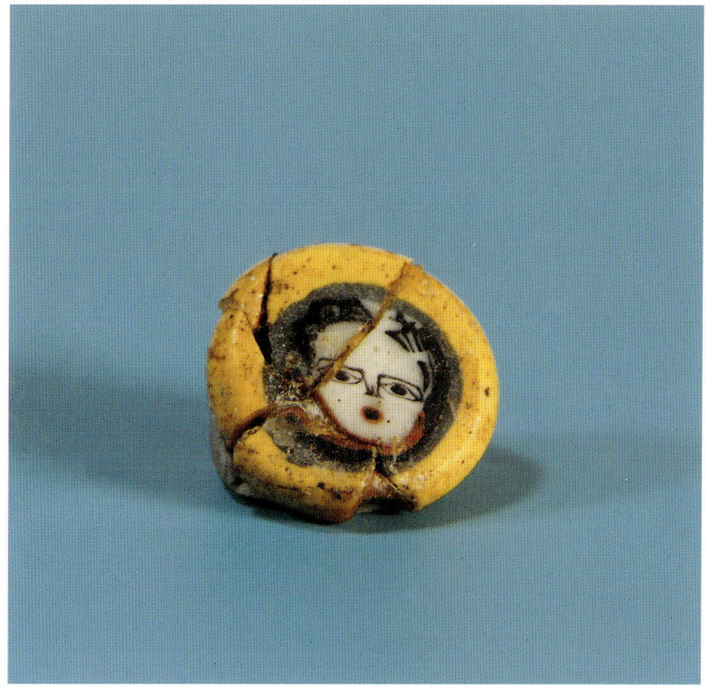

Scheibe eines fast kreisrunden Mosaikkompositstabes. Winzige Blasen. Das »schwarze« Glas ist durchscheinendes, mangangefärbtes Violett. Fadenloch fehlt; Ober- und Unterseite (nach?)geschliffen und poliert. Kleine runde Blasen. In fünf Stücke gebrochen und wieder zusammengesetzt; Oberseite leicht korrodiert; Unterseite mit Wachs gefüllt; das Haar auf der linken Seite in jüngerer Zeit mit glänzendem Schwarz nachgemalt.
Flache, kreisrunde Perle mit gerundeten Kanten; unfertig, Fadenloch noch nicht gebohrt. Die kreisförmige weibliche Maske ist mit Schichten von dünnem, durchscheinendem Graugrün und dickem, opakem Gelb umrandet. Die Darstellung scheint durchgängig zu sein. Das Gesicht ist opakgrauweiß mit einem Haarkranz von kurzen »schwarzen« und opakweißen Streifen, die die obere Hälfte umrahmen; Augen, Brauen und Nase sind schwarzbraun umrissen; die Pupillen und der offene Mund sind »schwarz«, die Lippen opakrot.

Bemerkungen
Wahrscheinlich eine Medusa-Maske, siehe Kat.-Nr. 152. Die Stilisierung der Maske gleicht Kat.-Nr. 151. Vergleiche eine (undurchbohrte?) Perle ehemals in Privatbesitz (F. Neuburg, Antikes Glas, Darmstadt 1962, S. 57, Farbtafel VIa, rechts unten). Vergleiche: opakrote quadratische Mosaikglas-Einlagen mit fast kreisrunden Masken aus dem Ras el-Tin Friedhof in Alexandria, Ägypten: Griechisch-Römisches Museum, Alexandria, Nr. 20834 (Götter und Pharaonen, Ausstellungskatalog, Mainz 1978, Nr. 133:8, Farbtafel; M.-D. Nenna, Eléments d'incrustation en verre des nécropoles alexandrines, AnnAIHV 12, Wien 1991 [publ. 1993], S. 49–50, Abb. 3 b). Die Funde aus Ras el-Tin werden in das 1. Jahrhundert n. Chr. datiert.

## Nr. 155 Spielstein in Würfelform

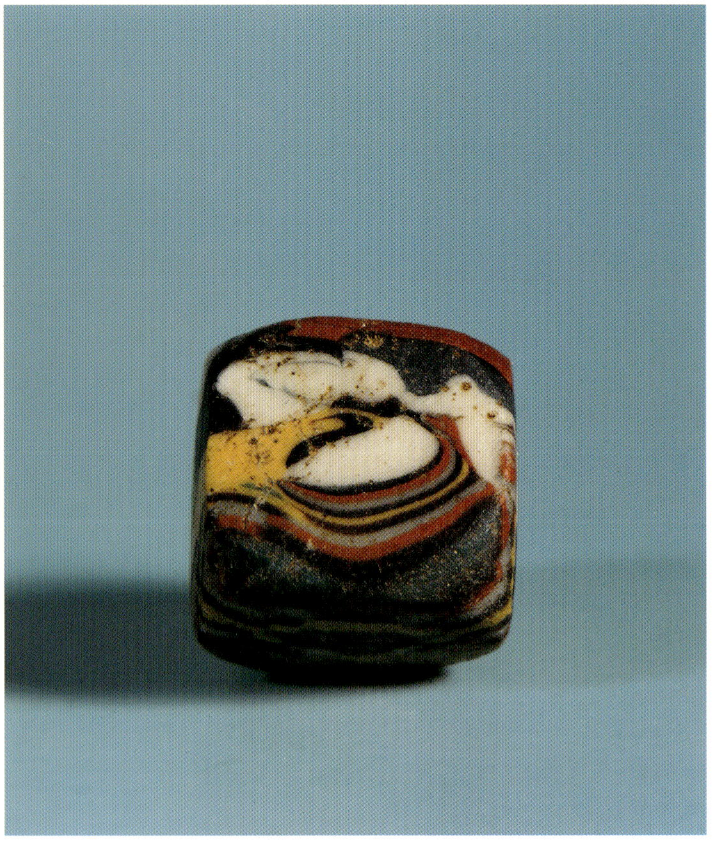

**Wahrscheinlich in Ägypten hergestellt**
**1. Jahrhundert v. Chr. – 1. Jahrhundert n. Chr.**
**Höhe der Seiten 1,4–1,5 cm**

**Provenienz: unbekannt**

Konglomerat aus Mosaikglas. Von feinen Blasen und einigen größeren durchsetzt. Durchweg opakes dunkelgrünblaues, braunrotes, dunkelbraunes, dunkelpurpurfarbenes, gelbes und weißes Glas. Mit Brett in Form gebracht und geschliffen. Vollständig und gut erhalten; matte Oberfläche.
Würfel. Alle Ecken derart abgeschliffen, daß die ursprünglich quadratischen Seiten nun die Form eines Oktogons haben. Aus größerem dunkelgrünblauem und kleinen weißen und gelben Glasposten, die mit Mosaikstäben belegt wurden, in marmoriertem Muster aufgebaut. Das verwendete Mosaikglas besteht aus vorfabrizierten, übereinander geschichteten Glasstreifen: der mittlere gelbe wird beidseitig von dunkelpurpurfarbenen, weißen, braunroten und dunkelbraunen eingefaßt.

Bemerkungen
Kieselsteine und Tierfiguren waren in Ägypten seit der Vorgeschichte (4. Jahrtausend v. Chr.) als Spielsteine von Brettspielen bekannt. Sie wurden nach Würfen mit Wurfstäben und kleinen Tierknöcheln, den Astragalen, die in hellenistischer Zeit auch in Glas hergestellt wurden (siehe Kat.-Nr. 104), vorwärtsbewegt. Den Spielsteinen wird magische Kraft zugeschrieben. Ihr Formenreichtum nimmt im Laufe der Geschichte zu. Typisch sind spulenförmige und kegelförmige Spielsteine mit einem rundlichen Kopf, wie sie heute noch in Deutschland beim Halma-Spiel verwendet werden. Vom Neuen Reich an (2. Hälfte 2. Jahrtausend v. Chr.) waren sie häufig aus Fayence mit grünblauen Glasuren. Manche von ihnen imitierten echtes Glas, denn tief dunkelpurpurfarben aufgemalte Streifen laufen wie gespulte Glasfäden um ihre Körper (W. C. Hayes, The Scepter of Egypt II, Cambridge, Massachusetts, 1959, S. 199, Abb. 113 = N. Scott, The daily life of the ancient Egyptians, o. J., Abb. 36). Viele sind aus Glas erhalten (Cooney 1976, S. 67), und manch spulenförmiger Ohrring mag sich auch als Spielstein erweisen (C. Andrews, Ancient Egyptian Jewellery, London 1990, Abb. 96, 2. von links unten). In ptolemäischer und insbesondere römischer Zeit wurden statt Kieselstein-Spielsteinen gerne gläserne genommen. Aus einem heißen Glasposten hergestellt, der auf einer flachen Unterlage erkaltet ist, haben sie über einer kreisrunden Basis einen konvexen Körper. Die feineren dieser Form sind aus Mosaikglas hergestellt, vergleiche ein Beispiel in London, BM, Nr. EA 66962 (Cooney 1976, S. 78, Nr. 855). Die Marmorierung des Würfels in der Sammlung Wolf erinnert an Marmorierungen, wie sie die Ägypter schon frühzeitig zu fabrizieren versuchten, vergleiche einen Polierstein in London, BM, Nr. EA 64169, in das Neue Reich (1550–1075 v. Chr.) datiert (Cooney 1976, S. 158, Nr. 1835). Da der würfelförmige Spielstein in der Sammlung Wolf aus Mosaikglas besteht, kann er frühestens aus ptolemäischer Zeit stammen.
In Ägypten kommen Würfel mit Augen erst in ptolemäisch-römischer Zeit vor, vergleiche Beispiele in: London, BM, Nr. EA 14486, EA 23613, EA 37467, EA 41423 und EA 43355 (unpubliziert).
Dieser Würfel war bestimmt ein Spielstein und keine unfertige Perle. Vergleiche durchbohrte Würfel, die wahrscheinlich als Perlen getragen wurden, in: Corning, CMG, Nr. 66.1.45 (Goldstein 1979, S. 274, Nr. 822); – Berlin, Staatliche Museen, Antikensammlung, Nr. 30219, ehemals Sammlung von Gans (G. Platz-Horster, Antike Gläser, Ausstellungskatalog Antikenmuseum Berlin, 1976, Nr. 40). Zu griechischen Würfeln: Semni Karouzou (S. Karusu, Der Erfinder des Würfels, Athenische Mitteilungen 88, 1973, S. 55–65). (Hinweis EMS)

# Anhang

# BIBLIOGRAPHIE UND ABKÜRZUNGSVERZEICHNIS

Oft zitierte Werke werden wie unten abgekürzt. Für alle sonstigen Zitate finden sich volle bibliographische Angaben in den Anmerkungen und in den Bibliographien der einzelnen Katalognummern.


AJA — American Journal of Archaeology.

Lüttich AnnAIHV — Annales du ... congrès de l'Association Internationale pour l'Histoire du Verre, Lüttich (Band 1–9); Amsterdam (Band 10ff.).

BABesch — Bulletin Antieke Beschaving, Leiden.

Barag 1970 — Dan P. Barag, Mesopotamian Core-Formed Glass Vessels (1500–500 B. C.), in: Oppenheim et al. 1970, S. 131–199, Abb. 1–101.

Barag 1975 — Dan P. Barag, Rod-Formed Kohl Tubes of the Mid-First Millennium B. C., JGS 17, 1975, S. 23–36.

Barag 1985 — Dan P. Barag, Catalogue of Western Asiatic Glass in the British Museum, Band I, London 1985.

Beck 1927 — Horace C. Beck, Classification and Nomenclature of Beads and Pendants, Archaeologia 77, 1927, S. 1–76; Neudruck: Liberty Cap Books, York, Pennsylvania, 1973.

Berger 1960 — Ludwig R. Berger, Römische Gläser aus Vindonissa, Veröffentlichungen der Gesellschaft Pro Vindonissa 4, Basel 1960.

Bianchi 1983a — Robert S. Bianchi, Those Ubiquitous Glass Inlays from Pharaonic Egypt: Suggestions about their Function and Dates, JGS 25, 1983, S. 29–35.

Bianchi 1983b — Robert S. Bianchi, Those Ubiquitous Glass Inlays, Part II, Bulletin of the Egyptological Seminar 5, New York 1983, S. 9–29.

Bimson und Freestone 1987 — Mavis Bimson und Ian Freestone (Hrsg.), Early Vitreous Materials, British Museum Occasional Paper Nr. 56, London 1987.

Brill 1970 — Robert H. Brill, The Chemical Interpretation of the Texts, in: Oppenheim et al. 1970, S. 105–128.

Brill 1988 — Robert H. Brill, Scientific Investigations of the Jalame Glass and Related Finds, in: Weinberg (Hrsg.) 1988, S. 257–294.

Cooney 1960 — John D. Cooney, Glass Sculpture in Ancient Egypt, JGS 2, 1960, S. 10–43.

Cooney 1976 — John D. Cooney, Catalogue of Egyptian Antiquities in the British Museum Band IV, Glass, London 1976.

Czurda-Ruth 1979 — Barbara Czurda-Ruth, Die römischen Gläser vom Magdalensberg, Klagenfurt 1979.

Daressy 1902 — Georges Daressy, Fouilles de la vallée des rois, Catalogue général du Musée du Caire, Kairo 1902.

Ettinghausen 1962 — Richard Ettinghausen, Ancient Glass in the Freer Gallery of Art, Smithsonian Institution, Washington D.C. 1962.

Feugère 1989 — Michel Feugère, Le verre préromain en Europe occidentale, Les vases en verre sur noyau d'argile en Méditerranée nord-occidentale, Montagnac 1989.

Fossing 1940 — Poul Fossing, Glass Vessels before Glass-blowing, Kopenhagen 1940.

Goldstein 1979 — Sidney M. Goldstein, Pre-Roman and Early Roman Glass in The Corning Museum of Glass, Corning, New York, 1979.

Gréau 1903 — Wilhelm Froehner, Collection Julien Gréau. Verrerie antique, émaillerie et poterie appartenant à M. John Pierpont Morgan, Paris, 1903.

Grose 1979 — David F. Grose, The Syro-Palestinian Glass Industry in the Later Hellenistic Period, MUSE 13, 1979, S. 54–67.

Grose 1989 — David F. Grose, The Toledo Museum of Art. Early Ancient Glass, New York und Toledo 1989.

Grose 1991 — David F. Grose, Early Imperial Roman Cast Glass: The Translucent Coloured and Colourless Fine Wares, in: Newby und Painter (Hrsg.) 1991, S. 1–18.

Haevernick 1977 — Thea E. Haevernick, Gesichtsperlen, Madrider Mitteilungen 18, 1977, S. 152–231 = Haevernick 1981, S. 304–356.

Haevernick 1981 — Thea E. Haevernick, Beiträge zur Glasforschung. Die wichtigsten Aufsätze von 1938 bis 1981, Mainz 1981.

Harden 1967 — Donald B. Harden, Some Aspects of Pre-Roman Glass, AnnAIHV 4, Ravenna und Venedig 1967, S. 29–38.

Harden 1968 — Donald B. Harden, The Canosa Group of Hellenistic Glasses in the British Museum, JGS 10, 1968, S. 21–47.

Harden 1981 — Donald B. Harden, Catalogue of Greek and Roman Glass in the British Museum, Band 1, London 1981.

Isings 1957 — Clasina Isings, Roman Glass from Dated Finds, Archaelogica Traiectina 2, Groningen und Djakarta 1957.

JbRGZM — Jahrbuch des Römisch-Germanischen Zentralmuseums, Mainz.

JGS — Journal of Glass Studies, The Corning Museum of Glass, Corning, New York.

JRA — Journal of Roman Archaeology, Ann Arbor, Michigan.

Kofler-Truniger 1985 — Ancient Glass. Formerly the Kofler-Truniger Collection, Auktionskatalog, Christie, Manson, and Woods Ltd., London, 5. März 1985.

Kozloff und Bryan 1992 — Arielle P. Kozloff und Betsy M. Bryan, Egypt's Dazzling Sun. Amenhotep III and his world, Ausstellungskatalog, The Cleveland Museum of Art 1992.

Letsch, Noll, Schiering 1983 — Jürgen Letsch, Walter Noll und Wolfgang Schiering, Glasforschung in Tonmatrizen. Eine meister-liche Technologie der Werkstatt des Phidias in Olympia, Glastechnische Berichte 56, 1983, S. 96–105.

Lierke 1991 — Rosemarie Lierke, Glass Bowls made on the Potter's Wheel, Glastechnische Berichte 64, 1991, S. 310–317.

Lierke 1992 — Rosemarie Lierke, Early History of Lampwork – Some facts, findings and theories. Teil 2: Fire or flame? Lampworking techniques in antiquity, Glastechnische Berichte 65, 1992, S. 341–348.

Lierke 1993 — Rosemarie Lierke, »aliud torno teritur«, Rippenschalen und die Spuren einer unbekannten Glastechnologie: Heißes Glas auf der Töpferscheibe, Antike Welt, Zeitschrift für Archäologie und Kulturgeschichte, 1993, S. 218–234.

van Lith 1977 — Sophia M. E. van Lith, Römisches Glas aus Velsen, Oudheidkundige Mededelingen uit het Rijksmuseum van Oudheden te Leiden 58, 1977, S. 1–62.

Lucas und Harris 1962 — A. Lucas und J. R. Harris, Ancient Egyptian Materials and Industries, London 1962.

Luzern 1981 — 3000 Jahre Glaskunst von der Antike bis zum Jugendstil, Ausstellungskatalog, Kunstmuseum Luzern, Luzern 1981.

McClellan 1984 — Murray C. McClellan, Core-Formed Glass from Dated Contexts, Ph. D. Diss., University of Pennsylvania, Philadelphia 1984.

McClellan 1992 — Murray C. McClellan, The Core-Formed Glass Vessels: 525 B.C. to 10 A.D., in: Weinberg 1992.

Moorey 1985 — P. R. S. Moorey, Materials and Manufacture in Ancient Mesopotamia: The evidence of Archaeology and Art. Metals and metalwork, glazed materials and glass, BAR International Series 237, Oxford 1985.

MUSE — Annual of the Museum of Art and Archaeology, University of Missouri, Columbia.

Müller 1964 — Hans Wolfgang Müller, Ägyptische Kunstwerke, Kleinfunde und Glas in der Sammlung E. und M. Kofler-Truniger, Luzern, Münchner Ägyptologische Studien 5, Berlin 1964.

Nenna 1993 — Marie-Dominique Nenna, La verrerie d'époque hellénistique à Delos, JGS 35, 1993, S. 11–21.

Newby und Painter (Hrsg.) 1991 — M. Newby und K. Painter (Hrsg.), Roman Glass. Two Centuries of Art and Innovation, SocAntLondon Occasional Papers 13, London 1991.

Newton und Davison 1989 — Roy G. Newton und Sandra Davison, Conservation of Glass, London und Boston 1989.

Nolte 1968 — Birgit Nolte, Die Glasgefäße im alten Ägypten, Münchner Ägyptologische Studien 14, Berlin 1968.

Nolte 1974 — Birgit Nolte, Ägyptische Einlagen, Schmuckstücke und Amulette; Späte Sandkerngefäße der Mittelmeerküste und angrenzender Gebiete, in: von Saldern et al. 1974, S. 13–81.

Nolte 1985 — Birgit Nolte, Die Glasgefäße im alten Ägypten, erweiterte und verbesserte 2. Auflage mit zusätzlichen 80 Farbtafeln, Okayama 1985 (japanisch).

Nolte und Haevernick 1967 — Birgit Nolte und T. E. Haevernick, Ägyptische und griechische frühe Glasgefäße, in: Die griechische Vase, Wissenschaftliche Zeitschrift der Universität Rostock, 16. Jahrgang, 1967, Gesellschafts- und Sprachwissenschaftliche Reihe, Heft 7–8, S. 491–493, Tafel 58–65, Rostock 1967.

Oliver 1967 — Andrew Oliver, Jr., Late Hellenistic Glass in the Metropolitan Museum, JGS 9, 1967, S. 13–33.

Oliver 1968 — Andrew Oliver, Jr., Millefiori Glass in Classical Antiquity, JGS 10, 1968, S. 48–70.

Oliver 1977 — Andrew Oliver, Jr., Silver for the Gods, Ausstellungskatalog, The Toledo Museum of Art, 8. Oktober – 20. November 1977, Toledo 1977.

Oppenheim 1970 — A. Leo Oppenheim, The Cuneiform Texts, in: Oppenheim et al. 1970, S. 4–101, Abb. 1–10, Tafel 1–10.

Oppenheim et al. 1970 — A. Leo Oppenheim, R. H. Brill, Dan Barag und Axel von Saldern, Glass and Glassmaking in Ancient Mesopotamia, The Corning Museum of Glass Monographs 3, Corning, New York, 1970, Neudruck 1988.

Ori di Taranto 1989 — Ettore M. De Juliis et al., Gli Ori di Taranto in Età Ellenistica, Ausstellungskatalog, Mailand »Brera 2«, Dezember 1984–März 1985, Mailand 1989.

Peltenburg 1987 — E. J. Peltenburg, Early faience: recent studies, origin, and relations with glass, in: Bimson und Freestone 1987, S. 5–30.

Per-neb I 1992 — The 'Per-neb' Collection (Part I). Highly Important Egyptian Antiquities, Auktionskatalog Christie's London, 9. Dezember 1992, London 1992.

Per-neb II 1993 — Ancient Egyptian Inlays from the 'Per-neb' Collection, Part II, Auktionskatalog Christie's London, 7. Juli 1993, London 1993.

Price 1985 — Jennifer Price, Late Hellenistic and Early Imperial Cast Vessel Glass in Spain, AnnAIHV 10, Madrid 1985, 1987, S. 61–80.

Riefstahl 1968 — Elizabeth Riefstahl, Ancient Egyptian Glass and Glazes in The Brooklyn Museum, Wilbour Monographs I, Brooklyn 1968.

Roden 1988 — Christoff Roden, Blasrohrdüsen. Ein archäologischer Exkurs zur Pyrotechnologie des Chalkolithikums und der Bronzezeit, Der Anschnitt 40, 1988, S. 62–82.

Rütti 1991 — Beat Rütti, Die römischen Gläser aus Augst und Kaiseraugst, Forschungen in Augst 13, 2 Bände, Augst 1991.

von Saldern 1966 — Axel von Saldern, Mosaic Glass from Hasanlu, Marlik, and Tell Al-Rimah, JGS 8, 1966, S. 9–25.

von Saldern 1970 — Axel von Saldern, Other Mesopotamian Glass Vessels (1500–600 B. C.), in: Oppenheim et al. 1970, S. 203–228, Abb. 1–51.

von Saldern et al. 1974 — Axel von Saldern, Birgit Nolte, Peter La Baume, Thea Elisabeth Haevernick, Gläser der Antike. Sammlung Erwin Oppenländer, Ausstellungskatalog, Museum für Kunst und Gewerbe, Hamburg, Hamburg 1974.

von Saldern 1975 — Axel von Saldern, Two Achaemenid Glass Bowls and a Hoard of Hellenistic Glass Vessels, JGS 17, 1975, S. 40–46.

Scatozza Höricht 1986 — Lucia Amalia Scatozza Höricht, I Vetri Romani di Ercolano, Rom 1986.

Schierung 1991 — Wolfgang, Schiering, Die Werkstatt des Phidias in Olympia, Band II: Werkstattfunde, Olympische Forschungen 17, Berlin und New York 1991.

Schlick-Nolte in Vorbereitung — Birgit Schlick-Nolte, Antikes Glas vom 15. Jahrhundert v. Chr. bis 1. Jahrhundert n. Chr., in: Die Sammlung Kiseleff im Martin-von-Wagner-Museum der Universität Würzburg I. Ägyptische und Koptische Antiken, Mainz in Vorbereitung.

Seefried 1979 — Monique Seefried, Glass Core Pendants Found in the Mediterranean Area, JGS 21, 1979, S. 17–26.

Seefried 1982 — Monique Seefried, Les pendentifs en verre sur noyau des pays de la Méditerranée antique, Collection de l'Ecole Française de Rome, Ausstellungskatalog Nr. 57, Rom 1982.

Selling 1942 — D. Selling, Mosaikparlor med Ansiktsmasker, Fornvännen 37, 1942, S. 23–48.

Smith 1957 — R. W. Smith, Glass from the Ancient World, The Ray Winfield Smith Collection, Ausstellungskatalog, The Corning Museum of Glass, Corning 1957.

Stern 1977 — E. Marianne Stern, Ancient Glass at the Fondation Custodia (Collection Frits Lugt), Paris, Archaeologica Traiectina 12, Groningen 1977.

Stern 1991 — E. Marianne Stern, Glass working before glass blowing, AnnAIHV 12, Wien 1991, 1993, S. 21–31.

Stern 1993 E. Marianne Stern, The Glass from Heis, in: Jehan Desanges, E. Marianne Stern und Pascale Ballet, Sur les routes antiques de l'Azanie et de l'Inde. Le fonds Révoil du Musée de l'Homme (Heis et Damo, en Somalie), Mémoires de l'Académie des Inscriptions et Belles-Lettres, N. S. 13, Paris 1993, S. 21–61.

Stern, Toledo E. Marianne Stern, The Toledo Museum of Art. Catalogue of Roman Mold-Blown Glass, Rom, »l'Erma« die Bretschneider, im Druck.

Stout 1986 Ann Stout, Mosaic Glass Face Beads: Their Significance in Northern Europe during the Later Roman Empire, Ann Arbor, University Microfilms International, 1986.

Tait (Hrsg.) 1991 H. Tait (Hrsg.), Five Thousand Years of Glass, British Museum Press, London 1991.

Tatton-Brown 1981 Veronica Tatton-Brown, Rod-Formed Glass Pendants and Beads of the 1st Millennium B. C., in: Harden 1981, S. 143–155, Tafel XXIII–XXIX, Abb. 11–18.

Vandiver 1983 Pamela Vandiver, Glass Technology at the Mid-Second-Millennium B. C. Hurrian Site of Nuzi, JGS 25, 1983, S. 239–247.

Weinberg 1969 Gladys D. Weinberg, Glass Manufacture in Hellenistic Rhodes, Archaiologikon Deltion 24 (1969), Athen 1971, S. 143–151, Abb. 1–2, Tafel 76–88.

Weinberg 1988 Gladys D. Weinberg (Hrsg.), Excavations at Jalame. Site of a Glass Factory in Late Roman Palestine, Columbia, Missouri, 1988.

Weinberg 1992 Gladys D. Weinberg, Glass Vessels in Ancient Greece. Their History Illustrated from the Collection of the National Archaeological Museum, Athens, (The Core-Formed Vessels by Murray C. McClellan), Publications of the Archaeologikon Deltion 47, Athen 1992.

Weisgerber und Roden 1985 G. Weisgerber und C. Roden, Römische Schmiedeszenen und ihr Gebläse, Der Anschnitt 37, 1985, S. 2–21.

Weisgerber und Roden 1986 G. Weisgerber und C. Roden, Griechische Metallhandwerker und ihr Gebläse, Der Anschnitt 38, 1986, S. 2–26.

# REGISTER

Das Register erfaßt antike Namen und Begriffe, archäologische Fundorte und Herstellungszentren sowie Materialien außer Glas. Verweise auf bestimmte Techniken der Glasherstellung und Glasverarbeitung, auf Kunstzentren und Glaswerkstätten finden sich im ausführlichen Inhaltsverzeichnis.

# NACHWEIS DER SCHWARZWEISSABBILDUNGEN

Für die freundliche Genehmigung, die in ihrer Obhut befindlichen Objekte abbilden zu dürfen, sind wir vielen Sammlungen zu Dank verpflichtet. Wenn nicht anders in den betreffenden Anmerkungen angegeben, stammen die Aufnahmen von folgenden Institutionen:

Adria
Museo Archeologico Nazionale: 102, 103, 204

Athen
Aufnahmen des Deutschen Archäologischen Instituts: 55, 113, 114, 115

Berlin
Staatliche Museen, Ägyptisches Museum und Papyrussammlung: 172, 173

Staatliche Museen, Antikensammlung: 187

Staatliche Museen, Vorderasiatisches Museum: 7, 40

Bonn
Akademisches Kunstmuseum: 14

Boston
Museum of Fine Arts: 53

Brooklyn
The Brooklyn Museum: 11

Chicago
Oriental Institute Museum: 153

Corning
The Corning Museum of Glass: 206

Ferrara
Museo Nazionale Archeologico: 6

Genf
Musée d'Art et Histoire: 48, 182

Harvard
Semitic Museum: 33

Kairo
Ägyptisches Museum: 10, 15, 16, 17, 18

Kansas City
The Nelson-Atkins Museum of Art: 183

Karlsruhe
Badisches Landesmuseum: 88

London
British Museum: 8, 34, 43, 44, 60, 146, 194, 197, 198, 205, 209, 210

London
The Petrie Museum, University College: 13, 174

München
Staatliche Sammlung ägyptischer Kunst: 12

Antikensammlung: 67

New York
Metropolitan Museum of Art: 9

Nijmegen
Provinciaal Museum Kam: 128

Paris
Louvre: 179

Philadelphia
The University Museum: 39, 41, 42

Split
Archäologisches Museum: 154

Stuttgart
Württembergisches Landesmuseum: 175

Toledo
The Toledo Museum of Art: 176, 190

Washington, D.C.
Freer Gallery of Art: 20

Würzburg
Martin-von-Wagner-Museum der Universität, Sammlung Kiseleff: 19

Nach M. Andronikos, Vergina. The Royal Tombs and the Ancient City, Athen 1988: 207

Nach O. Küçükerman, Glass Beads. Anatolian Bead Making, Istanbul 1988: 38

Nach B. Lundstrom, Advanced Fusing Techniques. Glass Fusing Book Two, Camp Coulton, Oregon, 2. Auflage 1991: 117

Nach Qadmoniot, Quarterly for the Antiquities of Eretz Israel and Bible Lands VI.2 (22), 1973: 90

Nach von Saldern 1970: 99

Umzeichnungen:

Nach Goldstein 1979: 89

Nach Harden 1967: 98

Nach Harden 1968: 178

Nach Lierke 1991: 21, 72, 73

Nach Lierke 1993: 137, 147, 152

Nach Lierke in: AnnAIHV 12, 1991 (1993): 4, 5

Nach M. Mazzei in: AION 13, 1991: 192

Nach Moretti in: Bollettino Civici Musei Veneziani d'Arte e di Storia 19, N.S. 1–4, 1985: 177

Nach Ori di Taranto 1989: 177

Nach von Saldern 1975: 180

Nach G. D. Weinberg in: JGS 15, 1973: 130